# HANDBUCH DER HAUT- UND GESCHLECHTSKRANKHEITEN

## J. JADASSOHN

# ERGÄNZUNGSWERK

BEARBEITET VON

J. ALKIEWICZ · R. ANDRADE · R. D. AZULAY · H.-J. BANDMANN · L. M. BECHELLI · M. BETETTO
H. H. BIBERSTEIN · R. M. BOHNSTEDT · G. BONSE · S. BORELLI · W. BORN · O. BRAUN-FALCO
W. BURCKHARDT · F. T. CALLOMON · C. CARRIÉ · H. CHIARI · G. B. COTTINI · R. DOEPFMER
CHR. EBERHARTINGER · H. EBNER · G. EHRMANN · F. FEGELER · E. FISCHER · G. FLADUNG
H. FLEISCHHACKER · H. GÄRTNER · O. GANS · M. GARZA TOBA · P. E. GEHRELS · H. GÖTZ · L.
GOLDMAN · H. GOLDSCHMIDT · K. GREGORZCYK · A. GREITHER · H. GRIMMER · P. GROSS · TH.
GRÜNEBERG · J. HÄMEL · D. HARDER · W. HAUSER · E. HEINKE · H.-J. HEITE · S. HELLER-
STRÖM · A. HENSCHLER-GREIFELT · J. J. HERZBERG · H. HILMER · H. HOBITZ · H. HOFF · G.
HOPF · L. ILLIG · W. JADASSOHN · M. JÄNNER · R. KADEN · K. H. KÄRCHER · FR. KAIL · K. W.
KALKOFF · W. D. KEIDEL · PH. KELLER · J. KIMMIG · G. KLINGMÜLLER · N. KLÜKEN · A. G.
KOCHS · FR. KOGOJ · G. W. KORTING · E. KRÜGER-THIEMER · H. KUSKE . F. LATAPI
H. LAUSECKER † · P. LAVALLE · A. LEINBROCK · K. LENNERT · G. LEONHARDI · W. F. LEVER
P. G. LIEBALDT · W. LINDEMAYR · K. LINSER · H. LÖHE † · L. J. A. LOEWENTHAL · A. LUGER · E.
MACHER · F. D. MALKINSON · J. T. McCARTHY · K. MEINICKE · W. MEISTERERNST · N. MELC-
ZER · A. M. MEMMESHEIMER · J. MEYER-ROHN · G. MIESCHER † · P. MIESCHER · A. MUSGER
TH. NASEMANN · FR. NEUWALD · G. NIEBAUER · W. NIKOLOWSKI · F. NÖDL · B. OSTERTAG
R. PFISTER · K. PHILIPP · A. PILLAT · H. PINKUS · W. POHLIT · H. PORTUGAL · M. I. QUIROGA
W. RAAB · R. V. RAJAM · B. RAJEWSKY · J. RAMOS E SILVA · H. REICH · R. RICHTER · G.
RIEHL · H. RIETH · H. RÖCKL · ST. ROTHMAN · S. A. P. SAMPAIO · R. SANTLER · C. SCHIRREN
C. G. SCHIRREN · H. SCHLIACK · W. SCHMIDT · R. SCHMITZ · W. SCHNEIDER · U. W. SCHNY-
DER · H. E. SCHREINER · H. SCHUERMANN · K.-H. SCHULZ · R. SCHUPPLI · J. SCHWARZ · M.
SCHWARZ-SPECK · H.-P.-R. SEELIGER · H. W. SIEMENS · R. D. G. PH. SIMONS · J. SÖLTZ'SZÖTS
C. E. SONCK · H. W. SPIER · R. SPITZER · D. STARCK · Z. STARY · G. K. STEIGLEDER · H. STORCK
G. STÜTTGEN · A. SZAKALL · J. TAPPEINER · J. THEUNE · W. THIES · J. VONKENNEL · F.
WACHSMANN · G. WAGNER · W. H. WAGNER · E. WALCH · R. WEHRMANN · K. WEINGARTEN
A. WIEDMANN · H. WILDE · A. WINKLER · A. WISKEMANN · P. WODNIANSKY · KH. WOEBER
H. WÜST · K. WULF · J. ZEITLHOFER · J. ZELGER · P. ZIERZ · M. ZINGSHEIM

HERAUSGEGEBEN GEMEINSAM MIT

O. GANS · H. A. GOTTRON · J. KIMMIG · G. MIESCHER† · H. SCHUERMANN
H. W. SPIER · A. WIEDMANN

VON

# A. MARCHIONINI

## VIERTER BAND · DRITTER TEIL

### SPRINGER-VERLAG
BERLIN · GÖTTINGEN · HEIDELBERG
1962

# DIE PILZKRANKHEITEN DER HAUT DURCH DERMATOPHYTEN

BEARBEITET VON

H. GÖTZ

HERAUSGEGEBEN VON

## A. MARCHIONINI UND H. GÖTZ

MIT 283 TEILS FARBIGEN ABBILDUNGEN

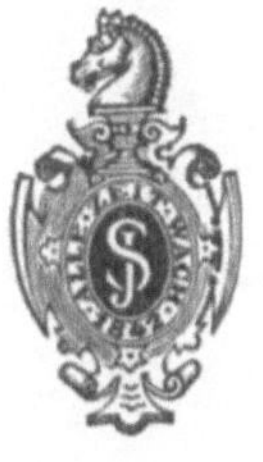

SPRINGER-VERLAG

BERLIN · GÖTTINGEN · HEIDELBERG

1962

ISBN-13: 978-3-642-86342-4    e-ISBN-13: 978-3-642-86341-7
DOI: 10.1007/978-3-642-86341-7

# Inhaltsverzeichnis

*Hinweis:* Auf immunbiologisch-serologische Probleme bei Pilzkrankheiten wird von H. P. R. SEELIGER im Rahmen seines Beitrages: „Immunbiologisch-serologische Nachweisverfahren bei Pilzerkrankungen" in diesem Handbuch, Ergänzungswerk Band IV/4, eingegangen.

# Die Pilzkrankheiten der Haut durch Dermatophyten

Von

## Hans Götz, Essen

Chefarzt der Hautklinik der Städt. Krankenanstalten Essen, vormals Oberarzt der
Dermatologischen Klinik und Poliklinik der Universität München

Mit 283 Abbildungen

# A. Klassifizierung der Dermatophyten
## I. Zur Stellung der Dermatophyten im botanischen System

Die Dermatophyten oder Hyphomyceten zählen als Pilze in das Reich der
Pflanzen. Allgemein werden Pilze nach der Art ihrer Sexualorgane bzw. nach
ihren sexuellen Fruchtformen gegliedert. Diese Klassifizierung wird als „natürliches" System bezeichnet, da es auf der natürlichen Zusammengehörigkeit der
verschiedenen Arten basiert.

Bei den Pilzen (Eumyceten) werden vier Klassen unterschieden:

*1. Phykomyceten.*
Oosporen und Zygosporen als sexuelle Fruchtformen.

*2. Askomyceten.*
Askosporen als sexuelle Fruchtformen.

*3. Basidiomyceten.*
Basidiosporen als sexuelle Fruchtformen.

Zu diesen drei Klassen des natürlichen Systems gehören nur wenige Pilze,
die für den Menschen pathogene Bedeutung besitzen. Unter Berücksichtigung
unseres Themas gehen wir daher nicht auf sie ein. Eine weitere Klasse hingegen
bildet keine sexuellen Fruchtformen, zeigt sich also nur in ihrem imperfekten
Stadium. Hierzu aber zählen die meisten für Tier und Mensch pathogenen
Pilze, insbesondere die Dermatophyten.

*4. Fungi imperfecti.*
Zur Klassifizierung auch dieser Pilze wurde ein „künstliches" System entwickelt, wobei zur Differenzierung unter anderem die auf künstlichen Nährböden
gebildeten Fruktifikationsorgane, wie Makrokonidien (Makrosporen) und Mikrokonidien (Mikrosporen) dienen. Auf die verschiedenen Klassifizierungsbestrebungen der Dermatomykologie werden wir im folgenden näher eingehen.

In der Vergangenheit hat es nicht an Versuchen gefehlt, die Dermatophyten
als Fungi imperfecti gleichfalls in das „natürliche" System einzuordnen. Voraussetzung hierzu war verständlicherweise der Nachweis sexueller Fruchtformen
dieser Pilze, d.h. also ihrer perfekten Stadien. BENEDEK (1960) hat jüngst eine
kritische Wertung aller in den vergangenen Jahrzehnten gemachten Beobachtungen
über den Nachweis sexueller Fruchtformen bei Dermatophyten gegeben. Noch
im März 1960 kam er zu dem Schluß, daß kaum Fortschritte gemacht worden
wären. Nur zwei Untersuchungen von Bedeutung verdienten hervorgehoben zu

werden: erstens die von MATRUCHOT und DASSONVILLE (1899, 1900) erarbeitete Hypothese, die Dermatophyten seien auf Grund ihrer morphologischen Ähnlichkeiten mit bestimmten Pilzen in die Familie Gymnoascaceae der Klasse der Askomyceten einzureihen.

EIDAM fand 1880 einen Pilz auf faulenden Rabenfedern und nannte ihn Ctenomyces serratus. Der Mycet bildete sexuelle und asexuelle Fruchtformen und gehörte zu den Gymnoascaceae in der Klasse der Askomyceten. Die perfekten Sporen = Askosporen befanden sich in geschlossenen Fruchtkörpern = Cleistothecien (Perithecien ohne Austrittsöffnung) mit lockerer Rinde aus charakteristisch veränderten sterilen Hyphen. Die angetroffenen imperfekten Sporen = Mikrokonidien waren im Aussehen identisch mit den Mikrosporen bestimmter Trichophytonarten (Abb. 1). Unter anderem fanden sich bei dem Ctenomyces serratus auch Weinrankenformen wie bei Trichophyten. Aus diesen Befunden folgerten MATRUCHOT und DASSONVILLE, die Dermatophyten und der Ctenomyces serratus müßten verwandt und daher erstere als imperfekte Formen der Gymnoascaceae betrachtet werden.

Zweitens handele es sich um eine wichtige Beobachtung von NANNIZZI (1926, 1927), dem es als erstem gelungen wäre, höhere Fruchtformen (Cleistothecien, Pyknidien) bei Dermatophyten (Mikrosporum gypseum, Trichophyton gypseum) tatsächlich zu finden. Die aus menschlichen Krankheitsherden gezüchteten Pilze ließ NANNIZZI mehrere Monate lang in Waldbodenerde, vermischt mit Federn und Keratinpartikeln, wachsen. Der

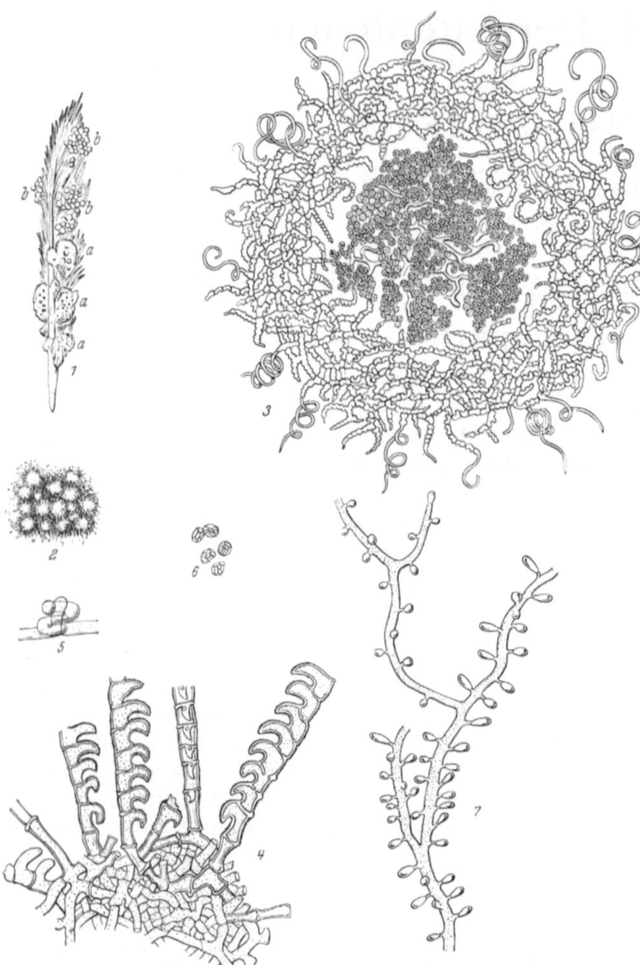

Abb. 1. (Nach EIDAM): *1* Rabenfeder von Ctenomyces serratus überzogen. *a* Hyphenpolster mit einfachen Konidien und Konidienknäueln; *b* Askushäufchen im reifen Zustand. *2* Häufchen von Askusknäueln in verschiedenen Altersstadien. *3* Querschnitt durch einen reifen Askusknäuel (Cleistothecium), in der Peripherie Weinrankenformen, Kammzinkenformen. *4* Dauermyzel mit Krallenhaken (kammzinkenartig). *5* Anlage eines Askusknäuels (Knotenorgan). *6* Reife Asken. *7* Hyphen mit Mikrokonidien

Autor deutete die erhaltenen Befunde bei dem aus dem ursprünglichen Mikrosporum gypseum hervorgegangenen Pilz als eine neue Gymnoaskus-Art und schlug die Bezeichnung „Gymnoascus gypseus" vor. Im Verein mit den über das Trichophyton gypseum gemachten Beobachtungen zog NANNIZZI gleichfalls den Schluß, alle Dermatophyten gehörten zu den Gymnoascaceae in der Klasse der Askomyceten.

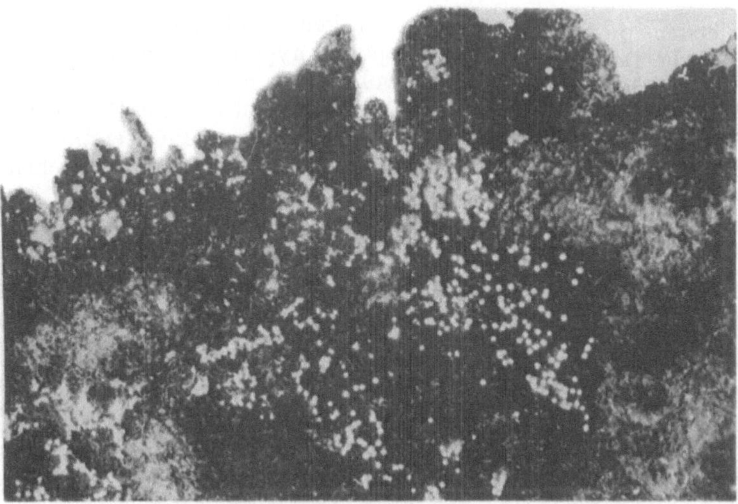

Abb. 2. Auf Gartenerde gezüchtetes perfektes Stadium des Keratinomyces ajelloi, das in Form
weißlicher Stippchen auf ausgestreuten Haarpartikeln sichtbar wird

Nun hatte sich allgemein schon in den letzten Jahrzehnten die Erkenntnis durchgesetzt, daß die Dermatophyten, wenn sie tatsächlich zu den Askomyceten gehören sollten, ihre perfekten Fruchtformen nicht auf den üblichen Nährböden der Laboratorien bilden würden. Man zog daher sog. „natürliche" Nährsubstrate heran. Trotzdem blieben alle Bemühungen bei der Suche nach den sexuellen Sporen vergeblich. Eine entscheidende Wende bedeutete daher die von VANBREUSEGHEM (1952)* erarbeitete Haarködermethode. Bringt man keratinophile Pilzsporen in Gartenerde, so kann man den Erreger zurückgewinnen, wenn man auf

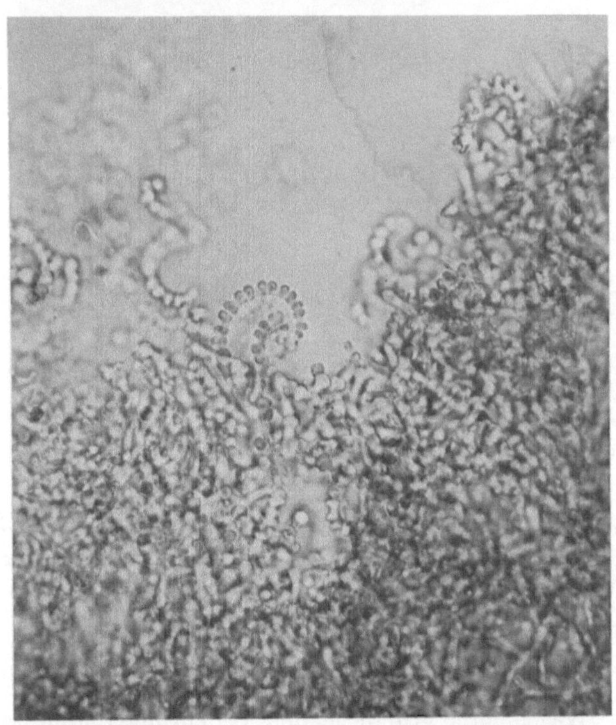

Abb. 3. Mikroskopische Untersuchung eines weißlichen Stippchens der
Abb. 2. In der Peripherie peridiale Hyphen des Arthroderma uncinatum,
der perfekten Form des Keratinomyces ajelloi (300fache Vergr.)

die Oberfläche kleine sterilisierte Haarpartikel ausstreut. Der Pilz wächst dann wieder in das Haar hinein. Andererseits kann man aus unbekannten Erd-

* Auf Untersuchungen ähnlicher Art wies in einer soeben erschienenen Arbeit T. BENEDEK hin [Mycopathologia **16**, 104 (1962)]. Der Autor spricht von der Toma-Karling-Vanbreuseghem-Methode.

bodenproben keratinophile Myceten anlocken. Auf diese Weise wurden der Keratinomyces ajelloi, zahlreiche Mikrosporum gypseum-Stämme und das Trichophyton terrestre als normale Bodenbewohner gefunden.

Was aber nun von größter Wichtigkeit war: Auf der mit Haarteilchen (oder Pferdedung) bestreuten Gartenerde entwickelten diese Pilze erstmalig Formen, die als Beweis für die Existenz ihrer perfekten Stadien angesprochen werden konnten (Abb. 2—4).

STOCKDALE 1959, publiziert 1961 (Mikrosporum gypseum); GRIFFIN 1960 (Mikrosporum gypseum); SZATHMARY und HERPAY 1960 (Mikrosporum gypseum und Epidermophyton radiosulcatum var. flavum Szathmary 1940); DAWSON und GENTLES 1961 (Keratinomyces ajelloi); RIETH 1960 (Keratinomyces ajelloi und Trichophyton terrestre); DAWSON und GENTLES 1961 (Keratinomyces ajelloi, Trichophyton terrestre und Mikrosporum nanum FUENTES). Nach KUEHN (1960) stellt der Keratinomyces ajelloi sehr wahrscheinlich das imperfekte Stadium der Species Arthroderma, die zu den Gymnoascaceae zählt, dar.

Aus Untersuchungen von RIETH (1959) ging ferner hervor, daß dieser Autor möglicherweise sexuelle Fruchtformen des Trichophyton gallinae im Anschluß an Überimpfungsversuche auf den Kamm von Hühnern beobachtet hat. Sollten die gefundenen Cleistothecien tatsächlich aus dem Testpilz Trichophyton gallinae hervorgegangen sein, so wäre hier ein weiterer Beweis für die Zuordnung der Dermatophyten in die Klasse der Schlauchpilze erbracht. Das Problem der Stellung der Dermatophyten im botanischen System scheint daher in dem Sinne gelöst zu werden, daß sie entsprechend der seit langem geäußerten Vermutung den Askomyceten zuzuzählen sind.

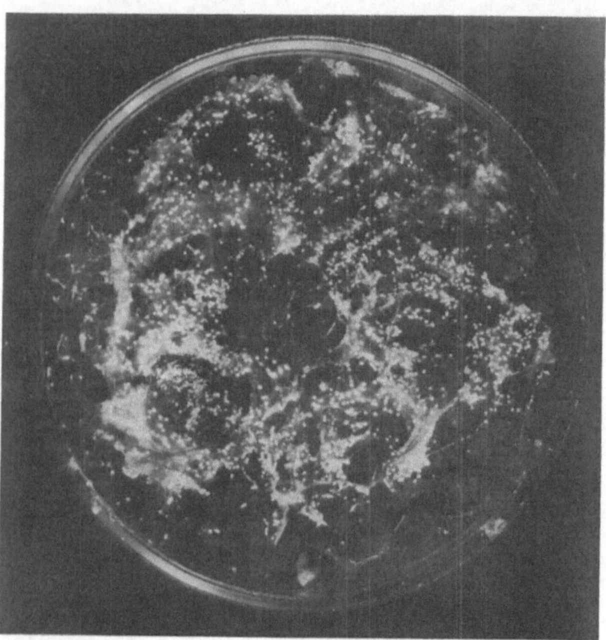

Abb. 4. Petrischalenkultur des Mikrosporum gypseum mit Cleistothecien auf Erde (Aufnahme THIANPRASIT)

# II. Klassifizierung

## 1. Nach SABOURAUD (1910)

Wegen ihrer grundlegenden Bedeutung führen wir von den älteren Klassifizierungen jene von SABOURAUD an, da diesem Altmeister der medizinischen Mykologie das unvergängliche Verdienst zukommt, als erster eine bestimmte Ordnung in die offenbar vorhandene Überfülle der züchtbaren Dermatophyten gebracht zu haben. In seinem Standardwerk „Les Teignes", das bereits 1910 erschienen ist, geht SABOURAUD minuziös und in nicht zu übertreffender Weise auf seine zahlreichen Befunde und Beobachtungen ein. Im wesentlichen diente ihm die Art des Wachstums der Pilze im Haar als Richtschnur (Endothrix, Ektothrix und Neoendothrixformen). Heute wissen wir, daß die Dermatophyten das Haar innen wie außen befallen können, nur bilden die Endothrixpilze im allgemeinen keine Sporenscheide, sondern nur intrapiläre, in Arthrosporen zerfallende Fäden. Weitere Kriterien waren dem Autor die Fähigkeit des Erregers zur Erzeugung von Scutula, zur Bildung mikroider oder makroider Sporen im Haar sowie das Aussehen der Makrokultur. Ein Nachteil dieses Systems war der Umstand, daß die Pilze vorwiegend nach ihrem parasitären Verhalten beurteilt wurden. SABOURAUD stellte das Gesetz von der Spezifität der Dermatophyten auf und bedachte weniger, daß mannigfaltige Milieufaktoren die Entwicklung der Pilze in ihrem Verhalten als Parasit und Saprophyt beeinflussen und sie zur Variabilität zwingen. ITO und RIETH (1958) sprechen daher geradezu von einem „Gesetz der Variabilität der Dermatophyten". Die Tabelle 1 stellt eine Reproduktion der von SABOURAUD eingeführten Systematik der Dermatophyten dar.

Tabelle 1. *Tableau synthétique des dermatophytes*
(Reproduktion der Systematik von SABOURAUD 1910)

| | | | |
|---|---|---|---|
| **I. Microsporums** | Microsporums purs de type humain | | *Microsporum Audouini*<br>M. umbonatum<br>M. tardum<br>M. velveticum |
| | Néo-Microsporums ou d'origine animale, conservant longtemps leur type parasitaire jeune | | *Microsporum lanosum*<br>M. felineum<br>M. equinum<br>M. fulvum<br>M. villosum<br>M. pubescens<br>M. tomentosum |
| **II. Trichophytons** | Endothrix — Endothrix purs | Espèces types fréquentes | *Trichophyton crateriforme*<br>Tr. *acuminatum*<br>Tr. *violaceum* |
| | | Espèces rares ou étrangères | Tr. effractum<br>Tr. fumatum<br>Tr. umbilicatum<br>Tr. regulare<br>Tr. *sulfureum*<br>Tr. polygonium<br>Tr. exsiccatum<br>Tr. circonvolutum<br>Tr. pilosum<br>Tr. glabrum |
| | Endothrix — Néo-endothrix | Conservant le type parasitaire de la période jeune | *Trichophyton cerebriforme*<br>Tr. plicatile |
| | Ectothrix — Microïdes | Type *gypseum* | *Trichophyton asteroïdes*<br>Tr. radiolatum<br>Tr. lacticolor<br>Tr. granulosum<br>Tr. farinulentum<br>Tr. persicolor |
| | | Type *niveum* | *Trichophyton radians*<br>Tr. denticulatum |
| | Ectothrix — Mégaspores | A culture *veloutée* | Tr. *rosaceum*<br>Tr. vinosum<br>Tr. *equinum*<br>Trichophyton caninum |
| | | A culture *faviforme* | *Trichophyton ochraceum*<br>Tr. album<br>Tr. discoïdes |
| **III. Achorions** | Achorion du favus humain | | *Achorion Schönleinii* |
| | Achorions animaux | | A. Quinckeanum<br>A. gallinae<br>A. gypseum |

## 2. Nach Guiart und Grigorakis (1928)

In heftigem Gegensatz zu den Auffassungen von Sabouraud gerieten Guiart und Grigorakis (1928), als sie dessen vorwiegend auf klinischen Symptomen beruhende Klassifizierung ablehnten und propagierten, eine Einteilung der Dermatophyten müsse auf den in der Kultur anzutreffenden Reproduktionsorganen beruhen. Als solche wären zu beurteilen: Die Spindeln oder Makrosporen, die Chlamydosporen, die Aleurien oder Mikrosporen und die Arthrosporen. In der wissenschaftlichen Fehde jener Zeit betonte Grigorakis (1929) immer wieder, daß zwischen dem klinischen Bilde einer Pilzaffektion und dem ursächlichen Parasiten kein gesetzmäßiger Zusammenhang bestünde. Nach der Auffassung des Autors machten alle Pilze eine degenerative Entwicklung durch (statt Spindeln bildeten sich Chlamydosporen, später Aleurien und das vegetative Mycel ginge schließlich in Pleomorphismus über). Schon Ota und Langeron (1923) hätten bereits die Unzulänglichkeiten des von Sabouraud empfohlenen Einteilungsprinzips erkannt, nur seien sie in der Beurteilung der mikromorphologischen Kulturbefunde nicht konsequent gewesen. Die von den Autoren empfohlene, auf botanischen Merkmalen beruhende Klassifizierung gibt die Tabelle 2 wieder.

Tabelle 2. *Die botanische Klassifizierung der Dermatophyten nach* Guiart *und* Grigorakis.

| Familie | Tribus | Genres | Sous-Genres | Espèces |
|---|---|---|---|---|
| Arthrosporés | Aleurismés | Microsporum | Closterosporia | lanosum<br>felineum<br>pubescens<br>fulvum<br>gypseum<br>asteroides<br>radiolatum<br>inguinale |
| | | | Closteroaleurosporia | Audouini<br>tardum<br>umbonatum<br>quinckeanum<br>persicolor<br>farinulentum |
| | | Trichophyton | Chlamydoaleurosporia | crateriforme<br>umbilicatum<br>fumatum<br>lacticolor |
| | | | Aleurosporia | acuminatum<br>effractum<br>rosaceum<br>plicatile<br>radians<br>denticulatum |
| | Mycodermés | Achorion | Grubyella | Schoenleini<br>ferrugineum |
| | | | Endodermophyton | concentricum<br>indicum |
| | | | Bodinia | violaceum<br>album<br>ochraceum |

# 3. Nach Bruhns und Alexander (1928)

Es ist bemerkenswert, daß Bruhns und Alexander (1930) in Übereinstimmung mit Sabouraud sich gegen die von Grigorakis aufgestellte Forderung nach Berücksichtigung botanischer Kriterien bei der Einteilung der Dermatophyten aussprachen. In mühevoller Arbeit hatten diese Autoren (1928) gerade das dermato-mykologische Standardwerk ihrer Zeit geschaffen und mit großer Gründlichkeit über 100 Dermatophyten beschrieben, die als Erreger von Krankheiten der Haut und ihrer Anhangsgebilde bekannt geworden waren. Es ist daher verständlich, daß sie sich gegen die neuen Bestrebungen aussprachen. Die deutschen Verfasser gingen sogar so weit, die Auffassung von Grigorakis als einen Rückschritt zu bezeichnen, da die schwer erkämpften Vorteile einer umfassenden Differenzierung zugunsten einer einseitigen botanischen Nomenklatur wieder verlassen werden sollten. Die Tabelle 3 gibt einen Überblick über die im Jadassohnschen Handbuch für Haut- und Geschlechtskrankheiten, Band XI bearbeiteten Dermatophyten.

Wie wir heute annehmen dürfen, hat die Vielzahl der dargestellten Pilze das Interesse an der medizinischen Dermatomykologie sicherlich stark gedämpft, und die allerorts spürbaren Bestrebungen setzten sich schließlich doch durch, eine Vereinfachung der Klassifizierung zu erzielen. Jedenfalls hat die weitere Entwicklung der Auffassung von Grigorakis recht gegeben.

Tabelle 3. *Die von* Bruhns *und* Alexander *dargestellten Dermatophyten* (1928)

---

*Genus Mikrosporon*
1. M. Audouini Gruby (1843), Sabouraud (1892)
2. M. depauperatum Guéguen (1911), W. Fischer (1921)
3. M. pertenue Klehmet (1919 und 1921)
4. Verticellium depauperatum Craik (1921)
5. M. Audouini var. macrosporium Craik (1921)
6. Pseudomicrosporon Castellani Craik (1923)
7. M. tardum Sabouraud (1909)
8. M. velveticum Sabouraud (1907)
9. M. umbonatum Sabouraud (1907)
10. M. iris Pasini (1911)
11. M. ferrugineum Ota (1922)
12. M. Ramos Horta (1924)
13. M. flavescens Horta (1924)
14. M. circuluscentrum Magalhaes (1924)
15. M. orientale Carol (1926)
16. M. dispar Du Bois (1912)
17. M. aus Sardinien Pelagatti (1910)
18. M. lanosum Sabouraud (1907)
19. M. felineum C. Fox und Blaxall (1896)
20. M. xanthodes W. Fischer (1918)
21. M. fulvum Uriburu (1907)
22. M. equinum Bodin (1898)
23. M. tomentosum Pelagatti (1909)
24. M. villosum Minne (1907)
25. M. pubescens Sabouraud (1909)
26. M. scorteum Priestley (1914)
27. M. niveum Truffi und Caruso (1925)
28. M. radiatum Thomsen (1925)
29. M. lanuginosum Mujs (1908)
30. M. amethysticum Williams

*Genus Trichophyton*
*a) Humane Trichophyten* (Sabourauds *Endothrixarten*)
1. T. acuminatum Sabouraud (1895)
2. T. crateriforme Sabouraud (1893)

Tabelle 3 (Fortsetzung)

3. T. pilosum Sabouraud (1909)
4. T. effractum Sabouraud (1909)
5. T. fumatum Sabouraud (1909)
6. T. umbilicatum Sabouraud (1909)
7. T. regulare Sabouraud (1909)
8. T. fuscum sulcatum Neuber (1925)
9. T. sudanense Joyeux (1912)
10. T. violaceum Sabouraud (1902)
11. T. violaceum var. decalvans Castellani (1913)
12. T. glabrum Sabouraud (1909)
13. T. Curii Chalmers und Marshall (1914)
14. T. endothrix marginatum Mujs (1921)
15. T. sulfureum Fox (1908)
16. T. exsiccatum Uriburu (1909)
17. T. polygonum Uriburu (1909)
18. T. circonvulutum Sabouraud (1902)
19. T. coccineum Kato (1926)
20. T. (Bodinia) spadix Kato (1926)
21. T. rotundum MacCarthy (1925)
22. T. inflatum Fiocco-Minassian (1910)
23. T. spongoides Fiocco-Minassian (1910)

*b) Zwischenformen zwischen humanen und tierischen Trichophyten*

1. T. cerebriforme Sabouraud (1895)
2. T. ochropyraceum Mujs (1924)
3. T. plicatile Sabouraud (1909)
4. T. multicolor Magalhaes und Neves (1923)

*c) Tierische Trichophyten (Sabourauds Ektothrixarten)*

*A. Mikroide Arten*

*Gypseumgruppe:*

1. T. gypseum asteroides Sabouraud (1893)
2. T. griseum W. Fischer (1913)
3. T. radioplicatum W. Fischer (1913)
4. T. gypseum radiolatum Sabouraud (1910)
5. T. gypseum granulosum Sabouraud (1908)
6. T. gypseum granulosum 1. Varietät Ballagi (1926)
7. T. gypseum granulosum 2. Varietät Ballagi (1926)
8. T. gypseum lacticolor Sabouraud (1910)
9. T. farinulentum Sabouraud (1910)
10. T. persicolor Sabouraud (1910)
11. T. Viannay Froilano De Mello (1915)
12. T. eriotrephon Papegaay (1925)

*Niveumgruppe:*

1. T. niveum radians Sabouraud (1894)
2. T. niveum denticulatum Sabouraud (1910)
3. T. pedis Ota (1922)
4. T. depressum MacCarthy (1925)
5. T. anonymum Ravaut und Rabeau (1921)

*B. Großsporige Arten*
*Flaumig:*

1. T. rosaceum Sabouraud (1893)
2. T. vinosum Sabouraud (1910)
3. T. equinum Matruchot und Dassonville (1898)
4. T. „A" Wilénczyk
5. T. „B" Wilénczyk
6. T. canium Matruchot und Dassonville (1902)

Faviform:

1. T. faviforme album Sabouraud (1909)
2. T. faviforme discoides Sabouraud (1909)
3. T. faviforme ochraceum Sabouraud (1909)

Tabelle 3 (Fortsetzung)

*d) Einige exotische Trichophyten*

   1. T. Sabouraudi s. Trichophyton Blanchardi, Castellani (1905)
   2. T. albiciscans Nieuwenhuis (1907)
   3. T. Ceylonense Castellani (1908)
   4. T. balcaneum Castellani
   5. T. nodoformans Castellani
   6. T. louisianicum Castellani (1927)
   7. T. luxurians Brault und Viguier (1914)
   8. T.-Pilze der Carate Pena Chavarria und Shiplev (1925)
   9. T.-Grubyella Camerounensis Ota und Galliard (1926)

*Genus Epidermophyton*

  a) monomorph

   1. E. inguinale Sabouraud (1907)
   2. E. cruris Castellani (1905)
   3. E. clypeiforme MacCarthy (1925)

  b) multiform

   1. Kaufmann-Wolf-Pilz (1914)
   2. Trichophyton (besser Epidermophyton) interdigitale Priestley (1917)
   3. Epidermophyton plurizoniforme MacCarthy (1925)
   4. Epidermophyton lanoroseum MacCarthy (1925)
   5. Epidermophyton gypseum MacCarthy (1925)
   6. Epidermophyton niveum MacCarthy (1925)
   7. Epidermophyton rubrum Castellani (1909)

   Tropische Epidermophyten und Endodermophyten

   1. Trichophyton cruris = Epidermophyton inguinale
   2. Trichophyton Perneti Castellani (1907)
   3. Endodermophyton concentricum Castellani (1905)
   4. Endodermophyton indicum Castellani (1911)
   5. Endodermophyton Castellani Perry (1907)
   6. Endodermophyton roquettei Da Fonseca (1925)
   7. Epidermophyton salmoneum Froilano De Mello (1921)

*Genus Achorion*

   1. A. schoenleini Lebert (1843)
   2. A. formoseum Hasegawa (1927)
   3. A. Quinckeanum Quincke (1885)
   4. A. violaceum Bloch (1911)
   5. A. gallinae Mégnin und Sabrazès (1890—1893), Sabouraud (1910)
   6. A. (Oospora) canina Sabrazès-Costatin (1893)
   7. A. gypseum Bodin (1907)
   8. A. Serisei Cazalbou (1913)
   9. A. passerinum Fischer (1928)

## 4. Nach Emmons (1934)

Emmons (1934) ging dem von Grigorakis zur Diskussion gestellten Gedanken einer Einteilung nach botanischen Gesichtspunkten gleichfalls nach. Der amerikanische Autor anerkannte nur noch drei Genera (Mikrosporum, Trichophyton und Epidermophyton). Die Einordnung eines Dermatophyton erfolgt vor allem auf Grund der morphologischen Beschaffenheit der in der Kultur produzierten Makrokonidien (Spindeln oder Fuseaux) und akzessorischen Strukturen. Die Abb. 5 ist der Originalarbeit von Emmons entnommen. Die Definition der Genera lautet:

*Trichophyton Malmsten (1845).* Als Prototyp gilt das Trichophyton tonsurans Malmsten (1845). Das Mycel ist gewöhnlich weiß oder bei einigen Arten gelb, rosafarben, violett oder braun. Der Pilz pflanzt sich in der Kultur vor allem durch Mikrosporen (Konidien) fort. Die Makrokonidien sind länglich-schmal, dünnwandig, bisweilen fehlen sie.

*Epidermophyton Sabouraud (1907).* Als Prototyp gilt das Epidermophyton inguinale Sabouraud (1907), das dem Epidermophyton floccosum Harz (1870) von Langeron und Milochevitch entspricht. Das Mycel ist gewöhnlich gelb. Der Pilz pflanzt sich in der Kultur durch Chlamydosporen und ovale bis eiförmige, glatte, dickwandige Makrokonidien fort.

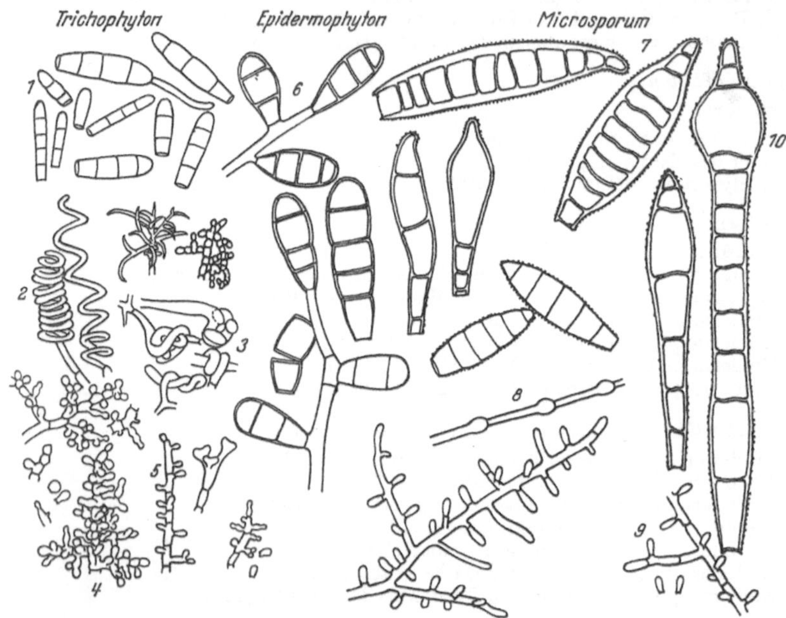


Abb. 5. Fruktifikationsorgane des Genus Trichophyton: länglich gestreckte Makrokonidien (*1*), Weinranken-formen (*2*), Knotenorgane (*3*), Mikrokonidien in Botrytis- oder Traubenform (*4*), in Akladium- oder Ährenform (*5*); des Genus Epidermophyton: keulenförmige Makrokonidien (*6*); des Genus Mikrosporum: spindelförmige Makrokonidien (*7*), Rakettmyzel (*8*), Mikrokonidien (*9*), Chlamydosporen (*10*). (Nach Emmons 1934)

*Mikrosporum Gruby (1843).* Als Prototyp gilt das Mikrosporum Audouini Gruby (1843). Das Mycel ist gewöhnlich weiß bis braun. Der Pilz pflanzt sich in der Kultur hauptsächlich durch spindelförmige, dickwandige Makrokonidien und keulenartig gestaltete Mikrokonidien fort. Letztere können gering an Zahl sein.

Folgende Dermatophyten werden mit ihren Synonymen angeführt:
Genus Trichophyton Malmsten (1845)
       Trichophyton tonsurans Malmsten (1845)
           Synonym: Trichophyton crateriforme
       Trichophyton Schönleini (Lebert 1845) Langeron und Milochevitch (1930)
           Synonym: Achorion schönleini
       Trichophyton mentagrophytes (Robin 1853) Blanchard (1895)
           Synonyma: Trichophyton gypseum
                    Trichophyton asteroides
                    Trichophyton granulosum
                    Trichophyton radiolatum
                    Trichophyton lacticolor
                    Trichophyton farinulentum
                    Trichophyton persicolor
                    Trichophyton interdigitale

Trichophyton pedis
Trichophyton niveum
Trichophyton denticulatum
Trichophyton radians
Trichophyton felineum

Genus Epidermophyton Sabouraud (1907)
Epidermophyton floccosum (Harz 1870) Langeron und Milochevitch (1930)
Synonyma: Trichothecium floccosum
Acrothecium floccosum
Blastotrichum floccosum
Trichophyton intertriginis
Epidermophyton inguinale
Epidermophyton cruris

Genus Mikrosporum Gruby (1843)
Mikrosporum Audouini Gruby (1843)
Synonyma: Mikrosporum velveticum
Mikrosporum umbonatum
Mikrosporum tardum
Mikrosporum depauperatum
Mikrosporum equinum (Bodin 1898) Sabouraud (1910)
Mikrosporum gallinae (Mégnin 1881) Grigorakis (1929)
Synonyma: Epidermophyton gallinae
Achorion gallinae
Mikrosporum quinckeanum (Zopf 1890), Guiart und Grigorakis (1928)
Synonym: Achorion quinckeanum
Mikrosporum felineum Mewborn (1902)
Synonym: Mikrosporum lanosum
Mikrosporum gypseum (Bodin 1907) Guiart und Grigorakis (1928)
Synonyma: Mikrosporum fulvum
Achorion gypseum

Gegen diese „Simplifizierung" der Nomenklatur (die im übrigen heute noch stärker vereinfacht wurde, da sich einige der 1934 von Emmons aufgeführten Arten inzwischen gleichfalls als Varianten herausstellten) wendete sich Van-breuseghem (1952). Insbesondere war er mit der Zusammenfassung aller mikroiden Trichophyten unter der Bezeichnung „Trichophyton mentagrophytes" und mit dem Aufgehen der klassischen Trichophyten sowie der mikroiden Trichophyten von Sabouraud im Genus Trichophyton nicht einverstanden.

Seine Argumente lauteten:

a) Die „Mikroiden" umfassen eine biologische Gruppe besonderer Art. Sie sind in erster Linie die Erreger der stark entzündlichen Dermatomykosen (des Kerion Celsi und der Sycosis parasitaria).

b) Die „Mikroiden" bilden auf den gewöhnlichen Nährböden Weinranken-formen, Hyphen in Kreuzform und gamshornartige Gebilde.

c) Die Mikrokonidien oder Aleurien der „Mikroiden" sind besonderer Art:

1. Sie sind im allgemeinen mehr rund, nicht birnenförmig oder länglich wie die der übrigen Trichophyten.

2. Sie sind in Botrytisform (Traubenform) angeordnet. Diese Bilder gibt es nur bei den Mikroiden, gelegentlich bei dem Trichophyton rubrum.

d) Die Makrokonidien oder Spindeln der „Mikroiden" weichen in ihrem Aussehen von den Makrokonidien der übrigen Trichophyten ab. Erstere sind kürzer, plumper, letztere länger und schmäler.

e) Bei den Trichophyten wachsen die Mikrokonidien in Akladiumform (Ähren-form), bei den „Mikroiden" in der Regel in Botrytisform. Eine Sonderstellung nimmt auch hier das Trichophyton rubrum ein.

## 5. Nach Conant, Martin, Smith, Baker und Callaway (1944)

Gewissermaßen in Weiterverfolgung der Ziele von Emmons haben Conant u. Mitarbeiter (1944) fürderhin zur Vereinfachung der Nomenklatur beigetragen, indem sie neben den mikromorphologischen Befunden die makroskopischen Merkmale einer Kultur zur Einordnung heranzogen. Besondere Verdienste hat sich Conant (1936, 1937) bei der Überprüfung des Genus Mikrosporum erworben. Eine Reihe ähnlich aussehender Pilze dieser Gattung konnte als Varianten erkannt und reklassifiziert werden. Auch von Conant werden nur noch drei Genera anerkannt: Mikrosporum, Trichophyton und Epidermophyton. Die Einteilung der Trichophyten erfolgt unter Berücksichtigung der Beschaffenheit der Makrokultur, wie dies aus der Tabelle 4 zu entnehmen ist.

Tabelle 4. *Einteilung der Dermatophyten nach* Conant, Martin, Smith, Baker *und* Callaway *(1944)*

---

*Genus Trichophyton* Malmsten (1845)

*a) Gypseumgruppe*
   1. Trichophyton mentagrophytes (Robin) Blanchard (1896)

*b) Rubrumgruppe*
   1. Trichophyton rubrum (Castellani) Sabouraud (1911)

*c) Crateriforme Gruppe*
   1. Trichophyton tonsurans Malmsten (1845)
   2. Trichophyton epilans Boucher und Mégnin (1887)
   3. Trichophyton sabouraudi Blanchard (1896)
   4. Trichophyton sulfureum Sabouraud (1910)

*d) Faviforme Gruppe*
   1. Trichophyton schönleini (Lebert) Langeron und Milochevitch (1930)
   2. Trichophyton concentricum Blanchard (1896)
   3. Trichophyton ferrugineum (Ota) Langeron und Milochevitch (1930)
   4. Trichophyton violaceum Sabouraud (1902)

*e) Rosaceumgruppe*
   1. Trichophyton mégnini Blanchard (1896)

*Genus Mikrosporum* Gruby (1843)
   1. Mikrosporum audouini Gruby (1943)
   2. Mikrosporum canis Bodin (1902)
   3. Mikrosporum gypseum (Bodin) Guiart und Grigorakis (1928)

*Genus Epidermophyton*
   1. Epidermophyton floccosum (Harz) Langeron und Milochevitch (1930)

## 6. Nach Langeron, Milochevitch und Vanbreuseghem (1952)

Die bereits zitierten Argumente, die Vanbreuseghem gegen bestimmte Aspekte der Klassifizierung von Emmons richtete, wurden verständlicherweise von Langeron, Milochevitch und Vanbreuseghem bei ihrer eigenen Systematik der Dermatophyten berücksichtigt. Die „mikroiden" Pilze erhalten daher eine Sonderstellung im Genus Ctenomyces, werden also von den übrigen Trichophyten getrennt dargestellt. In unserer Tabelle 5 folgen wir der im Lehrbuch von Langeron und Vanbreuseghem (1952) publizierten Systematik. Es handelt sich im wesentlichen um das schon 1930 von Langeron und Milochevitch angegebene Einteilungsprinzip, das von Vanbreuseghem durch die Schaffung eines neuen Genus Langeronia erweitert wurde. Auch diese Klassifizierung beruht auf den mikromorphologischen Besonderheiten der Pilze im saprophytären Stadium, d.h. in der Kultur. Langeron und Milochevitch schlugen vor:

### 1. Genus Ctenomyces.

Es umfaßt die Mikrosporenbildner im Sinne von SABOURAUD, die bei EM-
MONS und auch CONANT sämtlich im Trichophyton mentagrophytes aufgehen.
Die „mikroiden" Pilze zeichnen sich durch Bildung von Mikrokonidien des Typus
Akladium und Botrytis sowie von Makrokonidien in Spindelform aus. Man
findet Weinrankenformen und Hyphen, die am Ende gamshornartig eingerollt
sind. Diese werden als Äquivalente von Perithecienornamenten angesehen.
Knotenorgane, die als Vorläufer von Ascogonien zu deuten sind, entstehen gleich-
falls. Die Bezeichnung Ctenomyces wurde von den Autoren von einer anderen
Pilzbenennung entlehnt: Ctenomyces serratus Eidam (1880), s. Abb. 1.

Tabelle 5. *Die Klassifizierung der Dermatophyten nach* LANGERON, MILOCHEVITCH
*und* VANBREUSEGHEM (1952)

*Genus Ctenomyces*
    *A. Gypseusgruppe*
        1. Ctenomyces mentagrophytes ROBIN (1853)
        2. Ctenomyces asteroides SABOURAUD (1909)
        3. Ctenomyces granulosus SABOURAUD (1908)
        4. Ctenomyces persicolor SABOURAUD (1910)
        5. Ctenomyces interdigitalis PRIESTLEY (1917)

    *B. Niveusgruppe*
        1. Ctenomyces radians SABOURAUD (1909)
        2. Ctenomyces denticulatus SABOURAUD (1910)

*Genus Sabouraudites*
        1. Sabouraudites audouini GRUBY (1843)
        2. Sabouraudites gypseus BODIN (1907)
        3. Sabouraudites canis BODIN (1902)
        4. Sabouraudites gallinae MÉGNIN (1881)
        5. Sabouraudites langeroni VANBREUSEGHEM (1950)
        6. Sabouraudites rivalieri VANBREUSEGHEM (1951)

*Genus Trichophyton*
        1. Trichophyton tonsurans MALMSTEN (1845)
        2. Trichophyton sabouraudi BLANCHARD (1895)
        3. Trichophyton sulfureum FOX (1908)
        4. Trichophyton concentricum BLANCHARD (1895)
        5. Trichophyton quinckeanum ZOPF (1890)
        6. Trichophyton violaceum BODIN (1902)
        7. Trichophyton rubrum CASTELLANI (1909)
        8. Trichophyton ferrugineum OTA (1921)
        9. Trichophyton schönleini LEBERT (1843)
      10. Trichophyton album SABOURAUD (1909)
      11. Trichophyton discoides SABOURAUD (1909)
      12. Trichophyton mégnini BLANCHARD (1895)

*Genus Langeronia*
        1. Langeronia sudanensis JOYEUX (1912)

*Genus Epidermophyton*
        1. Epidermophyton floccosum HARZ (1870)

### 2. Genus Sabouraudites.

Alle Dermatophyten mit der Morphologie des Mikrosporum (die Umbenennung
des Genus erfolgte zu Ehren von SABOURAUD) gehören an diesen Platz. Sie bilden
Weinrankenformen, sehr zahlreiche Makrokonidien in Schiffchenform von gelblicher Farbe und einen weniger komplizierten Sporenapparat als den des Genus
Ctenomyces.

*3. Genus Epidermophyton.*

Es wird nur durch eine Art repräsentiert: Epidermophyton floccosum. Seinen Sporenapparat kennt man noch nicht genau. Auf natürlichen Nährböden bildet es ebenfalls Weinrankenformen, vor allem aber spezifisch gestaltete Makrokonidien.

*4. Genus Trichophyton.*

In dieses Genus sind alle übrigen Trichophyten von SABOURAUD einzuordnen. Vorläufig handelt es sich hier noch um einen Topf mit Dermatophyten verschiedenen Charakters. 1950 hat VANBREUSEGHEM einen davon herausgezogen und ihn in einem eigenem Genus „Langeronia" untergebracht. Allgemein finden wir beim Genus Trichophyton Mikrokonidien vom Typus Akladium, Makrokonidien von länglicher Gestalt und mit dünnen Wänden, hingegen keine Weinrankenformen.

*5. Genus Langeronia.*

Es wurde von VANBREUSEGHEM für das frühere Trichophyton sudanense geschaffen. Der Autor charakterisierte das Genus wie folgt: Es wird durch eine einzige Species repräsentiert, Langeronia sudanensis. Das vegetative kurzgliedrige Mycel besitzt eine ausgesprochene Neigung, laterale Zweige zu bilden, die in entgegengesetzter Richtung wachsen. Seitenzweige der lateralen Äste verhalten sich wiederum gleichsinnig. Fruktifikationsorgane sind vor allem Arthrosporen, die als Mikrokonidien verkannt werden können. Echte Mikrokonidien sind selten und vom Typ Akladium; Chlamydosporen sind vorhanden, aber keine Weinrankenformen und keine Makrokonidien.

## 7. Nach COUDERT (1955)

In seinem Lehrbuch „Guide pratique de Mycologie médicale" beschreibt COUDERT (1955) fast 100 Dermatophyten, lehnt sich also in dieser Hinsicht stark an die deutschen Autoren BRUHNS und ALEXANDER an, die ja ebenfalls eine weitgehende Differenzierung erarbeiteten. Ansonsten stellt der Autor die in Frankreich, teils auch in Lateinamerika gebräuchliche, auf LANGERON zurückgehende Nomenklatur in den Vordergrund. Da die Abgrenzung der einzelnen Arten häufig auf Unterschieden der Pigmentbildung und der Oberflächentextur beruht, kommt die Berücksichtigung der heute allgemein anerkannten starken Neigung der Dermatophyten zur Variabilität etwas zu kurz. Es muß als sicher gelten, daß eine Reihe der von COUDERT beschriebenen Pilze nur Varianten bereits bekannter Prototypen darstellt.

## 8. Nach PALDROK (1953, 1957)

1953 veröffentlichte der schwedische Autor ein neues Einteilungsschema für Dermatophyten, das im Gegensatz zu BRUHNS und ALEXANDER sowie COUDERT die starke Tendenz dieser Pilze zur Variabilität in Rechnung stellte. PALDROK ging von den wechselnden mikromorphologischen Befunden der einzelnen Pilzarten auf künstlichen Nährböden aus, führte sämtliche Dermatophyten in ein einziges Genus zusammen (Mikrosporum) und stellte drei Hauptstadien auf:

1. Stadium mit reicher Morphologie = florentines Stadium.

2. Stadium mit wolligem Rasen, der aus Hyphen mit nur wenigen Fruktifikationsorganen oder nur aus sterilen Hyphen besteht = rubriformes Stadium.

3. Stadium mit glattem oder faviformem Pilzkuchen = faviformes Stadium.

Alle Pilze entarten allmählich und gehen den durch die Stadien 1—3 gezeichneten Weg. Nur drei Arten werden anerkannt (1957): *Mikrosporum mentagro-*

*phytes, Mikrosporum gypseum und Mikrosporum canis.* Alle übrigen Pilze stellen
Varianten dieser drei Grundtypen dar. Übergangsformen sind anzutreffen. Auch
den Charakter der klinischen Läsionen hatte PALDROK berücksichtigt. So sollen
die florentiformen Pilze akute, typisch scharf abgegrenzte Herde, die rubriformen
Pilze chronisch-ekzematöse Läsionen und die faviformen Pilze Bilder vom
Typus des Favus hervorrufen. Die grundsätzliche, wenn auch mehr theoretische
Bedeutung der Beobachtungen von PALDROK liegt in dem Hinweis, daß die
Dermatophyten ständigen Veränderungen unterworfen sind, unsere Einteilungsprinzipien daher fließenden Charakter besitzen. Für die Alltagspraxis im Labora-
torium hat sich die PALDROKsche Klassifizierung nicht durchgesetzt.

## 9. Nach GEORG (1957)

Auf dem XI. Internationalen Dermatologenkongreß in Stockholm 1957 schlug
GEORG eine Klassifizierung vor (Tabelle 6), die im wesentlichen auf den Bestrebungen
von EMMONS und CONANT zur Vereinfachung der Pilzsystematik beruht und die sich
in ihren Grundzügen an die von SABOURAUD geübte Namensgebung anschließt.
GEORG selbst hat ihrerseits gleichfalls bedeutsamen Anteil an einer übersicht-
licheren Nomenklatur, konnte sie doch durch eingehende Studien eine Reihe
älterer, als eigene Species beschriebene Pilze für Varianten einer einzigen Art
erklären. Darüber hinaus trug sie durch Einführung physiologischer Tests zur
besseren Erkennung bestimmter Dermatophyten bei.

Auf dem gleichen Kongreß berichtete ITO (1957) über die Klassifizierung der
durch Dermatophyten bedingten immunbiologischen Läsionen auf Grund tierexperimenteller Studien. Die genaue Kenntnis der Immunbiologie sollte ein
besseres Verständnis für die Einteilung der Dermatomykosen ermöglichen.
LAVALLE (1957) betonte in Stockholm die Beziehungen, die zwischen Pilzen mit
bestimmten botanischen Merkmalen und ihren Krankheitsbildern bestünden,
eine Auffassung, die ja im Prinzip zutrifft und ihr Vorbild in SABOURAUDs Lehr-
meinung besitzt, nur daß letzterer vorwiegend aus dem parasitären Verhalten
der Pilze im Haar analoge Schlüsse zog. In Ergänzung hierzu hob BENEDEK
(1957) hervor, unter Hinweis auf eine frühere Stellungnahme zu den neueren

Tabelle 6. *Klassifizierung nach* GEORG
(XI. Internationaler Dermatologenkongreß in Stockholm 1957)

---

*A. Microsporum* GRUBY (1843)
  1. Microsporum audouinii GRUBY (1843)
  2. Microsporum canis BODIN (1902)
  3. Microsporum gypseum (BODIN) GUIART und GRIGORAKIS (1928)

*B. Trichophyton* MALMSTEN (1845)
  1. Trichophyton concentricum BLANCHARD (1896)
  2. Trichophyton equinum (MATRUCHOT und DASSONVILLE) GEDOELST (1902)
  3. Trichophyton ferrugineum (OTA) LANGERON und MILOCHEVITCH (1930)
  4. Trichophyton gallinae (MÉGNIN) SILVA und BENHAM (1952)
  5. Trichophyton mégninii BLANCHARD (1896)
  6. Trichophyton mentagrophytes (ROBIN) BLANCHARD (1896)
  7. Trichophyton rubrum (CASTELLANI) SABOURAUD (1911)
  8. Trichophyton schönleinii (LEBERT) LANGERON und MILOCHEVITCH (1930)
  9. Trichophyton sudanense JOYEUX (1912)
  10. Trichophyton tonsurans MALMSTEN (1845)
  11. Trichophyton verrucosum BODIN (1902)
  12. Trichophyton violaceum SABOURAUD apud BODIN (1902)

*C. Epidermophyton* SABOURAUD (1910)
  1. Epidermophyton floccosum (HARZ) LANGERON und MILOCHEVITCH (1930)

Klassifizierungsbestrebungen (1948), daß die rein botanische Beurteilung des Pilzes den klinisch tätigen Mykologen nicht zu befriedigen vermag. Für letzteren müsse nach wie vor die vorstehend zitierte Grundkonzeption von SABOURAUD gelten.

## 10. Gegenwärtiger Stand der Klassifizierung

Den gegebenen Empfehlungen insbesondere der nordamerikanischen Forscher ist inzwischen eine Reihe von Mykologen gefolgt, so daß sich allmählich eine bessere internationale Verständigung in der Nomenklatur anzubahnen scheint (von deutscher Seite z.B. RIETH 1956; KALKOFF und JANKE 1958; POLEMANN u. Mitarb. 1961). FEGELER (1957) versuchte, durch Einführung bestimmter Untergattungen eine Synthese der französischen und der amerikanischen Auffassungen durchzuführen, wie aus der Tabelle 7 hervorgeht.

Tabelle 7. *System der Dermatophyten nach* FEGELER

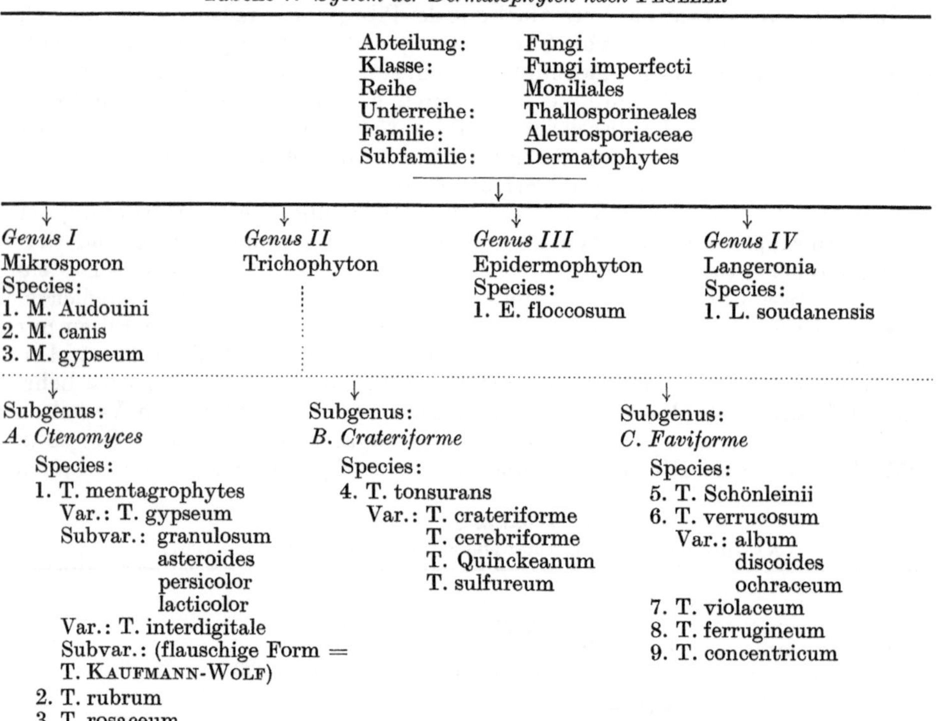

|  |  |
|---|---|
| Abteilung: | Fungi |
| Klasse: | Fungi imperfecti |
| Reihe | Moniliales |
| Unterreihe: | Thallosporineales |
| Familie: | Aleurosporiaceae |
| Subfamilie: | Dermatophytes |

| *Genus I* | *Genus II* | *Genus III* | *Genus IV* |
|---|---|---|---|
| Mikrosporon | Trichophyton | Epidermophyton | Langeronia |
| Species: |  | Species: | Species: |
| 1. M. Audouini |  | 1. E. floccosum | 1. L. soudanensis |
| 2. M. canis |  |  |  |
| 3. M. gypseum |  |  |  |

| Subgenus: | Subgenus: | Subgenus: |
|---|---|---|
| A. *Ctenomyces* | B. *Crateriforme* | C. *Faviforme* |
| Species: | Species: | Species: |
| 1. T. mentagrophytes | 4. T. tonsurans | 5. T. Schönleinii |
| Var.: T. gypseum | Var.: T. crateriforme | 6. T. verrucosum |
| Subvar.: granulosum | T. cerebriforme | Var.: album |
| asteroides | T. Quinckeanum | discoides |
| persicolor | T. sulfureum | ochraceum |
| lacticolor |  | 7. T. violaceum |
| Var.: T. interdigitale |  | 8. T. ferrugineum |
| Subvar.: (flauschige Form = |  | 9. T. concentricum |
| T. KAUFMANN-WOLF) |  |  |
| 2. T. rubrum |  |  |
| 3. T. rosaceum |  |  |

Wir haben uns im wesentlichen an das Ordnungsschema der amerikanischen Autoren gehalten, leicht modifiziert bzw. ergänzt nach eigenen Gesichtspunkten, wie aus der Tabelle 8 zu entnehmen ist.

Bei der Genusbezeichnung Mikrosporum ist festzuhalten, daß wir aus Gründen der Priorität, d.h. in Übereinstimmung mit den Internationalen Regeln der botanischen Nomenklatur, nicht wie bisher in Deutschland üblich von „Mikrospor*on*", sondern von „Mikrospor*um*" sprechen müssen. Erstmalig verwendete nämlich GRUBY 1843 die Bezeichnung Mikrosporum für einen Pilz, den er irrtümlich als den Erreger der Alopecia areata ansprach. Es handelte sich aber um die bekannte Mikrosporie. Erst in seiner zweiten Arbeit 1844 findet sich die Schreib-

Tabelle 8. *Die im vorliegenden Beitrag angewendete Klassifizierung der Dermatophyten*

*A. Genus Mikrosporum* GRUBY (1843)
  1. M. audouinii GRUBY (1843)
  2. M. canis BODIN (1902)
  3. M. gypseum (BODIN) GUIART und GRIGORAKIS (1928)
  4. M. distortum DI MENNA und MARPLES (1954)

*B. Genus Trichophyton* MALMSTEN (1845)
    *I. Kulturen mit faviformem Wachstum*
      1. T. schönleinii (LEBERT) LANGERON und MILOCHEVITCH (1930)
      2. T. concentricum BLANCHARD (1896)
      3. T. violaceum SABOURAUD apud BODIN (1902)
      4. T. verrucosum BODIN (1902)
      5. T. ferrugineum (OTA) LANGERON und MILOCHEVITCH (1930)

   *II. Kulturen mit crateriformem Wachstum*
      1. T. tonsurans MALMSTEN (1845)

  *III. Kulturen mit rotem oder gelb-rötlichem Pigment*
      1. T. rubrum (CASTELLANI) SABOURAUD (1911)
      2. T. mégninii BLANCHARD (1896)
      3. T. gallinae (MÉGNIN) SILVA und BENHAM (1952)
      4. T. sudanense JOYEUX (1912)

   *IV. Kulturen mit unpigmentierter granulöser oder flaumiger Oberfläche*
      1. T. mentagrophytes (ROBIN) BLANCHARD (1896)
      2. T. equinum (MATRUCHOT und DASSONVILLE) GEDOELST (1902)
      3. T. quinckeanum (ZOPF) MACLEOD und MUENDE (1940)

*C. Genus Epidermophyton* SABOURAUD (1910)
  1. E. floccosum (HARZ) LANGERON und MILOCHEVITCH (1930)

weise „Mikrosporon" (GÖTZ und REICHENBERGER 1958). Nur die zuerst veröffentlichte Benennung, also „Mikrosporum", ist gültig. Hier ist auch auf die Schreibweise „audouinii", ferner beim Genus Trichophyton auf „schönleinii" und „mégninii" hinzuweisen. Nach Artikel 82 (Empfehlungen 82 C, b) müssen dem als Speciesbezeichnung dienenden Eigennamen zwei „i" hinzugefügt werden, sofern dessen letzte Silbe auf einen Konsonanten (ausgenommen „er") ausläuft. Weitere Einzelheiten über die Orthographie sind der kleinen Monographie von BISBY (1953) über die Taxonomie und Nomenklatur der Pilze zu entnehmen. Als A 4 finden wir in der Tabelle 8 das Mikrosporum distortum angeführt, das erst 1954 von DI MENNA und MARPLES entdeckt wurde (s. Spezielle Mykologie).

Zum Genus Trichophyton gehören 13 Pilzarten. Das Trichophyton verrucosum ist den Älteren als Trichophyton faviforme bekannt. Seit der Überprüfung der Nomenklatur von AINSWORTH und GEORG (1954) müssen wir den Erreger aber als Trichophyton verrucosum bezeichnen, da BODIN der erste Autor war, der diesen faviformen Pilz beschrieb, ihm 1902 das Attribut „verrucosum" gab und letzterem somit Anspruch auf internationale Anerkennung verschaffte. Es ist natürlich jedem Untersucher unbenommen, zur weiteren Speciesbezeichnung im Einzelfall var. album, var. ochraceum oder var. discoides hinzuzufügen.

Dem Trichophyton tonsurans werden alle jene Pilzarten untergeordnet, die bislang als Trichophyton acuminatum, cerebriforme oder crateriforme anerkannt waren (GEORG 1956). Hierzu zählt auch das in Deutschland so gut wie unbekannte Trichophyton sulfureum, das aber unter anderem nach Meinung englischer Autoren als besondere Art erhalten bleiben sollte (WALKER 1950; Medical Research Council 1958).

Unter den Kulturen mit roter Pigmentbildung ist als häufigste das Trichophyton rubrum zu nennen. Dieser Terminus entspricht der in Deutschland jahrzehntelang gebrauchten Bezeichnung Epidermophyton rubrum Castellani (s. Spezielle Mykologie). Ferner ist das Trichophyton mentagrophytes anzuführen (B, IV, 1), das identisch ist mit der jetzt im deutschsprachigen Schrifttum obsolet gewordenen Benennung Epidermophyton interdigitale Kaufmann-Wolf, wobei hinzugefügt werden muß, daß Ota und Kawatsure schon 1933 den Nachweis führten: „Trichophyton mentagrophytes" sei für den Kaufmann-Wolf-Pilz der allein zutreffende Name. Von Conant u. Mitarb. (1944) sowie von Georg (1957) wurde das Trichophyton quinckeanum als Variante des Trichophyton mentagrophytes angesehen. Mit dieser Auffassung haben wir uns nicht einverstanden erklären können, wie auch Vanbreuseghem (1950), Blank (1957), Rieth (1956), Janke (1957) und andere Autoren abweichender Meinung sind. Selbst La Touche (1960) billigt ihm eine Sonderstellung zu, wenn er auch auf die mangelnde mikromorphologische Abgrenzung gegen das Trichophyton mentagrophytes hinweist. Blank versuchte in einer gründlichen Studie zu demonstrieren, daß dieser Pilz Spindelsporen vom Typus Mikrosporum bilde, er infolgedessen in das Genus Mikrosporum gehöre. Der Autor berief sich dabei unter anderem auf Quincke, der seiner Originalarbeit 1886 eine Abbildung beifügte, die in der Tat spitz auslaufende Makrokonidien aufweist (Abb. 125). Aus eigenen Untersuchungen frisch von Mäusen isolierter Stämme ging hervor, daß wir gerade bei diesem Pilz sowohl Makrokonidien vom Typus Mikrosporum wie auch vom Typus Trichophyton, andeutungsweise selbst vom Typus Epidermophyton finden können. Die Vielfalt der Spindeltypen scheint uns gerade die Besonderheit dieser Pilzart zu sein. Da aber die Makrokonidien vom Typus Trichophyton überwiegen (nur am Rande sei vermerkt, daß noch niemals Scutulabildung durch ein zweifelsfreies Trichophyton mentagrophytes beobachtet worden ist), ordnen wir diesen Pilz dem Genus Trichophyton als *eigene* Art unter.

Noch eine kurze Bemerkung zur geeignetsten Bezeichnung der klinischen Krankheitsbilder (Tabelle 9). Diese Nomenklatur wäre einfach, wenn wir uns nach dem Prinzip richten würden, die Krankheit in Übereinstimmung mit dem ursächlichen Erreger zu benennen. Trichophyten bedingen eine Trichophytie, Mikro-

Tabelle 9. *Die Benennung der durch Dermatophyten hervorgerufenen klinischen Bilder*

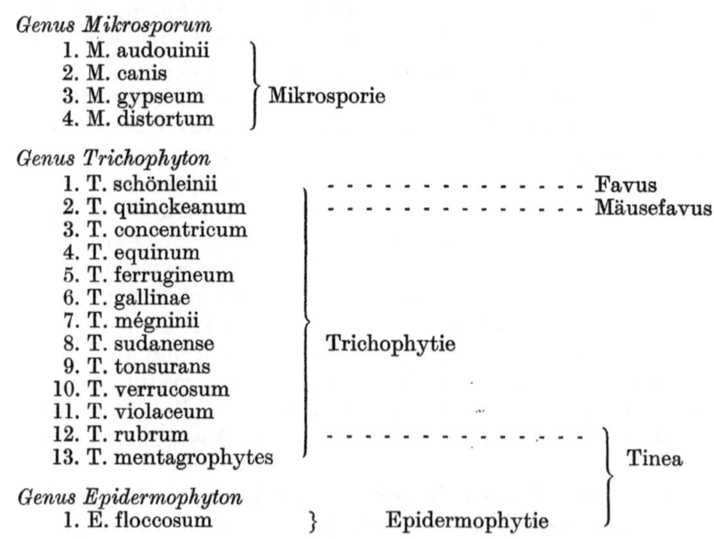

sporum Pilze eine Mikrosporie und das Epidermophyton ruft eine Epidermophytie hervor. Als Besonderheit halten wir nur an dem durch Tradition geheiligten Ausdruck „Favus" und „Mäusefavus" fest, die ja letztlich auch Trichophytien darstellen. Mit dieser Auffassung müßten wir aber folgerichtig jede Fußmykose, die nach der empfohlenen Nomenklatur heute in Deutschland zu 99% durch das Trichophyton rubrum bzw. mentagrophytes verursacht wird, als Trichophytie bezeichnen. Da aber ihr klinisches Bild (vesiculöse, squamöse, intertriginöse Läsionen von mehr ekzemartigem Charakter) im auffallenden Gegensatz steht zu dem jedem Dermatologen geläufigen Bilde der Trichophytia superficialis (Akuität, münzenförmige, z. T. konfluierende, gyrierte, schuppende Herde und randständige Bläschen bzw. Pusteln und abblassendes Zentrum), behagt es uns vom Standpunkt des Klinikers nicht, die früher als Epidermophytie benannte Mykose und die Trichophytia superficialis in einen Topf mit der Aufschrift „Trichophytie" zu werfen. Aus den klinischen Fußläsionen läßt sich auch nicht erkennen, ob als Erreger das selten gewordene Epidermophyton floccosum oder eines der zitierten Trichophyten gezüchtet wird. *Aus diesem Grund haben wir an Stelle des alten Terminus Epidermophytie den neutralen Ausdruck Tinea (sinngemäß mit „Pilzflechte" zu übersetzen) vorgeschlagen, der hinsichtlich des ursächlichen Erregers keine Präjudizierung beinhaltet.* Wir sprechen daher von Tinea pedis, Tinea unguium, Tinea manus und verstehen darunter das alte Krankheitsbild der Epidermophytie. Eine „echte" Epidermophytie würde nur dann vorliegen, wenn wir im Pilzlaboratorium tatsächlich das Epidermophyton floccosum nachweisen. Die seit Jahrzehnten in Deutschland gebräuchlichen klinischen Bezeichnungen Mikrosporie, Trichophytia superficialis oder profunda sowie Favus bleiben davon unberührt.

# B. Allgemeine experimentelle Mykologie der Dermatophyten

## I. Biologische Untersuchungen

Die genaue Kenntnis der Lebensvorgänge der pathogenen Hyphomyceten würde es uns erleichtern, einerseits die Erreger nachzuweisen und korrekt zu klassifizieren, andererseits auch noch geeignetere Methoden zu ihrer Vernichtung zu ersinnen. Die Entwicklung eines synthetischen, chemisch klar definierbaren und daher jederzeit reproduzierbaren Nährbodens würde gleichfalls gefördert. Aus diesem Grunde hat eine Reihe von Forschern die in vergangenen Jahrzehnten im Vordergrund stehende rein morphologisch-mykologische Betrachtungsweise verlassen und sich in zunehmendem Maße funktionellen Untersuchungen zugewendet. Ein weites Feld liegt hier offen, auf dem sich die Arbeitsgebiete der Mykologen, Physiologen, Chemiker und Biochemiker überschneiden. Während frühere Studien sich beispielsweise mit den strukturellen Veränderungen der Pilze auf natürlichen Substraten beschäftigten, gestattet die moderne physiologische Forschung, interessante Einblicke in die Wachstumsbedürfnisse der Dermatophyten zu nehmen und die Bedeutung bestimmter Umwelteinflüsse weit besser zu erkennen. Auf diesen Wegen gelang es schließlich, in die verwirrende Fülle immer neu entdeckter und benannter Pilze eine gewisse Ordnung zu bringen.

# 1. Wasserstoffionenkonzentration
## a) Mikrosporum-Arten

Sabouraud hat der Wasserstoffionenkonzentration im Nährboden noch keine besondere Beachtung geschenkt, sondern empfahl nur allgemein als günstigste Reaktion schwach saure bis neutrale Werte. Mit den speziellen Erfordernissen einer Mikrosporum-Art befaßten sich Bodin und Cormier (1929). Durch Zugabe von Weinsäure bzw. Natronlauge stellten sie saure bzw. alkalische Glucose-Peptonlösungen her, inkubierten sie bei 25°C und bestimmten nach 3wöchigem Wachstum das Gewicht der Pilzsubstanz. Der getestete $p_H$-Bereich lag zwischen 3—9. Das Mikrosporum gypseum (Achorion gypseum) als Testpilz wuchs bei $p_H$ 3 nicht. Das Wachstumsoptimum ergab sich bei $p_H$ 6. Bei stärker alkalischer Reaktion ($p_H$ 9) betrug die geerntete Pilzmenge nur noch $^1/_3$ des unter $p_H$ 6 erhaltenen Maximalgewichtes. Bemerkenswert war eine Beobachtung, die spätere Untersucher wiederholt hervorhoben, daß nämlich die Reaktion des Nährbodens sich durch die Entwicklung des Pilzes jeweils spontan in Richtung auf den Neutralpunkt zu verschiebe. In einem sauren Medium nimmt die Wasserstoffionenkonzentration ab, in einem alkalischen aber steigt sie an, ohne indessen völlig neutrale Werte zu erreichen. Die geeignetste Wachstumsbreite für das Mikrosporum audouinii wurde von Scolari (1931) mit $p_H$ 4,64—6,72, für das Mikrosporum canis (lanosum) mit $p_H$ 4,71—6,48 bestimmt. Der von Tate (1929[1]) gefundene $p_H$-Bereich, der noch eine Entwicklung des Mikrosporum canis (Sabouraudites lanosus) und des Mikrosporum audouinii (Sabouraudites audouini) ermöglicht, erstreckte sich auf synthetischem und Sabouraud-Agar von etwa $p_H$ 3 (4) bis $p_H$ 8, während Leise und James (1946) als extremste alkalische Entwicklungsgrenze sogar $p_H$ 10,5 angaben, ein Wert, der für alle Dermatophyten zutreffen soll. Da in den älteren Arbeiten eine Pufferzugabe zu den Nährböden nicht erfolgt ist, ließe sich der Einwand vortragen, die gewonnenen $p_H$-Grenzwerte seien ungenau, da ja die Pilze die Wasserstoffionenkonzentration des Nährmediums in Richtung Neutralpunkt zu ändern vermögen. Aber auch wenn diese Versuche durch Hinzufügung geeigneter Puffer wiederholt werden, lassen sich Daten gewinnen, die mit den älteren Beobachtungen ganz gut übereinstimmen. Bei gepufferten Nährböden von $p_H$ 4—10 wuchsen nachweislich alle drei Mikrosporum-Arten (audouinii, canis, gypseum), doch lag das Optimum bei $p_H$ 7 (Giblett und Henry 1950) bzw. zwischen $p_H$ 6,5—7,2 (Vámos 1932).

Wir erwänhten bereits, daß im Verlauf der Entwicklung einer Pilzkultur epxerimentell erzeugte stärkere saure oder alkalische Ausgangswerte eine Tendenz zur Abschwächung zeigen. Da es auch mit eiweißfreien Nährböden gelingt, solche $p_H$-Verschiebungen nachzuweisen, muß dieser Einfluß in erster Linie auf Stoffwechselprodukte des Pilzes zurückgeführt werden. Gehen wir von einem neutralen Nährboden aus, so ist für alle Dermatophyten ihre starke Fähigkeit zur *Alkalisierung* des Agars oder der Nährflüssigkeit *besonders* auffallend, im Gegensatz zu dem Verhalten der Schimmelpilze, die den Nährboden säuern. Goddard (1934) führte dieses Phänomen auf eine Desaminierung der Aminosäuren und der Bildung von Ammoniak zurück, was von Burack und Knight (1958) bestätigt wurde. Die Mikrosporum-Arten (audouinii, canis und gypseum) vermögen dabei $p_H$-Werte zu erzeugen, die etwa zwischen 6,8—9,8 liegen (Goldfarb und Herrmann 1956). Durch einen dem Nährboden zugesetzten Universalindicator läßt sich die durch Farbumschläge erkennbare Wasserstoffionenkonzentration gut ablesen. Da gewöhnliche Schimmelpilze den Nährboden stark säuern, bietet sich eine Möglichkeit an, bei verunreinigten Kulturen auf Grund der eintretenden Farbänderungen die pathogenen Dermatophyten-Kolonien von saprophytischen Schimmeln zu trennen.

## b) Trichophyton-Arten und Epidermophyton

KADISCH (1929) prüfte 30 Pilzstämme (Trichophyten und Epidermophyten) hinsichtlich ihrer Wachstumsintensität auf sauren und alkalischen Nährböden (GRÜTZ, SABOURAUD). Ohne Pufferung stellte er Reaktionen von $p_H$ 6,7—7,8 her und fand, daß Subkulturen auf alkalischen Medien ($p_H$ 7,2—7,6) am besten angingen. Auch die Koloniegrößen erreichten hier ihr Maximum. Im allgemeinen läßt sich aber doch ein nach der sauren Seite zu verschobenes Wachstumsoptimum bei den Trichophyten und Epidermophyten finden. So untersuchte TATE (1929[1]) das Trichophyton mentagrophytes (Trichophyton radiolatum), Trichophyton schönleinii (Achorion Schönleinii) sowie das Trichophyton tonsurans (crateriforme) und gab eine Wachstumsbreite von $p_H$ 3—4 bis 8 mit einem Optimum bei $p_H$ 6—7 an. Eine aktuelle Reaktion von $p_H$ 5—7,4 erwies sich nach RIVALIER und BOUTELIER (1929) für die Pilze Epidermophyton floccosum (Epidermophyton inguinale), Trichophyton schönleinii (Achorion Schönleinii), Trichophyton ferrugineum (Microsporum ferrugineum), Trichophyton tonsurans (Trichophyton crateriforme, acuminatum), Trichophyton violaceum und mentagrophytes gleichfalls als günstig. Mit gepufferten und ungepufferten Nährböden führte MALLINCKRODT-HAUPT (1929) ihre $p_H$-Studien durch. Bei $p_H$-Werten von 3—10 ließ das Trichophyton mentagrophytes (Trichophyton gypseum) eine Wachstumsbreite von $p_H$ 5,5—8 erkennen (nach BILTRIS 1929 in Peptonlösung sogar zwischen $p_H$ 3,2—11; einen solchen extremen alkalischen Wert fanden auch LEISE und JAMES 1946). Das Optimum aber lag zwischen $p_H$ 6—7,5. Vor und nach Inkubation durchgeführte $p_H$-Messungen der Nährböden deckten eine Verschiebung ursprünglich alkalischer oder saurer Werte in Richtung Neutralpunkt auf. Diese Fähigkeit der Dermatophyten, das sie umgebende Milieu zu beeinflussen, wurde als eine Abwehrmaßnahme, d.h. eine gezielte Leistung gegen äußere ungünstige Einwirkungen gedeutet. Sie soll gleichermaßen in gepufferten und ungepufferten Kulturböden hervortreten. SCOLARI (1931) faßte die Abschwächung anfänglich extremer $p_H$-Werte des Nährmediums als Folge des Pilzstoffwechsels auf. In eigenen Studien kamen wir zu folgendem Ergebnis (GÖTZ 1960): Durch Puffer (MCILVAINE) festgelegte saure und alkalische Wasserstoffionenkonzentrationen des Nährbodens (GRÜTZ III) wurden durch bestimmte Dermatophyten (Trichophyton mentagrophytes, Mikrosporum gypseum, Epidermophyton floccosum) nach 3wöchigem Wachstum in dem Sinne verändert, daß sich saure Reaktionen als weniger sauer, alkalische als weniger alkalisch erwiesen. In Leerversuchen (entsprechende, jedoch unbeimpfte Nährböden) ließen die fixierten sauren und neutralen $p_H$-Werte eine annähernde Konstanz erkennen, nicht aber der von $p_H$ 9. In einer Analyse aller Ingredienzien des Grütz III-Nährmediums im alkalischen Bereich zeigte sich, daß die Überforderung der Pufferkapazität in erster Linie in den Röhrchen eintrat, die Nervinamalz enthielten, in geringerem Umfange (deutlich nachweisbar) aber auch in Pepton- oder Gelatinemedien. Das scheinbar durch „gezielte" Leistung der Dermatophyten beobachtete Absinken des $p_H$ 9 erklärt sich daher vorwiegend durch noch nicht erfaßte Reaktionen innerhalb des Nährbodens selbst. Alle Dermatophyten alkalisieren bei längerer Beobachtung den Nährboden (Bildung von Ammoniak). Nur insofern, als durch diese ausgeprägte Alkalisierungstendenz ein saurer Nährboden weniger sauer wird, kann dies als eigene Leistung der Dermatophyten zum Schutz gegen ungünstige äußere Einwirkungen gedeutet werden. Das weniger „Alkalischwerden" eines alkalischen Milieus erlaubt unter den gegebenen Versuchsbedingungen diese Schlußfolgerung jedoch nicht.

Von besonderem Interesse sind die Untersuchungen von TRUFFI und BENETAZZO (1934), die in der zur Alkalisierung des Nährbodens führenden Stoffwechseltätigkeit des Trichophyton quinckeanum (Achorion quinckeanum) die Ursache für dessen nach einiger Zeit der Bebrütung eintretenden Wachstumsstillstand gefunden zu haben glaubten. Der $p_H$-Wert der Nährlösung war nach 3monatiger Kultur des Pilzes von $p_H$ 6,5 nach $p_H$ 8,5 verschoben. Der Pilz wuchs nicht mehr. Sobald aber durch Milchsäure, Essigsäure, Salzsäure eine Neutralisierung der alkalischen Werte erfolgte, setzte erneutes ausgiebiges Wachstum des Pilzes ein. Scheinbar spielt hier die Erschöpfung an Nährstoffen nur eine untergeordnete Rolle.

Das Trichophyton violaceum besitzt eine Wachstumsbreite von $p_H$ 4,64—9,06. Eingehend beschäftigte sich auch Vámos (1932) mit den Beziehungen zwischen Pilzwachstum und Wasserstoffionenkonzentration. Für das Epidermophyton floccosum (Epidermophyton inguinale) stellte er ein Wachstum zwischen $p_H$ 4,8—8,0, ein Optimum bei $p_H$ 7 fest. Der Reihenversuch umfaßte die $p_H$-Werte 4—9. Während aber das Epidermophyton floccosum zu beiden Seiten des Wachstumsoptimums eine Abnahme der Kulturgröße zeigte, ließ sich ein solcher Befund nicht bei Trichophyton schönleinii, Trichophyton mentagrophytes (Trichophyton gypseum), Trichophyton megninii (rosaceum) und Trichophyton violaceum erheben. Bei diesen Pilzen war daher ein $p_H$-Optimum nicht abzulesen, das Wachstum lag zwischen $p_H$ 4,0—8,0. Die Wachstumsbreite des Trichophyton schönleinii (Achorion Schönleinii) reichte über die für das Mikrosporum audouinii ermittelten Grenzen ($p_H$ 5,0—8,0) hinaus. Einen Einfluß der aktuellen Reaktionen des Nährbodens auf den Pleomorphismus mancher Dermatophyten konnte Cerutti (1934) nicht ermitteln. Schließlich sind noch die Angaben von Peck und Rosenfeld (1938) zu zitieren, die für das Trichophyton mentagrophytes (Trichophyton gypseum) und das Epidermophyton floccosum (Epidermophyton inguinale) ein Wachstum zwischen $p_H$ 4—9 fanden. Der zugegebene Puffer nach McIlvaine hemmte das Wachstum der Pilze. In solcherart gepufferten Nährböden ergab sich ein Entwicklungsoptimum bei $p_H$ 6. Gleichfalls Entwicklungshemmung durch Pufferzusatz wiesen Swartz und Georg (1955) bei dem Trichophyton tonsurans nach. Auf gepuffertem Sabouraud-Nährboden, der mit einem $p_H$ 4,2—8,0 eingestellt worden war, zeigte sich gutes Wachstum nur bei $p_H$ 5,9, auf ungepuffertem Nährboden aber bei $p_H$ 4,8—8,7. In ungepuffertem Milieu vermag sich also der Pilz besser zu entwickeln. Die Neigung aller pathogenen Fadenpilze, die aktuelle Reaktion in alkalische Richtung zu verschieben, ist auf Konservierungsagar (ohne Zucker!) weit ausgeprägter. Nach Cerutti (1933) soll das Trichophyton schönleinii (Achorion Schönleinii) anfänglich eine Säuerung bewirken. Goldfarb und Herrmann (1956) fanden Nährboden-Alkalisierungs- bzw. Säuerungswerte dieses Pilzes, die zwischen $p_H$ 6,2—7,3 lagen. Der Erreger zeigt offenbar von allen getesteten Pilzen sehr geringe Neigung zur Alkalisierung des Mediums, übrigens in Parallele zu dem gleichartigen Verhalten des Trichophyton violaceum. Die gleichen Autoren gaben noch folgende Werte an: Trichophyton tonsurans, Trichophyton megninii, Trichophyton verrucosum = Alkalisierung des Nährbodens bis $p_H$ 8,5. Für das Epidermophyton floccosum fanden sie eine Veränderung bis $p_H$ 9,8 (also ebenfalls eine Verschiebung zur alkalischen Seite, im Gegensatz zu dem Befund von Mallinckrodt-Haupt 1932), für das Trichophyton mentagrophytes und das Trichophyton rubrum eine solche, die zwischen $p_H$ 7,3—9,9 lag.

## 2. Temperatur

### a) Mikrosporum-Arten

Nach Angaben von Sabouraud entwickeln sich Dermatophyten am besten zwischen 15—30°C. Die Frage nach der geeignetsten Wachstumstemperatur ist sowohl für die Isolierung der Pilze als auch für ihre Epidemiologie von Bedeutung, weshalb entsprechenden Untersuchungen eine nicht geringe praktische Bedeutung zukommt. Bei 0°C sistiert jegliches Wachstum, wie WEISZ (1930) zeigen konnte. Er züchtete Mikrosporum-Arten bei 0°C, Zimmertemperatur (18—22°C) und bei 37°C im Brutschrank. Wochenlanges Verweilen im Eis bei 0°C zeitigte keinerlei Nachteile. Sobald die Sporen wieder unter übliche Züchtungstemperaturbedingungen gebracht wurden, setzte die Entwicklung erneut ein. Während aber bei 37°C Schimmelpilze als Kontrollen (Aspergillus, Penicillium) gegenüber dem Wachstum bei Zimmertemperatur keine Abweichungen erkennen ließen, war das Mikrosporum audouinii braun verfärbt, das Mikrosporum gypseum (fulvum) hingegen zeigte cerebriforme bzw. faviforme Windungen. Gegen die übliche Züchtung bei Zimmertemperatur wendete sich KADISCH (1929[1]), da das Mikrosporum gypseum (Achorion gypseum) sein Wachstumsoptimum bei 34°C besitze.

Mit steigender Temperatur nahm die Neigung zur Faltenbildung zu, was wohl als Ausdruck eines gesteigerten Sauerstoffbedürfnisses gedeutet werden mußte. Es gelang nicht, das Mikrosporum gypseum an erhöhte Wachstumstemperaturen zu gewöhnen. Weitere Versuche von KADISCH (1930[1]) mit Meerschweinchen und Fröschen ließen erkennen, daß die Kaltblütertemperatur der Konservierung der Sporen zuträglicher ist als die der Warmblütertemperatur.

Tabelle 10. *Temperaturoptimum der Mikrosporum-Arten nach* PALDROK (minimale, optimale und maximale Temperaturangabe in °C)

| Pilzart | Sabouraud-Nährboden | | | Robbins und MA-Nährboden | | |
|---|---|---|---|---|---|---|
| | Min. | Opt. | Max. | Min. | Opt. | Max. |
| Mikrosporum canis . . | 6° | 31° | 44° | 6° | 31° | 44° |
| Mikrosporum gypseum | 6° | 27° | 44° | 10° | 31° | 40° |
| Mikrosporum audouinii | 10° | 29° | 40° | 10° | 27° | 40° |

Für alle drei Mikrosporum-Arten erwies sich eine Temperatur zwischen 25 bis 30°C als optimal für das Wachstum. Schon 35°C wirkte an Hand der Untersuchungen von GIBLETT und HENRY (1950) ungünstig. Alle drei Arten ließen zwischen 35—37°C eine deutliche Hemmung erkennen. Auffallenderweise wuchs bei 38°C nur noch das Mikrosporum canis befriedigend. Selbst wochenlanges Verweilen bei 40°C bewirkte kein Wachstum (im Gegensatz zu den Befunden von PALDROK 1955), ohne daß aber die Sporen abstarben. Wurde die Temperatur gesenkt, kam es sofort zur Entwicklung. Eine Reihe von Dermatophyten setzte PALDROK (1955) einer noch ausgedehnteren Temperaturskala aus. Auf Sabouraud-Nährboden bzw. synthetischem Nährboden nach ROBBINS und MA (1945) ergaben sich für das vegetative Wachstum die Werte der Tabelle 10.

Die Temperaturbreite war für die Sporenbildung eingeengter als für das Mycelwachstum, doch ist immerhin bemerkenswert, daß schon bei relativ niedrigen Temperaturen Sporenbildung eintrat (6°C). Bei Wärme von 37° und 40°C bildeten die Kulturen Wülste und Falten. Das Luftmycel wurde in zunehmendem Maße reduziert. GORDON (1953) gelang es sogar, bei 4°C einen Mikrosporum gypseum-Pilz zu isolieren, während nach den Untersuchungen von WHEELER, CABANISS und CAWLEY (1958) eine Auskeimung dieses Pilzes (Mikrosporum fulvum) nicht mehr erfolgte. Der Einfluß der Temperatur macht sich bisweilen auch bei Züchtungsversuchen von Pilzen im Laboratorium bemerkbar, besonders im Winter, wenn die beimpften Kulturen während der Nacht bei reduzierter Raumheizung größerer Kälte ausgesetzt sind. Wir konnten in Hamburg, als sich das mykologische Laboratorium noch in einer Baracke befand, im Winter 1948/49 auf diese Weise bei Mikrosporum audouinii-Kulturen Ringbildung finden, bei der wir zwar Kälteeinfluß vermuteten, aber nicht sicher waren, bis uns noch vor der

Durchführung eigener klärender Versuche eine Arbeit von Oláh (1937) bekannt wurde, der über ganz ähnliche Beobachtungen berichtete (s. Abb. 114).

### b) Trichophyton-Arten und Epidermophyton

Bei unterschiedlichen Temperaturen (37⁰, 27⁰, 18—20⁰C) züchtete Kadisch (1929[1]) einige Trichophyton-Arten sowie das Epidermophyton floccosum (Epidermophyton inguinale). Die Ablesung erfolgte bereits nach 4 Tagen. Alle Pilzarten ließen eine eindeutige Bevorzugung ihrer Entwicklung bei 27⁰C erkennen. Die Kulturen pflegten bei der Brutschranktemperatur von 27⁰C sowohl schneller anzugehen, als auch einen größeren Kulturdurchmesser zu erreichen. Haarpathogene Myceten, wie insbesondere das Trichophyton violaceum, Trichophyton schönleinii (Achorion Schönleinii) und das Trichophyton tonsurans (Trichophyton plicatile), besaßen ihr Gedeihoptimum bei 26⁰C (Szulmajster 1930), das Trichophyton tonsurans nach Untersuchungen von Swartz und Georg (1955) bei 30⁰C, etwa in Übereinstimmung mit Paldrok (1955) [Tab. 11], das Trichophyton verrucosum aber bei 37⁰C (Georg 1950[1]). Wahrscheinlich läßt sich ein für jede Pilzart exaktes charakteristisches Temperaturoptimum nicht finden, vielmehr ist mit Stammeseigentümlichkeiten zu rechnen, denn Grigoraki und David (1938[1]) fanden für das Trichophyton violaceum (Achorion violaceum) und Trichophyton tonsurans (Trichophyton crateriforme) eine optimale Wachstumstemperatur von 35⁰C, als noch tragbare Maximaltemperaturen 43 bzw. 45⁰C. Götz (1953) prüfte das Verhalten des Trichophyton rubrum (Epidermophyton rubrum) und des Trichophyton mentagrophytes (Epidermophyton interdigitale bzw. Trichophyton gypseum) bei ähnlichen Temperaturen und fand nach 14tägiger Beobachtung als optimale Temperatur für beide Pilze 27⁰C, während sich bei 37⁰C das Trichophyton rubrum dem Trichophyton mentagrophytes in der Wachstumsintensität unterlegen erwies. Konstanz der Züchtungstemperatur ist aus Gründen eines gleichförmigen makroskopischen Aussehens anzustreben. Bei 0⁰C wuchsen Trichophyton-Pilze nicht mehr (Weisz 1930). Während bei 18—22⁰C die bekannten Kulturmerkmale auftraten, verlor bei 37⁰C das Trichophyton violaceum sein Pigment, das Trichophyton tonsurans (Trichophyton sulfureum) bot eine runde kraterförmige Einsenkung und bildete rötliches Pigment. Ein weiteres Trichophyton tonsurans (Trichophyton crateriforme) wurde gelb. Das Trichophyton schönleinii (Achorion Schönleinii) wuchs auffallend rasch in Scheiben ohne Windungen. Schließlich entwickelte sich aus dem Epidermophyton floccosum (Epidermophyton inguinale) eine dunkelbraune Variante. Während also manche Pilze bei 37⁰C oder höheren Temperaturen ihre Pigmentbildungsfähigkeit verloren, beobachtete Blank (1957) andererseits eine Anregung rotvioletter Farbstoffproduktion bei dem Trichophyton quinckeanum (Mikrosporum Quinckeanum), wenn dieser Pilz von 25⁰C in ein Milieu von 37⁰C verbracht wurde. Die höhere Temperatur

Tabelle 11. *Temperaturoptimum einiger Trichophyton-Arten und des Epidermophyton floccosum nach* Paldrok (minimale, optimale und maximale Temperaturangabe in ⁰C)

| Pilzart | Sabouraud-Nährboden | | | Robbins und MA-Nährboden | | |
|---|---|---|---|---|---|---|
| | Min. | Opt. | Max. | Min. | Opt. | Max. |
| Trichophyton mentagrophytes . | 6⁰ | 31⁰ | 44⁰ | 15⁰ | 31⁰ | 40⁰ |
| Trichophyton tonsurans . . . . | 6⁰ | 31⁰ | 44⁰ | 25⁰ | — | 40⁰ |
| Trichophyton rubrum . . . . . | 15⁰ | 33⁰ | 44⁰ | 15⁰ | 33⁰ | 44⁰ |
| Trichophyton schoenleinii . . . | 10⁰ | 31⁰ | 40⁰ | 19⁰ | — | 30⁰ |
| Trichophyton violaceum . . . . | 6⁰ | 29⁰ | 40⁰ | 25⁰ | — | 37⁰ |
| Epidermophyton floccosum. . . | 10⁰ | 30⁰ | 44⁰ | 15⁰ | 30⁰ | 40⁰ |

erwies sich für diesen Dermatomyceten geradezu als optimal. Den Einfluß von neun verschiedenen Temperaturgraden (6°, 10°, 15°, 19°, 25°, 30°, 37°, 40°, 44°C) studierte PALDROK (1955). Als Maßstab der Entwicklung diente der Kulturdurchmesser in Millimetern.

Die vorstehenden Angaben beziehen sich auf das vegetative Wachstum der Pilze. Die Sporenbildung war bei den sporenärmeren Arten bei 15—19°C reger als bei niedrigen Temperaturen. Im übrigen zeigten die einzelnen Pilzstämme individualistische Abweichungen. Bei den höher entwickelten Pilzarten ergab sich ein breiterer Temperaturbereich. Dieser war am geringsten ausgeprägt bei den faviformen Pilzen. Mit steigendem Abstand vom Temperaturoptimum nahm der mikroskopisch nachweisbare Formenreichtum ab. Spindelsporen vom Typ „Trichophyton" oder „Mikrosporum" konnten jenem des „Epidermophyton" ähneln. Eine gipsige Oberfläche wurde wollig. Je näher die Pilze in die Temperaturgrenzbezirke kamen, um so mehr trat die Luftmycelbildung zurück. Schließlich erhielt man Kulturen von faviformem Aussehen. Hierbei handelte es sich um reversible Vorgänge, weshalb PALDROK (1955) die Auffassung vertritt, die gering entwickelten Arten der Dermatophyten stellten in Wirklichkeit nur Degenerationsformen der höherentwickelten dar.

## 3. Nährbodenfeuchtigkeit, Oberflächenspannung, Osmotischer Druck

### a) Mikrosporum-Arten

· Wechselnder Wassergehalt des Nährbodens vermag ebenfalls einen Einfluß auf das makroskopische Aussehen einer Kultur auszuüben. Auf einem frischen, noch stark feuchten Agar bildet sich ein mehr flacher lockerer Pilzrasen, während mit zunehmender Austrocknung des Nährmediums die Kultur cerebriformer wird und mehr in die Höhe wächst (OLÁH 1937). Übermäßige Feuchtigkeit führte nach VÁMOS (1936[1]) zu einer deutlichen Hemmung des Mikrosporum audouinii. Durch Herabsetzung der Oberflächenspannung (z.B. durch Zugabe von Gallensäuresalzen) sowie Änderung des osmotischen Druckes (z.B. durch erhöhten NaCl- oder KJ-Zusatz zum Nährboden) erzielte WILLIAMS (1938) wesentliche Änderungen der Oberflächenkonfigurationen der Dermatophyten. Bei herabgesetzter Oberflächenspannung wuchs das Mikrosporum audouinii wachsartig, das Mycel entwickelte sich nach oben und sah aus wie die struppigen Pelzhaare eines Teddybären, das Mikrosporum gypseum erschien verklumpt. Bei erhöhtem osmotischem Druck bildete das Mikrosporum audouinii dickes Mycel bei wachsartiger Beschaffenheit des Pilzkuchens, das Mikrosporum gypseum hingegen zeichnete sich durch besonderen Faltenreichtum aus. Im allgemeinen wirkten beide Maßnahmen hemmend auf das Pilzwachstum.

### b) Trichophyton-Arten und Epidermophyton

Den Einfluß der Nährbodenfeuchtigkeit schilderte OLÁH (1937) an Hand seiner Beobachtungen eines Trichophyton tonsurans (Trichophyton regulare)-Stammes. Auf frischem Maltoseagar zeigte sich eine typische Kolonie mit zentripedalen Falten, die an einen geschlossenen Tabakbeutel erinnerten. Als der Nährboden austrocknete, ging das Wachstum in die Höhe. Die Subkulturen zeigten schließlich ein mehr cerebriformes Wachstum, doch glaubte OLÁH (1937), daß hier möglicherweise auch die winterlichen Temperaturen einen Einfluß ausgeübt haben könnten. Wichtig ist in diesem Zusammenhang festzuhalten, wie sehr äußere physikalische Faktoren die Oberflächenkonfiguration ändern können, ein Umstand, der in der Vergangenheit nicht immer berücksichtigt wurde und somit zur Auffindung

Tabelle 12. *Der Einfluß der Oberflächenspannung und des osmotischen Druckes des Nährbodens auf das Aussehen einiger Dermatophyten nach* WILLIAMS

| Pilzart | Herabgesetzte Oberflächenspannung | Erhöhter osmotischer Druck |
|---|---|---|
| Trichophyton schönleinii (Achorion Schönleini) | wachsartig, in die Höhe gewachsen, stachelig | wachsartig, feucht, in die Höhe gewachsen |
| Trichophyton mentagrophytes (Trichophyton gypseum asteroides) | wachsartig, gefurcht | wachsartig, in die Höhe gewachsen, gefältelt, unregelmäßig |
| Trichophyton tonsurans (Trichophyton sulfureum) | wachsartig, wie ein Häufchen, Aprikosenschalenform | wachsartig, verklumpt |
| Trichophyton rubrum (Epidermophyton rubrum) | wachsartig, Furchenbildung, stachelig | wachsartig, in die Höhe gewachsen, klumpig, gefältelt, Stacheln |
| Epidermophyton floccosum (Epidermophyton inguinale) | im Zentrum in die Höhe gewachsen | klumpig, nach oben gewachsen, unregelmäßig |

scheinbar neuer Arten beitrug. Veränderungen der Oberflächenspannung sowie des osmotischen Druckes eines Nährbodens führten nach WILLIAMS (1938[1]) zu den in der Tabelle 12 wiedergegebenen Abweichungen vom herkömmlichen Aussehen.

Aus der Beschreibung wird ersichtlich, daß der Einfluß der zitierten physikalischen Faktoren Veränderungen auslöste, wie wir sie auch bei extremen Temperatureinwirkungen kennenlernten, d. h. es kommt vorwiegend zu faviformem Wachstum. Parallel dazu verläuft eine allgemeine Entwicklungsverzögerung. Viele Maßnahmen (auch chemischer Art), die eine Schädigung des Pilzes und damit auch eine Verlangsamung des Wachstums bedingen, führen zur Bildung faviformer Pilzkuchen.

## 4. Anorganische Salze, Spurenelemente

Von botanischer Seite wurde dem Einfluß anorganischer Salze oder von Schwermetallsalzen auf das Wachstum und die Pigmentbildung von Schimmelpilzen besondere Aufmerksamkeit geschenkt. Als Spurenelemente sind sie in unseren üblichen Nährböden enthalten, ohne daß es einer zusätzlichen Beigabe bedarf. Eine eingehende Analyse der Bedürfnisse der Mikrosporum-, Trichophyton- und Epidermophyton-Arten fehlt aber noch [ENGLISH und BARNARD (1955) prüften Trichophyton mentagrophytes- und rubrum-Pilze und stellten bei einigen Trichophyton mentagrophytes-Stämmen ein Bedürfnis für Eisen, Zink, bei einem rubrum-Stamm für Mangan fest]. In Analogie zu den Resultaten botanischer Studien nehmen wir an, daß insbesondere Eisen, Zink, Calcium, Molybdän, Mangan, Magnesium, Kupfer, Kalium neben Phosphor und Schwefel für optimales Wachstum und rege Sporenbildung erforderlich sind (STEINBERG 1942; MOSHER, SAUNDERS, KINGERY und WILLIAMS 1936). Das Mikrosporum gypseum (Mikrosporum fulvum) soll indessen auch ohne K, Mn, Fe, Ca, Mg, Phosphate und Sulfate wachsen, sofern nicht doch in dem von JOHNSON und GRIMM (1951) verwendeten destillierten Wasser ausreichende mineralische Spuren vorlagen (es enthielt weniger als 1 $\gamma$ feste Substanz, einschließlich vorstehend angeführter Ionen). Diese Spurenelemente greifen in die enzymkatalytischen Vorgänge als Aktivatoren beim Bau- und Betriebsstoffwechsel der Pilze ein. Wird jedoch der ausgeübte Reiz durch Erhöhung der Konzentration im Nährboden zu groß, kommt es zur Hemmung des Wachstums. Wie aus einer Veröffentlichung von VÁMOS (1932[1]) hervorgeht, unterdrücken arsen-, kupfer-, wismut-, quecksilber- und silberhaltige Nährböden das Wachstum. Eine Hemmwirkung übten calcium-, magnesium-, natrium-, barium- und lithiumhaltige Medien aus. Phosphorsalze wirkten eher stimulierend. Auch Brom und Jod sowie Ammonium förderten in geringen Mengen die Entwicklung, hemmten aber andererseits bei Erhöhung des Zusatzes.

In Studien, die sich mit den Wachstumsbedürfnissen des Genus Mikrosporum beschäftigten, gab BERESTON (1953) zu 1000,0 Nährmedium 0,1 cm$^3$ folgender Lösung:

„$H_2BO_3$ — 5,7 mg; $CuSO_4 \cdot 5H_2O$ — 18,6 mg; $Fe(NH_4)(SO_4) \cdot 6H_2O$ — 173 mg; $MnSO_4 \cdot 4H_2O$ — 8,1 mg; $(NH_4)_6MoO_{24} \cdot 4H_2O$ — 3,6 mg; $ZnSO_4 \cdot 7H_2O$ — 79,0 mg; Aqua dest. ad 100,0.“

Auf diese Weise erwartete die Autorin, ausreichende Metallionenmengen den Pilzen zur Verfügung gestellt zu haben.

Von GÖTZ und ARONIS (1962) wurde der Einfluß folgender Salze auf das Pilzwachstum geprüft: $MgSO_4 \cdot 7H_2O$; $Co(NO_3)_2 \cdot 6H_2O$; $CuSO_4 \cdot 5H_2O$; $ZnSO_4 \cdot 7H_2O$; $BaCl_2 \cdot 2H_2O$. Als Testpilze dienten das Trichophyton mentagrophytes und das Mikrosporum gypseum. Zu den flüssigen Nährböden (3% d-Glucose plus 2% Ammoniumnitrat) wurden die Metallionen jeweils in Verdünnungen von $10^{-8}$, $10^{-6}$, $10^{-4}$ und $10^{-2}$ zugesetzt. Zur Kontrolle dienten Nährbodenröhrchen ohne Metallionenzugaben. Als Glasmaterial wurde das quarzähnliche „Hysil“ englischer Fabrikation verwendet. In nachstehender Reihenfolge wirkten die Metallionen einerseits stark wachstumshemmend: $Cu > Co > Zn$, andererseits als wachstumsfördernd (Mikrosporum gypseum): $Mg > Ba > Zn$. Zum Teil hing das Ergebnis von der Konzentration ab (Zn). Ein unbedingtes Bedürfnis bestand nicht. Das Trichophyton mentagrophytes erwies sich gegenüber den Metallionen im allgemeinen als empfindlicher denn das Mikrosporum gypseum.

Wer sich mit dem aufgeworfenen Problem der Bedeutung von Spurenelementen für das Wachstum (und auch Pigmentbildung) u. a. der Dermatophyten näher zu beschäftigen wünscht, sei auf die ausgezeichnete Monographie von FOSTER (1949) über die chemischen Leistungen der Pilze verwiesen.

# 5. Sauerstoff

## a) Mikrosporum-Arten

Von der Überlegung ausgehend, daß der Dermatotropismus der pathogenen Hyphomyceten nicht nur durch eine niedrige Hauttemperatur bedingt sei, glaubte KADISCH (1930[2]), auch den Luftsauerstoff als weiteren Faktor berücksichtigen zu müssen. Die Tatsache des vorwiegenden Befalls freier Oberflächen (Vaginal- und Mundschleimhaut erkranken nie) sowie des Wachstumsstillstandes bei strenger Anaerobiose unterstützten diese Anschauung. Bei erniedrigtem Sauerstoff-Partialdruck, wie er z. B. in größeren Höhen herrscht, gelang es KADISCH und LOEWY (1931), eine wesentliche Verzögerung des Angehens einer experimentell gesetzten Infektion mit Mikrosporum gypseum (Achorion gypseum) nachzuweisen. VÁMOS (1936[1]) legte sich die Frage vor, welchen Grad von Sauerstoffbedürfnis verschiedene Dermatophyten besitzen. Auf festen Nährböden, die durch das Brucknersche Pyrogallussäureverfahren unter Zusatz von KOH-Stückchen anaerob gemacht worden waren, ging das Mikrosporum audouinii zugrunde. Auch in flüssigen, mit Paraffinöl überschichteten Nährböden trat kein Wachstum ein, obwohl in der Nährflüssigkeit noch etwas Sauerstoff gelöst ist. Flüssige Nährböden dürfen daher nicht etwa als zuverlässig anaerobe Kulturen betrachtet werden. Aus diesen Beobachtungen wurde auf einen großen $O_2$-Bedarf des Mikrosporum audouinii geschlossen. Feststeht, daß Dermatophyten unter streng anaeroben Bedingungen nicht wachsen. Williams (1938[2]) führte Versuche unter vermindertem Sauerstoffdruck in Druckkammern durch. Bei einem Sauerstoffdruck von weniger als 1% ließen sich viele Pilze auf Sabouraud-Nährböden nicht mehr züchten, da sie abgestorben waren. Betrug der $O_2$-Druck 99,5%, so fanden sich gegenüber der normalen Kontrollkultur Hemmung und eine stärkere Tendenz zum Tiefenwachstum. Eine völlige Unterdrückung des Wachstums erfolgte jedoch nicht. Allgemein darf geschlossen werden, daß intensiveres Oberflächenwachstum mit erhöhtem, stärkeres Tiefenwachstum mit vermindertem $O_2$-Bedürfnis parallel gehen. Mit den Befunden von Williams (1938[2]) lassen sich auch die neueren Untersuchungsergebnisse von Giblett und Henry (1950) vereinbaren, die bei einem $O_2$-Partialdruck unter 0,5% bei drei Mikrosporum-Arten (audouinii, canis und gypseum) Wachstumsstillstand beobachteten. Bisweilen kam es bei niedrigeren oder höheren $O_2$-Konzentrationen zu Pigmentveränderungen.

Von Interesse war ferner, daß mit zunehmender Kohlendioxyd-Spannung die Größe der Pilzkolonien abnahm. Bei 20% $CO_2$-Gehalt in Kombination mit 80% Stickstoff zeigte sich bereits eine betonte allgemeine Hemmung. Bei 40% $CO_2$-Gehalt wurde das Mikrosporum audouinii völlig in der Entwicklung unterdrückt, bei 60% das Mikrosporum canis, dessen charakteristische Pigmentbildung allerdings schon bei einem $CO_2$-Gehalt von 30% verlorenging. Als am widerstandsfähigsten erwies sich das Mikrosporum gypseum, das selbst bei 60% $CO_2$-Druck noch immer wuchs. Das Sauerstoffbedürfnis verschiedener Pilzarten ist unterschiedlich groß. Mit Hilfe der Warburg-Apparatur läßt es sich auch unter wechselnden Versuchsbedingungen exakt bestimmen (Nickerson und Chadwick 1946). Diese Methode eignet sich gleichfalls, um die Wirksamkeit antimykotischer Substanzen zu testen. So prüfte Gale (1954) die Wirkung von $\beta$-Propiolakton u. a. auf die Pilze Mikrosporum gypseum und canis. Abhängig von der Konzentration der zugesetzten Substanz wurde die Atmung gehemmt. Unter gleichen Versuchsbedingungen erwies sich auch hier das Mikrosporum gypseum gegenüber dem Mikrosporum canis als resistenter. Letzteres wurde von Melton (1951) zu gleichen Untersuchungen in Schüttelkulturen herangezogen. Natriumcyanid hemmte den $O_2$-Verbrauch. Dieser Befund spricht dafür, daß die Oxydation vorwiegend über das Cytochrom-Oxydase-System erfolgt. 2,4-Dinitrophenol stimulierte hingegen die Atmung. Mit zunehmendem Alter der Kultur nahm der Respirationsquotient, der bei jungem Pilzstamm den Wert 1,0 ausmachte, ab. Offenbar werden nach Erschöpfung der Kohlenhydrate noch andere Substanzen angegriffen. Gleichfalls in Schüttelkulturen (4—6 Tage alten) wurde der $O_2$-Verbrauch des Mikrosporum canis und Mikrosporum gypseum durch Bentley (1953) berechnet. Im allgemeinen folgte keine wesentliche Erhöhung, wenn der Autor wechselnde Substrate wie Glucose, Aminosäuren und organische Säuren vorlegte. Der Reichtum des Mikrosporum gypseum an Spindelsporen kommt übrigens einer Normung der Einsaatmenge besonders entgegen (Polemann 1957).

### b) Trichophyton-Arten und Epidermophyton

Auch die Trichophyten und das Epidermophyton floccosum vermögen ohne ausreichende Sauerstoffzufuhr nicht zu wachsen bzw. ihre mikroskopischen Besonderheiten nicht zur vollen Entwicklung zu bringen (Takahashi 1929). Hier gleichfalls wechselt das Sauerstoffbedürfnis der verschiedenen Pilzarten. Nach Vámos (1936[1]) besitzt das Epidermophyton floccosum (Epidermophyton inguinale) einen höheren $O_2$-Bedarf als das Trichophyton mentagrophytes (Trichophyton gypseum), Trichophyton tonsurans (Trichophyton crateriforme) und das Tricho-

phyton schönleinii (Achorion Schönleinii). In flüssigen, von Paraffinöl über-
schichteten Nährlösungen zeigten die Trichophyten die geringste Hemmung.
Auch das von den Füßen isolierte Trichophyton (Epidermophyton interdigitale
Kaufmann-Wolf) gedieh noch ziemlich gut in dem nicht streng anaeroben Milieu.
Das Epidermophyton floccosum (Epidermophyton inguinale) hingegen sistierte
völlig. Den Sauerstoffverbrauch des Trichophyton violaceum untersuchte VER-
SARI (1937) vermittels der Warburg-Apparatur. In $O_2$-Atmosphäre mit 5% $CO_2$
war der Zuckerabbau sehr gering, der $O_2$-Verbrauch hoch. Die Spaltung von zehn
verschiedenen Zuckerarten in 95%igem Stickstoff ergab respiratorische Quo-
tienten von 0,45—3,13, wobei die niedrigsten Werte bei den Pentosen auftraten.

Beim Altern des Trichophyton schönleinii (Achorion Schönleinii) wird der
respiratorische Quotient ziemlich klein, was mit der Sporulierung zusammenhängen dürfte (VERSARI 1938). Die Hemmung der Atmung des Trichophyton
rubrum, Trichophyton mentagrophytes (Untersuchungen über den normalen
$O_2$-Bedarf dieser beiden Pilzarten liegen ferner von BENTLEY 1953 vor) und
des Epidermophyton floccosum durch $\beta$-Propiolacton prüfte GALE (1954). Die
stärkste Beeinflußbarkeit ließ das Epidermophyton floccosum erkennen, gefolgt
von dem Trichophyton rubrum. Bei diesen beiden Pilzen nahm der $O_2$-Verbrauch
am stärksten ab. 0,1% Chloromycetin hemmte bzw. verhinderte die Sauerstoff-
aufnahme des Trichophyton mentagrophytes (Trichophyton gypseum), wie
BUCHNICEK (1956) ebenfalls mit Hilfe der Warburg-Apparatur ermitteln konnte.

Verminderter Sauerstoffgehalt der Luft bei höherem $CO_2$-Partialdruck
($+12$ bis 24% $CO_2$) förderte die Makrokonidienbildung des Trichophyton
mentagrophytes und des Trichophyton rubrum auf Glucose-Pepton-Agar (CHIN
und KNIGHT 1957).

## 6. Strahlenwirkung (Licht, UV-Licht, Röntgenstrahlen)

Im Gegensatz zu den chlorophyllhaltigen und daher autotrophen pflanzlichen
Organismen sind die heterotrophen Dermatophyten zu ihrem Gedeihen auf
organische Substanzen, nicht aber auf Licht als Energiespender angewiesen. Die
Mitteilung einer Reihe von Untersuchern, nach der das Licht keinen Einfluß auf das
Wachstum der pathogenen Hyphomyceten ausübt, kann daher nicht überraschen.
Gewisse Abweichungen wurden aber beobachtet. An Hand von Untersuchungen, die
TAKAHASHI (1929) mit Trichophyton mentagrophytes (Trichophyton radiolatum,
asteroides, granulosum), Trichophyton rubrum (Trichophyton purpureum BANG)
und Epidermophyton floccosum (Epidermophyton inguinale) durchführte, glaubte
er (im Verein mit optimaler Temperatur und genügender $O_2$-Zufuhr) durch ver-
minderte Lichteinwirkung die Entwicklung der mikroskopischen Besonderheiten
der Kulturen fördern zu können. Eingehend beschäftigte sich v. BERDE (1929) mit
dem Verhalten der Fadenpilzkolonien unter der Wirkung des Lichtes. Das Mikrosporum audouinii und das Trichophyton schönleinii (Achorion Schönleinii)
gediehen im direkten wie diffusen Sonnenlicht schlechter als im Dunkeln. Subkulturen gingen unter dem Lichteinfluß später an. Auch künstliche Lichtquellen
(Kohlenfadenlampe mit farblosen, roten, gelben und blauen Filtern) wurden
herangezogen, schienen jedoch nur Einfluß auf die Oberflächenkonfiguration der
Kultur auszuüben. In Übereinstimmung mit diesen Befunden beobachtete auch
HRUSZEK (1934[1]) eine optimale Kulturgröße des Trichophyton mentagrophytes
(Epidermophyton interdigitale KAUFMANN-WOLF) bei Wachstum in der Dunkelheit
(schwarze Cellophanhüllen umgaben die Kulturröhrchen). Gelbes Licht war für
die Pigmentbildung besonders förderlich. UV-Licht wurde von v. BERDE (1929)
durch die Reagensglaswand hindurchgegeben, wodurch aber wahrscheinlich der

größte Anteil resorbiert wurde. Nach Falchi (1930) übte UV-Licht eine Wachstumshemmung auf Trichophyton schönleinii (Achorion Schönleinii) und Trichophyton tonsurans (Trichophyton cerebriforme) aus, nicht jedoch auf das Mikrosporum audouinii. Emmons (1945) stellte Veränderungen der Oberflächentextur nach Bestrahlung eines Trichophyton gypseum (Trichophyton lacticolor) fest: statt gleichmäßiger Oberfläche starke Furchenbildung, weniger Sporen und mehr knotige Organe. Die Zugabe von Farbstoffen mit photodynamischer Wirkung (Hauptversuche wurden mit Eosin durchgeführt) ergab keine Beeinflussung der beiden Pilze, solange die Kulturen in der Dunkelheit verblieben. Bei blauem Licht wurde der Farbstoff aber sofort aufgenommen, hingegen bei gelbem und rotem Licht erst nach einigen Tagen. Wurde der beimpfte, mit Eosin versehene Nährboden dem Sonnenlicht ausgesetzt, ergab sich eine deutliche Hemmung der Entwicklung. Von Interesse war die Beobachtung, daß Mikrosporum audouinii-Sporen auskeimten, wenn sie auf einen 10 Tage im Dunkeln gehaltenen Eosinnährboden übertragen wurden, nicht jedoch bei Verwendung von Eosinnährböden, die bereits 10 Tage lang der Sonnenbestrahlung ausgesetzt waren. Offenbar war es hier zur Bildung antimycetisch wirksamer Substanzen·gekommen, deren Art aber nicht geklärt werden konnte. Spätere Untersuchungen von Gomez-Vega (1936) wiesen nach, daß sensibilisierende Stoffe, die vom Pilz aufgenommen werden, die Zelle gegen Wellenlängen ihres eigenen Absorptionsbereiches empfindlich machen, z.B. Eosin gegen Wellenlängen, die kürzer als 550 m$\mu$ sind. Den Autoren erwies sich Mercurochrom (Dibromoxymercurifluorescein) zum Nährboden 1:10000 als wirksamster Sensibilisator, unter anderem gegen das Trichophyton mentagrophytes (Epidermophyton interdigitale). Bei kurzer Einwirkung normalen Sonnenlichtes wurden die auf festem Nährboden befindlichen Kulturen in ihrer Entwicklung gehemmt. Keine Wirkung zeigten Erythrosin, Chlorophyll und Fuchsin. Das kurzwellige UV-Licht zwischen etwa 310—250 m$\mu$ war biologisch am wirksamsten, vermutlich durch Hemmung enzymkatalytischer Vorgänge. Bei Bestrahlungen mit Wellenlängen unter 313 m$\mu$ wirkte der Zusatz von Mercurochrom zu wäßrigen Pilzsuspensionen rasch fungicid.

Nach v. Berde (1929) hatten Röntgenstrahlen (14 Tage täglich eine HED bei $^1/_2$ mm Al) keinen wesentlichen Einfluß auf das Trichophyton schönleinii (Achorion Schönleinii) bzw. das Mikrosporum audouinii, gleichfalls nicht nach Hruszek (1934[1]) auf das Trichophyton mentagrophytes (Epidermophyton interdigitale Kaufmann-Wolf) und das Trichophyton quinckeanum (Achorion Quinckeanum), doch ließen spätere Untersuchungen erkennen, daß es sich hier um eine Frage der Strahlenquantität handelt, was in gewisser Weise auch für die Einwirkung von UV-Strahlen gilt. Sowohl Röntgen- wie auch UV-Strahlen können als Mutagene wirksam werden, während sehr hohe Dosen tödlich wirken. Emmons und Hollaender (1945) erzielten durch monochromatische UV-Lichtbestrahlung von Trichophyton mentagrophytes-Sporen einige Pilzarten (Trichophyton interdigitale, Trichophyton niveum, Trichophyton gypseum granulosum und Trichophyton violaceum), die sonst spontan gefunden werden und als Mutanten der bestrahlten Kultur aufzufassen sind. Mit steigender Exposition nahm die Zahl der Mutanten zu, bis schließlich alle Sporen abstarben. Ein UV-Absorptionsspektrum des Trichophyton mentagrophytes wurde von Coll (1951) bestimmt (s. auch S. 116). Der Einfluß der Röntgenstrahlen wurde aber in erster Linie an Pilzen studiert, die den Botaniker interessieren. So berichteten beispielsweise von deutscher Seite Lindemann und Janke (1953) über röntgenstrahleninduzierte Mutation am Fadenpilz Hemispora stellata. Backus (1950) gab eine gute Übersicht über den Stand der Forschung. Loewenthal (1951) bestrahlte das Mikrosporum canis und erzielte eine Förderung des Pleomorphismus sowie starke

Entartung der Makrosporen. Bei späteren Versuchen (1953) mit dem Mikrosporum audouinii verabfolgte er 340 r, ungefiltert bei 85 kV, 5 mA und 25 cm Abstand von der Kultur, fand jedoch bei diesem Pilz keine Beeinflussung (s. auch S. 97).

# 7. Kohlenstoff

## a) Mikrosporum-Arten

Bei der Züchtung von Pilzen wird als häufigste Kohlenstoffquelle Glucose verwendet, doch vermögen Dermatophyten schon nach älteren Untersuchungen von HOPKINS und IWAMOTO (1923) auch verschiedene andere C-Quellen zu verwerten.

*Methodik.* Der Grundnährboden, dem die zu prüfenden Zucker in 1%iger Konzentration zugefügt werden, setzt sich zusammen aus:

$$NH_4NO_3 \ldots \ldots \ldots \ldots \ldots \quad 2,5$$
$$KH_2PO_4 \ldots \ldots \ldots \ldots \ldots \quad 1,0$$
$$MgSO_4 \text{ krist.} \ldots \ldots \ldots \ldots \quad 0,25$$
$$\text{Agar} \ldots \ldots \ldots \ldots \ldots \ldots \quad 15,0$$
$$\text{Wasser} \ldots \ldots \ldots \ldots \ldots \ldots 1000,0$$

Der Lösung wird noch ein geeigneter Indicator zur Erkennung der aktuellen Reaktion hinzugefügt. Die Bebrütung erfolgt bei Zimmertemperatur oder bei 27°C im Brutschrank.

Alle Mikrosporum-Arten gedeihen gut auf Glucose, Mannose, Mannit und Fructose, schlechter auf Raffinose, Rhamnose und dem Glykosid Salicin. TATE (1929[1]) prüfte, ob das Mikrosporum canis (Sabouraudites lanosus) und Mikrosporum audouinii (Sabouraudites Audouinii) in der Lage sind, den Kohlenstoff organischer Salze wie Natriumacetat, -format und -lactat zu verwerten, doch kam er zu negativen Ergebnissen. Das Mikrosporum canis (Microsporum lanosum) wuchs nach GODDARD (1934) gut, wenn Glucose, Fructose, Mannose, das Disaccharid Maltose und die Pentose Arabinose angeboten wurden. Saccharose führte nur eine mäßige Entwicklung herbei, während Lactose und Galaktose gar nicht verwertet wurden. Die jüngsten Untersuchungen stammen von GIBLETT und HENRY (1950). Sowohl in flüssigen wie auch festen Nährböden bestimmten sie die Fähigkeit verschiedener C-Quellen, das Wachstum der Mikrosporum-Arten (audouinii, canis und gypseum) zu fördern.

Sie testeten die folgenden Kohlenhydrate:

Monosaccharide: d-Glucose, d-Fructose, d-Mannose, d-Galaktose, Xylose und Arabinose.
Disaccharide: Saccharose, Maltose, Lactose, Melibiose, Cellobiose.
Trisaccharide: Raffinose.
Natriumsalze organischer Säuren: Essigsäure, Citronensäure, Oxalsäure, Bernsteinsäure, Weinsäure, Milchsäure, Malonsäure und Brenztraubensäure.
Verschiedene C-haltige Verbindungen: Inulin, Salicin, Glycerin, Dextrin, Sorbit und Mannit.

Alle drei Mikrosporum-Arten nutzten Glucose, Fructose, Mannose, Galaktose, Maltose, Melibiose, Cellobiose, Salicin, Glycerin, Dextrin, Sorbit, Mannit und das Natriumsalz der Brenztraubensäure.

Als alleinige Kohlenstoffquelle ungeeignet erwiesen sich für alle drei Arten: Carbonat, Format, Lactose, Raffinose, Inulin und die Natriumsalze der übrigen vorstehend angeführten organischen Säuren. Nur das Mikrosporum canis vermochte in gewissem Umfange Saccharose, Arabinose und Xylose zu verwerten, ein Befund, den im Hinblick auf Rohrzucker und Arabinose schon GODDARD (1934) erheben konnte.

## b) Trichophyton-Arten und Epidermophyton

Von deutscher Seite beschäftigten sich schon 1923 Blumenthal und v. Mallinckrodt-Haupt (1923) eingehender mit der Frage, inwieweit es gelingt, unsere Pilze in synthetischen Nährböden wachsen zu lassen. Sie gingen dabei von dem in der Bakteriologie bekannten Uschinsky-Nährboden aus, bei dem sie systematisch die einzelnen Substanzen fortließen bzw. durch klar definierte chemische Verbindungen wie Aminosäuren, Ammoniumsalze, Nitrat und Nitrit sowie Kohlenhydrate ergänzten. Die Autoren prüften die Verwertbarkeit alleiniger C-Quellen: Glucose, Mannit, Maltose, Lactose, Saccharose, Stärke, milchsaures Natrium, kohlensaures Natrium, oxalsaures Natrium, Glycerin und fanden, daß die Dermatophyten in Glucoselösung allein kaum Wachstum zeigten; setzte man aber Kochsalz zwecks Herstellung einer isotonischen Lösung hinzu, wuchsen einige Trichophytonpilze. Auch in reiner Glycerinlösung wurde vereinzelt geringes Wachstum beobachtet. Das Trichophyton mentagrophytes (Trichophyton gypseum) entwickelte sich gut mit Maltose, Mannit und Milchzucker. Von den Abbauprodukten der Kohlenhydrate erlaubte nur milchsaures Natrium ein mäßiges Wachstum. In einer 3%igen reinen Saccharose-Lösung kam es nur zu geringer Entwicklung, doch blieb dieses mäßige Wachstum auch in weiteren Passagen erhalten, so daß der Rohrzucker doch in gewissem Umfange abgebaut zu werden vermag. Stärkere Wachstumsenergie ließen bei diesen Versuchen die tierischen Mikrosporumpilze sowie das Epidermophyton floccosum (Epidermophyton inguinale) erkennen, schlechter wuchsen die Trichophytonpilze (Trichophyton Schönleini, Trichophyton rosaceum, vinosum, crateriforme, sulfureum). Von allen Zuckern gewährleistete Maltose das beste Gedeihen. d-Mannit, d-Mannose, d-Glucose und d-Fructose wurden von Trichophyton-Arten (einschließlich Trichophyton Schönleini) und dem Epidermophyton floccosum (Epidermophyton inguinale) abgebaut, wie Hopkins und Iwamoto (1923) bereits nachwiesen. Lactose, Saccharose, Xylose und l-Arabinose blieben aber unverwertet. Normale und pleomorphe Kulturen des Trichophyton mentagrophytes (Sabouraudites radiolatus), des Trichophyton tonsurans sowie des Trichophyton schönleinii (Grubyella Schönleini) konnten Natriumacetat, Natriumformat und Natriumlactat als Kohlenstoffquelle ebenfalls nicht ausnützen (Tate 1929). Von verschiedenen Kohlenhydraten verstärkte Glucose oder Honig das Wachstum des Trichophyton tonsurans, wenn Pepton als N-Quelle vorlag. Natriumcitrat hemmte die Entwicklung (Sullivan, Bereston und Wood 1954).

Auf Ammoniumnitratgrundnährböden, denen in Parallelversuchen 19 verschiedene C-Quellen zugesetzt wurden, studierten Swartz und Georg (1955) die Verwertbarkeit dieser Verbindungen durch das Trichophyton tonsurans. Glucose, Mannose, Fructose und Galaktose sowie die Disaccharide Cellobiose und Treholose führten unter den gegebenen Bedingungen zum intensivsten Wachstum. Kein wesentlicher Unterschied ergab sich bei pleomorphen Kulturen sowie dem Trichophyton mentagrophytes und Trichophyton rubrum als Kontrollen. Goddard (1934) beschäftigte sich mit dem Trichophyton mentagrophytes (Trichophyton interdigitale). Glucose, Fructose, Mannose, Maltose, Arabinose, Galaktose gewährleisteten gutes Wachstum, Saccharose gestattete nur eine geringe Entwicklung, während Lactose überhaupt als unbrauchbar bezeichnet werden mußte. Zu ähnlichen Ergebnissen kamen Mosher, Saunders, Kingery und Williams (1936). Keinen wesentlichen Einfluß verschiedener Kohlenhydrate auf das Oberflächen- oder Tiefenwachstum in flüssigen Nährlösungen fand v. Mallinckrodt-Haupt (1939) bei einigen Trichophytonpilzen sowie dem Epidermophyton floccosum. Nach Williams (1936) vermag milchsaures Natrium submerses Wachstum in Oberflächenwachstum umzuwandeln.

# 8. Fettstoffe

Den bisherigen Angaben nach sind die pathogenen Hyphomyceten bei ihrem Wachstum nicht auf Zusatz von Fettstoffen zur Kultur angewiesen. Da die menschliche Haut aber wichtige Lipide enthält, interessiert natürlich die Frage, in welchem Umfange unsere Pilze in der Lage sind, die dort vorliegenden Fettstoffe anzugreifen bzw. sie zu verwerten. Eingehendere Untersuchungen über dieses Thema hat unseres Wissens bisher nur v. MALLINCKRODT-HAUPT (1927) durchgeführt. Tributyrin wird von den Pilzen Trichophyton mégninii (Trichophyton rosaceum), Trichophyton violaceum, Trichophyton schönleinii (Achorion Schönleini), Trichophyton quinckeanum (Achorion Quinckeanum) gut assimiliert. In reinen Fetten und Ölen findet kein Wachstum statt, was sich durch das fehlende Wasser erklärt. Weitere Versuche mit Trichophyton mentagrophytes (Trichophyton gypseum) wurden in der Weise angestellt, daß dieser Pilz in eine Mineralsalze enthaltende wäßrige Lösung (Uschinsky-Nährflüssigkeit) überimpft wurde und die Autorin verschiedene Fette und Öle (Butter, Schweinefett, Rinder- und Hammeltalg, Lebertran, Oliven-, Mandel-, Cocosöl, Kakaobutter, Ricinus-Sesam-, Erdnuß-, Croton- und Lorbeeröl) zu jeweils 5 Tropfen zusetzte. Diese Lipide standen somit als einzige Kohlenstoffquelle zur Verfügung. Während sich in der Nährlösung mit Schweinefett üppiges Wachstum zeigte, ließ der Pilz nur geringes Wachstum erkennen, wenn Rinder- und Hammeltalg angeboten wurden. Lebertran unterdrückte jegliche Entwicklung. Die pflanzlichen Öle erwiesen sich durchschnittlich als schlechtere C-Quellen denn die tierischen Fette. Oliven-, Mandel-, Cocosöl sowie Kakaobutter gestatteten nur geringes Wachstum; Ricinusöl erwies sich noch am geeignetsten, während Sesam-, Erdnuß-, Croton- und Lorbeeröl hingegen überhaupt nicht assimiliert wurden. Es erscheint uns allerdings denkbar, daß doch ein minimaler Proteingehalt einiger tierischer Fette für das bessere Wachstum verantwortlich zu machen wäre. v. MALLINCKRODT-HAUPT (1927) fand eine mit steigender C-Atomzahl der Fettsäuren parallel gehende Abnahme der Assimilierbarkeit. Nach PECK und ROSENFELD (1938) hemmen Fettsäuren und ihre Salze das Pilzwachstum, besonders aber Valerian- und Undecylensäure, auch Glycerintriacetat (JOHNSON und TUURA 1956; KNIGHT 1957). Eine neuere eingehende Analyse der Fettverwertbarkeit durch die Dermatophyten wäre jedenfalls erwünscht.

Lecithin beeinflußt das Wachstum mancher Pilzkulturen (ARGENZIANO und D'ATRI 1951). Bei Zugabe von 1% einer wäßrigen Lösung zum Glucoseagar zeigte das Trichophyton schönleinii eine wesentlich üppigere Entwicklung des Pilzkuchens. Bei dem Trichophyton mentagrophytes (Trichophyton gypseum lacticolor) bildete sich statt der üblichen weißen samtartigen Textur eine starke Fältelung mit Grauverfärbung. Die Sporen und Spindeln waren reichlicher gebildet worden als ohne Lecithinzusatz, doch erwiesen sich diese Besonderheiten als unbeständig. Unbeeinflußt blieb hingegen das Trichophyton violaceum.

Während einige Hefen und Schimmelpilze reichlich fettartige Substanzen zu speichern vermögen (z.B. seien nur genannt Torulopsis utilis, Fusarium bulbigenum, bestimmte Penicilliumarten u.a.), trifft dies für die Dermatophyten nicht zu. In geringen Mengen enthalten ihre Mycelien jedoch ebenfalls Lipide, die man in Tröpfchenform nachweisen kann. AKASAKA (1953) fixierte Pilzmycel unter anderem von Trichophyton mentagrophytes (Trichophyton interdigitale) und Trichophyton ferrugineum (Microsporum japonicum) in 10% Formalin und fertigte mit Schnittpräparaten (Gelatine-, Gefrierschnitt) Fettfärbungen an, für die er Sudan III, Scharlachrot, Nilblausulfat, Neutralrot sowie Ciaccio verwendete. Die Hyphen bildeten innerhalb von 2 Wochen Neutralfett und Cholesterinester, der erste Pilz noch Lecithin, der zweite Lecithin und Seife. Fettgranula formten sich nur im Luftmycel, nicht aber in den submers wachsenden Fäden. Auch BURDON (1946) konnte Lipide als cytoplasmatische Einschlüsse durch Fettfarbstoffe demonstrieren (Epidermophyton floccosum, Mikrosporum gypseum, Trichophyton mentagrophytes). Extraktionsversuche mit Dermatophyten, die über die Art der gebildeten Fettstoffe Auskunft geben, liegen unseres Wissens bisher nicht vor (s. auch S. 62).

## 9. Eiweißkörper (Stickstoffquellen)
### a) Mikrosporum-Arten

Wie wir wissen, sind die Dermatophyten hinsichtlich ihrer Wachstumsbedürfnisse als anspruchslos zu bezeichnen. Selbst in stickstofffreien Nährböden entwickeln sie sich. Um jedoch ein optimales Wachstum zu erhalten, kommen wir ohne Proteinzusatz zum Nährmedium nicht aus. Schon vor Jahrzehnten begann man daher sich mit der Frage zu beschäftigen, welche Eiweißverbindungen das beste Wachstum gewährleisteten. Als erste Dermatologen haben wohl BLUMENTHAL und v. MALLINCKRODT-HAUPT (1923) stickstoffhaltige, chemisch reine Substanzen in geeigneten, von Stickstoff freien mineralhaltigen Nährlösungen den Pilzen angeboten und geprüft, in welchem Umfange Wachstum eintritt. Diese Tatsache scheint in Vergessenheit geraten zu sein. Sie experimentierten mit den Aminosäuren Glykokoll, Leucin, dem Natriumsalz der Asparaginsäure sowie mit m-, o- und p-Aminobenzoesäure. Ferner verwendeten sie eine Reihe von Ammoniumsalzen organischer und anorganischer Säuren neben Kaliumnitrat und -nitrit. Mikrosporumpilze (fulvum und lanosum) wuchsen gut, wenn der Nährflüssigkeit asparaginsaures Natrium zugefügt wurde. Glykokoll stellte die geeignetste N-Quelle dar, Leucin eine schlechtere, und als noch ungünstiger erwiesen sich die Aminobenzoesäuren. Während die Ammoniumsalze einiger organischer Säuren noch Wachstum erkennen ließen, entwickelten sich die Kulturpartikel bei Gegenwart von Kaliumnitrat und -nitrit nicht mehr, in Übereinstimmung mit späteren Untersuchungen von GIBLETT und HENRY (1950), aber hinsichtlich der Nitrate im Gegensatz zu den Angaben von TATE (1929[1]) (Mikrosporum canis = Sabouraudites lanosus und Mikrosporum audouinii = Sabouraudites audouini). Nach WILLIAMS und HONN (1932) vermag das Mikrosporum gypseum ebenfalls Ammoniumsalze und Aminosäuren auszunutzen. Das Substrat dieser Autoren setzte sich zusammen aus: Arginin, l-Prolin, l-Leucin, l-Histidinchlorid, d-Lysindichlorid und l-Tryptophan. Diesen Untersuchungen nach scheint es, daß das Genus Mikrosporum (wie übrigens auch Trichophyton- und Epidermophytonpilze) die in Routinenährböden angebotenen Proteine bis zu den Aminosäuren abbaut und verwertet, weil nämlich die Ammoniumverbindungen allein offensichtlich sehr viel schlechter assimiliert werden. Gelatine ist reich an Aminosäuren. So überrascht die gute Brauchbarkeit dieses Eiweißkörpers als Stickstoffquelle nicht. GREENBAUM (1922) stellte fest, daß der Gelatineabbau (Verflüssigung) von dem Mikrosporum canis schneller durchgeführt wird als von dem Mikrosporum gypseum oder Mikrosporum audouinii, während GIBLETT und HENRY (1950) das Mikrosporum gypseum als aktivsten Pilz erkannten. Auch hier mögen aber Eigentümlichkeiten individueller Stämme eine Rolle spielen.

Eine eingehende Untersuchung mit zahlreichen Aminosäuren, die 13 pathogenen Pilzen (darunter den Mikrosporum-Arten audouinii, canis und gypseum) vorgelegt wurden, führten ARCHIBALD und REISS (1950) durch. Als Grundnährboden verwendeten sie einen 2%igen (ungereinigten) Bacto-Agar mit 4%

Glucose und 0,33 mg-% der folgenden Vitamine: Thiaminchlorid, Riboflavin, Nicotinamid, Calcium-d-Pantothenat, Ascorbinsäure, Pyridoxin.

Geprüft wurden:

| Aliphatische Säuren | Aromatische, cyclische und nichtcyclische Verbindungen |
| --- | --- |
| l-Cysteinchlorid | l-Arginin |
| d,l-Methionin | l-Lysin |
| Glutathion | l-Histidin |
| l-Glutaminsäure | l-Tyrosin |
| l-Glutamin | l-Phenylalanin |
| l-Asparaginsäure | l-Tryptophan |
| l-Asparagin | l-Prolin |
| Glykokoll | l-Oxyprolin |
| l-Alanin | p-Aminobenzoesäure |
| l-Leucin | Caseinhydrolysat |
| d,l-Isoleucin | ohne Zusatz |
| d,l-Valin | Pepton als Kontrolle |
| d,l-Serin | Herzextrakt |
| d,l-Threonin | |

Zur Einstellung der aktuellen Reaktion ($p_H$ 7,2) wurde ein Natriumphosphatpuffer verwendet. Glutaminlösung und Herzextrakt erwiesen sich beim Erhitzen als unbeständig und mußten durch ein Berkefeld-Filter sterilisiert werden, bevor man sie dem sterilen Nährboden zusetzte.

Die Wachstumsleistungen der verschiedenen Pilze wurden nach 14 Tagen abgelesen.

*Mikrosporum audouinii.* Spärliches Wachstum bei Einzelaminosäuren. Noch am brauchbarsten Leucin, Glutaminsäure, Asparagin, Prolin; am besten Gemische von Aminosäuren.

*Mikrosporum canis* (Microsporum lanosum). Gutes Wachstum bei Einzelaminosäuren, ausgenommen d,l-Methionin, Oxyprolin, p-Aminobenzoesäure.

*Mikrosporum gypseum* (Microsporum fulvum). Steht in der Wachstumsintensität zwischen den zwei vorstehend angeführten Pilzen. Schlechtes Wachstum bei Einzelaminosäuren wie d-Methionin, l-Alanin, d,l-Isoleucin, d,l-Serin, d,l-Threonin, l-Tryptophan, l-Oxyprolin, p-Aminobenzoesäure.

Aus diesen Ergebnissen kann man folgern, daß in den Fällen, in denen Wachstum bei Gegenwart nur einer einzigen Aminosäure im Nährboden eingetreten war, das neugebildete Protein durch die Fähigkeit des Pilzes entstand, dazu erforderliche weitere Aminosäuren zu synthetisieren.

Das Wachstum der Pilze ist weniger kräftig, wenn eine vitamin*freie* Grundnährlösung, der einzelne Aminosäuren zugesetzt werden, Verwendung findet. Eine Modifikation nach MOSHER, SAUNDERS, KINGERY und WILLIAMS (1936) zogen GIBLETT und HENRY (1950) heran:

*Grundnährboden*

$KH_2PO_4$ . . . . . . . . . . . . . . . . 5,0
$K_2HPO_4$ . . . . . . . . . . . . . . . . 5,0
$MgSO_4$ . . . . . . . . . . . . . . . . 0,25
$FeSO_4-7H_2O$ . . . . . . . . . . . 1 mg
$MnCl_2$ . . . . . . . . . . . . . . . . 1 mg
$ZnSO_4$ . . . . . . . . . . . . . . . . 1 mg
Aqua dest. . . . . . . . . . . . . . . 1 l
$p_H$ 7,1

Die Autoren testeten sechs Aminosäuren in einer Konzentration von 0,5—1% (je nach Löslichkeit), teils zusätzlich 1% Glucose. Alle diese Aminosäuren allein möglicherweise Tryptophan ausgenommen, vermochten den Mikrosporum-Arten genügend Kohlenstoff und Stickstoff zum Aufbau von Leibessubstanz der Hyphen

3*

zu liefern. Die ebenfalls getesteten stickstoffhaltigen Verbindungen Pyridin und Anilin wurden nicht verwertet. Harnstoff hingegen stellte für das Mikrosporum canis und Mikrosporum gypseum einen guten Nährstoff dar, einen schlechten jedoch für das Mikrosporum audouinii. Letzteres erwies sich allgemein als anspruchsvoller denn die übrigen Mikrosporum-Arten.

Das Aminosäurebedürfnis des Mikrosporum gypseum (Microsporum fulvum) untersuchten Johnson und Grimm (1951) (19 Aminosäuren, 1%ige wäßrige Lösung mit Ausnahme von Cystin) in einem Grundnährmedium. Auch diese Autoren fügten keine Vitamine oder Wuchsstoffe hinzu. Jede Aminosäure wurde zunächst einzeln auf ihre Verwertbarkeit als Stickstoffquelle geprüft. Methionin, Asparaginsäure, Glutaminsäure und Alanin gewährleisteten bevorzugtes Wachstum, doch erreichte es niemals den Umfang, der durch Verabfolgung gleichzeitig aller 19 Aminosäuren zur Nährlösung erzielt wurde. Selbst die Größe dieser Kultur war aber der auf Caseinhydrolysat erzielten Üppigkeit unterlegen. In einer weiteren Versuchsreihe blieb jeweils eine der insgesamt zu prüfenden 19 Aminosäuren im Nährboden weg. Als zufriedenstellender Wachstumsförderer erwies sich Methionin, gefolgt von Alanin, Asparaginsäure, Glykokoll, Glutaminsäure, Isoleucin, Threonin, Arginin und Histidin. Diese Eiweißbausteine müssen daher als wachstumsnotwendig angesehen werden. Wahrscheinlich vermag der Pilz Methionin, Glutaminsäure und Asparagin nur schlecht selbst zu synthetisieren. Wurden Leucin, Phenylalanin, Prolin, Tryptophan, Tyrosin, Valin und Cystin jeweils ausgelassen, so setzte der Wachstumsbeginn nur sehr langsam ein. Diese Aminosäuren stellen offenbar wachstumstimulierende Bausteine dar. Das Fehlen von Lysin bzw. Serin im Nährboden bei Gegenwart der jeweils restlichen 18 Aminosäuren zeigte keinen Einfluß auf die Pilzentwicklung. Oxyprolin*mangel* förderte sogar das Gedeihen des Mikrosporum gypseum. Diese Verbindung schien also das Wachstum zu unterdrücken. Die Entwicklung des Mikrosporum canis wurde durch Oxyprolin ebenfalls gehemmt (Robbins 1950). Kaliumnitrat als alleinige N-Quelle konnte nur verwertet werden, wenn gleichzeitig Thiaminzugabe erfolgte.

Oxyprolin ist die einzige Aminosäure, die nicht unter den Aminosäuren des menschlichen Haarkeratins anzutreffen ist, wohl aber in den Zellen der lebenden Gewebe. Diese Tatsache könnte der Grund sein — nach einer von Rothman (1951) geäußerten Hypothese —, warum unsere Dermatophyten (da Oxyprolin offenbar eine fungistatische Wirkung besitzt) nur in totem Keratin parasitieren. Diesem Gedanken gingen Jacobs und Lorincz (1957) nach. Neben anderen Dermatophyten (Trichophyton mentagrophytes und rubrum sowie Epidermophyton floccosum) überimpften sie das Mikrosporum audouinii auf verschiedene Nährböden, die entfettetes, gepulvertes menschliches Keratin, Hautbindegewebe (mit 14% Oxyprolin) und 5—30% Gelatine (mit und ohne Dextrose) enthielten. Ferner diente sowohl die epidermale als auch die mesenchymale Seite frisch excidierter Hautstückchen als Kulturmedium. Das Corium-Pulver bewährte sich als Nährboden vielleicht etwas schlechter als das Keratinpulver. Ein auffallender Befund ergab sich nur bei den Gelatinenährböden. Während die 5—10%igen Gelatinemedien ein ziemlich gutes Wachstum sicherten, schränkte der 30%ige Gelatineagar die Entwicklung ganz wesentlich ein. Zugabe von Prolinkristallen (die nach Robbins 1950 die durch Oxyprolin ausgeübte Hemmwirkung aufheben) in das Zentrum dieses konzentrierten Gelatineagars vermochte nicht die Wachstumsbeschränkung zu überwinden. Da der Pilz auch auf dem toten menschlichen Coriumstückchen gut wuchs, erlauben diese Ergebnisse nicht, in dem fehlenden Oxyprolingehalt des Keratins die Ursache für die Keratophilie unserer Dermatophyten zu erblicken.

Weitere Untersuchungen liegen vor von DROUHET (1952[2]), der mit Arginin und Prolin gutes Wachstum der Mikrosporum-Arten (Sabouraudites gypseus, audouini und felineus) erhielt. Hingegen konnten Cystein, Tryptophan und Oxyprolin nicht verwertet werden. Diese Ergebnisse weichen etwas von den Resultaten der vorstehend zitierten amerikanischen Autoren ab, stimmen jedoch hinsichtlich der Unverwertbarkeit von Oxyprolin überein. Auch BERESTON (1953), die sich die gleiche Aufgabe der Aufdeckung des Aminosäurebedürfnisses des Genus Mikrosporum gestellt hatte, sah Oxyprolin als untauglich, ja schädlich an. Sie bediente sich eines Grundnährbodens, der sowohl zusätzlich Spurenelemente wie auch Vitamine und Wuchsstoffe aufwies (s. Kapitel Vitaminbedürfnis).

Unter den gegebenen Versuchsbedingungen fand sie die folgenden Ergebnisse:

*Gutes Wachstum der Mikrosporum-Arten*
*(audouinii, canis, gypseum)*

1. Sabouraud-Nährboden (als Kontrolle)
2. Histidin
3. Arginin
4. Glykokoll
5. Lysin
6. Valin
7. Cystin
8. Asparaginsäure
9. Ammoniumsulfat
10. Ammoniumnitrat
11. Caseinhydrolysat
12. Asparagin

*Schlechtes Wachstum der drei Mikrosporum-*
*Arten*
1. Tyrosin
2. α-Alanin
3. Glutamin
4. Cystein
5. Threonin

*Gutes Wachstum des Mikrosporum canis und*
*gypseum, schlechtes Wachstum des Mikrosporum*
*audouinii*
1. Serin
2. Phenylalanin

*Mäßiges Wachstum der drei Mikrosporum-*
*Arten*
1. Tryptophan
2. Prolin
3. Leucin
4. β-Alanin
5. Methionin

*Kein Wachstum*

1. Oxyprolin

## b) Trichophyton-Arten und Epidermophyton

Neben dem Genus Mikrosporum fanden auch die noch zahlreicheren Trichophyton-Arten sowie das Epidermophyton floccosum das Interesse der Untersucher hinsichtlich der Frage, in welchem Umfange diese Dermatophyten bestimmte Stickstoffquellen zum Wachstum benötigen. Auch hier waren es BLUMENTHAL und v. MALLINCKRODT-HAUPT (1923), die zuerst einzelne (wenn auch noch wenige) Aminosäuren, Ammoniumsalze usw. bei Trichophyton schönleinii (Achorion Schönleinii), Trichophyton quinckeanum, Trichophyton mégninii (Trichophyton rosaceum, vinosum), Trichophyton violaceum (über diese Pilzart liegt eine neuere Studie von GEORG 1951 vor, die ein partielles Vitaminbedürfnis feststellte, s. Kapitel Vitamine), Trichophyton tonsurans (Trichophyton sulfureum, acuminatum, crateriforme), Trichophyton mentagrophytes (Trichophyton gypseum) sowie Epidermophyton floccosum (Epidermophyton inguinale) prüften und Wachstum unter verschiedenen Bedingungen beobachteten. Ammoniumsalze und Aminosäuren stellten eine ausreichende Stickstoff- und Kohlenstoffquelle dar. Nitrate und Nitrite erwiesen sich allerdings für die Eiweißsynthese als ungeeignet, im Gegensatz zu späteren Befunden von TATE (1929[1]), nach dem das Trichophyton mentagrophytes (Sabouraudites radiolatus — normale und pleomorphe Formen —), Trichophyton tonsurans und Trichophyton schönleinii (Grubyella Schönleinii) auch Nitrate als Stickstofflieferant verwenden können.

v. MALLINCKRODT-HAUPT (1933) legte den Pilzen Trichophyton mentagrophytes (Trichophyton gypseum), Trichophyton mégninii (Trichophyton rosaceum)

und Trichophyton quinckeanum (Achorion Quinckeanum) Pepton, Casein, Eieralbumin, gekochtes und ungekochtes Eiereiweiß sowie durch Erhitzen (60°C)
denaturiertes menschliches Serum vor. Denaturiertes Eiweiß, Casein (nach
früheren Untersuchungen auch Gelatine) werden von den Pilzen schnell abgebaut,
während·genuines Eiweiß nur von dem Trichophyton mentagrophytes (Trichophyton gypseum) angegriffen wurde. Goddard (1934) beschäftigte sich mit den
dabei entstehenden Abbaustufen. Casein wird in Polypeptide, Aminosäuren und
durch Desaminierung in Ammoniak umgewandelt. Zugabe von Glucose zum
Nährboden erhöhte noch die Ammoniakbildungsgeschwindigkeit. Die Periode der
stärksten $NH_3$-Bildung des Trichophyton mentagrophytes (Trichophyton interdigitale) lag zwischen dem 9.—21. Inkubationstag und führte zur zunehmenden
Alkalescenz des Nährsubstrates.

Eine große Anzahl von Aminosäuren, die einem Grundnährboden aus
Mineralsalzen und Glucose zugegeben wurde, zog Mosher, Saunders, Kingery
und Williams (1936) heran, um die Verwertbarkeit durch das Trichophyton
mentagrophytes (Trichophyton interdigitale) ausfindig zu machen. Das Wachstum zeigte keine wesentliche Beeinflussung, wenn aus einem Aminosäuregemisch
Glykokoll, Cystin, Histidin, Tryptophan, Tyrosin, Glutaminsäure, Methionin,
Alanin, Oxyprolin und Serin herausgenommen wurden. Auch Isoleucin, Valin und
Prolin konnten einzeln entfernt werden, doch trat bei Fehlen aller drei oder
von zweien dieser Eiweißbausteine Verschlechterung der Entwicklung ein. Am
wichtigsten schien für diesen Pilz Leucin zu sein, gefolgt von $\beta$-Oxy-$\alpha$-Amino-
buttersäure und Asparaginsäure. Viele proteinhaltige Substanzen sind gute
Stickstoffquellen. Robbins und Ma (1945) kamen bei ihren Untersuchungen zu
einer Bestätigung der bisherigen Ergebnisse, führten aber als weiteres verwert-
bares Protein noch einen Baumwollextrakt an. Ammoniumnitrat konnte durch
das Trichophyton mentagrophytes allerdings nicht assimiliert werden. Eine
Aminosäuremischung in Nachahmung eines Caseinhydrolysates vermochte die
Leistungsfähigkeit eines natürlichen Proteins hinsichtlich der Kulturüppigkeit
nicht zu erreichen. Einzelaminosäuren wie Tyrosin, Glutaminsäure, Isoleucin,
Leucin, Phenylalanin und Arginin förderten das Wachstum, während Tryptophan,
Threonin, Oxyprolin, Cystin und Methionin eher hemmend zu wirken schienen.
Die Hemmung des Trichophyton mentagrophytes und anderer Pilze durch Oxy-
prolin wurde bald durch Robbins und McVeigh (1946) ausführlich demonstriert. In
einer späteren Arbeit ging Robbins (1950) auf die Wachstumsbedürfnisse des
Trichophyton verrucosum (Trichophyton discoides) und nochmals des Trichophyton mentagrophytes ein. Das Trichophyton verrucosum wuchs nicht in einem
Nährmedium, das Glucose, Mineralsalze und Asparagin enthielt, da es noch zusätzlicher Vitamine bedurfte (s. auch Georg 1950), wohl aber das Trichophyton
mentagrophytes, selbst wenn die Entwicklung nur langsam vor sich ging. Interessant war das Verhalten der pleomorphen Form dieses letzten Pilzes. In einer
flüssigen, als N-Quelle Asparagin enthaltenden Nährlösung bildete der Normal-
stamm etwa 3—4 mg Myceltrockengewicht, ein pleomorpher Stamm unter den
gleichen Bedingungen aber mehr als 100 mg. Die Erklärung für dieses unterschiedliche Verhalten muß wohl in einer veränderten enzymatischen Leistungsfähigkeit zu suchen sein. Die Hemmung des Trichophyton mentagrophytes durch
Oxyprolin konnte nur durch Zugabe von Prolin wieder aufgehoben werden. Auch
das Trichophyton rubrum (Trichophyton purpureum), vor allem aber das Epidermophyton floccosum wurden durch diese Aminosäure gehemmt. Wie bereits
im Abschnitt „Mikrosporum-Arten" dieses Kapitels beschrieben, prüften Archibald und Reiss (1950) in analoger Weise auch die Pilze Trichophyton rubrum
(Trichophyton purpureum), Trichophyton mentagrophytes (Trichophyton gyp-

seum), Trichophyton schönleinii (Achorion Schönleinii) und das Epidermophyton floccosum (Epidermophyton inguinale), in welchem Umfange sie bestimmte Aminosäuren verwerten können.

Ergebnisse:

Trichophyton rubrum: Schlechtes oder kein Wachstum mit l-Cysteinchlorid, d,l-Methionin, l-Asparaginsäure, d,l-Serin, d,l-Threonin, l-Histidin, l-Phenylalanin, l-Tryptophan, l-Oxyprolin, p-Aminobenzoesäure. — Befriedigend: d,l-Valin, l-Glutamin, l-Arginin, l-Prolin.

Trichophyton mentagrophytes: Schlechtes oder kaum Wachstum mit d,l-Methionin, l-Asparagin, d,l-Serin, d,l-Threonin, l-Histidin, l-Tryptophan, l-Oxyprolin, p-Aminobenzoesäure. — Befriedigend: l-Cysteinchlorid, Glutathion, l-Alanin, l-Tyronin, l-Arginin.

Epidermophyton floccosum: Allgemein sehr schlechtes oder kein Wachstum. — Mäßig: Glutathion, l-Arginin, l-Histidin.

Trichophyton schönleinii: Die einzigen Aminosäuren, die einzeln angewendet mäßiges Wachstum gestatteten, waren Arginin und Leucin.

Durch keine der angeführten Aminosäuren bzw. durch Gemische wurde jedoch die Kulturgröße auf Pepton, Herzextrakt oder Caseinhydrolysat erreicht. Es verdient festgehalten zu werden, daß die Dermatophyten in der Lage sind, aus einer einzigen Aminosäure Eiweiß aufzubauen.

Von französischer Seite interessierte sich insbesondere DROUHET (1952) für den Einfluß der Aminosäuren auf die Dermatophyten. Als Testpilze dienten: Trichophyton mégninii (Trichophyton rosaceum), Trichophyton rubrum, Trichophyton tonsurans (Trichophyton acuminatum, crateriforme, sulfureum), Trichophyton concentricum, Trichophyton mentagrophytes (Ctenomyces mentagrophytes), Trichophyton schönleinii (Megalosporum Schönleini) und Epidermophyton floccosum (Epidermophyton inguinale). Die einzelnen Aminosäuren übten in abnehmendem Maße von links nach rechts einen Effekt auf das Wachstum aus: Arginin und Prolin > Glutaminsäure > Serin > Glykokoll > Alanin > Valin, Leucin > Phenylalanin > Asparaginsäure > Tyrosin > Histidin > Isoleucin > Threonin > Norleucin. — Von keinem der zitierten Pilze wurden Cystein, Tryptophan und Oxyprolin verwertet. Nur das Trichophyton mégninii (Trichophyton rosaceum) benötigte zum Wachstum Histidin. In späteren Untersuchungen fand DROUHET (1953) eine erforderliche Mindestkonzentration von 1—2 mg/cm³. Das optimale Wachstum stellte sich bei Zugabe von 10—100 mg Nährmedium ein, während Mengen von über 1000 mg sogar eine Hemmwirkung entfalteten. Carnosin ($\beta$-Alanylhistidin) vermag Histidin als Wuchsfaktor zu ersetzen.

In Übereinstimmung mit DROUHET (1952[1]) (auch mit GEORG 1952) wiesen SILVA und BENHAM (1952) ebenfalls die Bedeutung des Histidins für die Entwicklung des Trichophyton mégninii nach. Sie gebrauchten folgenden chemisch reinen Grundnährboden:

MgSO₄—7H₂O . . . . . . . . . . . . . . . . . . . . . . . . . . 0,1 pro l
Glucose . . . . . . . . . . . . . . . . . . . . . . . . . . . . . . 40,0 pro l
SÖRENSENS M/15 Phosphatpuffergemisch p_H 7,0 . . . . . . . .100,0 pro l
„Gereinigter" Agar . . . . . . . . . . . . . . . . . . . . . . . 20,0 pro l
Aqua dest. ad. . . . . . . . . . . . . . . . . . . . . . . . . . .800,0

Zugegeben wurden unter anderem verschiedene Stickstoffverbindungen. Trichophyton rubrum, Trichophyton mentagrophytes und Trichophyton gallinae vermochten Protein aus anorganischem Ammoniumnitrat aufzubauen, das Trichophyton mégninii hingegen bedurfte der Ergänzung durch Histidin.

Auch das Trichophyton tonsurans konnte Ammoniumnitrat, ferner Ammoniumsulfat zum Aufbau von Pilzprotein verwerten, wie SULLIVAN, BERESTON und WOOD (1954) zeigten, während DROUHET (1952[2]) wenig oder gar kein Wachstum auf anorganischem Stickstoff fand. In gleicher Weise diente Asparagin mit Erfolg als N-Quelle, doch ermöglichten Harnstoff und Keratinhydrolysat ein besseres Wachstum. Oxyprolin bremste auch hier die Entwicklung weitgehend ab, selbst wenn im Nährboden noch gleichzeitig Caseinhydrolysat zugegen war.

Eine gründliche Studie über die Wachstumsbedürfnisse des Trichophyton tonsurans liegt uns ferner von Swartz und Georg (1955) vor (s. auch „Vitaminbedürfnis"). Ein aus 25 Aminosäuren (Gruppe I) bestehendes Gesamtgemisch, das durch Herausnehmen einzelner Verbindungen variiert wurde, so daß insgesamt 6 Aminosäuregruppen entstanden, ließ die Überlegenheit der Gruppe I (der nur das wachstumshemmende Oxyprolin fehlte) gegenüber jedem anderen Aminosäuregemisch erkennen. Von Einzelaminosäuren gewährleisteten l-Arginin und l-Ornithin, l-Prolin, d,l-Serin und d,l-Alanin das beste Gedeihen. 7 von 50 getesteten „tonsurans"-Stämmen brauchten unbedingt zum Wachstum Ornithin, Citrullin oder Arginin. Gegenüber früheren Erfahrungen mit Oxyprolin ist zu erwähnen, daß Einzelprüfungen mit l-Oxyprolin in Auxanogrammen mit festen und flüssigen Nährböden nur eine geringe Hemmung des Trichophyton tonsurans-Wachstums erkennen ließen. Wie aus Untersuchungen mit Ammoniumsulfat und Natriumnitrat hervorging, scheint es das $NH_4$-Ion zu sein, das als N-Quelle verwertet werden kann. Hier spielt aber die aktuelle Reaktion des Testagars eine Rolle (Foster 1949). Nach Miguens (1956) soll Harnstoff in Verdünnungen über 1:1000 auf das Trichophyton rubrum, mentagrophytes, quinckeanum und gallinae stimulierend wirken, bei einer Konzentration von 1:100 aber hemmend.

Von großem Interesse sind die von Raubitschek (1955) publizierten Untersuchungen über die erforderlichen Nahrungsstoffe solcher Dermatophyten, die ständig im Schüttelapparat gehalten wurden. Bei Verwendung flüssiger Routinepilznährlösungen bildete sich vorwiegend septiertes Mycel, das sich in Arthrosporen verwandelte, dazu entwickelten sich Chlamydosporen. Da sich weder die bekannten Makro- noch Mikrosporen aufdecken ließen, ähnelten die im Schüttelapparat gewachsenen Mycelien eher dem Aussehen des Pilzes im parasitären Zustand. Als Nährlösung diente eine wäßrige Flüssigkeit, die $K_2HPO_4$:0,2%, $MgSO_4 \cdot 7H_2O$ : 0,005%, $CaCl_2$:0,005% enthielten. Folgende Substanzen wurden den Pilzen Trichophyton mentagrophytes, Trichophyton rubrum, Trichophyton tonsurans und Epidermophyton floccosum vorgelegt: Ammoniumsulfat 0,3%, Glucose 1,0%, löslicher Hefeextrakt (Difco) 0,01%, Bacto-Pepton (Difco) 1,0% und vitaminhaltiges Caseinhydrolysat 0,6%. Die Trichophytonpilze zeigten alle Wachstum bei Verwendung der Grundnährlösung plus Ammoniumsulfat allein, noch besser in Gegenwart von Glucose. Das Epidermophyton floccosum wuchs nur, wenn Glucose und Ammoniumsulfat gleichzeitig zugegen waren. Offenbar entwickeln die Trichophytonpilze in der Schüttelkultur stärkere synthetische Fähigkeiten als in unbewegten Kulturen. Das abweichende Verhalten des Epidermophyton floccosum läßt andererseits erkennen, in welch bemerkenswerter Weise doch die Stoffwechselvorgänge einzelner Pilzarten unterschiedlich ablaufen, ohne daß uns bisher tiefere Einblicke gelungen wären.

Williams (1936) wie auch v. Mallinckrodt-Haupt (1939) glaubten, in dem wechselnden Gehalt der Nährböden an verschiedenen Stickstoffquellen einen der Faktoren für Oberflächen- oder Tiefenwachstum verschiedener pathogener Hyphomyceten sehen zu dürfen. Williams (1936) fand bei 1%igen Cystein-Cystinagarnährböden mit 4% Dextrose vorwiegend Tiefenwachstum, bei Verwendung von Pepton, hydrolysiertem Haar, hydrolysierter Schweinehaut und Cystein vorwiegend Oberflächenwachstum. Wurden aber die Nährböden mit Tiefenwachstum mit einer dünnen Schicht Sabouraud-Agar überschichtet, trat wieder Oberflächenwachstum auf. v. Mallinckrodt-Haupt (1939) arbeitete mit flüssigen Nährböden. Asparagin in der Kulturlösung förderte die Entwicklung an der Oberfläche, Cystin und Leucin das Wachstum in der Tiefe. Diese Resultate lassen sich auch im allgemeineren Sinne deuten, daß ein an leicht verwertbaren Substanzen reicheres Medium Oberflächenwachstum, ein ärmeres jedoch Tiefenwachstum fördert. Von Einfluß ist hier aber auch das Sauerstoffbedürfnis der verschiedenen Pilzarten. Durch Herstellung von Nährbodencylindern, die durch Pilzpartikel beimpft wurden, ließ sich das Tiefenwachstum der Dermatophyten studieren. Um zu vergleichbaren Ergebnissen zu kommen, ist natürlich auf die Konstanterhaltung beeinflussender Faktoren Wert zu legen. Als solche gelten insbesondere die Züchtungstemperatur, die Nährbodenzusammensetzung und die Höhe des Agarcylinders (HRUSZEK 1934, 1935).

## 10. Vitaminbedürfnis

### a) Mikrosporum-Arten

Die Bedeutung der Vitamine für das Wachstum zahlreicher Mikroben ist allgemein bekannt. Um so verwunderlicher ist es, daß die Frage nach dem Vitaminbedürfnis der Dermatophyten erst nach dem 2. Weltkrieg eine wesentliche Beachtung gefunden hat. Unsere üblichen Kulturböden sind reich an Wuchsstoffen und Vitaminen, weshalb man zu den Prüfungen sicher vitaminfreie Nährmedien verwenden muß. Einen ersten Hinweis auf den möglichen Einfluß von Vitamin D-Verbindungen läßt eine Arbeit von MANCA PASTORINO (1932) erkennen, der allerdings noch dem üblichen Nährboden (Sabouraud) bestrahltes Ergosterin zusätzlich hinzufügte und unter anderen bei dem Mikrosporum canis (Microsporum lanosum) und Mikrosporum audouinii neben beschleunigterem Wachstum (das auch OYAMA 1937 nach Vitamin B-Komplex bzw. Vitamin B bei verschiedenen Dermatophyten beobachtete) eine reichere Fruchtkörperbildung gesehen haben will. Ein pleomorpher Mikrosporum gypseum-Stamm (Achorion gypseum) zeigte nach Zugabe von Vitamin A und auch D keine Änderung in seinem Verhalten (HRUSZEK 1935), während ein normaler Stamm des gleichen Pilzes durch Vitamin B-Komplexzusatz (0,5—5%) schneller pleomorph wurde (OYAMA 1937). Das Vitamin war nicht identisch mit Thiamin. Nach JOHNSON und GRIMM (1951) benötigte das Mikrosporum gypseum (Microsporum fulvum) keinerlei Vitaminzusatz zur Entwicklung, in Übereinstimmung mit PINETTI (1942), der für das Microsporum canis nachwies, daß die Nicotinsäure keinen unbedingt notwendigen Wachstumsfaktor darstellt. Geringe bis mittlere Konzentrationen (0,05—30 mg-%) übten eine Wachstumsförderung aus, höhere eine Hemmung. Mit drei Mikrosporum-Arten (audouinii, canis, gypseum) stellte BERESTON (1953) umfangreichere Vitaminbedürfnisversuche (Thiamin, Pyridoxin, Nicotinsäure, Calciumpantothenat, Riboflavin, Folsäure, Vitamin $B_{12}$, ferner mit Biotin und Inosit) an. Mit Asparagin- und Ammoniumnitrat als Stickstoffquelle ließen die getesteten Mikrosporum audouinii-Stämme keinen Einfluß erkennen, hingegen zeigten bei Verwendung von hydrolysiertem vitaminfreiem Casein drei von vier Mikrosporum audouinii-Stämmen ein Bedürfnis für Vitamin $B_1$. Weder das Mikrosporum canis noch das Mikrosporum gypseum benötigten indessen irgendein Vitamin oder einen Wuchsstoff, um normales Wachstum zu entwickeln. Sicherlich sind die tierischen Mikrosporum-Arten anspruchsloser als die humane Species, was beispielsweise auch aus der Beobachtung von CONANT (1936) hervorgeht, der im Gegensatz zu dem Mikrosporum canis kein wesentliches Wachstum auf abgekochtem Reisnährboden fand, ein Ergebnis, das differentialdiagnostisch verwertet werden konnte (s. S. 150). Gibt man aber nach HAZEN (1951) zu dem Reisnährboden einen Hefeextrakt hinzu, dann läßt das Mikrosporum audouinii eine Wachstumsstimulierung erkennen (Luftmycelbildung). Auch BENEDEK (1945)

machte durch Zufall eine Beobachtung, die offenbar für notwendige Entwicklungs-
faktoren spricht. Durch Verunreinigung von gekochtem poliertem Reis durch
den Bacillus Weidmaniensis kam es zur Förderung des Mikrosporum audouinii-
Wachstums mit Bildung von Makrokonidien. Welche Wuchsstoffe aber durch
den Bacillus gebildet wurden, blieb unklar. Im deutschen Schrifttum wurde bei
Epidemien in Berlin, Hamburg eine Hungervariante des Mikrosporum audouinii
beschrieben, die in England WALKER (1950) als dysgonischen Typ bezeichnete.
Die Autorin konnte nachweisen, daß durch Zusatz von Thiamin eine Entwicklung
einsetzte, die dem Normalaussehen der Mikrosporum audouinii-Kultur entgegen-
kam. Eine fungistatische Wirkung durch 0,1—1% der p-Aminobenzoesäure fanden
VILANOVA und CASANOVAS (1952). Auch Neopyrithiamin wirkte, wie aus den
Versuchen von ULLRICH und FITZPATRICK (1951) hervorging, auf das Mikrosporum
audouinii wachstumshemmend, da es einen Thiamin-Antagonisten darstellt.
Zusammenfassend darf festgehalten werden, daß die Mikrosporum-Arten „canis"
und „gypseum" keines Vitaminzusatzes bedürfen, das „audouinii" aber bei Verwendung von Hungernährböden Vitamin $B_1$ zur Entwicklung benötigt. Eine
Notwendigkeit für Nicotinsäurezugabe (ARÊA-LEÃO und CURY 1950) konnte
durch BERESTON (1953) nicht bestätigt werden.

### b) Trichophyton-Arten und Epidermophyton

Die Untersuchung dieser Pilzarten auf ein mögliches Bedürfnis für ein bestimmtes Vitamin erfolgt durch Herstellung vitaminfreier Grundnährböden als
Kontrolle und Zugabe verschiedener dieser akzessorischen Nährstoffe zu Parallel-
kulturen. Dabei kann man sich des von GEORG auf S. 171 beschriebenen Verfahrens
mit hydrolysiertem vitaminfreiem Kasein bedienen, oder aber man verwendet
ein streng synthetisches Medium mit 2% Asparagin oder Ammoniumnitrat als
alleinige Stickstoffquelle unter Zusatz von 3% Traubenzucker und evtl. Mineralsalzen. Alle diese Verbindungen müssen chemisch rein (pro analysis) sein. Die
Aminosäuren, Vitamine werden in Wasser gelöst, durch Berkefeld-Filter sterilisiert
und dem Nährboden zugesetzt. Als allgemein hemmend erwiesen sich von den
geprüften Vitaminen nur das Vitamin K bzw. dessen Derivate (NÉKÁM und
POLGAR 1950; ARÊA LEÃO und DE ROCHA FURTADO 1950; VOLTA 1953; ITO und
KIRITA 1953; MIURA und TAGUCHI 1955). Die bisher bekannt gewordenen Ergebnisse sind im folgenden nach den getesteten Pilzarten aufgeschlüsselt.

### α) Trichophyton verrucosum

ROBBINS, MACKINNON und MA zeigten 1942, daß ein Stamm (Trichophyton discoides) aus Uruguay zum Wachstum Pyridoxin, 1-Inosit und Thiamin
benötigte. Sie benutzten einen synthetischen Asparagin-Nährboden. Zugabe der
Komponenten des Thiamins (Pyrimidin und Thiazol) ersetzten das Gesamt-
molekül nicht. Ähnliche Ergebnisse konnten ein Jahr später durch SCHOPFER
und BLUMER (1943) mit einem anderen Stamm (Trichophyton album) gefunden
werden, nur vermochte bei diesen Versuchen die Zugabe eines Gemisches
von Pyrimidin und Thiazol das Thiamin voll zu vertreten. Weiteres Hinzufügen
von Biotin führte zu einer zusätzlichen Wachstumsbeschleunigung. Im gleichen
Jahr wiesen BURKHOLDER und MOYER (1943) ein Wachstumsbedürfnis nur
für Thiamin und Inosit nach, als sie diesen Pilz (Trichophyton faviforme)
testeten. Darüber hinaus wirkten Leberextrakt sowie auch Pepton im Nährboden stimulierend. Die Notwendigkeit, dem Nährmedium Inosit zur Begünstigung des Wachstums hinzuzugeben, hatten MACKINNON und ARTAGAVEYTIA-
ALLENDE (1948) für einige Stämme (Trichophyton discoides) hervorgehoben, ein

anderer Stamm der gleichen Art benötigte Inosit, Pyridoxin und Thiamin. Die Autoren vertraten den Standpunkt, dieses offenbar unterschiedliche Verhalten der Stämme gleicher Art sei durch physiologische Schwankungen bedingt, weshalb ein bestimmtes Vitaminbedürfnis nicht zur Differenzierung der Pilzarten Verwendung finden könnte. Im Gegensatz zu dieser Auffassung ist nach SCHOPFER (1944) im gleichen Genus die eine Art auxo-autotroph, die andere auxo-heterotroph. Spätere gründliche Studien von GEORG (1950) haben dann gezeigt, daß in der Tat eine Differenzierung des Trichophyton verrucosum (Trichophyton faviforme) gegenüber dem Trichophyton schönleinii möglich ist, da im allgemeinen nur Stämme der ersteren Art ein Vitaminbedürfnis für Inosit und Thiamin bzw. nur für Thiamin besitzen. Trotzdem ist darüber hinaus festzuhalten, daß wir zwar bei der Durchführung der hier geschilderten Untersuchungen auf *synthetischen* Nährböden in Kombination mit erforderlichen Vitaminzusätzen Wachstum erhalten, die Kulturen aber doch nicht die Stärke entwickeln, die wir bei Verwendung von hydrolysiertem Casein, Pepton oder von Gelatine beobachten. Neben dem nachgewiesenen Vitaminbedürfnis müssen also noch weitere Faktoren in diesen peptonhaltigen Nährböden vorliegen, die wir noch nicht sicher kennen. Eine nicht geringe Rolle dürften hierbei wohl bestimmte Aminosäurekombinationen bzw. Peptide spielen.

### β) Trichophyton schönleinii

Hemmung, Förderung oder Veränderung des Aussehens einer Pilzkultur können durch mannigfaltige, von Bakterien gebildete Stoffe hervorgerufen werden. So fand CATANEI 1929 eine mehr pudrige oder flaumige Kultur des Trichophyton schönleinii (Achorion Schönleinii), wenn eine Verunreinigung durch bestimmte Mikroben erfolgt war. Da bekannt ist, daß Bakterien Wuchsstoffe und Vitamine zu bilden vermögen, lag der Verdacht einer entsprechenden Einflußnahme nahe. Bestrahltes Ergosterin beschleunigte das Wachstum des Pilzes (MANCA PASTORINO 1932), p-Aminobenzoesäure übte eine Hemmung aus (VILANOVA und CASANOVAS 1952). Wie PINETTI (1942) mitteilte, stellt Nicotinsäure, die nach KITAMURA (1955) wachstumsfördernd wirkt, keinen unbedingt notwendigen Entwicklungsfaktor dar, in Übereinstimmung mit späteren Studien von GEORG (1951), die den Myceten als autotroph kennzeichnete. Hinweise von ROBBINS und MA (1945) über ein Teilbedürfnis für Thiamin und von ROBBINS, MACKINNON und MA (1942) für Pyridoxin bzw. Biotin konnten sich nicht bestätigen lassen. Differierende Angaben weiterer Autoren über eine beobachtete Beschleunigung des Wachstums durch Pyridoxin (VILANOVA und CASANOVAS 1952; TSUGAMI 1955) erklärten sich meist durch wechselnde Versuchsmengen und Versuchsbedingungen. Der japanische Autor folgerte auf Grund seiner experimentellen Ergebnisse, daß das Trichophyton schönleinii Vitamin $B_6$ zu synthetisieren vermag. Auch MAJEWSKI (1952) kam zu ähnlichen Ergebnissen. Die Vitamine $B_6$, A und C blieben ohne Einfluß, K, PP (Nicotinsäureamid) und $D_2$ hemmten, $D_3$ aber beschleunigte die Entwicklung der Kultur. Aus den bisherigen Untersuchungen geht also eine gewisse Beeinflussung des Wachstums des Trichophyton schönleinii durch einige Vitamine hervor, doch ist das wichtigste Ergebnis die Feststellung, daß der Pilz zu seiner Entwicklung auf keinen der getesteten Stoffe unbedingt angewiesen, somit also autotroph ist.

### γ) Trichophyton mentagrophytes

Mit dieser Bezeichnung wollen wir verschiedene, in der Literatur unter wechselnden Namen zitierte Pilzarten zusammenfassen, mit denen Untersuchungen über die Beeinflussung des Wachstums durch Vitamine durchgeführt worden sind. Im wesentlichen interessierten die Vitamine des B-Komplexes, doch sind die gefundenen Ergebnisse nicht einheitlich. MOSHER, SAUNDERS, KINGERY und WILLIAMS (1936) nahmen ein Teilbedürfnis an für Thiamin oder Pantothensäure oder Inosit (Trichophyton interdigitale). Ist eine dieser Verbindungen zugegen, könnten die übrigen synthetisiert werden. Riboflavin wirkte stimulierend. VILANOVA und CASANOVAS (1952) beobachteten eine Wachstumsförderung durch die gleichen Vitamine, aber auch durch Pyridoxin (Trichophyton gypseum); nur p-Aminobenzoesäure hemmte. Vitamin B-Komplex und Thiamin, bestrahltes Ergosterin, ferner Nicotinsäure wirkten allgemein günstig (OYAMA 1937, für alle Trichophyten; MANCA PASTORINO 1932, Trichophyton pedis; KITAMURA 1955, Trichophyton gypseum). MAJEWSKI (1952, Trichophyton gypseum) fand eine Hemmung der Entwicklung durch Nicotinsäureamid, v. MALLINCKRODT-HAUPT (1949) durch Vitamin A (60000 E auf 40 cm$^3$ Nährlösung). Den gleichen Effekt übten nach MAJEWSKI (1952) noch die Vitamine K und $D_2$ aus. Die Mehrzahl der Untersucher kam allerdings zu dem Schluß, daß die vorstehende Pilzart durch Vitamine des B-Komplexes nicht wesentlich beeinflußt wird, ja für das Wachstum auch auf Hungernährböden zusätzliche Gaben von Vitaminen nicht erforderlich sind. In diesem Sinne äußerten sich ROBBINS (1950, Trichophyton mentagrophytes), KADEN (1955, Epidermophyton interdigitale Kaufmann-Wolf), der neben den bereits erwähnten Stoffen auch Folsäure und $B_{12}$ sowie Leberextrakt (letzterer zeigte in Kombination mit $B_{12}$ noch die beste Wirkung auf Trichophyton interdigitale) prüfte, TSUGAMI (1955, Trichophyton gypseum, Trichophyton interdigitale), PINETTI (1942, Trichophyton pedis, Trichophyton gypseum), PECK und ROSENFELD (1938, Trichophyton gypseum), nach denen auch die Vitamine A und D ohne Wirkung blieben, ferner SILVA und BENHAM (1952, Trichophyton mentagrophytes). Vitamin C wurde von NIIZAWA (1937, Trichophyton interdigitale) getestet. Er beobachtete ein schlechteres Wachstum in Übereinstimmung mit PECK und ROSENFELD (1938), während MAJEWSKI (1952, Trichophyton gypseum) eine Förderung der Entwicklung feststellte. Sehr günstig wirkte sich nach v. MALLINCKRODT-HAUPT (1949, Epidermophyton interdigitale Kaufmann-Wolf) ein Vitamin D-Zusatz aus, wobei sie 0,15 mg Vitamin $D_2$ zu 40 cm$^3$ Nährlösung gab.

### δ) Trichophyton violaceum

Dieser Pilz wächst bekanntlich nur langsam in der Kultur mit unterentwickeltem Mycel. Auf Weizen-, Hafer-, Gerstenkörnern hingegen bilden sich reichlicher Hyphen, sogar zum Teil mit Mikrokonidien. Das spricht im Sinne eines besonders günstigen, offenbar durch die Getreidekörner gewährleisteten Nährbodens (Vitamine u.a.). BURKHOLDER und MOYER (1943) wiesen nach, daß dieser Pilz thiaminbedürftig ist. Leberextrakt wirkte wachstumsstimulierend. Wichtig für die jeweilig beobachtete Bedeutung eines Vitamins ist jedoch der angebotene Grundnährboden, wie wir bereits betonten. Das geht auch wieder aus den Untersuchungen von ARÊA-LEÃO und CURY (1950) hervor, die bei Verwendung von Dextrose und Asparagin in Kombination mit Mineralsalzen kein Wachstum verzeichnen konnten, obwohl nicht nur Thiamin, sondern noch sechs weitere Vitamine getestet wurden. Erst durch Zusatz eines Hefeextraktes wuchs der verwendete Trichophyton violaceum-Stamm.

Nicotinsäure förderte die Entwicklung nicht (PINETTI 1942), wohl aber eine Beimischung von bestrahltem Ergosterin zum normalen Nährboden (MANCA PASTORINO 1932). Eine günstige Beeinflussung durch Vitamin $B_6$, Thiamin, Pantothenat, Inosit fanden auch VILANOVA und CASANOVAS (1952); p-Aminobenzoesäure indessen stellte einen Hemmfaktor dar. Eine eingehende Untersuchung des Vitaminbedürfnisses der vorstehenden Pilzart verdanken wir GEORG (1951). Elf Stämme unterschiedlicher Herkunft wurden auf einem Dextroseagar mit 0,2 % Ammoniumnitrat oder 0,2 % säurehydrolysiertem (vitaminfreiem) Casein auf ihre Wachstumsstimulierung durch Thiamin, Biotin, Nicotinsäureamid, Pyridoxin, Riboflavin, Inosit, Cholin, Calciumpantothenat, p-Aminobenzoesäure und Folsäure geprüft. Zehn der elf Stämme wurden eindeutig durch Zugabe von Thiamin (0,002—0,5 $\gamma$ pro 5 cm³ Nährlösung) in der Entwicklung beschleunigt bzw. gefördert (Mikro- und Makrosporenbildung). In geringerem Maße konnte ein gleicher Reizeffekt nur noch durch p-Aminobenzoesäure gefunden werden (78—2500 $\gamma$ pro 5 cm³ Nährboden).

### ε) Trichophyton tonsurans

Dieser Pilz besitzt mehrere Synonyma (s. S. 173), unter denen eine Reihe von Autoren ihn getestet hat. BURKHOLDER und MOYER (1943) fanden ein Teilbedürfnis für Thiamin (Trichophyton acuminatum, Trichophyton sulfureum). Eine gründliche Studie liegt von SULLIVAN, BERESTON und WOOD (1954) vor, die zu gleichen Ergebnissen kamen. DROUHET und MARIAT (1952) arbeiteten mit fünf Stämmen, die ebenfalls Thiamin benötigten, in Übereinstimmung mit SWARTZ und GEORG (1955). Wie die Untersuchungen erkennen ließen, genügte dem Pilz Zusatz von Pyrimidin, um das Vitamin $B_1$ selbst zu bilden. Keines der übrigen unter „Trichophyton violaceum" von GEORG (1951) angeführten Vitamine übte eine Wirkung auf das Wachstum aus, auch nicht Vitamin C.

### ζ) Trichophyton rubrum

Wie aus den Studien von BURKHOLDER und MOYER (1943), SILVA und BENHAM (1952), KITAMURA (1955), TSUGAMI (1955), SWARTZ und GEORG (1955); DROUHET und MARIAT (1952) hervorgeht, dürfte dieser Mycet hinsichtlich seines Vitaminbedürfnisses unabhängig sein. Eine gewisse Förderung des Wachstums durch Vitamine des B-Komplexes fanden nur VILANOVA und CASANOVAS (1952).

### η) Trichophyton ferrugineum

TSUGAMI (1955) wies in seinen Experimenten die Synthesefähigkeit dieses Pilzes (Microsporum japonicum) für Vitamin $B_6$ nach, während KITAMURA (1955) durch Nicotinsäure eine Wachstumsförderung feststellte (Microsporum japonicum).

### ϑ) Trichophyton mégninii und Trichophyton gallinae

Gründliche Studien über die Differenzierung dieser Hyphomyceten und deren Vitaminbedürfnisse wurden von GEORG (1952) sowie SILVA und BENHAM (1952) durchgeführt. Keine dieser Autorinnen konnte eine Notwendigkeit für zusätzliche Vitamingaben zum Nährboden aufdecken. Auf das Histidinbedürfnis des Trichophyton mégninii bei Überimpfung in eine Ammoniumnitrat-Glucose-Nährlösung sei hingewiesen (s. S. 191). In früheren Versuchen (1932) will MANCA PASTORINO eine Wachstumsbeschleunigung (Trichophyton rosaceum) durch bestrahltes Ergosterin im Nährmedium beobachtet haben, während PINETTI 1942 mitteilte, daß Nicotinsäure keinen zwingend erforderlichen Faktor für die Entwicklung (Trichophyton rosaceum) darstellte.

### ι) Trichophyton equinum

Nach GEORG, KAPLAN und CAMP (1957) besteht ein absolutes Bedürfnis des Pilzes für Nicotinsäure, andernfalls blieb das Wachstum in einer Grundnährlösung aus. Ein Stamm dieser Species war fähig, im Nährboden angebotenes l-Tryptophan in Nicotinsäure umzuwandeln (GEORG 1949).

### ϰ) Trichophyton concentricum

Nach DROUHET und MARIAT (1952) wuchs diese Pilzart nur schwach auf vitaminfreiem hydrolysiertem Casein. Fehlte in einem hinzugefügten Vitamin B-Komplexgemisch, das gutes Wachstum gewährleistete, die Komponente $B_1$ (Thiamin), dann blieb die Entwicklung so unterschwellig, als fehlten alle Vitamine. Ein gewisses Teilbedürfnis dieses Pilzes für Vitamin $B_1$ scheint demnach gegeben zu sein.

### λ) Epidermophyton floccosum

Untersuchungen über den Wachstumseinfluß bestimmter Vitamine auf diesen Pilz liegen nur vereinzelt vor. PECK und ROSENFELD (1938) fanden bei einer Konzentration von 0,25% Vitamin C-Zusatz zum festen Nährboden eine fungistatische Wirkung. Die Vitamine A, B und D vermochten hingegen die Entwicklung nicht zu beeinflussen. DROUHET und MARIAT (1952) prüften das Vitaminbedürfnis auf vitaminfreiem organischem Nährboden (hydrolysiertem Casein), auf N-haltigem Nährboden mit Asparaginsäure bzw. Ammoniumnitrat. Das Epidermophyton floccosum (Epidermophyton inguinale) wuchs ohne Vitaminzusatz ausgezeichnet auf hydrolysiertem Casein, es zeigte normale Morphologie mit Asparagin, doch entwickelte es sich nicht, wenn nur Ammoniumnitrat vorlag. Untersuchungen an der Dermatologischen Klinik in München durch KALOGEROPOULOS (1959) bestätigten, daß das Epidermophyton floccosum zum Wachstum nicht der Zugabe eines bestimmten Vitamins bedarf. Gegen Vitamin K erwies sich der Pilz besonders empfindlich (ARÊA LEÃO und DE ROCHA FURTADO 1950), durch Vitamin $D_2$ erfuhr er eine Entwicklungsbeschleunigung (V. MALLINCKRODT-HAUPT 1949).

## 11. Der Einfluß von Hormonen

Die Frage des Einflusses bestimmter Hormone auf die Entwicklung der Pilze hat in erster Linie nur insofern Beachtung gefunden, als sich der Autor aus therapeutischen Überlegungen heraus mehr für einen möglichen pilzhemmenden, weniger für einen stimulierenden Effekt interessierte. HRUSZEK (1934[2], 1937) gab dem Nährboden ein Schilddrüsenpräparat (Elityran), ferner Prolan, Follikulin-Menformon, Adrenalin, in späteren Versuchen Insulin hinzu und stellte nicht nur eine Wachstumsbehinderung, sondern auch Entartungserscheinungen im Sinne der favoiden Degeneration fest. Verwendung fanden Trichophytonarten und ein Mikrosporum audouinii. Sexualhormone prüfte REISS (1947, 1949); Methyltestosteron übte in vitro eine nachweisbare Hemmung auf das Wachstum des Trichophyton mentagrophytes (Trichophyton gypseum) und Trichophyton rubrum (Trichophyton purpureum) aus. Elf männliche und weibliche Sexualhormonderivate und Desoxycorticosteronacetat im Nährboden ließen keinen fördernden Einfluß auf verschiedene Trichophyton-, Mikrosporum-Arten und das Epidermophyton floccosum (Epidermophyton inguinale) erkennen. Eine Ausnahme schien das Trichophyton rubrum (purpureum) zu bilden, dessen Kultur sich durch Oestrodiolbenzoat vergrößerte. Am stärksten fungistatisch wirksam erwies sich Diäthylstilboestrol. Die Hemmwirkung durch Androsteron, Testosteron fanden auch NÉKAM und POLGAR (1950), ferner TARBET, OURA und STERNBERG (1953) beim Mikrosporum gypseum (Microsporum fulvum). Nach diesen Untersuchern riefen geringe Mengen Cortisonacetat andererseits eine Stimulierung des Wachstums hervor. Testisextrakt (Orchibion) und Ovarialextrakt (Ovibion) bedingten bei dem Trichophyton mentagrophytes (Trichophyton interdigitale) einen leichten entwicklungsfördernden Einfluß. Dies konnte durch gravimetrische Bestimmungen zahlenmäßig belegt werden (KADEN 1954). VANBREUSEGHEM (1949) fand eine wesentliche Volumenzunahme der Kultur, wenn er dem Nährboden ein kleines Stückchen Placenta oder einen wäßrigen Placentaextrakt zugab. Testpilze waren unter anderen das Trichophyton schönleinii, violaceum und das Mikrosporum canis (Sabouraudites felineus).

Schließlich sind noch die experimentellen Studien von JAHNKE (1958) anzuführen, dessen Untersuchungen sich von den Arbeiten der vorstehend zitierten Autoren insofern unterscheiden, als er ein rein synthetisches, also genau reproduzierbares Nährmedium verwendete, um Veränderungen des Pilzwachstums durch Nährbodenschwankungen soweit wie möglich auszuschalten. Er zog das Mikrosporum gypseum, Trichophyton mentagrophytes var. interdigitale (Trichophyton interdigitale) und das Trichophyton rubrum zu seinen Versuchen heran. Dem Nährmedium fügte er eines der folgenden Hormone zu: Oestron, Androsteron, ferner Dioxydiäthylstilben, Cortison, Desoxycorticosteron, Cholesterin und Pernaemyl forte. Nur der Leberextrakt Pernaemyl zeigte eine Begünstigung des Pilzwachstums, alle übrigen rein synthetischen Hormone entfalteten eine mehr oder weniger geringe Hemmwirkung. Das Mycel zeigte unter Einfluß einiger Substanzen Anschwellungen der Hyphen (vom Autor als „Beulenhyphen" bezeichnet), ferner dornenartige Hyphenzweigstummel, vogelklauenartige Verzweigungen und ähnliche Abweichungen von normalen Hyphenformen. Die Befunde wechselten je nach Pilzart und getesteter biologischer Substanz. Auch die Mikro- und Makrokonidien wurden in unterschiedlicher Zahl gebildet.

Aus diesen Angaben schält sich heraus, daß zwar Organextrakte gelegentlich zu einer Förderung der Kulturen führen, was aber sicher nicht als Hormonwirkung, sondern wohl als Erfolg akzessorischer Stoffe zu werten ist. Chemisch reine Hormonsubstanzen wirkten mehr oder weniger toxisch, was sich makro- und mikromorphologisch in einer verlangsamten Entwicklung der Pilze bemerkbar machte. Das war besonders bei Verwendung männlicher Sexualhormone der Fall.

## 12. Fermente

Schon in der Vergangenheit hatten mehrere Forscher den Versuch unternommen, verschiedene Pilzarten auf Grund ihrer fermentativen Leistungsfähigkeit differentialdiagnostisch abzugrenzen. In der neueren Zeit liegen Arbeiten vor von GRIGORAKI und DAVID (1938, 1939), die sich bemühten, die Pilzarten durch biochemische Merkmale zu charakterisieren. Überblickt man jedoch die einschlägige Literatur, so wird ersichtlich, daß dieses Verfahren nicht zum Ziele führen kann, weil zu viele Faktoren die Fermentaktivität eines bestimmten Pilzstammes beeinflussen und dadurch zwangsläufig wechselnde Ergebnisse bedingen müssen, konstante Vergleichswerte somit schwerlich zu erhalten sind. Solche auf die Fermentbildung und -tätigkeit einwirkenden Faktoren sind z.B. die Temperatur, die Wasserstoffionenkonzentration, Art und Herkunft des Substrates, das Alter der Pilzkultur, alle eine Denaturierung von Eiweiß fördernden Substanzen wie Schwermetallsalze und Alkaloidreagentien. Nach VÁMOS (1936[2]) soll die Fermenttätigkeit durch kleine Mengen von P, J und Br gefördert werden. Unterschiedliche Resultate finden sich auch, wenn in dem einen Fall die Nährlösung (Ektofermente), im anderen der Pilzrasen (Endofermente) zur Prüfung auf Enzymaktivität herangezogen wird. Im allgemeinen scheint die Ausbeute an Ektofermenten gering zu sein. Bei der Beurteilung der Leistungsfähigkeit eines Pilzes auf Fermentbildung ist weiterhin zu berücksichtigen, ob bei dem Versuch lebende oder abgetötete Pilzkulturen herangezogen wurden. So soll die Fähigkeit zum Keratinabbau nur der lebenden Pilz-Zelle zukommen. Immerhin verdient fest-

gehalten zu werden, daß die proteolytischen Fermente im toten Pilzmycel viele
Monate erhalten bleiben, sofern es sich im getrockneten Zustand befindet. Erhitzen
über 80°C zerstört sie jedoch weitgehend. Inwieweit ferner die Bildung bestimmter
Enzyme beim Übergang vom Saprophytismus zum Parasitismus beteiligt ist,
konnte bisher nicht geklärt werden.

Die Fermente erhalten ihre Bezeichnung nach dem Substrat, das anzugreifen
sie in der Lage sind. Im Hinblick auf die von den Dermatophyten verwertbaren
Nahrungsstoffe lassen sich Enzyme nachweisen, die wir einteilen können in
Proteasen (eiweißabbauende Enzyme), Carbohydrasen (kohlenhydratabbauende
Enzyme) und Lipasen (fettabbauende Enzyme). Hier ist besonders das Verdienst
von Asta v. Mallinckrodt-Haupt (1928) hervorzuheben, die sich schon früh
mit den Problemen der Fermentaktivität der Pilze beschäftigt hat. Ihre sowie
auch die Ergebnisse einiger anderer Forscher auf diesem Gebiete wurden bereits
im Band XI des Handbuches für Haut- und Geschlechtskrankheiten 1928
erwähnt. Neuere Resultate sind inzwischen hinzugetreten. Es würde zu weit
führen, an dieser Stelle die zum Nachweis der Fermente dienenden Verfahren im
einzelnen darzulegen (s. die Handbücher der biochemischen Arbeitsmethoden),
doch dünkt es uns zum Verständnis dieses Kapitels erforderlich, auf einige der
verwendeten Methoden zur Auffindung der Enzyme hinzuweisen.

Die Aktivität *proteolytischer Fermente* wurde mit dem caseinspaltenden Verfahren von Gross-Fuld nachgewiesen (v. Mallinckrodt-Haupt 1928).

Man züchtet den Testpilz etwa $2^1/_2$ Monate lang in einer 1%igen Peptonlösung und gewinnt
durch Vorschaltung eines Berkefeld-Filters das fermenthaltige Filtrat. Zu 2 cm³ einer 0,1%igen
wäßrigen Caseinlösung mit 0,1% Natriumcarbonat wird 1 cm³ des Nährbodenfiltrates hinzugesetzt. In bestimmten Zeitabständen prüft man durch Zugabe einer 1%igen alkoholischen
Essigsäurelösung den Grad der Trübung. Bleibt die Trübung aus, so ist das Casein vollständig abgebaut worden.

Vámos (1936²) legte nur jeweils 0,5 cm³ der obigen Caseinlösung vor und gab
steigende Mengen des Nährbodenfiltrates hinzu (0,1—0,3—0,5—1,0...7,0 cm³).
Auf diese Weise gewann er einen quantitativen Einblick in die proteolytische
Aktivität der Testpilze, denn das Trichophyton mentagrophytes (Trichophyton
gypseum) ließ schon bei Verwendung von 0,1—0,3 cm³ des Nährbodenfiltrates
eine starke Spaltung erkennen, das Mikrosporum audouinii hingegen benötigte
4,0 cm³ des Filtrates bis zur völligen Hydrolyse.

Nékám (1935) fand die Ausbeute an Ektofermenten in der Nährlösung nicht
recht befriedigend und züchtete daher die Pilze auf festen Nährböden. Die Kulturen wurden abgekratzt, getrocknet und zu Pulver verrieben. Um eine Ver-
gleichsmöglichkeit zu haben, wurde zu den verschiedenen Substraten jeweils die
gleiche Menge Pilztrockensubstanz zugesetzt. Mit Hilfe der Sörensenschen Formol-
titration (Nachweis frei werdender COOH-Gruppen) ließ sich eine quantitative
Vorstellung von der Aktivität der eiweißspaltenden Fermente vermitteln.

Der Caseinabbau (durch Casease nach Grigoraki und David 1938) läßt sich
wie folgt nachweisen:

In Reagensröhrchen gibt man 10 cm³ sterile Milch. Jedem Reagensglas setzt man die
gleiche abgewogene Pilzrasenmenge zu und bebrütet die Kultur 20 Tage lang bei 20° C.
Bestimmt wird der Zeitpunkt der Auflösung des Milcheiweißes. Durch Zugabe von Lackmus
läßt sich die Wasserstoffionenkonzentrationsänderung sichtbar machen.
Als Substrat kann auch Gelatine Verwendung finden. Auf feste Gelatineböden werden
gleichgroße Mengen Pilzmycel übertragen. Aus dem Durchmesser der sich bildenden
Verflüssigungshöfe lassen sich Rückschlüsse auf den Grad der Proteolyse ziehen. Auch
Löfflersches coaguliertes Blutserum ist als Substrat geeignet, um das Verhalten ver-
schiedener Dermatophyten zu studieren (Verflüssigung).

Die von den Pilzen gebildeten, in einen flüssigen Nährboden abgegebenen
Enzyme lassen sich durch Wasser oder Salzlösungen extrahieren und durch

Aceton (bestimmte Fermente auch durch Alkohol) fällen. Man erhält auf diese Weise Acetontrockenpulver, aus denen die Enzyme erneut durch Wasser oder Salzlösungen extrahiert werden können (TATE 1929). Adsorptions- und Elutionsmethoden haben insbesondere bei der Erforschung der proteolytischen Fermente gute Dienste geleistet. Es ist interessant, daß pleomorphe und normale Kulturen der gleichen Pilzart beträchtliche Schwankungen ihrer proteolytischen Leistungsfähigkeit aufweisen. So ist sie z.B. bei den pleomorphen Kulturen des Trichophyton mentagrophytes (Sabouraudites radiolatus) schwächer ausgeprägt.

Auf *kohlenhydratspaltende Fermente* wurde untersucht durch Vorlage von Glykogen und Zugabe von Pilztrockenpulver. Die Menge der gebildeten Glucose gab Aufschluß über den Aktivitätsgrad. Wurde Glucose als Substrat verwendet, so konnte durch Bestimmung der verbrauchten Traubenzuckermenge die enzymatische Leistungsfähigkeit beurteilt werden (Zwischenprodukte blieben unberücksichtigt). Diastasebestimmung erfolgte nach der Methode von OTTENSTEIN (NÉKÁM 1935). Zusatz einiger Tropfen Lackmuslösung gestattete, den Grad der Säurebildung zu erkennen. Wird Saccharose vorgelegt, läßt sich der Abbau polarimetrisch verfolgen (Invertasewirkung). Bei Verwendung von Glucose schlossen GRIGORAKI und DAVID (1939[1]) auf die Anwesenheit von Zymase, wenn Gasbläschen auftraten. Es muß indessen hier hervorgehoben werden, daß wir strenggenommen nicht berechtigt sind, aus dem Abbau eines definierten Substrates auf das Vorliegen eines bestimmten Fermentes zurückzuschließen. Das gilt insbesondere für die Kohlenhydrate, die unter Umständen auch durch Mikroben abgebaut werden können, was also eine Fermentaktivität nur vortäuschen würde. Gültiger Beweis für die Gegenwart eines Enzyms ist letztlich nur sein direkter Nachweis. Im Prinzip geht man dabei so vor, daß man aus der Nährflüssigkeit durch Zusatz von Kaolin oder Aluminiumhydroxyd Fremdstoffe möglichst entfernt. Bei geeigneter Wasserstoffionenkonzentration werden bestimmte Adsorptionsmittel hinzugefügt, die bei einem Wechsel des $p_H$ das adsorbierte Enzym wieder freigeben. Dieser Vorgang wird als Elution bezeichnet.

*Fettspaltende Fermente* bewirken die Freisetzung von Fettsäuren. Durch Titration dieser Säuren (z.B. aus Tributyrin als Substrat) wird die Lipaseaktivität erkannt. v. MALLINCKRODT-HAUPT (1928) zog zur Bestimmung der fettspaltenden Leistungsfähigkeit eines Pilzes die stalagmometrische Methode nach RONA und MICHAELIS unter Zugabe geeigneter Pufferlösungen heran. Die Lipase dürfte insofern von besonderer Bedeutung sein, als der pathogene Pilz dadurch in die Lage versetzt wird, den schützenden Fettüberzug des Integumentes zu durchbrechen.

## a) Proteasen

Herkömmlicherweise pflegen wir die proteolytischen Fermente (Proteasen) einzuteilen in Proteinasen, die genuines Eiweiß bis zu den Polypeptiden, und in Peptidasen, welche die kleinen Eiweißbruchstücke bis zu ihren Bausteinen (Aminosäuren) abbauen. Neuere Forschungen haben allerdings ergeben, daß sich eine strenge Trennung dieser beiden Fermentgruppen nicht aufrechterhalten läßt, denn Proteinasen und Peptidasen vermögen gleichermaßen einfache Polypeptide anzugreifen. Sie unterscheiden sich allerdings in der Art ihres Eingriffes in das Molekül, d.h. sie besitzen unterschiedliche Spezifität. Mehreren Forschern gelang es bisher, im Stoffwechsel der Dermatophyten eine Proteinase nachzuweisen, z.T. auch Fermente, die einer dritten Gruppe der Desamidasen zuzurechnen wären. Diese Enzyme vermögen Aminosäuren unter Abspaltung von Ammoniak abzubauen. Die im Verlauf des Wachstums der Pilze eintretende Alkalisierung der Nährböden findet in diesem Umstand ihre Erklärung (GODDARD 1934).

v. Mallinckrodt-Haupt (1928, 1933) untersuchte zahlreiche Trichophyton-, Mikrosporum- und Epidermophyton-Stämme auf ihre fermentativen Fähigkeiten. Im wesentlichen ergab sich Übereinstimmung mit späteren Untersuchungen von Tate (1929), der nur einige Stämme wie Trichophyton mentagrophytes (Sabouraudites radiolatus), Mikrosporum canis (Sabouraudites lanosum), Mikrosporum audouinii (Sabouraudites Audouini), Trichophyton tonsurans, Trichophyton schönleinii (Grubyella Schönleinii) prüfte. Alle Dermatophyten produzieren mehr oder weniger ein eiweißabbauendes Ferment, das dem Trypsin nahe steht, da es bei alkalischer Reaktion wirksam ist. Peptidasen vermochte v. Mallinckrodt-Haupt (1928) nicht aufzudecken. Das trypsinartige Ferment greift Eieralbumin, Casein, Gelatine, Pepton an, das extrahierte Enzym (nach Tate 1929) jedoch nicht coaguliertes Eiereiweiß, weder im sauren noch alkalischen Bereich. Die lebende Pilzkultur (Trichophyton mentagrophytes (Trichophyton gypseum), Trichophyton mégninii (Trichophyton rosaceum) und Trichophyton quinckeanum (Achorion Quinckeanum) indessen baut nach v. Mallinckrodt-Haupt (1928) auch denaturiertes Eiweiß und Serumeiweiß ab. Pepsin wurde nicht gefunden. Die Proteasen ließen sich sowohl in der Nährflüssigkeit wie auch in den Pilzhyphen nachweisen. Wahrscheinlich ist, daß die Fermente in die Kulturflüssigkeit aktiv abgegeben werden, wenn auch die Möglichkeit ihrer Freisetzung nur durch alterndes Mycel diskutiert wurde. v. Mallinckrodt-Haupt (1933) fand bei animalen Dermatophyten eine weit stärkere proteolytische Fähigkeit als bei humanen Pilzarten. So griff das Epidermophyton floccosum (Epidermophyton inguinale) Casein kaum an. Mikrosporum audouinii-Stämme ließen Trypsinwirkung überhaupt vermissen. Das deckt sich zumindest teilweise mit den Angaben von Giblett und Henry (1950), die zwar bei drei Mikrosporum-Arten (audouinii, canis und gypseum) eiweißverdauende Enzyme fanden, die Verflüssigung coagulierten Löfflerschen Blutserums aber durch das Mikrosporum audouinii nicht beobachtet werden konnte (auch nicht durch das Mikrosporum canis). Offenbar liegt hier doch eine mangelhafte enzymatische Aktivität vor. Nur das Microsporum gypseum vermochte eine vollständige Hydrolyse des coagulierten Löfflerschen Serums durchzuführen. Davon abgesehen verflüssigten die zitierten drei Mikrosporum-Arten Gelatine und peptonisierte Lackmusmilch. Auch hier erwies sich aber das Mikrosporum gypseum als leistungsfähigster Mycet. Nach Tate (1929) besaß unter den geprüften Pilzen die stärkste eiweißabbauende Wirkung ein offenbar animaler Trichophyton-Stamm (Sabouraudites radiolatus). Der gleiche, jedoch pleomorph entartete Pilz zeigte eine wesentlich schwächere Aktivität. Die Gegenwart eines keratolytischen Fermentes konnte Tate (1929) nicht beweisen, obwohl an dessen Existenz nicht gezweifelt wird. Nékám (1935) gab direkte Hinweise (natives Menschenhaar wurde jedoch nicht abgebaut), und indirekt ging dies aus späteren Untersuchungen von Page (1950) sowie Vanbreuseghem (1952) hervor.

Aus schon früheren quantitativen Untersuchungen von v. Mallinckrodt-Haupt (1928) wurde die außerordentliche proteolytische Aktivität des Trichophyton mentagrophytes (Trichophyton gypseum) ersichtlich. Wurde die Fermentwirkung des Trichophyton mégninii (Trichophyton rosaceum) gleich 1 gesetzt, so ergab sich für das Trichophyton mentagrophytes (Trichophyton gypseum) der Wert 10, für das Trichophyton violaceum und Trichophyton schönleinii (Achorion Schönleini) der Wert 2. Die starke proteolytische Kraft wurde von Cruickshank und Trotter (1956) in der Weise demonstriert, daß die Autoren mit Trichophyton mentagrophytes-Filtraten die Epidermis vom Corium des Meerschweinchenohres lösten. Cerutti (1934) betonte ebenfalls die hervorragende Eignung des Trichophyton mentagrophytes (Trichophyton gypseum) zum Abbau stickstoffhaltiger

Substanzen. Sicherlich bewirken aber das Alter der Kulturen sowie wechselnde Versuchsbedingungen Schwankungen der Resultate. VÁMOS (1933, 1936[2]) fand ein Verhältnis der enzymatischen Wirkung der Proteasen im Nährbodenfiltrat von nur 2,3:1,9:1,0 bei den Dermatophyten Mikrosporum audouinii:Trichophyton schönleinii:Trichophyton mentagrophytes (Trichophyton gypseum). NÉKÁM (1935) untersuchte neun Dermatophyten aller drei Genera ebenfalls quantitativ. Wasserlösliches Protein (Globulin-Albumin) wurde von allen Pilzen mit etwa gleicher Kraft abgebaut. Das Trichophyton violaceum hydrolysierte besonders stark Kollagen. Aus mehreren Arbeiten von GRIGORAKI und DAVID (1938, 1939) ergaben sich folgende biochemische Besonderheiten hinsichtlich der Proteaseaktivität verschiedener Pilze: das Trichophyton tonsurans (Trichophyton crateriforme) hydrolysierte das Casein der Milch vom 4. Tage an. Der Abbau war am 19. Tag beendet. Das Trichophyton violaceum benötigte indessen bis zur völligen Hydrolyse zwischen 7—40 Tagen. Die Autoren unterschieden zwischen einem Milcheiweiß abbauenden Ferment Casease und einem Gelatine abbauenden Ferment Trypsin. Casease und Trypsin wurden ferner gebildet von Mikrosporum gypseum, Mikrosporum canis, Trichophyton mentagrophytes (Trichophyton lacticolor), Trichophyton concentricum (Endodermophyton indicum). Bei letzterem war die Caseasewirkung aber nur schwach ausgeprägt. PINETTI und SPADA (1955) prüften 7 frisch isolierte und 23 ältere Trichophyton violaceum-Stämme auf ihre Fähigkeit zur Gelatineverflüssigung. Mehr oder weniger war sie bei allen vorhanden. Eine Beziehung zum Grade ihrer Pigmentbildung ließ sich nicht finden.

Stoffwechseluntersuchungen von GODDARD (1934) ließen die Fähigkeit des Trichophyton mentagrophytes (Trichophyton interdigitale) und Mikrosporum canis (Microsporum lanosum) erkennen, aus Casein über Polypeptide Aminosäuren zu bilden, aus denen schließlich Ammoniak abgespalten wird. Für diese Vorgänge sind Desamidasen (wie Asparaginase) und Desaminasen (wie Urease) verantwortlich zu machen. Urease konnte von TATE (1929) in vier der von ihm untersuchten fünf Pilzarten, die nach OVCHAROV (1938) alle Harnstoff produzieren, gefunden werden. Nur das Trichophyton tonsurans schien dieses Fermentes zu ermangeln. Reichlich wurde es von dem Mikrosporum canis (Sabouraudites lanosus) und dem Mikrosporum audouinii (Sabouraudites Audouini) gebildet. Nach neueren Untersuchungen von CHATTAWAY, THOMPSON und BARLOW (1954) ließ sich eine Urease-Aktivität des Mikrosporum canis aber nicht aufdecken, gleichfalls keine Tryptophanase-Wirkung. Von ganz besonderem Interesse war die Beobachtung, daß die pleomorphe Form des Trichophyton mentagrophytes (Sabouraudites radiolatus) mehr Urease produzierte als seine Normalkultur. Es soll vorwiegend im Mycel vorkommen (OVCHAROV 1938); nur geringe Mengen gehen in das Nährmedium über.

$$
\begin{array}{ccc}
\begin{array}{l} COOH \\ | \\ CH \cdot NH_2 \\ | \\ CH_2 \\ | \\ CO \cdot NH_2 \\ \text{Asparagin} \end{array}
&
\xrightarrow[\text{Asparaginase}]{+\ H_2O}
&
\begin{array}{l} COOH \\ | \\ CH \cdot NH_2 \\ | \\ CH_2 \\ | \\ COOH \\ \text{Asparaginsäure} \end{array}
\quad +\ NH_3
\end{array}
$$

Mit der Ammoniakbildung durch Mikrosporum canis und gypseum, Trichophyton rubrum und mentagrophytes beschäftigte sich auch BENTLEY (1953), der mit 4—6 Tage alten Schüttelkulturen arbeitete, aus denen vermittels Acetonpulvers bestimmte vermutete Enzyme nachgewiesen werden sollten. In Vorversuchen fanden sich keine Aminosäurendecarboxylasen (s. Formel). Oxydative Desaminierung von Aminosäuren findet statt, doch nur im geringen Maße. Wurde aus

Mikrosporum canis- bzw. gypseum-Kulturen gewonnenes Acetonpulver mit Asparaginsäure in Kontakt gebracht, so wurde Ammoniak gebildet, vor allem von dem Mikrosporum gypseum, während der Nachweis beim Trichophyton mentagrophytes nicht gelang. Der Abbau des Asparagins ist durch Asparaginase gewährleistet, welche die Hydrolyse des Asparagins katalysiert.

Im Zusammenhang mit dem Eiweißabbau der Dermatophyten seien noch Befunde mitgeteilt, die von Nilzén und Paldrok (1950) über histaminolytische Fähigkeiten solcher Pilze erhoben werden konnten. Aus der Aminosäure Histidin geht ja bekanntlich durch Decarboxylierung Histamin hervor. Es gelang nun Werle (1941), bei bestimmten Schimmelpilzen einen histaminolytischen Effekt aufzudecken. Die schwedischen Forscher folgten diesem Gedanken und untersuchten, ob menschenpathogenen Pilzen (Mikrosporum gypseum, Trichophyton mentagrophytes, Trichophyton rubrum, Epidermophyton floccosum) in gleicher Weise solche Fähigkeiten zukommen. Zum Vergleich zogen sie fakultativ pathogene (Aspergillus repens, Scopulariopsis brevicaulis u. a.) und apathogene Schimmel (Rhizopus nigricans u.a.) heran. Die pathogenen Pilze ließen nach 4 Tagen die stärkste Histamin abbauende Fähigkeit erkennen, die aber nach 10 Tagen bis zum 40. Tag allmählich absank, im Gegensatz zu dem andersartigen Verhalten der Vergleichsgruppen (Abb. 6). Die Ergebnisse wären in dem Sinne zu deuten, daß die Entwicklung der histaminolytischen Fähigkeit eines Pilzes

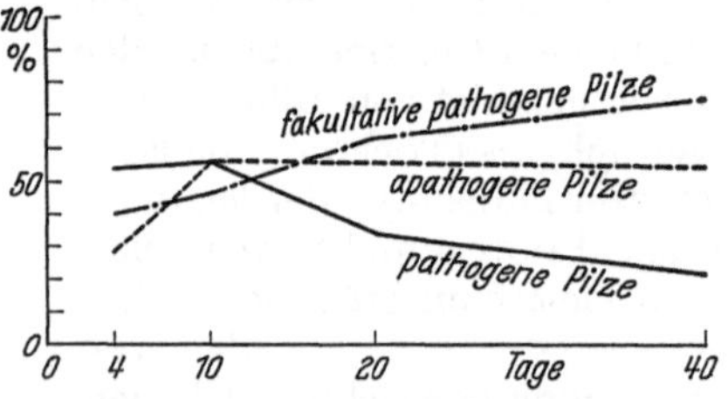


Abb. 6. Prozentuale Wiedergabe der histaminolytischen Wirksamkeit sicher pathogener, apathogener und fakultativ pathogener Pilze, geschätzt nach Durchschnittswerten nichtabgebauten Histamins. (Nach Nilzén und Paldrok)

in Beziehung zum Grade seiner Pathogenität stehen könnte. Für Bakterien wurden übrigens ähnliche Überlegungen angestellt (Werle 1941).

## b) Carbohydrasen

Die von den Dermatophyten gebildeten Carbohydrasen, die in Polysaccharasen und Glykosidasen unterteilt werden, katalysieren den Abbau der Kohlenhydrate. Dabei kommt es zur Säurebildung, die bei Abbau von Mannit, Glucose, Dextrose, Lävulose und Galaktose am stärksten sein soll (Kaskin und Petrov 1932). Zu den Polysaccharasen zählt die Amylase, auch Diastase genannt, die z.B. die großen Stärkemoleküle abbaut. Zu den Glykosidasen rechnen die Glucosidasen (Maltase, Amygdalase) und die Saccharase (Invertase). Diese spalten die Di- und Trisaccharide und Glykoside. Der direkte Nachweis dieser Fermente gelingt nicht so leicht wie bei den Proteasen, da sie meist nicht in das umgebende Milieu abgegeben werden (v. Mallinckrodt-Haupt 1933). Neuere Versuche, Invertase beim Mikrosporum canis nachzuweisen, mißlangen Chattaway, Thompson und Barlow (1954). Dermatophyten hydrolysieren Stärke, aber auch Maltose, Saccharose, Lactose, Glucose und Mannit werden angegriffen (s. S. 31). Tate (1929) fand Maltase und Diastase bei Trichophyton mentagrophytes (Sabouraudites radiolatus), Mikrosporum canis (Sabouraudites lanosus), Mikrosporum audouinii (Sabouraudites Audouini), Trichophyton tonsurans und Trichophyton schönleinii (Grubyella Schönleinii) in wechselnder Menge. Chattaway u. Mitarb. (1954) bestätigten die Diastaseaktivität des Mikrosporum canis. Als starke Carbohydrasebildner erwiesen sich das Trichophyton tonsurans und das schon erwähnte Mikrosporum canis (Sabouraudites lanosus). Offenbar besitzen Pilze mit starker proteolytischer Wirkung eine geringere

Fähigkeit zum Abbau von Kohlenhydraten (wie auch umgekehrt), denn das gut Eiweiß verdauende Trichophyton mentagrophytes (Sabouraudites radiolatus) ließ nur eine mäßige Wirkung auf Kohlenhydrate erkennen. Das gilt für die normale und die pleomorphe Kultur. Amygdalase bildeten die vorstehend angeführten Pilze etwa gleich kräftig. TATE (1929) vermochte aber Invertase, Inulase, Lactase und die eine Gärung bewirkende Zymase nicht zu finden. Das Trichophyton mentagrophytes (Trichophyton gypseum) spaltete unter leichter Säuerung nur geringe Zuckermengen (CERUTTI und VERZOLA 1936), während VÁMOS (1933) bei einem anderen Stamm der gleichen Pilzart Maltase und „glykolytische Fermente" in reichlicher Menge aufdeckte. NÉKÁM (1935) testete neun Dermatophyten, die Traubenzucker stärker abzubauen vermochten als vergleichsweise herangezogene Schimmelpilze (Penicillium, Rhizopus). Nach VERSARI (1938) besitzt das Trichophyton schönleinii (Achorion Schönleinii) Maltase, während Saccharase und Lactase fehlen sollen. Der Glucoseabbau durch das Trichophyton mentagrophytes (Trichophyton gypseum), Trichophyton schönleinii (Achorion Schönleinii) und das Mikrosporum audouinii verhielt sich wie 7,7:5,7:1,0, der Maltoseabbau wie 4,7:2,3:1 (VÁMOS 1936[2]). Aus Arbeiten von GRIGORAKI und DAVID (1938, 1939) ging hervor, daß das Trichophyton violaceum stärker Invertase produzierte als das Trichophyton tonsurans (Trichophyton crateriforme). Andererseits zeigte sich auch hier wieder das Phänomen des umgekehrten Verhaltens gegenüber Proteinen (Trichophyton tonsurans mit starker proteolytischer Potenz, Trichophyton violaceum mit geringerer). Trotzdem dürfen wir wohl diesen Befund nicht verallgemeinern. So war das Trichophyton concentricum (Endodermophyton indicum) ein schwacher Eiweißverdauer, besaß aber auch gegenüber verschiedenen Zuckerarten nur eine mäßige katalysierende Wirkung. Darüber hinaus ließen Stämme der gleichen Pilzart durchaus wechselnde fermentative Leistungen erkennen (KASKIN und PETROV 1930).

## c) Lipasen (Esterasen)

Die fettspaltenden Fermente werden Lipasen genannt und besitzen die Fähigkeit, die Hydrolyse der Ester aus Alkoholen und organischen Säuren zu katalysieren. In Übereinstimmung mit TATE (1929) konnte v. MALLINCKRODT-HAUPT (1933) nachweisen, daß alle Dermatophyten Lipase besitzen, die Tributyrin leicht in Fettsäuren und Alkohol spaltet. Es gelang letzterer aber nicht, dieses fettspaltende Enzym in der Nährflüssigkeit direkt zu demonstrieren. Sie arbeitete deshalb mit dem Pilzrasen. Das negative Resultat dürfte mit den Versuchsbedingungen zusammenhängen, denn schon WILLSTÄTTER wies auf die starke Labilität der Lipase in wäßriger Lösung bei Zimmertemperatur hin. Selbst im trockenen Pilzmycel läßt sich das Ferment nur wenige Wochen konservieren, im Gegensatz zu dem Verhalten der proteolytischen Enzyme, die bis zu mehreren Jahren im getrockneten Pilzkuchen erhalten bleiben können. Das Fettspaltungsvermögen verschiedener Pilzarten schwankt und hängt nicht zuletzt ab von dem vorgelegten Substrat. v. MALLINCKRODT-HAUPT (1933) vermißte eine Fettspaltung des Trichophyton mentagrophytes (Trichophyton gypseum) auf gewöhnlichem Nährboden. Lag jedoch ein Albumin- oder Caseinmedium unter Zusatz von Fett vor, trat Lipasebildung ein. Um zu optimalen Ergebnissen zu kommen, war eine alkalische Reaktion erforderlich. Allgemein dürfen die Trichophytonpilze als kräftige Lipasebildner gelten, während das für die Mikrosporum-Pilze kaum zutrifft. Mangel an Lipase zeigten auch einige Stämme des Epidermophyton floccosum (Epidermophyton inguinale). NÉKÁM (1935) prüfte neun Dermatophyten. Die stärkste Lipaseaktivität besaß das Trichophyton violaceum, doch waren Ester höherer Alkohole (Wachse) kaum angreifbar. In der Nährlösung vermochte der Autor Lecithin nachzuweisen.

Wie schon erwähnt, spalten Lipasen Ester aus Alkoholen und organischen Säuren. Diese Enzyme werden daher auch als Esterasen bezeichnet. Eine solche Esterase, die eine Bindung von Alkoholen mit anorganischen Säuren trennt, ist z.B. die Phosphatase. Diese ist im Tier- und Pflanzenreich weit verbreitet, und in der Tat konnten Nickerson (1951) bei dem Trichophyton mentagrophytes und rubrum, jüngst Polemann und Jansen (1957) bei dem Mikrosporum gypseum eine alkalische Phosphatase nachweisen. Der Phosphatasegehalt betrug bei dem Mikrosporum gypseum 5,8, dem Trichophyton mentagrophytes 3,4 und dem Trichophyton rubrum 3,7 Phosphataseeinheiten pro 1 g Oberflächenmycel. Eine alkalische Phosphatase demonstrierten auch Chattaway u. Mitarb. (1954) im Mycel des Mikrosporum canis, nicht jedoch eine sauere Phosphatase. Steigleder und Röttcher (1959) fanden dieses Ferment ebenfalls in den Hyphen und Sporen von fünf Dermatophyten (s. auch Knight 1957). Manche Autoren haben versucht, zwischen der Pathogenität des Erregers und seiner Esteraseaktivität Beziehungen herzustellen. Roth und Winkelmann (1960) machten aber darauf aufmerksam, daß sich eine im Einzelfall zutreffende Beobachtung nicht verallgemeinern lasse. So zeigte das Mikrosporum audouinii so gut wie keine Aktivität einer alkalischen Phosphatase, Aliesterase und Cholinesterase, und doch gilt es bekanntlich als sehr pathogen. Ottenstein (1936) prüfte eine Reihe von Dermatophyten auf ihre cholesterinabbauende Wirkung. Unter anderen gelangten Trichophytonpilze, Mikrosporum audouinii und das Epidermophyton floccosum (Epidermophyton inguinale) zur Untersuchung. Zu diesem Zwecke wurde dem pulverisierten Pilzkuchen ein Cholesterinsol vorgelegt, der Abbau colorimetrisch bestimmt und gravimetrisch nach Windhaus kontrolliert. Die Leistungsfähigkeit der Trichophytonpilze fiel unterschiedlich aus. Die Abbauwerte lagen zwischen 54% bei dem Trichophyton violaceum und 78% bei dem Trichophyton tonsurans (Trichophyton cerebriforme). Am wenigsten aktiv erwies sich ein Mikrosporum audouinii-Stamm. Die Art der Spaltprodukte blieb offen.

### d) Oxydo-Reduktasen

Über die sich im Stoffwechsel der Dermatophyten abspielenden Oxydo-Reduktionsvorgänge ist noch wenig bekannt. Tate (1929) fand bei verschiedenen Pilzen in allen Fällen eine Peroxydase und eine Katalase, bei dem Trichophyton mentagrophytes (Sabouraudites radiolatus) sowohl in normalen als auch pleomorphen Pilzrasen. Alle Dermatophyten bildeten eine Indolphenoloxydase. Auch auf Gegenwart einer Tyrosinase (Phenoloxydase) wurde untersucht (nur bei dem Trichophyton mentagrophytes), doch ohne Erfolg. Auf Grund der Studien von Robinson, Figge und Bereston (1953) wissen wir heute, daß das Mikrosporum audouinii eine Antityrosinase zu bilden vermag. Wie später Pinetti (1955) sowie Coudert und Pruniéras (1956) fanden sie eine Substanz, welche die im Tier- und Pflanzenreich weitverbreitete Tyrosinase hemmt. Nur bei Gegenwart letzterer wird Melanin gebildet. Sollte diese Antityrosinase auch in den Hyphen des Pityriasis versicolor-Erregers Malassezia furfur entstehen, dann läge hier eine Erklärung für die herdförmigen Depigmentierungen der Haut bei Pityriasis versicolor-Kranken. Coudert und Pruniéras (1956) bestätigten aber nicht nur bei dem Mikrosporum audouinii eine vorhandene Antityrosinase-Wirkung, sondern deckten diese auch bei dem Mikrosporum canis (Sabouraudites canis), Trichophyton sudanense (Langeronia soudanensis), Trichophyton mentagrophytes (Ctenomyces mentagrophytes) und einigen Stämmen des Trichophyton schönleinii auf. Cani-

ZARES und SHATIN (1951) prüften die Dehydraseaktivität verschiedener Dermatophyten [Mikrosporum audouinii, Mikrosporum canis (lanosum), Mikrosporum gypseum, Epidermophyton floccosum, Trichophyton rubrum (purpureum), Trichophyton mentagrophytes (gypseum), Trichophyton tonsurans (einschließlich var. sulfureum), Trichophyton schönleinii, Trichophyton verrucosum (faviforme var. ochraceum), Trichophyton concentricum], indem sie dem Pilznährboden Triphenyltetrazoliumchlorid hinzufügten. Dieses farblose Salz wird im Mycel durch Dehydrasen (aber auch durch Licht) zu rotem Triphenylformazan reduziert. Da die einzelnen Genera unterschiedliche Enzymaktivität entwickeln, bietet sich hier die Möglichkeit einer differentialdiagnostischen Abgrenzung an.

## 13. Pigmente

### a) Farbstoffbildung in den Kulturen

Schimmelpilze besitzen bekanntlich eine ausgeprägte Neigung zur Bildung von Pigmenten, die im Mycel und in den Sporen enthalten sind. Auch in den Nährboden kann der Farbstoff diffundieren, doch hängt der Übertritt in die Umgebung vor allem von dem Grade seiner Wasserlöslichkeit ab. Nach den Erfahrungen in der Botanik läßt sich bei vielen Schimmelarten weniger von der Bildung eines bestimmten Pigmentes sprechen. Vielmehr handelt es sich vorwiegend um Pigmentgemische, und auch für die Dermatophyten scheint dieses Faktum zuzutreffen, wie wir aus jüngeren Untersuchungen entnehmen. Wenn uns auch noch spezielle Studien über den Einfluß von Spurenelementen auf die Pigmentbildung der Dermatophyten fehlen, so dürften sich auch hier gewisse Parallelen zur Botanik ergeben. Zink, Eisen, Kupfer und andere Schwermetallionen kommen als Katalysatoren in Frage. Versuche, solche Untersuchungen der geschilderten Art durchzuführen, scheitern leider nicht selten an den ungewöhnlichen Schwierigkeiten, die mit dem Bemühen verbunden sind, die für das Wachstum der Pilze benötigten Nährsubstrate (vor allem Glucose, Proteine) auch tatsächlich spurenelementfrei zu machen. Zusammen mit ARONIS gewannen wir bei entsprechenden Experimenten (S. 27) auf Grund von flammenphotometrischen Tests die Einsicht, daß selbst chemisch reinste Substanzen noch „reich" an Schwermetallspuren sind. Das gesamte Glasmaterial muß besonders vorbereitet werden. Vorzugsweise sind Quarzbehälter zu verwenden. Wichtigste Voraussetzung für solche Studien ist daher zunächst die Erlernung spezifischer Reinigungsverfahren für das gesamte zur Verwendung gelangende Arbeitsmaterial (z.B. Adsorptionsmethoden, elektrochemische Reinigungsverfahren, Glaswarensäuberung durch verdünnte Schwefelsäure).

Eine bessere Kenntnis über die von den Dermatophyten gebildeten Pigmente dürfte uns insofern von Nutzen sein, als diese sich als ein Hilfsmittel zur Klassifizierung der verschiedenen Pilzarten anbietet, um so mehr, als wir ja bereits den Nachweis bestimmter Pigmente zur Charakterisierung einer Species verwenden, z.B. des Trichophyton rubrum, des Mikrosporum canis, des Trichophyton gallinae u.a. Mutanten zeichnen sich bisweilen durch eine als neues Charakteristikum geltende Pigmentbildung aus. Ein solcher Stamm ist plötzlich zu einer neuen fermentativen, gengebundenen Leistung fähig geworden, d.h. zur Bildung eines bestimmten Stoffwechselproduktes, das nun zur Erkennung der Art herangezogen werden kann. Beispielsweise ließe sich hier die Beobachtung von VANBREUSEGHEM und BRUSSEL (1952) anführen, die durch Gartenerdepassage das sonst aprikosenfarbenes Pigment produzierende Trichophyton (Langeronia) sudanense zu einer farbstoffbildenden violetten Mutante induzierten. Diese Fähigkeit behielt natürlich die Mutante auch nach Tierpassagen und Subkulturen bei.

Als erster hat wohl Tate (1929) seine Aufmerksamkeit der Pigmentbildung einiger pathogener Hautpilze zugewendet, später Thompson (1943). Allerdings beschrieben sie unter anderem nur Farbton, Löslichkeit, Verhalten im alkalischen und sauren Milieu, Oxydo-Reduktionsfähigkeit. Tate äußerte die Vermutung, daß es sich bei dem roten Pigment (z.B. des T. rubrum) um Anthracenderivate handele. Natürlich ist das Auftreten eines neuen Farbtones in der Kultur nicht notwendigerweise identisch mit der Entstehung einer neuen chemischen Substanz. So schlägt die rote Farbe des Trichophyton rubrum in Gelb um, wenn die alkalische Reaktion in den sauren Bereich verschoben wird. Das Pigment zeigt in diesem Fall nur eine Änderung der Wasserstoffionenkonzentration an, wirkt also auf diese Weise als Indicator. Möglich erscheint auch die Bildung eines primär farblosen Stoffwechselproduktes im Mycel eines Pilzes, das erst nach Diffusion und Umsetzung mit bestimmten Nährbodenbestandteilen als Farbstoff sichtbar wird.

Wer sich mit der Isolierung und Pflege von Dermatophytenstämmen beschäftigt, macht bald die Beobachtung einer besonders guten Pigmentproduktion, wenn die Pilze auf kohlenhydrathaltigen Nährböden gezüchtet werden. Der nur Pepton enthaltende Konservierungsagar vermag nämlich Farbunterschiede der Arten oder Gattungen nicht hervorzubringen. Lewis und Hopper (1941) studierten dieses Problem eingehend und fanden:

1. Rote Pigmentbildung des Trichophyton rubrum wurde durch die Monosaccharide Glucose, Fructose, Mannose (nicht Galaktose) angeregt.
2. Von den Disacchariden erwiesen sich Mannit als brauchbar, nicht aber Maltose, Saccharose, Lactose.
3. Raffinose, Stärke und Inulin verhinderten die Entwicklung des roten Farbstoffes.

Bocobo und Benham (1949) bestätigten diese Befunde, doch sei nach ihrer Meinung für die Pigmentbildung in der Agargrenzfläche auch die Stickstoffquelle von Bedeutung. Tatsächlich erhielten Grunberg und Titsworth (1953) eine intensivere Pigmentbildung (Trichophyton rubrum = purpureum), wenn sie zusätzlich zu 2% Glucose im Nährboden noch tierisches Pepton verwendeten, während pflanzliches Pepton eine geringere Farbstoffproduktion bewirkte. Nach Auffassung der Autoren soll der Pilz bei Gegenwart tierischen Peptons fähig sein, die angebotenen Kohlenhydrate besser zu verwerten. Sicher besitzen auch bestimmte Eiweißbausteine einen Einfluß auf die Pigmentbildung, wie den Untersuchungen von Silva und Benham (1952) sowie von Zussman (1959) zu entnehmen ist. So produzierte das Trichophyton rubrum reichlich rotes Pigment, wenn die Aminosäuren Leucin, Lysin und Prolin allein angeboten wurden (natürlich in einem glucosehaltigen Basalnährboden), während das Trichophyton gallinae nur bei Gegenwart von Lysin ein lachs- bis orangefarbenes Pigment hervorbrachte. Letztere Aminosäure scheint für die Farbstoffbildung des Trichophyton gallinae sehr wichtig zu sein. Nach Zussman hing die Entstehung des Trichophyton rubrum-Pigmentes von der Gegenwart von Tyrosin und Phenylalanin ab.

Versuche zur Reindarstellung von Pilzpigmenten wurden von Pinetti (1949) durchgeführt. Er beschäftigte sich mit dem violetten Farbstoff des Trichophyton violaceum. Chromatographisch unterschied er verschiedene Pigmentfraktionen, erhielt diese jedoch nicht in kristalliner Form. Mier (zit. nach Tickner 1958) fand mindestens drei Pigmente des Trichophyton violaceum, vielleicht lagen aber sogar sieben bis acht vor. Sie sind den Trichophyton rubrum-Pigmenten ähnlich (substituierte Anthrachinone). Das orangefarbene Pigment des Mikrosporum gypseum (fulvum) soll nach Johnson und Reedal (1951) dem fluorescierenden Pigment der Pseudomonas aeruginosa ähnlich sein mit der empirischen Formel $C_4H_7O_2N$. Über das orangerote Pigment der knotenorganbildenden Variante des Trichophyton mentagrophytes äußerten sich GEORG und MAECHLING (1949) im Sinne des Vorliegens eines Farbstoffes von Anthracencharakter. Gewisse Farbumschläge bei Reduktion oder Änderung der Wasserstoffionenkonzentration bestimmter Anthracenverbindungen deckten sich mit dem Verhalten des beobachteten Pigmentes.

Unabhängig voneinander hatten sich etwa zur gleichen Zeit zwei Forschergruppen der Reindarstellung des roten Pigmentes des Trichophyton rubrum zugewendet (WIRTH, O'BRIEN, SCHMITT, SOHLER 1957 einerseits und MIER 1957 andererseits). WIRTH u. Mitarb. gewannen zunächst durch Extraktion des gepulverten Mycels ein „rotes Rohpigment" (5% des gesamten Mycels), aus dem sie durch weitere Lösungs- und Eluierungsversuche mit nachfolgender Chromatographie und Rechromatographie erhielten a) rote kristalline Nadeln, b) orangefarbenen Rückstand mit roten Nadeln, c) purpurfarbene kristalline Nadeln. Diese drei Pigmentfraktionen waren nicht identisch, wie aus dem unterschiedlichen Verhalten gegenüber sauren und alkalischen oder reduzierenden Lösungsmitteln hervorging:

|  | a) Rote Nadeln | b) Orangefarbener Rückstand | c) Purpurfarbene Nadeln |
|---|---|---|---|
| 5% $NaHCO_3$ | unlöslich | unlöslich | unlöslich |
| 5% $Na_2CO_3$ | unlöslich | etwas löslich | nur ganz wenig löslich |
| 1 n NaOH | purpurn | purpurrot | dunkelblau |
| konz. $H_2SO_4$ | malvenfarben | tiefes Kirschrot | dunkles Gelbgrün |
| $Na_2S_2O_6$—$2H_2O$ | gelb | grünlichgelb | bernsteingelb |
| Eisessig | gelb | gelb | weinrot |

Von Interesse war ferner, daß aus einer aufgearbeiteten ersten Fraktion des Pilzmycelextraktes (cyclohexanlösliche Fraktion) auch Ergosterin in geringer Menge isoliert wurde. Die Untersuchungen von MIER erbrachten ebenfalls den Nachweis für das Vorliegen eines Pigmentgemisches (Pigment A = hellgelb, Pigment B = orangerot, Pigment C = tiefdunkelblau, jeweils in Chloroform gelöst), das den Ergebnissen der amerikanischen Untersucher in etwa entsprach. MIER konnte nur das Pigment B und C kristallin erhalten. Nach dessen Auffassung handelte es sich um substituierte Anthrachinone. In diesem Sinne sprachen 1. die Farbumschläge in alkalischer Lösung durch reduzierende Substanzen, eine Eigenschaft, die für viele bekannte Polyhydroxy-2-methylanthrachinone anderer Pilzarten charakteristisch ist, 2. die Wiederherstellung der ursprünglichen purpurnen oder blauen Farbe der reduzierten Pigmente nach Oxydation durch Luftsauerstoff, 3. der Ausfall der Absorptionsspektren. Es erscheint durchaus möglich, daß diesen Pigmenten in den Oxydo-Reduktionsprozessen des Pilzstoffwechsels eine Rolle zukommt.

ZUSSMAN, LYON und VICHER (1960) kamen allerdings zu einem ganz anderen Schluß. Auf Grund von Studien unter anderem mit markiertem Tyrosin-2-$C^{14}$, in deren Verlauf sich die meisten markierten C-Atome im roten Pigment des Trichophyton rubrum wiederfanden, folgerten die Autoren, daß melanoides Pigment gebildet worden sein könnte. In Homogenisaten des Pilzes wollen sie auch einen Stoff vom Dopa-Oxydase-Charakter nachgewiesen haben.

### b) Fluorescierende Stoffe in pilzinfizierten Haaren

In diesem Zusammenhang wenden wir uns noch der Frage zu, um welche Substanzen es sich bei der Fluorescenz Mikrosporum-infizierter Haare handelt. Eine

interessante Beobachtung von Levit (1959) möchten wir aber vorausschicken:
Selbst aus gesunden Haaren, die also unter dem Wood-Licht nicht aufleuchten,
ließ sich nach vorausgehender Extraktion in Äther durch längeres Kochen in
Wasser ein grünlichblau fluorescierendes Filtrat gewinnen. Es bleibt noch offen,
inwieweit sich hier Beziehungen zu den fluorescierenden Stoffen in pilzkranken
Haaren ergeben könnten.

Einen Wechsel der Fluorescenzfarbe des mikrosporiekranken Haares von
Grün zu Blau riefen nach v. Mallinckrodt-Haupt und Carrié (1934) saure
Reaktionen, zurück, zu Grün alkalische Reaktionen hervor. Die fluorescierende
Substanz verhielt sich also wie ein Indicator, was Felsher (1949) bestätigen
konnte. Schon früh stellten aber Davidson und Gregory (1932) fest, daß
es nicht die Sporen und Hyphen im Haar sind, die das Fluorescenzphänomen
auslösen: Die Haarsubstanz selbst fluoresciert im Anschluß an das Eindringen
der Pilze in den Haarschaft. Heißes Wasser extrahierte die fluorescierende
Substanz. Nach Einengung des wäßrigen Extraktes blieb ein weißer amorpher
Stoff zurück, der neutral reagierte und in dem Stickstoff, eine Aldehydgruppe
und ein Phenolring nachgewiesen werden konnten. In vitro infizierte Haare
zeigten keine Fluorescenzerscheinungen (Felsher 1949). In 95%igem Alkohol und in Dioxan erwies sich die Substanz als nur schwach löslich
(Robinson, Figge und Bereston 1953), unlöslich in den üblichen organischen
Fettlösungsmitteln. Eine Adsorption an Aluminiumsilicat, Aluminiumoxyd,
Talkum oder Filtrierpapier war nicht möglich. Die stärkste Fluorescenz ergab
sich bei $p_H$ 6,5. Das Einwachsen des Mikrosporum audouinii bewirkt chemische
Umsetzungen, an denen offenbar das Haarpigment beteiligt ist. Möglicherweise
leitet sich also die fluorescierende Substanz vom Haarmelanin ab. Wie aus
spektroskopischen Untersuchungen dieser Autoren weiterhin hervorging, soll es
sich um ein kleines Molekül handeln, das einem Peptid ähnelt und eine -CONH-
Gruppe, -OH-Gruppe, -CH$_3$-Gruppe sowie eine -NH-Gruppe enthält. Es fragt sich
jedoch, inwieweit es gelang, Haarabbauprodukte völlig von den fluorescierenden
Substanzen zu trennen. Chattaway und Barlow (1954), die erfolgreich den
fluorescierenden Stoff mit kochendem verdünntem Ammoniak extrahierten, heben
nämlich hervor, daß der Primärextrakt aus den kranken Haaren eine Mischung aus
abgebautem Keratin und Stoffwechselprodukten des Pilzes darstellt. Die Nin-
hydrinreaktion war positiv. Elektrophoretische und papierchromatographische
Analysen ließen erkennen, daß fluorescierende Mikrosporum audouinii-, Mikrosporum canis- und Trichophyton schönleinii-infizierte Haare einen gemeinsamen
Stoff besitzen, ein Befund, der interessanterweise mit späteren spektroskopischen
Untersuchungen von Bereston und Crosswhite (1955) im Einklang stand, da
deren Spektrogramme für alle drei Haartypen übereinstimmten. Darüber hinaus
konnten zusätzliche Fluorescenz bewirkende Substanzen in den Trichophyton
schönleinii-Haaren nachgewiesen werden. Wolf (1957) glaubt auf Grund eigener
Studien, es handele sich um Pteridine, ein den Pterinen (Insektenfarbstoffen)
nahestehendes Ringsystem, das aus 4 N- und 6 C-Atomen in der Anordnung
des Puringerüstes aufgebaut ist, eine Auffassung, der von Chattaway und Barlow (1958) allerdings widersprochen wurde.

## 14. Die stoffliche Zusammensetzung einiger Dermatophyten

In der Literatur gibt es bisher nur wenige Hinweise über die chemische Zusammensetzung der Dermatophyten, z. T. sind sie qualitativer, nicht quanti-
tativer Art, z. T. widersprechen sich die Resultate. Blank (1953) wies bei 15 Dermatophyten die Gegenwart von Chitin nach, fand jedoch keinen Anhalt für das

Vorliegen von Cellulose, im Gegensatz zu Befunden von MERKEL (1959). Nach diesem Autor sollen sich die Zellwände des Trichophyton quinckeanum und des Trichophyton schönleinii zwar aus Chitin, jene des Trichophyton mentagrophytes und des Trichophyton tonsurans (Trichophyton plicatile) aber aus Cellulose aufbauen. Im gewissen Einklang damit stünden Angaben von McNALL (1960), nach dem die Wände einiger Dermatophyten praktisch kein Chitin, sondern komplexe Polysaccharid-Verbindungen besitzen. Diese enthalten Hexosen, Uronsäure und Glucosamin. Nach ZAMIECHOWSKA-MIAZGOWA (1959) stellen die N-Fraktionen zweier Pilzstämme der crateriformen Gruppe (Trichophyton plicatile und sulfureum) Polysaccharid-Protein-Komplexe dar. Qualitativ ließen die N-Fraktionen des Trichophyton sulfureum 11—12 Aminosäuren, jene des Trichophyton plicatile aber nur 6—8 erkennen.

Das Ergebnis einer chromatographischen Studie über die Aminosäurenzusammensetzung einiger Dermatophyten (Mikrosporum audouinii, Mikrosporum canis, Trichophyton mentagrophytes var. granulosum, Trichophyton verrucosum, Trichophyton violaceum, Trichophyton rubrum, Epidermophyton floccosum) wurde von HARE (1953) mitgeteilt. Danach unterscheiden sich die verschiedenen Pilzarten qualitativ nicht in ihrer Zusammensetzung. Folgende Aminosäuren konnte der Untersucher nachweisen: Asparagin-, Glutaminsäure, Glycin, Threonin, Alanin, Histidin, Lysin, Arginin, Prolin, Valin, Leucin, Tyrosin, Cystin, Serin und Methionin. Außerdem fand sich Glucosamin. Eine Arbeit von SUZUKI (1956) erscheint nicht verwertbar. Schließlich sind noch die Untersuchungen von RZUCIDLO, STACHOW, NOWAKOWSKA und KUBICA (1958) anzuführen. Diese Autoren analysierten unter anderem das Trichophyton mentagrophytes (Trichophyton gypseum) und einen Schimmelpilz. Sie errechneten für das Dermatophyton einen Gesamtstickstoffgehalt der Zellwände von 5,2%, für das Penicillium notatum von 1,1%. An Kohlenhydraten wiesen sie nach: bei dem pathogenen Pilz Glucose, Galaktose, Mannose und Spuren von Arabinose, bei dem apathogenen Schimmel Glucose, Galaktose und Spuren von Mannose und Arabinose. Die Befunde hinsichtlich der Aminosäuren lauteten bei ersterem: Leucin, Phenylalanin, Valin, Tyrosin, Threonin, Glycin, Lysin und Alanin, bei letzterem aber nur: Leucin, Alanin und Spuren von Valin sowie Glycin oder Serin.

GÖTZ und PASCHER (1962) legten sich die Frage vor, ob sich abweichende chemische Analysenergebnisse bei drei Pilzarten des Genus Trichophyton (a = mentagrophytes var. granulosum, b = schönleinii und c = rubrum) ergeben würden, die evtl. differentialdiagnostisch ausgewertet werden könnten. Absichtlich hatten diese Untersucher a = eine sehr sporenreiche Kultur, b = eine Kultur von wachsartiger Beschaffenheit, c = eine sehr hyphenreiche Kultur herausgesucht. Ferner waren sie an möglichen Unterschieden der Befunde zwischen den pathogenen Dermatophyten und den Schimmelpilzen Penicillium, Cladosporium herbarum und Fusarium interessiert.

Die angeführten Pilze wurden auf Grütz III-Nährboden (Pepton 0,5%, Nervinamalz 6,0%, Glycerin 0,5%, NaCl 0,5%, Agar-Agar 1,8%) oder in einer 10%igen Peptonnährlösung gezüchtet. Nach Wachstumszeiten zwischen 3—4 Wochen wurden sie geerntet, gewaschen und abgetötet. Es wurden der Gesamtstickstoff sowie die Aminosäuren bestimmt. Die Autoren arbeiteten mit der von HANNIG entwickelten Apparatur zur quantitativen Aminosäureanalyse an Ionenaustauschsäulen.

Der Eiweißgehalt des jeweiligen Substrates wurde aus den quantitativen Aminosäurebestimmungen errechnet. Das Verfahren von SÖRENSEN diente zur Feststellung der Glucosaminwerte. Die Bestimmung der Kohlenhydrate erfolgte nach der Orcin-Methode von FERNELL und KING. In Analysen wurden auch die Alkohol-Äther-löslichen Lipide mit einbezogen, die nach Extraktion gewogen wurden.

Die Autoren fanden folgende Ergebnisse:

### Gesamt-Stickstoff

Ein unterschiedlicher Einfluß der beiden Nährböden auf den Stickstoffgehalt der Kulturen konnte nicht festgestellt werden. In Tabelle 14 sind für die Dermatophyten die Mittelwerte der gut übereinstimmenden Stickstoffanalysen gegeben. Bemerkenswert war der niedrige Gesamt-N-Gehalt bei Cladosporium herbarum und Fusarium gegenüber dem der übrigen untersuchten Pilzarten.

### Aminosäuren

In Tabelle 13 sind die Ergebnisse der Aminosäure-Analysen zusammengefaßt. Die angegebenen Zahlen bedeuten Gewichtsprozente (bezogen auf $\varepsilon$ AS $= 100\%$) und gestatten so einen besseren Vergleich der AS-Zusammensetzung der in den verschiedenen Pilzen vorhandenen Eiweißkörper. HARE fand qualitativ außer

Tabelle 13. *Bausteinanalyse des Proteinanteils der Pilze*
(Die Zahlen bedeuten Gewichtsprozente, bezogen auf $\varepsilon$ AS $= 100\%$.)

| | Trichophyton mentagrophytes | Trichophyton schönleinii | Trichophyton rubrum | Penicillium | Cladosporium herbarum | Fusarium |
|---|---|---|---|---|---|---|
| Histidin . . . . . | 2,3 | 3,1 | 1,7 | 1,8 | 1,5 | 1,9 |
| Lysin . . . . . . | 4,3 | 5,6 | 4,3 | 5,3 | 5,2 | 7,2 |
| Oxylysin* (Ornithin ?). . . | 0 | 0 | 0 | 1,8 | 4,5 | 0 |
| Arginin . . . . . | 4,5 | 4,5 | 3,0 | 5,1 | 5,8 | 4,2 |
| Asparaginsäure . . | 11,2 | 12,3 | 12,4 | 10,3 | 9,0 | 10,4 |
| Threonin . . . . . | 4,9 | 5,8 | 6,5 | 6,0 | 5,4 | 7,3 |
| Serin . . . . . . | 5,0 | 6,1 | 6,2 | 6,2 | 5,3 | 5,9 |
| Glutaminsäure . . | 9,9 | 11,8 | 10,8 | 10,4 | 10,0 | 12,2 |
| Prolin . . . . . . | 5,0 | 8,9 | 6,4 | 6,8 | 5,8 | 6,9 |
| Glycin . . . . . . | 5,2 | 6,5 | 7,4 | 5,1 | 6,4 | 5,3 |
| Alanin . . . . . . | 6,1 | 7,8 | 8,8 | 5,4 | 7,6 | 7,2 |
| Valin . . . . . . | 4,2 | 5,0 | 6,4 | 6,0 | 5,2 | 6,2 |
| Methionin . . . . | 0,5 | 1,4 | 0,7 | 1,5 | 1,4 | 1,9 |
| Isoleucin . . . . . | 3,1 | 3,0 | 4,0 | 4,9 | 4,3 | 5,6 |
| Leucin . . . . . . | 8,1 | 7,6 | 10,5 | 11,5 | 7,1 | 9,9 |
| Tyrosin . . . . . | 3,2 | 6,4 | 3,2 | 5,6 | 8,1 | 3,1 |
| Phenylalanin . . . | 13,0 | 3,0 | 6,2 | 4,8 | 6,5 | 4,8 |
| Cystin . . . . . . | 0,5 | 1,3 | 1,3 | 1,7 | 0,9 | 0 |
| $\alpha$-Aminobuttersäure | 0,9 | 0 | 0 | 0 | 0 | 0 |

Tryptophan wurde nicht analysiert.
* Siehe Text.

Phenylalanin alle jetzt quantitativ erfaßten Aminosäuren. GÖTZ und PASCHER konnten feststellen, daß sämtliche untersuchten Pilzarten hinsichtlich der Aminosäurezusammensetzung ihres Proteinanteiles keine nennenswerten Unterschiede aufweisen. Lediglich das Trichophyton mentagrophytes var. granulosum zeigte zwei Besonderheiten.

1. Sein Phenylalaningehalt lag mit 13 rel.-% wesentlich über dem der übrigen Pilze.

2. Es trat hier eine in keinem anderen Hydrolysat vorhandene Aminosäure, und zwar in hoher Konzentration (0,9 rel.-%), auf. Es dürfte sich der Lage nach um α-Aminobuttersäure oder — weniger wahrscheinlich — α-Aminoadipinsäure handeln.

In den Hydrolysaten von Penicillium und Cladosporium herbarum konnte Oxylysin (das der Lage nach evtl. auch als Ornithin angesprochen werden könnte) festgestellt werden. Das Fehlen dieser Substanz in den übrigen Hydrolysaten dürfte jedoch nicht „echt" sein. Oxylysin erschien nämlich bei der säulenchromatographischen Trennung an gleicher Stelle wie Glucosamin. Seine Bestimmung war deshalb nur rechnerisch aus der parallel durchgeführten Glucosaminbestimmung nach SÖRENSEN möglich. Die Hydrolysate von Trichophyton mentagrophytes, Trichophyton schönleinii, Trichophyton rubrum und Fusarium enthielten aber derart große Glucosaminmengen, daß eine exakte Berechnung von Oxylysin nicht mehr möglich war.

### *Eiweiß*

Bemerkenswert niedrig lag der Eiweißgehalt von Cladosporium herbarum und Fusarium (Tabelle 14). Bei Gegenwart hoher Kohlenhydratkonzentrationen während der Hydrolyse ließen sich aber Eiweißverluste nicht völlig vermeiden, da sich Zucker-Aminosäure-Komplexe (Amadori-, Maillard-Verbindungen) bildeten, die sowohl Ninhydrin- als auch Orcin-negativ waren. Es dürften also sowohl die Eiweiß- als auch die Kohlenhydratwerte etwas höher gelegen haben.

### *Glucosamin*

Da freies Glucosamin wasserlöslich ist und deshalb durch das wiederholte Auswaschen aus der Pilzsubstanz entfernt worden wäre, muß das Glucosamin in gebundener Form in den Substraten vorgelegen haben. Chitin, das als Gerüstsubstanz in der Natur weit verbreitet ist — sein Vorkommen in Hyphomyceten ist seit längerem bekannt —, besitzt den Charakter eines komplexen Polysaccharides und wird bei saurer Hydrolyse vollkommen in Glucosamin und Essigsäure

Tabelle 14. *Stoffliche Zusammensetzung der Pilze*
(Alle Zahlen bedeuten Gewichtsprozente bezogen auf Trockengewicht = 100%.)

| | Trichophyton mentagrophytes | Trichophyton schönleinii | Trichophyton rubrum | Penicillium | Cladosporium herbarum | Fusarium |
|---|---|---|---|---|---|---|
| Gesamt-N . . . . . . . . . | 6,0 | 6,1 | 6,7 | 5,7 | 3,1 | 2,7 |
| Eiweiß . . . . . . . . . . | 25,2 | 24,7 | 29,5 | 20,0 | 11,2 | 10,3 |
| Glucosamin . . . . . . . | 22,4* | 16,7* | 16,2* | 3,7 | 2,9 | 11,1 |
| Kohlenhydrate (Hexosen) . | 35,8* | 35,3* | 31,6* | 47,0 | 42,7 | 38,2 |
| Lipide. . . . . . . . . . | 8,2 | 8,3 | 11,2 | nicht bestimmt | | |
| Hydrolysestabiler Rückstand | nicht bestimmt | | | 28,4 | 43,0 | 22,0 |

* In 10%iger Peptonlösung gezüchtete Kulturen.

aufgespalten. Obgleich in der Literatur Angaben über den Chitingehalt von Mikroorganismen, die auf Glucosaminbestimmungen beruhen (BLUMENTHAL und ROSEMAN 1957, PRINCE 1960), erschienen sind, halten sich GÖTZ und PASCHER im

Hinblick auf die Arbeit von Korn und Northcote (1960) zurück mit der Behauptung, Chitin wäre die einzige Glucosaminquelle gewesen. Korn und Northcote zeigten nämlich, daß nur 9% des gesamten in Hefezellwänden enthaltenen gebundenen Glucosamins als Chitin vorlag. Diese Untersucher sehen im Glucosamin eine Substanz, die in Hefezellwänden die Bindung zwischen Proteinen und Kohlenhydraten besorgt. In Tabelle 14 sind daher lediglich Glucosaminwerte angegeben.

### Kohlenhydrate

Die Frage blieb offen, ob der durchweg höhere Kohlenhydrat-Gehalt der Schimmelpilze etwa dem Nährmedium zuzuschreiben war. Neben sehr viel Hexosen lagen Pentosen nicht oder allenfalls in Spuren vor. Die Hexosen müssen ebenso wie Glucosamin in gebundener Form in den Pilzen vorkommen. In Tabelle 14 sind die Hexosenwerte selbst angeführt. Auf eine Umrechnung der Zahlen in ein Polysaccharid mußte verzichtet werden, da die Natur dieses Polysaccharides unbekannt blieb.

### Lipide

Es wurden nur die Gesamtlipide der Dermatophyten bestimmt. Die Ergebnisse sind gleichfalls der Tabelle 14 zu entnehmen. Hierbei zeichnete sich das Trichophyton rubrum durch den höchsten Wert aus.

*Zusammenfassend* ist festzuhalten, daß die annähernde Übereinstimmung der Gesamt-N-Werte bzw. der Eiweißwerte der Dermatophyten einerseits und des analysierten Penicillium-Stammes andererseits als auffallend gelten muß (Tabelle 14). Es erscheint nicht ausgeschlossen, hierin eine enge verwandtschaftliche Beziehung erblicken zu dürfen. In dieser Hinsicht liegen ja auch andere Hinweise vor. Neben der Morphologie (es finden sich in zunehmendem Maße Beweise für die Theorie, daß die Fungi imperfecti doch zu den Ascomyceten gehören) sei hier nur an die gehäufte Penicillinüberempfindlichkeit von Patienten mit Dermatomykosen erinnert. Ein weiterer auffallender Befund war der hohe Phenylalaningehalt und der Gehalt an wahrscheinlich $\alpha$-Aminobuttersäure nur bei dem Trichophyton mentagrophytes. Von den drei analysierten Dermatophytenkulturen besaß das Trichophyton mentagrophytes var. granulosum den höchsten Gehalt an Sporen, besonders an Mikrokonidien. Vielleicht ist dieser Umstand für die erwähnten Besonderheiten verantwortlich zu machen. Das Trichophyton schönleinii als Vertreter der faviformen Gruppe wies jeweils den höchsten Gehalt an Tyrosin und Methionin auf. Es bedarf aber weiterer Untersuchungen, um zu klären, ob hier ein Charakteristikum der faviformen Pilze überhaupt vorliegt.

Der hohe Glucosamingehalt der Dermatophyten war offenbar darauf zurückzuführen, daß nicht nur die Zellwände analysiert wurden, wie das beispielsweise bei Prince (1960) der Fall war. Dessen Wert für das Trichophyton mentagrophytes lag daher erheblich tiefer (14,4% des Trockengewichtes). Wahrscheinlich hat bei den Analysen von Götz und Pascher auch das Cytoplasma der Dermatophyten an den gefundenen hohen Glucosaminwerten Anteil.

Der Hexosengehalt der Dermatophyten wurde in einer peptonhaltigen Nährlösung aufgebaut, während den Schimmelpilzen ein auch glucosehaltiges Medium zur Entwicklung diente. Der hohe Hexosengehalt der Schimmelpilze dürfte jedoch nur zum Teil auf die unterschiedlichen Nährsubstrate zurückzuführen sein.

Von den drei untersuchten Dermatophytenarten repräsentierte das Trichophyton rubrum die fadenreichste. Es war interessant, daß sich bei diesem Pilz der höchste Lipidwert fand. Offensichtlich ist also das Cytoplasma der Pilzfäden reicher an diesen Stoffen (s. auch S. 33).

# II. Mikroskopischer Nachweis im Keratin
## 1. Ohne Färbeverfahren

Die einfachste Methode des Pilznachweises im Routinebetrieb besteht noch immer in der Zugabe einiger Tropfen 10—15%iger Kalilauge zu den suspekten Keratinpartikeln (Schuppen, Haaren, Nagelspänen) auf einem Objektträger. Nachdem man ein Deckgläschen hinzugefügt hat, kann man das Präparat entweder bis zum nächsten Tag in einer feuchten Kammer liegenlassen (vorzugsweise bei Nagelspänen anzuwenden), oder aber man erwärmt es leicht und überprüft bei

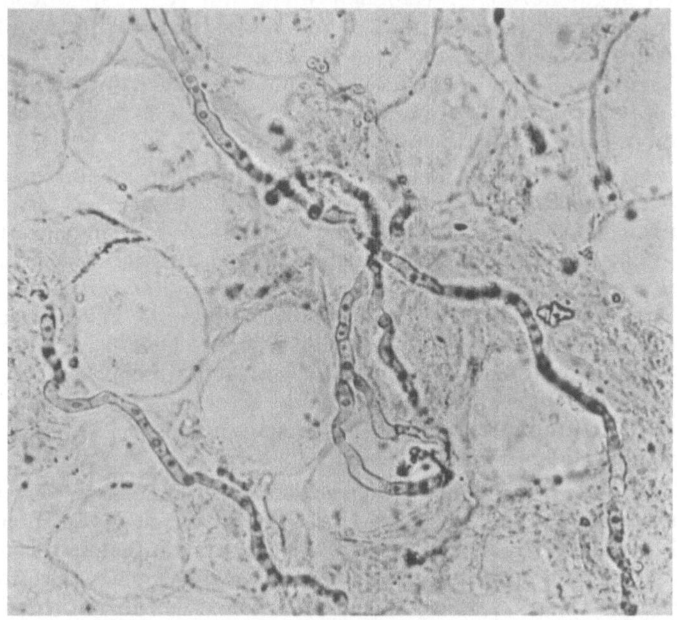

Abb. 7. Pilzhyphen in der Schuppe (Kalilaugenpräparat), 340fache Vergr.

zunächst schwachem, dann starkem Trockensystem (keine Ölimmersion) das Untersuchungsmaterial. Nach genügender Erweichung der Hornsubstanz fallen die Pilzelemente durch ihren stärkeren Brechungsindex unschwer auf (Abb. 7).

Auf Grund des Verhaltens der Pilze im Haar führte SABOURAUD eine mykologische Klassifizierung durch. Wenn wir heute auch wissen, daß sich seine ursprüngliche Einteilung nicht aufrechterhalten ließ, ist es doch noch immer möglich, aus der Sporen- und Mycelanordnung der Erreger im Haar gewisse Rückschlüsse hinsichtlich der vorliegenden Art zu ziehen (s. Kapitel ,,Spezielle Mykologie"). Als charakteristisch für den Befall des Haares durch das Trichophyton schönleinii gelten bekanntlich kleine Luftbläschen, die nach CATANEI (1936) auf eine Druckwirkung der das Haar umgebenden Pilze sowie den Austritt von Luft durch Erwärmung bei der Kalilaugenaufhellung zurückzuführen sind. Nach eigenen Erfahrungen (MARCHIONINI und GÖTZ 1950) fanden sich diese Luftbläschen bei Favushaaren, die viele Monate lang aufbewahrt worden waren, nur in etwa 20% aller Fälle, während CATANEI dem Alter des Untersuchungsmaterials keine Bedeutung beimißt. Sicher ist nach unseren Beobachtungen, daß das Fehlen von Luftbläschen nicht gegen die Diagnose ,,Favushaar" spricht.

Bei Mikrosporiehaaren wurde von APPEL und ANSELL (1949) eine interessante Feststellung gemacht. Sie wiesen nämlich in drei Fällen von Mikrosporum canis-infizierten Haaren Makrokonidien nach. Diese Beobachtung war insofern überraschend, als wir diese Gebilde bislang nur im Kulturstadium des Pilzes fanden. Einen ähnlichen Befund erhoben Felsher und Eirinberg (1950) im Haar eines fünfjährigen Negerkindes, nur lag hier ein Mikrosporum audouinii vor. Daniels (1953) äußerte sich zurückhaltender über die Art der gefundenen Strukturen, denn er sprach bei einer durch Mikrosporum canis und Mikrosporum audouinii hervorgerufenen Mikrosporie nur von Gebilden, die Spindelsporen „ähneln". Diesen Beobachtungen war Ajello (1951) nachgegangen. Nach dem Studium zahlreicher pilzinfizierter und normaler Haare kam er zu dem Schluß, daß es sich bei den aufgefundenen spindelförmigen Gebilden nicht um echte Makroconidien handelte, sondern um Cuticulazellen der inneren Wurzelscheide, die Spindelform besitzen. Während die Mikrosporum canis-Makrokonidien etwa 60—85 $\mu$ lang sind, weisen die Cuticulazellen nur eine Länge von etwa 30 $\mu$ auf. Nach Benedek (1951), der die Untersuchungsergebnisse im wesentlichen bestätigte, handelt es sich um Zellen der Henleschen Schicht des Haares.

Da man aus dem Aussehen der Pilze in Hautschuppen keine klassifizierenden Rückschlüsse ziehen kann, empfahl Milochevitch (1934), bei Affektionen der lanugobehaarten Körperhaut immer zu versuchen, im Kalilaugenpräparat möglichst auch infizierte Lanugohärchen zu finden und auf die Lagerung von Pilzelementen zu achten. Die Pilze pflegen sich hier genau so zu verhalten wie bei Befall des Kopf- und Barthaares, was eine orientierende Rubrizierung des Erregers gestatten könnte (z. B. Auftreten von Sporenscheiden in Mosaikform bei Fehlen von Filamenten spricht zugunsten eines Mikrosporum-Pilzes; Mikrosporen (2—4 $\mu$) in Kettenanordnung neben Mycelfäden sprechen zugunsten einer mikroiden Trichophytie, größere Mikrosporen (4—8 $\mu$) neben Mycelien zugunsten einer makroiden Trichophytie).

Der Vorteil der Aufhellung pilzverdächtigen Materials durch ein geeignetes Mittel wie Trichloressigsäure, Eisessig, Glycerin, Xylol, Chloralhydrat, Lactophenol oder Natron- bzw. Kalilauge liegt in der Einfachheit und Schnelligkeit der Methode. Eine gewisse praktische Erfahrung ist aber erforderlich, um nicht Täuschungen zum Opfer zu fallen. Als Nachteile des am häufigsten hergestellten KOH-Präparates führt Cornbleet (1930) an: Bei Gegenwart von Öltropfen könnten sich Seifen bilden, die zu Verwechslungen führen; in schwächeren Konzentrationen absorbiert Kalilauge $CO_2$. Durch Carbonatbildung kommt es zu Trübungen, welche die Durchsichtigkeit vermindern; schließlich erwähnt er die Schwierigkeit, Pilzhyphen durch das Keratin hindurch deutlich genau zu erkennen. Als vorzüglich geeignetes Aufhellungsmittel verweist der Autor auf Sulfide.

Natriumsulfidkristalle löst man in einigen Tropfen Wasser auf und gibt die gleiche Flüssigkeitsmenge 95%igen Alkohols hinzu. Dabei bildet sich ein Niederschlag, der durch weiteren Zusatz eines Tropfens destillierten Wassers wieder aufgelöst wird. Das zu untersuchende Material wird mit einigen Tropfen dieser Lösung versehen und ohne Erhitzen nach 5—10minütiger Einwirkungsdauer im Mikroskop durchgemustert. Das Reagens wird in einer luftdicht abgeschlossenen Flasche gebrauchsfertig aufbewahrt. Erforderlichenfalls kann eine Entfettung der Schuppen usw. durch Äther vorausgehen.

Eine weitere Methode verdient angeführt zu werden, da sie wohl eine der ältesten ist und zudem im alten Handbuch keine Beachtung fand. Als ein treffliches Mittel zur schnellen Untersuchung auf Pilze darf das von Ammann schon 1899 eingeführte Chlorallactophenol gelten.

Chloral. hydrat. crist. . . . . . . . . 20,0  
Acid. carbol. crist. . . . . . . . . . 10,0  
Acid. lact. pur. . . . . . . . . . . 10,0

Lactophenol allein fördert die Transparenz nicht sonderlich, wohl aber hellt die Kombination mit Chloralhydrat gut auf, wobei man den Vorgang durch leichtes Erwärmen beschleunigen kann. Gegenüber der Kalilauge besitzt dieses Verfahren den Vorteil der längeren Konservierungsfähigkeit des Präparates. Ein Nachteil ist allerdings nach eigener Erfahrung, daß dickere Keratin-(Nagel-!)Partikeln ziemlich stark aufquellen.

Um dem Arzt die Untersuchung der Schuppen in der Sprechstunde zu erleichtern, schlug WEINER (1950) die Verwendung einer Art hohlgeschliffenen größeren Blockschälchens vor, in dem er die abgeschabten Hornteilchen direkt

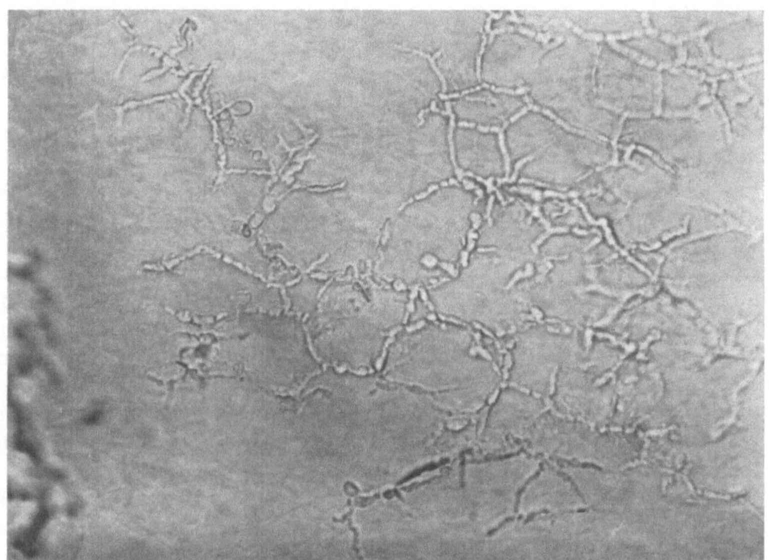

Abb. 8. Mosaikfungi in einer Schuppe, Fußsohle (300fache Vergr.)

auffängt, nachdem es zuvor mit 20—30%iger Kalilauge gefüllt wurde. Der Vorteil dieses Verfahrens liegt in der Möglichkeit, nach Stunden bis Tagen noch immer aufgeweichte Schüppchen entnehmen und Kontrolluntersuchungen durchführen zu können, wenn die ersten Proben pilznegativ ausgefallen sein sollten. KLIGMAN (1951) brachte 10%ige Kalilauge direkt auf den pilzverdächtigen Herd und schabte mit dem Skalpell die erweichten Hornteilchen ab. Diese Methode ist geeignet bei chronischen, squamös-tylotischen Mykosen der Hände und Füße, nicht aber bei akuten Formen. Seit WEIDMAN (1927) die in Schuppen der Hände und Füße bei Aufhellung mit Kalilauge zu findenden, stark lichtbrechenden, netzförmigen Gebilde als „Mosaikfungi" näher beschrieben hat, sind zahlreiche Arbeiten erschienen, die sich mit der vermuteten Pilznatur auseinandersetzten (Abb. 8). Einige Autoren waren der Auffassung, es handele sich um degeneriertes Pilzmycel (GREENWOOD und ROCKWOOD 1930, GRIF und ITKIN 1930, MACKEE und LEWIS 1931, DOWDING und ORR 1936, ROZMAINSKY 1939, DOWDING 1952); andere glaubten an Entzündungsprodukte (BECKER und RITCHIE 1930, CREMER 1933), an freie Fettsäuren (STUMPF 1934), Kalilauge in Intercellularräumen (BRUHNS und ALEXANDER 1928), Cholesterinkristalle (DAVIDSON und GREGORY 1935, CORNBLEET, SCHORR und POPPER 1943) oder an in der Substanz noch nicht zu analysierende Kunstprodukte (SWARTZ und CONANT 1936). Daß die Klärung des Auftretens und der Bedeutung der Mosaikfungi an Händen und Füßen, also dort, wo erfahrungsgemäß Mykosen häufig lokalisiert sind, von großer Wichtigkeit ist, geht, um nur eine Arbeit zu zitieren, aus einer Mitteilung von Paynter und White (1931) hervor, die bei der Feststellung der Häufigkeit von Fußmykosen die in mikroskopischen Präparaten auftretenden Mosaikfungi als Beweis einer echten Pilzinfektion ansahen und dadurch zu hohen positiven Pilzbefallzahlen kamen. Götz (1948, 1949, 1954) untersuchte einen größeren Personenkreis, der weder eine akute noch frühere Pilzinfektion aufwies, auf das Vorliegen von Mosaikfungi in der Hornschicht und konnte solche an Händen und Füßen fast in allen Fällen nachweisen. Mit Sicherheit handelt es sich nicht um degeneriertes Pilzmycel, vielmehr um oxydierte fettartige Substanzen, die nur deshalb an anderen Körperstellen im allgemeinen nicht anzutreffen sind, weil dort wegen der geringen Dicke der Hornschicht die fettartigen Vorstufen der Mosaikfungi bereits im natürlichen Regenerationsprozeß der Epidermis abgestoßen wurden, bevor sie die zur Bildung der typischen netzartigen Gebilde erforderliche Zeit überstanden hatten. Diese Ergebnisse konnten im wesentlichen von Getz, Skillern und Ulrich (1955) bestätigt werden.

Neben den Mosaikfungi gibt es aber noch andere Kunstprodukte in Schuppenpräparaten, die durch Kalilauge aufgehellt werden. Götz (1949) beschrieb die verschiedenen Gebilde, die erfahrungsgemäß den weniger geübten Untersucher beim Mikroskopieren verwirren können. Es handelt sich um Hefezellansammlungen, elastische Fasern, Kalilaugenkristalle, Wollfasern, Baumwollfasern, Pflanzenfasern, Holzfasern, Öltröpfchen, Reste von Salben oder Schüttelmixturen. Nicht selten werden in Nativpräparaten auch Schimmelpilzsporen und Pollen angetroffen, auf die Bocobo und Curtis (1954) aufmerksam machten. Bisweilen fallen diese schon durch ihr Pigment auf. Das Vorkommen bestimmter Unkrautsamen oder Schimmel wechselt natürlich mit der Jahreszeit und der Landschaft. Als Kuriosum sei ein Befund erwähnt, den Fisher, Franks, Wolf und Leider (1951) bei der Suche nach Pilzen in Hautschuppen im Kalilaugenpräparat erhoben. Sie fanden eine Milbe „Dermatophagoides Scheremetewskyi", die dem Acarus scabiei ähnelt, jedoch nicht wie dieser in der Haut gräbt, sondern sich nur von den oberflächlichen Hornschüppchen ernährt. Wahrscheinlich sind schuppende primäre Hauterkrankungen (z. B. Pilzkrankheiten) überhaupt erst die Voraussetzung, daß es zur Ansiedlung der Milbe kommt, die indessen als obligater Parasit bei Vögeln seit langem bekannt ist.

Um den Pilznachweis bei der Pityriasis versicolor zu führen, genügt es einfach, ein Stück Cellophanklebestreifen (Tesafilm) auf die trockene Läsion aufzupressen und abzuziehen (Porto 1953). Im abgeblendeten Licht sieht man Haufen von Sporen und unseptierte Mycelfäden des Erregers Malassezia furfur in weitgehend natürlicher Anordnung. Diese Präparate kann man beliebig lange aufheben, um sie zu Lehrzwecken bei Bedarf zu demonstrieren. Hier ist auch die Beobachtung von Fegeler und Knauer (1957) anzuführen, die nach Probeexcision aus einem klinisch suspekten Pilzherd am Unterschenkel unter dem Heftpflasterverband Pusteln auftreten sahen, in deren Blasendecken sich der Erreger mikroskopisch in reichlichem Maße nachweisen ließ, während das vorher nicht gelang. Die längere Abdeckung einer auf Mykose verdächtigen Läsion durch Tesaklebestreifen und Leukoplast fördert durch Feuchtigkeits- und Wärmestauung die Entwicklung der Pilzelemente in der Haut, sofern diese nur in geringer, leicht zu übersehender Zahl vorliegen sollten.

Ein weiterer Nachteil des Kalilaugenpräparates ist der Umstand, daß die mikroskopisch aufgedeckten Pilzmycelien nicht mehr zur Kultur verwendet werden können, da sie durch die Alkalieinwirkung abgetötet werden. Bisweilen gelingt es, nach gründlichem Abspülen der Schuppe in fließendem Wasser doch noch Wachstum zu erzielen, wobei bemerkenswert ist, daß nach eigenen Untersuchungen das Trichophyton mentagrophytes bis zu einer KOH-Konzentration von etwa 25% rasch abstarb, es bei einer Konzentration von 40% aber einer mehrstündigen Einwirkung bedurfte, um das gleiche Ergebnis zu erzielen. Hingegen ist das Trichophyton rubrum weit empfindlicher. Ideal wäre ein Mittel, welches das Präparat gut aufhellt, jedoch keine fungiziden oder fungistatischen Eigenschaften besitzt, um das positive Material nach der mikroskopischen Durchmusterung noch zur Kultur heranziehen zu können.

Eine Reihe von Chemikalien wurde von MANDEL, MUSKATBLIT, FRANKS und HERRMANN (1952) auf die Fähigkeit untersucht, ob sie diesen gestellten Anforderungen entsprechen würde. Von 22 verschiedenen Verbindungen erwies sich Duponol C als geeignetste. Hierbei handelt es sich um das Netzmittel Natriumlaurylsulfat (von DELMOTTE und BERNAERTS — 1953 — wurden Laurylsulfat und Natriumlaurylsulfonat verwendet, s. auch ACHTEN 1956 — S. 72), das in 5%iger wäßriger Lösung in einer feuchten Kammer über Nacht auf das Untersuchungsmaterial einwirkte und in seiner aufhellenden Wirkung der Kalilauge nicht nachstand. Höhere Duponolkonzentrationen führten zur Wachstumshemmung pathogener Organismen. Die aufgehellten pilzpositiven Schuppen, Haare usw. können anschließend zu Züchtungszwecken direkt auf einen Pilznährboden übertragen werden.

Ohne Färbung vermochten HAUFE und HAUFE (1958) in (teils formolfixierten) Gefrierschnitten, die sie in Glycerin einbetteten, vermittels des Phasenkontrastverfahrens Pilzelemente nachzuweisen. Sie erhielten überraschend klare und übersichtliche phasenoptische Bilder. Über den Wert des Phasenkontrastverfahrens in der Mykologie wurde auf S. 93 Stellung genommen.

Ferner interessiert hier die Frage, ob die alleinige mikroskopische Untersuchung im Kalilaugenpräparat dem Kulturverfahren überlegen ist. Auf Grund eigener Erfahrungen müssen wir diese Frage bejahen, vorausgesetzt, daß der Untersucher bereits über eine gewisse Übung verfügt. Bei Mikrosporien, Trichophytien und Favus sollte der Nachweis immer gelingen, man muß nur genügend lange suchen. Nicht immer erfolgreich verläuft indessen die Suche nach dem Erreger im Falle einer Tinea pedis, und zwar dann, wenn sie bereits vorbehandelt worden ist. Aber selbst bei der Tinea ergibt sich ein günstigeres Resultat durch die mikroskopische Untersuchung. Als Beispiel seien die Angaben von STRAUSS und KLIGMAN (1957) angeführt, die 120 Präparate aus Interdigitalräumen mikroskopisch und kulturell überprüften. In 83% der Fälle fanden sie ein übereinstimmendes Ergebnis, in 14% der Fälle war nur das mikroskopische Präparat positiv und in 3% der Fälle nur die Kultur. Die entsprechenden Zahlen bei weiteren 102 untersuchten Fußsohlenschuppenpräparaten lauteten: 74—24—2%, bei 155 Nagelspäneuntersuchungen: 73—25—2%. SILVA, KESTEN und BENHAM (1955) deckten das Trichophyton rubrum im Natronlaugenpräparat dreimal häufiger auf als in der Kultur. An der Dermatologischen Klinik in München fanden wir nach Aufschlüsselung von 447 gelungenen Pilznachweisen 355mal = 80% eine Übereinstimmung zwischen Mikroskop und Kultur, 84mal = 18% ein positives mikroskopisches, jedoch ein negatives kulturelles Ergebnis, und 8mal = 2% ein negatives mikroskopisches, aber ein positives kulturelles Resultat. Eine Aufschlüsselung von 1000 gelungenen Pilznachweisen an der Hautklinik in Essen ergab folgende Zahlen: von 635 Hautmykosen wurden 560 = 88% gleichzeitig mikroskopisch und kulturell erfaßt, 54 = 9% nur mikroskopisch, 21 = 3% nur kulturell bestätigt. Von 365 Nagelmykosen konnten kulturell und mikroskopisch 298 = 82% bewiesen werden, 64 = 17% nur mikroskopisch und 3 = rund 1% nur kulturell. Auch wenn beispielsweise BOTTGER (1954) noch 47mal (6%) aus

780 mikroskopisch negativen KOH-Präparaten von dermatomykosesuspekten Patienten den Pilz züchten konnte, kann dieser Umstand nicht etwa als Beweis für die Überlegenheit des Züchtungsverfahrens angesehen werden. Mit hoher Wahrscheinlichkeit hätte sich nämlich der Pilz auch mikroskopisch im Kalilaugenpräparat nachweisen lassen, wenn nur genügend Zeit zur Pilzsuche zur Verfügung gestanden hätte.

## 2. Mit Färbeverfahren

Als mikroskopisches Objekt können die winzigen Bakterien nur durch geeignete Färbemethoden nachgewiesen werden. Die morphologischen Elemente der Dermatophyten im Untersuchungsmaterial hingegen sind groß genug, um sie bereits durch bestimmte Aufhellungsmittel bei abgeblendetem Trockensystem im Mikroskop sichtbar zu machen. Trotzdem gibt es eine Reihe von Gründen, die es empfehlenswert erscheinen lassen, die verschiedenen Pilzelemente in den Haaren, Nägeln sowie in der Hornschicht der Haut ebenfalls zu färben: Das zeitraubende Suchen nach dem Erreger entfällt, Verwechslungsmöglichkeiten mit Kunstprodukten sind wesentlich reduziert, die Präparate können im Gegensatz zum Kalilaugenpräparat längere Zeit zu Demonstrationszwecken aufbewahrt werden, Feinheiten der morphologischen Struktur treten deutlicher hervor, mit der Ölimmersion lassen sie sich näher überprüfen, gefärbte Pilzelemente gestatten eine inhaltsreichere photographische Wiedergabe. Manche Autoren haben auch Pilzkulturpartikeln direkt gefärbt, um möglicherweise zur genaueren Klassifizierung beizutragen.

In den letzten 30 Jahren sind verschiedene Färbeverfahren beschrieben worden, von denen jedoch keines alle jene Wünsche erfüllt, die sich aus den Erfordernissen des Routinebetriebs eines Pilzlaboratoriums ergeben. Das Problem, bei einem Minimum an Arbeitsaufwand ein Maximum an gefärbten Pilzelementen darzustellen, harrt noch der Lösung. Für praktische Belange erweist sich der Wert einer Methode im allgemeinen weniger durch den gut gelungenen Nachweis des Pityriasis versicolor-Erregers, der in außerordentlich dünnen, leicht von Farbstoffen durchsetzbaren Hornschüppchen schmarotzt, sondern durch die Demonstration von Pilzen, beispielsweise in den wesentlich widerstandsfähigeren Nagelspänen. Betrachten wir die bisher publizierten Färbeverfahren, so läßt sich unsere Beurteilung etwa in dem Satze zusammenfassen: Je mehr Arbeitsgänge vom Autor als erforderlich beschrieben wurden, um so besser war die Durchfärbung des Untersuchungsmaterials. Je weniger Arbeitsgänge angegeben worden sind, um so schlechter war die Tingierung in den zentralen Partien.

E. Hoffmann (1938) gab eine einfache Dauerfärbung von Hautpilzen mit Azureosinglycerin an, die auch gleichzeitig andere Mikroorganismen darstellt.

2 Teile Azur-Eosin-Lösung (Giemsa-Lösung) und 5 Teile Glycerin werden gemischt (Glycerin fördert die Aufhellung des Untersuchungsmaterials). Unter einem Deckgläschen werden die dünnen Keratinpartikeln auf dem Objektträger ausgebreitet. Vom Rande her läßt man die Farblösung zufließen. Langsam färben sich die Pilze blau, die Hornzellen rötlich. Drückt man einen mit Eiweiß-Glycerin bestrichenen Objektträger auf eine pilzsuspekte Hautläsion, so lassen sich die Pilzelemente unmittelbar färben (Abklatschpräparat). Einbetten über Xylol in Cedernöl oder Canadabalsam. Auch Paraffinschnitte färben sich kontrastreich.

Die folgenden Autoren verwendeten Methylenblau zur Färbung der Pilze. Weiss (1933) benutzte zusätzlich Fuchsin zur Rotfärbung des Mycels, in Kontrast zu den sich blau tingierenden Sporen. Das Verfahren von Muskatblit (1949) führt zwar zu guten Bildern, belastet aber durch die zu zahlreichen Arbeitsgänge. Andererseits ist die Methode von Gordon (1951) nicht recht geeignet, Pilze in dickeren Nagelspänen sichtbar zu machen, was noch in weit stärkerem Maße über die

Schnellmethode (10—30 sec) von Chermsirivathana (1952) zu sagen ist, weil eben die Hornsubstanz dem Eindringen des Farbstoffes in die Tiefe doch erheblichen Widerstand entgegensetzt. Von Alkiewicz und Górny (1935) wird Kresylechtviolett herangezogen, das bei manchen Fadenpilzen polychromatisch wirkt. Da bei der Prozedur die Fixierungsflüssigkeit verbrennen muß, kann bisweilen das Präparat Schaden nehmen. Auch läßt die Aufhellung der Präparate zu wünschen übrig. 1%ige wäßrige Toluidinblaulösung ist ebenfalls zur Färbung brauchbar. Toluidin wurde später von Berberian (1937) routinemäßig verwendet, doch leidet diese Methode wiederum an den vielen Arbeitsgängen wie Entfettung, Fixierung, Färbung und Differenzierung des Untersuchungsmaterials. Aber sie liefert gute Bilder, wie Szodoray (1938/1940) bestätigte.

Von Langeron (1925) wurde schon vor vielen Jahren die Kombination eines Aufhellungsmittels mit einem Farbstoff angegeben:

Acid. lact. . . . . . . . . . . . . . . 1,0  
Phenol crist. . . . . . . . . . . . . 1,0  
Glycerin . . . . . . . . . . . . . . . 2,0  
Aqua dest. . . . . . . . . . . . . . . 1,0

Sobald alle Kristalle gelöst sind, muß Anilinblau = Baumwollblau (Poirrier C4B) in 0,5%iger Konzentration hinzugefügt werden. Eine entschiedene Verbesserung stellte dann die weitere Kombination mit einer an sich naheliegenden vorausgehenden Erweichung des Untersuchungsmaterials in 5—10%iger Kalilauge dar, wie sie Swartz und Conant (1936) beschrieben. Nach dem Herausspülen der Lauge aus den Hornpartikeln in Leitungswasser erfolgt die Färbung mit Lactophenol-Baumwollblau (1—2 min). Wichtig ist die völlige Entlaugung, weil nur in diesem Fall eine gute Färbung der Pilze zu erzielen ist. Nicht selten geht aber bei der Erweichung in KOH und nachfolgenden Spülung in Leitungswasser Material verloren. Schubert (1937) schlug deshalb vor, die Schuppen, Haare bzw. Nagelspäne in einem Bronzemetallsieb zu bearbeiten, das in toto in die Kalilauge, anschließend zur Spülung in das Leitungswasser eingetaucht wird. Zur Färbung entnimmt man dem Sieb geeignete Partikeln, breitet sie auf einem Objektträger aus, fügt einige Tropfen Baumwollblau-Lactophenol hinzu und erwärmt leicht über der Flamme. Frei werdende Flüssigkeit wird am Rande des Deckgläschens mit Fließpapier abgesaugt. Die Pilzelemente sind dunkelblau tingiert. Nach der Entwässerung kann die Einbettung in Canadabalsam oder in dem modernen Plastikmaterial (Polyvinylalkohol) erfolgen, wie es beispeilsweise von Huber und Caplin (1947) vorgeschlagen wurde.

Um die Pilze noch besser darstellen zu können, modifizierten Swartz und Coolidge (1953) einige Jahre später die vorstehend beschriebene Methode. Sie zogen einen weiteren Farbstoff (Phloxin B = Cyanosin = Eosin 1 O.B.) heran, da sie durch eine Kontrastfärbung eine noch klarere Abgrenzung gegenüber anderen Bildstrukturen zu erzielen hofften. Das Verfahren liefert sehr gute Ergebnisse, das Gewebe ist bläulich, die Pilze sind rot gefärbt. Sein Nachteil ist in dem erforderlichen Arbeitsaufwand zu sehen.

Auf die praktische Nutzanwendung von fluorescierenden Farbstoffen für die medizinische Forschung wies Hirt (1939) hin, der unter anderem erstmalig Pilzfäden der Malassezia furfur durch Anfärbung am Körper zur Darstellung brachte. Einen ähnlichen Weg ging Janke (1951), der die Pilze ebenfalls fluorescenzmikroskopisch demonstrierte. Die Herstellungszeit des Präparates beträgt nur wenige Minuten.

Das (möglichst dünne) Untersuchungsmaterial wird auf einem Objektträger ausgebreitet. Zusetzen von 2 Tropfen 15%iger Kalilauge; vorsichtiges Erhitzen; Zugabe eines Tropfens Aqua dest. und eines Tropfens einer wäßrigen Acridinorange-Lösung 1:1000. Das Präparat kann sofort unter das Fluorescenzmikroskop gelegt und durchmustert werden. Vorhandene Pilzelemente fallen durch ihre Leuchtkraft (gelblichgrün) auf. Kuhlmann nahm Primulin (Abb. 9).

Das Fluorochrom wird vom Zellplasma gespeichert. Bei der gegebenen Wasserstoffionenkonzentration entwickelt der Farbstoff eine besondere Affinität zu den Zellipoiden. Flegel (1954) wie auch uns hat sich dieses Verfahren als gut geeignet erwiesen, doch ist natürlich der Besitz eines Fluorescenzmikroskops Voraussetzung.

Die Einführung der nach Hotchkiss (1948) und McManus (1948) benannten Färbetechnik in die Pathologie sollte auch neue Aspekte für den Pilznachweis eröff-

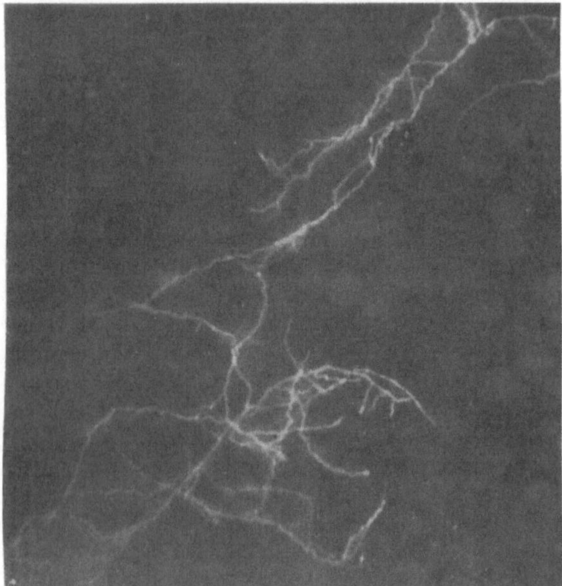

nen. Seit vielen Jahren war ein Verfahren von Bauer (1933) bekannt, durch Behandlung von Gewebeschnitten mit Chromsäure und durch nachfolgende Einwirkung des Schiffschen Reagens (Feulgen) Polysaccharide anzufärben. Die von McManus (1948) verwendete Perjodsäure hat aber im Gegensatz zur Chromsäure den Vorteil, die durch die Säureeinwirkung bedingte Oxydation von OH-Gruppen nur bis zu den Aldehydgruppen laufen zu lassen. Schon Hotchkiss (1948) hob hervor, daß sich mit der neuen Methode Hefezellen und Pilze im Gewebe deutlich färben lassen. Kligman (1950), in Zusammenarbeit mit dem Pathologen Mescon, überprüfte nun

Abb. 9. Fluorescenzmikroskopischer Nachweis der Pilzhyphen in der Hautschuppe (Primulin 1:1000 in 10%iger Kalilauge)

erstmalig systematisch die Brauchbarkeit der Perjodsäure-Schiff-Färbung zwecks Nachweises von Pilzen und Hefen im Gewebe. Wenn sich auch die Pilzelemente rot anfärben, in gleicher Weise wie die sauren Polysaccharide vom Typus der Chondroitinschwefelsäure oder der Hyaluronsäure des Gewebes, so darf doch nicht auf eine chemisch gemeinsame Grundlage geschlossen werden. Gadrat, Bazex und Dupré (1952) haben vor der PAS-Färbung Hyaluronidase und Kollagenase auf die Pilze einwirken lassen, in keinem Fall aber kam es zu einer negativen Reaktion. Der positive Ausfall der Hotchkiss-McManus-Färbung beruht vielmehr auf oxydierten Hydroxylgruppen (zu Aldehydgruppen), die den stickstoffhaltigen Kohlenhydraten besonders der Pilzzellwände eigen sind. Bald zeigte sich aber bei der praktischen Durchführung der Reaktion ein großer Nachteil. Dieser liegt in der Unbeständigkeit des Schiffschen Reagens. Unter dem Einfluß des Luftsauerstoffes tritt nämlich bald eine Rotfärbung des durch Schwefelsäure entfärbten Fuchsins ein. Dies zwingt zur häufigen Neuanfertigung der Lösung. Kligman, Pillsbury und Mescon (1951) haben daher eine verbesserte Technik mitgeteilt, bei der basisches Fuchsin erst nach völliger Färbung des Untersuchungsmaterials durch weitere Zugabe einer aus Zinkbisulfit und Weinsäure bestehenden Lösung entfärbt wird (Umkehr-Technik). Bottger (1954) verwendete für den gleichen Zweck Natriumbisulfit und Weinsäure. Die Pilze sind rot, die Hornsubstanz ist farblos oder leicht rosa tingiert. Gegenfärbungen, etwa mit Lichtgrün, entfallen.

*Technik.* Das Untersuchungsmaterial wird mit Hilfe von Eiereiweiß auf dem Objektträger angeklebt.

1. Objektträger 1 min in 95%igen Alkohol, dann 5 min in eine 5%ige wäßrige Perjodsäurelösung eintauchen.

2. 2 min in eine Fuchsinlösung bringen (basisches Fuchsin 0,1 in 5,0 Äthylalkohol 95%ig auflösen, dann Aqua dest. 95,0 hinzufügen).

3. In Leitungswasser abspülen.

4. 10 min in eine Entfärbungslösung tauchen (Zinkbisulfit 1,0, Weinsäure 0,5, dest. Wasser ad 100,0. Diese Lösung ist gut einen Monat haltbar und immer wieder verwendbar).

5. In Leitungswasser abspülen.

6. Entwässern (aufsteigende Alkoholreihe, Xylol) und in Canadabalsam einbetten.

Mit der beschriebenen Methode lassen sich in Haaren, Nagelspänen und Hornschuppen befindliche Pilzelemente sehr gut färben. Je nach der Dicke des Präparates können sich die einzelnen Färbevorgänge um das 2—5fache verlängern. Erstrebenswert ist ein möglichst dünnes Untersuchungsmaterial. Um daher bei dickeren Hornpartikeln ebenfalls zu guten Ergebnissen zu kommen, empfahl SHARVILL (1952) eine Kombination der nicht modifizierten PAS-Färbung mit vorausgehender Erweichung der Hautschuppen in 10%iger Kalilauge. Wichtig ist die anschließende gründliche Entlaugung des gelatinös gequollenen Hornmaterials in Leitungswasser, bevor die eigentliche Färbung eingeleitet wird. Auch TASCHDJIAN und MUSKATBLIT

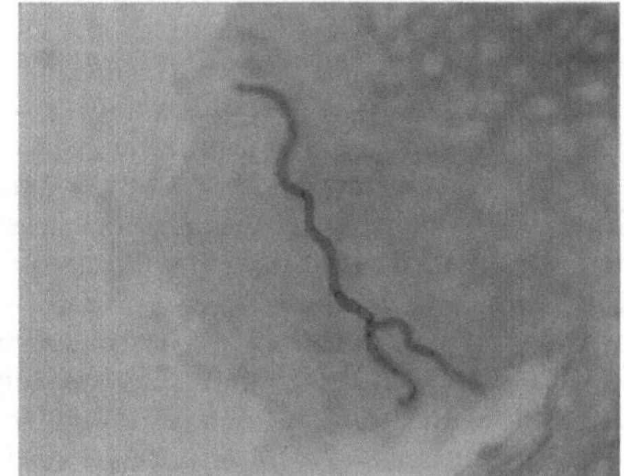

Abb. 10. PAS-Färbung, sich gabelnder Pilzfaden in einer Hautschuppe

(1953) erweichten das Material in 5—10%iger Kalilauge, führten aber durch Nachbehandlung einer 5—10%igen Milchsäure auf dem Objektträger eine saure Reaktion herbei. GRANITS (1954) applizierte zur Quellung der Hornpartikel eine 30%ige KOH-Lösung.

*Technik.*

1. 30%ige Kalilauge, bis das Material glasig transparent geworden ist.
2. Auswaschen in Aqua dest.
3. 15—20minütige Einwirkung von 5%iger Perjodsäure.
4. Auswaschen in Aqua dest.
5. Schiffsches Reagens: 20—60 min einwirken lassen (das Präparat muß in toto dunkelrot sein).
6. 2%ige Thionylchloridlösung: 10—30 min lang (das Präparat muß in toto entfärbt sein).
7. Abspülen in Aqua dest.

Die Pilze sind rot, das Gewebe ist bläulichrot gefärbt (Abb. 10). Selbstverständlich kann man auch hier die schon erwähnte Umkehr-Technik anwenden. Nach unseren Erfahrungen liegt eine Schwierigkeit der routinemäßig angewendeten Methode in dem ständigen Kampf des Laboranten, die erweichten und auf dem Objektträger fixierten Hornpartikeln nicht durch die wiederholten Arbeitsgänge abschwimmen zu lassen. Das führt leicht zu Verwechslungen der Präparate, wenn aus Zeitersparnisgründen Partikeln verschiedener Körperregionen gleichzeitig gefärbt werden sollen und daher gemeinsam auf einem Objektträger aufgeklebt wurden. Eiweiß hat sich uns gar nicht bewährt, besser waren Collodium oder UHU-Klebstoff. Völlig zu befriedigen vermochte uns aber keine Fixierungsmethode. Die Gefahr des Abschwimmens soll geringer sein, wenn man sich des von Polemann (1957) auch für Zwecke der Färbung vorgeschlagenen Klebestreifens (Porto 1953) bedient. Dabei wird Tesafilm oder Nadirband auf die pilzsuspekte (trockene!) Hautstelle aufgeklebt und mehrfach abgezogen. Das so erhaltene Abklatschpräparat wird dann ohne oder mit vorausgehender KOH-Erweichung vermittels der PAS-Methode (oder der schon erwähnten Lactophenol-Baumwollblaulösung) gefärbt. Für Studien mit pilzdurchsetzten Nägeln haben wir uns übrigens des von uns entwickelten Hornerweichungsmittels Keratolyticum-Sagitta (Sagittawerk München) mit gutem Resultat bedient. Der Nagel wird in toto 24—48 Std und länger — je nach dem erwünschten Erweichungsgrad — in den Gelee versenkt und anschließend nach den Regeln der histologischen Technik weiter verarbeitet.

Für den Routinebetrieb eines großen Krankenhauses oder einer Klinik wäre die Durchführung der in der Tat zu sehr schönen Bildern führenden PAS-Färbung nur gerechtfertigt, wenn dieses Verfahren zur objektiven Erhärtung der klinischen Diagnose einer Dermatomykose allen anderen Untersuchungsverfahren eindeutig überlegen wäre. Die zeitsparendste Untersuchungsmethode ist ohne Zweifel noch immer die Anfertigung eines Kalilaugenpräparates. Führt nun die PAS-Färbung häufiger zu positiven Ergebnissen als dies bei Kalilaugenpräparaten der Fall ist? Die Meinungen gehen auseinander. Kligman, Pillsbury und Mescon (1951), ferner Lofgren und Batts (1952), Rosenthal u. Mitarb. (1956) erhielten bessere Ergebnisse, während Muskatblit, Taschdjian und Franks (1953), weiterhin auch Bottger (1954) dem Kalilaugenpräparat den Vorzug geben. Nach unserer Auffassung ist die PAS-Reaktion für die Routinearbeit noch zu zeitraubend. Aus diesem Grunde führen wir unsere laufenden Pilzuntersuchungen in den letzten Jahren mit einer Methode durch, die Zeitersparnis und Färbung der Pilzelemente verbindet. Es handelt sich um ein von Cohen (1954) vorgeschlagenes, später von Taschdjian (1955) modifiziertes Kalilauge-Parkertinte-Gemisch, das zeitlich 6—8 Wochen aufbewahrt und jederzeit wie gewöhnliche Kalilauge zur Anfertigung von Pilzpräparaten herangezogen werden kann.

Rp.

     Kalilauge . . . . . . . . . . . . . . . . . . 5,0
     Parker Superchrome Blue Black 51 . . . . . . 45,0

D. 2—3 Tropfen zu dem Pilzpräparat unter dem Deckgläschen zugeben. Leicht erhitzen und überschüssige Lösung durch Filterpapier absaugen.

Die Tinte enthält Diaminostilben-disulfonsäure in Kombination mit 1-Amino-8-naphthol-2,4-disulfonsäure und 0,67% NaOH. Die Färbung ist zwar nicht spezifisch für Pilze, da sich beispielsweise auch Textilfasern in gleicher Weise blau anfärben, aber die Aufmerksamkeit wird durch die Tingierung sofort auf suspekte Strukturen gelenkt. Eine stärkere mikroskopische Vergrößerung klärt dann rasch, ob tatsächlich echte Pilzfäden vorliegen. Enderlin (1958) verglich die Kalilauge-Parkertintenmethode mit dem einfachen Xylol-Aufhellungsverfahren. Erstere erwies sich als weitaus ergiebiger.

Wie wir schon auf S. 67 anführten, können zur Aufhellung der Hornpartikeln auch oberflächenaktive Netzmittel verwendet werden. Achten (1956) empfahl eine 0,1%ige Aminollösung (kationenaktives Alkyldimethylbenzylammoniumchlorid = Zephirol). Da er der Flüssigkeit gleichzeitig 0,2%iges basisches Fuchsin zusetzte, erfolgt parallel zur Aufhellung der Schuppen eine Rotfärbung der Pilzelemente. Je nach der Dicke des Untersuchungsmaterials muß man das Reagens 2—10 min (ohne Erhitzen) einwirken lassen. Als Farbstoff weniger befriedigend erwiesen sich Nilblau, Bismarckbraun und Janusgrün, obwohl auch sie das Mycel tingierten. Zur Kultur eigenet sich das Präparat aber nicht mehr, weil das Netzmittel fungistatische Eigenschaften besitzt.

# III. Kultureller Nachweis

## 1. Allgemeines

Pilzkulturen werden in Erlenmeyer-Kölbchen, Pilzkölbchen, Petri-Schalen oder Reagensgläsern angelegt. Zum Studium der Feinstrukturen ist die Mikrokultur geeignet (S. 86). Da man Haare und Schuppen vor der Aussaat zerkleinern muß, empfahlen MILOCHEVITCH und EKERSDORF (1932) ein Instrument, das eine gabelförmige Haltenadel darstellt, mit der man z. B. das durchzuschneidende Haar fixiert und auf diese Weise das Wegspringen abgeschnittener Partikeln vermeidet. Ohne in jedem Fall eine Mikrokultur anlegen zu müssen, können wir uns über die Diagnose durch mikroskopische Betrachtung des Mycels, der Mikro- und Makrokonidien der Originalkultur in einem Reagensglasröhrchen orientieren, wenn wir über eine geeignete Haltevorrichtung für den Mikroskopiertisch verfügen. SCHMIDT (1936) beschrieb zwei breite Klemmfedern, die durch einen breiten Drahtbügel verbunden sind und durch eine Metallplatte mit Stützen auf dem Kreuztisch fixiert werden. Längs- und Seitenverschiebungen sind möglich. Eine noch einfachere Haltevorrichtung für Reagensgläser stellen die von KLEINE-NATROP (1951) empfohlenen Klemmfedern (Firma E. Leitz) dar (s. auch BENEDEK 1926, 1941), die gegen die üblichen Objekttischklemmfedern bei Drehtischmikroskopen nur ausgewechselt werden. Da das im Laboratorium verwendete Glasmaterial für Pilzkulturen besonders zerbrechlich und verhältnismäßig teuer ist, eignet es sich weniger, um zur Züchtung von Pilzen im Routinebetrieb einer dermatologischen Praxis herangezogen zu werden. Für diese Zwecke verwenden WILSON und PLUNKETT (1949) viereckige flache Fläschchen (4 × 4 cm) aus gewöhnlichem Glas, das etwa einem kleinen Arzneifläschchen mit Schraubverschluß entspricht. Nach Eingießen des Nährbodens, Sterilisation im Autoklaven und Erstarrung in der flach hingelegten Flasche kann jederzeit Untersuchungsmaterial überimpft werden. Zum Versand sind diese Behälter gleichfalls geeignet. Die üblichen Kulturröhrchen pflegen nämlich nicht selten auf dem Transport zu zerbrechen, weshalb HRUSZEK (1936) folgende Methode vorschlug: Auf den Grund sterilisierter Glasröhrchen mit einer Länge von 10—15 cm, einer lichten Weite von 8 mm und einer Glaswandstärke von $^1/_2$—1 mm werden Pilzkulturpartikeln verbracht. Nach dem Zuschmelzen des oberen Endes ist das Kulturmaterial versandfähig. Da sich Pilzsporen mehrere Monate lebensfähig halten, eignet sich diese Methode auch zum Konservieren von Pilzen, die man nicht laufend überimpfen möchte. Bei Bedarf wird der Erreger dann neu gezüchtet.

Eine außerordentliche Gefahr für die Erhaltung einer Pilzsammlung liegt in dem Einschleppen bestimmter Milben, die in der Zoologie als Mykophagen bekannt sind. Diese dringen leicht durch Watte- und Zellstoffpfropfen hindurch. In kurzer Zeit wandern sie von Kultur zu Kultur, wobei neben der Zerstörung des Pilzes auch winzige Pilzpartikeln verschleppt werden, welche die Reinkulturen unsauber werden lassen. Mit dieser Gefahr haben sich im deutschen Schrifttum jüngst KNÖLL und HÖSEL (1954) auseinandergesetzt. Nach eigenen Beobachtungen werden die Pilzhyphen ausgesaugt, wobei es zu einer auffallend schmutzigbräunlichen Veränderung der Kultur kommt. Schließlich nimmt der ausgelaugte Pilzkuchen eine krümelige Beschaffenheit an. Bisweilen erkennt man auch geschlängelte, durch Pilz- oder Bakterienwachstum bedingte Linien auf dem Nährboden als Zeichen der Keimverschleppung durch herumwandernde Milben. Auf diese Milben wurde von PUNTONI (1931) später von DUCHÉ (1933) aufmerksam gemacht. Von ARÊA LEÃO, MELLO und MAYOR (1945) liegt eine eingehende Abhandlung vor. Die anzutreffenden Milbenarten wechseln. PÄTIÄLÄ (1947) fand in Finnland Tyroglyphus siro. JANKE und LUBKOWITZ (1953) sowie GÖTZ und REICHEN-

BERGER (1953) konnten in Marburg bzw. München Tarsonemus fusarii Cooreman (1941) aufdecken (Abb. 11). Ein Tarsonemus confusus war der Verunreiniger von Pilzkulturen in New York bei REISS und CAROLINE (1953), während JONES und LOHRMAN (1954) in Philadelphia, BRAUN (1955) in Magdeburg die Gattung Tyrophagus nachwiesen. Die Verschleppung der Milben erfolgt gelegentlich durch Austausch von Pilzkulturen zwischen befreundeten mykologischen Laboratorien, wie aus einer Mitteilung von JUNG (1954) hervorgeht. Die Ausrottung der in eine Mykothek eingebrochenen Milben ist keinesfalls leicht. Nach eigenen Erfahrungen zeigte DDT keine ausreichende acaricide Wirkung. Selbst Formaldehyddämpfe verhinderten spätere Rezidive nicht. Die Milbenverseuchung in München erlosch 1955 aber schlagartig nach Raumvernebelung durch Parex (Riedel De Haën) bei geöffneten Schränken. Das Mittel stellt ein Hexachlorcyclohexanpräparat dar. Wattepfropfen, die mit 10%iger Systoxlösung getränkt worden waren, unterdrückten das Hindurchschlüpfen der Milben, doch konnte es dem Nährboden nicht zugesetzt werden, da bereits eine 0,5%ige Systox-Konzentration Kulturwachstum ausschloß. NIBLEY und NEWTON (1957) fanden in dem Parex entsprechenden Präparat Lindane ($\gamma$-Isomer des Hexachlorcyclohexans = Gammexan, Jacutin [Merck]) der Calif. Spray-Chemical Corp. ein geeignetes Mittel, das dem Kulturmedium ohne Schädigung

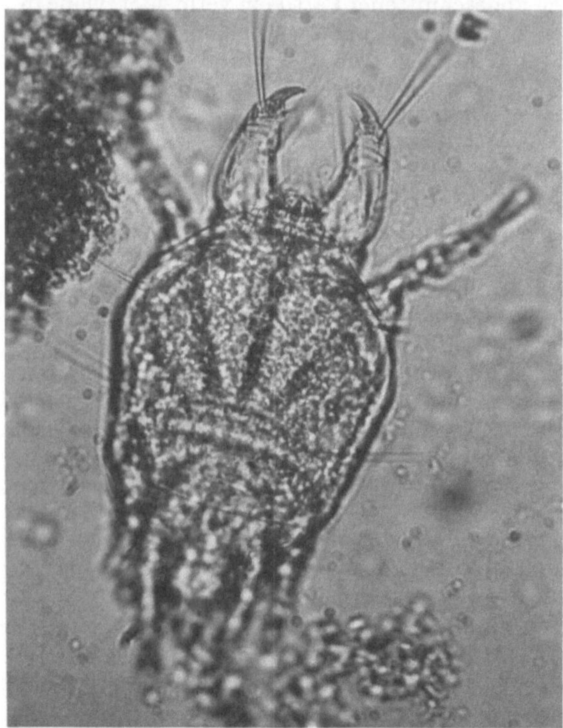

Abb. 11. Eine Pilzkulturen zerstörende Milbe: Tarsonemus fusarii COOREMAN (♂). 300fache Vergr.

des Pilzes beigemischt werden kann. Bei einem Nährbodenzusatz von 0,01% tötet es die Milben nach Kontakt mit dem Agar nach 3 min ab. Außer Blastomyces dermatitidis und Histoplasma capsulatum blieben andererseits 26 pathogene und nichtpathogene Testpilze ohne Beeinträchtigung ihres Wachstums.

Die für die Züchtung der Dermatophyten notwendigen Grundnährstoffe sind Stickstoffverbindungen und Kohlenhydrate, wobei wir zunächst von eventuellen zusätzlichen Wuchsfaktoren absehen. Die alten Vorschriften von SABOURAUD

| | | |
|---|---|---|
| (Milieu d'épreuve): | Peptone granulée von Chassaing | 10 g |
| | Maltose brute von Chanut | 40 g |
| | Agar | 18 g |
| | Wasser | 1000 g |
| und von GRÜTZ | | |
| (Pilzprüfagar III): | Pepton | 5 g |
| | Glycerin | 5 g |
| | NaCl | 5 g |
| | Nervinamalz | 60 g |
| | Agar | 18 g |
| | Wasser | 1000 g |

entsprechen diesen Erfordernissen. *Im Prinzip* werden auch heute noch in allen mykologischen Laboratorien der Welt diese Vorschriften benutzt. Ihr Nachteil liegt in dem Umstand, daß die einzelnen Bestandteile nicht sämtlich chemisch klar zu definieren sind. Wechsel der einzelnen Ingredienzien bedingt meist auch einen Wechsel des Aussehens der Pilzkultur, selbst wenn es sich um die gleiche Art handelt.

Es ist daher verständlich, wenn zahlreiche Untersucher bemüht waren, jene Faktoren aufzuspüren, die eine Änderung des makro- und auch mikroskopischen Bildes der Myceten bewirken. Auf diese Weise hätte man zu international vergleichbaren Ergebnissen kommen können (ältere Literatur s. bei BRUHNS und ALEXANDER 1928). HODGES (1928) ersetzte die Rohmaltose von SABOURAUD durch chemisch reine Maltose und stellte ein schlechteres Wachstum der Kulturen fest. In seinen Versuchen wies er nach, daß chemisch reine Glucose (4%) in Kombination mit amerikanischem Fairchild-Pepton etwa die gleiche Leistungsfähigkeit wie der alte Sabouraudsche Nährboden besaß. WEIDMAN und SPRING (1928) bestätigten diese Ergebnisse im wesentlichen. Ein absolut identisches Wachstum konnte jedoch nicht erzielt werden, da die verschiedenen Pilzarten auf wechselnde Nährbodenzusammensetzungen eben doch unterschiedlich ansprachen. Der von SABOURAUD empfohlene Honignährboden (Honig 8%ig als alleinige Kohlenhydratquelle) weist einen weiteren Unsicherheitsfaktor hinsichtlich seiner chemischen Reinheit auf, da der Honig verschiedenster Länder in seiner Zusammensetzung (Lävulose, Dextrose, Saccharose, Wachs, Pollen, unlösliche Stoffe) wechselt, wie aus der Analyse von WEIDMAN und SPRING hervorging. MILOCHEVITCH (1931) vermochte daher nach Verwendung jugoslawischen Bienenhonigs die Ergebnisse von SABOURAUD auch nicht zu reproduzieren. Eine Verschiebung der Kohlenhydratmenge im Nährboden zugunsten des Peptons ergab nach WILLIAMS (1935[1], 1936[1a]) ein üppigeres Wachstum und damit eine Förderung der Differenzierungsmöglichkeiten, jedoch eine Verschlechterung der Pigmentproduktion. Zunehmende Glucosekonzentration erhöht die Neigung zur Pleomorphie. 4% Pepton und 1% Glucose stellen daher ein überlegeneres Nährmedium dar. Der gleiche Autor (1934[7]) untersuchte auch den Einfluß des Glycerins im Nährmedium in einer Konzentration von 1—25% ($p_H$ 5,5). Mit zunehmender Glycerinmenge nahm das Wachstum der Kulturen bis zur völligen Hemmung ab. Der Pilzkuchen entwickelte eine auffallende Durchsichtigkeit. Verständlicherweise hat auch die Nährbodenmenge auf das quantitative Wachstum der Hautpilze einen sicheren Einfluß (HRUSZEK 1934). Beide verhalten sich direkt proportional, wobei die als charakteristisch anerkannten makroskopischen Merkmale mit zunehmender Nährbodenmenge deutlicher zum Vorschein treten. Je älter ein Pilznährboden ist, bevor er beimpft wird, um so mehr verliert er durch die Lagerung an Wasser, wie WILLIAMS (1936[3]) zeigen konnte. Bei 10 g üblichen Nähragars im Röhrchen betrug der Gewichtsverlust nach 35 Tagen etwa 25%. Das entspricht einer Konzentrierung der Ingredienzien des Nährmediums von 4—5%. Ein wesentlicher Unterschied im Aussehen der Kolonien nach Beimpfung frischer und abgelagerter Nährböden ließ sich indessen nicht aufdecken (WILLIAMS 1935[4]).

## 2. Nährböden

Rein synthetische Nährböden, wie sie als erstrebenswertes Ideal jedes Mykologen gelten, sind für biochemische Studien unerläßlich. Nur ein jederzeit reproduzierbares Medium gestattet, die einzelnen Komponenten wegzulassen, auszutauschen oder zu ergänzen, um auf diese Weise den Bedarf an Nährstoffen einer Pilzart ausfindig zu machen. Bis zur Gegenwart ist es jedoch nicht gelungen, einen chemisch klar definierbaren Züchtungsagar zu entwickeln, der bezüglich

der Wachstumsintensität der Kulturen die gleiche Leistungsfähigkeit aufweist
wie die alten von SABOURAUD, GRÜTZ usw. angegebenen Nährböden (S. 74).
Eine besonders bei Schimmelpilzzüchtungen weitverbreitete, rein synthetische
Nährlösung ist die von CZAPEK-DOX:

| | |
|---|---|
| Saccharose . . . . . . . . . . . . . | 30,0 |
| Natriumnitrat . . . . . . . . . . . . | 2,0 |
| Kaliummetaphosphat . . . . . . . . | 1,0 |
| Magnesiumsulfat (krist.) . . . . . . . | 0,5 |
| Kaliumchlorid . . . . . . . . . . . | 0,5 |
| Eisensulfat . . . . . . . . . . . . . | 0,01 |
| Leitungswasser . . . . . . . . . . . | 1000,0 |

Durch Zugabe von Aneurin, Lactoflavin, Pantothensäure, p-Aminobenzoesäure und Staphylokokkenextrakt (Vitamin H) zu dieser Lösung fanden MUSTER
und PAILLARD (1945) einen brauchbaren Pilznährboden.

Unabhängig davon erhielten GÖTZ und SIMON (unveröffentlicht) durch Variation
von zehn zugegebenen Aminosäuren und einigen Wuchsstoffen, Ersetzung der
Saccharose durch 3% Fruktose mit 2% Agar zur Czapek-Dox-Lösung einen festen
Nährboden, der zwar die Entwicklung der Dermatophyten gestattete, aber doch
nicht zu der Wachtumsintensität führte, die wir auf Grütz-Agar erzielten. Die
Kombination mehrerer Aminosäuren plus Wuchsstoffe leistete Brauchbareres als
Einzelaminosäuren. Schon WILLIAMS (1935[1]) hatte festgestellt, daß beispielsweise
Asparagin als Ersatz des Peptons nicht voll befriedigte, während WEIDMAN und
SPRING (1928) Ammoniumlactat als Stickstoffquelle — allerdings auch mit mangel-
haftem Resultat — versuchten. SOUTHWORTH (1937) empfahl als Peptonersatz 1%
Harnstoff. In Verbindung mit 4% Dextrose habe er neben einigen der Czapek-
Dox-Lösung ähnlichen Salzen gutes Wachstum gesehen (s. Biologische Unter-
suchungen, S. 19ff.).

Durch chemische Bearbeitung des Agars erzielten ROBBINS und MCVEIGH
(1951) eine offenbar toxische Hemmung des Trichophyton mentagrophytes- und
des Staphylococcus aureus-Wachstums im Vergleich zur Kontrolle. Sie hydroly-
sierten Agar durch Schwefelsäure und neutralisierten das Gemisch durch $Ba(OH)_2$.
Nach Entfernung des gebildeten $BaSO_4$ gaben sie davon 1 mg/cm³ einem Nährboden zu, der Mineralsalze, Dextrose, Asparagin und nichthydrolysierten Agar enthielt. Es gelang nicht, die „toxische" Substanz ausfindig zu machen.

Der Wechsel des Stickstoffaktors im Nährboden führt zu Veränderungen im
Aussehen der Kultur. In Analogie zu den in Deutschland, Nordamerika und
anderen Ländern durchgeführten Versuchen hat auch CARLIER (1948) in Großbritannien geprüft, welches der einheimischen Peptone (Gurr, Armour, Southel,
Oxo) sich für die Züchtung am geeignetsten erwies. Die Autorin empfahl das
inländische Oxoid-Pepton. In Notzeiten bereitet die Peptonbeschaffung nicht
selten Schwierigkeiten. MEMMESHEIMER (1938) mit seiner Mitarbeiterin KUHL-
MANN haben daher 1938 ein aus Meerschweinchenhaut gewonnenes Pepton verwendet, mit dem auch wir 1947 eigene gute Erfahrungen sammeln konnten
(GÖTZ 1947). Der Nachteil der wechselnden Zusammensetzung des wie folgt
erhaltenen Peptons muß in Zeiten von Bezugsschwierigkeiten allerdings in Kauf
genommen werden.

Ein Meerschweinchenfell wird in Stückchen geschnitten und mit Kalilauge 30—45 min
gekocht. Haare und Epidermis lösen sich völlig; der unzerkochte Rest besteht aus Bindegewebe. Auf 75—80 g Fell gibt man 20 cm³ 30%iger Kalilauge und etwa 75 cm³ Leitungswasser. Die nach dem Kochen entstandene Bouillon wird durch Mull filtriert und mit Salzsäure neutralisiert, anschließend nochmaliges Filtrieren. Nach Eindampfen des Filtrates im
Wasserbad (bei 60°C etwa 12 Std) erhält man eine hellbraune, wasserlösliche Substanz, die
nach Verreibung im Mörser jederzeit als ein dem Pepton etwa gleichwertiger Ersatz heran-

gezogen werden kann. Der verwendete Nährboden setzte sich zusammen aus: 1% Meerschweinchentrockensubstanz, 4% Nervinamalz, 1,8% Agar, 2% Glucose, Leitungswasser, $p_H$ 7.

Um die 30iger Jahre erhielt das Studium der Fruktifikationsorgane der Dermatophyten neue Impulse. Hier sei auf die Untersuchungen von LANGERON und MILOCHEVITCH (1930) sowie MILOCHEVITCH (1930) hingewiesen, welche die Dermatophyten nicht auf den üblichen Agarmedien züchteten, sondern sie auf nährstoffarme, sog. „natürliche" Nährböden wie Getreidekörner, Stroh, Holzstückchen, Pferdemist überimpften.

1. Getreidekörner (Weizen, Hafer, Gerste) werden in einem Erlenmeyer-Kolben auf Watte in einer etwa 2 cm hohen Schicht ausgebreitet und mit Wasser übergossen, so daß die Watte gut durchfeuchtet ist. Verschluß durch Zellstoffpfropfen und Sterilisation im Autoklaven. Nach dem Abkühlen Beimpfung der obersten Körnerschicht.

2. Pferdebollen, frisch wie möglich und nicht verunreinigt durch Erde, wird ohne Watteunterlage am besten in weitlumige Reagensgläser eingebracht, ohne den oberen Rand zu verschmutzen. Es wird so viel Wasser zugegeben, bis der Bollen nahezu bedeckt ist. Verschluß durch Watte- oder Zellstoffpfropfen und gründliche Sterilisation, um alle Keime abzutöten. Dieser Nährboden eignet sich sehr gut zur Konservierung der Dermatophyten.

Es zeigte sich, daß die Pilze auf diesen offenbar primitiven Substraten durchaus zu vegetieren vermögen, ja, daß sie die Bildung der für die Diagnose so wichtigen Fruktifikationsorgane geradezu erzwingen und den Pleomorphismus lange hinausschieben. Diese „natürlichen" Nährböden können aber die „klassischen" Kulturmedien nicht ersetzen, weil auf ihnen das typische, für die Diagnose wichtige makroskopische Aussehen des Pilzkuchens verlorengeht (GOMEZ J. DE CISNEROS u. a. 1936). Auf die Dauer verhindern auch sie den Pleomorphismus nicht. STARKOFF und STARKOFF (1949) überprüften die Ergebnisse vorstehender Autoren unter Verwendung Sabouraudscher und Baezascher (1% Glucose, 1% Maltose, 1% Dextrin) Nährböden sowie von Weizenkörnern. Je nach der inoculierten Pilzart wechselte die Fähigkeit zur Entwicklung der Mikrostrukturen.

Um „natürliche" Nährböden bemühte sich auch HRUSZEK (1934[1]), der 56 verschiedene Pilzstämme auf sterilisierten Gurkenschnitten züchten konnte. Pilzinfizierte Schuppen und Haare keimten in gleicher Weise wie auf den klassischen Nährböden aus. Gurkenschnitte eignen sich also zu Primär- und Passagekulturen. In weiteren Versuchen zog er auch Kürbis, Futterrübe, rote Rübe, Rettich, Meerrettich, Sellerie, Zwiebel, Kartoffel und Mohrrübe zu Wachstumsversuchen heran (HRUSZEK 1935[1]). Die Kulturen gestalteten sich auf den verschiedenen Substraten recht wechselvoll (Farbe, Oberflächenkonfiguration), die pleomorphe Entartung war verzögert. In Fortentwicklung dieser Studien stellte er aus den vorstehend angeführten Pflanzenfrüchten Preßsäfte her und bereitete durch Zugabe von 2% Agar feste Nährböden. HRUSZEK (1935[2]) beobachtete, daß die Kulturfarbe und die pleomorphe Degeneration zum großen Teil Funktionen des Nährbodens darstellen. Da es sich bei den verwendeten Materialien um Naturprodukte handelte, wurde in den geschilderten Verfahren ein Fortschritt gesehen. Um die Herstellungskosten gering zu halten, bereitete SCHOLZ (1935) in ähnlicher Weise Agarnährböden mit Kartoffel- und Mohrrübenpreßsaft zu. Die Pilze wuchsen schneller als auf den Standardnährböden von SABOURAUD und GRÜTZ. Auf der Suche nach noch geeigneteren Nährböden entwickelte HRUSZEK (1936[2]) schließlich ein „biologisches" Herstellungsverfahren für Kulturmedien. Preßsaft von Zwiebeln, Sellerie usw. wurde u.a. mit Hefe, Pseudomonas pyocyanea, Escherichia coli, Staphylococcus, Prodigiosus-Bakterien beimpft. Nach 48 Std inaktivierte der Autor die Keime, setzte Agar zu und inoculierte Pilzpartikeln. Als Ergebnis traten die unterschiedlichen Ernährungsbedürfnisse der einzelnen Pilzarten deutlich hervor. So wuchs das Trichophyton rubrum (Epidermophyton rubrum) allgemein schlechter als das Mikrosporum gypseum (Achorion gypseum). Gleich gute Entwicklung der Stämme ließ Zwiebelsaft plus Pseudomonas pyocyanea erkennen, während Zwiebelsaft plus Escherichia coli das Wachstum beider Pilze unterdrückte.

Ein· „natürliches" Substrat für bestimmte Dermatophyten sollte erwartungsgemäß Haarkeratin darstellen. Toma (1929) versuchte in vitro, Trichophyten und ein Mikrosporum gypseum (Achorion gypseum) in Meerschweinchenhaare einwachsen zu lassen. Nach einem Überzug der Haare aus nährstoffarmem Agar und Beimpfung fand er im Haar nur einige Mycelfäden eines Endothrix-Trichophyton, hingegen reges intrapiläres Wachstum des Mikrosporum gypseum. Letzteres entwickelte sich auch im Haar nur nach Befeuchtung mit physiologischer Kochsalzlösung. Das Trichophyton mentagrophytes (interdigitale) wächst nach Bonar und Dreyer (1932) auf sterilisiertem Haar in vitro. Nach Williams (1934[5, 6]) ließ das Trichophyton schönleinii (Achorion Schönleinii) kein Wachstum erkennen. Innerhalb von 7 Tagen entwickelte sich das Mikrosporum audouinii auf Kinderhaar, aber in dieser Versuchsreihe überhaupt nicht auf Erwachsenenhaar. Der Einfluß fungistatischer Lipide (Rothman, Smiljanic, Shapiro und Weitkamp 1947) geht hier deutlich hervor, denn die Haare wurden nicht entfettet. In weiteren Studien extrahierte Williams (1935[2]) die Haare mit Äther und brachte jetzt das Trichophyton schönleinii zum Haften. Offensichtlich verhalten sich aber die verschiedenen Stämme der gleichen Art nicht übereinstimmend. Angefeuchtetes Haar*pulver* erwies sich als Nährboden geeignet (Götz 1953). Das Trichophyton mentagrophytes (Epidermophyton interdigitale) wuchs weit besser als das Trichophyton rubrum (Epidermophyton rubrum) (s. auch S. 108).

Fleischbouillon, wie sie zur Züchtung von Bakterien üblich ist, wurde von Pollacci zusätzlich herangezogen. Pollaccis Vorschrift lautet:

500 g Rindfleisch werden mit 1000 cm³ destillierten Wassers 60 min lang im Dampftopf gekocht (bei 100°C). Nach dem Filtrieren werden hinzugesetzt

Pepton Witte . . . . . . . . . . . . . . .10 g<br>
Kochsalz . . . . . . . . . . . . . . . . . 5 g<br>
Agar. . . . . . . . . . . . . . . . . . .15 g

Nochmals 2 Std kochen, dann filtrieren und neutralisieren. Abschließend 30 min Kochen und zusetzen

Glucose . . . . . . . . . . . . . . . .70 g

Auf Röhrchen abfüllen und sterilisieren.

Sporulation und Pigmentbildung können gefördert werden, je nach Pilzart. Ogata (1930) verglich das Wachstum von 10 Trichophytonarten auf den Nährböden von Sabouraud und Pollacci und kam zu dem Schluß: Der Fleischbrühagar ist zum Studium der Trichophyten vorzuziehen (Fruktifikationsorgane üppig entwickelt). Spätere Autoren ergänzten bestimmte Standardpilznährböden ebenfalls durch Fleischextrakte (Vail 1937) = Rinderherzextrakt, Fleury (1952) = Fleischbrühe, Kimmig = Standard-Nährbouillon II Merck). Morenz (1959) aber lehnt ihn als unnötig, ja bei bestimmten Pilzarten sogar als nachteilig ab. Zu Subkulturen im Laboratorium, aber natürlich auch zur Prüfung des Untersuchungsmaterials auf lebensfähige Pilzelemente, empfahl Kimmig (Kimmig und Rieth 1953) einen *Grütz II-Nährboden*, den er durch Verwendung eines 3 %igen Agars und Zugabe von Standard Nährbouillon II Merck 0,5 %ig modifizierte.

Rp. Glucose . . . . . . . . . , . . . . . . . 10,0<br>
Pepton. . . . . . . . . . . . . . . . . . 5,0<br>
Standard Nährbouillon II Merck . . . . 5,0<br>
NaCl. . . . . . . . . . . . . . . . . . 5,0<br>
Glycerin . . . . . . . . . . . . . . . . 5,0<br>
Agar. . . . . . . . . . . . . . . . . . 30,0<br>
Aqua dest. ad . . . . . . . . . . .1000,0

Sterilisieren im Autoklaven an zwei aufeinanderfolgenden Tagen (30 min), Ausgießen in Röhrchen zu je 5 cm³, Schrägstellung bis zum Erstarren des Inhaltes (Grütz-Kimmig-Agar).

Der Agar-Gehalt wurde erhöht, um eine gut streichfähige Nährbodenoberfläche zu besitzen.

In einem Vergleich der Leistungsfähigkeit des ursprünglichen Grütz II-Nährbodens mit dem von KIMMIG modifizierten Grütz II-Nährboden kamen wir nach Überimpfung aller Dermatophytonarten und einiger Blastomyces- und Nocardia-Stämme zu folgendem Ergebnis: Der Grütz II-Nährboden fördert in der Regel die Pigmentbildung stärker, während das nach KIMMIG modifizierte Grütz II-Medium die meist als charakteristisch geltende Oberflächenkonfiguration eines Pilzkuchens deutlicher hervortreten läßt. Fältelungen und radiäre Furchungen werden schön ausgebildet, die flaumige Degeneration wird verzögert.

Uns hat im allgemeinen der *Grütz III-Nährboden* (Pepton 5,0; Nervinamalz 60,0; Glycerin 5,0; NaCl 5,0; 1,8%iger Agar ad 1000 cm³ Leitungswasser) in dem Münchener Pilzlaboratorium stets gute Dienste geleistet. Bisweilen störte die braune Farbe des Nähragers, bedingt durch den Biomalzzusatz. Das ließ sich vermeiden, wenn an Stelle von Nervinamalz 2—4% Glucose verwendet wurde. Erforderlichenfalls müssen zur weiteren Differenzierung eines gezüchteten Pilzes Spezialnährböden herangezogen werden, auf die wir im Abschnitt „Spezielle Mykologie" näher eingehen.

Erwähnen müssen wir noch den Gebrauch von *Bierwürze*, insbesondere zum Studium der Feinstrukturen der Pilze in einer in situ-Mikrokultur. Wir haben helle, gehopfte Bierwürze verwendet, die nicht mehr als höchstens 12 Balling-Einheiten besitzen soll. Eine stärkere Würze muß daher mit Leitungswasser verdünnt werden. Am besten läßt man sich die Bierwürze von einer Brauerei geben, die auch die Balling-Einheiten mitteilt. Dieses Nährsubstrat wird ohne weitere Zusätze verwendet, nachdem es zuerst filtriert und an zwei aufeinanderfolgenden Tagen im Autoklaven sterilisiert wurde. Einen *Bierwürzeagar* stellt man her, indem zum Würzefiltrat der Agar 2%ig hinzugefügt und gleichfalls an zwei aufeinanderfolgenden Tagen im Autoklaven sterilisiert wird.

Der Erfolg einer angelegten Kultur hängt aber nicht nur von dem geeigneten Nährboden ab, sondern oft genug wurde die gerade beginnende Auskeimung eines Pilzes durch sekundäre Verunreinigungen vernichtet. Aus diesem Grunde finden wir in der Literatur eine Reihe von Arbeiten, die sich mit dem Problem der Überwucherung durch pilzfremde Elemente in den Kulturröhrchen beschäftigt. Zwei Gruppen von Organismen sind es besonders, die es getrennt zu berücksichtigen gilt: Bakterien und Schimmel.

## a) Bekämpfung der Begleitbakterien

Naheliegende Versuche, vor der Aussaat das pilzverdächtige Material mit einer desinfizierenden Substanz zu bearbeiten, scheiterten fast immer an der gleichzeitigen Vernichtung der Pilzkeime. GRIF und ITKIN (1929) führten zahlreiche entsprechende Experimente durch. Am geeignetsten erwies sich noch 2%iges Antiformin und Sublimat in einer Konzentration von 1:2000. Nach eigenen Erfahrungen blieb Benetzen mit 70%igem Alkohol unwirksam. Einen Fortschritt erbrachte die Zugabe von bakterienhemmenden Substanzen direkt in die Pilznährböden. Nach SAUTHOF (1935) zeigte Arsen keinen Erfolg, Yatren (7-Jod-8-oxychinolin-5-sulfonsäure) war besser, doch blieb das Pilzwachstum unbefriedigend (PISACANE 1937). Dieser Autor prüfte auch Prontosil, doch erwies sich auch dieses als ungeeignet. Kalium- oder Natriumtellurit stellte sich hingegen nach Zusatz von 2 cm³ einer 1—2%igen wäßrigen Lösung zu 100 cm³ Nähragar als gut brauchbar heraus (Duncan 1948, Götz 1950). Die getrennt sterilisierte Lösung wird dem noch flüssigen Pilznährboden erst nach dessen Keimfreimachung zugesetzt. Hitzebeständig ist hingegen das von Kitamura (1955) erprobte Furacin (5-Nitro-2-furaldehydsemicarbazon) und Z-Furan (5-Nitro-2-furyl-acrylamid). In Konzentrationen von 1:50000 bzw. 1:100000 sollen sie das Bakterienwachstum weitgehend unterdrücken und durch ihre Beständigkeit beim Sterilisieren gegenüber den Antibiotica einen wesentlich arbeitsparenden Vorteil besitzen.

Durch die Entdeckung des nicht fungistatitisch wirkenden Penicillins (Keeney, Ajello und Lankford 1944, 10 E/cm$^3$ Nährboden) war den Forschern ein neues Mittel in die Hand gegeben, das zumindest einen Teil der dem Untersuchungsmaterial anhaftenden Bakterienflora unterdrückte (grampositive Bakterien). Winkler (1949) empfahl 5 Tropfen einer 1000 E/cm$^3$ enthaltenden Penicillinlösung pro Nährbodenplatte. Thompson (1945) kombinierte mit Streptomycin, um auch die gramnegativen Keime zu erfassen, doch dosierte er im Hormonagar („Hormon"agar im Original nicht erklärt, wahrscheinlich Rinderherzextrakt, dem er 6% sterilisiertes Blut plus 2 E/cm$^3$ Penicillin plus 10 E/cm$^3$ Streptomycin [1 E = 1 $\gamma$] hinzufügte) noch etwas niedrig. Boeing und Laffer (1947) versahen einen ähnlichen Nährboden mit 6 E/cm$^3$ Penicillin und 25 E/cm$^3$ Streptomycin. Ajello (1951) fügte 20 E Penicillin pro cm$^3$ Agar hinzu, Georg (1953) 40 $\gamma$ Streptomycin pro cm$^3$. Mit einer Kombination dieser beiden Antibiotica sammelte Raubitschek (1953, 1954) gute Erfahrungen, aber auch mit 25 mg Terramycin pro cm$^3$ Nährboden. Coudert und Murat (1954) prüften Chloromycetin mit befriedigendem Erfolg (330 $\gamma$/cm$^3$ Agar). Die Streptomycintoleranz saprophytischer und pathogener Pilze testete Littman (1947[1]). Folgende Myceten vertrugen 30 $\gamma$ Streptomycinsulfat pro cm$^3$ Agar.

| | |
|---|---|
| Blastomyces dermatitidis | Trichophyton violaceum |
| Blastomyces brasiliensis | Trichophyton rubrum |
| Coccidioides immitis | Trichophyton mentagrophytes |
| Histoplasma capsulatum | Epidermophyton floccosum |
| Sporotrichum schenckii | Monosporium apiospermum |
| Hormodendrum pedrosoi | Geotrichum sp. |
| Hormodendrum compactum | Penicillium expansum |
| Phialophora verrucosa | Aspergillus herbariorum |
| Cryptococcus neoformans | Rhizopus nigricans |
| Candida albicans | Neurospora sitophila |
| Candida candida | Fusarium |
| Mikrosporum audouinii | Alternaria |
| Mikrosporum canis | Cladosporium |
| Mikrosporum gypseum | Mucor mucedo |
| Trichophyton schönleinii | |

Wenn auch, wie wir sahen, verschiedene Antibiotica brauchbar sind, so dürften Pencillin und Streptomycin wohl die heute im mykologischen Laboratorium am verbreitetsten Antibiotica darstellen, um die Isolierung pathogener Pilze zu fördern (Groh 1954).

Eine besonders reiche Begleitflora pflegen im allgemeinen Faeces, Sputum, Exsudate aufzuweisen, wenn in diesem Material nach Pilzen gefahndet wird. Hefen, Nocardia, saprophytische Pilze, gramnegative und grampositive Bakterien zeigen sich üppig auf den klassischen Nährböden. Von Littman (1947[2]) wurde daher ein brauchbarer Agar entwickelt, der als antibakterielles Prinzip Streptomycin und Kristallviolett [schon lange als gutes Bacteriostaticum bekannt, dessen sich auch Bernhardt (1944) in einer Konzentration von 1:385000 bediente] enthält. Damit sich die wachsenden Pilze in der Kultur nicht gegenseitig überwuchern, erfolgte zur Verzögerung ihrer Entwicklung Kombination mit Ochsengalle. Nach unseren Erfahrungen ist es hingegen nicht immer leicht, den pathogenen Pilz sofort zu erkennen, da er von seinem gewohnten makroskopischen Bild mehr oder weniger abweichen kann. Subkulturen auf klassischen Nährböden sind dann erforderlich.

Die Vorschrift lautet:

| | |
|---|---|
| Dextrose | 1% |
| Pepton | 1% |
| Ochsengalle, dehydriert | 1,5% |
| Kristallviolett | 0,001% |
| Agar | 2% |
| Wasser | ad 100,0 |

Eine $p_H$-Einstellung des Mediums ist nicht erforderlich. Nach Abkühlung des noch flüssigen Nährbodens werden 30 $\gamma$ Streptomycinsulfat pro $cm^3$ hinzugefügt. Die Bebrütung der Kulturen soll am besten bei 30⁰ C erfolgen. LITTMAN (1948) schreibt, daß nur das Wachstum der Nocardia asteroides durch Streptomycin unterdrückt wurde. Bei den Sputum- und Faeces-Kulturen erzielte sie gegenüber Kontrollzüchtungen auf Sabouraud-Medium Resultate, die weit überlegen waren. Dermatophyten aus Hautläsionen usw. wuchsen meist in Reinkultur. Einen 12monatigen Erfahrungsbericht gaben LITTMAN, McQUOWN und SCHNEIDAU (1949). Zu noch besseren Resultaten führte jedoch ein cycloheximidhaltiger Nährboden, wie FEGELER (1956) in entsprechenden Vergleichsuntersuchungen feststellte.

## b) Bekämpfung der Begleitschimmelpilze

Schimmel besitzen eine weit größere Wachstumsgeschwindigkeit als die hautpathogenen Pilze. Man erkennt sie im allgemeinen an dem gröberen und reichlichen Luftmycel, das den Raum über dem Nährbodenröhrchen schon in 2—3 Tagen völlig ausfüllen kann, ferner häufig an der starken Pigmentbildung (grün, schwarz, braun, gelb usw.). Im Zweifelsfall gibt ein mikroskopisches Präparat über die Art des vorliegenden Organismus Auskunft, wenn auch oft weitere Prüfungen zur genaueren Differenzierung erforderlich sind. Zwei Gefahren sind es, die sich aus der Gegenwart von Schimmelpilzen in Kulturröhrchen ergeben: Überwucherung des langsamer wachsenden Dermatophyton sowie Verwechslungen mit ihm. Versuche, das Schimmelpilzwachstum zu hemmen bzw. die Entwicklung pathogener Pilze zu fördern, waren lange zum Scheitern verurteilt, bis LEISE und JAMES (1945) einen stark alkalischen Nährboden entwickelten, der bei einer Bebrütungstemperatur von 34⁰ C das Wachstum vieler Schimmel (die mehr saures Milieu bevorzugen) hemmte, die Isolierung von Epidermophyton floccosum, Trichophyton mentagrophytes interdigitale und gypseum aber gestattete (s. auch S. 21).

Den entscheidenden Fortschritt in der Züchtung brachten aber erst die letzten Jahre. 1946 gewannen WHIFFEN, BOHONOS und EMERSON (1946) aus dem Bodenpilz Streptomyces griseus eine Substanz (Actidion), die sich als sehr schimmelpilzhemmend erwies. Sie übte jedoch keine deutliche Wirkung auf die pathogenen Pilze aus, denn nach WHIFFEN (1948) bleiben Candida albicans, Coccidioides immitis und alle Dermatophyten in ihrer Entwicklung unbeeinflußt, wenn im Nährboden 1000 $\gamma/cm^3$ zugegen sind. Auch PHILLIPS und HANEL (1950) sowie FUENTES (1952) u. Mitarb. stellten die sehr bemerkenswerte Unterdrückung des Schimmelwachstums fest. So war es daher nur noch ein Schritt, bis GEORG, AJELLO und GORDON (1951) dieses Mittel — die chemische Bezeichnung lautet Cycloheximid (LEACH, FORD und WHIFFEN 1947) — routinemäßig einem Pilznährboden zugaben, um es zunächst zur Isolierung von Coccidioides immitis zu verwenden. GEORG (1953) berichtete dann über ihre Erfahrungen bei der Züchtung von Dermatophyten aus besonders verunreinigten kranken Rinderhaaren und suspekten menschlichen Zehennägelspänen. Die Vorschrift für den Cycloheximid-haltigen SABOURAUD-Penicillin-Streptomycin-Agar lautet:

$$
\begin{array}{ll}
\text{Pepton} & 1{,}0 \\
\text{Dextrose} & 4{,}0 \\
\text{Agar} & 3{,}5 \\
\text{Wasser} & 100{,}0
\end{array}
$$

($p_H$ 5,5; nach unseren Erfahrungen ist eine besondere Einstellung nicht erforderlich.)

Nach der Sterlilisation im Autoklaven werden die drei Antibiotica zugegeben:

$$
\begin{array}{ll}
\text{Penicillin} & 20 \ E/cm^3 \\
\text{Streptomycin} & 40 \ \gamma/cm^3 \ (1\,\gamma = 1 \ E) \\
\text{Cycloheximid} & 0{,}1 \ mg/cm^3
\end{array}
$$

Cycloheximid ist bis 2% in Wasser löslich. Eine Vorratslösung kann mit wäßrigem Kaliummetaphosphat angesetzt werden und soll bei $+5^0$ C bei $p_H$ 3—5 bis 6 Wochen aktiv bleiben. Wir ziehen es vor, Cycloheximid in Leitungswasser zu lösen und stets frisch zuzusetzen. Einen Nachteil haben wir bisher nicht bemerkt. Die vorbereiteten Selektivnährbodenröhrchen bleiben bei $+3^0$ C über 1 Jahr voll leistungsfähig. GEORG (1953) züchtete dreimal häufiger Dermatophyten als auf cycloheximidfreien Sabouraud-Dextrose-Pc.-Strept.-Agar. Diese ausgezeichnete Brauchbarkeit konnte im wesentlichen durch AJELLO und GETZ (1954), SHARVILLE und TALBOT (1954), SHAPIRO, MULLINS und PINKERTON (1956), FEGELER (1956), GEORG, AJELLO und PAPAGEORGE (1954), ROSENTHAL u. Mitarb. (1956) bestätigt werden. Die Cycloheximidzusätze bewegten sich zwischen 0,1—0,5 $mg/cm^3$ Nährboden. ROSENTHAL und FURNARI (1957) kombinierten das schimmelpilzfeindliche Antibioticum mit Chloramphenicol (0,05 $mg/cm^3$), ADAM und STEITZ (1958) mit Neomycin bzw. Neomycinsulfat (0,5 $mg/cm^3$), doch sollen nach LOEFER und WEICHLEIN (1952) schon geringe Mengen (24 $E/cm^3$) das Trichophyton mentagrophytes merklich hemmen). GÖTZ und HERTLEIN (1959) bevorzugten Kaliumtellurit (0,01%ig). Der Ersatz des Penicillins und Streptomycins durch Kaliumtellurit erwies sich uns als Kosten- und Arbeitsersparnis und führte zu sehr zufriedenstellenden Resultaten.

Ist es nun gelungen, ein Dermatophyton aus dem ausgesäten Untersuchungsmaterial zu züchten, so müssen wir es etwa im Abstand von 3—4 Wochen laufend auf frische Nährböden überimpfen. Auf diese Weise erhalten wir die morphologischen Charakteristiken für Demonstrations- und Forschungszwecke. Um aber die damit verbundenen Arbeitsbelastungen zu mildern und die Subkulturen nach größeren Zeiträumen anlegen zu können, wurden im Laufe der Jahrzehnte zahlreiche Nährböden entwickelt, die geeignet sein sollten, einer allmählichen Degeneration der Pilze im Laboratorium Einhalt zu gebieten. Am ältesten ist der von SABOURAUD angegebene *Konservierungsagar,* dem zur Verzögerung des Pleomorphismus Kohlenhydrate fehlen.

$$
\begin{array}{ll}
\text{Pepton} & 30{,}0 \\
\text{Agar} & 18{,}0 \\
\text{Wasser} & 1000{,}0
\end{array}
$$

GRÜTZ verwendete statt französischen Peptons eine deutsche Qualität mit gleichem Resultat (Nährboden IV, s. altes Handbuch). Auf diesen reinen Eiweißnährböden zeigen die Pilze eine reduzierte Entwicklung, aber bei einigen Dermatophyten wird die flaumige Degeneration trotzdem nur um 3—4 Wochen zeitlich hinausgeschoben.

Neben anderen Organen erwies sich nach KADISCH (1929) das Großhirn als brauchbarer Nährboden. Besonders nach den Erfahrungen von KARRENBERG

(1933) wie auch GÒMEZ J. DE CISNEROS, J. M. (1936) sei Hirnbrei (v. HIBLER) zur Konservierung der Kulturen besonders geeignet, weshalb wir ihn hier für Spezialstudien nicht unerwähnt lassen wollen. Nach vielmonatigem Aufenthalt war die Züchtung normaler Kulturen von Trichophyton schönleinii (Achorion Schönleinii), Trichophyten mentagrophytes (Trichophyten gypseum asteroides), Epidermophyton floccosum (E. clypeiforme) usw. noch gut möglich. Der Hirnbrei nach v. HIBLER wird wie folgt hergestellt (ZEISSLER 1923).

1. Frisch entnommene Gehirne (von Mensch und Tier) müssen verwendet werden.
2. Zerkleinern in der Fleischmaschine.
3. Abwiegen der zerkleinerten Masse.
4. Auf 2 Teile Hirnbrei 1 Teil neutrales Leitungswasser.
5. Verrühren durch ein Haarsieb.
6. 2 Std lang kochen im Dampftopf (nicht Autoklaven) zwecks Austreibung der Luft.
7. Am nächsten Tag abfüllen auf Kölbchen und im Autoklaven sterilisieren.

VANBREUSEGHEM und VAN BRUSSEL (1952) lenkten das Interesse des medizinisch tätigen Mykologen auf die Bedeutung erdehaltiger Nährböden für Pilzzüchtungszwecke. Nach diesen Autoren sollen die Pilze normalerweise im Erdreich ein saprophytisches Dasein führen, bis sie gelegentlich auf der tierischen oder menschlichen Haut ihr parasitäres Stadium annehmen (Lebenscyclus der Dermatophyten). Die Vermutung des saprophytischen Lebens der Pilze in Stroh, Mist, Heu usw. wurde auch im alten Jadassohnschen Handbuch von BRUHNS und ALEXANDER (1928) geäußert, die sich u. a. auf SABOURAUD (1910) beriefen, dem schon die Züchtung der Trichophyten auf Treibhauserde gelungen sei. Insofern sollte es nicht überraschen, wenn die Dermatophyten auf oder in natürlichem Material bestimmte physiologische und morphologische Eigenschaften länger zu bewahren vermögen, als dies auf milieufremden Labornährböden der Fall ist. Einen Hinweis auf die Leistungsfähigkeit sterilisierter Erde für bestimmte Schimmelpilze gaben 1934 GREENE und FRED (1934). Nur geringe pleomorphe Veränderungen in Subkulturen fanden CIFERRI und REDAELLI (1948) bei drei Dermatophytonarten, die sie 3 Jahre lang im Erdboden konserviert hatten. Unabhängig von EMMONS (1951, Züchtung der Dermatophyten auf sterilisierter Gartenerde) entwickelten VANBREUSEGHEM und VAN BRUSSEL (1952) einige Erde-Nährböden, die zur Konservierung und Regenerierung älterer Pilzstämme außerordentlich gute Dienste leisteten. Die Vitalität und Lebensdauer der Pilze waren zwar erhöht (bis zu 6 Monaten Ausbleiben von Pleomorphismus), doch müssen zum Studium ihrer Morphologie die klassischen Nährböden herangezogen werden.

Vorschriften:

*Sabouraud-Erde*

| | |
|---|---|
| Glucose . . . . . . . . . . . . . . . | 2,0 |
| Neopepton Difco . . . . . . . . . . | 1,0 |
| Agar. . . . . . . . . . . . . . . . . | 2,0 |
| Erde. . . . . . . . . . . . . . . . . | 20,0 |
| Leitungswasser . . . . . . . . . . . | ad 100,0 |

*Konservierungserde*

| | |
|---|---|
| Neopepton Difco . . . . . . . . . . | 1,0 |
| Agar. . . . . . . . . . . . . . . . . | 2,0 |
| Erde. . . . . . . . . . . . . . . . . | 20,0 |
| Leitungswasser . . . . . . . . . . . | ad 100,0 |

*Agarerde*

| | |
|---|---|
| Agar. . . . . . . . . . . . . . . . . | 2,0 |
| Erde. . . . . . . . . . . . . . . . . | 20,0 |
| Leitungswasser . . . . . . . . . . . | ad 100,0 |

Als „Erde" wurde eine gut gesiebte und sterilisierte humusreiche Gartenerde verwendet. Die Übertragung der Fungi erfolgt entweder durch direkte Verimpfung von Kulturpartikeln oder durch Aufschwemmung des Pilzmaterials in physiologischer Kochsalzlösung und Verteilung auf der Oberfläche der nährbodenhaltigen Petri-Schale. Natürlich verhalten sich auf den erdhaltigen Nährböden nicht alle Pilzstämme gleichartig, und Abweichungen der mikromorphologischen Befunde zweier Stämme der gleichen Art werden beobachtet (Leite und Ré 1954). Da Erdböden wechselnde Zusammensetzungen aufweisen, sind auch deren Grundbestandteile nicht ohne Einfluß auf das Verhalten inkorporierter Dermatophyten (Bakerspigel 1953, 1954). Gute Erfahrungen mit einem Nährboden, der Erdabkochungen enthält und daher transparent bleibt, haben Wenk und Geleick (1958) gemacht. 20 g gesiebte Gartenerde werden mit 1 Liter Leitungswasser 15—30 min gekocht und durch Papierfaltenfilter geseiht. Maltose, Pepton und Agar sowie Antibiotica und Cycloheximid werden noch hinzugegeben. Es gelang den Autoren, die Makrosporenbildung der Kümmerform eines animalen Mikrosporumstammes zu fördern. Auf *unsterilisiertem* Erdreich wuchsen übrigens das Trichophyton mentagrophytes, Trichophyton rubrum, Mikrosporum gypseum und Epidermophyton floccosum nicht, wie Ettig (1959) zeigen konnte. Das wird auf die antimycetische Wirkung (Lyse der Konidien und Hyphen) von Bakterien und Aktinomyceten im Boden zurückgeführt. Eine interessante Beobachtung machten auch Silva, Kesten und Benham (1955), die das Trichophyton rubrum in Blumentopferde überimpften. Wurde das Erdesubstrat vor der Inoculation *im Autoklaven* sterilisiert, so konnten die Autoren noch nach 6 Monaten den Pilz zurückzüchten. Hingegen überlebten die eingesäten Pilzpartikeln nicht, wenn die Erde zuvor in *trockener Hitze* sterilisiert worden war. Offenbar muß sich die bei trockener Hitze erforderliche längere Sterilisierungszeit nachteilig auf bestimmte Stoffe im Boden, die für die Erhaltung der Vitalität der Pilzelemente günstig sind, auswirken.

Von anderer Seite wurde empfohlen, zur Konservierung die Kulturen mit einer Flüssigkeit zu überschichten und bei niedrigen Temperaturen aufzuheben. Grigoraki (1938) goß 4—5 cm³ sterile Milch über den Pilzkuchen und verschloß die Röhrchen mit einer Gummikappe. Die Kulturen blieben bis zu einem Jahr lebensfähig. Zeichen eines Pleomorphismus traten nicht auf. Temperaturen von 5—10⁰ C vertragen aber empfindlichere Pilze (Mikrosporum audouinii, Epidermophyton floccosum, Trichophyton schönleinii) nicht, wenn sie ihr mehrere Monate lang ausgesetzt sind. Ajello, Grant und Gutzke (1951) folgten daher der Empfehlung von Buell und Weston (1947) (s. dort weitere Literatur), Pilzkulturen unter Paraffinöl zu konservieren. Auf gewöhnlichem Prüfagar wuchsen die Pilze etwa bis zu 1 cm im Durchmesser heran. Dann wurden sie mit sterilem Paraffinöl völlig übergossen und bei Zimmertemperatur (18—25⁰ C) abgestellt. In regelmäßigen Abständen entnommene Pilzpartikeln führten auf gewöhnlichen Kulturnährböden zur Entwicklung einer normalen Kolonie. Noch nach 19—20 Monaten erwiesen sich die vorstehend zitierten drei empfindlichen Pilzarten als vital. Auf die Dauer tritt allerdings doch Pleomorphismus ein. Gegenüber der Überschichtung mit Milch besitzt Paraffinöl den Vorteil der Durchsichtigkeit. Auf jeden Fall ist diese Methode sehr einfach und erspart viel Arbeit, wie aus den Erfahrungen von Kärcher (1953) hervorgeht. Aus Sicherheitsgründen ist es besser, das Ruheintervall etwas zu verkürzen. Subkulturen sind daher tunlichst schon alle 6 Monate anzulegen. Das gilt insbesondere für das Mikrosporum canis und gypseum, Trichophyton mentagrophytes und Epidermophyton floccosum.

Wenn die Entartung einer Kultur letztlich die Folge von Alterungsvorgängen in Verbindung mit Nährbodeneinflüssen darstellt, liegt es nahe zu versuchen,

Pilzpartikeln ohne Nährböden zu konservieren. HRUSZEK (1936[3]) vermochte einen Mikrosporum gypseum-Stamm (Achorion gypseum) in einem sterilen Glasröhrchen über 14 Monate lebensfähig zu erhalten. Die Subkulturen erwiesen sich als unverändert kräftig. Aus der Bakteriologie ist ein Konservierungsverfahren bekannt, das die Bezeichnung *Lyophilisierung* (die getrocknete Konserve nimmt sehr begierig Wasser auf, daher der Name) trägt. Die Methode besteht im Einhüllen der Pilzkulturpartikeln durch steriles Serum, sterile Lackmusmilch oder auch Erde (FRAGNER 1958) bei Abkühlung unter den Gefrierpunkt bis zum völligen Erstarren. Es folgt Entzug der Feuchtigkeit in einer Trocknungskammer im Hochvakuum und Zuschmelzen der Unterdruck besitzenden Röhrchen. Das Verfahren wird daher auch „Gefriertrocknung" genannt. Für Schimmelpilzkulturmaterial eignet sich diese Art der Konservierung (FRAGNER 1958). Nach LEITE und ANTUNES (1955, Aufbewahrung bis zu 12 Monaten bei $+44^0$ C) sowie nach ALKIEWICZ, KOTELBA und MAJEWSKI (1956, Aufbewahrung bis zu 3 Jahren) ist diese Methode auch für Dermatophyten in Betracht zu ziehen. Zu negativen Ergebnissen kamen allerdings MEYER (1955), ferner PAPER und ALEXANDER (1945). Besonders die humanen Dermatophytonarten vertragen die geschilderte Abkühlung unterhalb des Nullpunktes und anschließende Trocknung im Vakuum nicht und sterben ab, weshalb MEYER (1955) als einzigen Arbeitsgang Aufbewahrung der Pilze bei —$22^0$ C oder —$52^0$ C empfiehlt. Zu diesem Zweck werden Kulturpartikeln in Reagensgläser übertragen, die 1,5 cm³ Blutplasma und 1,5 cm³ Lackmusmilch (beides steril durch Berkefeldfilter) enthalten. Von 12 Pilzarten erwiesen sich nur eine Epidermophyton floccosum-, eine Trichophyton violaceum- und eine Trichophyton tonsurans-Kultur nach zweijähriger Aufbewahrung bei —$22^0$ C oder —$52^0$ C als abgestorben. Andere Stämme der gleichen Pilzart waren aber lebensfähig geblieben. Mikro- und makromorphologisch entwickelten sich normale Subkulturen; insbesondere ließ sich im angegebenen Zeitraum kein pleomorphes Symptom erkennen.

Die vorstehend beschriebenen Konservierungsverfahren haben alle das gemeinsame Ziel, die Kultur über größere Zeiträume vital zu erhalten und sie bei Bedarf in Subkulturen neu aufblühen zu lassen. Um zu Lehrzwecken eine charakteristisch gewachsene, wenn auch abgestorbene Kultur zur Verfügung zu haben, schlugen LEWIS und HOPPER (1936) vor, den Pilz durch Formalingas (Wattepfropfen in 40%iges Formalin tauchen und Reagensglas zustöpseln; nach 24 Std Verschluß mit flüssigem Wachs übergießen, um Austrocknung zu verhindern) abzutöten. Leider wird meist bald das Pigment des Pilzes zerstört, weshalb MORRIS (1953) für den gleichen Zweck zu einer 10%igen Thymollösung in Chloroform rät. Die so behandelten Pilzstämme behielten ihr charakteristisches Aussehen, insbesondere ihren gebildeten Farbstoff mehrere Jahre lang. Originell ist die Empfehlung von AINSWORTH (1954), von den Kulturen pathogener Hyphomyceten ein Herbarium anzulegen. Der in einer Petri-Schale gewachsene Pilz wird durch Formalin abgetötet, nach 24stündiger Trocknung in einem Brutschrank in einen Cellophanumschlag gelegt und gepreßt.

# IV. Wege zum morphologischen Studium der Dermatophyten

Das Studium der Dermatophyten ist seit Jahrzehnten durch eine in verschiedenen Ländern und Erdteilen voneinander abweichende Nomenklatur belastet. Daß es zu einer solchen Entwicklung kommen konnte, liegt nicht zuletzt in biologischen und morphologischen Eigenarten der Erreger begründet. In dem

Bemühen, durch Erweiterung unserer Kenntnisse zu einem besseren Verständnis der Pilze beizutragen, müssen daher die morphologischen Besonderheiten nicht nur einer speziellen Pilzart (s. dort), sondern auch solche von allgemeinem Interesse die Aufmerksamkeit des Mykologen finden.

Um die Pilze mikromorphologisch zu beobachten, wurden verschiedene Wege eingeschlagen. Die einfachste Methode, Feinstrukturen eines Pilzes zu studieren, besteht in der Beimpfung eines Tröpfchen Nähragars, das man an die Unterseite eines sterilen Deckgläschens aufträgt. Letzteres wird auf einen hohlgeschliffenen Objektträger gelegt (in situ-Kultur nach PLAUT, Kultur des hängenden Tropfens). Leider ist in der kleinen Kammer der Sauerstoff rasch verbraucht, besonders, wenn man die Ränder durch Vaseline oder Paraffin verklebt. Die beobachteten Strukturen lassen sich auch schlecht färben und konservieren, ohne daß einzelne Teile verlagert werden. RIVALIER schlug deshalb ein Verfahren vor, das zu guten Mikrokulturen führt und deren direkte Färbung und Konservierung eine Dislokation der Pilzelemente verhindert.

## 1. Mikrokultur nach RIVALIER und SEYDEL (1932)

Wir benötigen sterile Objektträger, Petri-Schalen als feuchte Kammer, U-förmig gebogene Glasstäbchen als Unterlage für den Objektträger. Der Nährboden wird verflüssigt, der Objektträger kurz eingetaucht. Agar abtropfen lassen, so daß nur ein dünner Film zurückbleibt. Auflegen auf das U-Glasrohr in der Petri-Schale. Nach dem Erstarren des Mediums wird das Zentrum beimpft. Sobald die Sporen gut ausgekeimt sind, bzw. sich eine Mikrokultur entwickelt hat, nimmt man den Objektträger aus der feuchten Kammer heraus und wischt den überflüssigen Agar ab. Jetzt gelangt das Präparat 24 Std in den Brutschrank bei 37° C, damit Kultur und Nährboden fest eintrocknen. Bevor wir eine Färbung anschließen, fixieren wir zuvor die Kultur durch einen Kollodiumüberzug (1 Teil Kollodium, 4 Teile einer Mischung aus absolutem Alkohol und Äther 1:1). Auf diese Weise bleibt die Architektur der Pilzstrukturen erhalten.

Wir haben dieses Verfahren wiederholt angewendet. Es ist gut brauchbar, doch stört bisweilen die im Verlauf der Trocknung im Brutschrank eintretende Schrumpfung besonders succulenter Gebilde.

## 2. Mikrokultur nach RIDDELL (1950)

Verflüssigter Nährboden wird 2 mm dick in ein Petri-Schälchen gegossen. Nach dem Erstarren werden 1 cm² große Agarblöckchen herausgeschnitten. Mit steriler Pinzette übertragen wir ein solches Blöckchen auf einen sterilen Objektträger. Nunmehr erfolgt jeweils in der Mitte der 2 mm dicken (gewissermaßen bei 12, 3, 6 und 9 Uhr des Blocks, wenn wir uns ein Zifferblatt darauf vorstellen) Seitenfläche die Beimpfung durch eine Kulturpartikel. Nach dem Auflegen eines sterilen Deckgläschen bringen wir den Objektträger in eine feuchte Kammer (Abb. 12). Täglich können wir das Wachstum des Pilzes durch das Deckgläschen hindurch gut beobachten und die sich entwickelnden Strukturen protokollieren. Das Mycel wächst vom Agarblock weg und breitet sich auf dem Objektträger und auf der Unterseite des Deckgläschens aus (Abb. 13). Sobald die Sporenbildung einsetzt, wird vorsichtig das Deckgläschen abgehoben, auch der Agarblock wird mit der Pinzette entfernt. Das bei 12, 3, 6 und 9 Uhr auf dem Objektträger zurückgebliebene dünne Mycel wird jetzt durch Lactophenolbaumwollblau gefärbt (s. dort). Es genügt, vorsichtig vom Rande her einen Tropfen dieser Farblösung hinzuzufügen. Solche Präparate eignen sich sehr gut für photographische Aufnahmen. Nach der Färbung saugen wir mit Fließpapier die überstehende Flüssigkeit ab und versiegeln einfach mit farblosem Nagellack. Wir besitzen nunmehr ein Dauerpräparat zu Demonstrationszwecken. In gleicher Weise kann natürlich auch das an der Unterseite des Deckgläschens gewachsene Mycel bearbeitet werden. In Übereinstimmung mit KA-DEN (1954) eignet sich diese Agarblockmethode ausgezeichnet zum Studium der verschiedensten Entwicklungsphasen der Dermatophyten. KADEN (1954, 1957) schlug vor, eine größere Schale (etwa Fixierschalen) als feuchte Kammer zu verwenden, insbesondere zur Vermeidung von Verunreinigungen auf dem Boden kein feuchtes Papier, sondern eine dünne Schicht Wasser-Glycerin stehenzulassen. Die von VOGEL (1952) empfohlene modifizierte van Tieghem-Kammer (Prinzip des hängenden Tropfens, mit größerem Luftvorrat versehen) bietet keine Vorteile gegenüber der Riddellschen Methode. KLIGMAN und LEWIS (1953) haben später eine Modifikation des Verfahrens beschrieben, um Pilze an der Unterseite des Deckgläschens wachsen zu lassen.

Bisweilen mag es erwünscht sein, vom Rande einer normalen Petri-Schalenkultur eine bestimmte Konfiguration der Pilzelemente festzuhalten. Es sei daher daran erinnert, worauf schon ENGELHARDT (1932) bei der mikroskopischen Betrachtung von Pilzkulturen hingewiesen hat, daß man den Agar ja durch vorsichtiges Erwärmen flüssig machen kann. Das auf den Objektträger verbrachte ausgestanzte Agarteilchen breitet sich dann flach aus und die darauf befindlichen Pilzelemente können somit gefärbt bzw. gut photographiert werden.

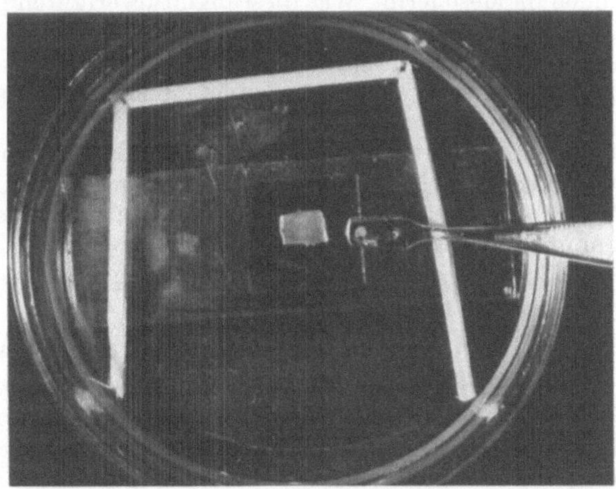

Abb. 12. Mikrokultur nach RIDDELL. Auflegen des Deckgläschens auf den seitlich beimpften Agarblock

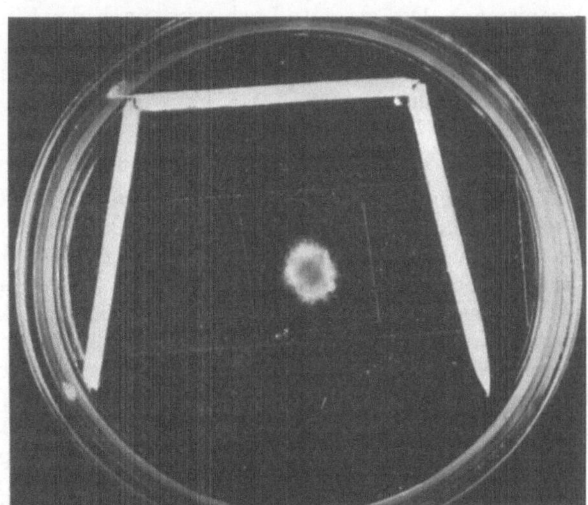

Abb. 13. Mikrokultur nach RIDDELL. Von dem Pilzpartikel ausgehendes Wachstum zwischen Objektträger und Deckgläschen

## 3. Chorionallantoismembran-Kultur nach Moore (1941)

Die Chorionallantoismembran des bebrüteten Hühnereies wurde von MOORE (1941) mit verschiedensten Pilzen, u. a. dem Mikrosporum canis, Epidermophyton floccosum (Epidermophyton inguinale), Trichophyton mentagrophytes (Trichophyton gypseum) und Trichophyton schönleinii (Achorion Schönleinii) beimpft und histologisch untersucht. Auf die inoculierten Fadenpilze reagierte die Membran in Form von Proliferationen des Ektoderms und mit entzündlichen Veränderungen im Mesoderm. Was dieses Kulturverfahren für bestimmte Fragestellungen interessant macht, ist der Umstand, daß die Dermatophyten im bebrüteten Hühnerei offenbar in der parasitären Phase wachsen. Die aus den saprophytischen Sporen sich entwickelnden Hyphen bilden also nur Arthrosporen (SHOWALTER 1954). Gleiche Beobachtungen machte PARTRIDGE (1959) mit dem Trichophyton rubrum. Es gelang der zuletzt erwähnten Autorin ferner, einen halbflaumigen Stamm dieser Pilzart durch sechs Passagen über Chorionallantoismembranen in einen granulösen Stamm zu verwandeln. Für das Studium der Virulenz bestimmter Myceten eröffnen sich somit neue Wege. Für Routineuntersuchungen auf Fadenpilze ist diese Methode allerdings zu umständlich.

## 4. Kalkhaut-Kultur nach NEUHAUSER (1957)

Von dem Gedanken ausgehend, daß die Pilze am besten auf einem Substrat wachsen, das der Haut ähnelt, versuchte NEUHAUSER (1957) die Kalkhaut des unbebrüteten Hühnereies zu verwenden. Sowohl die menschliche Epidermis wie die innere Eischalenmembran sind beispielsweise reich an Methionin. Das pilzinfizierte Material wird durch eine kleine Öffnung auf den Boden des Luftraumes gelegt, wo alle Arten von Pilze gute Entwicklung zeigten (ausgenommen lipophile Organismen). Das gesetzte Loch wird nach der Einsaat einfach durch Cellophanstreifen zugeklebt. Das Ei wird bei 37° C aufbewahrt. Nach etwa 2—3 Wochen überimpft man die auskeimenden Erreger auf einen normalen Nährboden zwecks weiteren Studiums.

## 5. Herstellung einer Pilzkultursuspension

Bei bestimmten Fragestellungen kann es erforderlich werden, eine homogene Pilzkultur-Suspension herzustellen und anzugeben, wieviele lebensfähige Partikeln pro Kubikzentimeter enthalten sind. Das Verreiben mit dem Pistill in einem sterilen Mörser (gegebenenfalls unter Zugabe von sterilem Sand) ist nicht so zuverlässig geeignet, wenn exakte Angaben über die erhaltene Partikelzahl gemacht werden müssen. Die Hyphen und Sporen kleben oft stark zusammen, so daß es kaum möglich ist, reproduzierbare Werte zu erhalten. FRIEDHOFF und ROSENTHAL (1954) wenden das folgende Verfahren an: Erforderlich ist ein Homogenisator. An Stelle des rotierenden Messers wird ein Glasstab eingesetzt (8 mm dick), der am unteren Ende S-förmig gebogen ist. 2 cm³ physiologische Kochsalzlösung, in die eine 0,5 cm² große Pilzkulturpartikel (ohne anhaftenden Nährboden) verbracht wird, füllen den Boden eines 10 cm langen Reagensglases. In die Flüssigkeit taucht das S-förmig gebogene Ende des im Homogenisator befestigten rotierenden Glasstabs. Dieser läuft aber nicht durch einen Stöpsel des Reagensglases hindurch, sondern um das obere Ende des Röhrchens werden außen etwa 20 Schichten Mull gelegt und durch ein Gummiband festgehalten. Der rotierende Glasstab läuft nun durch diesen Mullverschluß hindurch und homogenisiert mit seinem unteren Ende die Pilzpartikeln in der Kochsalzlösung. Die Geschwindigkeit des verwendeten Motors bzw. des Glasstabs betrug 2400 Umdrehungen je Minute Nach etwa 20—35 min (je nach Pilzart) erweist sich die Flüssigkeit äußerlich als homogen. Nun werden Reihenverdünnungen hergestellt (0,1 auf 9,9 cm³ physiologische Kochsalzlösung) und davon jeweils 0,1 cm³ auf einen 2%igen Dextroseagar mit einem Glasstab gleichmäßig ausgestrichen. Nach 4—8 Tagen zählt man die Einzelkolonien, was natürlich nur in den Platten mit den höchsten Verdünnungen (1:10000) erfolgen kann. Zwar ließen sich — wie durch PAS-Färbung festgestellt wurde — gelegentliche mikroskopische Verfilzungen einzelner Hyphen nicht gang vermeiden, doch entwickelten sich diese auf der Platte auch nur jeweils zu einer einzigen Kolonie, wie das in gleicher Weise mit Hyphenfragmenten der Fall war. Die erhaltenen Zahlen (z. B. beim Trichophyton rubrum durchschnittlich 238 lebensfähige Partikeln pro 0,1 $cm^3$ bei einer Verdünnung von 1:10000 = 23 800 000 lebensfähige Partikeln pro $cm^3$) ließen sich reproduzieren.

Der Vollständigkeit halber sei erwähnt, daß man sich auch des Ultraschalls bedienen kann, um eine homogene, allerdings avitale Pilzsuspension zu erhalten (REISS und LEONARD 1958), z. B. zwecks Herstellung einer Vaccine. Nach 2- bis 6stündiger Beschallung sir.d alle Pilzelemente getötet.

# 6. Einsporkultur

Morphologische, aber auch physiologische Studien setzen bisweilen die Notwendigkeit voraus, von einer Einsporkultur auszugehen. Zu diesem Zwecke empfiehlt es sich, mit einer sterilen Platinöse über eine reife sporenhaltige Kultur leicht hinwegzustreichen und das anhaftende Material auf einem 2 mm dünnen durchsichtigen Nährboden (nur 2% Glucose-Agar) in einer Petri-Schale auszustreichen, oder aber eine verdünnte Sporensuspension (phys. Kochsalzlösung) herzustellen und auszugießen. Nach 1—2 Tagen durchmustert man unter dem Mikro-

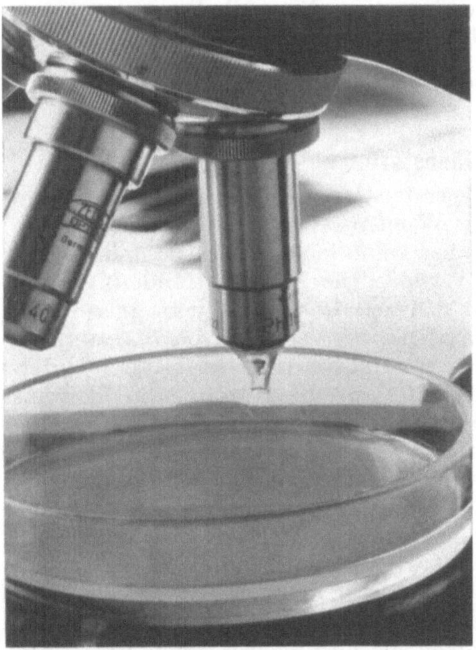

Abb. 14. Am Objektiv fixierter Glastrichter über dem Nährboden mit auskeimenden Pilzsporen

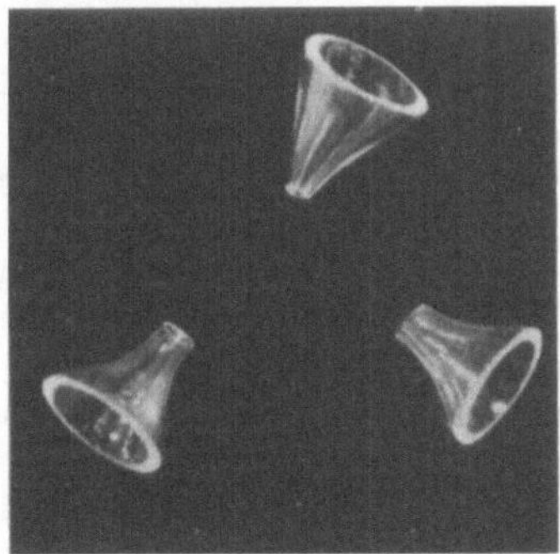

Abb. 15. Glastrichter nach GEORG zur Fixierung am Objektiv zwecks Herstellung von Einsporkulturen. Vergr. 1:0,8

skop bei schwacher Vergrößerung die Agarplatte auf isoliert liegende auskeimende Sporen und gräbt diese mit sterilem Skalpell aus dem Nährboden aus, um mit ihnen, je nach den Forschungszielen, weiterzuexperimentieren.

GEORG (1947) entwickelte ein Verfahren, das es gestattet, mit dem Mikroskop eine einzeln liegende Spore genau zu lokalisieren und aus dem Agar herauszustechen. Sie bediente sich dabei eines kurzen sterilen Glastrichters, der der Frontlinse des Objektivs aufgeklebt ist (Abb. 14). Das Auge blickt durch Tubus und Glastrichter auf die Oberfläche der mit einer dünnen Sporenaufschwemmung übergossenen Agarplatte. Sobald eine auskeimende Spore im Gesichtsfeld liegt, senkt man den Tubus. Das sporenhaltige Agarteilchen wird dadurch in das spitz zulaufende Conusende hineingepreßt, aus dem man es mit einer sterilen Nadel wieder herausschiebt. Den kleinen Glastrichter (Abb. 15) stellt man wie folgt her:

Ein Pyrexglasrohr mit einem Durchmesser von etwa 6—7 mm wird an einem Ende in der Flamme rotglühend erhitzt und spitz zulaufend ausgezogen. Aus dem so behandelten Glasrohrende schneidet man nach dem Erkalten einen kleinen Conus heraus, der an seiner Basis den ursprünglichen Durchmesser des Rohres von 6—7 mm, an der sich verjüngenden Spitze aber einen solchen von 1,5—1,8 mm aufweist. Die Höhe dieses trichterartigen Gebildes beträgt etwa 6,5—7,5 mm. Sie soll etwas kleiner sein als der zur Scharfeinstellung erforderliche Abstand zwischen Frontlinse und Objekt. Der Conus wird sterilisiert und mit etwas Plastilin am Objekt festgeklebt.

Es ist empfehlenswert, sich gleich mehrere dieser kleinen Glastrichter herzustellen, um nicht durch jeweiliges Sterilisieren Zeit zu verlieren.

## 7. Färbung von Pilzkulturen

Wenn wir die Entwicklung morphologischer Besonderheiten der Pilzkulturen durch Farbstoffe zur Darstellung bringen wollen, stehen uns drei Wege offen a) durch Vitalfarbstoffe, b) durch Verwendung von Normalkultursektoren mit unterschiedlichen Entwicklungsphasen, die nach den Grundsätzen der Histologie fixiert, geschnitten und gefärbt werden, c) durch die Anwendung der bereits auf S. 68 beschriebenen Färbeverfahren bei Mikrokulturen verschiedenen Alters.

### a) Mit Vitalfarbstoffen

Plato und Guth (1901) waren wohl die ersten Autoren, die durch Zugabe von Neutralrot zu Dermatophytenkulturen das Wachstum bestimmter Spindelsporen verfolgten. Während diese Untersucher aber keine biologischen Besonderheiten in der Aufnahme des Farbstoffes durch verschiedene Pilzarten fanden, glaubte Hammerschmidt (1922), eine Neutralrot-speichernde Gruppe von einer nichtspeichernden trennen zu können, doch konnten diese Versuche von Blumenthal und v. Mallinckrodt-Haupt (1923) nicht bestätigt werden. Bei späteren Untersuchungen von v. Mallinckrodt-Haupt (1926) fand die Autorin dann doch eine wechselnde Permeabilität gegenüber Farbstoffen, was sie aber nicht auf grundsätzliche biologische Verschiedenheiten zurückführte, sondern auf äußere Milieufaktoren. Sie prüfte die Indicatorfarben Thymolblau (Thymolsulfophthalein), Bromphenolblau (Tetrabromphenolsulfophthalein) — Methylrot (o-Carboxy-o-Kresolsulfophthalein) — Bromthymolblau (Dibromthymolsulfophthalein) — Phenolrot (Phenolsulfophthalein) und Kresolrot (o-Kresolsulfophthalein). Es wurde mit Nährlösungen gearbeitet, denen der Farbstoff 0,1%ig zugesetzt worden war. Einige Farbstoffe erwiesen sich als permeabel. Die einfachen Phenolsulfophthaleine zeigten indessen eine größere Giftigkeit als ihre mehrwertigen Bromsalze. Es schien, als ob erst die Bromierung den Weg in das Zellinnere öffnete. Weitere Versuche mit Farbstoffzusätzen zu Nährböden unternahm Williams (1935, 1938). Er prüfte zahlreiche pathogene Pilzarten auf ihre Fähigkeit zur Farbstoffaufnahme und fand, daß die meisten von ihnen saure Farben (Eosin und Methylenblau) annahmen, wesentlich schlechter aber basische Farbstoffe. Methylviolett wirkte selbst in geringen Konzentrationen toxisch. Wahrscheinlich werden die Farbstoffe z. T. reduziert, d. h. in farbloser Vorstufe aufgenommen (Leukobasen des Neutralrot, des Methylenblaus), um später nach Oxydation sichtbar zu werden. Auch Nigrosin und Lackmus, Fluorescin, Janusgrün wurden in weiteren Versuchen mehr oder weniger von den Pilzhyphen angenommen (s. auch S. 30). Wir müssen uns aber bewußt sein, daß jede Vitalfärbung einen Eingriff in den Stoffwechsel der Zelle darstellt (Johannes 1950). Stets geht eine Schädigung der

Grenzschicht voraus, bevor die Aufnahme des Farbstoffes erfolgen kann. Im schwachsauren Bereich sind Vitalfärbungen noch reversibel. Acridinorange (1:50000) erwies sich hingegen JOHANNES (1954) als unschädliche Kern-Plasma-Vitalfärbung (Imbibitionsfärbung) bei bestimmten Schimmelpilzen.

## b) Durch histologische Methoden

Die Fadenpilze können direkt in der Kultur angefärbt werden, um Strukturen zu finden, die zur Differenzierung der Arten beitragen. BOSS (1930) verwendete die Unna-Pappenheimsche Methode nach vorausgehender zweiminütiger Behandlung der Kulturpartikeln mit 10 Teilen 25%igen Antiformins und einem Teil 1%iger Natronlauge, wobei das Präparat in der Flamme kurz erhitzt wurde. Da bei dieser Prozedur die Pilzelemente verschoben, teils zerrissen werden, lassen sich Besonderheiten der Morphologie kaum finden. Entschieden vorzuziehen ist daher das von LEWIS und HOPPER (1955) entwickelte Verfahren der histologischen Untersuchung einer Pilzkultur. Die besten Ergebnisse werden erzielt, wenn man die Biopsie nicht im Zentrum einer noch gut wachsenden Kultur macht, sondern in deren Randteilen. Mit einem Skalpell schneidet man vorsichtig ein 1 cm² großes bewachsenes Nährbodenstück heraus und taucht es zur Fixierung in eine 8% Formalin- 1% Essigsäurelösung (zu gleichen Teilen). Anschließend wird es in gleicher Weise verarbeitet, wie dies mit Biopsiematerial erfolgt. Von allen Färbungen erwies sich die PAS-Methode am geeignetsten. Die Autoren unterscheiden im fertigen Schnitt drei Zonen. Die Oberschicht entspricht der Oberfläche der Kultur. Hier finden sich die Reproduktionsorgane, zusammen mit mehr oder weniger zahlreichen Hyphen. Die Mittelschicht liegt direkt unter der Oberfläche des Agars und besteht aus wechselnden Mengen miteinander verflochtener Pilzfäden, gelegentlich aus wenigen Sporen. In der Unterschicht lassen sich noch Hyphen finden, jedoch in geringer Zahl und von feinerer Beschaffenheit. Da diese Methode differentialdiagnostische Verwendung finden kann, seien die von LEWIS und HOPPER (1955) beobachteten Abweichungen in den Befunden wiedergegeben.

α) *Mikrosporum canis* kann erkannt werden an den vorhandenen, spitz zulaufenden, dickwandigen Spindelsporen in der Oberschicht.

β) *Mikrosporum gypseum* besitzt ein typisches Bild in Form zahlreicher kurzer, dünnwandiger Spindelsporen in der Oberschicht, fehlender Mittelschicht und gleichmäßigen Hyphenwachstums im Nährboden.

γ) *Mikrosporum audouinii* kann leicht vom Mikrosporum canis und Mikrosporum gypseum durch den Mangel an Spindelsporen und die kompakte Mittelschicht unterschieden werden.

δ) *Trichophyton violaceum* weicht von allen anderen Arten durch die grobfädige Oberschicht ab, die sich wesentlich dunkler färbt als das lockere Hyphengeflecht in der Mittelschicht.

ε) *Trichophyton schönleinii* ist durch den Mangel an Mikrosporen in der Oberschicht gekennzeichnet. Der wichtigste Befund ist aber der gleichzeitige Nachweis von sehr dicken und mitteldicken Hyphen in der Mittelschicht (Abb. 16). Zwar wird ein ähnlicher Befund bei dem Trichophyton mégninii erhoben, doch lassen sich bei diesem leicht Mikrosporen finden.

ζ) Bei dem *Trichophyton tonsurans* spricht die Gegenwart einer spitzenartigen Oberschicht, die viele ovale Mikrosporen von gröberer Beschaffenheit enthält, gegen Mikrosporum audouinii, Trichophyton mentagrophytes und Trichophyton rubrum. Gleichmäßig ausgebildete große Hyphen im kompakten Mittelstück sprechen gegen Trichophyton mégninii, Trichophyton schönleinii und Epidermophyton floccosum.

*η) Trichophyton mégninii* besitzt im Mittelstück große Zellen, ähnlich jenen des Trichophyton schönleinii. Verstreut liegende Mikrosporen helfen diesen Pilz zu erkennen.

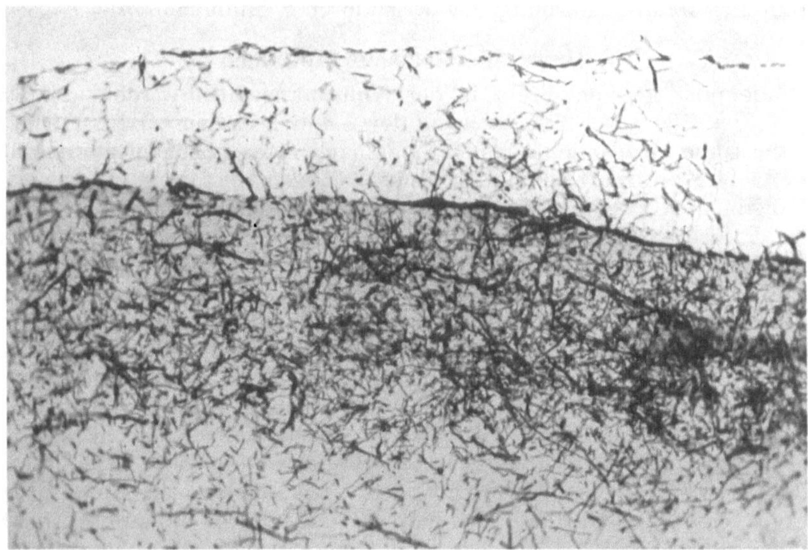

Abb. 16. Trichophyton schönleinii-Kultur, histopathologisch nach Lewis und Hopper bearbeitet. Charakteristisch ist der Nachweis einer dicke und mitteldicke Hyphen aufweisenden Mittelschicht

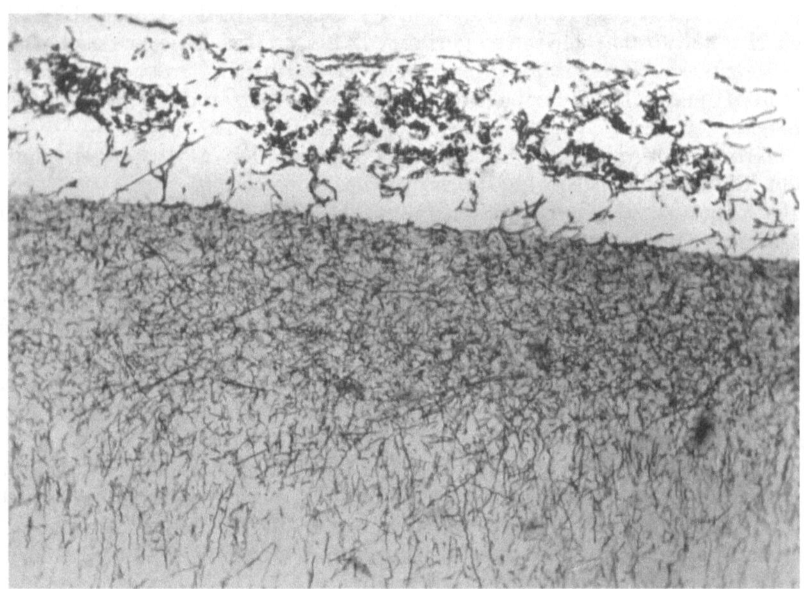

Abb. 17. Trichophyton mentagrophytes-Kultur (bearbeitet wie Abb. 16). Die Oberschicht zeigt vorwiegend Haufen von Mikrokonidien

*ϑ) Trichophyton verrucosum* hat keinerlei bemerkenswerte Symptome. Ober-, Mittel- und Unterschicht lassen sich gut abgrenzen. Die Diagnose wird per exclusionem und anderer morphologischer und anamnestischer Hinweise festellt.

*ι)* Bei dem flaumigen *Trichophyton mentagrophytes* enthält die Oberschicht zahlreiche Mikrokonidien, die zwischen den Hyphen liegen. Weinrankenformen können zugegen sein. Die Oberschicht der granulösen Variante zeigt vorwiegend Haufen von Mikrokonidien (Abb. 17). Die Mittelschicht ist gut abgesetzt und dicht. Bisweilen lassen sich in der Unterschicht Knotenorgane finden (siehe Trichophyton rubrum).

*κ)* Das *Trichophyton rubrum* ähnelt in seiner Erscheinung oft dem Trichophyton mentagrophytes, aber das Verhältnis der Sporen zu den Hyphen ist zuungunsten der Sporen verschoben. Auch besteht geringere Neigung zur Sporenhaufenbildung. Mangel an Weinrankenformen und Knotenorganen bestätigt die Diagnose „rubrum".

*λ)* Bei dem *Epidermophyton floccosum* sind stumpf endende Spindelsporen in der Oberschicht und eine deutlich abgegrenzte zellhaltige Mittelschicht (vorwiegend Chlamydosporen) charakteristisch. Ähnlich große Zellen beobachtet man in der Mittelschicht des Trichophyton schönleinii und Trichophyton mégninii, aber bei diesen stellen sie eine Verfilzung dickerer Hyphen dar.

Aus dieser Übersicht ergibt sich, daß diejenigen Dermatophyten, die in der Kultur charakteristische Merkmale besitzen, auch im histologischen Schnitt leichter erkannt werden, als das z. B. bei der Abgrenzung des Trichophyten mentagrophytes var. interdigitale vom Trichophyton rubrum der Fall ist. Weitere Erfahrungen mit dieser histologischen Methode können vielleicht aber auch zu neuem Wissen führen, beispielsweise wie die Pilze in die Tiefe wuchern, wie sich die Kolonien ausbreiten und in welcher Weise dabei die neugebildeten Sporen auskeimen.

## 8. Phasenkontrastverfahren

Als nach dem zweiten Weltkrieg das Phasenkontrastmikroskop in vielen mykologischen Laboratorien Eingang fand, hoffte man, auch neue Erkenntnisse über die Dermatophyten zu gewinnen. Das von ZERNIKE (1935) in die Mikroskopie eingeführte Verfahren gestattet es nämlich, ungefärbte mikrobiologische Objekte mit besserem Kontrast und größerer Plastizität zu beobachten bzw. auch zu photographieren (vgl. Abb. 110), als dies bei Gebrauch eines einfachen Hellfeldes der Fall ist. Voraussetzung für das Gelingen guter Bilder ist eine möglichst dünne Objektdicke. Man darf daher unter das Deckgläschen nur wenig Flüssigkeit (Kalilauge zur Aufhellung) und Material bringen, um die Vorteile der Methode auch zu nützen. Andernfalls werden Bildschärfe und Ausleuchtung des Objektes gemindert. Nach unseren Erfahrungen, und diese wurden auch andererseits gemacht (BOMMER und HAUFE 1958, KOCH und KUHLMANN 1953, FEGELER 1958), bietet das Phasenkontrastverfahren bei der routinemäßigen Untersuchung des Materials auf Gegenwart von Dermatophyten keine Vorteile. Zur Bearbeitung bestimmter wissenschaftlicher Fragestellungen (z. B. bei Hyphenverschmelzungsstudien (KADEN 1956) oder bei der Prüfung antimycetischer Substanzen (MEMMESHEIMER und KUHLMANN 1953) kann es zwar dem Hellfeld überlegen sein, da Schädigungen der Zellmembran oder Beziehungen einzelner Pilzelemente zueinander klarer zu erkennen sind. U. HAUFE und F. HAUFE (1958) brachten in ungefärbten histologischen Schnitten Pilzstrukturen gut zur Darstellung, was Arbeitsersparnis bedeuten kann. Grundsätzlich neue Erkenntnisse haben sich aber durch das Phasenkontrastverfahren auf dermatomykologischem Gebiete nicht finden lassen.

## 9. Elektronenoptische Untersuchungen

Die unseres Wissens ersten elektronenoptischen Untersuchungen an pathogenen Fadenpilzen führten SCHREUS und EMDE (1953) durch. Teile des Luftmycels von Epidermophyton-, Trichophyton- und Mikrosporumarten wurden in Aqua destillata aufgeschwemmt und durchstrahlt. In flüssigen Nährböden gewachsene Kulturen eigneten sich nicht zur Untersuchung, da sich die Hyphen mit einer stark viscösen Substanz umgaben, die sich durch Aufschwemmung nicht ablösen ließ. Der Gedanke, neue Strukturen zu finden, die möglicherweise zur Unterscheidung der Pilzarten verwendet werden könnten, erfüllte sich nicht. Die lichtmikroskopisch zu beobachtende Doppelkonturierung der Filamente war nicht vorhanden, vielmehr zeigte sich nur eine Wandung unterschiedlicher Dicke. Die Querwände (Septen) wiesen keine Siebbildungen auf*. Junge Pilzfäden waren ganz von Cytoplasma ausgefüllt, während es sich bei älteren Hyphen mehr in einem axialen Strom konzentrierte. Ferner wurden granuläre Gebilde (Volutin?) sichtbar, die sich unter der Strahlenwirkung aufhellten. Sporen der pathogenen Dermatophyten ließen sich gegenüber Schimmelpilzsporen nicht differenzieren. THOROCZKAY, FLORIAN und LOVAS (1955) konnten an Fäden und Sporen (Trichophyton- und Mikrosporum-Arten neben Hefen und Schimmeln) das Cytoplasma, das sich bei manchen Pilzarten als homogen, bei anderen als netzartig gestaltet darstellte, von dem elektronenoptisch weniger dichten Rindenbezirk gut abgrenzen. Die Pilzfäden waren am Ende meist abgerundet, manchmal sollen sie aber spitz auslaufen. An Hyphen beobachteten die Autoren bisweilen feine Zähnelungen, an Sporen Ausbuchtungen, die mit dem Lichtmikroskop nicht erkennbar sind. Die Schwierigkeiten werden hervorgehoben, die sich einer genauen Deutung der elektronenoptischen Befunde entgegenstellen. Sehr leicht treten Schädigungen des Untersuchungsmaterials ein, die durch physikalische und chemische Einflüsse bedingt sind. Als größte Belastung für die Zelle muß destilliertes Wasser gelten, das zu Schrumpfungsvorgängen führen kann. Selbst der Elektronenstrahl vermag molekuläre Umsetzungen und dadurch bedingte morphologische Änderungen auszulösen. Über Beobachtungen an dünnen Schnitten von Epidermophyton floccosum-Hyphen berichteten LADEN und ERICKSON (1958). Osmiumtetroxyd und Kaliumpermanganat erwiesen sich zur Fixierung geeignet, doch zwingen die vielen Fehlerquellen zur kritischen Auslegung. Bemerkenswert waren das Fehlen eines klar abgrenzbaren Kernes in der Zelle, die mehr komplexe Struktur des Septums gegenüber der äußeren Zellwand und die Gegenwart von mitochondrienartigen Körperchen im Cytoplasma. Nach Untersuchungen von BLANK, TAPLIN und ROTH (1960) an Trichophyton rubrum-Pilzen, von denen gleichfalls Ultraschnitte angefertigt wurden, schien das Zellinnere bisweilen dicht vollgepfropft zu sein von Mitochondrien. Es wird vermutet, daß es sich hier um Zellen mit einem Maximum an oxydativem Stoffwechsel handelt. In manchen Schnitten zeigten sich bisweilen Strukturen, die einem animalen Zellkern mit einem Nucleolus ähnelten. An dieser Stelle sei daher auf ältere cytologische Untersuchungen von GRIGORAKI hingewiesen, nach denen die Zellen der Hyphen, Arthrosporen, Chlamydosporen und Makrokonidien vielkernig, die Mikrokonidien aber einkernig sind. Mitochondrien ließen sich schon von diesem Forscher aufdecken.

Elektronenoptische Untersuchungen lassen sich auch zu Studien über den Einfluß antimycetischer Substanzen auf die Pilzzellen heranziehen. Ein eingehender Bericht liegt von KELLING und SCHLEICH (1954) vor. Wahrscheinlich führen fungistatische Stoffe eine Veränderung des Oberflächenpotentials der Pilzwände herbei, so daß es im Innern der Zelle zu Permeabilitätsstörungen bzw. Stoffwechselschäden kommt. Fixations-, Fermentations- und Färbemethoden zeigten Einfluß auf die Morphologie der Pilze (Trichophyton-Arten u. a.). Durch Papain wurde der Zellinhalt völlig abgebaut. Als bemerkenswert erwies sich die

---

* An Ultraschnitten konnten jetzt TAPLIN und BLANK [J. invest. Derm. **37**, 523 (1962)] im Elektronenmikroskop einen Porus in den Hyphensepten des T. rubrum demonstrieren, durch den Verschiebungen von Cytoplasmapartikeln möglich sind.

Resistenz der Pilzwände und Sporen gegenüber Mineralsäuren. Die Befunde sprachen im Sinne einer hohen Elastizität der Pilzhyphen, doch sind letztere nicht so stabil, daß sie ohne Cytoplasma ihre Form beizubehalten vermögen (THOROCZKAY u. Mitarb. 1955). Die starke Oberflächenaktivität des kationenaktiven Myxals (Paraffinyltriphenylphosphonium-bromids) ließ sich übrigens durch feingranulierte Anlagerungen dieses Stoffes an Hyphen und Sporen demonstrieren. Für die Plasmadarstellung eignet sich besonders gut die Versilberungsmethode nach GOMORI, die zu übereinstimmenden licht- und elektronenoptischen Befunden zu führen vermag. Durch die Vorbereitung des Materials stellten KELLING und SCHLEICH (1954) ferner fest, daß ein wesentlicher Teil der Hyphen plasmaleer wurde, und zwar durch Verletzung der Zellwände. Auch unter dem Einfluß von Griseofulvin entwickelten die Hyphen Ausbuchtungen und Einrisse der Zellwände, die wechselnde Stärke zeigten. Große Lipid-Vacuolen und Aufblähungen des Zelleibes (BLANK u. Mitarb. 1960) wurden gleichfalls beobachtet.

REISS und LEONARD (1958) behandelten Kulturen des Trichophyton mentagrophytes (var. granulosum) mit Ultraschall und untersuchten die erhaltenen Pilzfragmente im Elektronenmikroskop. Dabei beobachteten auch diese Autoren ein Heraussickern des offenbar halbflüssigen Protoplasmas aus angeschlagenen Sporen. Die gesetzten Schäden waren mechanischer Art: zerbrochene Pilzfäden, geblähte und geplatzte Mikrosporen, in letzteren zum Teil Höhlenbildungen, wellig gestaltete Membranen, wolkige Strukturen, honigwabenartiges helleres Zentrum und dunklere Peripherie. Bei unbeschallten Elementen fanden sie hingegen — wie die schon eingangs zitierten Untersucher — eine helle Peripherie und ein dunkles Zentrum.

## 10. Variabilität, Heterothallie, Homothallie, Mutation, Pleomorphismus, faviforme Degeneration, Seneszenz

Das Studium der morphologischen Strukturen der Dermatophyten setzt voraus, daß uns einige Phänomene vertraut sind, denen wir bei Arbeiten mit ihnen immer wieder begegnen. Wohl das häufigste ist das der *Variabilität* der Art. PALDROK (1953) hat diesem Vorgang eine gründliche Studie gewidmet und auf ihr ein neues Klassifizierungsschema aufgebaut (S. 14). Wie sehr in der Vergangenheit die Bedeutung vor allem des makroskopischen Aussehens einer Kultur überschätzt wurde, geht auch überzeugend aus der Zahl der Synonyma hervor, die wir im speziellen Teil bei den verschiedenen Pilzarten aufgezählt finden und die Gegenstand vieler Publikationen waren. Wenn man von Einsporkulturen ausgeht (erinnert sei an die Arbeiten von SPRING 1931, GRÜTZ 1932, EMMONS 1932, später von GEORG 1947 u. a.), treffen wir bei bestimmten Dermatophyten häufig auf Stämme, die sich ohne ersichtlichen Grund, also spontan mehr oder weniger von der Mutterkultur deutlich unterscheiden, vor allem durch Ausfall oder Bildung verschiedener Pigmente, durch ungleiche Oberflächenarchitektonik (glatt oder gewulstet, wollig oder lederartig). Bisweilen ändert sich auch die Wachstumsintensität (KARRENBERG 1932). Hier ist weiterhin das wechselnde Aussehen jener Kulturen anzuführen, die wir aus ein und demselben Krankheitsherd züchten (das gilt besonders für das Trichophyton mentagrophytes) und die bisweilen eine flaumige, zu anderen Zeiten aber eine granulöse Oberflächenbeschaffenheit bieten. WEIDMAN (1929) warf die Frage auf, ob die Dermatophyten *Heterothallie* besitzen, ein Begriff, der uns von perfekten Pilzen her geläufig ist. Darunter verstehen wir die Bildung von Gameten beiderlei Geschlechts, die zwar morphologisch gleichartiges Aussehen besitzen, aber in verschiedenen Thalli heranwachsen. Bildet ein Thallus gleichzeitig beide Geschlechtszellarten, sprechen wir von *Homothallie*. Heterothallie ist bei Pilzen häufig. Die Stämme sind entweder rein männlich oder rein weiblich. Verschmelzen Zellen vom m- und w-Typ miteinander, werden entweder Asken entwickelt, oder es entstehen Kulturen, die sich nur aus Mycel und Konidien zusammensetzen. Besäßen nun unsere Dermatophyten Heterothallie, dann hätten wir durch den Austausch von Genen eine Erklärung für die so häufig anzutreffende Variabilität. Leider trifft das nicht zu (Spring 1931).

Der Einfluß exogener Faktoren auf die Morphe eines Pilzes ist jedem Mykologen geläufig. Gelegentlich genügen nur geringe Nährbodenschwankungen, um bei der Subkultur eine Abweichung im Aussehen zu erzielen. Endogene, uns noch nicht näher bekannte Faktoren treten aber hinzu, die wiederum durch Alterungsvorgänge der Kultur auf verbrauchten Nährböden und durch häufige Überimpfungen in ihrer Durchschlagskraft gefördert werden. Auch im parasitären Stadium kommt dem Einfluß des Wirtsorganismus auf den Erreger sicherlich eine Bedeutung zu, wie das aus Versuchen von Georg (1954) hervorgeht, die durch wiederholte Tierpassagen einen wolligen Trichophyton mentagrophytes-Stamm in einen granulösen umwandeln konnte (s. auch Partridge, S. 88).

Robbins und McVeigh (1949) widersprachen der Auffassung von Wilhelm (1947), der dem Trichophyton mentagrophytes ein „*Dualphänomen*" zuschreibt. Die Kultur bestünde nach diesem Autor aus zwei verschiedenen Bestandteilen. Der eine Anteil bildet reichlich Konidien, wenig Mycel (K-Typ), der andere produziert vorwiegend Mycel, aber spärlich Konidien (M-Typ). Zwischen beiden existieren Intermediärformen. Der M-Typ soll aus alten Kulturen des K-Typs hervorgehen, weil Mycel und Sporen „heterokaryotisch" werden. Es gelang Robbins und McVeigh (1949) nicht, in ausgedehnten Subkulturen aus Einsporkulturen reine K- und M-Typen zu erzielen, was aber der Fall hätte sein müssen, wenn Zwischenformen von heterokaryotischem Charakter im Wilhelmschen Sinn darunter gewesen wären. Das Dualphänomen erklärt also die verschiedenen Varianten des Trichophyton mentagrophytes auch nicht. Ob es sich aber um Mutationen (damit irreversible Vorgänge) handelt, wie Robbins und McVeigh angeben, erscheint auf Grund der zitierten Beobachtungen von Georg (1954, s. oben) ebenfalls zweifelhaft.

Weidman (1929) züchtete in seinem eigenen Tinea pedis-Fall primär einen wolligen Pilz, einige Jahre später einen granulösen (Trichophyton metagrophytes). Welche Faktoren in der Haut sind es nun, die hier für die plötzliche Umwandlung in einen konidienreichen Erreger verantwortlich gemacht werden können (Körpertemperatur, Hautfermente, Aminosäuren, Lipide, Kohlenhydrate ?). Die gleiche Frage stellten wir uns bei eigenen Untersuchungen (Götz 1958), als wir bei fußpilzkranken Patienten unserer Klinik 5 Jahre später Zweitisolierungen des Erregers vornahmen und in 6 Fällen erstmalig ein Trichophyton rubrum statt des ursprünglichen Trichophyton mentagrophytes var. interdigitale nachwiesen. Hier verdient auch eine Beobachtung von Vanbreuseghem, Tritsmans und van der Meiren (1954) erwähnt zu werden, welche die Autoren bei der Züchtung eines Pilzes aus der Handfläche eines 24jährigen Mannes machten. Der Erreger war ursprünglich nicht recht zu klassifizieren. Möglicherweise hat auf Grund der Beschreibung ein Trichophyton rubrum vorgelegen. Durch Meerschweinchenüberimpfung und Passagen durch Gartenerde entwickelte sich aber ein Trichophyton mentagrophytes. Die Autoren fassen den ursprünglichen Stamm als Mutante des Trichophyton mentagrophytes (Ctenomyces asteroides) auf. Gibt es also eine Veränderung der Species Trichophyton mentagrophytes in Richtung einer pigmentbildenden Mutante = Trichophyton rubrum ? Dodge (1939) hebt hervor, daß Pilze ein progressives, äußerst wandlungsfähiges Wachstum entwickeln und befähigt seien, sich neuen Milieubedingungen anzupassen. Abwandlungen in Richtung einer anderen Pilzart scheinen daher nicht ausgeschlossen. Dies soll aber nach MERININ (1932) nur im Rahmen ihrer Zugehörigkeit zu einer bestimmten Gruppe erfolgen. Das wollige Trichophyton mentagrophytes und das Trichophyton rubrum könnte man folglich auf Grund ihrer zahlreichen Gemeinsamkeiten durchaus als gruppenzusammengehörig betrachten. Liegt hier also letztlich eine farbstoffbildende Variante eines bestimmten Grundtyps vor? Dies ist eine Frage, die auch von FEGELER (1956) gestellt wurde, bisher aber keine eindeutige Antwort fand.

Aus diesen Beobachtungen und Gedankengängen geht hervor, in welcher Richtung weitere Forschungsarbeit geleistet werden kann. Genetische Probleme wurden vereinzelt schon berührt, so von EMMONS und HOLLAENDER (1939, 1945), KIHLBERG und FRIES (1957), KAMMER und KNIGHT (1959), die zeigten, daß es durch Ultraviolettbestrahlung gelingt, neue Merkmale bei pathogenen Dermatophyten (Trichophyton mentagrophytes) zu induzieren. Ähnliche Feststellungen machte WALKER (1958) nach UV-Bestrahlung der Sporen einer Trichophyton tonsurans-Variante: „Trichophyton sulfureum". Solche Beobachtungen lassen deutlich werden, wie fließend unsere Abgrenzungen der Klassifizierungssysteme doch sind. Auch eine Beeinflussung durch Röntgenstrahlen wurde wiederholt demonstriert. GAY PRIETO (1953) u. Mitarb. bestrahlten pilzhaltiges Haar- und Schuppenmaterial (Trichophyton violaceum, Trichophyton schönleinii, Mikrosporum canis). Bei den Trichophyten zeigte sich in der Kultur keinerlei verändertes Aussehen, das Mikrosporum wies indessen eine auffallend rasche flaumige Degeneration auf. Schon früher hatten MUSKATBLIT und OUSPENSKY (1933) mit Grenzstrahlen (bis zu 50 000 r) in ähnlicher Weise experimentiert und eine hohe Resistenz der getesteten Dermatophyten (Mikrosporum canis, Mikrosporum audouinii, Trichophyton violaceum, Trichophyton tonsurans, Trichophyton schönleinii) festgestellt. Zu ähnlichen Ergebnissen gelangten LEWIS, SCHMIDT und HOPPER (1957). Möglicherweise haben die von den vorstehenden Autoren applizierten Strahlenmengen nicht ausgereicht, sichere Mutanten hervorzurufen. Wir dürfen also folgern, daß sich Pilze gegenüber Röntgenstrahlen ziemlich unempfindlich verhalten, doch führen hohe Dosen schließlich doch zum Absterben der Organismen (BACKUS 1950). MONASH u. Mitarb. (1953) wollen aber mit einer Thorium X-Lösung (300 mikrocurie/cm³) schon nach Einwirkung von 1 min das Absterben des Mikrosporum audouinii im Haar beobachtet haben. LOEWENTHAL (1951) applizierte 300 r ungefilterter Strahlen (80 KV, 5 MA, 20 cm Abstand) auf zwei Microsporum canis-Stämme (a = mit geringer Makrosporenbildung, b = mit reichlicher Makrosporenbildung). Die Subkulturen zeigten teils pleomorphe Veränderungen, teils bizarr geformte Makrosporen. Kommt es zu stabilen Formen *(Mutation)*, dann bedeutet das jeweils die Veränderung bestimmter Gene, biologisch gesehen die Verminderung, den Verlust oder die Erwerbung bestimmter fermentativer Eigenschaften.

Wie wir schon anführten, ändert eine Pilzkultur durch häufige Überimpfung allmählich ihr makroskopisches, aber auch mikromorphologisches Aussehen. Die früheste Veränderung pflegt meist der Verlust der Farbstoffbildung zu sein. Die Entwicklung von Fruktifikationsorganen wird schwächer und bleibt schließlich ganz aus. Wir finden dann ein weißes Mycel vor, das aus sterilen, miteinander verflochtenen Hyphen besteht. SABOURAUD (1910) prägte für diesen Zustand die Bezeichnung *Pleomorphismus*. Dem Sinne nach besagt dieses Wort aber eine gegenteilige Veränderung, nämlich eine Vermehrung der Formen ($\pi\lambda\acute{\varepsilon}\omega\nu$ = viel + $\mu o\rho\varphi\acute{\eta}$ = Form). SABOURAUD hatte diesen Ausdruck der Botanik entnommen, wo er zur Kennzeichnung der Fähigkeit eines Mikroorganismus dient, in mehreren Wuchsformen auftreten zu können. Der geeignetste Terminus für die beschriebene Entartung der Dermatophyten wäre daher „flaumige

Degeneration", denn in der Tat zeigt der Pilz ja nur einen sterilen weißen Flaum. Hierbei handelt es sich — jedenfalls nach dem gegenwärtigen Stand unserer Kenntnisse — um eine Mutation, also um einen endgültigen Verlust der Fähigkeit, Fruktifikationsorgane zu bilden.

Es ist allgemein bekannt, daß kohlenhydratreiche Nährböden fördernd im Sinne der Entwicklung einer flaumigen Degeneration wirken, während ein reiner Peptonagar einen konservierenden Einfluß ausübt. Eine wesentliche Rolle spielen besonders die Monosaccharide (Langeron 1932). Der Pleomorphismus ist also letztlich ein Züchtungsresultat auf unseren künstlichen Nährböden und daher in der Natur auch unbekannt. Bei Versuchen, einige Dermatophyten (Trichophyton crateriforme, Epidermophyton rubrum, Achorion gypseum) zur Askenbildung anzuregen, bewahrten Cifferi und Redaelli (1948) das Pilzmaterial auf natürlichen Nährböden wie Hühnerfedern, Pferdehaaren, Pferdehufkeratin, Leder, Kuhdung, Heu und Gartenerde im Dunkeln bis zu 3 Jahren auf. Es war bemerkenswert, daß die meisten Arten lebensfähig blieben und nicht pleomorph degenerierten. Auch diese Befunde müssen als Beweis dafür angesehen werden, daß der Pleomorphismus ein Züchtungsresultat auf künstlichen, vor allem kohlenhydrathaltigen Nährböden ist. Alle Bemühungen, eine zweifelsfrei erfolgte flaumige Degeneration rückgängig zu machen, blieben bisher erfolglos. Das gilt für die Verbringung auf natürliche Nährböden, z. B. für Passagen auf Geflügelfedern (Methode von Acton und Dey 1934, überprüft durch Langeron und Milochevitch 1937), für die Züchtung auf Obst und Gemüsescheiben (Hruszek 1935, 1936), für Injektionen von Mycelsuspensionen in den Kreislauf von Tieren (de Giorgio 1935), für Impfungen auf die menschliche Haut (Hruszek 1936). Wichtig ist, daß auch die Virulenz des pleomorphen Stammes eindeutig reduziert ist. Die Läsionen, wenn sich überhaupt solche entwickeln, sind gutartiger und klingen rascher ab. Tierüberimpfungen einer flaumig degenerierten Kultur können zwar Wachstum im Haar hervorrufen, doch kommt es nur zur Hyphenbildung, und auch die Retrokultur läßt die arteigenen Fruktifikationsorgane nicht wieder auftreten (Langeron und Talice 1930, Catanei 1930/1932). Pleomorphe Pilzkulturen fluorescieren nicht mehr unter dem Woodlicht, wie Vivancos (1953) kürzlich auch beim Trichophyton mentagrophytes zeigen konnte. Eine andere Frage ist es, durch welche Methoden man die flaumige Degeneration verhindern, zumindest aber zeitlich hinausschieben kann. Hier haben sich natürliche Nährböden (z. B. Getreidekörner nach Langeron 1932, sog. „biologische" Nährböden von Hruszek 1936) nur teilweise bewährt. Kohlenhydratfreie Medien zögern die Degeneration zwar hinaus, vermögen sie auf die Dauer aber ebensowenig aufzuhalten. Von allen Pilzarten sind vor allem die animalen Stämme stark gefährdet, wenn auch das humane Epidermophyton floccosum gleichfalls rasch entartet. Eine Art Jungbrunnen stellt nach Vanbreuseghem und Brussel (1952) ein Gartenerde enthaltender Nährboden dar (s. S. 83). Gefährdete Stämme konnten viele Monate lang am Leben erhalten werden.

Pfister (1955) beschrieb eine bisher nicht bekannte Erscheinungsform der pleomorphen Entartung bei dem Mikrosporum gypseum und dem Epidermophyton floccosum. Hierbei kam es zu rötlichfarbenen, knotenartigen Vorwölbungen bzw. zu weißen knopfartigen Belägen auf den Kulturen. Bei eigenen Versuchen in Hamburg zur Hemmung des Wachstums von Trichophyton mentagrophytes-Kulturen durch Zinkchlorid bei gleichzeitiger Verschiebung des Nährboden-$p_H$ in den alkalischen Bereich erhielten wir auffallend knotige Texturen, die im Aussehen Favuskulturen glichen. Diese Beobachtungen stehen in Übereinstimmung mit späteren Versuchsergebnissen von Paldrok (1955, faviforme Umwandlung durch fungizide Substanzen im Nährboden, ferner durch Temperatureinflüsse). Schon Dmitriev

(1935) sah aber bei einer Trichophyton gypseum asteroides-Variante unter anderen Milieubedingungen faviformes Wachstum. Alle diese Vorgänge haben indessen mit Pleomorphismus nichts zu tun. SABOURAUD (1929) hat immer darauf hingewiesen, daß wir das Phänomen der „Vergreisung" einer Kultur streng trennen müssen von der flaümigen Degeneration (Pleomorphismus). Für solche Alterungs-vorgänge, bei denen die Umwandlung der Kultur zu einem wachsartigen Aus-sehen führt, prägte ALEXANDER (1929) die Bezeichnung „faviforme Degenera-tion". Der Autor unterschied allerdings zwischen einer irreversiblen echten faviformen Degeneration, die auch mikroskopisch als regressive Metamorphose auftritt, und einer reversiblen faviformen Frühdegeneration, die er „faviforme Umwandlung" nannte. In letzterem Falle soll nur eine vorübergehende Seneszenz des Pilzes vorliegen. Solche Kulturpartikeln erholen sich rasch wieder, wenn man sie auf frische Nährböden, noch besser Gartenerde gibt. So sind wohl auch die von PFISTER (1955) beobachteten knotenartigen Gebilde des Mikrosporum gypseum und des Epidermophyton floccosum zu den allmählich eintretenden Alterungserscheinungen zu rechnen, nicht aber zum Pleomorphismus, der unver-mittelt beginnt und durch sterile Hyphen charakterisiert ist.

## V. Pilzbefunde in klinisch gesunder Haut

Die Frage nach dem natürlichen Milieu der Dermatophyten ist verknüpft mit dem Nachweis dieser Erreger in oder auf gesunder Haut. Es erscheint denk-bar, daß sich die Pilze auf der gesunden Haut der meisten Menschen als Sapro-phyten finden lassen, wo sie unter günstigen Bedingungen aggresiv werden und Krankheitserscheinungen auslösen. Wenn wir die von STRICKLER und FRIEDMAN (1931) erhaltenen hohen positiven Pilzbefunde betrachten, scheinen sie dieser Vermutung recht zu geben. Diese Autoren untersuchten 1073 Patienten der Dermatologischen Ambulanz in Philadelphia auf die Häufigkeit von Tinea pedis und wiesen bei 157 Fällen, die klinisch ohne pathologischen Hautbefund waren, 64mal mikroskopisch einen Pilz nach. Diese Mitteilung fällt aber aus dem Rahmen der folgenden Angaben heraus und könnte sich wohl aus der Einbeziehung nicht eindeutig gesunder Hautfälle erklären lassen. Auch wurden die Pilze nur mikro-skopisch demonstriert. Nach der Literatur gelingt es in der Tat fast immer, wenn auch nur bei einem kleinen Prozentsatz *von Personen mit klinisch offenbar gesunder Haut*, mikroskopisch und/oder kulturell Dermatophyten nachzuweisen. So liegen Untersuchungen vor von KUROTCHKIN und CH'EN (1930) (150 Fälle, davon 3,3 % mikroskopisch positiv); AJELLO, KEENEY und BROYLES (1945) (359 Fälle, davon 1,7 % mikroskopisch positiv); HOPKINS, HILLEGAS, LEDIN, REBELL und CAMP (1947) (30 Fälle, davon 13 % mikroskopisch positiv); GENTLES und HOLMES (1957) (201 Fälle, davon 2,5 % positiv); MARPLES und CHAPMAN (1959) (119 Fälle, davon 2,5 % positiv). Positive Kulturen erhielten WILLIAMS und BARTHEL (1929) in 6 % von 36 Fällen, KUROTKIN und CH'EN (1930) in 2 % von 150 Fällen, ANDREWS und BIRKMAN (1931) in 2 % von 44 Fällen, DOWNING, NYE und COUSINS (1937) in 2 % von 100 Fällen, PECK, BOTVINICK und SCHWARTZ (1944) in 1,6 % von 125 Fällen, GÖTZ (1947) in 5 % von 60 Fällen. Im Gegensatz zu diesen Angaben fand STUMPF (1934) bei 50 hautgesunden Patienten niemals Pilzfäden an den Füßen, auch blieben die angelegten Kulturen negativ. Zu gleichen Ergebnissen kam übrigens auch KARRENBERG in älteren Untersuchungen (1928) sowie SMOLKA (1931).

Wie lassen sich nun diese Befunde deuten? Die relativ geringen Prozentzahlen des erfolgreichen Nachweises der Dermatophyten auf klinisch unversehrter Haut sprechen unseres Erachtens nicht sehr überzeugend für ein ubiquitäres Vorkommen der Sporen, wenn auch berücksichtigt werden müßte, daß vielleicht bei einem Teil der untersuchten Personen unter bestimmten Bedingungen die Pilzsporen auf der Haut überhaupt zugrunde gehen, daher ihr Nachweis aus diesem Grunde nicht gelingt. Viel wahrscheinlicher dünkt uns, daß in den pilzpositiven Fällen zufällig Pilzsporen a) aus der Umgebung (z. B. aus einer Infektionsquelle in der Familie) oder b) aus einem klinisch noch nicht erkennbaren mykotisch erkrankten eigenen Nagel in die Zehenzwischenräume verschleppt wurden. Hier bleiben sie zunächst reaktionslos in den oberflächlichsten Schichten des Stratum corneum haften, ohne entzündliche Symptome hervorzurufen. In diesem Sinne sind unserer Meinung nach die Befunde von ROSENTHAL, BAER, LITT, ROGACHEFSKY und FURNARI (1956) zu erklären, die aus dem Fußbadewasser von 40 klinisch hautgesunden Menschen fünfmal Pilze mikroskopisch nachwiesen, von denen in einem Fall die kulturelle Züchtung gelang. Hier wurden also nicht mit dem Skalpell Schuppen abgekratzt, sondern nur die oberflächlichsten Hornschüppchen abgeschwemmt, die sich dann als pilzhaltig erwiesen. Unter geeigneten Bedingungen (Maceration, Mikroläsion) hätte es wohl zu sichtbaren krankhaften Veränderungen kommen können, wenn der Erreger nicht vorzeitig entfernt worden wäre. Vermögen die Pilzsporen nicht auszukeimen, so erfolgt ihre Beseitigung auf dem natürlichen Wege der physiologischen Keratinregeneration.

Anlaß zu Fehldeutungen ist ferner das mögliche Persistieren von Pilzen in gesunder Haut, nachdem eine Mykose klinisch schon wieder gebessert oder scheinbar abgeheilt ist. So deckten wir in einem Fall aus dem Zentrum einer klinisch völlig gesundeten Handfläche mikroskopisch noch immer die Gegenwart von Pilzhyphen auf. Diese parasitierten nur noch in den oberflächlichsten Lagen des Stratum corneum. Vom Corium war wegen der Dicke der Hornschicht der Reiz nicht beantwortet worden, so daß sich das erfahrungsgemäß nur vorübergehende Fehlen pathologischer Hautveränderungen erklärte. Aus einigen weiteren Arbeiten geht ferner hervor, daß entfernt von mykotischen Herden in der gesunden Haut Pilzfäden nachgewiesen werden konnten. Immer aber handelte es sich hier um *erwiesene* gleichzeitige oder frühere Dermatomykosen (z. B. STRICKLER und MCKEEVER 1934; ARIEVITCH und PORYVALEVA 1940). Die von GÖTZ (1947) nach drei Monaten durchgeführten Nachuntersuchungen seiner scheinbar hautgesunden, aber pilzpositiven Patienten, die später alle sichtbare klinische Veränderungen aufwiesen, lassen daher doch die Folgerung berechtigt erscheinen, daß im allgemeinen dort, wo sich pathogene Fadenpilze finden lassen, nach einer im Einzelfall schwankenden Latenzzeit mykotische Erscheinungen der Haut ausgelöst werden.

# VI. Inoculationsversuche beim Menschen und dessen Abwehrfähigkeit

Experimentelle Überimpfungen von Dermatophyten auf Menschen sind schon vor Jahrzehnten durchgeführt worden. BLOCH (1928) (s. dort ältere Literatur) arbeitete mit mehreren Versuchspersonen und impfte sich auch selbst, um die resultierenden allergischen Veränderungen beobachten zu können. Der Vorteil des Versuchs am Menschen liegt auf der Hand, entfällt doch in diesem Falle das bei Tierexperimenten oft zu hörende und nicht ganz unbegründete Argument, der tierische Organismus reagiere in anderer Weise als der menschliche. Als gutes Beispiel für den Wert des menschlichen Experimentes weisen wir hier auf die

Arbeit von SCHULZ, RIETH und SCHIRREN (1954) hin, die bei Versuchspersonen bzw. durch Autoinoculation am Unterarm mit einem aus den Zehenzwischenräumen isolierten „Epidermophyton interdigitale" ekto- und endothriches Wachstum in den Lanugohärchen nachweisen konnten. Damit war eindeutig demonstriert, daß die Jahrzehnte alte These des Nichtbefalls der Haare durch das „Epidermophyton" interdigitale hinfällig geworden war, es sich vielmehr bei dem Kaufmann-Wolf-Pilz ebenfalls um das Genus „Trichophyton" handelt.

Im vorliegenden Abschnitt wollen wir uns nun mit experimentellen Untersuchungen am Menschen beschäftigen, soweit sie uns seit 1930 bekannt geworden sind, und denen eine für das Verständnis der Dermatomykosen allgemeingültige Bedeutung zukommt. Ebenfalls mit Versuchspersonen bearbeitete Fragen spezieller Pilzkrankheiten wie der Mikrosporie (KLIGMAN) oder der Tinea unguium (SAGHER, GÖTZ, VILANOVA, KLIGMAN) werden im klinischen Teil in den einschlägigen Kapiteln dargestellt.

Vergleichen wir die uns vorliegenden Arbeiten, dann zeigt sich, daß sich die Faktoren, die für den Verlauf eines Inoculationsversuches mit Dermatophyten beim Menschen von Einfluß sind, in drei Gruppen zusammenfassen lassen.

## 1. Der Einfluß immunbiologischer Faktoren

Hier zitieren wir Untersuchungen von EPSTEIN und GRÜNMANDEL (1930). Die Autoren demonstrierten bei der oberflächlichen, spontan abheilenden, experimentellen Trichophytie (durch verschiedene Pilzarten) des Menschen die Entwicklung einer lokalen Immunität, die sich um ein weniges über den ursprünglichen Krankheitsherd hinaus erstreckte. Reinoculationen riefen eine Frühreaktion hervor. Im allgemeinen trat parallel dazu auch eine positive Trichophytinreaktion auf. Eine negative Beeinflussung der Abwehrlage der Haut im Sinne einer Förderung der Pilzhaftung durch eine Röntgenepilationsdosis oder durch eine Ultraviolettlichterythemdosis gelang nicht (v. BERDE 1941).

Bei 15 Frauen wurde in der Lendenregion auf beiden Seiten Kulturmaterial des Trichophyton mentagrophytes (Trichophyton asteroides) verrieben. 3—5 Tage später applizierte der Autor nur auf der linken Seite Röntgenstrahlen, die andere Seite diente als Kontrolle. Das Ergebnis nach 14 Tagen war: 7 Versuchspersonen (Vp) auf beiden Seiten erkrankt, 2 Vp nur auf der röntgenbestrahlten Seite, 6 Vp blieben gesund. Die vorausgehende Strahleneinwirkung zeigte ebenfalls keinen infektionsfördernden Effekt. Wurden in gleicher Weise an Stelle der Röntgenstrahlen Ultraviolettstrahlen appliziert (von 30 Vp trat bei 24 eine Infektion auf beiden Seiten ein, 6 Vp blieben gesund), so schien auch diese Strahlenart die Abwehrlage der Haut nicht zu durchbrechen.

Während bei früheren Impfversuchen — in Analogie zu den experimentellen Tierversuchen — die Autoren das Versuchsareal erst in bestimmter Weise schädigten, bevor das Pilzmaterial in Kontakt mit der Haut gelangte, brachte SLOPER (1955) Trichophyton mentagrophytes-Kulturpartikeln (und pilzhaltige Schuppen) *ohne* vorausgehende Maceration und Scarifizierung am Rumpf und an den Extremitäten zum Haften. Die Inkubationszeit betrug 2—7 Tage. Bei allen Versuchspersonen entwickelten sich pustulöse Tinea-Herde, die im Einzelfall bis zum 110. Tag post infectionem noch Schuppung aufwiesen. Die Acme lag im allgemeinen um den 30. Tag, die Abheilung vollzog sich zwischen dem 27. bis 59. Tag. Das Epidermophyton floccosum rief schon am 2. Tag Bläschenbildung hervor, die Heilung erfolgte zwischen dem 80.—150. Tag post infectionem. Das Trichophyton rubrum löste am 3. Tag Papelbildung aus, etwa am 10. Tag zeigten sich Vesiculae. Nach 85 Tagen waren die Herde verschwunden. Sämtliche Läsionen besaßen eine spontane Selbstheilungstendenz. Ungewöhnlich war die

in *allen* Fällen angehende Infektion, was sehr wahrscheinlich durch das feucht-
warme Milieu bedingt war, in dem diese Experimente durchgeführt wurden
(Malacca). Der Autor betonte, daß auch einige spontane Tinea-Fälle allein unter
Umschlägen mit physiologischer Kochsalzlösung bis zum 50. Tag abheilten.
Dieses Phänomen wird auf immunbiologische Faktoren zurückgeführt (möglicherweise durch frühere Pilzinfektionen bedingt). Spätere Untersuchungen von
Huppert und Keeney (1959) könnten diese These stützen. Die Autoren ließen
4 Wochen lang täglich einmal im 4. Zehenzwischenraum abgetötete Trichophyton
mentagrophytes-Partikeln einmassieren. Anschließende Inoculationsversuche mit
lebenden Pilzelementen der gleichen Art führten — im Gegensatz zur Kontrollgruppe — bei 14 Versuchspersonen nur zweimal zum Haften des Erregers. Desai
und Bhat (1960) experimentierten mit dem Trichophyton rubrum. Je nach individueller Gewebsreaktion (Unterarm) bildeten sich anuläre, plaqueförmige oder
follikuläre Pilzläsionen, die spontan abheilten, wenn auch bisweilen verzögert.
In Herden mit geringer lokaler Resistenz bildeten die Hyphen reichlich Mycel,
bei starker Gewebsabwehr aber kam es zu Anschwellungen der Hyphenspitzen
mit Aufgliederung der Fäden in kürzere Fragmente und zur Bildung großer
Arthrosporen.

Da anerkannt ist, daß manche Dermatophytonarten besonders virulent sind,
d. h. heftigere Entzündungserscheinungen auslösen (z. B. das Trichophyton
mentagrophytes), hatten sich Silva, Kesten und Benham (1955) die Frage vorgelegt, ob aus jeweils durch Trichophyton rubrum bedingten Läsionen wechselnder klinischer Intensitätsgrade Stämme gezüchtet werden könnten, die sich in
ihren biologischen Eigenschaften unterscheiden. Bestehen also Beziehungen zwischen dem Erreger und der Art der Krankheitsherde? Die Virulenz der Stämme
wurde daher im Tierversuch und auch bei Versuchspersonen geprüft. Nach
Erodierung einer gesunden Hautstelle rieben die Autoren Kulturteilchen ein und
bedeckten den Herd mit Mull und Heftpflaster. Nach 7 Tagen zeigten sich erythematöse, bläschentragende Läsionen, deren spontane Heilung etwa 2—4 Monate
beanspruchte. Erst 1—2 Wochen vor dem endgültigen Schwinden der Herde
wurden die Kulturen negativ. Reinoculationen führten zu einem noch trägeren
Heilungsverlauf (bis zu 6 Monaten). Auch aus diesen Studien ging der *Einfluß
der Abwehrlage* des Organismus hervor, denn alle gezüchteten Trichophyton
rubrum-Stämme verhielten sich in biologischer Hinsicht gleichsinnig (fehlende
Virulenzschwankungen). Die lokale Resistenz schwankt aber. Nach Strauss und
Kligman (1957) ließen sich Pilze leichter auf eine noch gesunde Hautstelle des
bereits an Tinea erkrankten Fußes überimpfen, als wenn ein noch nicht befallener
Fuß zu dem Versuch herangezogen wurde.

Esteves und Neves (1959) überimpften das Trichophyton violaceum vorwiegend auf Kinder. Kulturfragmente gingen nur an, wenn die Haut vorher
scarifiziert worden war, während es bei Verwendung pilzkranker Haare einer
solchen Vorbehandlung nicht bedurfte. 4—6 Trichophyton violaceum-infizierte
Haare wurden auf die intakte Rückenhaut gelegt und mit Filtrierpapier sowie
Leukoplast bedeckt. Zur Vermeidung von Heftpflasterreizungen befand sich im
Zentrum ein Stückchen Cellophan. Von 91 Patienten entwickelten 55 Pilzläsionen. Ein Unterschied in der Häufigkeit der angehenden Infektionen wurde
bei Kindern und Erwachsenen auffallenderweise nicht gefunden (Pubertät?).
Die Inkubationszeit lag zwischen 4—24 Tagen, spontane Abheilung mit Rest-
schuppung zog sich bis zu 79 Tagen hin. In Übereinstimmung mit dem Verhalten
des Meerschweinchens bei Impfversuchen ergab sich nun, daß Patienten mit einer
Primärmykose eine kürzere Inkubationszeit, kleinere Läsionen und eine schnellere
Heilungstendenz entwickelten als Patienten, die primär frei von Pilzen waren.

Die Trichophytinreaktionen vor und nach den Impfversuchen ließen aber nicht erkennen, inwieweit sich im immunbiologischen Verhalten der Versuchspersonen Änderungen vollzogen hatten.

## 2. Der Einfluß der Erregerqualität

Hier sei an die *unterschiedliche Wirkung humaner und animaler Pilzarten* erinnert sowie an den wechselnden *Einfluß alter* und *frisch isolierter Kulturen*.

Wie aus den folgenden Beobachtungen hervorgeht, läßt sich aber eine scharfe Trennung gegenüber dem Wirken immunbiologischer Faktoren nicht durchführen. Selbst wenn also eine ausgesprochen virulente Pilzart vorliegt, wird das Impfresultat von der individuellen Abwehrlage der Versuchsperson maßgeblich beeinflußt (s. auch S. 272).

Kulturpartikeln (oder pilzhaltige Schuppen) eines Trichophyton mentagrophytes var. interdigitale wurden von White (1929) in scarifizierte Stellen des Rückens eingerieben. Die sich nach 3 Tagen entwickelnde erythematöse, leicht verkrustete Läsion begann sich schon nach 10 Tagen zurückzubilden und war nach 4 Wochen völlig abgeklungen. In einem zweiten Fall dauerte die Regression 35 Tage. Bemerkenswert war, daß der Autor schon nach wenigen Tagen keine Hyphen mehr fand. Er ist der Auffassung, daß die Eigenart des Pilzes, sich nach wenigen Tagen offenbar morphologisch zu verändern bzw. überhaupt zu verschwinden, eine Erklärung für das Auftreten von pilzfreien Hautläsionen abgeben könnte, wenn daneben ein sicherer Pilzherd am Körper existiert. Eine weit zwanglosere Erklärung für die Bildung pilzfreier Läsionen am Körper bei Vorliegen eines Primärherdes wäre allerdings die Deutung der Veränderungen als Mykid.

Einen *Wandel der Virulenz* des Trichophyton mentagrophytes (Trichophyton gypseum asteroides) vermuteten Louste, Rabut und Rivalier (1933), weil es ihnen nicht gelang, bei bereits pilzinfizierten Kindern Kerion Celsi-Bildungen experimentell hervorzurufen. Zum Teil entstanden nur flüchtig schuppende Herde. Im Gegensatz dazu steht ein Bericht von Cortella (1933), der mit dem gleichen Erreger bei vier Personen doch kerionähnliche Läsionen erzeugen konnte. Schließlich sei noch eine Beobachtung von Morikawa (1938) mitgeteilt, der aus einem Granuloma trichophyticum Majocchii (wir würden heute sagen Tinea granulomatosa nodularis) zwei Pilzvarianten der gleichen Art (Trichophyton rubrum) züchtete, von denen aber nur der aus Lymphdrüsen isolierte Stamm experimentell ein neues Granulom hervorzurufen vermochte. Der Autor experimentierte auch noch mit Trichophyton mentagrophytes-, violaceum- und verrucosum-Stämmen. Er vertrat die Auffassung, daß die faviformen Pilze zur Granulombildung besonders befähigt wären. In einem Autoinoculationsversuch von Hruszek (1956) rief ein pleomorphes Mikrosporum gypseum (Achorion) nur geringe erythemato-squamöse Läsionen von kurzer Dauer hervor.

## 3. Der Einfluß akzidenteller Faktoren

Ganz sicher spielt es eine Rolle, in welcher *Lokalisation*, d. h. auf welchem Terrain ein bestimmter Mycet haftet. Auf die leichte Überimpfbarkeit des Trichophyton gallinae (Achorion gallinae) bei Tieren und Menschen wies Truffi (1929) hin. Während es aber beim Huhn zur Scutulabildung kam, zeigte sich beim Menschen das Bild einer oberflächlichen Trichophytie. Szathmáry (1932) überimpfte auf den Rumpf eines 11jährigen Kindes ein Trichophyton schönleinii. Es entwickelten sich jedoch nur erythemato-squamöse Herde, beim Meerschweinchen indessen Scutula. In der Tat bildet vor allem der Favuspilz — beim Menschen vorwiegend auf dem behaarten Kopf, erfahrungsgemäß weit seltener am lanugobehaarten Körper — Scutula. Die experimentellen Überimpfungsversuche mit einigen Trichophyton schönleinii-Partikeln durch Manca-Pastorino (1937) auf das Scrotum eines favuskranken Patienten verliefen negativ. Higuchi (1957) führte die relative Unverletzlichkeit der Scrotalhaut gegenüber Pilzinfektionen vor allem auf die Gegenwart von Kaprinsäure ($CH_3$—$(CH_2)_8$·COOH) zurück. Weitere an dieser Stelle aufzuzählende, für die Entwicklung einer Infektion nicht unwichtige Faktoren sind: *Alter des Patienten, endokrine Störungen, Mikrotraumen* (s. auch S. 273, 369).

Aus den Impfexperimenten mit Dermatophyten an Menschen läßt sich festhalten, daß es sich hier um ein komplexeres, weniger gut durchschaubares Geschehen handelt als im Tierversuch. Es fehlt der gesetzmäßige, zeitlich klar umschriebene Verlauf, wie wir ihn bei den Meerschweincheninoculationen kennengelernt haben. Die Läsionen zeigen eine protrahiertere Entwicklung, auch wenn sie schließlich alle spontan abheilen. Letzteres gleichfalls auch für die beim spezielleren Pathogenesestudium der Mikrosporie und der Tinea unguium gemachten Beobachtungen. Eine Übereinstimmung zwischen der Aktivität der Herde und dem Ausfall der Trichophytinreaktion ist häufiger *nicht* zu finden. Das immunbiologische Geschehen allein reicht offensichtlich nicht aus, alle Phänomene im Verlauf einer menschlichen Pilzinfektion zufriedenstellend zu deuten. Und warum in dem einen Fall der inoculierte Pilz zur Krankheit führt, im anderen nicht, ist uns noch immer unbekannt. Tatsache ist jedenfalls, daß sich bei experimentellen Impfversuchen am Menschen fast immer eine Gruppe herausschält, bei denen der Erreger nicht zu haften scheint. Das ist wohl auch einer der Gründe, warum angesichts der Häufigkeit der Pilzinfektionen insbesondere der Tinea pedis vieler Menschen die Krankheitsziffern nicht noch höher liegen (in Bayern beispielsweise bei rund 20% der Bevölkerung).

Besitzt also die Haut neben der *antimycetischen Schweißwirkung* (Peck, Rosenfeld, Leifer und Bierman 1939) weitere Fähigkeiten, auftreffende Pilzsporen unschädlich zu machen? Neuere Untersuchungen von Baer, Rosenthal und Furnari (1955) scheinen in diesem Sinne zu sprechen. Trichophyton rubrum und Trichophyton mentagrophytes-Pilzsuspensionen wurden 22 Versuchspersonen in der Mitte der Fußsohle und unterhalb des medialen Knöchels mit einem Glasstab verrieben, bis die Haut trocken war. Anschließend wurden sofort die Strümpfe übergezogen. Nach 1, 2, 3, 6, 8 und 15 Tagen erfolgten mikroskopische und kulturelle Kontrollen der Impfstellen. Bei 12 der 22 Versuchspersonen fanden sich schon 24 Std später keine Pilzelemente mehr. Bei drei Patienten ließen sich noch am 8. Tag, bei einem am 15. Tag Pilze nachweisen, jedoch ohne klinische Läsionen. Die Untersucher schließen hieraus auf eine bemerkenswerte Selbstdesinfektion der Haut, die sich als lokale Resistenz manifestiert. Die Befunde decken sich in gewisser Weise mit früheren eigenen Beobachtungen, nach denen Pilzsporen unter dem Fingernagel 9 Tage ohne jede Auskeimungstendenz liegenbleiben können (Fungistase), diese auf einem Nährboden aber sofort wachsen (Götz 1953). Weitere Studien von Rosenthal, Baer, Litt, Rogachefsky und Furnari (1956) zeigten, in welch hohem Ausmaß pilzkranke Patienten ständig infektiöses Material in ihre Umgebung verstreuen. Diese Feststellung unterstreichen wir, denn bei Untersuchungen (Götz 1960) über die Morphologie der Pilzelemente im Stratum corneum fuß- und handpilzkranker Patienten fanden wir zahlreiche Schnitte der oberflächlichen Hornlagen, die angefüllt waren mit massenhaften Pilzsporen (PAS-Färbung). Von 91 fußpilzkranken Patienten konnten Rosenthal u. Mitarb. (1956) nach 15minütigem Fußbad ohne mechanische Reinigung der Haut im Waschwasser von 67 Fällen Pilzelemente mikroskopisch nachweisen, von denen in 20 Fällen die Züchtung des

Erregers gelang. Selbst auf klinisch scheinbar gesunder Haut fanden sie Pilze (s. S. 100).

Diese Untersuchungen lassen erkennen, daß die Ablagerung von Pilzsporen zumindest für eine kürzere Zeitspanne auf der Haut allein noch nicht zur *akuten* Tinea pedis führt. Das bestätigten auch Experimente von BAER u. Mitarb. (1956), die Versuchspersonen in pilzinfiziertem Waschwasser die Füße baden ließen. Sechs Wochen später fanden die Autoren in 54% der 68 Versuchspersonen noch Pilzelemente, ohne daß eine akute Entzündung eingetreten war. Es müssen also Einflüsse vorliegen, die das Angehen einer Infektion hemmen. Nach eigenen Untersuchungen scheint der *Austrocknung der Pilzsporen an der Hautoberfläche* eine wesentlich desinfizierende Bedeutung zuzukommen. Bestimmte Beobachtungen weisen nämlich auf eine unterschiedliche Vitalität einerseits der Mikrokonidien der Kultur, andererseits der Arthrosporen im Stratum corneum hin. Letztere gehen unter Bedingungen der Trockenheit rascher zugrunde. Personen mit trockener Haut sind daher weniger pilzgefährdet.

## Nichtallergisch bedingte humorale Abwehrfaktoren

Die unterschiedliche Abwehrfähigkeit der Menschen gegen Pilzinfektionen ließe sich ferner durch eine individuell vorhandene Resistenz des Keratins erklären, die dadurch zustande käme, daß noch unbekannte fungistatische Stoffe die laufend neugebildete Hornsubstanz imprägnieren. Als erwiesen gilt, daß es im menschlichen Blutserum (z. T. auch in Blasenflüssigkeit) Substanzen mit pilzhemmenden Eigenschaften gibt. Die ersten Befunde dieser Art erhoben JESSNER und HOFFMANN schon im Jahre 1924. Sie entdeckten im Serum stark trichophytinpositiver Patienten fungistatische Eigenschaften. Ließen die Forscher Pilzsporen und Blutserum nur kurze Zeit aufeinander einwirken, so unterblieb die Auskeimung der Pilzelemente. Aus weiteren Studien folgerten sie: Im Serum pilzallergischer Patienten müssen Stoffe enthalten sein, welche 1. die Virulenz der Pilze herabzumindern scheinen und 2. das Wachstum auf künstlichem Nährboden schädigen. Die Schädigung ist nur vorübergehender Natur. Längere Aufbewahrung des Serums veränderte die Wirksamkeit, aber 60minütige Erwärmung bei 56° C inaktivierte die fungistatische Substanz nicht. Wenn auch das Serum gesunder, also nichttrichophytinallergischer Menschen bei längerem Kontakt auf Pilzsporen (72—96 Std) Wachstumshemmung bewirkte, so glaubten die Autoren doch, einen spezifisch auf Trichophytonpilze eingestellten Antikörper gefunden zu haben. Immerhin war des weiteren auffallend, daß das Serum einiger gegen Dermatophyten allergisch gemachter Meerschweinchen diese fungistatischen Stoffe *nicht* enthielt (JESSNER und HOFFMANN 1925). Auch PER und BRAUDE (1928) sowie AYRES und ANDERSON (1934) waren — im Gegensatz zu SERRI (1948) — der Meinung, die Fungistase des Serums müßte die Folge immunbiologischer Umstimmungen des Organismus sein, die offenbar zur Bildung antimycetischer Antikörper führten. Die beiden letzten Autoren gaben 8%iges Serum von Patienten mit „id"-Reaktionen zum Pilznährboden und stellten vollständige Unterdrückung des Pilzwachstums fest, was bei Verwendung des Serums Gesunder nicht der Fall war. BALBI (1933) bestätigte das Vorliegen des „Jessner-Hoffmannschen Körpers" im Blut mancher Patienten, doch einen Zusammenhang mit den klinischen Läsionen habe er niemals beobachtet.

Diese Befunde wurden zwar einige Jahre später von LEWIS und HOPPER (1939) überprüft, doch nahmen sie keinen eindeutigen Unterschied im Verhalten der Seren gesunder und pilzallergischer Menschen wahr. In beiden Gruppen erwiesen sich die Seren als teilweise fungistatisch. PECK, ROSENFELD und GLICK (1940) unterzogen dann dieses bedeutsame Problem einer gründlichen Studie. Sie stellten zwei Personengruppen zusammen (Gruppe A = 10 sicher pilzgesunde Menschen, Gruppe B = 17 stark trichophytinpositive Menschen), deren Seren sie in einer Konzentration von 1—90% im flüssigen Pilznährboden auf fungistatische Wirkung untersuchten. Die Ergebnisse lauteten: Gruppe A (12 Seren, da zwei Wiederholungen nach zeitlichem Intervall erfolgten) 1 = ohne Fungistase, 3 = geringe Fungistase, 2 = mäßige Fungistase, 6 = kräftige Fungistase. Gruppe B (18 Seren, eine Wiederholung) 6 = ohne Fungistase, 5 = geringe Fungistase, 3 = mäßige Fungistase, 4 = kräftige Fungistase. Im allgemeinen machte sich die pilzhemmende Wirkung des Serums erst bei einer Konzentration von 30% bemerkbar und trat mit steigendem Serumgehalt im Nährboden immer stärker hervor. Wurde die Blutflüssigkeit über 30 min bei 56° C erhitzt, schwächte sich der fungistatische Effekt ab, doch schwand er nicht ganz. Auch das Meerschweinchenserum besaß pilzhemmende Eigenschaften, ferner Blasenflüssigkeit, Ascitesflüssigkeit in mäßigem Grade. In den wesentlichen Punkten konnten diese Resultate später von Roth, Boyd, Sagami und Blank (1959) an einer größeren Personenzahl (156) bestätigt werden. Als Testpilze dienten das Trichophyton mentagrophytes und das Trichophyton rubrum. Serumkonzentrationen wurden von 10—80% dem Nährboden zugegeben, wobei sich zur Verdünnung am besten physiologische Kochsalzlösung plus 0,15% Traubenzuckerzusatz eignete. In den Konzentrationen von 20—60% zeigten die Proben von 155 Individuen sichere Fungistase (72stündige Versuchsdauer). Einen Unterschied zwischen Gesunden und Kranken, Kindern und Erwachsenen vermochten sie nicht zu finden. Dialysiertes Serum blieb noch immer, wenn auch schwächer, fungistatisch wirksam. Hierbei scheint die Gegenwart von Komplement oder Properdin nicht Voraussetzung für den Erfolg zu sein (R. Memmesheimer, McNall und Sternberg 1961).

Als wichtigstes Resultat läßt sich aus all diesen Experimenten herausschälen, daß ein *Unterschied im fungistatischen Verhalten* der getesteten Blutseren der Patienten *mit und ohne Pilzallergie nicht vorliegt.* Die ursprüngliche Annahme der früheren Beobachter, einen antimycetischen Antikörper aufgedeckt zu haben, trifft daher nicht zu. Von deutscher Seite gingen auch Janke (1952), später Kaden (1957) diesem fungistatischen Phänomen der Blutseren nach und konnten es im Prinzip bestätigen. Da Candida albicans-Pilze gleichfalls gehemmt wurden, entwickelte Janke (1955) eine Methode zur Diagnose der Lungenmoniliasis mit Hilfe der Serumfungistase. Wie aus den Untersuchungen von Roth, Boyd, Sagami und Blank (1959) aber hervorgeht, muß es sich hierbei allerdings um pilzhemmende Substanzen handeln, die sehr wahrscheinlich mit den gegen Dermatophyten gerichteten Stoffen nicht identisch sind. Kaden (1957) testete auch Cantharidenblaseninhalt auf seine antimycetischen Eigenschaften. *Geringe* Konzentrationen der Körperflüssigkeiten (Serum, Blaseninhalt, Schweiß) sollen das Wachstum der Pilze jedoch fördern.

Einen weiteren Beweis für die *pilzhemmende Wirkung von Gewebsflüssigkeiten* fanden Lorincz, Priestley und Jacobs (1958) bei folgender Versuchsanordnung: Trichophyton mentagrophytes-Kulturpartikeln wurden in winzige Filterkammern (Porendurchmesser 0,3 $\mu$) und in kleine Dialysebeutel verbracht. Die Autoren nähten diese pilzhaltigen Miniaturbehälter steril in den Bauchraum von Mäusen ein und beobachteten, ob nach 3 bzw. 12wöchiger Verweildauer Pilzwachstum erfolgte. Da das nicht der Fall war, wurde auf das Vorliegen eines humoralen fungistatischen Faktors in Serum und Gewebsflüssigkeiten geschlossen, der wasserlöslich und dialysabel sei. Diese Tierexperimente haben wir hier zitieren müssen, weil sie für die folgenden, wiederum mit menschlichem

Untersuchungsmaterial gewonnenen Resultate eine Stütze darstellen. BLANK, SAGAMI, BOYD und ROTH (1959) beimpften überlebende, auf einem Nährsubstrat liegende Präputialhaut mit Trichophyton mentagrophytes- und Trichophyton rubrum-Partikeln. Nach Hinzufügen wechselnder Konzentrationen menschlichen Blutserums zur Nährlösung fanden sie, daß sich bei Zugabe von 100% Serum Gesunder weder in der Epidermis noch im Corium Pilzwachstum entwickelte. Eine 50%ige Serumkonzentration führte zum Befall nur der Epidermis, eine noch stärkere Verdünnung gestattete schließlich auch das Wachstum der Pilzfäden im Corium. Dialyse und Erhitzen des Serums (56⁰ C, 30 min) schwächten die fungistatische Wirkung zwar ab, doch verschwand sie nicht. Versuche, mit 5%igen Zusätzen von Albumin, $\gamma$-Globulin, Fibrinogen und Fraktionen I, II und III des Serums eine pilzhemmende Wirkung zu demonstrieren, schlugen fehl.

Wir halten fest, daß in den Körperflüssigkeiten, vor allem im Blutserum, fungistatische Stoffe vorliegen, die zum Teil dialysierbar sind, zum Teil bei längerer Erwärmung auf 56⁰ C etwas inaktiviert werden und bei längerer Aufbewahrung in ihrer Wirkung nachlassen. *Mit Antikörpern sind sie nicht identisch.* Dem Properdin kommt bei dem beschriebenen Phänomen offenbar keine Bedeutung zu, wenn McNALL u. Mitarb. (1959) auch bei Mäusen eine erhöhte Infektionsanfälligkeit gegen C. immitis und B. dermatitidis fanden, wenn der Properdinspiegel gesenkt wurde. Möglich ist unserer Meinung nach auch, daß der Sauerstoffmangel im Bauchraum der Maus bei den Versuchen von LORINCZ u. Mitarb. (1958) eine Auskeimung der Sporen verhinderte. Die Bedeutung der fungistatischen Stoffe in den Körperflüssigkeiten liegt darin, daß sie dazu beitragen, den Dermatophyten das Vordringen über das Stratum corneum hinaus in die Tiefe der Haut (BLANK u. Mitarb. 1959) zu verwehren. Da es andererseits aber Menschen gibt, bei denen dieser Hemmfaktor im Blute nur minimal wirksam ist, es aber auch bei diesen nicht zu einer Penetration der Pilze in das Bindegewebe kommt, müssen weitere, wenn auch noch unbekannte fungistatische Eigenschaften des Integuments vermutet werden.

# VII. Nachweis von Dermatophyten im Erdreich und bei Spontaninfektionen der Tiere

SABOURAUD, BRUHNS und ALEXANDER haben schon in der weiter zurückliegenden Vergangenheit die Vermutung geäußert, die Natur sei für die Dermatophyten das ihnen artgemäße Milieu, aus dem sie gelegentlich auf Tier und Mensch übergehen. SZATHMÁRY[1] (1936) vertrat diese Auffassung ebenfalls und glaubte bewiesen zu haben, daß man durch Verreiben von Gartenerde auf der Haut des Meerschweinchens gelegentlich krankheitserregende Fadenpilze isolieren könne. So sei es ihm gelungen, wenn auch nur ausnahmsweise, aus dem Erdboden der Wiesen und Felder u. a. ein Trichophyton (Achorion) quinckeanum zu züchten, später ein Trichophyton gypseum asteroides, ein Trichophyton fluviale u. a. Der Autor entwickelte die Hypothese: alle Dermatophyten befinden sich im perfekten Stadium als Saprophyten in der Natur in einer Urform, aus der sie sich später erst durch den Umweg über das Tier im Sinne der uns bekannten Arten entwickeln. Wenn wir bedenken, wie häufig Meerschweinchen latent pilzinfiziert sind (FUENTES und ABOULAFIA[2] 1955, KOCH und RIETH[3] 1958), muß indessen der dem Autor gelungene Nachweis bestimmter Dermatophyten im Fell der Tiere nach Einreiben von Gartenerde mit Vorsicht bewertet werden. Bei kritischer Würdigung der von SZATHMÁRY[1] (1936) herangezogenen Methode bleibt daher die Frage nach der Herkunft der Dermatophyten nach wie vor offen.

Williams[4] (1934) züchtete besonders häufig pleomorphe Kulturen des Trichophyton mentagrophytes (interdigitale) und Epidermophyton floccosum (inguinale) aus Geschabseln von Fußböden, Matten, Turngeräten einer Schule (1500 angelegte Kulturen) und glaubte, daß es sich hier um die Form handeln könnte, unter der die Pilze in der Natur vorkämen. Parallelen zu anderen pathogenen Pilzen, die auf ein saprophytisches Dasein auch der Dermatophyten außerhalb des tierischen und menschlichen Organismus schließen lassen, existieren durchaus. So isolierten 1932 Stewart und Meyer[5] erstmalig den Erreger der Coccidioidomykose (Coccidioides immitis) aus der Erde. Emmons[6] (1949) fand das Histoplasma capsulatum im Boden, und Hvid-Hansen[7] (1951) züchtete anaerobe Aktinomyceten aus einem schwefelhaltigen Grundwasser, um nur einige Beispiele zu zitieren. Auffallend gehäufte Erkrankungen durch Blastomyces dermatitidis, Sporotrichon, Phialophora verrucosa und Blastomyces brasiliensis u. a. bei Personen, die beruflich engen Kontakt mit Erde und Vegetabilien haben, sind bekannt. Warum sollten also nicht auch die Dermatophyten in der Natur zu finden sein? Vanbreuseghem[8] (1949), der die verjüngende Wirkung eines Gartenerdenährbodens auf Fadenpilze demonstrierte, entwickelte nun eine subtilere Technik, die es gestatten sollte, eventuell im Erdreich vegetierende Dermatophyten anzulocken.

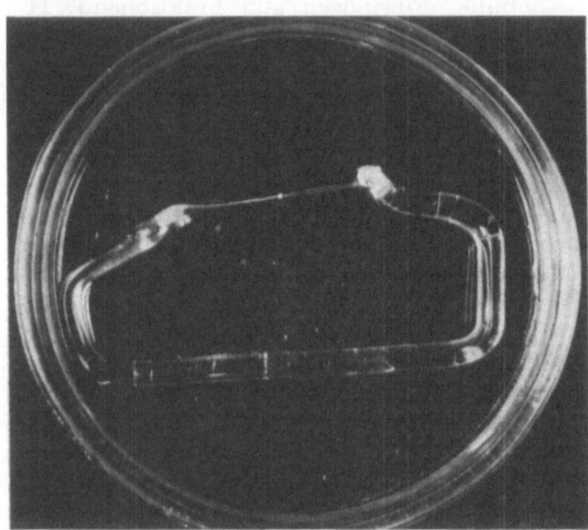

Abb. 18. Pilzbeimpftes Haar zwecks Prüfung der keratolytischen Fähigkeiten des Erregers

Von der Überlegung ausgehend, daß die pathogenen Fadenpilze Keratin angreifen können, führte er zunächst in vitro-Untersuchungen durch. Alle Pilzgenera (bei Vanbreuseghem: Ctenomyces, Sabouraudites, Trichophyton und Epidermophyton) wurden geprüft, in welcher Weise sie ein einzelnes Haar angreifen, d. h. verdauen. Zu diesem Zweck spannte er ein menschliches Haar zwischen einen senkrecht stehenden, gebogenen Glasstab (ähnlich der Sehne eines Bogens). In der Mitte des Haares fixierte er dann eine Kulturpartikel des zu prüfenden Dermatophytenstammes und beobachtete das Verhalten des Pilzes. Wir haben der Einfachheit halber bei eigenen Studien das Haar in einer feuchten Kammer ausgespannt (Abb. 18), wie das in ähnlicher Weise auch Schirren und Rieth[9] (1958) getan haben.

Vanbreuseghem[10] (1952) beschrieb zwei Verhaltensweisen der Myceten. Bei dem Trichophyton rubrum verschwand zunächst die Cuticula des Haares. Das Keratin wurde immer stärker abgebaut, so daß schließlich ein Bild entstand, das zwei mit den Spitzen aufeinander gerichteten Bleistiften ähnelte. Bei den übrigen Pilzen trieben besonders spezialisierte Hyphen keilförmige Organe senkrecht zur Achse in den Haarschaft vor (Perforationsorgane = Abb. 133). Hierbei handelte es sich um einen keratolytischen Prozeß [Page[11] (1950) beschrieb diese Perforationsorgane ebenfalls bei dem Mikrosporum gypseum.] Alle Dermatophyten, die reich an Sporen sind, besitzen eine starke keratolytische Kraft. Schimmelpilze ließen andererseits eine keratinverdauende Wirkung vermissen.

Infizierte VANBREUSEGHEM[10] (1952) nun eine angefeuchtete Erdprobe in einer Petri-Schale mit Dermatophyten (Trichophyton rubrum, Epidermophyton floccosum, Trichophyton mentagrophytes) und streute er auf der Oberfläche dieses Substrates grob zerschnittene Haare aus, so wuchs der Pilz nachweislich aus der Erde wieder in das Haar hinein. Nachdem somit der Wert der Haare als „Köder" für keratinophile Pilze erwiesen war, sammelte der Autor unbekannte Erdproben aus verschiedenen Landesteilen und versuchte ausfindig zu machen, ob tatsächlich im Erdreich Dermatophyten vegetieren. Seine Erwartungen, eine uns bereits bekannte pathogene Pilzart zu finden, erfüllten sich nicht, doch gelang es ihm, in der geschilderten Weise erstmalig, einen neuen keratinophilen Myceten zu züchten, dem er den Namen „Keratinomyces ajelloi" gab. Auf gleiche Weise entdeckten DURIE und FREY[12] (1957) einen keratinophilen Pilz, den sie „Trichophyton terrestre" benannten. Von anderer Seite wurde die Suche nach Dermatophyten im Erdboden fortgesetzt. Im Zusammenhang mit Studien über den Abbau von Textilien durch Schimmelpilze gelang es MANDELS, STAHL und LEVINSON[13] (1948), aus einem in der Erde vergrabenen Wollfetzen ein Mikrosporum gypseum zu züchten. Nicht eindeutig liegt der Fall von COOKE[14] (1952), da es nicht ganz ausgeschlossen ist, daß Mikrosporum gypseum-Elemente bereits vor dem Vergraben des Wollstückchens in den Fasern hängengeblieben waren, oder, was wahrscheinlicher ist: es wurde eine neue Mikrosporumart entdeckt (Mikrosporum cookei, s. S. 218). Die von GORDON[15] (1955, s. auch GORDON, AJELLO, GEORG und ZEIDBERG[16] 1952) entdeckten Makrosporen des Mikrosporum gypseum in Erdproben aus Tennessee vermittels der Membranfiltermethode von GORDON und CUPP[17] (1953) erhärteten weiterhin die Auffassung, der Boden stelle das natürliche Reservoir für die saprophytische Existenz zumindest dieses Dermatophyten dar. Schließlich wurden weitere Zweifel beseitigt, als AJELLO[18] (1953) (s. dort erschöpfende Literatur über das Mikrosporum gypseum) aus 116 Erdbodenproben aus Tennessee und Georgia 37mal ein Mikrosporum gypseum isolierte. Dabei ließ sich der Pilz in solchen Erdproben am häufigsten nachweisen, die zu irgendeiner Zeit mit Tieren (!) in Berührung gekommen waren. Offenbar ist dieser Mycet zu jenen Organismen zu zählen, denen die Aufgabe des Keratinabbaues im Erdboden zufällt. Darüber hinaus muß er aber die Fähigkeit besitzen, unter bestimmten Bedingungen vom saprophytischen in den parasitären Zustand überzugehen, d. h. die tierische oder menschliche Haut zu befallen. Zwei Jahre später untersuchten DURIE und FREY[19] (1955) 66 Erdproben (New South Wales) in Australien und fanden das Mikrosporum gypseum 5mal, FUENTES, BOSCH und BOUDET[20] (1955) in 7 von 13 Erdproben auf Kuba sowie EVOLCEANU und ALTERAS[21] (1958) in 22 Erdproben 3mal in Rumänien (nach späteren Untersuchungen sogar an 9 entfernt voneinander liegenden Stellen). Eine weitere Züchtung aus Gartenerde gelang in Rumänien (AVRAM[21a] 1959), in Jugoslawien (GRIN und OŽEGOVIĆ[21b] 1957), und auch in Deutschland wurde dieser Mycet nachgewiesen, so von POLEMANN[22] (1959) in Köln, von RIETH[23] (1959) in Hamburg. Man kann die Auffassung vertreten, daß die saprophytischen Dermatophyten in dem Maße parasitäre Eigenschaften gewinnen, wie ihre mikromorphologischen Strukturen monotoner werden. Wenn das zutrifft, müßte das an mikromorphologischen Elementen reiche Mikrosporum gypseum noch ein Saprophyt des Bodens sein, der den Übergang zum parasitären Leben noch nicht ganz vollzogen hätte (EVOLCEANU und ALTERAS[21] 1958).

Von weiteren Dermatophytenarten wurde im Erdboden bisher nur noch das Trichophyton mentagrophytes aufgedeckt (LURIE und BOROK[24] 1955, LURIE und WAY[25] 1957 in zwei Höhlen des Transvaal). Neuerdings sollen es SZATHMÁRY und HERPAY[147] (1960) in tiefen Erdschichten, EVOLCEANU, ALTERAS, DOBRESCU und

Tabelle 15. *Spontaner Dermatophytenbefall bei Tieren*

| Gezüchteter Pilz | Tierart | Autoren |
|---|---|---|
| Trichophyton mentagrophytes | Rind | 68, 70, 72, 26, 132 |
| | Pferd | 49, 58 |
| | Schaf | 78, 77 |
| | Hund | 101, 102, 74, 43 |
| | Katze | 69, 74, 43 |
| | Kaninchen | 123, 9, 133 |
| | Hase | 42 |
| | Meerschweinchen | 61, 101, 103, 40, 107, 3, 2, 92 |
| | Bisamratte | 31, 32 |
| | Ratte | 101, 63, 120, 35 |
| | Chinchilla | 53, 101 |
| | Maus | 35, 59, 54, 101, 47, 63, 113, 110, 130, 132, 134 |
| | Schwein | 97 |
| | Opossum | 101 |
| | Affe | 65, 127 |
| | Känguruh | 101 |
| | Fuchs | 30 |
| | Eichhörnchen | 34 |
| Trichophyton rubrum | Rind | 60, 9 |
| | Hund | 60, 9 |
| | Katze | 9 |
| | Meerschweinchen | 91, 3 |
| | Maus | 131 |
| Trichophyton verrucosum | Rind | 82, 79, 68, 84, 94, 52, 46, 44, 105, 125, 101, 67, 98, 9, 47, 64, 72, 43, 132, 141, 142, 143, 144 |
| | Pferd | 84, 47, 43, 132, 144 |
| | Schaf | 78 |
| | Esel | 71, 101 |
| | Hund | 70 |
| Trichophyton violaceum | Rind (in früheren Jahrzehnten auch schon bei Katze und Maus gefunden) | 142, 143 |
| Trichophyton tonsurans | Rind | 116 |
| | Pferd | 108 |
| Trichophyton gallinae | Hund | 146 |
| | Geflügel | 90, 81, 96, 57, 121, 71 |
| | Birkhuhn | 33 |
| Trichophyton mégninii | Rind | 71 |
| | Hund | 71 |
| Trichophyton equinum | Pferd | 82, 101, 49, 43, 132 |
| Trichophyton schönleinii | Hund | 71 |
| | Katze | 71 |
| | Maus | 71 |
| Trichophyton quinckeanum | Hund | 118 |
| | Katze | 47 |
| | Maus | 118, 47, 135, 136, 137 |
| Mikrosporum audouinii | Hund | 104, 85 |
| | Meerschweinchen | 124 |
| | Affe | 119 |

Kurskyeremia[148] (1960) in oberflächlich gelegener Gartenerde und Thianprasit (1960) in Hamburger sowie österreichischen Bodenproben nachgewiesen haben. Muende und Webb[26] (1937) fanden den Pilz in Streu, die sehr wahrscheinlich durch kranke Tiere infiziert worden war. Die Bestrebungen von Rieth, Koch und El-Fiki[27] (1959), mit Hilfe von Haarködern aus Tierställen Dermatophyten zu züchten, verliefen indessen ergebnislos (abgesehen von der Rückzüchtung eines Mikrosporum canis-Stammes, mit dem aber die Einstreu absichtlich infiziert worden war), und ähnliche negative Befunde wurden auch von anderen Untersuchern gemacht. Im Gegensatz zu Bemühungen von Vanbreuseghem, keratolytische Fähigkeiten bestimmter Schimmel (u. a. Cephalosporium acremonium und Scopulariopsis brevicaulis) aufzufinden, wuchsen nach Rieth u. Mitarb.[27] (1959) im Haarkeratin die folgenden Pilze: Cephalosporium acremonium, Scopulariopsis brevicaulis und Streptomyces griseus.

Fassen wir die bisherigen Beobachtungen zusammen, so muß auffallen, daß die erwiesene Häufigkeit der durch Dermatophyten hervorgerufenen Hautinfektionen bei Mensch und Tier im bemerkenswerten Mißverhältnis steht zu den vorstehend skizzierten Resultaten der doch nur selten gelungenen Erregerzüchtung aus dem natürlichen

Reservoir „Erdreich". Trotz dem einmaligen Makrosporennachweis des Mikrosporum gypseum (Gordon[15] 1953) läßt sich der Verdacht nicht entkräften, daß die Suche nach Dermatophyten im Erdboden im allgemeinen nur an den Stellen erfolgreich verläuft, die von Tieren (Haustieren, kleinen Nagern, Wild) berührt werden, möglicherweise also von pilzkranken Tieren. Da wir keineswegs schon heute alle jene Faktoren kennen, welche die Entwicklung pathogener Hyphomyceten im Erdboden antagonistisch (Schatz[28] und Hazen 1948, ferner Ettig[29] 1958) bzw. synergistisch beeinflussen oder sie vielleicht gar zu Metamorphosen zwingen,

Tabelle 15 (Fortsetzung)

| Gezüchteter Pilz | Tierart | Autoren |
|---|---|---|
| Mikrosporum canis | Hund | 114, 111, 66, 100, 75, 82, 117, 93, 102, 101, 126, 47, 56, 43, 132, 145 |
| | Katze | 55, 82, 66, 100, 75, 115, 93, 62, 117, 95, 101, 9, 47, 89, 76, 56, 43, 132, 138, 140, 145 |
| | Pferd | 51, 83, 80, 43, 106, 50, 109, 129, 132 |
| | Affe | 101 |
| | Zirkuslöwe | 48 |
| Mikrosporum gypseum | Hund | 101, 102 |
| | Katze | 69, 86, 122 |
| | Pferd | 51, 49, 87, 139 |
| | Ratte | 35, 101, 120 |
| | Chinchilla | 101 |
| | Maus | 35, 101 |
| | Affe | 128 |
| Mikrosporum distortum | Affe | 88 |
| | Hund | 88 |
| Keratinomyces ajelloi | Rind | 45 |
| | Hund | 99 |
| | Eichhörnchen | 73 |
| | Pferd | 112 |

dürfen wir daher unserer Meinung nach die Theorie über die Herkunft unserer Dermatophyten als Saprophyten aus der Erde nicht als absolut gesichert betrachten, wie das in manchen Publikationen geschieht. Vielmehr bleibt die Möglichkeit der Existenz von uns noch unerkannten Grundformen der pathogenen Fadenpilze in der Natur offen. Szathmáry[1] (1936) vertrat diese Auffassung seit langem, und der nicht gerade seltene Pilzbefall der Tiere, teils in freier Wildbahn, teils unter domestizierten Bedingungen, könnte in seinem Sinne sprechen. Vom Tier geht die parasitär gewordene Form schließlich auf den Menschen über, der nun seinerseits die Infektionsquelle für einen größeren Personenkreis darstellt Aus der jüngeren Literatur liegen Angaben vor, nach denen der Nachweis bestimmter Dermatophyten bei wild lebenden Tieren erfolgreich geführt werden konnte, z.B. beim Fuchs (Flatla[30] 1939), bei der Bisamratte (Errington[31] 1942, Dozier[32] 1945), beim Birkhuhn (Pätiälä[33] 1950) und Eichhörnchen (Delamater und Benham[34] 1938), bei Ratten und Mäusen (McKeever u. Mitarb.[35] 1958) und beim Opossum (McKeever u. Mitarb.[36] 1958). Die gezüchteten Pilzarten waren Mikrosporum gypseum[35], Trichophyton mentagrophytes[30, 31, 34, 35, 36] und Trichophyton gallinae[33]. Nicht immer zeigten die Tiere krankhafte Läsionen, was beachtenswert ist. Weit zahlreicher sind natürlich die Mitteilungen über Pilzbefunde bei Haustieren. Nach Auffassung der Veterinärmediziner sind im allgemeinen Pferde, Ziegen, Schafe und Schweine seltener, Kühe, Hunde und Katzen häufiger befallen (Král und Novak[36a] 1953).

Von den Meerschweinchen und Kaninchen in Tierställen von Forschungsinstituten und Universitätskliniken erkranken erstere weit öfter spontan. Die Tabelle 15 gibt einen Überblick, bei welchen vorwiegend im Bereiche menschlicher Behausungen lebenden Tieren Dermatophyten gefunden worden sind.

Fast alle in der Tabelle 15 genannten Tiere stehen also in enger Berührung mit dem Menschen. Sind diese Tiere krank, oder aber leidet der Mensch an einer

Pilzflechte, so kann bei der Infektiosität des Erregers der jeweilige Partner direkt oder indirekt (durch verseuchtes Stroh, Heu u. a.) in Mitleidenschaft gezogen werden. Insbesondere ist daher die Bedeutung des pilzkranken Tieres vor allem der Kuh, des Hundes, der Katze und neuerdings der kleinen Nagetiere für den Menschen seit langem bekannt. Es sei auf die diesbezügliche Übersichtsarbeit von El-Fiki[37] (1959) und die Publikation von Kaplan, Georg und Ajello[38] (1958) verwiesen. Auch auf die jüngst erschienene Monographie „Fungal diseases of animals" von G. C. Ainsworth and P. K. C. Austwick (Commonwealth Agricultural Bureaux, Bucks, England) machen wir aufmerksam. Wichtig ist, daß die verschiedensten Tiere zumindest eine Zeitlang Sporenträger sein können, ohne daß noch (oder schon) Läsionen nachweisbar sind. Das ist bedeutsam zu wissen, weil manche experimentellen Pilzzüchtungs- oder Sensibilisierungsstudien beispielsweise mit Meerschweinchen zu falschen Schlüssen führen müssen, wenn diese Tatsache nicht berücksichtigt wird (Fuentes und Aboulafia[2] 1955, Mackinnon[39] 1940, Schulz[40] 1956, Koch und Rieth[3] 1958, Rieth und El-Fiki[41] 1959).

## VIII. Lebensdauer und Resistenz der Dermatophyten

Bruhns und Alexander brachten in ihrem Beitrag im alten Handbuch zum Ausdruck, daß Pilze in Haaren und Schuppen ganz ungewöhnlich lang lebensfähig sein könnten, während Kulturen nicht so resistent seien. Unsere seit 1930 gewonnenen Erkenntnisse vermitteln uns indessen bei Durchsicht der einschlägigen Literatur kein so eindeutiges Bild. Aus eigenen Untersuchungen ging hervor, daß diese Regellosigkeit im Verhalten der pathogenen Pilzelemente offenbar darauf zurückzuführen ist, daß eine Gruppe von Autoren mit pilzhaltigen Haaren, eine andere mit Schuppen, wieder eine andere mit Kulturmaterial gearbeitet hat, diese Resultate aber nicht selten verallgemeinert wurden. Darüber hinaus fallen die Versuchsresultate unterschiedlich aus, je nach der experimentellen Verwendung überwiegend nur von Sporen oder von Hyphen.

Unter „Lebensdauer" verstehen wir die Überlebenszeit der Pilzelemente, gerechnet vom Zeitpunkt der Sporen- oder Hyphenbildung bis zum Erlöschen ihrer Auskeimungsfähigkeit. Mit dem Wort „Resistenz" kennzeichnen wir die Größe der Widerstandskraft, welche die Pilze exogenen Noxen entgegensetzten, um ihre Auskeimungsfähigkeit zu erhalten. Solche exogenen Noxen können mechanischer, physikalischer (Hitze, Kälte, Strahleneinwirkung) und chemischer Natur sein. Die chemischen antimycetischen Substanzen sind Legion und sollen an dieser Stelle nicht besprochen werden (s. Therapieband). Der Einfluß mechanischer Faktoren besitzt unseres Erachtens mehr theoretisches Interesse. Es genügt darauf hinzuweisen, daß wir jede Pilzkultur durch längeres Verreiben mit Sand im Mörser letal schädigen können. Das gleiche ist durch Ultrabeschallung der Fall. Da über Röntgenstrahleneinflüsse schon gesprochen wurde (S. 97), wären die physikalischen Einflüsse Hitze, Kälte und Lichtstrahlen auf die Lebensfähigkeit der Dermatophyten zu überprüfen. Zuvor wollen wir aber die Frage untersuchen, wie lange ohne Einwirkung erkennbarer äußerer Noxen Pilzkulturmaterial lebensfähig bleibt.

### 1. Das Verhalten saprophytischer Pilzelemente

Mit dem Ausdruck „saprophytische Pilzelemente" bezeichnen wir alle sich in einer Kultur entwickelnden Gebilde. Hier gilt es daran zu erinnern, daß die Dermatophyten z. B. auf Federn, Stroh, Getreidekörnern und anderen einfachen Substraten wachsen können (s. auch „natürliches Milieu"). Die Anspruchslosigkeit der pathogenen Hyphomyceten im Hinblick auf ihr Nahrungsbedürfnis ist eines ihrer hervorstechendsten Kennzeichen und muß als Fähigkeit zur Verlängerung ihrer Überlebenszeit gewertet werden. Das geht aus Untersuchungen von BROCQ-ROUSSEU, URBAIN und BAROTTE (1928) hervor, die auf nährstoffarmen Medien wie Stroh eine Lebensdauer des Trichophyton mentagrophytes (Trichophyton gypseum) von 2 Jahren und 3 Monaten fanden. Das Trichophyton equinum (Microsporum equinum) blieb auf einem ausgetrockneten Peptonagar über 3 Jahre vital. KADISCH (1929) testete u. a. das Mikrosporum gypseum (Achorion gypseum) und das Trichophyton mentagrophytes var. interdigitale (Epidermophyton Kaufmann-Wolf) auf Seide, Wolle, Leder, Leinen, Kehricht, Strohmist und Federn. Bei feuchter Aufbewahrung entwickelten sich die Pilze

Tabelle 16. *Überlebenszeiten von Pilzkulturelementen auf trockenen Substraten*

| | Leder | Leinen | Schreib-papier | Stark abgegriffener Geldschein | Neuer Geldschein |
|---|---|---|---|---|---|
| Trichophyton mentagrophytes (var. granulosum) | 1 Jahr | 2 Jahre | 1,5 Jahre | 4 Monate | 8 Monate |
| Trichophyton mentagrophytes (var. interdigitale granulosum) | 11 Monate | 1 Jahr | 11 Monate | 2,5 Monate | 6 Monate |
| Trichophyton rubrum | 2,5 Monate | 4 Monate | 4 Monate | 1,5 Monate | 1 Monat |

zufriedenstellend. Selbst Sägespäne, Erde, Lehm, Sand, Ziegelmehl, Tuch und Holz ermöglichten noch ein gewisses Vegetieren (ORLOV 1940). Von BONAR und DREYER (1932), später GAVRILOVE (1939) liegen Beobachtungen vor, nach denen das Trichophyton mentagrophytes var. interdigitale (Trichophyton interdigitale) auf feuchten Schmutzrückständen, aus Spalten der Fußböden und auf sterilisiertem Holz wie Birke und Eller wuchs, nicht jedoch auf Fichten, Tannen und frischem Eichenholz (fungicide ätherische Öle?). Abimpfungen von Holz, Dünger, Erde gingen noch nach 100 Tagen an (GAVRILOVE 1939).

Das Mikrosporum gypseum (Achorion gypseum) zeigte nach HRUSZEK (1936) auf Baumwolle, Damast und Leinen, die angefeuchtet und sterilisiert worden waren, geringe Wachstumserscheinungen. GOULD und CARTER (1931) halten es zwar für abwegig, daß Dermatophyten in wollenen Sachen wirklich wachsen und gedeihen, doch können die Sporen zumindest längere Zeit überleben (2 Monate). Nach einem Experiment von SHAW und v. GUTFELD (1944) blieben Pilzelemente des Trichophyton mentagrophytes (Trichophyton gypseum), Mikrosporum audouinii und des Mikrosporum canis (Microsporum lanosum) an Baumwollfäden 346, 276 bzw. 235 Tage vital, und KRAJEWSKI (1958) führte Versuche mit Trichophyton mentagrophytes var. interdigitale (Trichophyton gypseum) sowie Trichophyton violaceum mit entsprechenden positiven Ergebnissen durch. Wolle, Baumwolle, Seide und Nylon wurden beimpft und ohne Feuchtigkeit belassen. In einigen Woll- und Baumwollproben hielten sich Sporen sogar 1,5—3 Jahre lang am Leben. Solche großen Überlebenszeiten treffen auch nach CATANEI (1936) zu (Trichophyton mentagrophytes 3 Jahre 4 Monate, wenn auf Schilfrohr konserviert, 2,5 Jahre, wenn auf Holz aufbewahrt). Eigene Untersuchungen, die zusammen mit SCHNITZER (1960) durchgeführt wurden, erbrachten die Resultate der Tabelle 16.

Das jeweilige Kulturmaterial dreier verwendeter Pilzarten wurde trocken auf verschiedenen Substraten wie Leder, Leinen, Schreibpapier, abgenützten Geldscheinen sowie neuen Geldscheinen verrieben und in einer abgedeckten Glasschale über zwei Jahre aufbewahrt. In regelmäßigen Abständen legten wir über 17 Kulturen an und stellten fest, daß die granulösen Pilze (Trichophyton mentagrophytes) eindeutig widerstandsfähiger sind als die fadenreichen (Trichophyton rubrum). Beachtenswert war aber die Schädigung auch der an Mikrosporen reichen Pilze auf den Geldscheinen. Ein stark abgenützter und beschädigter 1000 francs-Schein führte sogar noch schneller zum Absterben der Pilzelemente als eine neue Banknote (5.— DM). Sicher spielen hier latente chemische Einflüsse durch antimycetisch wirkende Farbstoffe und Imprägnierungssubstanzen eine Rolle. Darüber hinaus wären bei den stark verschmutzten Noten vielleicht auch noch bakterielle antibiotische Faktoren zu erwägen. Wir dürfen auf Grund der bisherigen Befunde folgern, daß Kultursporen unseres häufigsten Dermatophyton (Trichophyton mentagrophytes) im trockenen Milieu 2—3 Jahre keimfähig bleiben können, hyphenreiche Pilze (Trichophyton rubrum) aber nur wenige Monate. Unterschiede in der Pilzart, ja auch im Verhalten der Pilzstämme liegen sicher vor, worauf HRUSZEK (1936) hinweist, der z. B. ein im luftdicht verschlossenen Glasröhrchen aufbewahrtes Trichophyton gallinae (Achorion gallinae) schon nach 30 Tagen avital fand. Da aber in diesen Experimenten der Zugang des freien Luftsauerstoffes ausgeschlossen war, lassen sich unseres Erachtens die Hruszekschen Ergebnisse mit den Resultaten der früheren Autoren schlecht vergleichen.

Unabhängig vom Zeitfaktor vermögen verschiedenste physikalische Reize die Lebensdauer der Pilzelemente herabzusetzen. Interessante Versuche über den Einfluß tiefer Kältegrade auf Dermatophyten liegen von KADISCH (1931) vor. Es wurde mit Temperaturen bis zu $-272^0$ C gearbeitet. Als Testpilze dienten: Mikrosporum gypseum (Achorion gypseum), Trichophyton mentagrophytes var. interdigitale (Epidermophyton Kaufmann-Wolf), Trichophyton mégninii (Trichophyton rosaceum), Epidermophyton floccosum (Epidermophyton inguinale). Mit Ausnahme des Epidermophyton floccosum überlebten alle Pilze eine 6stündige Einwirkung von $-272^0$ C. Bei einem Versuch mit $-180^0$ C und 24—48stündiger Exposition starb ein Trichophyton schönleinii (Achorion Schönleinii)-Stamm ab. Für dieses Ereignis wird die Kälteeinwirkung aber nur als akzessorischer Faktor betrachtet, da offenbar Herkunft und Alter des Pilzes ebenfalls einen Einfluß ausübten.

Gegen Wärme sind die Dermatophyten empfindlicher als gegen Kälte. Nach älteren Angaben soll die Abtötungsgrenze für trockene Trichophyten bei $75^0$ C liegen (10minutige Exposition), für Pilze im feuchten Milieu bei $52^0$ C. Hingegen fand KADISCH (1930[1]) noch nach 30minutiger Exposition fast in allen Fällen Wachstum, wenn sich die Dermatophyten in $56^0$ C betragender physiologischer Kochsalzlösung befunden hatten. $60^0$ C bei nur 10minutiger Einwirkung genügten aber nicht zur Vernichtung. Als ungewöhnlich resistent erwiesen sich frisch isolierte Mikrosporum canis-Kulturen. Sie vermochten noch eine Temperatur von maximal $65^0$ C 5 min lang zu ertragen, ohne abzusterben. Das Trichophyton mentagrophytes hingegen tolerierte in der gleichen Zeit nur $55^0$ C. Subkulturen verhielten sich deutlich empfindlicher (PROCHAKI und BIELUŃSKA 1959). BONAR und DREYER (1932) setzten Pilzarten, die jeweils in Reagensgläsern mit einer Nährlösung von 1% Pepton und 1% Glucose wuchsen, 10 min lang einer Hitze von 42—75$^0$ C aus (Eintauchen der Kultur in heißes Wasser): Trichophyton mentagrophytes var. interdigitale (Trichophyton interdigitale), Trichophyton mégninii (Trichophyton rosaceum), Epidermophyton floccosum (Epidermophyton cruris) und Mikrosporum canis (Microsporum lanosum). Sporenreiche, ältere Kulturen erwiesen sich hierbei als resistenter denn junge, noch sporenarme; andererseits sind die Sporen im feuchten Milieu weniger hitzeresistent als im trockenen Milieu. Die Tabelle 17 gibt einen Einblick in das unterschiedliche Verhalten mehrerer sporenreicher Pilzarten.

Wir ersehen, daß hier der empfindlichste Pilz das Epidermophyton floccosum ist. Das deckt sich auch mit zahlreichen chemischen Resistenzversuchen. KASH-KIN (1935) fand eine Kombination von Seifenlösungen und Wasser von 60° C als ausreichend, um Dermatophyten in 30 min abzutöten.

Wie schon KADISCH (1930[2]) festgestellt hatte, genügten die üblichen Waschmittel wie Lux oder Persil auch bei stundenlangem Kontakt mit Pilzelementen nicht, diese abzutöten, es sei denn, die Wassertemperatur wurde mindestens auf 56° C erhöht. Auch PFISTER (1952) fand eine entsprechende Wirkungslosigkeit von wäßrigen Rei-, Suwa, Persil-Lösungen usw., wenn bestimmte Dermatophyten diesen Mitteln nur bei Zimmertemperatur ausgesetzt waren. Beachtenswert ist,

Tabelle 17. *Einfluß der Hitze auf die Überlebenszeit sporenreicher Pilzarten bei 10minutiger Exposition.* (Nach BONAR und DREYER)

| Temperatur in °C | Trichophyton mentagrophytes (var. interdigitale granulosum) | | Mikrosporum canis | | Epidermophyton floccosum | | Trichophyton mégninii | |
|---|---|---|---|---|---|---|---|---|
| | Anzahl der Versuche | positive Kulturen | Anzahl der Versuche | positive Kulturen | Anzahl der Versuche | positive Kulturen | Anzahl der Versuche | positive Kulturen |
| 75 | 14 | 0 | 2 | 0 | | | | |
| 70 | 26 | 6 | 12 | 0 | | | 2 | 0 |
| 61 | 24 | 7 | 20 | 1 | 2 | 0 | 2 | 0 |
| 60 | 24 | 16 | 26 | 5 | 2 | 0 | 8 | 0 |
| 55 | 24 | 22 | 22 | 12 | 2 | 0 | 14 | 0 |
| 50 | 16 | 16 | 18 | 18 | 11 | 0 | 19 | 5 |
| 45 | | | 14 | 14 | 16 | 9 | 20 | 20 |
| 42 | | | | | 12 | 12 | | |
| Kontrolle | 15 | 15 | 14 | 14 | 5 | 5 | 7 | 7 |

daß er von allen Autoren die höchste Hitzeresistenz feststellte. Eine Sporenaufschwemmung des Trichophyton rubrum (Epidermophyton rubrum) vertrug noch eine 20minutige Einwirkung von 80° C heißen Wassers, und bei 70° C wuchsen bei gleicher Expositionszeit auch das Trichophyton mentagrophytes var. interdigitale (Epidermophyton Kaufmann-Wolf), bei 60° C noch das Mikrosporum audouinii. Demgegenüber liegen die Werte von FUJIOKA (1954) niedriger. Nach nur 5minutiger Erhitzung der Pilze Trichophyton mentagrophytes var. granulosum und interdigitale (Trichophyton gypseum, Trichophyton interdigitale und Trichophyton asteroides) starben diese zwischen 55—58° C ab, das Trichophyton rubrum (Trichophyton purpureum) zwischen 53—55° C und das Trichophyton ferrugineum (Microsporum ferrugineum) zwischen 50—53° C. Unterschiedliche Versuchsanordnungen sind wohl in erster Linie für die etwas voneinander abweichenden Versuchsresultate der einzelnen Autoren verantwortlich zu machen.

Da die Verbreitung einer Dermatomykose, z. B. der Tinea pedis, von infizierten Menschen ausgeht, setzt dies voraus, daß Sporen eines fußpilzkranken Patienten in die Umgebung verstreut werden. Gehen solche Pilzelemente im Freien verloren (z. B. auf einem Sportplatz oder auf Laufstegen einer Flußbadeanstalt), dann erscheint die Frage berechtigt, ob diese nicht unter dem Einfluß des Sonnenlichtes und damit des Ultraviolettlichtes rasch zugrunde gehen. LEMBKE (1942) ließ auf pathogene und nichtpathogene Hyphomyceten UV-Licht verschiedener Wellenlänge einwirken. Zu diesem Zwecke stellte er eine Sporensuspension in steriler physiologischer Kochsalzlösung her, so daß 10 mg der Suspension 100 Sporen enthielten. Unmittelbar vor der Bestrahlung wurden 10 mg der Suspension auf der Oberfläche eines Pilznähragars gleichmäßig ausgestrichen. Das Endresultat erwies sich als abhängig von der Keimdichte. Mit sehr kurzwelligen UV-Strahlen gelang es allgemein, Pilzsporen abzutöten, doch lassen sich der Arbeit hinsichtlich der Dermatophyten keine genauen Angaben entnehmen. GOMEZ-VEGA (1936) applizierte Strahlen unter 315 mμ und beobachtete beim Trichophyton mentagrophytes var. interdigitale (Epidermophyton interdigitale) nach etwa der dreifachen Hauterythemdosis eine letale Wirkung. Eingehend beschäftigten sich HOLLAENDER und EMMONS (1939) sowie EMMONS und HOLLAENDER (1939) mit dem fungiziden Effekt der UV-Strahlen .Am wirksamsten erwies sich ein monochromatisches UV-Licht mit der Wellenlänge zwischen 228 und 295 mμ (bzw. 253—265 mμ). RONDELET (1957) bestätigte die Abhängigkeit des letalen Effektes auf die Dermatophyten von der Keimdichte und von der Strahlendosis. Das Trichophyton schönleinii war empfindlicher als das außerordentlich widerstandsfähige Trichophyton mentagrophytes (Ctenomyces mentagrophytes). Bei dem Mikrosporum canis (Sabouraudites canis) war unter den gegebenen Bedingungen auch nach 90 min noch keine Abtötung zu erzielen. Dünne Sporenaufschwemmungen ließen sich vernichten, nicht aber Kulturen. Wenn man diesen Ergebnissen den nur wenige Minuten betragenden letalen Einfluß der UV-Strahlen auf Bakterien gegenüberhält, so wird ersichtlich, daß diesem physikalischen Faktor praktisch keine Bedeutung bei der Unschädlichmachung pathogener Pilzelemente zukommt, wie auch aus einer späteren Arbeit von COUDERT und RONDELET (1958) gefolgert werden muß. Gemeinsame Untersuchungen mit SCHNITZER (1960), in deren Verlauf wir Kulturmaterial in Petri-Schälchen der Hochgebirgssonne im Sommer bis zu 10 Std aussetzten, führten bei den Proben mit kürzerer Besonnung zu einer beschleunigten, nach 10 Std zu einer verzögerten Auskeimung. Das Trichophyton rubrum ließ eine verstärkte Tendenz zur Farbstoffbildung erkennen, was nach direkter Bestrahlung durch eine Höhensone Modell Hanau noch deutlicher erfolgte. Von einem fungiziden Effekt konnte aber keine Rede sein, was nach den bisherigen Ausführungen verständlich erscheint, weil das natürliche Sonnenlicht ärmer an jenen kurzwelligen UV-Strahlen ist, die überhaupt einen fungistatischen bzw. fungiziden Effekt zu entfalten vermögen.

## 2. Das Verhalten parasitärer Pilzelemente

Von großem praktischen Interesse ist die Frage, ob die aus Kulturen erhaltenen saprophytischen Wuchsformen widerstandsfähiger und langlebiger sind als die in Haaren, Schuppen und Nagelspänen parasitierenden Pilze der gleichen Art.

In der Vergangenheit war es vereinzelt gelungen, aus der Umgebung pilzkranker Patienten bzw. aus deren Bekleidungsstücken Dermatophyten zu züchten. Das war nur möglich, weil aus der kranken Läsion pilzhaltiges Material abgestoßen worden war. Verständlicherweise ist es aber schwierig Angaben zu machen, wie lange das pilzhaltige Material außerhalb des menschlichen (oder auch tierischen) Organismus bereits abgelagert war, bevor es gefunden und zur Kultur und damit zum Nachweis seiner Vitalität herangezogen wurde. So geht aus einer älteren französischen Mitteilung von URBAIN (1928) hervor, daß aus alter Streu eines Meerschweinchenkäfigs noch nach 5—9 Monaten ein Trichophyton mentagrophytes (Trichophyton gypseum) gezüchtet werden konnte, ja, der gleiche Pilz auch Meerschweinchen infizierte und somit virulent war. GERENCSÉR (1937) gelang es, aus einer Badematte ein Trichophyton mentagrophytes var. interdigitale (Kaufmann-Wolf-Pilz) zu isolieren, und MEMMESHEIMER (1938) wies den gleichen Erreger im Schmutz einer Badewanne und im Fußbodenstaub eines Saales, in dem mit nackten Füßen geturnt wurde, ferner in einer Fußbodenmatte sowie von

Holzrosten einer Badeanstalt nach. Aus einer gemeinsam mit WILDE zusammengestellten Tabelle geht hervor, daß Pilze an vielen Gegenständen haften können, mit denen Bergarbeiter täglich in Berührung geraten. Diese Mitteilungen stellen aber nur vereinzelte Befunde dar, denen weit häufigere, ergebnislos verlaufene Untersuchungen gegenüberstehen (GRÜTZ 1935; LOOS 1934; BONAR und DREYER 1932; HOWLES 1934; WILLIAMS 1933/34; PÄTIÄLÄ und HÄRÖ 1950; PECK, BOTVINICK und SCHWARTZ 1944; ROSENTHAL u. Mitarb. 1956; TRITSMANS und VANBREUSEGHEM 1955 u. a.). Die Bemühungen dieser Autoren wie auch unsere eigenen (Untersuchungen im Nordbad von München), durch Tausende von angelegten Kulturen in Abstrichen und Geschabseln von Fuß- und Badematten, Sprungbrettern, Treppenstufen, Holz- und Zementfußböden sowie Fußbodenbekleidungen in Badeanstalten und Duschräumen, von Bänken und Geräten in Turnhallen, vom Schuhinnenfutter zahlreicher Militärstiefel Dermatophyten zu isolieren, blieben ohne Erfolg, wohl nicht zuletzt wegen der raschen Überwucherungen durch ubiquitäre apathogene Schimmel. Erst durch die Einführung des Cycloheximids können jetzt diese Schimmelpilze mit mehr Aussicht auf Erfolg in ihrer Entwicklung unterdrückt werden, so daß es GENTLES (1956) erstmalig gelang, von den Fußböden öffentlicher Dusch- und Badeanstalten *mehrere* pathogene Pilze (Trichophyton mentagrophytes und Trichophyton rubrum) nachzuweisen. BERBERIAN (1938), JAMIESON und McCREA (1941), FISCHER (1951), AJELLO und GETZ (1954), POLEMANN (1957) züchteten aus Schuhen und Strümpfen u. a. Trichophyton rubrum, Trichophyton mentagrophytes var. interdigitale und Epidermophyton floccosum. Die hier gewonnenen besseren Kulturresultate erklären sich durch den engeren Kontakt der pilzkranken Fußhaut mit den Bekleidungsstücken bei Verhinderung der Überwucherung durch Schimmel. Natürlich läßt sich auch in diesen Fällen über das genaue Alter der jeweils auskeimenden Pilzelemente keine Auskunft geben. Die Ausbeute an positiven Kulturen scheint aber entschieden höher zu sein, wenn im ständigen Gebrauch stehendes Schuhwerk hautpilzkranker Patienten untersucht wird. Je jünger also die pilzhaltigen Schuppen sind, um so größer ist die Aussicht auf eine erfolgreiche Züchtung. In diesem Sinne sprechen auch die Befunde des schon zitierten englischen Autors GENTLES (1956), der auf dem Boden von Duschräumen vor und nach Gebrauch durch viele Besucher (darunter Fußpilzkranke) unmittelbar nach der Benutzung 22mal Dermatophyten fand, nicht aber auf dem gereinigten Boden. In gleicher Weise waren die Bemühungen von ENGLISH und GIBSON (1959) von Erfolg gekrönt (nur Trichophyton mentagrophytes). Nach eigenen Untersuchungen (GÖTZ und HERTLEIN 1959) pflegen die parasitären Pilze in abgelösten Haut-*schuppen* rasch an Vitalität zu verlieren, im Gegensatz zu dem Verhalten der Dermatophyten im Haar. So fanden wir nach 4wöchiger einfacher Aufbewahrung pilzhaltiger Hornpartikeln der Handfläche, Fußsohle und der Nägel in einer Petri-Schale eine Abnahme der Auskeimungsfähigkeit in der Kultur um rund 40%, eine Beobachtung, die bei Überimpfung von Nagelspänen noch viel ausgeprägter war. In weiteren Versuchen stellten wir fest, daß offenbar der Austrocknung eine wesentliche Rolle zukommt, was sich leicht nachweisen läßt, wenn man pilzhaltige Schuppen im Exsikkator mehrere Wochen verwahrt und parallel dazu Kontrollmaterial nach dem gleichen Zeitraum aus einer feuchten Kammer zur Kultur entnimmt. Aus ausgetrockneten Schuppen ließ sich nach 14 Tagen noch in 50% der Fälle, nach 4 Wochen nur noch in 10% der Fälle, nach 5 Wochen in 0% der Fälle ein Pilz züchten (GÖTZ und M. SCHMIDT, unveröffentlicht). Vorausgehende Ätherextraktion zeigte keinen wesentlichen Einfluß auf die Vitalität, was infolge Entfernung eventuell fungistatisch wirkender Lipide denkbar gewesen wäre (GÖTZ und OEHLSCHLÄGEL, unveröffentlicht). Des weiteren wurden pilzhaltige dünne Stratum corneum-Schnitte teils sofort überimpft, so daß sich in unseren Fällen ein vorliegendes Trichophyton mentagrophytes bzw. Trichophyton violaceum isolieren ließ, teils bewahrten wir die Schnitte 4 Wochen im Exsikkator auf. Niemals entwickelten sich aus den getrockneten Gewebsschnitten noch Pilzkulturen.· Wir müssen aus diesen Beobachtungen den Schluß ziehen, daß die in erster Linie ja an Hyphen reichen Schuppen der Haut und Nägel gegen äußere Einwirkungen, insbesondere Austrocknung, empfindlicher sind als bisher angenommen, und daß sie hierdurch dem Verhalten der hyphenreichen Kulturformen nahekommen, wie z.B. dem Trichophyton rubrum.

Weit widerstandsfähiger sind hingegen die parasitären Pilze im Haar *. Morphologisch haben wir es hier vorwiegend mit Sporen zu tun, da erfahrungsgemäß die Pilzhyphen im Haar sehr schnell in solche Elemente zerfallen. Deshalb ist es nicht überraschend, wenn wir in der Literatur große Überlebenszeiten bei pilzhaltigen Haaren finden. Catanei (1936[1]) gibt für Trichophyton violaceum-infizierte Haare eine Lebensfähigkeit bis zu 18 Monaten, für das Trichophyton schönleinii (Achorion Schönleinii) eine solche von 11 Monaten an. In einer nachfolgenden Arbeit (Catanei 1936[2]) berichtete er allerdings über den Verlust der Makrokonidien sowie das Fehlen der violetten Farbe in der Kultur bei dem Trichophyton violaceum, was er als Alterungserscheinungen deutete. Möglich ist aber auch, diese Veränderungen als Variabilitätszeichen zu werten. Das Trichophyton schönleinii, das im favuskranken Haar viele Monate in Briefumschlägen trocken konserviert worden war, zeigte nach Marchionini und Götz (1950) noch nach 460 Tagen Auskeimung. Varianten traten auf, jedoch waren keine Alterungserscheinungen zu erkennen. Nach älteren Angaben soll dieser Erreger bis zu 2 Jahre im Haar lebensfähig bleiben. Spätere Untersuchungen von Götz, Reichenberger und M. Schmidt (1962) ergaben: Aus Trichophyton schönleinii-haltigen Haaren, die wir seit 1948 aufbewahrt hatten, wuchsen bei einem Alter von 12 Jahren keine Pilze mehr aus. Hingegen erhielten wir aus 3 Jahre 2 Monate alten Haarproben noch 15mal von 29 Patienten Wachstum des Trichophyton schönleinii und zweimal des Trichophyton violaceum. Letztere Haarproben stammten aus Ankara und waren uns von Lütfü Tat freundlicherweise vor über 3 Jahren in kleinen Papiertütchen zugeschickt worden. Das Mikrosporum audouinii keimte nach Robinson (1948) noch nach 125 Tagen aus, nach 5 Jahren fluoreszierten aufbewahrte Haare zwar immer noch, der Pilz war jedoch nicht mehr züchtbar (Robinson, Figge und Bereston 1953). Marchionini und Götz (1950) konnten auch in allen ihren Fällen (12) das Mikrosporum canis (Mikrosporum lanosum) aus Haaren isolieren, die zwischen 382 bis zu 455 Tagen konserviert worden waren. Glass (1948) gab eine größere Lebensdauer für das humane Mikrosporum audouinii an. Nach 460 Tagen führten noch 50% der ausgesäten Haare zu einer Kultur, nach 479 Tagen aber verliefen alle Züchtungsversuche negativ, im Gegensatz zu dem Verhalten der Mikrosporum canis-infizierten Haare, aus denen bei einem unter 400 Tage liegenden Alter nur noch zweimal die Züchtung gelang (366 bzw 316 Tage alt). Vielleicht spielt auch die Provenienz der Pilzarten bisweilen eine Rolle bei der Überlebenszeit. Flores del Fierro u. Mitarb. (1954) gewannen aus 15 Menschenhaarproben (Mikrosporum canis) den Erreger nach 2 Monaten nur in einem einzigen Fall, aus 69 Tierhaarproben noch 11mal. In einer Hundehaarprobe blieb der Pilz 22 Monate lang lebensfähig.

Über die Vitalität eines weiteren Dermatophyten in seiner parasitären Phase besitzen wir durch Walker (1955) einen Einblick. An den Kratzpfählen auf

---

* Während der Schlußkorrektur erschien eine Arbeit von Rosenthal und Vanbreuseghem [Arch. Derm. Syph. (Chicago) 85, 103 (1962)], die aus Haaren noch nach 5 Jahren das S. langeroni, T. violaceum, T. ferrugineum, T. verrucosum und das T. kuryangei (eine von den Autoren neu entdeckte Trichophytonspecies in Afrika — Mitteilung in Vorbereitung) züchteten.

Viehweiden (Rindern) fand die Autorin pilzhaltige Haare, aus denen noch nach 15monatiger Aufbewahrung ein Trichophyton verrucosum (Trichophyton discoides) zur Entwicklung gebracht werden konnte. Auch in diesem Fall wissen wir nicht, wie lange sich das pilzinfizierte Tiermaterial bereits an den Weidepfählen befand. Bemerkenswert sind Mitteilungen von FLATLA (1939), der aus Rinder-schuppen (!) nach 4 Jahren noch Wachstum eines Trichophyton verrucosum be-obachtet haben will, und von McPHERSON (1957), der gleichfalls aus Tierschuppen das Trichophyton verrucosum nach $4^{1}/_{2}$ Jahren, das Trichophyton equinum nach 4 Jahren, das Trichophyton mentagrophytes und das Mikrosporum canis nach $1^{1}/_{2}$ Jahren züchtete. Unseres Erachtens müssen sich im Untersuchungsmaterial wahrscheinlich auch pilzhaltige Haarreste befunden haben. KASHKIN (1958/59) berichtete in einem Überblick über die medizinische Mykologie in der UdSSR 1946—1956 über Beobachtungen an Mikrosporum canis-(lanosum-)infizierten Haaren, in denen der Pilz 5 Jahre vital geblieben wäre. Ein Trichophyton equinum im Haar soll sich sogar bis zu 7 Jahren als lebensfähig erwiesen haben. Ein solch auffallender Befund konnte allerdings bisher noch nicht erhoben werden.

Aus diesen Angaben sowie aus eigenen Studien schält sich heraus, daß die sporenreichen Dermatophyten zumindest im trockenen Milieu langlebiger sind als die sporenarmen, also mehr hyphenreichen Pilze, darüber hinaus scheinen die saprophytischen Pilzelemente resistenter zu sein als die parasitären Formen in den Schuppen und Nagelspänen. *Das trifft nicht zu für Dermatophyten im Haar.* Bei chemischen Pilzresistenzversuchen fanden WENK und FREY (1958) allerdings, daß sich die Kultursporen des Trichophyton mentagrophytes als widerstands-fähiger erwiesen als die parasitären Sporen, die aus dem Sporenmantel pilz-infizierter Meerschweinchenhaare gewonnen worden waren. Dieses Problem be-sitzt therapeutische Bedeutung. Einige Untersuchungen sind nämlich bekannt, nach denen es gelingt, bestimmte Dermatophyten gegen Arzneimittel resistenter werden zu lassen (MURPHY und ROTHMAN 1949; VILANOVA und CASANOVAS 1950; GÖTZ 1952; KADEN 1953; GRUNBERG und TITSWORTH 1955; KRESBACH und HELIGE 1956 u. a.). In allen diesen Versuchen wurde mit Kultursporen gearbeitet, die, weil vitaler, wahrscheinlich fähiger zur Anpassung an Medikamente sind. Der Schluß ist aber nicht unbedingt richtig, daß sich der Pilz auch in vivo so ver-halten muß, also dann, wenn parasitäre Pilzelemente vorliegen.

# IX. Bildung antibiotischer Substanzen durch Dermatophyten

Seit der Entdeckung des Penicillins im Jahre 1929 durch FLEMING hat sich, besonders im Anschluß an den 2. Weltkrieg, ein blühender Forschungszweig entwickelt, der sich ausschließlich der Suche nach immer neuen Antibiotica widmet. Wir wissen daher, daß die meisten Schimmel- und Bodenpilze Stoffe bilden, die vor allem gegen das Leben der Bakterien gerichtet sind, nur in weit geringerem Umfange auch solche, die gegen das Wachstum der Pilze wirken. Da es sich nun bei den Dermatophyten um modifizierte Schimmelpilze handelt, ist es nicht verwunderlich, wenn eine Reihe von Untersuchern der Frage nach-gegangen ist, ob nicht auch diese Hyphomyzeten antibiotische Stoffe zu produ-zieren vermögen. In der Tat ist dies in gewissem Umfange der Fall, wobei als besonders bemerkenswert erscheint, daß bereits in einer Zeit, in der kaum jemand den Begriff der Antibiose kannte, Untersuchungen dieser Art durchgeführt worden sind. Während aber CATANEI (1929) keine Beeinflussung des Wachstums bestimm-ter Bakterien durch Trichophyten fand, beobachtete NAKAMURA (1932) eine Hem-mung des Bacillus subtilis durch Pilze dieses Genus, und HONDA (1936) deckte eine wechselseitige Beeinflussung von Staphylokokken und Streptokokken einerseits und Trichophyten andererseits auf. Eine sichere Hemmung von Trichophyten durch bestimmte Bakterien demonstrierte Fegeler (1959), der zur Frage des Antagonismus von Bakterien und Pilzen Stellung nahm.

Nach der Einführung des Penicillins in die Therapie wurde dem Problem der Bildung antibiotisch wirksamer Stoffe durch die Dermatophyten von klinischen Aspekten her nachgegangen. Man hatte nämlich festgestellt, daß Patienten mit Dermatomykosen in erhöhtem Maße nach Penicillinapplikationen allergisch reagierten. Auf Grund eigener Untersuchungen betrachteten zunächst Peck und Hewitt (1945) diese gehäuft nachweisbaren Penicillinallergien hautpilzkranker Patienten schon bei erstmaliger Verabfolgung des Mittels als Folge der Produktion minimaler Mengen penicillinartiger Substanzen durch die Dermatophyten, die somit als primäre Sensibilisatoren der Haut gegen Penicillin anzusehen waren. Die verschiedenen Pilzarten, darüber hinaus ferner die individuellen Pilzstämme, besitzen aber eine unterschiedliche antibiotische Produktivität. So verlief der Versuch einer Beeinflussung des Staphylococcus aureus durch das Mikrosporum canis (felineum) bei Ranque (1946) negativ, bei Pätiälä (1947) (Sabouraudites lanosus) positiv, und letzterer wies auch noch bei anderen Dermatophyten antagonistische Wirkungen nach.

Indessen weisen die bisherigen Arbeiten einen mehr orientierenden Charakter auf. Im Prinzip läßt sich die antibiotische Wirkung eines Dermatophyten in der Weise objektivieren, daß man aus dem Zentrum eines frisch auf der gesamten Oberfläche mit Bakterien beimpften Nährbodens ein kreisrundes Agarstück heraussticht und in das so geschaffene Loch einen Tonring einsetzt. Dann füllt man diesen Zylinder mit dem zu testenden Dermatophytenfiltrat auf und beobachtet die Größe der Hemmzone, die sich in den nächsten Tagen ausbildet. Umfangreiche Bestimmungen führte offenbar erstmalig Urabe (1951) durch. Als Testbakterium diente ihm ein bestimmter Staphylococcus aureus. Verglichen mit der Leistungsfähigkeit des Penicillins entsprach die von den einzelnen Dermatophytenstämmen produzierte maximale antibiotische Stärke bei dem

Mikrosporum gypseum (Mikrosporum fulvum) . . . . . . . . . . . . . . . = 0,03 E/cm³
Trichophyton mentagrophytes (Trichophyton gypseum asteroides) . . . . . = 0,52 E/cm³
Trichophyton mentagrophytes (Trichophyton gypseum granulosum) . . . . . = 1,55 E/cm³
Trichophyton mentagrophytes var. interdigitale (Trichophyton interdigitale) . = 0,50 E/cm³
Trichophyton mentagrophytes var. interdigitale (Trichophyton pedis) . . . . = 0,07 E/cm³
Trichophyton rubrum (Trichophyton purpureum Bang) . . . . . . . . . . . = 0,02 E/cm³
Trichophyton gallinae (Achorion gallinae) . . . . . . . . . . . . . . . . . = 0,07 E/cm³
Epidermophyton floccosum (Epidermophyton inguinale) . . . . . . . . . . = 0,60 E/cm³
    Keinen antibiotischen Effekt zeigten:
Trichophyton violaceum
Trichophyton violaceum (Trichophyton glabrum)
Trichophyton ferrugineum (Mikrosporum ferrugineum)
Viele Trichophyton rubrum (Trichophyton purpureum Bang)-Stämme

Von v. Mallinckrodt-Haupt (und Geldmacher-Mallinckrodt, 1956) wurde schon 1952 auf dem X. Internationalen Dermatologenkongreß in London über die Produktion antibiotischer Substanzen durch Dermatophyten berichtet. Aus späteren ergänzenden Untersuchungen ergab sich, daß sich verschiedene solcher Stoffe aus den Pilzkulturrohfiltraten extrahieren lassen. Als Testpilze dienten das Mikrosporum audouinii, Mikrosporum gypseum, Trichophyton mentagrophytes (Trichophyton gypseum, Trichophyton granulosum), Trichophyton mégninii (Trichophyton rosaceum), Trichophyton quinckeanum (Mäusefavus) und Trichophyton mentagrophytes var. interdigitale (Kaufmann-Wolf-Pilz), deren Stoffwechselprodukte penicillinempfindlichen und penicillinunempfindlichen Staphylokokken sowie Escherichia coli und Actinomyces (neben Hefen und Schimmeln) ausgesetzt wurden. Die Autorinnen gewannen zwei stark wirksame ätherlösliche Antibiotica aus einem Mikrosporum audouinii- und aus einem Trichophyton mentagrophytes var. interdigitale-Stamm. Als besonders wirksam erwiesen sie sich gegen Escherichia coli und vor allem gegen den Actinomycespilz. Es ist bemerkenswert, daß sich sowohl der penicillinempfindliche als auch der penicillinresistente Staphylococcus-Stamm durch das Mikrosporum audouinii-Filtrat hemmen ließ. Es konnte sich daher nicht *nur* um die Bildung von Penicillin, sofern dieser Stoff überhaupt gebildet wird, handeln. Die besonders von Trichophyten erzeugten und in Isobutanol bzw. Eisessig aufgenommenen Antibiotika richteten sich in ihrer Hauptwirkung gegen den Actinomycespilz. Papierchromatographische und elektrophoretische Untersuchungen wäßriger, von Dermatophyten bereiteter Antibioticalösungen ließen erkennen, daß es sich chemisch um Eiweißkörper handelt, nicht aber um Polysaccharide, wie sie bekanntlich Pilztoxinen eigen sind.

HÖHLE (1954) züchtete die Dermatophyten in kleinen Glaszylindern und setzte diese nach 8—14 Tagen in Agarplatten ein, die mit Bakterien (Staphylococcus aureus, Pseudomonas pyocyanea, Escherichia coli) beimpft worden waren. Er prüfte Trichophyton- und Mikrosporumstämme und fand teils eine Hemmung des Bakterienwachstums in der unmittelbaren Nähe der eingesetzten Zylinder, teils aber eine Förderung des Wachstums. Möglicherweise produzieren — so folgerte der Autor — die Pilze auch Stoffe, die Wuchsstoffcharakter für bestimmte Bakterien besitzen, daher die Förderung. URI, JUHASZ und CSOBÁN (1955) deckten in 15 von 20 Trichophyton mentagrophytes-Stämmen penicillinartige antagonistische Fähigkeiten auf. Da Penicillinase inaktivierte, Säuren, Alkalien, Hitze und Kupferionen den antibiotischen Effekt reduzierten, ließ dieses Verhalten die Autoren das Vorliegen von Penicillin annehmen. Papierchromatographisch wurde festgestellt, daß es sich bei dem gefundenen Antibiotikum (gegen Staphylococcus aureus, Bacillus subtilis und Escherichia coli geprüft) vorwiegend um Penicillin G und X handeln soll. Aus einem Mikrosporum gypseum-Stamm ließ sich schon 1954 ein Antibiotikum gewinnen, das als Achoricin bezeichnet wurde (URI 1958). Schließlich liegt noch ein Bericht von PIRASTU (1955) vor, der in Kulturfiltraten von Dermatophyten eine phytotoxische Substanz nachwies. Brachte man diese in Kontakt mit Wurzeln des Lupinus albus, so wurde das Wachstum dieser Pflanzenzellen deutlich gehemmt. Umfangreiche Experimente von LEE, SEWELL und MERVINE (1952), in Dermatophytenkulturfiltraten (wie auch bei vielen anderen Pilzen) tuberkulostatische Fähigkeiten zu finden, verliefen negativ.

Fassen wir die bisherigen Ergebnisse zusammen, so muß darauf hingewiesen werden, daß es sich bei den beobachteten antagonistischen Effekten zumindest in einem Teil der Fälle möglicherweise nicht um die Auswirkung gebildeter Antibiotika handelt. Dabei ziehen wir den Begriff des Antibiotikum eng und verstehen darunter nur Substanzen, die direkt in den Stoffwechsel der Bakterien eingreifen. Vielmehr erscheint die Bildung bestimmter Stoffwechselprodukte durch die Dermatophyten denkbar, die den gegebenen Nährboden für das Bakterienwachstum ungeeignet machen, so daß sich die Mikroben nicht entwickeln können. Bemerkenswert ist in allen Fällen das schmale Wirkungsspektrum der antagonistischen Substanzen. Frische Dermatophytenstämme erwiesen sich aktiver als ältere, ja, nicht selten ging die antibiotische Leistungsfähigkeit in den Subkulturen rasch verloren. Auch das den Pilzen vorgelegte Nährsubstrat zeigte deutlichen Einfluß im Sinne einer Beschleunigung oder Verlangsamung der Hemmstoffproduktion, und jede Pilzart, darüber hinaus jeder Pilzstamm, verhielt sich unterschiedlich.

Durch Produktion spezifischer Hemmstoffe vermögen sich auch Pilze in ihrem Wachstum gegenseitig zu beeinflussen. So berichtete Naegeli (1935) über eine Hemmung des Actinomyces, wenn auf dem gleichen Nährboden noch ein Trichophyton schönleinii (Achorion Schönleinii) gedieh, wobei aber das Substrat·ein Maltoseagar sein mußte. Lag ein Glukoseagar vor, dann wurde der Dermatophyt gehemmt. Nickerson und Jillson (1948) beobachteten eine Hemmung der Mycelphase der Candida albicans, wenn diese unter den Einfluß von Stoffwechselprodukten eines Trichophyton rubrum-Stammes gelangte. Eingehenderen Studien über das Verhalten bestimmter Dermatophyten auf dem gleichen Nährboden widmeten sich erstmalig Dostrovsky und Raubitschek (1947). Auf einem festen Pilzagar in einer Petri-Schale setzten sie im Abstand von 15 bzw. 30 mm je eine Pilzpartikel zweier Pilzarten. Folgende Fadenpilze wurden verwendet: Trichophyton mentagrophytes (Trichophyton gypseum), Trichophyton mentagrophytes var. interdigitale (Trichophyton interdigitale), Trichophyton rubrum (Trichophyton purpureum Bang), Trichophyton schönleinii(Achorion Schönleinii), Trichophyton violaceum, Epidermophyton floccosum (Epidermophyton inguinale). Es zeigte sich, daß die schnell wachsenden Pilze

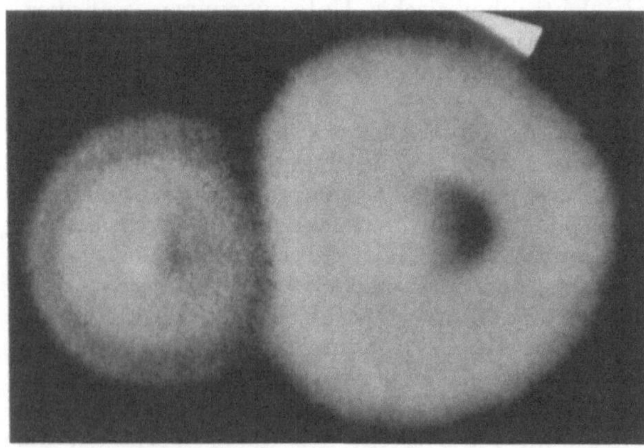

Abb. 19. Antagonistische Wirkung zweier Dermatophyten, links Epidermophyton floccosum, rechts Trichophyton mentagrophytes (Alter der Kulturen 8 Tage)

(Trichophyton mentagrophytes und Trichophyton mentagrophytes var. interdigitale) gegenseitig keine Hemmung ausübten. Schoben sich zwei langsam wachsende Pilze aneinander heran (Trichophyton schönleinii und Trichophyton violaceum), so ergab sich eine sichere gegenseitige Hemmung. Am auffallendsten war das Verhalten des Epidermophyton floccosum gegenüber allen anderen Fadenpilzen (Abb. 19). Etwa um den 9. Tag hatte dieser Erreger jeden anderen Dermophyten auf *der* Seite gehemmt, auf der ihm der Partner entgegenwuchs. Vilanova und Casanovas (1950) bestätigten im Prinzip die Beobachtungen der obigen Autoren, experimentierten aber zusätzlich noch mit Mikrosporum gypseum, Mikrosporum audouinii und Trichophyton tonsurans (Trichophyton plicatile). Das unterschiedliche Verhalten wurde ebenfalls als Folge der Bildung noch unbekannter antimyzetischer Hemmstoffe gedeutet.

Ob sich zwei Dermatophyten, die aus einer Kopfhaar-, Körper- oder Extremitäteninfektion gleichzeitig isoliert werden, in ihrer parasitären Phase gegenseitig beeinflussen, ist bisher nicht bekannt. Über Doppel- oder gar Dreifachinfektionen wurde gelegentlich in der Literatur berichtet. Lewis und Hopper (1943) unterschieden zwischen konkurrierenden (verschiedene Pilze in mehreren Lokalisationen), kombinierten (aus der gleichen Läsion werden mehrere Pilze gezüchtet) und konsekutiven Infektionen (im Anschluß an den Befall durch eine Pilzart schließt sich eine durch eine andere Pilzart bedingte Dermatomykose an). Im allgemeinen gelten Doppelinfektionen als selten. Einen Überblick über die bis 1940 gemachten Beobachtungen gab Muskatblit (1941), ein kürzeres Referat jüngeren Datums liegt von Rieth und Schirren (1958) vor. Nach unserer Erfahrung sollten aber Doppelinfektionen durch Dermatophyten nicht mit dem Prädikat „selten" versehen werden, denn wer sich die Mühe macht, einmal größere Pilzzüchtungsreihen von Untersuchern verschiedenster Länder zu überprüfen, wird immer einige Fälle von konkurrierenden oder häufiger noch kombinierten Pilzinfektionen vermerken können. Nur werden meist solche Beobachtungen nicht isoliert publiziert, zumal ihnen eine praktische Bedeutung nicht zukommt.

# X. Die Trichophytinallergie

Seit den richtungweisenden Versuchen und Beobachtungen von NEISSER und PLATO (1902), J. JADASSOHN (1912), BLOCH (1928) und deren Schülern sind uns die Zusammenhänge zwischen einer Pilzinfektion der Haut und deren immunbiologischen Folgen verständlicher geworden.

Ausgehend von den klassischen Inokulationen von BLOCH (1928), der Meerschweinchen experimentell mit Trichophyton-Pilzen infizierte und das klinische sowie immunbiologische Verhalten dieser Tiere studierte, unterzog DE LAMATER (1941) den ganzen Fragenkomplex nochmals einer Untersuchung. Über Entwicklung und Dauer der Krankheit, Sensibilisierung und Immunität kam der Autor zu den folgenden Ergebnissen. Bei Verwendung eines Trichophyton mentagrophytes-(Trichophyton gypseum-)Stammes verläuft die Erstimpfung in vier Abschnitten.

1. Die Inkubationszeit, 4—6 Tage post infectionem (p. i.).
2. Die Phase der Ausbreitung des Pilzes, 12—15. Tag p. i.
3. Die Phase, die der Wendung im Krankheitsverlauf entspricht, 12.-15. Tag p. i.
4. Die Zeit des Verschwindens der Pilze und der Heilung, etwa 32.-39. Tag p. i.

Andere Untersucher haben seit BLOCH (s. seinen Handbuchbeitrag 1928) diesen gesetzmäßigen Ablauf beim Meerschweinchen bestätigt. Gewisse Abweichungen ergeben sich höchstens in der Dauer und in der Intensität der beobachteten Phasen, wenn mit verschiedenartigen Pilzen, ja selbst verschiedenen Stämmen experimentiert wurde. Kaninchen, Ratten, Mäuse als Versuchstiere verhalten sich hingegen sehr unterschiedlich und lassen keinen sicheren gesetzmäßigen Verlauf erkennen.

Durch intermittierende intrakutane Injektionen eines aus dem inokulierten Pilz gewonnenen Extraktes (Trichophytin) wird der Zeitpunkt und der Grad der im Krankheitsablauf eintretenden Umstimmung der Haut (Allergie) ermittelt. Das nichtinfizierte Tier zeigt keine Reaktion. Die Sensibilisierung gegen Trichophytin macht sich beim kranken Tier mit Beginn der entzündlichen Veränderungen während der Ausbreitungsphase bemerkbar. Je intensiver sich nun die Krankheitssymptome entwickeln, um so kräftiger fällt die Trichophytinreaktion aus. Etwa zum Zeitpunkt vor oder nach der endgültigen Abheilung ist diese am heftigsten, um dann mehr und mehr abzuklingen. Nach einigen Monaten können die Tiere erneut infiziert werden.

DE LAMATER (1941) führte parallel zur Entwicklung der Krankheit in bestimmten zeitlichen Abständen Reinfektionsversuche durch. Dabei ergab sich eine Verkürzung der Infektionsdauer (etwa 26—28 Tage gegenüber 32—39 bei Primärinfektion), wenn die Impfung in die Inkubationszeit fiel. Diese Verkürzung trat noch deutlicher in Erscheinung (sie betrug dann nur etwa 12—13 Tage), wenn der Autor die Sekundärimpfung zum Zeitpunkt der Akme und am 26. Tag p.i. ausführte. Da diese Befunde erstmalig von BLOCH erhoben worden sind, sprechen wir heute von dem *Blochschen Phänomen*. 60% der Tiere zeigten nach DE LAMATER (1941) sogar eine völlige Immunität. Reinokulationen am 34. und

40. Tag p. i. erbrachten Ergebnisse, die vom Ort der Impfung beeinflußt wurden. Erfolgte diese an der abgeheilten Erstinokulationsstelle, so ergab sich vollkommene Immunität oder zumindest eine starke Verkürzung der Krankheitsdauer. Eine Reinfektion an bislang unversehrter Hautstelle bewirkte indessen entweder eine auffallende Verlängerung der Infektionsdauer, oder die Pilze hafteten nicht bzw. nur wenige Tage.

Die Kenntnis dieser hier kurz skizzierten Versuchsresultate ist zum Verständnis des immunbiologischen Geschehens bei Pilzinfektionen der Haut unbedingt erforderlich und wurde von weiteren Untersuchern (RIVALIER 1929, CATANEI 1935, FISCHER 1956 u. a.) in ähnlicher Weise demonstriert. Wir müssen festhalten, daß es sich bei dem aufgedeckten refraktären Verhalten der Haut im Verlauf der Infektion gegenüber neu auftreffenden Pilzsporen nicht um eine echte Immunität handelt — also im Sinne der Fähigkeit des Organismus, bei der Reinfektion die eindringenden Erreger unschädlich zu machen —, sondern nur um einen bestimmten „Verteidigungszustand", wie es CATANEI (1936) bezeichnet hat, der sich in mangelnder Reaktionsbereitschaft der Haut ausdrückt. Je intensiver sich die Allergie entwickelt, um so größer ist die Wahrscheinlichkeit des Nichtangehens einer gesetzten Zweitinfektion. Die dadurch bedingte Immunität ist also nichts anderes als der Ausdruck einer zeitlich begrenzten, an die Tätigkeit des lebenden Erregers gebundenen, hochgradigen Überempfindlichkeit der Haut, die mit der klinischen Heilung abklingt. Versuche, zumindest eine Teilimmunität durch subkutane oder intraperitoneale Injektionen lebender oder abgetöteter Dermatophyten zu erzielen, verliefen im allgemeinen negativ, wenn auch CATANEI (1945) eine kurzfristige Immunität nach intraperitonealer Verbringung virulenten Trichophyton mentagrophytes-(Ctenomyces mentagrophytes-) Materials bei Meerschweinchen erzielte, allerdings im Umweg über eine Infektion der Haut. Auch KOGOJ (1929) hatte schon nachgewiesen, daß intraperitoneale Impfungen keine allergische Umstimmung bewirkten, sofern es nicht zur Hautinfektion kam. Ungewöhnlich war die Beobachtung von WHARTON, REISS und WHARTON (1950), die durch subkutane Injektionen abgetöteter Trichophyton rubrum- (Trichophyton purpureum-) Pilzsuspensionen bei kastrierten Kaninchen eine mehrere Monate lang anhaltende refraktäre Phase gegen Reinfektionen erhielten. Auch ITO und KIRITA (1956) konnten eine bedingte Immunität feststellen. Während es aber durch alleinige Pilzinfektion der Haut bei Meerschweinchen, Kaninchen, Ratten usw. nicht gelang, Antikörper im Blute tatsächlich nachzuweisen, war dies im allgemeinen nach parenteralen Injektionen des Pilzmaterials möglich. Es ließen sich präzipitierende, agglutinierende und komplementbindende Eigenschaften des Blutes aufdecken (s. Näheres im Beitrag H. P. R. SEELIGER, Ergänzungsband IV/4 des Handbuches für Haut- und Geschlechtskrankheiten). Bei oberflächlichen Dermatomykosen des Menschen bilden sich im allgemeinen keine nachweisbaren humoralen Antikörper, doch besteht die Möglichkeit, daß unsere Antigene zu unempfindlich sind.

Wenn sich die bei der experimentellen Meerschweinchentrichophytie gemachten immunbiologischen Beobachtungen auch nicht völlig auf die Verhältnisse bei menschlichen Infektionen übertragen lassen — so tritt bei tiefen Infektionen des Menschen eine anhaltende Immunität ein, während oberflächliche Mykosen im allgemeinen eine refraktäre Phase vermissen lassen (s. aber TSCHERNOGUBOW und MUSKATBLIT 1929) —, so pflegt doch in der Mehrzahl selbst oberflächlich lokalisierter Fälle auch die menschliche Haut durch die Einwirkung des lebenden Pilzes umgestimmt zu werden und meist stärker noch als beim Tier allergisch zu reagieren, wenn man abgetötetes Pilzmaterial als Vakzine intrakutan injiziert. Dabei wird u. a. nach NEGRONI und BRIZ DE NEGRONI (1937) bis zur Erkennung der erfolgten Allergisierung eine Latenzzeit von mindestens einer Woche für erforderlich erachtet. Erfahrungsgemäß bleibt eine sicher positive Trichophytinreaktion meist viele Jahre nachweisbar.

Das als Vakzine verwendete Trichophytin ist ein chemisch nicht klar zu definierendes Gemisch. Es enthält als wirksames Prinzip eine stärkeartige, N-haltige Polysaccharidfraktion. Das üblicherweise zur Diagnose bzw. Therapie herangezogene Trichophytin stellt eine Lösung dar, die aus ungereinigten Stoffen des gewachsenen Dermatophytenrasens sowie der Nährflüssigkeit besteht. Nach PECK und GLICK (1941) wird der Pilz (z. B. Trichophyton mentagrophytes) in eine Maltose-Peptonbouillon bei $p_H$ 6,5 überimpft. Bei Zimmertemperatur läßt man ihn 10—12 Wochen lang wachsen, bis sich an der Oberfläche eine große Pilzscheibe entwickelt hat. Dieser Rasen wird durch $CO_2$-Schnee gefroren und mit Sand in einem Mörser zerrieben. Nach Zugabe einer genügenden Menge Nährbouillon (der für die Trichophytinreaktion verantwortliche aktive Faktor befindet sich sowohl im Pilzrasen als auch in der Bouillon) wird der Brei für 24 Std in eine Schüttelapparatur gebracht. Nach weiterer 24 Std-Aufbewahrung in einem Brutschrank erfolgt nochmaliges Schütteln für 24 Std und schließliches Filtrieren und Passieren des Filtrates durch ein Seitz-Filter. Das Filtrat wird noch verdünnt, um primär toxische Reaktionen durch zu hohe Konzentration zu vermeiden. Als Konservierungssubstanz gibt man üblicherweise 0,5% Phenol hinzu. Bekannt ist das alte, von BLOCH, LABOUCHÈRE und SCHAAF (1925) hergestellte Trockentrichophytin, das sich nach Eintrocknung der Rohlösung im Vakuum, Auswaschen mit Wasser, Umfällen mit Methylalkohol und Trocknung im Exsikkator in gereinigter Form als nahezu eiweißfrei erweist (Sulfosalicylsäureprobe negativ) und gleichfalls biologisch aktiv ist. Mit der Methode von SEVAG (Ausfällung durch in Chloroform gelösten Amylalkohol) lassen sich auch noch die letzten Eiweißreste entfernen, wie dies in Kombination mit einer Dialyse KULL, BRUN und JADASSOHN (1951) beschrieben haben. Auch unter dieser Behandlung zeigte die Vakzine bei intrakutaner Injektion einen unabgeschwächten Antigencharakter, verglichen mit dem gewöhnlichen Trockentrichophytin.

Welcher Dermatophyt auch immer zur Herstellung des Trichophytins verwendet wird, bei einem pilzallergischen Menschen tritt nach intrakutaner Injektion eine positive Reaktion ein. Unterschiede ergeben sich in der mengenmäßigen Bildung des hautaktiven Faktors bei der Gewinnung der Vakzine. Andererseits können wir mit dem Trichophytin nur einer einzigen Pilzart bei Tieren und Patienten mit verschiedensten Dermatomykosen (Favus, Trichophytie, Mikrosporie, Tinea) eine positive Reaktion auslösen, sofern der ursächliche Erreger überhaupt eine Sensibilisierung der Haut bewirkt hat. Aus diesem Umstand folgt, daß offenbar eine gruppenspezifische, nicht aber artspezifische Reaktion vorliegen muß. Einen besonderen Zusammenhang zwischen der allergischen Reaktion und dem ursächlichen Pilz will aber MERIIN (1932) im Tierversuch (Meerschweinchen) beobachtet haben.

In der Tat besitzen die verschiedenen Pilzarten neben gemeinsamen Gruppenantigenen noch voneinander abweichende Partialantigene, wie erstmalig JADASSOHN, SCHAAF und LAETSCH (1935) sowie JADASSOHN, SCHAAF und WOHLER (1937) demonstrieren konnten. Zur Analyse von Trockentrichophytinen verschiedener Pilzarten bedienten sie sich der Methode von SCHULTZ-DALE, die auf der in vitro-Auslösung einer anaphylaktischen Reaktion des sensibilisierten Hornes des jungfräulichen Meerschweinchenuterus beruht. Schon geringste Antigenmengen und Abweichungen in ihrer Qualität sind in der Lage, bei den vorbereiteten Meerschweinchen Uteruskontraktionen auszulösen. Zuverlässig konnten die Autoren zeigen, daß Trockentrichophytine verschiedener Pilzarten, die von Proteinen völlig gereinigt worden waren, ein gemeinsames Antigen besitzen (H = Hyphomycetenantigen). Darüber hinaus aber wiesen das Trichophyton quinckeanum (Achorion Quinckeanum) und das Trichophyton mentagrophytes (Trichophyton gypseum) einen weiteren gemeinsamen Faktor auf (B = Partialantigen). Schließlich war jenen beiden Pilzarten zusammen mit dem Epidermophyton Kaufmann-Wolf (gegenwärtig im Trichophyton mentagrophytes aufgegangen) eine zusätzliche gemeinsame Komponente eigen (A = Partialantigen). Ein streng artspezifisches Teilantigen [Q (Quinckeanum), G (Gypseum), KW (Kaufmann-Wolf), Sch (Schönleinii)] besaß jede einzelne Pilzart, so daß sich die folgende Antigenstruktur ergab.

1. Trichophyton quinckeanum (Achorion Quinckeanum) . . . . . . . . . . Q ⎫ B ⎫ ⎫
2. Trichophyton mentagrophytes (Trichophyton gypseum) . . . . . . . . G ⎭   ⎬ A ⎬ H
3. Trichophyton mentagrophytes var. interdigitale (Epidermophyton inter-        ⎫
   digitale Kaufmann-Wolf) . . . . . . . . . . . . . . . . . . . . . . KW ⎭   ⎭
4. Trichophyton schönleinii (Achorion Schönleinii) . . . . . . . . . . . . Sch ⎭

FISCHER (1956) führte ebenfalls antigenanalytische Versuche vermittels der Schultz-Daleschen Reaktion (nach der von FIERZ-DAVID, JADASSOHN und ZÜRCHER (1936) angewendeten Technik) durch. Auch dieser Autor fand für Epidermophyton-Pilze eine andere Antigenformel als für Trichophytonpilze. Das ist insofern von Bedeutung, als wir ja heute geneigt sind, das Trichophyton mentagrophytes (das frühere Trichophyton gypseum) mit dem Epidermophyton interdigitale Kaufmann-Wolf gleichzusetzen. FISCHER (1956) bestätigte die obigen Formeln 1—4 und ergänzte wie folgt:

5. Trichophyton rubrum (Epidermophyton rubrum Castellani). . . . . . . . . . H A C
6. Epidermophyton floccosum (Epidermophyton inguinale) . . . . . . . . . . . H (A) i

Hierbei entsprechen C und i den streng spezifischen Teilantigenen, die also nur bei der jeweiligen Pilzart vorkommen.

ITO, KURODA und INOUE (1957) homogenisierten Pilzkulturen und gewannen drei Fraktionen: eine Polysaccharid-, eine Protein- und eine Lipidfraktion. Den stärksten Antigencharakter wies das Polysaccharid auf, gefolgt von der Protein- und an dritter Stelle von der Lipidfraktion. Auch WATANABE (1958) experimentierte mit den angeführten drei Fraktionen, die sich als hitzebeständig erwiesen. Schon in früheren Jahren hatten LÓPEZ MARTINEZ und REY CALERO (1954) mit diesen drei Partialextrakten Intrakutantests bei Dermatomykosen durchgeführt. *Alle diese Autoren bestätigten die im Vordergrund stehende Wirksamkeit der Polysaccharidfraktion, die als eigentlicher spezifischer Anteil des Gesamtextraktes zu betrachten ist.* Die Proteinfraktion hingegen ist in erster Linie für die unspezifischen Reaktionen verantwortlich zu machen, die unter anderem bei intrakutanen Testungen von Patienten mit Hauttuberkulose auftreten können.

Nicht ohne Einfluß auf die Bildung des hautaktiven Prinzips, also der Polysaccharidfraktion einer Dermatophytenkultur, sind die Bedingungen, unter denen der Pilz wächst. PECK, GLICK und WEISSBARD (1941) zeigten am Trichophyton mentagrophytes (Trichophyton gypseum), daß in einer sauer gepufferten Nährlösung aus Maltose und Pepton der hautaktive Faktor mit sinkender Wasserstoffionenkonzentration an Menge zunimmt, er hingegen in einer alkalisch gepufferten Nährlösung während des Anstiegs der Wasserstoffionenkonzentration überhaupt nicht oder nur in Spuren gebildet wird (über die Änderung der aktuellen Reaktionen eines Nährbodens während des Pilzwachstums s. S. 21). Ein aus letzterer Lösung gewonnenes Trichophytin ließ bei pilzallergischen Menschen eine Reaktion ganz oder teilweise vermissen und war bei wiederholten Injektionen befähigt, eine

Desensibilisierung zu bewirken. Im üblicherweise gewonnenen Trichophytin dürfte sowohl der hautaktive wie der noch unbekannte desensibilisierende Faktor zugegen sein. Wie sich ergab, stand der N-Gehalt der Vakzine nicht in Beziehung zur Stärke des gebildeten hautaktiven Prinzips. Des weiteren werden wahrscheinlich durch unterschiedlich zusammengesetzte Nährböden auch bestimmte Pilzarten angeregt, überhaupt neue Partialantigene zu bilden. Jedenfalls lassen das die Untersuchungen von Jadassohn, Fierz und Huber (1942) annehmen, die vermittels des Schultz-Daleschen Versuches nachwiesen, daß der gleiche Pilzstamm auf verschiedenen Nährböden nicht zu antigenanalytisch identischen Trockentrichophytinen führt. Eine Beeinflussung der Antigenbildung des Pilzes und damit der Wirksamkeit des Trichophytins durch Antibioticazusätze zum Nährboden beobachteten López Martínez und Rey Calero (1956), die deshalb von solchen Zugaben dringend abrieten.

Tabelle 18. *48 Std-Trichophytinspätreaktionen von 254 Dermatomykosepatienten bei verschiedenen Pilzarten als Erreger.* (Nach Lewis und Hopper)

| Zahl der Fälle | Pilzart | Negativ | Zweifelhaft | Positiv | | | Prozentsatz der positiven Reaktionen |
|---|---|---|---|---|---|---|---|
| | | | | + | ++ | +++ | |
| 39 | M. canis | 4 | 5 | 15 | 14 | 1 | 76 |
| 48 | M. audouinii | 18 | 15 | 8 | 7 | 0 | 31 |
| 10 | T. schönleinii | 7 | 1 | 2 | | | 20 |
| 50 | T. rubrum | 25 | 13 | 8 | 2 | 2 | 24 |
| 88 | T. mentagrophytes var. interdigitale | 13 | 12 | 35 | 23 | 5 | 71 |
| 6 | T. violaceum | 3 | | 2 | 1 | | 50 |
| 4 | M. gypseum | | 1 | 1 | 2 | | 75 |
| 4 | T. niveum | 1 | | | 3 | | 75 |
| 3 | E. floccosum | 1 | 1 | 1 | | | 33 |
| 2 | T. tonsurans | | | 1 | 1 | | 100 |

Das Bestreben, ein Trichophytin zu entwickeln, das zwar desensibilisierende Eigenschaften aufweist, indessen die entzündliche Reaktion am Ort der Injektion vermissen läßt, führte zur Entwicklung einer aus 300 verschiedenen Pilzstämmen (Mikrosporum-, Trichophyton-, Epidermophyton-Pilzen) gewonnenen Vakzine, die Jausion und Sohier (1930) Claso-Vakzine nannten. Da Fonseca und Arêa Leão (1931) griffen diesen Gedanken auf und empfahlen dieses Mischtrichophytin zur Therapie. Sulzberger, Lewis und Wise (1936) konnten dann zeigen, daß die Clasovakzine in gleicher Weise wie ein monovalentes (Trichophyton interdigitale) oder ein hexavalentes (sechs Trichophytonarten) Trichophytin Hautreaktionen hervorrief, im ganzen nur etwas schwächer. Die Anwendung der Clasovakzine bedeutete daher keinen Fortschritt im bis dato bekannten immunbiologischen Behandlungsverfahren. Allgemein läßt sich heute sagen, daß ein aus mehreren Pilzarten zubereitetes Trichophytin gegenüber einer monovalenten Vakzine keinen Vorteil besitzt. Ob möglichst ein Pilz verwendet werden soll, dem ein starker Allergencharakter eigen ist, den Menschen also leicht sensibilisiert, wie das beispielsweise mit dem Trichophyton mentagrophytes, dem Mikrosporum canis oder dem Trichophyton tonsurans der Fall ist (s. Tabelle 18), bleibt offen.

Auch ein aus einem Pilz mit schwachem Allergencharakter gewonnenes Trichophytin (z. B. aus dem Mikrosporum audouinii) vermag durchaus positive Reaktionen auszulösen. In welcher Weise die Vakzine aber auch gewonnen oder verarbeitet wird, das aktive Prinzip bleibt die Polysaccharidfraktion, und bis jetzt steht der Beweis noch aus, daß es am vorteilhaftesten sei, nur den eigentlichen Pilzkuchen (also ohne Nährbodenflüssigkeit) und unter Vermeidung denaturierender Prozesse zu verarbeiten (Bolay 1950).

Die eingetretene Sensibilisierung gegen Pilzallergene kann in verschiedener Weise sichtbar gemacht werden. Von den früher geübten Methoden wie der subkutanen Injektion des Trichophytins, der Skarifizierung (v. Pirquet), der Moro-Reaktion hat jedoch nur die Intrakutaninjektion praktische Bedeutung gewonnen. Die von Vedernikov (1952) empfohlene Methode des Einstichs mit der Nadel in die Haut durch einen vorher aufgebrachten Epidermophytintropfen hindurch scheint uns keinen Vorteil zu bieten, weil wir mit der üblichen intrakutanen Trichophytinreaktion etwa gleichviel positive Reaktionen erhalten. Bei letzterer Methode werden 0,1 cm³ z. B. des Trichophytins Höchst in der aus diagnostischen oder therapeutischen (desensibilisierenden) Gründen gewünschten Konzentration (1:50, 1:300, 1:1000 usw.) empfehlenswerterweise an der Außenseite des Oberarmes intradermal injiziert, da im Verlauf einer Pilzinfektion das gesamte Integument allergisch wird. Bisweilen läßt aber die unmittelbare Umgebung eines Mykoseherdes doch eine verstärkte Trichophytinreaktion erkennen. Unverdünntes Trichophytin wirkt toxisch und sollte daher nicht eingespritzt werden. In der Mehrzahl der Fälle wird sich bei einem pilzallergischen Patienten nach 24—48 Std eine entzündliche Rötung, verbunden mit einer Infiltration des Herdes entwickeln. Da man sich über eine standardisierte Ablesung bisher nicht geeinigt hat, pflegt jeder Untersucher eigene Kriterien anzuwenden, so daß allein schon in diesem Umstand ein großer Unsicherheitsfaktor beim Vergleich der Testresultate verschiedener Autoren gegeben ist. Rosen, Peck und Sobel (1931) empfahlen folgende Richtlinien:

Entzündliche Rötung mit sehr geringer Infiltration, 1—2 cm ⌀ = +.
Entzündliche Rötung mit deutlicher Infiltration und Papelbildung
2—3 cm ⌀ = ++.
Entzündliche Rötung und Infiltration, Papel- und Bläschenbildung über
3 cm ⌀ = +++.

In ganz seltenen Fällen kann sich eine Nekrose entwickeln. Auch Allgemeinerscheinungen wie Schüttelfrost, Fieber, Übelkeit, Kopfschmerzen werden beobachtet, oder insbesondere bei tiefen Trichophytien Herdreaktionen. Je länger das Trichophytin am Ort der Injektion einwirkt, um so anhaltender und intensiver verläuft die entzündliche Reaktion, wie aus Messungen der Absorptionsgeschwindigkeit durch Zugabe radioaktiven Phosphors zur Pilzvakzine hervorging (Helde und Seeberg 1953). Eine Parallele zu all diesen Vorgängen finden wir im Verhalten Tuberkulöser gegenüber intrakutanen Tuberkulininjektionen. Da die hier skizzierten Hautreaktionen erst nach 24—48 Std, in ganz seltenen Fällen mit einer Latenzzeit bis zu 14 Tagen (Lindemayr und Luger 1954) auftreten, bezeichnen wir sie als „Spätreaktion". Daneben beschrieben Sulzberger und Kerr (1930) noch ein weiteres Phänomen, nämlich eine „Sofortreaktion". Darunter ist die Entwicklung einer an Größe rasch zunehmenden Quaddel zu verstehen, die sich innerhalb von 10—20 min am Ort der Einspritzung manifestiert. Aus diesem Grunde sollte jeder Patient nach einer Trichophytininjektion kurzzeitig nachbeobachtet werden, um so mehr, als die Spätreaktion dann nicht selten ausbleibt. Die urtikarielle Frühreaktion ist nicht häufig. Lindemayr und

LUGER (1953) fanden sie unter 335 mit Trichophytin getesteten Personen dreimal (Dermatomykosepatienten). Die gleichen Autoren zitieren eine Zusammenstellung von MARCUSSEN, der bei 42 Kranken von insgesamt 1550 (mit Mykosen, Kontaktekzemen und „allergischer Disposition") diesen Reaktionstyp aufdeckte. Besonders eingehend setzte sich MARCUSSEN (1937) mit der Deutung der Trichophytin-Sofortreaktion auseinander. Er kam zu dem Schluß, daß eine Pilzinfektion zur Bildung zweier verschiedener Antikörper führe. Während sich aber der eine Antikörper als zellständig bei allen infizierten Menschen entwickeln soll, zirkuliert der andere in Individuen mit allergischer Disposition. Den letzteren fehlt der zellständige Antikörper oft. Der humorale Antikörper sei für die Sofortreaktion verantwortlich, der zellständige für die Spätreaktion. Erfolgreiche Versuche der Übertragung dieser humoralen Antikörper nach der Technik von PRAUSNITZ-KÜSTNER sind durchgeführt worden (SULZBERGER und KERR 1930; SULZBERGER 1932; TOMLINSON 1935; MARCUSSEN 1937; KULL, BRUN und JADASSOHN 1951; JADASSOHN und SUTER 1951; TRAUBE 1936; JÁKSÓ 1951 u. a.). Keineswegs in allen Fällen einer urtikariellen Sofortreaktion lassen sich indessen im Blut zirkulierende Antikörper nachweisen (PRAUSNITZ-KÜSTNER). Wenn man von einem Patienten mit einer starken Sofortreaktion Serum entnimmt und einem Kranken mit einer ausgeprägten Spätreaktion intrakutan injiziert, so tritt bei dem Empfänger an dieser Stelle nach Einspritzung von Trichophytin zwar eine Sofortreaktion auf, die erwartete Spätreaktion bleibt aber aus oder entwickelt sich nur noch schwach. Offenbar muß die gleiche Antigenkomponente des Trichophytins sowohl bei der Frühreaktion als auch der Spätreaktion verbraucht werden. In diesem Sinne könnte die Beobachtung sprechen, daß Patienten mit einer Frühreaktion meist keine Spätreaktion zeigen. Wenn daher bei beiden Reaktionen das gleiche Pilzantigen gebunden wird, muß diagnostisch beiden Tests auch der gleiche Wert zukommen. JADASSOHN und SUTER (1951) prüften in einer bestimmten Versuchsanordnung mit dem Prausnitz-Küstner-Test verschiedene Trichophytine. Mit selbst hersgestelltem „Trockentrichophytin" trat eine starke Sofortreaktion ein, gefolgt aber von einer ebenfalls starken Spätreaktion. Kommerzielles Trichophytin löste indessen nur eine Spätreaktion aus. Die Autoren sind daher der Ansicht, daß in ihrem Trockentrichophytin zwei Antigenkomponenten vorliegen, von denen die eine für die Sofort-, die andere für die Spätreaktion verantwortlich gemacht werden müßte. Nach RAJKA (1954) sind die zirkulierenden Antikörper bei Patienten mit einer Sofortreaktion thermolabil und durch das Antigen in vitro neutralisierbar.

Die Beziehungen zwischen der Sofort- und Spätreaktion nach Trichophytininjektionen sind ohne Zweifel eng, wenn auch, wie wir sehen, noch nicht eindeutig geklärt. Dies geht z. B. aus Untersuchungen von JILLSON und HUPPERT (1949) hervor. Sie injizierten bei 12 Patienten mit typischer Spätreaktion in regelmäßigen Intervallen Trichophytin 1:30. Während in neun Fällen schließlich die Reaktion ausblieb, entwickelte sich in drei Fällen eine urtikarielle Sofortreaktion. Schon SULZBERGER und WISE (1932) hatten nach wiederholten Trichophytingaben das gleiche Phänomen beobachtet. DIENES (1932) erbrachte aber experimentelle Beweise für die Annahme, daß die Spätreaktion offenbar das Frühstadium des Allergisierungsprozesses des Individuums darstellt, die Sofortreaktion indessen das Endstadium. Unentschieden bleibt nach wie vor die Frage, ob an den Vorgängen ein oder mehrere Antigene beteiligt sind.

Zu den geschilderten Sofort- und Spätreaktionen tritt nun noch eine dritte Ausdrucksform für eine vorliegende Allergie gegen Pilzantigene hinzu, die zuerst SULZBERGER und LEWIS (1930) nachgewiesen haben. Sie gingen von der Überlegung aus, daß pilzinfizierte Patienten mit stark sensibilisierter Haut auf eine lokale Applikation des Antigens (Trichophytins) auch im Läppchentest ansprechen müßten. In der Tat gelang ihnen bei einer Reihe von Kranken, nach einer Kontaktzeit zum Teil bis zu 14 Tagen, eine ekzematöse Reaktion auszulösen. Eine differentialdiagnostische Bedeutung kommt dieser Methode indessen nicht zu, da nach eigenen Reihenuntersuchungen der Erfolg sehr unsicher bzw. unzuverlässig ist.

Eine Frage interessiert besonders: Welchen praktischen Wert besitzt eine positive Trichophytinreaktion für die Diagnose? Überblickt man die umfangreiche Literatur über dieses Thema, so schälen sich zwei Gruppen von Untersuchern heraus, die zu einer gegensätzlichen Auffassung gelangt sind. Götz und Thies (1951) (Literatur s. dort) fanden bei ihren Testversuchen (erwiesene Dermatomykosen zu 90% positiv) eine auffallend hohe Zahl unspezifisch positiver Reaktionen. Besonders bei der Hauttuberkulose liegt eine erhöhte Reaktionsbereitschaft des Integuments gegen Trichophytin vor — nach Fejér (1959) soll das bei Kindern jedoch nicht der Fall sein —, was als parallergisches Phänomen zu betrachten ist. Wie schon frühere Untersucher, machten jüngst auch Lopez Martinez und Rey Calero (1955) beim Menschen und Nakamura (1956) im Tierversuch die gleiche Beobachtung. Die Tabelle 19 gibt unsere Testergebnisse wieder; gleichzeitig wurde noch die Empfindlichkeit gegen Penicillin geprüft.

Tabelle 19. *Der Ausfall der intrakutanen Simultantestung mit Trichophytin, Penicillin und Tuberkulin bei 500 Patienten mit verschiedenen Dermatosen.*

| | Zahl der Fälle | Positive Trichophytinreaktion 0,1 cm³ 1:50 oder 1:300 | Positive Penicillinreaktion 2000 iE/0,1 cm³ | Positive Tuberkulinreaktion 0,1 cm³ 1:1000, 1:10000, 1:100000 |
|---|---|---|---|---|
| Klinisch nichtmykotische und nichttuberkulöse Dermatosen | 384 | 242 = 63% | 18 = 4,7% | 324 = 84% |
| Dermatomykosen (vorwiegend Tinea pedis) | 80 | 72 = 90% | 13 = 16% | 75 = 94% |
| Hauttuberkulose | 36 | 28 = 77% | 15 = 42% | 31 = 86% |

Auf Grund des hohen Prozentsatzes an offenbar im Sinne einer Mykose falschen positiven Reaktionen sind wir geneigt, bei fehlendem positivem Pilznachweis *der negativen Reaktion erhöhten Wert beizulegen.* Hinzu kommt, daß ein echter positiver Test ja nur eine Sensibilisierung durch Pilze beweist, jedoch nicht, ob die zu begutachtende Pilzläsion tatsächlich die Ursache der aufgedeckten Allergie ist. Wir verwenden daher die negativ verlaufende Trichophytinreaktion als „Ausschlußtest", wobei wir uns natürlich bewußt sind, daß die negative Reaktion eine Pilzinfektion nicht absolut ausschließt, weil ja trotz Pilzbefall eine Sensibilisierung ausgeblieben sein kann (z. B. durch zu kurze Infektionsdauer oder durch einen anergischen Zustand). Auch nach Fraser (1938) u. a. kommt dem negativen Testergebnis die größere praktische Bedeutung zu. Nur bei Kindern läßt sich die interessante Feststellung treffen, daß sie sich bei sicher nichtmykotischen Erkrankungen wohl immer gegen Trichophytin reaktionslos verhalten. Mitze (1953) wie Lindemayr und Luger (1954) betonen mit Recht die Berücksichtigung des quantitativen Momentes bei der Durchführung der Trichophytinreaktion, da der diagnostische Wert durch Verwendung höherer Antigenverdünnungen gesteigert werden kann; doch selbst dann ist der Test beispielsweise bei Begutachtungen nur bedingt verwertbar. Stets sollte daher in solchen Fällen die Möglichkeit einer mehr Beweiskraft besitzenden urtikariellen Sofortreaktion berücksichtigt und dementsprechend der Ort der Applikation eine kurze Zeit lang (∼ 20 min) nachbeobachtet werden.

Wie schon BLOCH und seine Schüler, ferner LEWIS, MacKEE und HOPPER (1938), FEJÉR (1955) und zahlreiche andere Autoren zeigen konnten, kommt der positiven Trichophytinreaktion *grundsätzlich gesehen* eine spezifische Bedeutung zu, denn in Übereinstimmung mit den Ergebnissen der tierexperimentellen Mykologie ist sie Beweis einer abgelaufenen oder vorliegenden Infektion durch Dermatophyten. Durch parallergische Zustände, durch verkannte bakterielle Infektionen oder auch durch eine Überempfindlichkeit nur gegen Pilznährbodenbestandteile (Proteine!), die bei der kommerziellen Zubereitung des Trichophytins möglicherweise mit verarbeitet worden sind, kann aber eine im Sinne einer Pilzallergie falsche positive Reaktion vorgetäuscht werden. Wichtig ist ferner die Kenntnis, daß wiederholte Trichophytininjektionen beim Menschen keine Sensibilisierung des Organismus hervorrufen. Dieser Vorgang scheint also an das Parasitieren des lebenden Pilzes in der Haut gebunden zu sein. Vielleicht trifft dies aber für Tiere nicht zu, denn im Versuch mit Meerschweinchen haben CRUICKSHANK, TROTTER und WOOD (1960) durch Injektion abgetöteten Pilzmaterials sowohl Früh- als auch Spätreaktionen hervorrufen können. Eine trotz vorliegender Pilzsensibilisierung negative Reaktion ist möglich bei fieberhaften Prozessen oder z. B. nach großen Antihistamin- oder Corticosteroidgaben. Eigene Studien, durch viermal tägliche Applikation von 10 mg Hydrocortisonazetat die positive Trichophytinreaktion zu unterdrücken, führten nur zur deutlichen Abschwächung, nicht zum negativen Ausfall des Testes. COHEN (1956) beobachtete sogar nach Hydrocortison ein erythemato-ödematöses Mykid. Kritisches Abwägen aller Faktoren (Anamnese, bisherige Therapie, klinischer Befund) sind also bei der Deutung des Ausfalls einer Trichophytinreaktion in jedem Falle erforderlich. Immer sollte bei therapeutischen (desensibilisierenden) Maßnahmen ein starker positiver Test zur Vorsicht mahnen, um nicht generalisierte Mykide oder sonstige hyperergische Zwischenfälle zu provozieren. Diese können sich in Form einer Urticaria und eines Heufiebers (WISE und SULZBERGER 1930) oder eines Asthmaanfalls (RAMIREZ 1930) manifestieren. Selbst lebensbedrohende Zustände wurden beschrieben wie anaphylaktischer Schock (RAJKA 1943), Glottisödem (PECK 1943) oder Urticaria mit Kollaps (MARCUSSEN 1937).

In diesem Zusammenhang müssen wir auf die vorwiegend exanthematischen Veränderungen eingehen, die als Folge der Sensibilisierung durch Dermatophyten gelegentlich auftreten, und die je nach der Grundkrankheit als Favid, Trichophytid, Mikrosporid und Epidermophytid, allgemein aber in Analogie zu den Tuberkuliden als „Mykide" oder id-Reaktionen bezeichnet worden sind. Die theoretischen Grundlagen für die Deutung dieser Vorgänge sind durch die Arbeiten von W. JADASSOHN (1927), ferner SULZBERGER (1928) geschaffen worden, die in Meerschweinchenversuchen im Anschluß an kutane Impfherde vitale Pilzelemente (Achorion Quinckeanum) aus dem Blute züchten konnten. Der Nachweis gelang in einer Frühphase (1 Std bis 2 Tage p.i.) und in einer Spätphase (10—13 Tage p.i.). Das ist bemerkenswert, weil nach intrakardialer Injektion von Pilzelementen bei Meerschweinchen und Kaninchen fast alle Pilzelemente schon innerhalb von 24 Std vernichtet werden (FRIED und SEGAL 1928; KADISCH 1929). Die Pilze in der Spätphase müssen also aus dem Primärherd stammen. Die Spätphase fällt hierbei mit der Akme, dem Höhepunkt der entzündlichen und allergischen Entwicklung, zusammen. Wenn der gleiche Mechanismus der hämatogenen Streuung der Pilzelemente auch beim Menschen vorliegen sollte, müßten wir aus dem Blute pilzkranker Patienten etwa zur Zeit des Höhepunktes der Sensibilisierung zumindest gelegentlich den ursächlichen Erreger züchten. In der Tat ist das der Fall, wie aus Beobachtungen von BLOCH (s. altes Handbuch), ferner von PECK (1930) (Epidermophytid), BARBAGLIA (1931) (Favid), STRICKLER,

Ozellers und Zaletel (1932) (Epidermophytid, Trichophytid), Manca (1932),
Schmidt (1933) (Mikrosporid), Fiocco (1932) (Trichophytid), Mikhailov (1939)
u. a. hervorgeht. Auch gelang es z. B. Wiesmann (1939), bei einem Kerion Celsi
in einer regionären Lymphdrüse Mycelien nachzuweisen, und im Tierversuch
vermochte Mitze (1957) aus Lymphdrüsen den Pilz zurückzuzüchten. Wenn
wir an dieser Stelle noch auf die Bedeutung hinweisen, die gerade den Lymphdrüsen für die Sensibilisierung überhaupt zukommt (Frey und Wenk 1958),
dann werden uns die Vorgänge für die allergische Umstimmung der Haut verständlicher. Zusammenfassend geht also unsere Vorstellung dahin, daß durch das

Tabelle 20. Formen der Mykide

1. Epidermales Mykid (vorwiegend Epidermis betroffen)
   a) ekzematoides (vesikulöses)
   b) lichenoides
   c) parakeratotisches
   d) psoriasiformes
2. Kutanes Mykid (vorwiegend Papillarkörper betroffen)
   a) Diffuse Formen
      α) scarlatiniformes Exanthem und Enanthem
      β) erythrodermieartig
   b) Umschriebene und disseminierte Formen
      α) Bei follikulärer Lokalisation
         lichenoide Läsionen
      β) Wenn nicht ausschließlich follikelgebunden,
         makulöse
         papulöse
         exsudative Läsionen
      γ) erysipelartig
3. Subkutanes Mykid (Knoten in der Subcutis vom Typus Erythema nodosum)
   a) Akute, wieder völlig abklingende Form
   b) Chronische, zur Zerstörung neigende Form
4. Vaskuläres Mykid
   a) Phlebitis migrans (Venen betroffen)
   b) Urticaria (Kapillaren betroffen)
   c) purpuraartig

Eindringen via Lymph- und Blutgefäße von dermotropen Pilzelementen oder
Pilztoxinen (für letztere steht der experimentelle Beweis allerdings noch aus)
in das Körperinnere eine Sensibilisierung unter Bildung von spezifischen Antikörpern erfolgt. Bei plötzlicher massiver Resorption von Pilzantigenen, z. B. nach
intensiver Therapie, nach Traumen des Primärherdes oder selbst nach Zufuhr von
Antigenen in Form einer Trichophytininjektion bei einem Pilzkranken, kann es
zu einer universellen oder lokalisierten (Hände!) Antigen-Antikörperreaktion
kommen, die sich als Exanthem manifestiert. Auf Grund der histologischen und
klinischen Besonderheiten teilte Peck (1950) die Trichophytide (Mykide), wie in
der Tabelle 20 wiedergegeben, ein. Am häufigsten gelten die unter 1. und 2. beschriebenen Formen.

Weitere Angaben über „id"-Reaktionen finden sich in den einschlägigen
klinischen Kapiteln. Als wichtigste allgemeine Kriterien zur Anerkennung eines
Exanthems als Mykid seien aber an dieser Stelle angeführt:

1. Die Trichophytinreaktion muß stets positiv sein.

2. Am Körper muß sich ein entzündlicher Krankheitsherd befinden, der erwiesenermaßen (Mikroskop, Kultur) Dermatophyten enthält.

3. Die exanthematischen Läsionen müssen pilzfrei sein.

4. Die erfolgreiche Beseitigung der Pilzinfektion muß zur Spontanheilung des
Exanthems führen.

Es sei hier auch kurz über den Einfluß der Pilzantigene bzw. einer Dermatomykose auf die Hämatopoese berichtet, da in der Literatur einige Hinweise vorliegen. Polynukleäre Leukozytose wurde schon im alten Handbuch erwähnt. Bei Fällen von „Ekzema marginatum" fand DEGUCHI (1936) eine prozentuale Vermehrung der eosinophilen Leukozyten und basophilen Leukozyten, je nach Schwere des Krankheitsbildes. Nach MARZOLLO (1932) zeigte das Blut im Anschluß an eine „Mikrosporinvakzine" eine Vermehrung der Neutrophilen und eine Verminderung der Lymphozyten, während BARBAGLIA (1929) nach subkutaner Einspritzung von 1 cm³ Trichophytin Höchst (1:20) regelmäßig eine hämoklasische Krise, d. h. den Abfall der Leukozyten $^1/_2$ Std post injectionem um 600 bis 3600 festgestellt haben will. Es handelte sich um oberflächliche, in wenigen Fällen um tiefe Dermatomykosen des behaarten Kopfes und des Körpers. Nichtpilzkranke zeigten in der Regel eine Zunahme der Leukozyten nach der Trichophytininjektion. Wir sehen aus diesen Angaben, daß vorwiegend das weiße Blutbild beeinflußt wird. KELLNER (1948) berichtete noch über eine erhöhte Blutkörperchensenkungsgeschwindigkeit bei tiefen Trichophytien des Kopfes oder Bartes. Je höher die Senkung ausfiel, um so günstiger konnte die Prognose gestellt werden.

# XI. Penicillinüberempfindlichkeit bei Dermatomykosen

Zum Schluß dieses Abschnittes soll noch zur Frage der Penicillinüberempfindlichkeit bei Dermatomykosen Stellung genommen werden. Bei etwa 3% aller Patienten, die erstmalig in ihrem Leben Penicillin erhalten, stellen sich schon nach Stunden unerwünschte Nebenerscheinungen ein. Nicht in allen Fällen wird sich eine Klärung ermöglichen lassen, doch deuteten CORMIA, JACOBSEN und SMITH (1945) die Möglichkeit des Einflusses von Pilzinfektionen an. 1947 ließ dann die Bestätigung dieser Vermutung durch CORMIA und LEWIS (1946) aufhorchen. Auf Grund klinischer Beobachtungen und tierexperimenteller Studien konnten sie nämlich die Annahme untermauern, daß eine bereits vorliegende Dermatomykose den Ausbruch einer Penicillinüberempfindlichkeitsreaktion begünstige. Bei 40% aller Patienten mit akuten Pilzläsionen deckten sie eine positive intrakutane Penicillinreaktion (1000 E intrakutan) auf. Auch PECK, SIEGAL, GLICK und KURTIN (1948) zeigten, daß die durch eine Penicillinüberempfindlichkeit zutage tretenden Reaktionen dreimal häufiger waren, wenn gleichzeitig eine positive Trichophytinallergie vorlag. Wie aus der Tabelle 19 hervorgeht, fanden GÖTZ und THIES (1952) bei 16% ihrer pilzkranken Patienten eine positive Penicillinreaktion (2000 E intrakutan), bei nichtmykotischen Patienten jedoch nur bei 4,7% der Fälle. Umgekehrt beobachtete SCHUPPLI (1951) bei Kranken mit Penicillin- (und Streptomycin-)Überempfindlichkeit in 90% aller Fälle eine positive Trichophytinreaktion. Aus diesen Zitaten geht jedenfalls die Wechselwirkung Trichophytinallergie ←----→ Penicillinallergie eindeutig hervor. Es interessierte nun weiter das Problem des eventuellen Wirkungsmechanismus einer Penicillinüberempfindlichkeit bei erwiesener Mykose. ISLER und KARABADJAKIAN (1948) fanden in der Kultur des Penicillium notatum einen Stoff, mit dem sie bei trichophytinsensibilisierten Meerschweinchen eine positive Intrakutanreaktion auslösen konnten. Man dachte an eine Gruppenreaktion, da offenbar den Dermatophyten wie dem Penicillium notatum ein gemeinsames Antigen zukomme. PECK, SIEGAL und BERGAMINI (1947) widersprachen dieser Auffassung. Der Antigencharakter des Penicillins hänge von seiner antibiotischen Fähigkeit ab. Nach längerem Stehen, nach Erhitzen ist es nicht mehr in der Lage, positive Reaktionen bei trichophytinpositiven Patienten auszulösen. Ein gemeinsames, sowohl dem

Penicillin wie dem Trichophytin eigenes Partialantigen liegt daher nicht vor. Daß sich die beiden Substanzen immunbiologisch unterschiedlich verhalten, geht aus einer weiteren Beobachtung von Peck und Siegal (1947) hervor. Ist nämlich bei einem Patienten gleichzeitig eine Überempfindlichkeit gegen Penicillin und Trichophytin gegeben, so kann man diesen gegen Penicillin desensibilisieren. Die Trichophytinreaktion bleibt aber trotzdem unverändert positiv. Möglicherweise kommen die Gedankengänge von Peck und Hewitt (1945) dem wahren Sachverhalt näher, die zeigten, daß verschiedene Dermatophyten antibiotische Substanzen produzieren können (s. S. 119). Tritt nun eine Pilzinfektion auf, so werden mehrere Antigene auf den Organismus einwirken. Das eine Antigen bedingt die positive Trichophytinreaktion, die andere antibiotisch wirksame Komponente aber die Überempfindlichkeit gegen Penicillin. Erfahrungsgemäß schlägt eine positive Penicillinreaktion meist bald wieder in negativ um, eine positive Trichophytinreaktion indessen bleibt lange bestehen. Folgen wir diesen Überlegungen, so erscheint es uns nicht abwegig, unsere im Jahre 1950 beobachtete Penicillinüberempfindlichkeit (Götz 1951) bei chronischem Vorliegen eines Erythrasmas ebenfalls als Sensibilisierung des Patienten infolge der möglichen Bildung antibiotischer Stoffe durch den Erreger Nocardia minutissima zu deuten. Janke (1952) ist geneigt, die bei pilzkranken Patienten auftretenden Penicillinreaktionen als einen in vivo-Stimulierungseffekt durch das Antibioticum zu erklären.

Zusammenfassend ist festzuhalten, daß bei einer vorliegenden Dermatomykose nach Penicillinapplikation tatsächlich das erhöhte Risiko einer unerwünschten Penicillinüberempfindlichkeitsreaktion besteht. Mit einer etwa auftretenden Allergie gegen die Novokainkomponente eines Depotpenicillins, die sich nur durch Testung ausschließen läßt, wollen wir uns hier natürlich nicht befassen; immerhin muß stets auch an diese Möglichkeit gedacht werden. Trotz den geschilderten Beziehungen zwischen Dermatomykosen und positiven intrakutanen Penicillinreaktionen haben wir aber Nebenwirkungen (vor allem Urticaria) doch verhältnismäßig selten beobachtet. Inwieweit daher für den tatsächlichen Ausbruch eines Exanthems noch weitere Manifestationsfaktoren von Einfluß sind, bleibt offen.

# C. Spezielle Mykologie der Dermatophyten

## I. Genus Mikrosporum Gruby (1843)

### 1. Mikrosporum audouinii Gruby (1843)

*Synonyma:*

Trichophyton decalvans Malmsten (1848)
Trichophyton macrosporum Sabouraud (1898)
Martensella microspora Vuillemin (1895)
Oospora porriginis decalvans Ferraris (1910)
Closterosporia Audouini Grigoraki (1925)
Microsporum depauperatum Guéguen (1911)
Mikrosporon pertenue Klehmet (1919)
Microsporum tardum Sabouraud (1909)
Microsporum velveticum Sabouraud (1907)
Microsporum umbonatum Sabouraud (1907)
Microsporum iris Pasini (1911)
Sabouraudites Audouini Ota und Langeron (1923) (Langeron und Milochevitch emend. 1930)

Wahrscheinliche Synonyma, soweit ein Urteil aus der Kulturbeschreibung möglich:

Verticellium depauperatum Craik (1921)

Microsporum Audouini var. macrosporium Craik (1921)

Pseudomicrosporum Castellani Craik (1923)

Microsporum circuluscentum Magelhaes (1924)

## a) Mikroskopisches Bild in Hautschuppen und Haaren

In Schuppen der Haut finden sich dünne, verzweigte, oft bruchstückartige, regellos gewundene Hyphen, die teils unsegmentiert, teils zu Sporen zerfallen sind. Charakteristisch ist das Verhalten des Pilzes im Haar. Die runden Mikrosporen (2—3 $\mu$) in Form einer Scheide um das befallene Haar sind mosaikartig angeordnet (Abbildung 20 und 21). Normalerweise fallen in Reihen lagernde Sporen (Kettensporen) nicht auf, doch lassen sich solche im Verein mit verzweigten Hyphen in der Längsrichtung des Haares nachweisen, wenn nach längerer Erweichung mit Kalilauge das Haarmaterial durch Druck auf das Deckgläschen zerquetscht und auf diese Weise die äußere Sporenscheide zerstört wird. Der Haarbulbus selbst erkrankt nicht.

## b) Makrokultur

Etwa am 3. Tag nach der Einsaat entwickelt sich ein weißer Flaum als zentraler Knopf, der sich langsam über den Nährboden ausbreitet und nach 3—4 Wochen einen

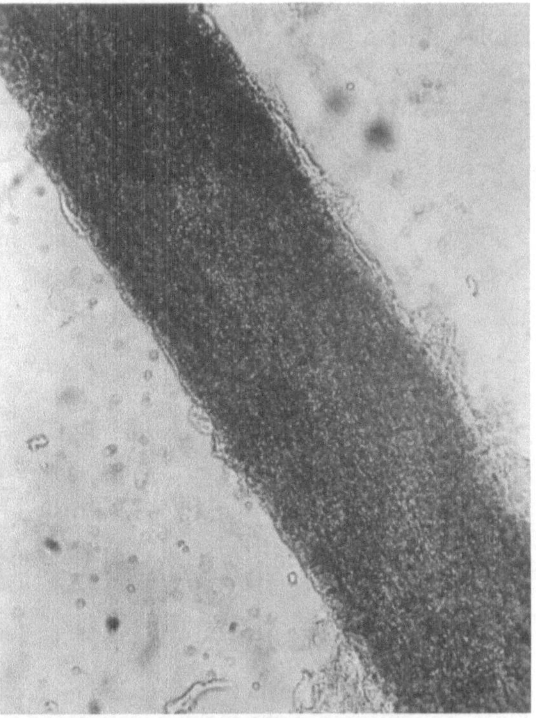

Abb. 20

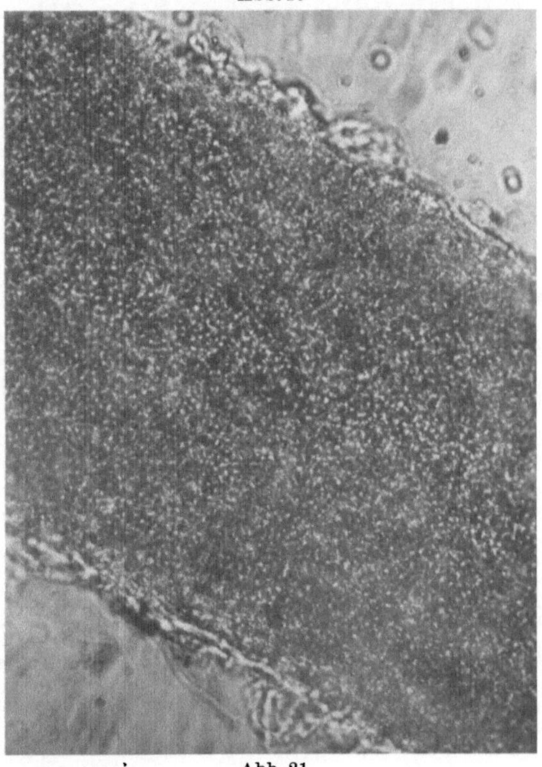

Abb. 21

Abb. 20. Sporenscheide des Haares bei Mikrosporum audouinii-Infektion (90fache Vergr.)

Abb. 21. Wie Abb. 18 (380fache Vergr.)



9a

Durchmesser von etwa 4—5 cm aufweist. Die Peripherie der Kultur zeigt feine strahlige Ausläufer. Das Luftmycel ist mehr oder weniger dicht und besitzt eine grauweiße Farbe. Nicht immer bilden sich in der Primärkultur vom Zentrum zur Peripherie verlaufende radspeichenartige Furchen (Abb. 22), die besonders auf Malzagar als charakteristisch gelten. Pleomorphismus tritt außerordentlich langsam ein.

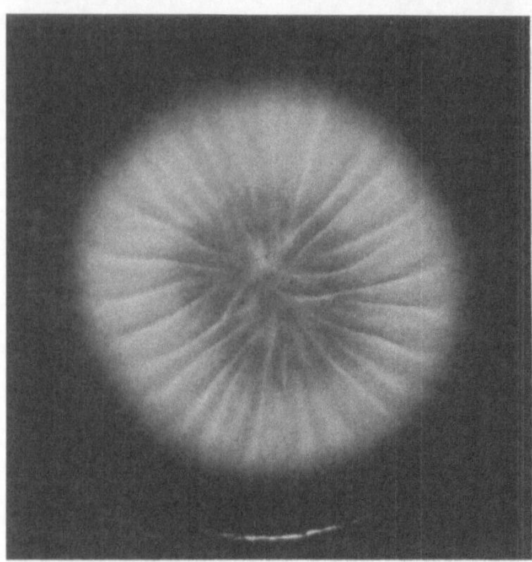

Abb. 22. Mikrosporum audouinii-Kultur, 18 Tage alt, Grütz III-Nährboden

### c) Mikroskopisches Kulturpräparat

Die Hyphen sind septiert, lang ausgewachsen, verschlungen und besitzen kammzinkenartige Verzweigungen. Chlamydosporen entwickeln sich in terminaler oder interkalärer Anordnung. Die einzelligen, meist spärlich vorhandenen Mikrokonidien zeigen eine birnenförmige oder rundliche Gestalt von etwa 2—5 $\mu$ Länge und 1,5—2 $\mu$ Breite. Sie sitzen direkt der Hyphe oder einem kleinen Stiel auf und fallen leicht ab. Gelegentlich finden sich Makrokonidien (Spindeln), die aber nach einigen Subkulturen nicht mehr nachweisbar sind. Länge und Durchmesser der dickwandigen Spindelsporen schwanken (Abb. 23). Conant (1937) gab auf Reis-

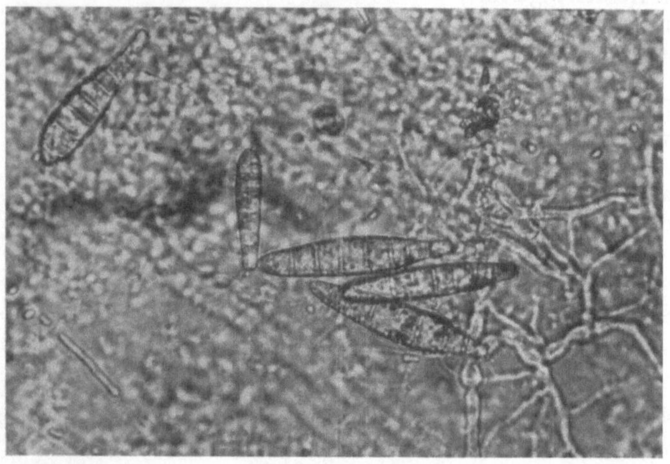

Abb. 23. Makrokonidien des Mikrosporum audouinii (auf Reisagar, Stamm 907)

nährboden folgende Werte an: 31—82 $\mu$ Länge (70 $\mu$), 8—14 $\mu$ Breite (12 $\mu$). Die Zahlen in Klammern entsprechen dem Durchschnitt. Bis zu neun septierte Kammern wurden beobachtet.

### d) Tierversuche

Der Erreger ist im allgemeinen auf Tiere nicht überimpfbar. Versuche, ihn auf Affen (Macacus inuus) zu übertragen, schlugen fehl (Catanei 1931). Trotzdem liegen aus neuerer Zeit einige Beobachtungen über Spontaninfektionen vor, z.B. bei einem Hund (MURRELL 1951; KAPLAN und GEORG 1957), einem Affen (SCULLY und KLIGMAN 1951), einem Meerschweinchen (VOGEL und TIMPE 1957). Ein reichlich Spindelsporen produzierender Stamm haftete auch nach experimentellem Infektionsversuch bei einem Meerschweinchen (HARE 1952).

# 2. Mikrosporum canis BODIN (1902)

*Synonyma:*

Microsporum of the cat FOX and BLAXALL (1896)
Microsporum du chien BODIN und ALMY (1897)
Microsporum Audouini var. canis BODIN (1900)
Microsporum felineum MEWBORN (1902)
Trichophyton caninum MATRUCHOT (1902)
Microsporum equinum GUÉGUEN (1904)
Microsporum lanosum SABOURAUD (1907)
Microsporum villosum MINNE (1907)
Microsporum caninum SABOURAUD (1908)
Microsporum pubescens SABOURAUD (1909)
Microsporum tomentosum SABOURAUD (1910)
Sabouraudites lanosus OTA und LANGERON (1923)
Sabouraudites felineus OTA und LANGERON (1923)
Closterosporia lanosa GRIGORAKI (1925)
Sabouraudites lanatus LEBASQUE (1933)
Microsporum stillianum BENEDEK (1937)
Microsporum aurantiacum CONANT (1937)
Microsporum pseudolanosum CONANT (1937)
Microsporum simiae CONANT (1937)
Microsporum obesum CONANT (1937)

Wahrscheinliche Synonyma, soweit ein Urteil aus der Kulturbeschreibung möglich:

Microsporum niveum TRUFFI und CARUSO (1925)
Microsporum radiatum M. SYDNEY THOMSEN (1925)

## a) Mikroskopisches Bild in Hautschuppen und Haaren

Es bieten sich die gleichen Bilder, wie sie durch das Mikrosporum audouinii hervorgerufen werden, doch enthalten Schuppen offenbar reichlicher Pilzfäden. Das Haar ist von zahlreichen runden Sporen in regelloser, dichter Anordnung scheidenartig umhüllt (Abb. 24 und 25). Bei gelegentlich zu findenden scheinbaren Makrokonidien handelt es sich um Zellen der Henleschen Schicht (s. S. 64).

## b) Makrokultur

Der Pilz wächst sehr schnell. Spätestens nach 48 Std sind bereits zahlreiche feine, strahlenförmig angeordnete Ausläufer zu erkennen, die sich rasch zu einem wolligen weißgrauen Knopf entwickeln oder aber auch mehr eine pulverige Beschaffenheit annehmen. Nach 2—3 Wochen ist der Boden eines Erlenmeyer-Kolbens ($\varnothing = 9$ cm) von einem dichten, wolligen Mycel annähernd überzogen (Abb. 26). Die Kultur besitzt im Zentrum eine bräunlichgelbe Farbe (Abb. 27). Die Rückseite zeigt eine charakteristisch gelborangebraune Pigmentbildung, die

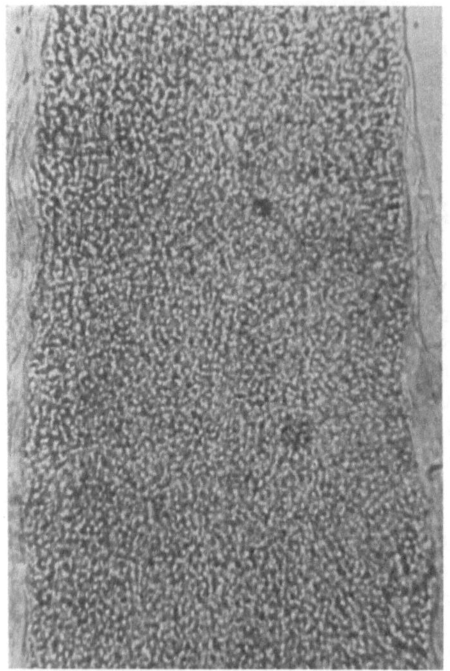

Abb. 24. Mikrosporum canis-infiziertes Haar, dichte Sporenscheide (320fache Vergr.)

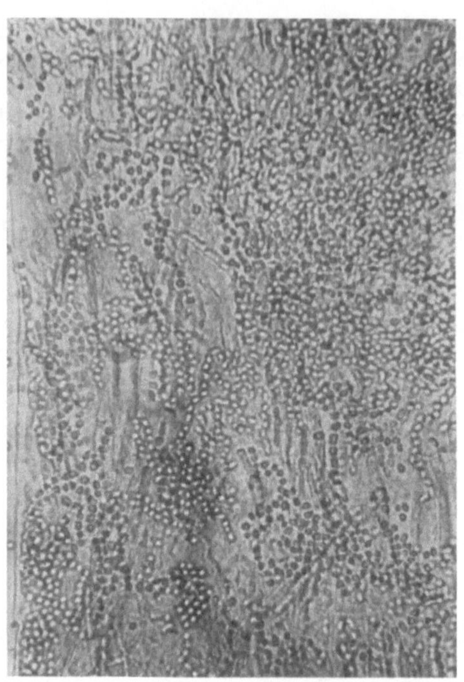

Abb. 25. Mikrosporum canis-infiziertes Haar. Unter der Sporenscheide sichtbar werdende Hyphen (320ache Vergr.)

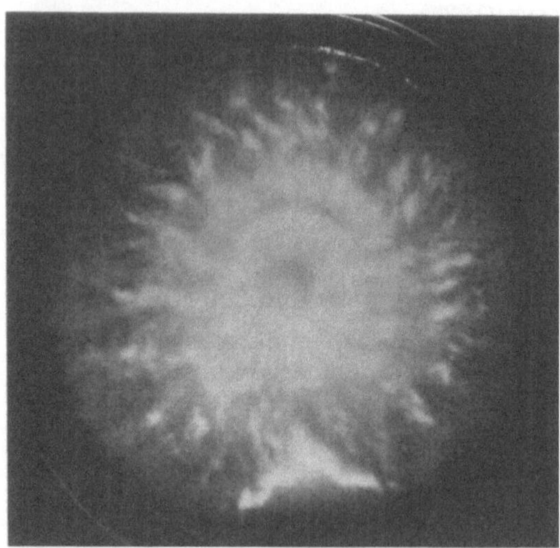

Abb. 26. Mikrosporum canis-Kultur. 18 Tage alt, Grütz III-Nährboden

schon nach einer Woche erkennbar wird. Es gibt jedoch auch seltenere nicht pigmentierte Stämme. Eine mehr pulverige Beschaffenheit der Oberfläche deutet auf reichliche Makrokonidienbildung hin. Radiäre Falten können sich ausbilden. Flaumige Degeneration wird schon früh beobachtet (etwa in der 4.Woche), vor allem auf zuckerhaltigen Nährböden.

### c) Mikroskopisches Kulturpräparat

Wir finden verzweigte, septierte Hyphen unterschiedlicher Länge, bisweilen mit keulenförmigen Anschwellungen versehen (Abb. 28). Kammzinkenformen, Chlamydosporen, gelegentlich Knotenorgane, sehr selten Weinrankenformen. Die nicht gerade zahlreichen Mikrokonidien ($3$—$5\,\mu$ mal $1{,}5$—$2\,\mu$) sind birnenförmig oder oval gestaltet (Abb. 29) und sitzen den Hyphen einzeln seitlich auf (Akladiumtyp). Gelegentlich lassen sich auch Sporen in Traubenform beobachten. Charakteristisch sind die zahlreichen Makrokonidien mit dicken, unebenen

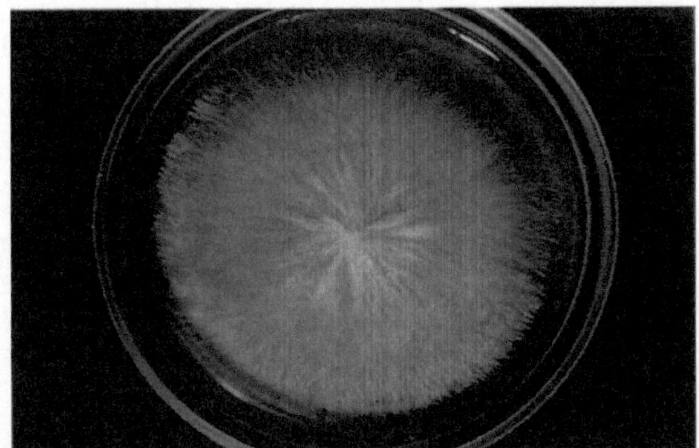

Abb. 27. Mikrosporum canis-Kultur. Wolliges Mycel und orangefarbene Pigmentbildung.
18 Tage alt, Grütz III-Nährboden

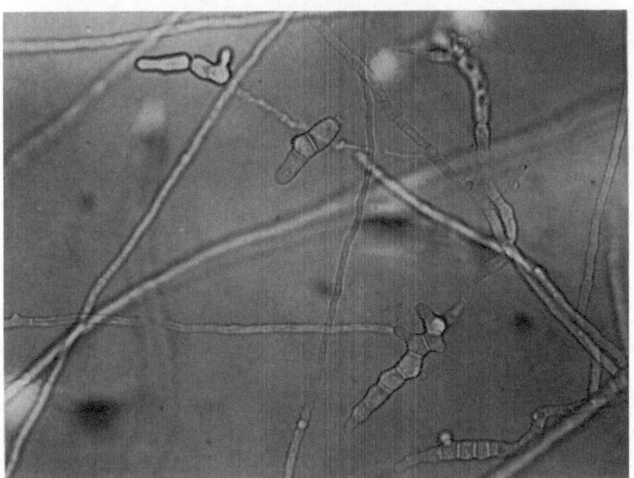

Abb. 28. Chlamydosporenartige Mycelanschwellungen des Mikrosporum canis. (Bierwürzenährflüssigkeit, 5 Tage
alt, 270fache Vergr.)

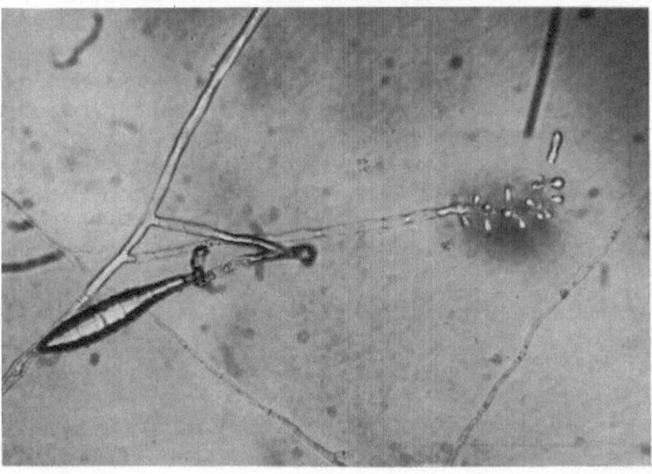

Abb. 29. Makrokonidien und Mikrokonidien in Akladiumform des Mikrosporum canis (320fache Vergr.)

Wänden (Abb. 30). Nach Conant besitzen sie auf Reisagar folgende Maße: 54—94 $\mu$ lang (70—76), 14—22 $\mu$ (16—18) breit. Die Zahlen in Klammern geben die Durchschnittswerte an. Die Spindeln weisen 2—10 septierte Kammern auf, durchschnittlich 4—8.

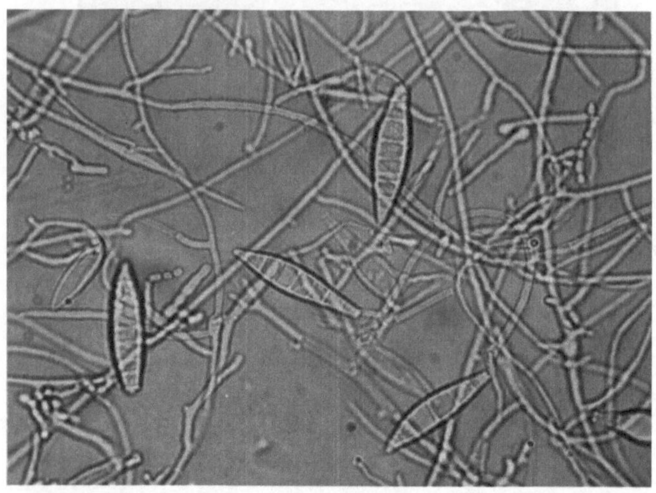

Abb. 30. Makrokonidien des Mikrosporum canis und Mycel (Bierwürze-Agar, 300fache Vergr.)

## d) Tierversuche

Der Pilz haftet sehr leicht bei Hunden und Katzen, Meerschweinchen und Kaninchen. Schuppen und Haare werden zwischen dem 8.—12. Tag positiv. Reiss, Caroline und Leonard (1954/55) beschrieben eine Primärimpfung (Microsporum lanosum) bei Hunden, Katzen und Kaninchen. Neugeborene Kaninchen zeigten im Krankheitsverlauf keine individuellen Abweichungen, im Gegensatz zu 9 Wochen alten Tieren. Die klinischen Erscheinungen persistierten 38—55 Tage post infectionem, während die Fluoreszenz der Haare 84—119 Tage anhielt. Die Infektionen bei Katzen verliefen merkwürdigerweise schwerer als bei Hunden. Nach 251 Tagen post infectionem zeigte eine siamesische Katze noch fluoreszierende Haare. Reinfektionsversuche verliefen sehr uneinheitlich. Im wesentlichen erschienen sie gegenüber der Ersterkrankung verkürzt (Reiss und Leonard 1955), in Analogie zu den klassischen Versuchen von Bloch. Bei Mäusen und Ratten scheint der Pilz nach eigenen Untersuchungen aber nicht zu haften. Zur Durchführung der Experimente kann man entweder Kulturmaterial in der rasierten Flanke verreiben, oder aber man appliziert pilzhaltige Haare. Langeron und Talice (1930) übertrugen pleomorphes Kulturmaterial (Sabouraudites felineus) erfolgreich. Ausschließlich lange Hyphen ließen sich in den Haaren nachweisen, und auch die Retrokultur erbrachte wieder nur sterile Fäden.

Von Interesse sind noch Versuche von Zackheim, Schroeder und Key (1959), Meerschweinchen durch Verfütterung bestimmter Spurenelemente wie Kobalt, Kupfer, Chrom, Jod, Eisen, Zink usw. gegen Haarinfektionen durch das Mikrosporum canis (Mikrosporum lanosum) resistent zu machen. Nur nach hohen Molybdängaben zeigte sich ein einziger Mikrosporum canis-Stamm als weniger infektionstüchtig, fünf weitere Stämme ließen keinen Unterschied in ihrem Verhalten erkennen.

## 3. Mikrosporum gypseum (BODIN) GUIART und GRIGORAKIS (1928)

*Synonyma*:*

Trichophyton du chien SABOURAUD (1894)
Achorion gypseum BODIN (1907)
Microsporum fulvum SABOURAUD (URIBURU) (1909)
Microsporum flavescens HORTA (1912)
Achorion serisei CAZALBOU (1913)
Microsporum scorteum PRIESTLEY (1914)
Microsporum marginatum CAZALBOU (1914)
Mikrosporon xanthodes FISCHER (1918)
Sabouraudites gypseus OTA und LANGERON (1923)
Sabouraudites fulvus OTA und LANGERON (1923)
Sabouraudites flavescens OTA und LANGERON (1923)
Sabouraudites xanthodes OTA und LANGERON (1923)
Closterospora gypsea GRIGORAKIS (1925)
Closterospora fulva GRIGORAKIS (1925)
Gymnoascus gypseus NANNIZZI (1927)
Microsporum sp. NAKAMURA (1931)
Ectotrichophyton nakamurae DODGE (1935)

Möglicherweise eigene Species:
Microsporum gypseum var. nana FUENTES, ABOULAFIA und VIDAL (1954)

Während der Fertigstellung des vorliegenden monographischen Beitrages
erschienen Mitteilungen in der Literatur, die das Mikrosporum gypseum in neuem
Licht erscheinen lassen. Die perfekte Form dieses Pilzes wurde von SZATHMARY
und HERPAY (1960) sowie unabhängig davon von STOCKDALE (1961) gefunden.
STOCKDALE beschrieb sie eingehend und benannte den sich durch neue Eigenschaften auszeichnenden Pilz „Nannizzia incurvata gen. nov., sp. nov." (s. S. 4).

### a) Mikroskopisches Bild in Hautschuppen und Haaren

Gelegentlich bilden sich Scutula auf der Haut. Die Schuppen enthalten reichlich Hyphen und Sporenketten, doch hängt dieser Befund nicht zuletzt vom Alter
des Krankheitsherdes ab. Im Haar wächst der Erreger bald als Ektothrix-, bald
als Endothrix-Pilz. Wir finden daher Sporenketten, die an ein Trichophyton
erinnern (Abb. 31), doch lassen sich auch Stellen mit mosaikartiger Sporen-
anordnung um das Haar nachweisen.

### b) Makrokultur

Von einem zarten, nach 3—4 Tagen sichtbaren zentralen weißlichen Flaum
ausgehend, breitet sich der Pilz ziemlich rasch auf dem Boden eines Erlenmeyer-
Kolbens ($\varnothing = 9$ cm) scheibenförmig aus. Schon nach 2 Wochen besitzt er seinen
typischen Aspekt. Der Pilzrasen nimmt eine trockene, körnelige, charakteristisch
gelbbräunliche bis zimtfarbene Beschaffenheit an (Abb. 32). Auch die Rückseite der
Kultur ist rotbraun. Die Peripherie weist flaumige strahlige Ausläufer in Form
eines weißfarbenen Randes auf. Keinesfalls gehört nach unseren Beobachtungen
Furchenbildung zu den regelmäßig zu erhebenden Befunden. Wenn sie auftritt,
besitzt sie eher konzentrische als radiäre Anordnung. Pleomorphismus entwickelt
sich früh und kündigt sich durch Bildung eines weißen umschriebenen Flaumes
an beliebigen Stellen der körneligen Kultur an.

* Literaturangaben zu den Synonymen sind bei AJELLO (1953) zu finden.

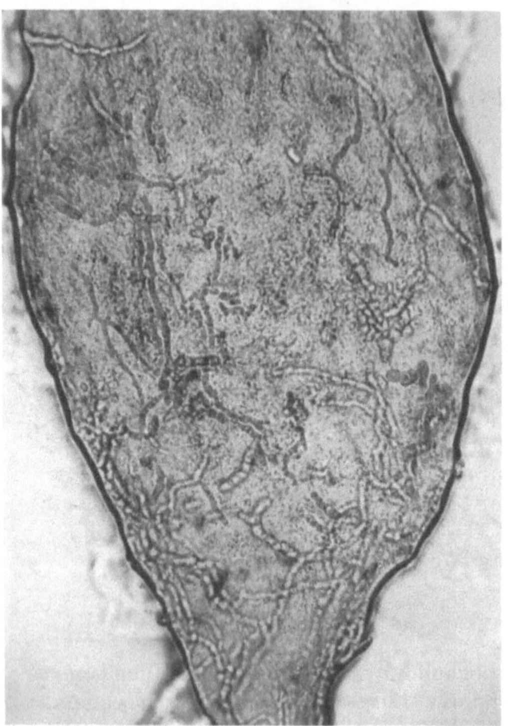

Abb. 31. Mikrosporum gypseum in einem durch Kalilauge gequollenen Haar, vorwiegend Hyphen, teils Versporung zeigend (270fache Vergr.)

## c) Mikroskopisches Kulturpräparat

Zahlreiche septierte Hyphen mit Seitenästen, kolbenförmigen Anschwellungen, Kammzinkenformen (Abb. 33), Knotenorganen und Chlamydosporen liegen vor. Bisweilen bilden sich Weinrankenformen (Abbildung 34), Mikrokonidien in geringer

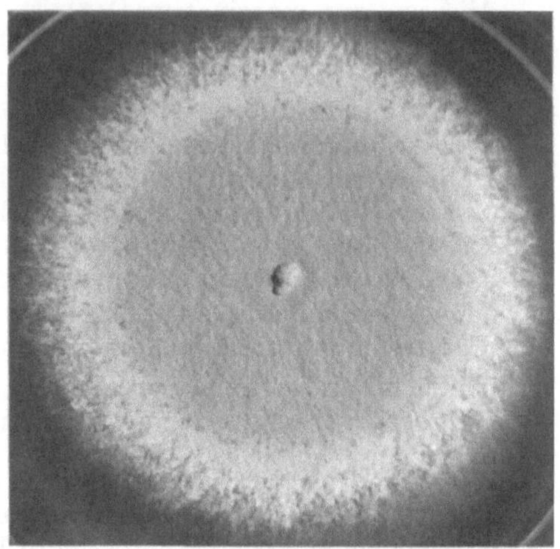

Abb. 32. Mikrosporum gypseum-Kultur. 16 Tage alt, Grütz-Kimmig-Agar

Zahl, oval bis birnenförmig den Pilzfäden in Akladiumform direkt aufsitzend, auch gestielt. Ihre Maße betragen 2,5—5,0 $\mu$ mal 2—2,5 $\mu$ auf Reisagar. Charakteristisch sind die oft schon nach 3 Tagen gebildeten reichlichen Makrokonidien,

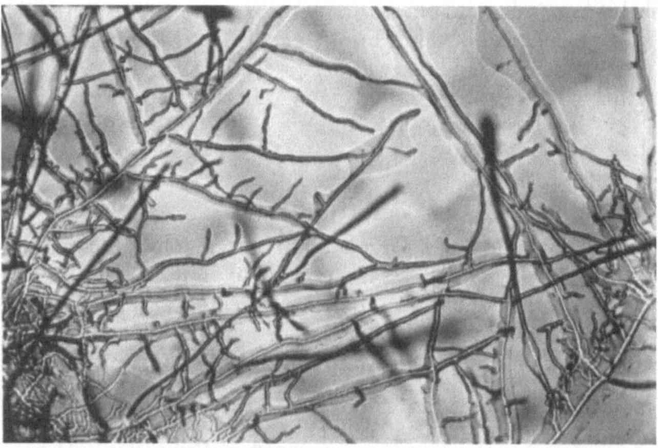

Abb. 33. 10%ige Peptonwassermikrokultur. Am 3. Tage noch vorwiegend Mycelwachstum. Kammzinkenformen deutlich

die der Kultur ihr pulveriges Aussehen geben. Conant (1937) gibt folgende Maße auf Reis an: Länge 34—54 $\mu$ (44—46 $\mu$), Breite 8—14 $\mu$ (10—12 $\mu$). Die Oberfläche weist eine warzige Beschaffenheit auf. Mäßig dünne Wandungen und durchschnittlich 4—7 große Kammern zeichnen diese Spindeln weiterhin aus (Abb. 35). Die Septierungen sind nicht immer zu erkennen. Ein Stamm des Mikrosporum gypseum mit Zwergform-Spindeln (12—18 $\mu$ lang, 1—3 Kammern) wurde als „variatio nana" bezeichnet (FUENTES, ABOULAFIA und VIDAL 1954). 1956 berichtete dann FUENTES über das Konstantbleiben der 1954 beschriebenen Merkmale, insbesondere der Zwergspindeln, und *empfahl die Anerkennung als neue Dermatophytenart (Mikrosporum nanum).*

### d) Tierversuche

Bei Meerschweinchen haftet der Pilz leicht, aber auch bei Ratten und Mäusen. Entzündliche Veränderungen zeigen sich bereits am 4.—5. Tag, denen eine rasche Abheilung schon nach 2—3 Wochen folgt. Wir finden sowohl endotriches wie ektotriches Verhalten im Haar. Scutula- oder scutulaähnliche Auflagerungen können sich bilden, so z. B. auf einem Hahnenkamm. KADISCH (1930) u. a. führten mit diesem Pilz (Achorion gypseum) auch Meerschweinchenversuche durch.

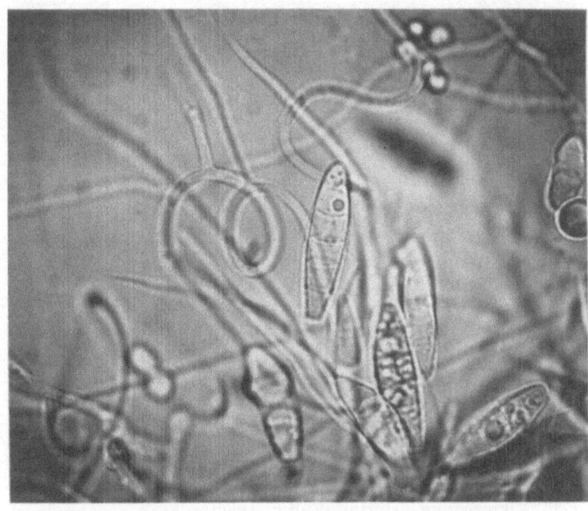

Abb. 34. Mikrosporum gypseum: Makrokonidien mit beginnender Weinrankenform. Oben rechts einige runde Mikrokonidien

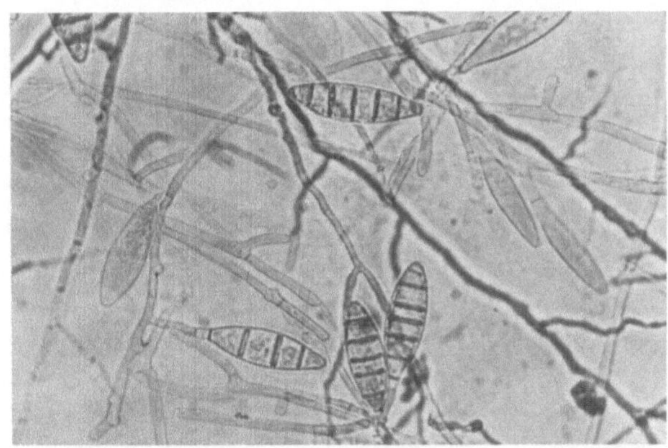

Abb. 35. Makrokonidien des Mikrosporum gypseum und Mycel (Bierwürzenährflüssigkeit, 4 Tage alt)

## 4. Mikrosporum distortum DI MENNA und MARPLES (1954)

*Geschichtliches:*

Dieses Mikrosporum wurde erstmalig von DIMENNA und MARPLES (1954), (MARPLES 1960) in Neuseeland bei 12 Patienten mit Dermatomykosen entdeckt. Die Existenz dieses Pilzes konnte 1956 durch seinen Nachweis in den USA bei Tieren (KAPLAN, GEORG, HENDRICKS und LEEPER 1957) und 1958 durch BROOKS, ALLI und CAMPBELL (1959) beim Menschen bestätigt werden. Da die sowohl von der neuseeländischen (MARPLES) als auch der amerikanischen Autorin (GEORG) an uns übersandten Stämme nur wenige Spindeln bildeten, es auch nicht gelang, die Fähigkeit der Stämme zur Makrokonidienbildung stärker anzuregen, müssen wir uns bei der Beschreibung im wesentlichen auf die Originalfassungen beschränken. Offenbar liegt hier eine Mutante des Mikrosporum canis vor, denn bei diesem Pilz gelang es uns gelegentlich, unter ungünstigen Nähr-

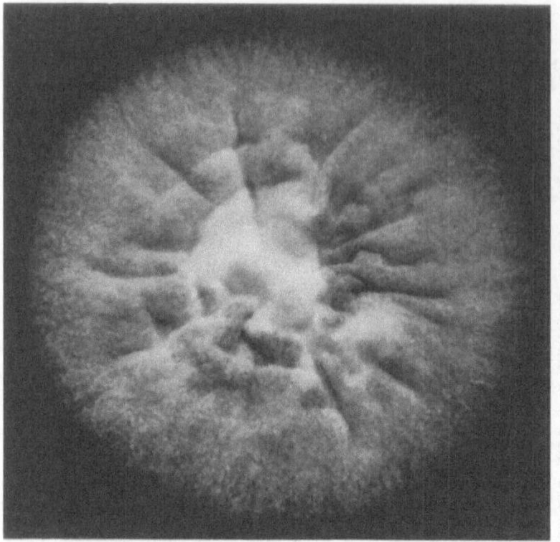

Abb. 36. Mikrosporum distortum-Kultur. (Pepton-Agar, 10 Tage alt, Stamm GEORG)

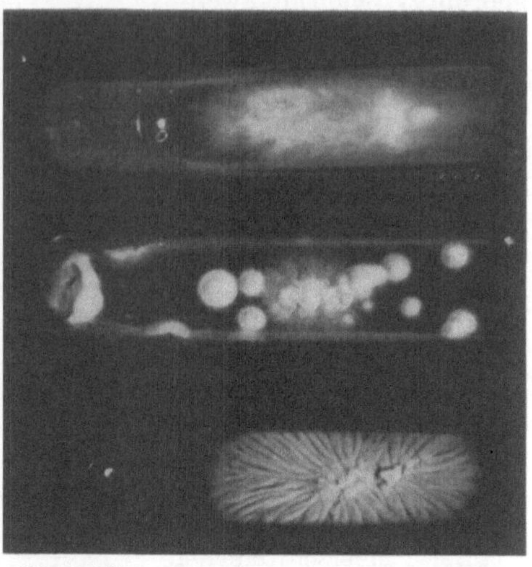

Abb. 37. Mikrosporum distortum-Vergleichskulturen (16 Tage alt). Glukose-Pepton: schwach flaumig; Pepton: Näpfchenbildung mit Flaum; Malz-Pepton: radiäre Faltenbildung

bodenverhältnissen ähnlich mißgestaltete Makrokonidien in geringer Zahl zu beobachten, nur erwiesen sich diese als unbeständig. Ihre Überimpfung führte wieder zu normalen Mikrosporum canis-Kulturen.

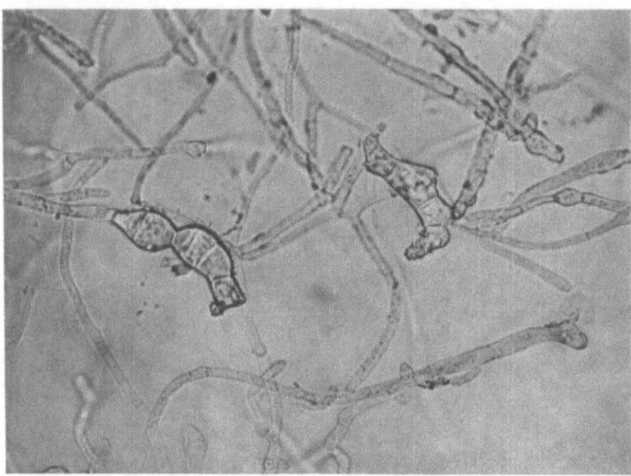

Abb. 38. Makrosporen des Mikrosporum distortum auf Grütz-Kimmig-Agar (270fache Vergr.)

### a) Mikroskopisches Bild in Hautschuppen und Haaren

Der Pilz wurde aus der Haut und aus Haaren gezüchtet. Im Haar zeigen sich typische Mikrosporen, die scheidenartig in mosaikartiger Anordnung den Schaft umgeben.

### b) Makrokultur

Auf dem üblichen Glukose - Pepton - Nährboden neigt die Kultur etwas zur Variantenbildung. Nach 7 Tagen beträgt der Durchmesser der Kolonie etwa 1,5 cm. Das Mycel ist anfänglich weiß, flaumig mit einer Neigung zur radiären Furchenbildung (Abb. 36). Bisweilen liegen die Lufthyphen dem Nährboden sehr dicht an. Es entsteht so eine mehr samtartige Beschaffenheit, die an manchen Stellen sogar an faviformes Aussehen erinnert (Abb. 37). Die Farbe der Kultur schwankt zwischen gelblich bis bräunlich. Ihre Rückseite zeigt ein dunkelgelbbräunliches Kolorit. Auf Reis-Nähragar entwickeln sich reichlich Flaum und braunes Pigment.

## c) Mikroskopisches Kulturpräparat

Bemerkenswert ist das Auftreten von Renntiergeweihformen, daneben finden sich Knotenorgane und Chlamydosporen. Die Größe der Mikrokonidien beträgt 2—4 μ im Durchmesser, 3—6 μ in der Länge. Sie sind in Ährenform angeordnet und von birnenförmiger Gestalt. Als charakteristisch gelten die gewundenen, asymmetrisch gestalteten, mit Ausbuchtungen und Einschnürungen einzelner Kammern versehenen Makrokonidien (Abb. 38 und 39). Ihre Wände besitzen Protuberanzen; sie sind dick, ja grob entwickelt. Die Zahl der auffallend unterschiedlich großen Kammern schwankt zwischen 4—8. Die Länge der Spindeln beträgt nach Kaplan u. Mitarb. zwischen 3—40 μ, die Breite zwischen 4—14 μ, nach DiMenna und Marples 30—60 μ bzw. 12—27 μ.

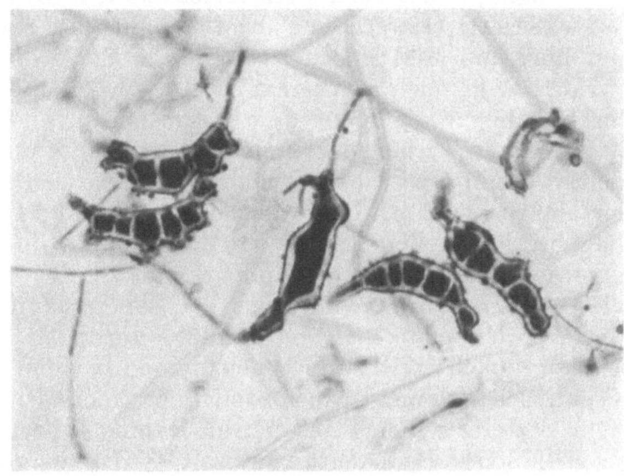

Abb. 39. Makrosporen des *Mikrosporum distortum* (nach einem gefärbten Präparat von Marples)

## d) Tierversuche

Entweder mit Kulturmaterial oder durch Überimpfung infizierter Haare gelang es, Infektionen bei Ratten, Meerschweinchen, Kaninchen und Katzen auszulösen. Die amerikanischen Autoren isolierten den Pilz von einem Kapuzineräffchen und von einem Hund. Von den Tieren geht die Infektion offenbar leicht auf den Menschen über.

# 5. Hinweise zur Abgrenzung der Mikrosporum-Arten
## a) Makrokonidien des Genus Mikrosporum

Die Makrokonidien, auch Spindeln (Fuseaux) genannt, stellen ein charakteristisches Element aller Mikrosporum-Arten dar. Emmons (1934), sehr eingehend Conant (1937) haben ihre Besonderheiten hervorgehoben und ihre Bedeutung bei differentialdiagnostischen Erwägungen betont. In der Tat entsprechen ihre äußeren Formen durchaus einer Spindel, d.h. sie laufen an beiden Enden spitz zu. Diejenigen des *Mikrosporum audouinii* werden seltener gebildet, sie sind schmaler und weisen weniger Septen als die Makrokonidien des Mikrosporum canis auf. Ihre Außenwände sind dünner und im allgemeinen glatt. Warzige Protuberanzen finden sich gelegentlich nur an beiden Enden der Spindeln. Das Protoplasma zeichnet sich ferner durch eine gewisse wabige Struktur aus. Sehr gut entwickelt sind die Makrokonidien des *Mikrosporum canis* (maximal bis zu 150 μ lang und 25 μ breit). Sie fehlen niemals, sind auffallend lang und besitzen nach manchen Autoren bis zu 15 Kammern. Die Außenwände sind dick, mit warzigen Vorsprüngen (nicht für alle Spindeln obligatorisch, wie wir an eigenen Fällen sahen) versehen; das Protoplasma ist dichter als bei dem Mikrosporum audouinii. Das *Mikrosporum gypseum* bildet fast nur Makrokonidien, die nicht so spitz zulaufen wie jene des Mikrosporum canis. Auch besitzen sie weniger Kammern und eine geringe Wandstärke. Am auffälligsten sind die asymmetrisch gewachsenen Makrokonidien des *Mikrosporum distortum*. Sie können mit keiner anderen Art verwechselt werden.

Gelegentlich begegnen wir Mikrosporum audouinii-Stämmen, die bei der Primärzüchtung Makrokonidien aufweisen. Fehlen oder Gegenwart von Spindeln ist also kein unbedingt zuverlässiges Kriterium zur Einordnung eines gezüchteten Pilzes. Bei einem Hamburger Stamm erzielten wir durch Hemmagar (Zinksulfatzusatz und Alkalisierung des Grütz III-Nährbodens) sogar reichlichere Spindelsporenbildung als bei der Erstisolierung, die aber nach mehreren Subkulturen verlorenging (Götz 1952). Mit Hefeextrakt angereicherte Nährböden blieben nach Loewenthal (1950) ohne Einfluß auf die Sporenbildung des Mikrosporum audouinii und Mikrosporum canis, während Hare (1952) unter dem Einfluß von Pyridoxin, in noch stärkerem Maße von „Bacto-Hefeextrakt", eine Steigerung der Spindelbildungen bei dem Mikrosporum audouinii beobachtete (bei 33 von 60 Stämmen). Eine Beziehung zwischen Spindelbildungsfähigkeit und Pathogenität des Myceten konnte nicht gefunden werden. Abweichungen im Aussehen der Makrosporen bei den 4 Arten müssen stets bedacht werden, um keine Fehldiagnosen zu stellen. So fanden Taschdjian und Muskatblit (1955) bei einem Mikrosporum audouinii-Stamm Spindeln, die auf ein Mikrosporum gypseum wiesen (dünnwandig, kürzer, 4—6 Septen), und auch die Entwicklung von Mikrosporum canis-artigen Spindeln durch ein Mikrosporum audouinii wurde schon beobachtet. Wir betonen daher nochmals, daß *ein* Kriterium allein zur Klassifizierung eines gezüchteten Pilzes niemals überbewertet werden darf, vielmehr letzterer seinen Platz erst im Rahmen aller erhaltenen Merkmale erwirbt.

Hier seien Beobachtungen mitgeteilt, die verschiedene Autoren über die Keimungsvorgänge von Mikrosporum gypseum-Spindeln machten. Als besonders förderlich für die Mikrokulturen erwies sich uns Bierwürze. Nach spätestens 48 Std bilden sich neue Spindeln, die zunächst noch unseptiert sind. Nach Wheeler, Cabaniss und Cawley (1958) (Mikrosporum fulvum) zeigten sich Keimschläuche schon nach 3—5 Std bei 25—35°C. Bei 40°C stellte sich eine auffallende Hemmung ein, bei 4°C völliger Stillstand der Auskeimung der Kammern. Neue Spindeln beobachteten diese Autoren bereits nach 24 Std. Bei 40°C fiel besonders eine Chlamydosporenbildung auf. Reichliche Hyphenverschmelzungen folgten, die auch Pfister (1957) gemeinsam mit Prange sahen. Wachstum und Sporenbildung des Mikrosporum gypseum haben diese Autoren in Lehrfilmen festgehalten. Nur luftständiges Mycel zeigte Sporenbildung, wobei sich mit zunehmender Austrocknung des Nährbodens Makro- und Mikrokonidien entwickelten. Bei völliger Austrocknung tritt auch Mycelversporung ein. Die Granula im Cytoplasma der Spindeln wandern z.T. durch die Wandung und seien die Ursache für die Protuberanzen. In Übereinstimmung mit Emmons (1931) (Achorion gypseum) ist die Entstehung von Mikrokonidien aus Makrokonidien möglich. Die Sporen sind also genotypisch nicht verschieden.

## b) Bedeutung der ultravioletten Strahlen

Der Gebrauch gefilterter ultravioletter Strahlen ist z.B. in der Industrie und in der Kriminalistik zur Analyse bestimmter Objekte gut bekannt. Margarot und Devèze (1925—1929) waren die ersten Autoren, die diese Strahlen auch zu differentialdiagnostischen Zwecken in der Dermatologie heranzogen. Die Fluoreszenz pilzinfizierter Haare wurde von ihnen entdeckt (s. Klinischer Teil, Mikrosporie), doch berichteten sie in einer späteren Arbeit auch über die Fluoreszenz von Pilzkulturen (1929). Von deutscher Seite wies Bommer (1927) auf das unterschiedliche Verhalten der Fluorescenz bei Mikrosporum audouinii-infiziertem Haar und der Kultur dieses Pilzes hin. Die Methode sei aber zur Differenzierung verschiedene Pilzarten in der Kultur nicht recht geeignet. Von Berde (1930) deutete den verschiedenen Fluoreszenzausfall in den Kulturzonen als Ausdruck wechselnder Entwicklungsphasen des Pilzes. Von Mallinckrodt-Haupt und Carrié (1934) erzielten mit einer harnstoffhaltigen, rohrzuckerreichen Nährlösung eine unterschiedliche Fluoreszenzwirkung des Nährsubstrates je nach Pilzart, ein Ergebnis, das eine Parallele zu vorausgegangenen Untersuchungen an Pilzkulturstückchen von Klövekorn und Gaertner (1931) besitzt. Letztere fanden auch, daß ein Wechsel der Primärstrahlung (254, 265, 302, 312, 366 m$\mu$) keine Farbänderung bedingte. Besonders eingehend beschäftigte sich dann Lewis (1935) mit der Abgrenzung der verschiedenen Pilzkulturen durch gefilterte UV-Strahlung (Dextrose-Sabouraud-Nährboden). Allgemein verwendet man hierzu das Wood-Filter, ein Bariumsilikat-Nickeloxyd-Glas, das Strahlen der Wellenlänge von etwa 364 m$\mu$ passieren läßt. Lewis gab folgende Befunde an (Tabelle 21):

Tabelle 21. *Fluoreszenzerscheinungen von Mikrosporum audouinii- und Mikrosporum canis-Kolonien unter gefilterter UV-Bestrahlung*

| | Nach 4 Tagen | Nach 7 Tagen | Nach 14 Tagen | Nach 21 Tagen |
|---|---|---|---|---|
| Mikrosporum audouinii | Die gesamte Kolonie ist graubräunlich (Farbe matt) | Zentrum grauweißlich (manchmal braun); übrige Kolonie braungrünlich (Farbe matt) | Ganz wenig graues oder braunes Zentrum innerhalb eines grünlichgrauen Ringes, umgeben von einem hellen Grau und schließlich einem braunen Saum (Farbe matt) | Graues oder gelbbräunliches Zentrum, umgeben von Zonen eines hellen oder eines dunklen Grau und Braun (Farbe matt) |
| Mikrosporum canis | Winziges pfirsichartiges Zentrum; um dieses ein glänzendes blaues Band. Die Außenzone ist grünlichbraun (Farbe hell) | Drei Zonen wie am 4. Tag (Farbe hell) | Bräunlichgrauer Flaum im Zentrum, umgeben von einer hellen Pfirsichfarbe; um dieses herum eine blaue Zone. Der äußere Rand ist grau (oder dunkel)-braun (Farbe weniger hell) | Gelbbräunliches Zentrum; die übrige Kolonie ist bläulichlavendelfarben (Farbe matt) |

Die Beurteilung hat am besten bei den Primärkulturen, möglichst auch innerhalb der ersten 14 Tage zu erfolgen. Pleomorphe Kulturen verlieren den unterschiedlichen Fluoreszenzausfall. Wichtig erscheint, immer den gleichen Nährboden zu verwenden, da andernfalls Abweichungen im „UV-Test" eintreten können. Immerhin ist diese Differenzierungsmethode, die besonders bei den Mikrosporum-Arten herangezogen zu werden verdient (Mikrosporum audouinii zeigt mattes Grau, Mikrosporum canis erscheint im Zentrum bräunlichrosa, mittlere Zone bläulich, Randpartie graugrünlich), noch wenig bekannt, so daß wir sie etwas ausführlicher behandelten. Das Mikrosporum gypseum läßt nur das mattfarbene Zimtkolorit hervortreten. Analoge Untersuchungen mit Infrarotstrahlen führten zu negativen Resultaten (Cawley u. Mitarb. 1954).

## c) Hyphenverschmelzung

Dieses Untersuchungsverfahren beruht auf der Fähigkeit artgleicher Pilzhyphen, im Falle ihrer gegenseitigen Berührung Anastomosen zu bilden. Wie Reinhardt (1892) aber schon vor vielen Jahrzehnten zeigen konnte, trifft dies nicht nur für Pilzfäden des gleichen Mycels, sondern auch für jene verschiedener

Kulturen zu, sofern es sich um Typen der gleichen Spezies handelt. Liegen hingegen zwei artfremde Pilze vor, erfolgt niemals Hyphenverschmelzung. Es lag nahe, diese Kenntnis aus der allgemeinen Botanik zur Differenzierung untereinander ähnlicher, dermatologisch bedeutsamer Pilzstämme heranzuziehen. DAVIDSON· als Dermatologe gemeinsam mit DOWDING und BULLER (1932) als Botaniker untersuchten daher das Mikrosporum audouinii, Mikrosporum canis (lanosum) und das Trichophyton mentagrophytes (gypseum) auf ihre Fähigkeit zur Anastomosenbildung. Wie sie zeigen konnten, gilt auch für pathogene Hyphomyceten der Satz, daß Pilzfäden verschiedener Arten niemals Verschmelzungen eingehen. Ob dieses Phänomen nur als Ausdruck eines Mangels an bestimmten Nähr- oder Wuchsstoffen zu deuten ist, oder aber infolge einer Überalterung eintritt, die den Austausch regenerierender Stoffe erforderlich macht, oder ob es sich um kopulationsähnliche Beziehungen handelt, ist nicht geklärt. Wenn auch die Verschmelzung der Hyphen artgleicher Pilze durchaus nicht zur Regel gehört, wie wir auf Grund eigener Versuche feststellten, so scheint dieser Umstand nichts an der Brauchbarkeit dieser Differenzierungsmethode im positiven Fall, d.h. im Falle der Verschmelzung, zu ändern (CISNEROS und GOMEZ 1934; WALKER 1950; VAN UDEN 1950; TASCHDJIAN und MUSKATBLIT 1955; KADEN 1956). Verschmelzungen der Hyphen des Mikrosporum audouinii mit dem Mikrosporum canis wurden wiederholt geprüft, doch niemals beobachtet. VAN UDEN (1950/51) konnte auch niemals Verschmelzungen zwischen dem Mikrosporum audouinii und dem Mikrosporum langeroni VANBREUSEGHEM finden. Hingegen beschrieb DVOŘÁK (1957) unter anderem eine Hyphenfusion zwischen einem Mikrosporum gypseum (Mikrosporum fulvum) und einem Trichophyton mentagrophytes (Trichophyton gypseum interdigitale). Dieser Autor lehnt daher die Prüfung der Anastomosierungsfähigkeit zur Identifizierung atypischer Dermatophyten als ernst zu nehmende Methode strikt ab.

Das von N. VAN UDEN (1950/51) angegebene Verfahren wird auch in unserem Laboratorium geübt und hat sich wegen seiner Einfachheit bewährt.

### Methodik nach VAN UDEN

Ein sterilisierter Objektträger wird auf den Boden eines sterilisierten Petri-Schälchens gelegt. Anschließend gießt man in die Petri-Schale flüssigen Pilznährboden (Sabouraud, Grütz usw.), so daß der Objektträger gerade bedeckt ist. Nach dem Erstarren wird der Nährboden nur über dem Objektträger mit einem sterilen Skalpell abgehoben und entfernt. Der übrige Agar auf dem Boden der Petri-Schale hat die Aufgabe, den Objektträger zu fixieren, ferner bei geschlossenem Schälchen eine feuchte Kammer zu gewährleisten (Abb. 40). Legt man jetzt auf den ständig von einem dünnen, noch genügend Nährmaterial enthaltenden Flüssigkeits-

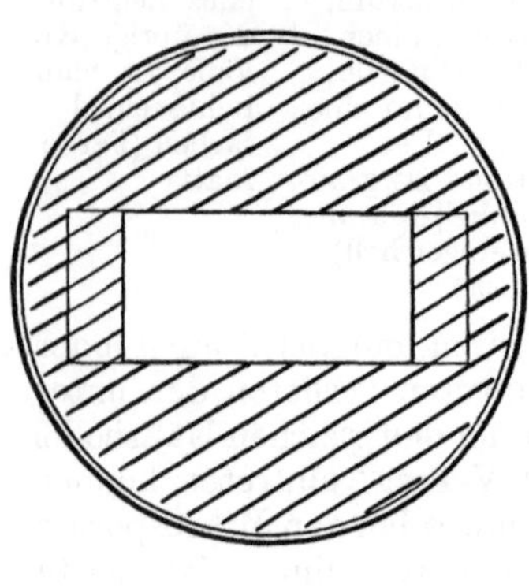

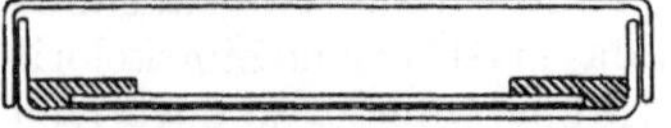

Abb. 40. Schema der inokulationsbereiten Objektträgermikrokultur nach VAN UDEN

film bedeckten Objektträger zwei Pilzpartikeln im Abstand von 10—15 mm auf, so werden sich ihre Hyphen fast nur in einer Ebene ausbreiten. Die Berührung der Pilzfäden wird auf diese Weise gefördert. Durch Umdrehen der Petri-Schale kann man von der Unterseite her das Sprießen der Pilzfäden mikroskopisch verfolgen, oder aber den Objektträger herausnehmen und das Präparat nach der Methode von Rivalier und Seydel färben (s. dort), weil sich dadurch echte Verschmelzungen von Pseudoanastomosen besser abgrenzen lassen.

In der Darstellung der verschiedenen Anastomosenbildungen folgen wir sinngemäß van Uden,. in Übereinstimmung mit Buller:

**1. Spitze-zu-Spitze-Anastomosen.** Wenn die Spitzen zweier wachsender Hyphen in eine bestimmte Entfernung zueinander geraten, können sie sich gegenseitig so beeinflussen, daß sie ihre ursprüngliche Wachstumsrichtung aufgeben, um dann bogenförmig einander entgegenzuwachsen, bis Berührung eintritt. Anschließend können die trennenden Zellmembranen an der Berührungsstelle einschmelzen. Die Anastomose ist gebildet.

**2. Spitze - zu - Zapfen - Anastomosen.** Wenn die Spitze einer wachsenden

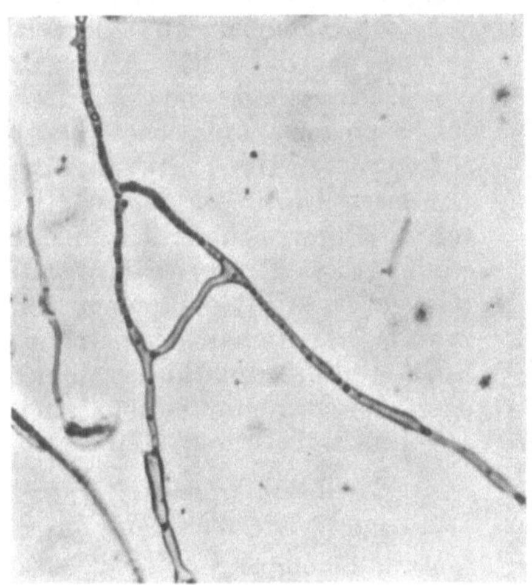

Abb. 41. Hyphenverschmelzung (Mikrosporum gypseum): Spitze zu Zapfen-Anastomose

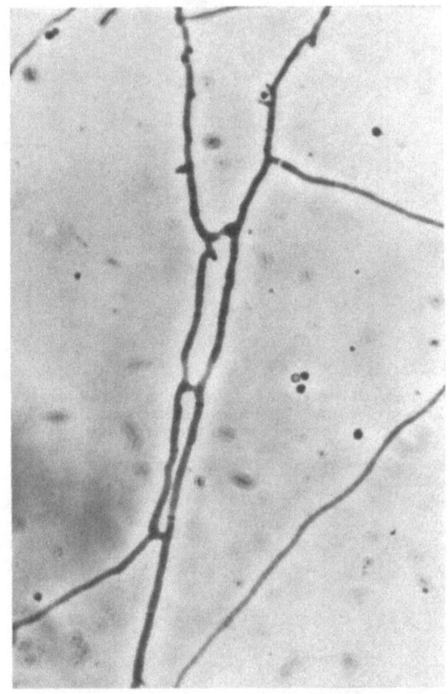

Abb. 42. Hyphenverschmelzung (Mikrosporum gypseum): Zapfen zu Zapfen-Anastomose

Hyphe in eine bestimmte Entfernung zur Seite einer anderen Hyphe gerät, kann eine gegenseitige Beeinflussung erfolgen. Diese bedingt die Bildung eines kurzen Seitenastes (Zapfens), der der Spitze der ersten Hyphe entgegenwächst und anastomosiert (Abb. 41).

**3. Zapfen-zu-Zapfen-Anastomosen.** Wenn die Entfernung zwischen parallel verlaufenden Hyphen ein gewisses Höchstmaß nicht überschreitet, können an gegenüberliegenden Stellen kurze Seitenäste (Zapfen) gebildet werden, die sich entgegenwachsen und Anastomosen bilden. Erfolgt dies in regelmäßigen Abständen, dann entsteht das Bild einer Leiter (Abb. 42). Manchmal können zwei Zapfen der einen Hyphe mit einem Zapfen der zweiten Hyphe verschmelzen.

Statt des normalen Hell-Dunkelmikroskops empfiehlt Kaden das Phasenkontrastmikroskop zum Studium der Anastomosen. Verwechslungen mit Pseudoverschmelzungen seien dadurch ausgeschlossen.

## d) Differenzierungsnährböden

Abweichungen der Nährbodenzusammensetzung führen leicht zu Veränderungen des makroskopischen Kulturbildes. Selbst wenn aber die gleiche

Zusammensetzung des Mediums gewährleistet wäre, züchten wir bisweilen Pilzstämme, die als Minusvarianten nicht alle Kriterien erfüllen, die wir üblicherweise zur Klassifizierung eines bestimmten Dermatophyton fordern. So kann die Frage entstehen, ob ein isolierter Erreger ein humanes oder ein animales Mikrosporum darstellt.

Nach zahlreichen Versuchen hat nun CONANT (1936) einen Nährboden entwickelt, der es gestattet, eine Differenzierung zwischen dem Mikrosporum audouinii und dem Mikrosporum canis im Reagenzglas durchzuführen. Dadurch bleibt uns der Tierversuch weitgehend erspart. Der Autor hatte nämlich herausgefunden, daß sich Reis hervorragend zur gegenseitigen Abgrenzung dieser beiden Pilzarten eignet. Zur Bedeutung des Tierversuches bei der Differenzierung des Mikrosporum audouinii und Mikrosporum canis hat jüngst SCHÖNFELD (1958) Stellung genommen. Ein überragendes Kriterium ist er sicher nicht mehr, wenn es bisweilen auch Pilzvarianten geben wird, bei denen sich zwecks wissenschaftlicher Gründlichkeit die Durchführung eines Tierversuches empfiehlt (s. auch DÖRING und JUNG 1957).

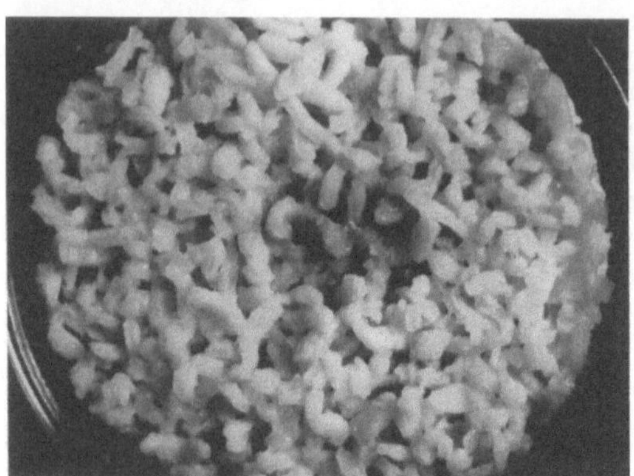

Abb. 43. Mikrosporum audouinii auf Reiskörnern, Kultur 12 Tage alt, kaum sichtbarer Flaum, bräunliche Verfärbung der Körner im Zentrum

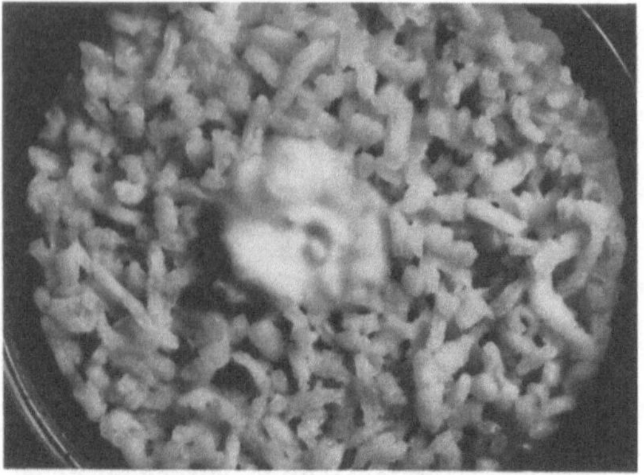

Abb. 44. Mikrosporum canis auf Reiskörnern, Kultur 12 Tage alt, kräftiges Wachstum eines weißen wolligen Flaumes

### Reisnährboden
#### nach CONANT (1936)

Polierte Reiskörner . . . . . 35,0
Aqua fontana . . . . . . . . 140,0

Die Reiskörner werden in einen 250 cm³ Erlenmeyer-Kolben verbracht. Die vorgeschriebene Wassermenge wird hinzugesetzt, das Kölbchen mit einem Zellstoffpfropfen versehen und im Autoklaven (15 min bei 120°C) sterilisiert. Wir erhalten so einen weichen Reiskuchen, der nach der Abkühlung beimpft werden kann. Eine Kulturpartikel des zu untersuchenden Pilzes legen wir dann in die Mitte des Reisnährbodens. Nach einigen Tagen läßt das Mikrosporum audouinii noch kaum Luftmycel erkennen; allmählich stellt sich eine rötlichbraune Verfärbung der grauweiß gequollenen Reiskörner ein, ein Zeichen für das über den Nährboden sich flach ausbreitende Mycel (Abb. 43). Das Mikrosporum canis hingegen läßt bald reichliches wolliges Luftmycel erkennen (Abb. 44). Die für das Genus „Mikrosporum" typischen Spindelsporen werden ebenfalls gebildet.

Zur Anregung der Makrokonidienbildung ist möglichst ein nährstoffarmer Nährboden zu verwenden, z.B. ein 4%iger Maismehlagar, der auf S. 190 beschrieben wurde. Der dort angegebene Zusatz von Glucose bleibt weg. Auch die

Beimischung von sterilisierter Humuserde (10 %ig) zum erwähnten Maismehlagar wirkt förderlich auf die Bildung der Fruktifikationsorgane.

Zur Differenzierung der beiden Mikrosporum-Arten audouinii und canis empfahl HUGHES (1952) einen flüssigen synthetischen Nährboden, der aus 26 Ingredienzien besteht (unter anderem hydrolysiertem Kasein, Glukose, Vitamine des B-Komplexes, Metallspuren) und sich gut bewährt haben soll. Das Mikrosporum audouinii wächst bräunlich und kümmerlich, das Mikrosporum canis üppig weiß bis cremefarben. Für die Praxis ist dieses Medium jedoch gegenüber dem Reisnährboden zu unwirtschaftlich und vor allem viel zu zeitraubend in der Herstellung, weshalb es nur für wissenschaftliche Fragestellungen interessant ist.

# II. Genus Trichophyton MALMSTEN (1845)
## Kulturen mit faviformem Wachstum
### (Faviforme Gruppe von CONANT)

Diese Dermatophyten zeichnen sich durch langsame Entwicklung, glatten, bienenwachsartigen, faltenreichen bzw. höckerigen Pilzkuchen, im späteren Stadium durch möglichen kurzen, samtartigen Flaum aus. Die wachsartige Beschaffenheit des Erregers des menschlichen Favus diente als Paradigma, daher die Benennung „faviform".

## 1. Trichophyton schönleinii (LEBERT) LANGERON und MILOCHEVITCH (1930)

*Synonyma:*

Oidium Schönleini LEBERT (1845)
Achorion Schönleini REMAK (1845)
Oidium porriginis MONTAGNE und BERKELEY (1851)
Oospora porriginis SACCARDO (1886)
Grubyella Schönleini OTA und LANGERON (1923)
Arthrosporia Schönleini GRIGORAKI (1925)
Achorion formoseum HASEGAWA (1927)

### a) Mikroskopisches Bild in Hautschuppen und Haaren

In den Schuppen finden wir septiertes, sich reichlich gabelndes, in größere rechteckige Arthrosporen zerfallendes Mycel. Das Scutulum setzt sich aus einem Geflecht längerer oder kürzerer, teils sich nach Art eines Armleuchters in 2—4 Äste aufzweigender Hyphen zusammen, deren Durchmesser zwischen 2—3 $\mu$ variiert. Diese erscheinen grob und knorrig, zerfallen in Sporensegmente und zeichnen sich durch Mannigfaltigkeit der Form und Größe (rechteckig, rundlich, oval, Kettenanordnung) aus. Charakteristisch ist der Befund im Haar, das zwar glanzlos wird, spontan aber weniger Bruchneigung zeigt als das Mikrosporie- und Trichophytiehaar. Im Gegensatz zu Mikrosporiehaaren reißt es auf mechanischen Zug von außen vorwiegend im Follikelhals ab. Das Auftreten von Luftbläschen im Haarschaft bei Durchmusterung im Kalilaugenpräparat gilt im Hinblick auf den Erreger als richtungweisend, doch haben wir es keinesfalls in unseren Fällen immer finden können. Die in und auf dem Haar wachsenden Hyphen besitzen einen unterschiedlichen Durchmesser, breiten sich vorwiegend in dessen Längsachse aus und verzweigen sich dichotonisch. Es ist niemals so reichlich mit Pilzelementen vollgestopft, wie das im allgemeinen bei der Mikrosporie oder der

Trichophytie der Fall ist. Die Mycelfäden zerfallen in runde oder rechteckige Sporen (Abb. 45). Daneben finden sich Luftkanälchen. Als typisch kann geradezu die Mannigfaltigkeit der Erscheinungen gelten. Bisweilen finden wir auf dem Haar Mycelpartikeln, die eng beieinander liegen, vielflächig oder länglich angeordnet sind und die mit der Lage der Fußwurzelknochen verglichen wurden (tarses faviques). Sie lassen sich nur zu Beginn des Haarbefalles an Stellen des subkutikulären Vordringens des Parasiten nachweisen. Bisweilen können wir aber diese Gebilde auch bei anderen Pilzinfektionen des Haares im Initialstadium aufdecken.

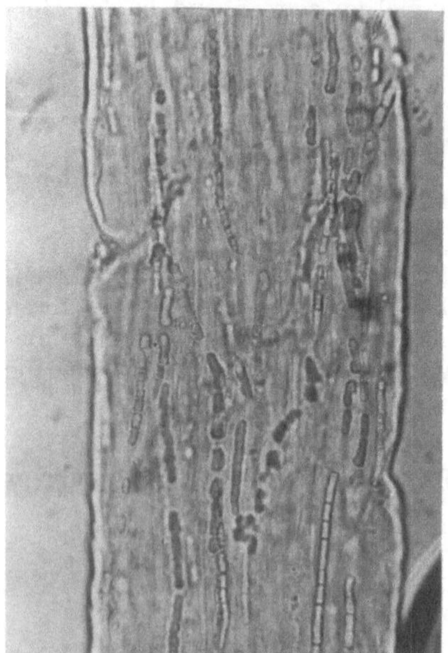

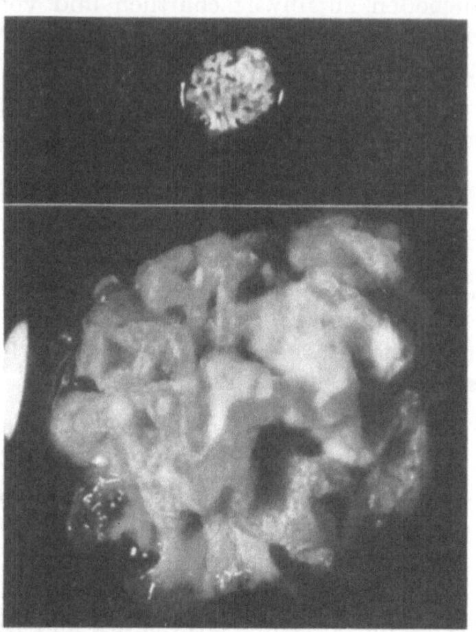

Abb. 45. Typisches Favushaar, 400fache Vergr. (Knorrige Hyphenfragmente des Trichophyton schönleinii von unterschiedlicher Breite und Länge)

Abb. 46. Trichophyton schönleinii auf Grütz III-Nährboden, 4 Wochen alte Kultur, oben Maßstab 1:1, unten 50fache Vergr.

## b) Makrokultur

Als Prototyp entwickelt sich auf dem Nährboden innerhalb von 3—4 Wochen ein nur langsam in die Höhe wachsender, bernsteinfarbener bzw. weißgelblicher, später mehr bräunlicher, teils mehlartig bestäubter Pilzkuchen von fester Konsistenz. Er besitzt eine gefältelte, hirnwindungsartige, trockene Oberfläche und bienenwachsartigen Charakter (Abb. 46). Man hat die Pilzkultur auch mit einem Stückchen Schwamm verglichen. Im Querschnitt bietet sich andeutungsweise das Bild eines abgestumpften Kegels. Gewöhnlich dringt das Mycel nicht in die Tiefe des Nährbodens vor, eher liegt es der Oberfläche dicht an. Mit zunehmender Austrocknung treten grabenartige Einrisse in Pilzkuchen und Agar auf. Pleomorphismus entwickelt sich erst spät.

## c) Mikroskopisches Kulturpräparat

Eine Durchmusterung von Partikeln der vorstehenden Kultur ergibt ein dichtes Konvolut vielfach verschlungener, auffallend grober, septierter, baumwurzelartiger Hyphen wechselnder Breite. Bisweilen erinnern die gewundenen Fäden an Coremiumbildung. Wir finden Kammzinkenformen, mäßig viele Mikrokonidien unterschiedlicher Größe vom Akladiumtyp und interkaläre oder terminale Chlamydosporen in Form kugelartiger Auftreibungen (Abb. 47 u. 48). Makrokonidien wurden schon beobachtet, doch lassen sie sich auf gewöhnlichen Nährböden nicht nachweisen. Rosenkranzartige Mycelversporungen neben mehr rechteckigen oder ovalen Fadenfragmenten, Knotenorganen, kolbigen Anschwellungen der sich

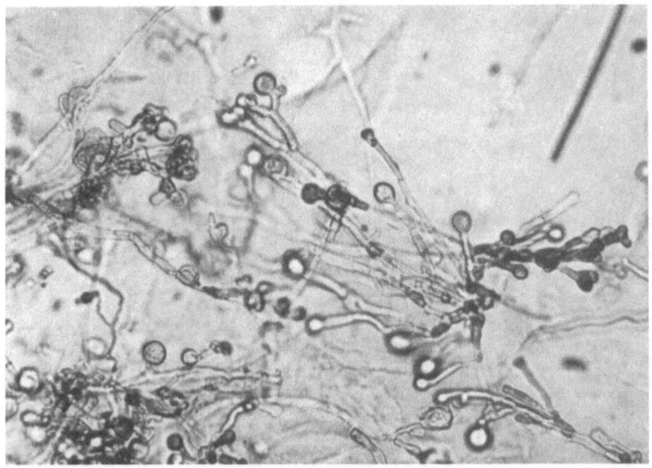

Abb. 47. Quetschpräparat vom Rande einer Trichophyton schönleinii-Kultur. Dickes Mycel mit terminalen Chlamydosporen (270fache Vergr.)

gabelnden Hyphenspitzen, die in der Peripherie in mehrfacher Wiederholung parallel laufen und mit Arm- oder Kronleuchterformen (Abb. 49), Hirsch- bzw. Renntiergeweihen (gelten als typisch) verglichen worden sind (Abb. 50), geben

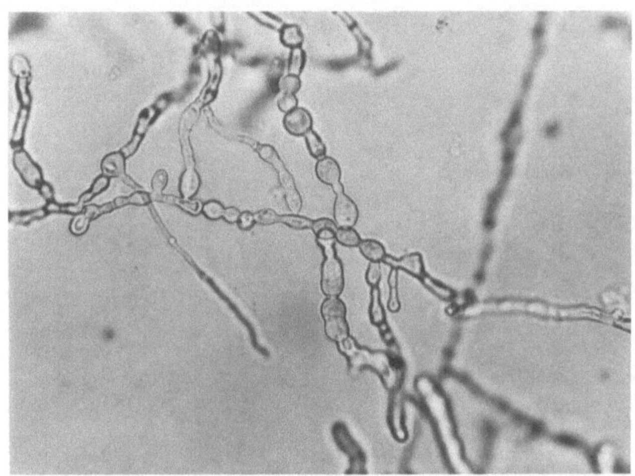

Abb. 48. Interkaläre Chlamydosporenbildung des Trichophyton schönleinii (270fache Vergr.)

der Trichophyton schönleinii-Kultur ein außerordentlich polymorphes und unruhiges Aussehen. Neben diesem Grundtypus gibt es noch Varianten, was meist viel zu wenig berücksichtigt wird.

## d) Tierversuche

Überimpfung möglichst frischen, virulenten Kulturmaterials auf Hunde, Katzen, Mäuse, Ratten, Kaninchen, Hühner, Meerschweinchen gelingt gelegentlich, meist flüchtig, bisweilen unter Bildung von Scutula. JADASSOHN und

REHSTEINER (1931) erzielten nach Sporeninjektion in die Linse von Meerschweinchen und Kaninchen Pilzwachstum in deren tieferen Rindenschichten. CATANEI

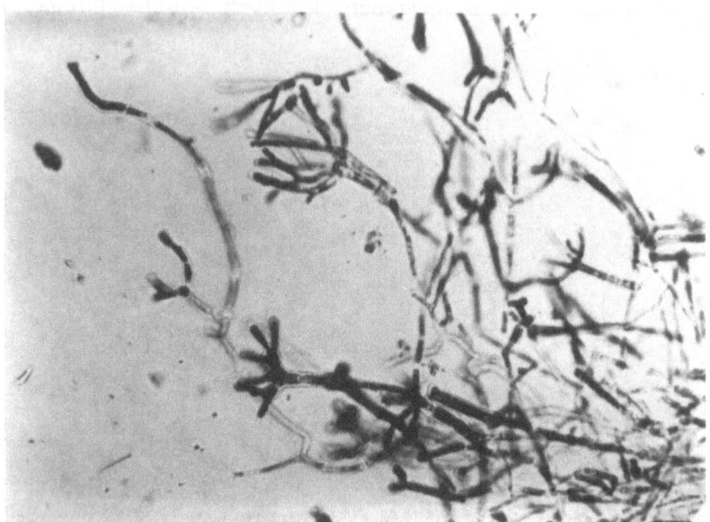

Abb. 49. Kronleuchterformen des Trichophyton schönleinii-Mycels (240fache Vergr.)

(1931) impfte erfolgreich Affen (Macacus inuus). Die klinischen Erscheinungen stimmten weitgehend mit den bei Menschen gefundenen überein.

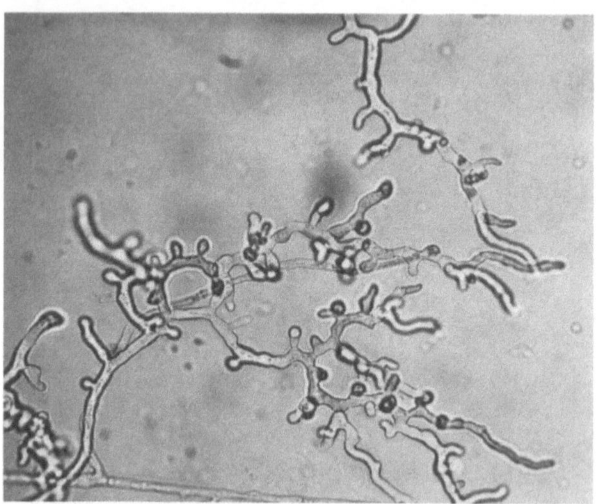

Abb. 50. Renntiergeweihformen des Trichophyton schönleinii-Mycels (270fache Vergr.)

## Varianten des Trichophyton schönleinii nach LANGERON und BAEZA (1936)

Es wird offenbar nicht immer daran gedacht, daß es neben dem geschilderten Prototyp Abweichungen gibt, die bisweilen bei der Primärzüchtung auf den ersten Blick gar nicht an das Vorliegen eines Trichophyton schönleinii denken lassen, obwohl klinisch die Diagnose „Favus" gestellt wurde. Diese Erfahrung machten wir erneut bei der Züchtung der Erreger aus 70 pilzinfizierten Haarproben, die uns 1957 von LÜTFÜ TAT aus der Universitätshautklinik Ankara zugeschickt worden waren. Die klinische Diagnose lautete in 54 Fällen „Favus", in den übrigen Fällen Trichophytie oder Mikrosporie. Zwar ließen mikroskopisch die pilzbefallenen Haare Veränderungen erkennen, die im Sinne einer Trichophyton schönleinii-Infektion sprachen, siebenmal ergab jedoch die Kultur relativ rasches Wachstum eines zunächst mehr scheibenförmigen, weißgrau pulverigen, erst später mehr höckerigen Pilzkuchens, so daß wir ein Trichophyton tonsurans in Erwägung zogen. Reichliche Bildung von Chlamydosporen und Mikrokonidien unterschiedlicher Größe bestimmten das mikroskopische Präparat. Ähnliche Beobachtungen hatte aber schon 1931 Catanei gemacht, der auf Glukoseagar in Primärkulturen stark überpuderte Kulturen ohne Flaum mit zahlreichen Konidien beschrieb. Die Trockenheit bzw. Feuchtigkeit des Nährmediums besitzt eine Bedeutung für den Pilzkulturcharakter (Kaškin 1952), aber auch die Temperatur ist nicht ohne Einfluß (Catanei). Bei 28°C ginge die wachsartige Beschaffenheit des Pilzkuchens zugunsten einer mehr pulverigen Oberfläche verloren, ja, schließlich käme es bei fortschreitender Entwicklung zu „crateriformen" Umgestaltungen. Diese Wandlung trifft aber sicher nicht für alle Stämme zu. Auch wir zogen vor, unsere Favuskulturen bei 28°C zu züchten, weil wir 1949/50 in Hamburg schon bei 25°C ein schnelleres Auskeimen aus dem kranken Haarmaterial erzielten als bei Zimmertemperatur (Marchionini und Götz 1950).

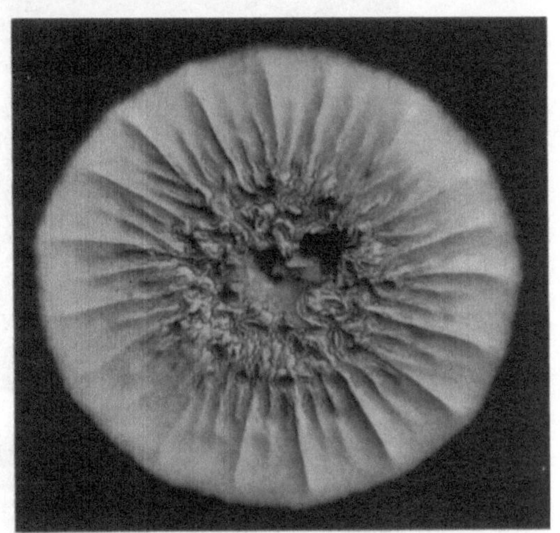

Abb. 51. Trichophyton schönleinii-Kultur Grütz III-Nährboden, flache Variante mit radiären Furchen

Die zwischen Materialaussaat und dem ersten makroskopisch sichtbar werdenden Wachstum liegende Latenzzeit war unter obigen Bedingungen gering. 67% aller Stämme (von 78) zeigten bereits in den ersten 5 Tagen rege Entwicklung.

Alternde Kulturen lassen eine zunehmende Neigung erkennen, sich mit einem kurzen weißen Flaum oder Puder zu bedecken. Chlamydosporen, Mikrokonidien, teils richtige Spindeln (Sabouraud und Negroni 1929) mit 3—4 Kammern, lassen sich dann bisweilen nachweisen. Es ist das Verdienst von Langeron und Milochevitch (1930), durch Verwendung der von ihnen angegebenen „natürlichen Nährböden" (s. dort) den Beweis für die mit einer gewissen Regelmäßigkeit erfolgende Mikro- und Makrokonidienbildung auch des Trichophyton schönleinii erbracht zu haben.

Bei unseren Züchtungen fanden wir aber noch weitere Abweichungen vom üblichen Kulturbild. „Tiefenwachstum", von dem in der Literatur öfter die Rede ist, stellt durchaus keinen bei allen Varianten zu erhebenden Befund dar. Ein Teil der gelbbraunen Kulturen breitete sich relativ flach auf dem Nährboden aus und zeigte zahlreiche radiäre Furchen, ähnlich wie bei dem Trichophyton ferrugineum (Abb. 51). Man könnte fast von einer Polymorphie der Züchtungsbilder sprechen. Auf Grund der scheinbaren Mannigfaltigkeit der aus Favusfällen isolierten Kulturen fragte sich Baeza (1934), ob es nicht doch neben dem Trichophyton (Achorion) schönleinii noch andere Erreger des Favus beim Menschen geben sollte (Abb. 52 u. 53). In einer eingehenden Studie, der wir wegen ihrer Bedeutung für die Erkennung von Varianten des Trichophyton schönleinii ausführlicher folgen müssen, haben Langeron und Baeza (1936) aus 304 klinisch typischen Favusfällen die erhaltenen Erreger beschrieben (Glucoseagar). Sie teilten die gezüchteten Stämme zunächst in drei große Gruppen ein:

A. Eine glatte, schwammartige, unregelmäßige Konturen aufweisende Kultur, die sich an der Oberfläche des Nährbodens ausbreitet, ohne makroskopisch sichtbar

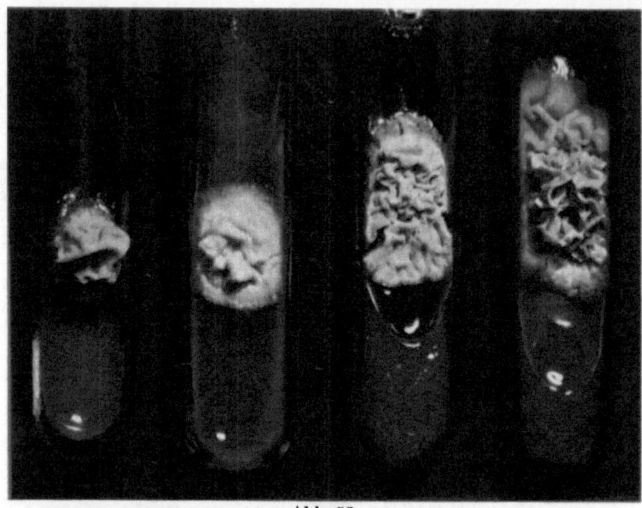

Abb. 52

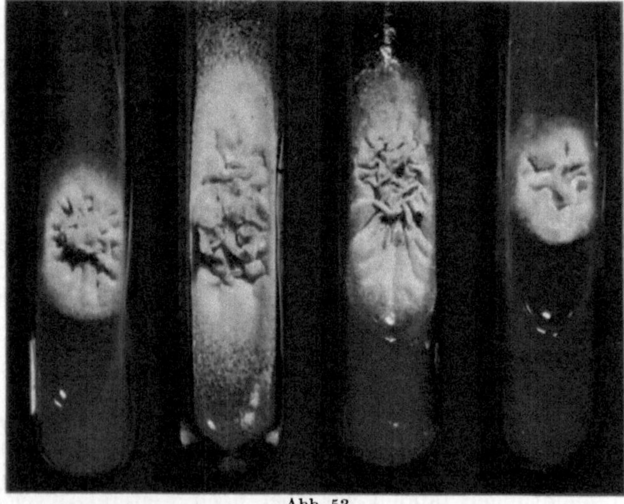

Abb. 53

Abb. 52 und 53. Acht verschiedene Kulturformen des Trichophyton schönleinii gleichen Alters (4 Wochen) auf Grütz III-Nährboden

in die Tiefe einzudringen (das klassische Trichophyton [Achorion] schönleinii; es wurde 175mal gezüchtet).

B. Kulturen, die zwar vom Nährboden ausgehen, ihm aber nur leicht anhaften. Das Wachstum erfolgt mehr in die Höhe. Von diesen gibt es vier Varianten:

α) Typus pittalugai = 15mal gezüchtet;
β) Typus talicei     =  9mal gezüchtet;
γ) Typus debueni   = 22mal gezüchtet;
δ) Typus brumpti   =  6mal gezüchtet.

C. Kulturen, die in die Tiefe des Nährbodens strahlenartig vordringen. Die Oberflächenpartie ist daher nur wenig entwickelt (Typus milochevitchi = 77mal gefunden).

### Gruppe A

*Prototypus Trichophyton schönleinii* (s. S. 152).

### Gruppe B

**α) *Typus pittalugai.***

Makrokultur: Beginn des Wachstums nach 3—5 Tagen. Die Kolonie ist kreisförmig und haftet dem Nährboden in Form einer Schüssel oder Pfanne mit in die Höhe strebenden, aufgeworfenen, bisweilen doppelten Rändern an. Feine Einrisse der Kulturoberfläche erinnern an Schildkrötenmuster; manchmal ist sie leicht kreidig.

Mikrokultur: Septiertes Mycel, Chlamydosporenketten, zahlreiche Knotenorgane, wenig Mikrokonidien, Kammzinkenformen, Renntiergeweihformen. Reichlich Sporenbildung auf Getreidekörnern.

**β) *Typus talicei.***

Makrokultur: Wachstumsbeginn in 7—9 Tagen. Die Kolonie ist leicht samtartig, pulverig, kreisförmig und dringt nur andeutungsweise in die Tiefe vor. Sie zeigt eine periphere, steil aufragende Wulstung, die mit dem Zentrum durch unregelmäßige Falten verbunden ist. Wenn die Kolonie altert, platzt sie auf und wendet die gelbe wachsartige Innenseite der Pilzkuchenmembran nach außen.

Mikrokultur: Wie Typus pittalugai, doch keine Renntiergeweihformen.

**γ) *Typus debueni***

Makrokultur: Beginn des Wachstums nach 7—8 Tagen. Die Kolonie ist wachsartig, bleibt auffallend klein, bildet eine runzlige Oberfläche, die sich beim Altern mehlartig bestäubt.

Mikrokultur: Zahlreiche Knotenorgane; die Spitzen der Renntiergeweihformen zeigen eine Protoplasmaverdichtung, die zur Mikrokonidienbildung führt. Chlamydosporenketten, arthrosporenartig veränderte Hyphen, keine Makrokonidien.

**δ) *Typus brumpti***

Makrokultur: Wachstum in 5—6 Tagen. Die Kolonie ist völlig glatt, gelblich, pudrig, als wenn sie aus Grießbrei bestünde. Nach 5 Monaten bedeckt sie sich mit pleomorphem Flaum.

Subkultur: Auf Konservationsagar wird sie runzlig, glatt und erinnert an ein Trichophyton tonsurans (cerebriforme).

Mikrokultur: Zahlreiche Knotenorgane, viele Mikrokonidien, Chlamydosporenketten, arthrosporenartig veränderte Hyphen. Keine Renntiergeweihformen, keine Makrokonidien.

### Gruppe C

***Typus milochevitchi***

Makrokultur: Beginn des Wachstums in 3—4 Tagen in die Tiefe des Nährbodens hinein. Nur der zentrale Teil ragt hervor. Oberfläche runzlig, unregelmäßig geformt, teils glatt, teils kreidig. Wenn die Kolonie altert, geben Teile der tiefen Wurzeln wieder den Ausgangspunkt neuer kleiner Kolonien an der Oberfläche ab, die jedoch rudimentär bleiben.

Mikrokultur: Septiertes polymorphes Mycel, zahlreiche Anastomosen, Knotenorgane, sehr viele Mikrokonidien in Akladiumform. Chlamydosporen interkalär und terminal sowie in Ketten, Renntiergeweihformen wie beim Typus debueni.

Subkulturen aller beschriebenen Varianten reproduzierten nach Langeron und Baeza das gleiche Kulturbild. Nach eigenen Erfahrungen an unseren türkischen Trichophyton schönleinii-Stämmen sind aber Übergänge von glatter zu leicht flaumiger oder puderiger Oberfläche, ebenso von mehr oberflächlichem zu tiefem Wachstum erwiesen. Wenn sich daher auch die scharfe Trennung der französischen Autoren keinesfalls aufrechterhalten läßt, so geht die Mannigfaltigkeit der Erscheinungsformen des Trichophyton schönleinii doch klar aus den gegebenen Beschreibungen hervor und sollte dem Untersucher die Erkennung des Erregers des menschlichen Favus erleichtern.

## 2. Trichophyton concentricum Blanchard (1896)

*Synonyma*:*

Trichophyton-like Nieuwenhuis (1898)
Lepidophyton sp. Tribondeau (1899)
Lepidophyton concentricum Gedoelst (1902)
Aspergillus lepidophyton Pinoy (1903)
Aspergillus tokelau Wehmer (1904)
Trichophyton mansoni Castellani (1905)
Trichophyton Castellani (Perry 1907) Castellani (1908)
Endodermophyton concentricum Castellani (1910)
Endodermophyton Castellani (Perry 1907) Castellani (1910)
Endodermophyton indicum Castellani (1911)
Oospora concentrica Hanawa und Nagai (1917)
Endodermophyton mansoni Castellani (1919)
Endodermophyton tropicale Castellani (1919)
Arthrosporia tropicalis Grigoraki (1925)
Arthrosporia indica Grigoraki (1925)
Endodermophyton roquettei Fonseca (1925)
Mycoderma concentricum Vuillemin (1929)
Mycoderma roquettei Vuillemin (1929)
Achorion concentricum Guiart und Grigorakis (1928)
Achorion indicum Guiart und Grigorakis (1928)

### a) Mikroskopisches Bild in Hautschuppen und Haaren

In Schuppen finden sich reichlich septierte, teils granulierte Pilzfäden, etwa $2$—$3,5\,\mu$ breit, stellenweise in Arthrosporen zerfallend. Das menschliche Haar soll nicht erkranken. Im Tierhaar wurde aber sowohl ektothriches als auch endothriches Verhalten beobachtet.

### b) Makrokultur

Geht schwer an, da das Material oft stark verunreinigt ist, doch erleichtern jetzt die modernen antibakteriell und schimmelpilzfeindlich wirksamen Nährböden die Isolierung. Ausgesprochen langsames Wachstum, wird erst nach 8—10 Tagen sichtbar. Zunächst bildet sich ein kleiner, weißlichgelber, glatter Knopf von wachsartigem Charakter, der unter starker Runzel- und Faltenbildung in etwa 4 Wochen einen Durchmesser von 3 cm erreicht und fest mit der Unterlage ver-

---

* Literaturangaben zu den Synonymen sind bei Figueroa und Conant (1940) zu finden.

backt (Abb. 54). Mit zunehmendem Alter wird das Kolorit dunkelbraun, die Oberfläche zeigt vereinzelt kurzen Flaum oder weißlichen Puderbelag, besonders dann, wenn die Kolonie bei 37°C gezüchtet wird (Abb. 55). Die gelegentliche Bildung eines rötlichen · Pigmentes geht in Subkulturen wieder verloren. Pleomorphismus wird bisweilen beobachtet.

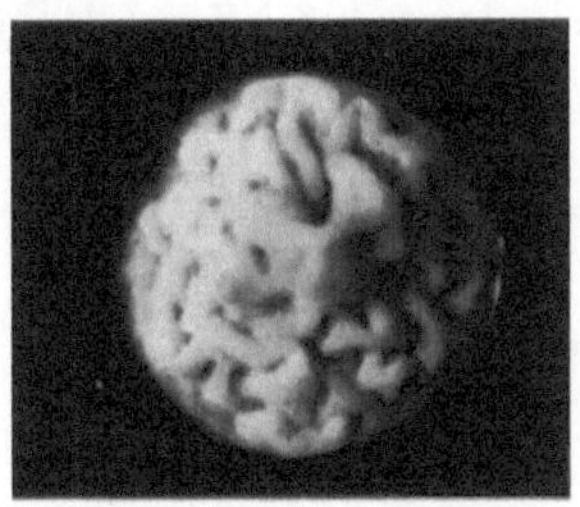

Abb. 54. Trichophyton concentricum, Grütz-Kimmig-Nährboden (Nahaufnahme)

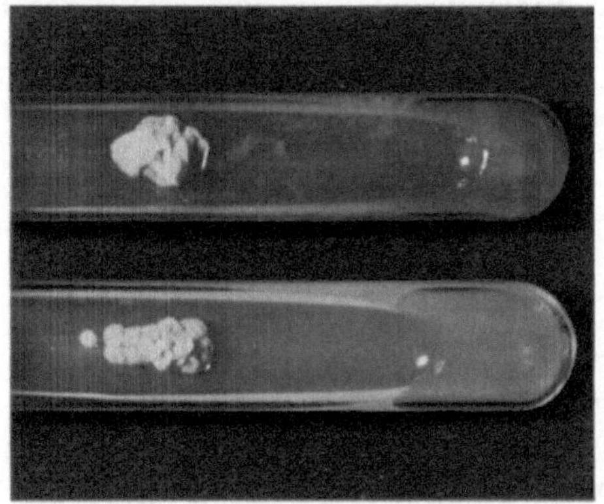

Abb. 55. Trichophyton concentricum-Kulturen, kein Unterschied auf Malz-Pepton-Agar (oben) oder Glucose-Pepton-Agar (unten). 16 Tage alt

### c) Mikroskopisches Kulturpräparat

Im Vordergrund steht septiertes Mycel wechselnder Breite. Wir finden Mycelversporung (arthrosporenartig), Chlamydosporen in interkalärer oder terminaler Anordnung (Abb. 56 und 57), Knotenorgane, bisweilen Weinrankenformen.

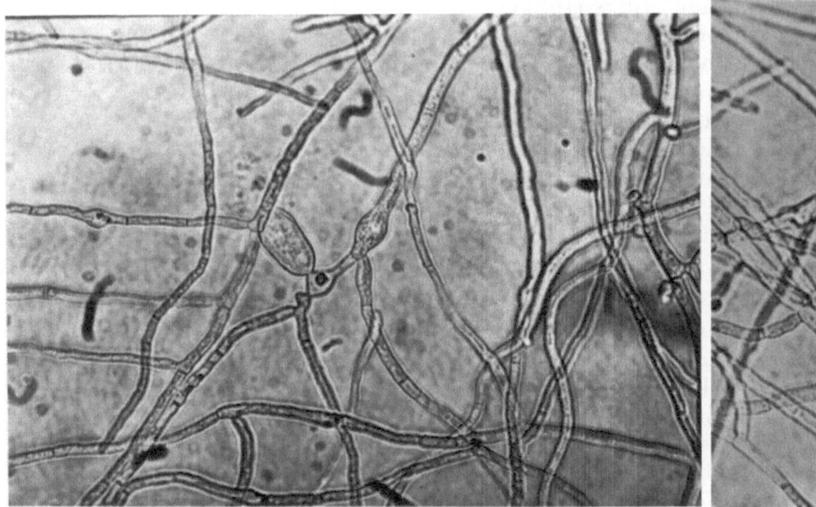

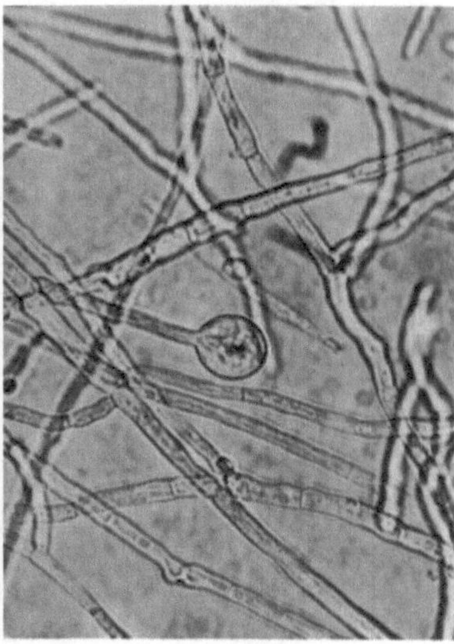

Abb. 56

Abb. 57

Abb. 56. Septiertes Mycel wechselnder Breite, mit vereinzelten interkalären Chlamydosporen (400fache Vergr.)

Abb. 57. Trichophyton concentricum, terminale Chlamydospore (400fache Vergr.)

Bemerkenswert sind noch keulenartige Anschwellungen verschiedener Mycelspitzen, die bei mehrfacher Gabelung das Bild eines Renntiergeweihs hervorrufen. Im ganzen erinnern die Pilzelemente also etwa an Befunde, die wir bei einem Trichophyton schönleinii erheben können, nur sind letztere weit massiver.

## d) Tierversuche

Von Bruhns und Alexander wird im alten Handbuch XI noch nichts darüber berichtet, da man bis zu den Untersuchungen von Ota und Kawatsure (1930, 1931) annahm, der Pilz befalle das Haar nicht. Diese Autoren erzielten jedoch positive Impfresultate bei Meerschweinchen unter dem Bilde einer mikroiden Ektothrix-Infektion. Aus späteren Untersuchungen ging hervor, daß sowohl in der Tiefe wie in der Rinde des Haares und in der Epidermis Wachstum erfolgen kann. 1939 gelang es Catanei und Grenierboley, Meerschweinchen und Affen zu infizieren. Auffallend war die weit längere Krankheitsdauer bei Affen ($2^1/_2$ Monate) gegenüber 5 Wochen bei Meerschweinchen.

## 3. Trichophyton violaceum Sabouraud (1902)

*Synonyma**:

Trichophyton à culture violet foncé Sabouraud (1892)
Trichophyton glabrum Sabouraud (1909)
Achorion violaceum Bloch (1911)
Trichophyton violaceum var. decalvans Castellani (1913)
Bodinia violacea Ota und Langeron (1923)
Bodinia glabra Ota und Langeron (1923)
Sabouraudites violaceus Ota und Langeron (1923)
Arthrosporia violacea Grigoraki (1925)
Favotrichophyton violaceum Dodge (1935)
Favotrichophyton glabrum Dodge (1935)

Wahrscheinliche weitere Synonyma:

Trichophyton marginatum Muijs (1921)
Favotrichophyton violaceum var. marginatum Dodge (1935)
Trichophyton violaceum var. khartoumense Chalmers und MacDonald (1915)
Favotrichophyton violaceum var. khartoumense Dodge (1935)
Trichophyton violaceum var. coccineum Ballagi (1926)
Favotrichophyton violaceum var. coccineum Dodge (1935)
Trichophyton pruinosum Catanei (1933)
Trichophyton pervesi Catanei (1937)
Trichophyton radicosum Catanei (1937)

### a) Mikroskopisches Bild in Hautschuppen und Haaren

Wir sehen in der Schuppe gekrümmte, regellos verlaufende, z.T. septierte Pilzfäden, die etwa 2—3 $\mu$ breit und stellenweise in rechteckige Gliedersporen zerfallen sind (Abb. 58). Pilzelemente finden wir im Haarinnern und in der Rinde. Oft sind die Haare von zahlreichen großen, rundlichen Sporen (4—6 $\mu$) geradezu vollgepfropft. Bei frisch infizierten Haaren lassen sich septiertes Mycel sowie in Perlkettenform angeordnete Sporen leichter erkennen (Abb. 59 und 60). Ob das Trichophyton violaceum Scutulumbildung bewirken kann, ist umstritten.

### b) Makrokultur

Sehr langsame Entwicklung eines zentralen Knopfes, der zunächst feucht anmutet, glatt, wachsartig ist und bald eine höckerige Oberflächenkonfiguration aufweist. In 3—4 Wochen erreicht der Kulturdurchmesser zwischen 1—2 cm. In der peripheren Zone bilden sich bisweilen zahlreiche bucklige Vorsprünge in regel-

---

* Literaturangaben zu den Synonymen sind bei Georg (1951) zu finden.

mäßigen Abständen, die dem Bilde eines Napfkuchens ähneln (Abb. 61). Auch schüsselförmige Vertiefungen können sich in dem bisweilen an einen Schwamm erinnernden Pilzkuchen entwickeln. Charakteristisch ist die tiefviolette Ver-

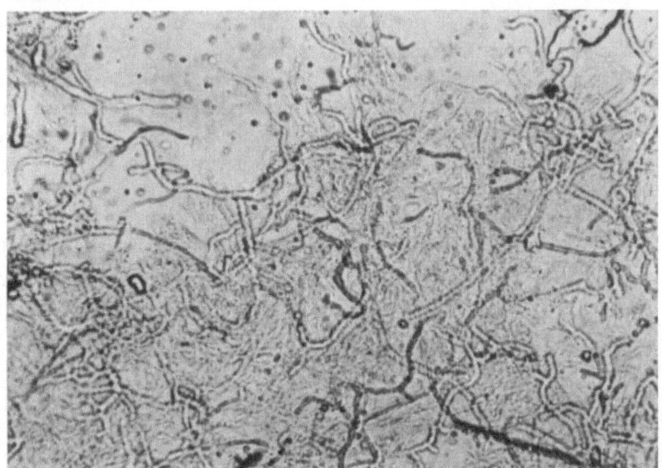

Abb. 58. Trichophyton violaceum in Hautschuppen (Kalilaugenpräparat; 200fache Vergr.)

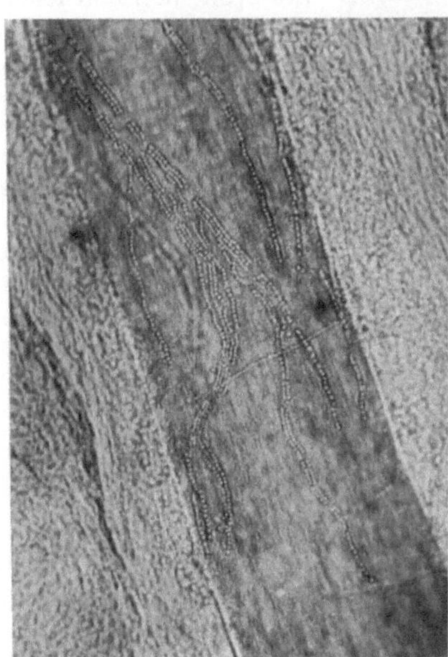

Abb. 59. Trichophyton violaceum im Haar
(100fache Vergr.)

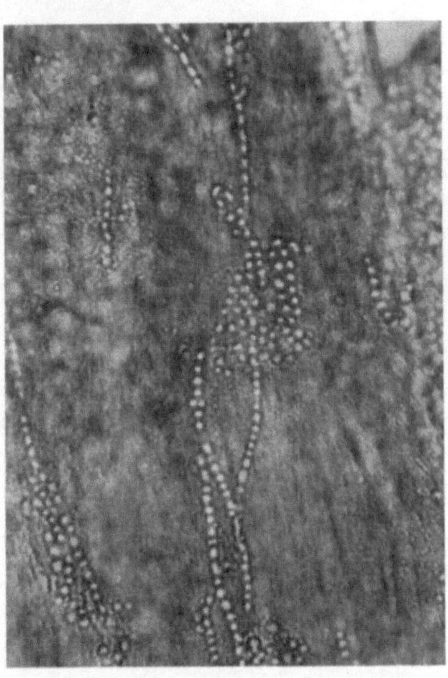

Abb. 60. Trichophyton violaceum im Haar, große 4—6 $\mu$
breite Sporen in Kettenanordnung (320fache Vergr.)

färbung der Kultur, die aber in einem Teil der Stämme zunächst nur ihre hellbräunliche Eigenfarbe aufweist, bis sich dann im Zentrum oder auch in der Peripherie plötzlich die typische Farbe zu zeigen beginnt (Abb. 62 und 63). Manchmal tingieren sich allerdings nur einige Sektoren. Mit zunehmendem Alter

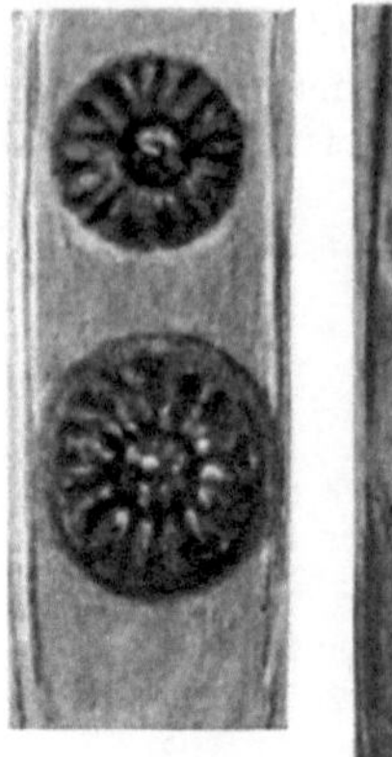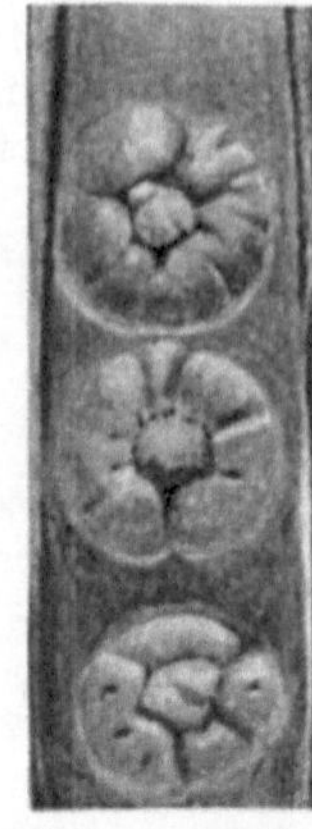

Abb. 61. Reagensglaskulturen des Trichophyton violaceum, links pigmentierte, rechts unpigmentierte Variante (nach GRÜTZ)

der Pilzkultur wirkt das Pigment fast schwärzlichviolett. Durch wiederholte Subkulturen geht bei vielen Stämmen allmählich die Fähigkeit zur Farbstoffproduktion wieder verloren. Es entstehen Kulturen, die sich makroskopisch kaum noch vom Trichophyton schönleinii unterscheiden lassen, oder die sich mit einem feinen weißen Flaum überziehen (Abb. 64). Pleomorphismus tritt sehr spät in Form kurzer steriler Hyphen ein. Oft beschränken sich diese sogar nur auf eine umschriebene Stelle (Abb. 62).

### c) Mikroskopisches Kulturpräparat

Wir finden zahlreiche, stark septierte Fäden, die mehr oder weniger verschlungen und zu kurzen rechteckigen, unregelmäßig langen Hyphenfragmenten zerfallen sind. Das Cytoplasma der Fäden enthält den violetten Farbstoff. Viele interkaläre und terminale Chlamydosporen werden angetroffen (Abb. 65), oft von beträchtlicher Größe (vereinzelt bis zu 20 $\mu$). Mikrokonidien (1—2 $\mu$ mal 2—3 $\mu$) in Akladium- und Botrytisform finden sich in sehr geringer Zahl. Auf den üblichen Nährböden bilden sich höchst selten Makrokonidien, die sich durch 2—5 Kammern (bis 25 $\mu$ lang), dünne Wände und ein distales stumpfes Ende auszeichnen (Abb. 66).

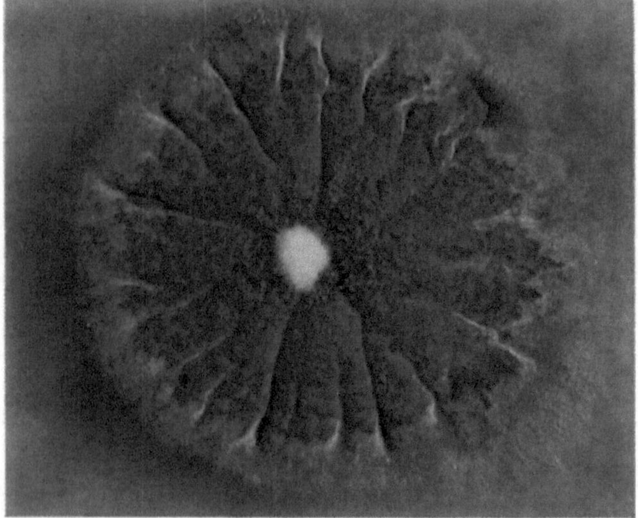

Abb. 62. Trichophyton violaceum-Kultur auf Grütz III-Agar, 25 Tage alt, beginnender Pleomorphismus im Zentrum (Nahaufnahme! Durchmesser in natura 2,3 cm)

### d) Tierversuche

Nach CATANEI (1928) ist die Pathogenität für Tiere gering. Von 15 geimpften Meerschweinchen haftete der Pilz nur bei einem Tier, von 3 Katzen in einem Fall, von 2 Hunden in beiden Fällen. Kaninchen, Mäuse und eine Taube erkrankten nicht. Im Gegensatz dazu gelang es PASTORINO (1933), viele Stämme in die Haut von Meerschweinchen einwachsen zu lassen, jedoch blieben die Haare

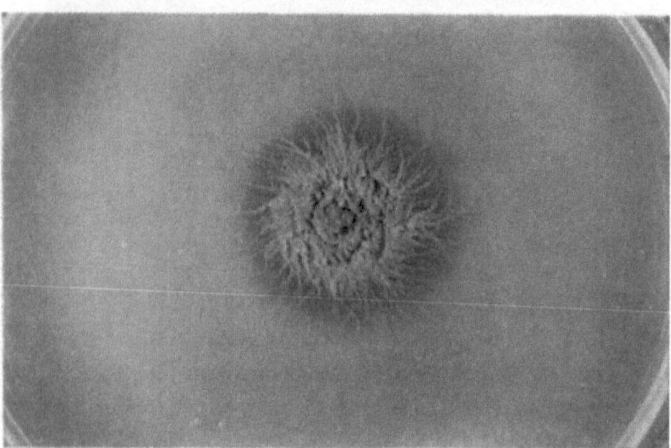

Abb. 63. Trichophyton violaceum auf Grütz III-Nährboden, 11 Tage alt, natürliche Größe

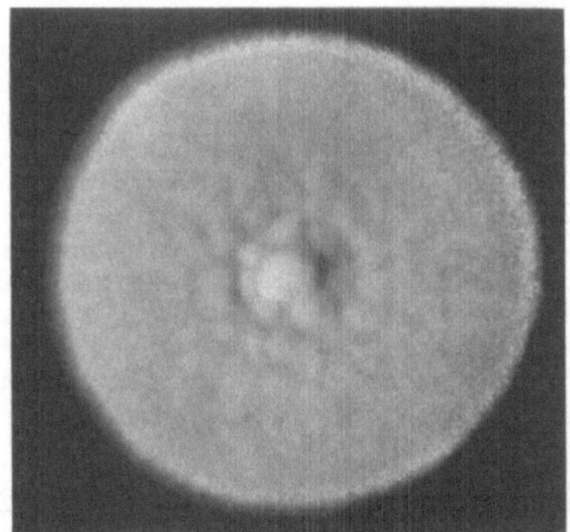

Abb. 64. Pigmentloses Trichophyton violaceum auf Grütz II-Agar, 20 Tage alt (kein Pleomorphismus; Nahaufnahme; Durchmesser in natura 2,2 cm)

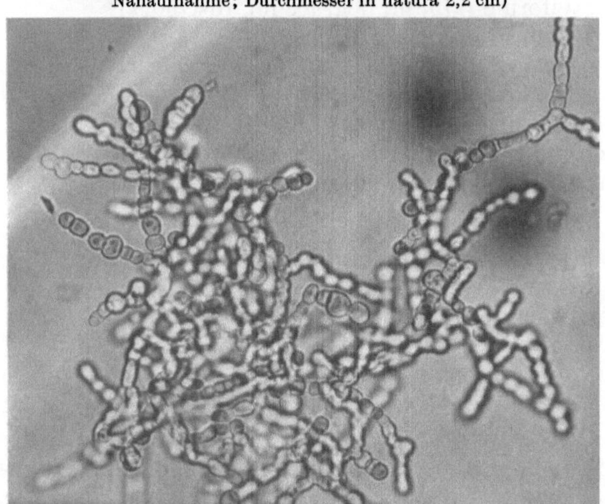

Abb. 65. Mikrokultur des Trichophyton violaceum. In Arthrosporen zerfallendes Mycel, teils Chlamydosporenbildung (270fache Vergr.)

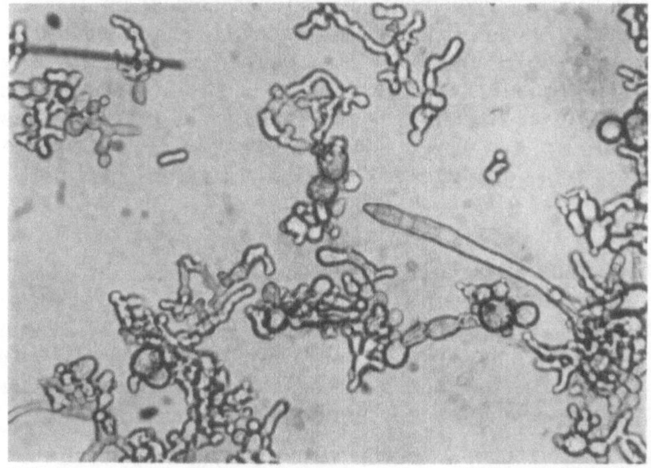

Abb. 66. Quetschpräparat (Kalilauge) des Trichophyton violaceum. Beginnende Makrokonidienbildung (320fache Vergr.)

verschont. Leichter ließen sich nach CATANEI (1928) Affen infizieren (Macacus inuus). Das mikroskopische Bild des Haares zeigte reine Endothrixform des Pilzwachstums. Intrakutane Injektionen von vitalen Trichophyton violaceum-Suspensionen bei Mäusen, Meerschweinchen und Kaninchen verliefen reaktionslos (CILLI 1929), hingegen erfolgreich nach Injektionen in den Koller des Hahnes (Granuloma Majocchii-artige Veränderungen). Die Pathogenität der pigmentlosen Variante (Trichophyton glabrum) ist mit jener der pigmentbildenden Stämme bei experimentellen Tierversuchen gleich groß (CROSTI 1935). Man kann sie, wie CATANEI (1937, 1938) angab, erhöhen, wenn man den Pilz vorher auf einen Reisnährboden überimpfte. Meerschweinchen erkrankten dann in einem hohen Prozentsatz. Dieses Ergebnis führte er auf die Steigerung der Fähigkeit zur Mikrokonidienbildung durch Reismehl zurück.

## 4. Trichophyton verrucosum BODIN (1902)

*Synonyma:*

Trichophyton faviforme (album, ochraceum, discoides)*
Trichophyton album SABOURAUD (1908)
Trichophyton ochraceum SABOURAUD (1908)
Trichophyton discoides SABOURAUD (1910)
Grubyella alba OTA und LANGERON (1923)
Grubyella discoides OTA und LANGERON (1923)
Grubyella ochracea OTA und LANGERON (1923)

Wahrscheinliche Synonyma:

Trichophyton luxurians BRAULT und VIGUIER (1914)
Trichophyton castaneum TANIGUCHI (1925)
Grubyella camerunensis OTA und GAILLARD (1926)
Trichophyton papillosum LEBASQUE (1933)
Favotrichophyton camerunense DODGE (1935)
Trichophyton citreum SZATHMÁRY (1935)

### a) Mikroskopisches Bild in Hautschuppen und Haaren

In der Schuppe zeigt sich ein Geflecht von Hyphen, die in kürzeren oder längeren Abständen septiert und z.T. in rechteckige Fadenfragmente zerfallen sind (Mycelversporung). Pilzelemente finden sich sowohl im Haarinnern wie in der Rindenschicht, je nach Alter der Infektion. Gelegentlich sehen wir dichte Sporenscheiden oder zahlreiche in der Tiefe des Haares parasitierende, septierte, sich verzweigende Mycelfäden annähernd gleicher Breite; daneben lange Sporenketten, die das Bild von Perlen auf einer Schnur bieten, deren Einzelelemente durchschnittlich 4—7 $\mu$, bisweilen bis 9 $\mu$ dick sind (Abb. 67). Eine Verwechslung mit den kleinen Sporen der Mikrosporie ist daher nicht möglich.

### b) Makrokultur

Vorzugsweise züchten wir diesen Pilz bei 28—37°C, da unter diesen Bedingungen die Auskeimung aus dem Einsaatmaterial rascher erfolgt. Trotzdem zeigt er im ganzen eine nur langsame, besonders zum Tiefenwachstum neigende Entwicklung. Nach 4 Wochen beträgt sein Durchmesser etwa 2—4 cm. Charakteristisch ist sein Aufbau in drei Zonen. Im Zentrum bilden sich glatte, wachsartige, vielfach miteinander verschlungene Windungen, die sich auftürmen und deren

---

* Die Nomenklatur der faviformen Trichophyten besprachen AINSWORTH und GEORG (1954).

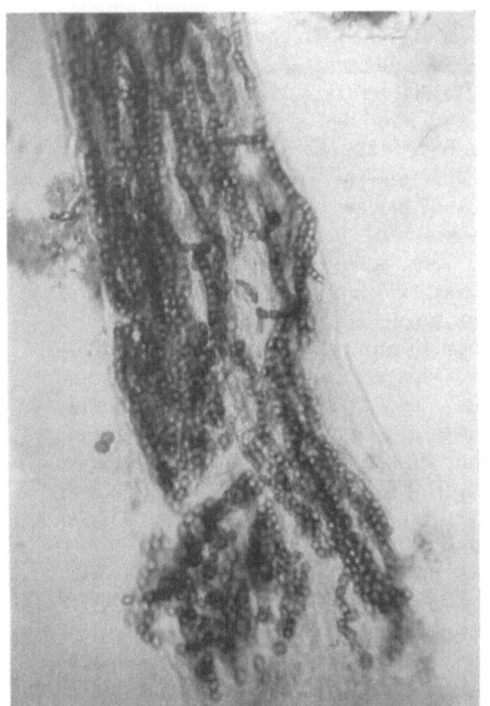

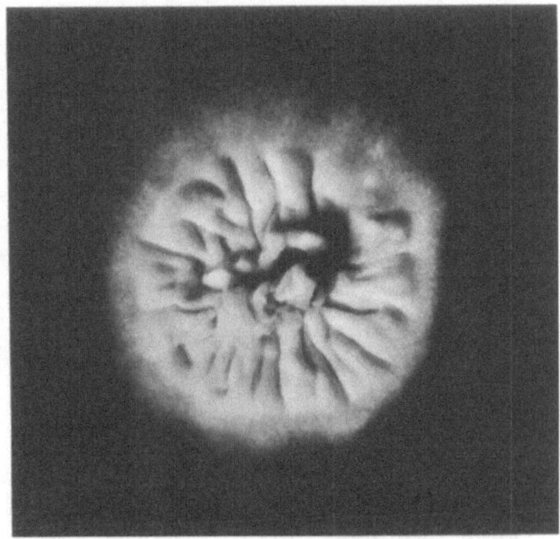

Abb. 67                                          Abb. 68

Abb. 67. Trichophyton verrucosum im Haar. Lange Sporenkette (270fache Vergr.)

Abb. 68. Trichophyton verrucosum Stamm 743, Grütz-Kimmig-Agar, 26 Tage alte Kultur (Nahaufnahme, Durchmesser in natura 3 cm)

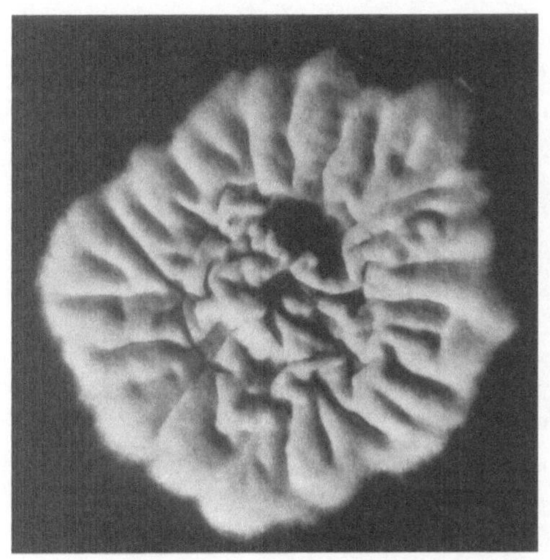

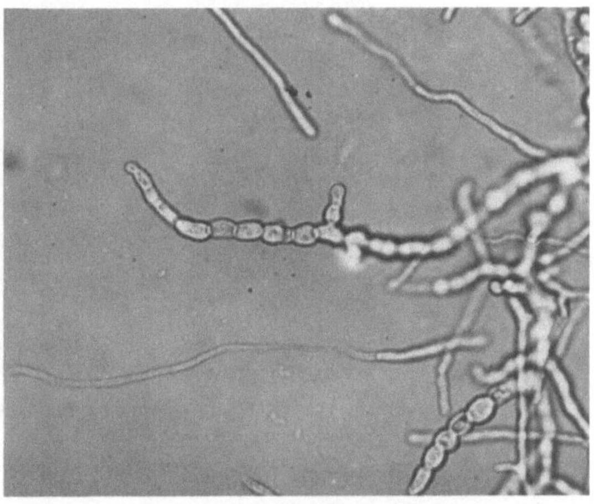

Abb. 69                                          Abb. 70

Abb. 69. Trichophyton verrucosum-Stamm 1925 (Nahaufnahme; Durchmesser in natura 3,4 cm)

Abb. 70 Mikrokultur des Trichophyton verrucosum. Arthrosporenkette. (220fache Vergr.)

Aussehen mit sich windenden ,,Regenwürmern in einer Büchse'' verglichen wurde.
Das Kolorit wechselt von weißgelblich bis ockerfarben. Eine Mittelzone ist

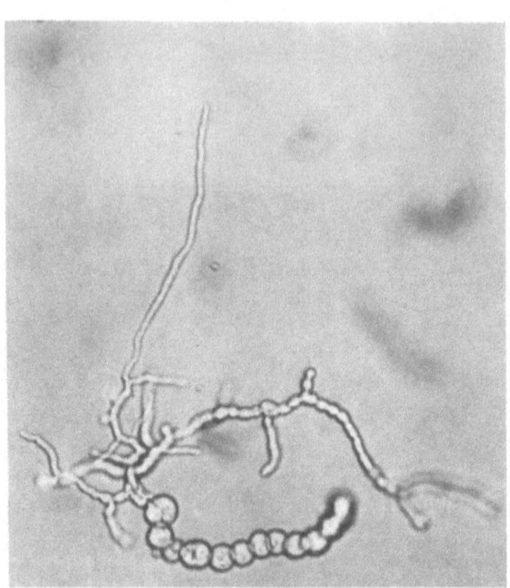

weißlich mehlbestäubt, während die farblose Randzone typische feine Ausläufer
in die Tiefe des Nährbodens schickt
(Abb. 68). Manche Stämme neigen mehr
zur Bildung einer wachsartigen glatten,
feuchten, etwas buckligen Scheibe mit
vorgewölbtem Nabel (var. discoides), ein
Bild, das möglicherweise auch an ein
farbloses Trichophyton violaceum denken
lassen kann. Die sich durch ockergelbe
Pigmentbildung auszeichnenden Kulturen (var. ochraceum) bieten ein besonders betontes cerebriformes Relief,
wie wir das bei türkischen Stämmen
finden konnten. Wenn die Kulturen
altern (6—8 Wochen), überziehen sie sich
gern mit einem kurzen weißen Flaum
(Abb. 69).

Abb. 71. Mikrokultur des Trichophyton verrucosum.
Chlamydosporenkette (120fache Vergr.)

### c) Mikroskopisches Kulturpräparat

Wir finden verzweigte, septierte, zu
unterschiedlich großen Arthrosporen zer-
fallende (Abb. 70), teils keulenartig geblähte Hyphen. Zahlreiche interkaläre,
auch terminale Chlamydosporen von wechselnder Größe beherrschen das Bild
(Abb. 71 und 72). Mikrokonidien (Maße etwa $2 \times 4\,\mu$) lassen sich nur gelegentlich

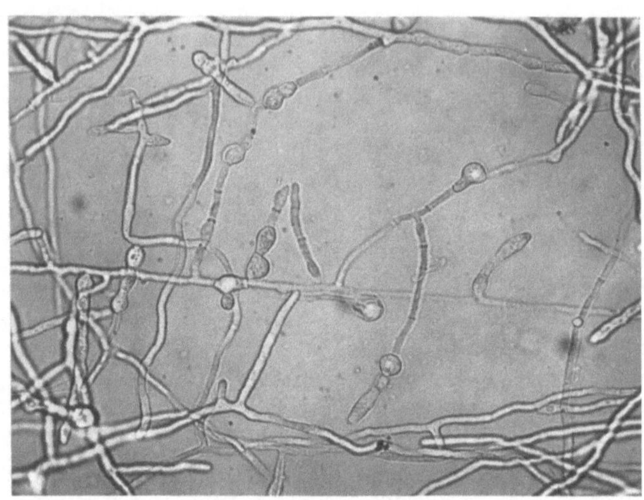

Abb. 72.  Trichophyton verrucosum-Mycel mit interkalären Chlamydosporen

nachweisen, doch vermehrt auf sterilisierten, leicht angefeuchteten Getreidekörnern (BAUDET 1931), auf denen es auch zur Bildung dünnwandiger Makrokonidien (Abb. 73) kommen kann (bis $45\,\mu$ lang, bis zu 8 Kammern haben wir
beobachtet).

### d) Tierversuche

Haften des Pilzes gelingt leicht beim Meerschweinchen innerhalb von 8—10 Tagen. Zu diesem Zwecke reibt man das Kulturmaterial oder pilzhaltige Haare in die rasierte Flanke des Tieres ein. TALICE, MORELLI und CALZADA (1931) empfahlen, bei dem Versuchstier zuerst einen Kälteschorf (durch Vereisung) zu erzeugen.

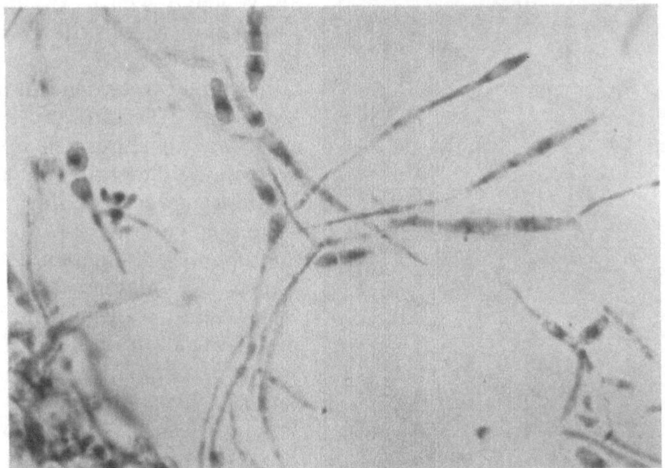

Abb. 73. Trichophyton verrucosum mit schlanken Makrokonidien (Aufnahme JANKE-NEWIG)

An der so geschädigten Hautstelle ging die Infektion fast stets an. MILOCHEVITCH und MILOVANOVITCH (1935) beschrieben bei Meerschweinchen Scutulabildung durch das Trichophyton verrucosum (Tr. faviforme album).

## 5. Trichophyton ferrugineum (OTA) LANGERON und MILOCHEVITCH (1930)

*Synonyma:*

Microsporum ferrugineum OTA (1921)
Microsporum japonicum DOHI und KAMBAYASHI (1921)
Microsporum aureum TAKEYA (1925)
Grubyella ferruginea OTA und LANGERON (1923)
Microsporum orientale CAROL (1928)
Achorion burdigalense

Wahrscheinliche Synonyma:

Trichophyton ramosii HORTA (1924)
Microsporum ramosii HORTA (1924)
Trichophyton chosenicum TAKAHASHI (1925)
Sabouraudites ramosii BRUMPT (1928)
Trichophyton dankaliense n. sp. CASTELLANI (1937)

### a) Mikroskopisches Bild in Hautschuppen und Haaren

Nach VANBREUSEGHEM (1950) finden sich in Schuppen Mycelfäden mit sehr kurzen Segmenten. Das Haar wird von Sporen in mosaikartiger Agglomeration mantelartig umhüllt, ähnlich wie bei einem Mikrosporum audouinii-infizierten Haar, doch sind auch in das Haarinnere eindringende feine Hyphen ($\sim 2\,\mu$ breit) nachweisbar, die Versporung erkennen lassen.

## b) Makrokultur

Der wachsartige Charakter des Pilzkuchens stellt die Beziehung zum Trichophyton schönleinii her (Abb. 74). Von einem gelblichen kompakten Knopf ausgehend, vergrößert sich die Kultur nur langsam (Durchmesser in $3^{1}/_{2}$ Wochen 4 cm). Während sie im Zentrum etwas in die Höhe wächst, prägen sich zahlreiche, speichenartig zur Peripherie laufende Furchen aus (Abb. 75). Diesem Aspekt nach ist eine Verwechslung mit dem Trichophyton schönleinii nicht möglich. Bemerkenswert ist die ins gelb-rötliche spielende rostbraune (Abb. 76), manchmal auch schokoladenbraune Farbe der glatten und trockenen Oberfläche, während die Unterseite mehr ein gelbbräunliches Kolorit aufweist. Mit zunehmendem Alter zeigt sich (mit Ausnahme eines abgeflachten peripheren Strahlenkranzes) ein kurzer weißer Flaum, der sich aber nicht ganz bis zum Zentrum ausdehnt. Pleomorphismus tritt spät ein.

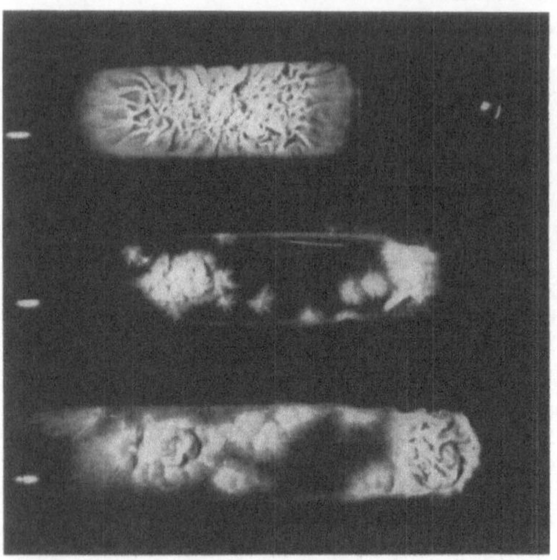

Abb. 74. Trichophyton ferrugineum (Stamm London) auf verschiedenen Nährsubstraten (Alter 16 Tage). Malz-Pepton: faviformes Wachstum; Pepton: faviformes Wachstum; Glucose-Pepton: gute gelb-bräunliche Pigmentbildung

## c) Mikroskopisches Kulturpräparat

Die sich gabelnden, miteinander verschlungenen und septierten Hyphen von teils gelblicher Farbe weisen keulenartige Anschwellungen, stellenweise rudi-

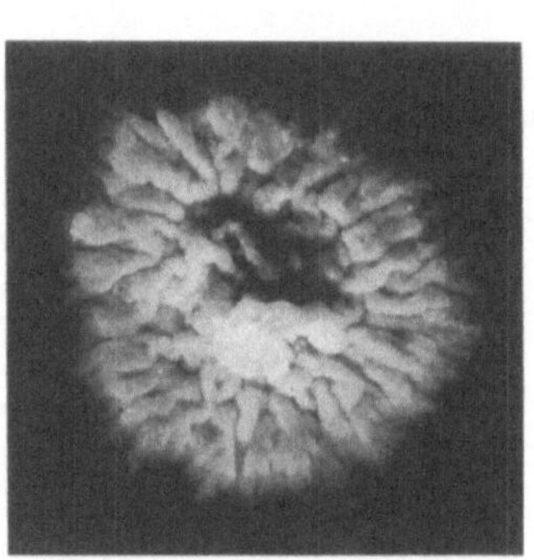

Abb. 75. Trichophyton ferrugineum, Grütz II-Agar, 14 Tage alt (Stamm London)

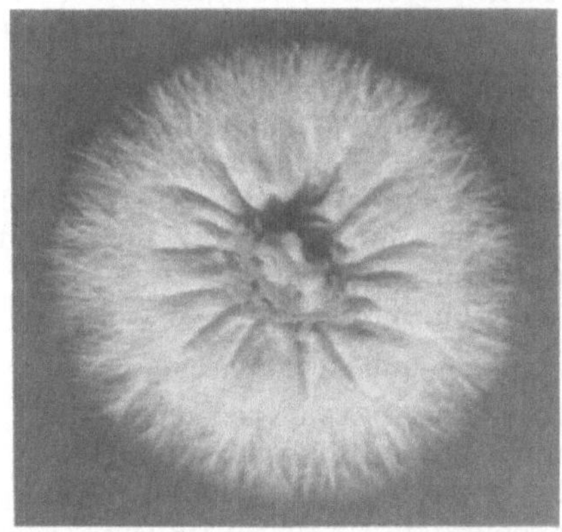

Abb. 76. Trichophyton ferrugineum, Grütz II-Agar, 20 Tage alt (Stamm USA)

mentäre Kammzinkenformen auf. Terminale und interkaläre Chlamydosporen finden sich bis zu $30\,\mu$ breit (Abb. 77). Birnenförmige Mikrokonidien werden nur extrem selten beobachtet ($1{,}5$—$3{,}5\,\mu$ lang), Makrokonidien fehlen ganz. Das Trichophyton ferrugineum ist also der einzige Dermatophyt, bei dem es bis heute nicht gelungen ist, Spindelsporen nachzuweisen. Gelegentlich finden sich renntiergeweihartige Elemente.

## d) Tierversuche

Fast alle bisherigen Experimente zur Impfung von Tieren verliefen negativ. Talice, Morelli und Calzada (1931) brachten den Pilz beim Meerschweinchen erst dann zum Haften, als sie ihn einer Hautstelle inokulierten, die durch vorausgehende Vereisung geschädigt worden war.

## Varianten des Trichophyton ferrugineum nach Vanbreuseghem (1950)

Besonders das Trichophyton ferrugineum zeichnet sich durch Abweichungen einzelner Stämme von dem geschilderten Prototyp aus. Vanbreuseghem (1950) fand diesen Pilz in Belgisch-Kongo 136mal und vermerkte bei allen Stämmen ihre morphologischen Eigenschaften, die allein oder kombiniert vorlagen und von ihm als Typus A—D bezeichnet wurden. Es handelt sich gewissermaßen um Merkmalgruppen. Wichtig ist sein Hinweis auf das mögliche Fehlen der charakteristischen rostfarbenen Pigmentierung. Es gibt also neben der farbigen (77mal aufgedeckt) noch eine weiße Variante (59mal nachgewiesen). Andererseits könnte auch einmal bei stärkerer goldgelber Farbstoffbildung eine Verwechslung mit dem Trichophyton sudanense erfolgen (s. dort).

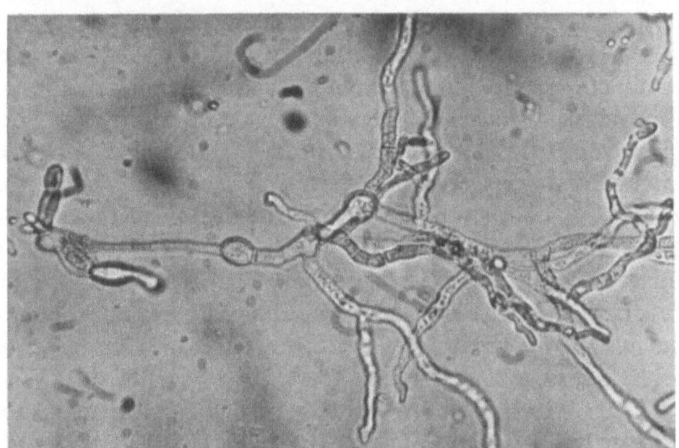

Abb. 77. Interkaläre Chlamydosporen einer Mikrokultur des Trichophyton ferrugineum

α) Merkmalgruppe A: Wachsartig, cerebriform; kuppelartig unterhöhlt, ähnlich einer jüngeren Trichophyton schönleinii-Kultur. Diese Charakteristiken waren bei 40 Stämmen der rostfarbenen und bei 34 der weißen Variante zugegen.

β) Merkmalgruppe B: Pergamentartig; flach oder von radiären Furchen durchzogen. Relief wenig ausgeprägt. Diese Konfiguration wurde 46mal bei der rostfarbenen und 37mal bei der weißen Variante beobachtet.

γ) Merkmalgruppe C: Bildung verschlungener Wülste. An der Stelle der Einsaat erfolgt strahlenartiges Eindringen in die Tiefe des Nährbodens. Nach gewisser Entfernung vom Ort des Inokulums dringt der Pilz wieder an die Oberfläche und bildet hier neue, allerdings kleinere Tochterkolonien. Dieser Befund konnte 61mal bei der rostfarbenen, 53mal bei der weißen Variante erhoben werden.

δ) Merkmalgruppe D: Nach einer gewissen Kulturdauer, niemals primär, erscheint hier und da ein kurzer weißer Flaum, der allmählich den Pilzkuchen überzieht. Er erreicht allerdings nicht die Stärke echten pleomorphen Flaums. Er wurde innerhalb von 2—3 Monaten 32mal bei der rostfarbenen und 14mal bei der weißen Variante festgestellt.

Da sich die beschriebenen Merkmalgruppen nur selten allein, viel häufiger aber bei einem Stamm kombiniert fanden und zudem sich in Subkulturen änderten, wird ersichtlich, wie groß die Versuchung ist, jeweils eine neugezüchtete Pilzart zu postulieren. Diese Polymorphie wird durch eine jüngst erschienene Arbeit von Alkiewicz und Mejewski (1956), die sogar 6 Varianten des Pilzes beschrieben, erneut unterstrichen. Hinzu kommt, daß das mikroskopische Bild

all dieser Merkmalgruppen wenig Besonderheiten bietet. Es gelang Vanbreuseghem nicht, weder auf unseren üblichen noch auf natürlichen Nährböden
(Pferdebollen, Getreidekörnern), Mikro- oder Makrokonidien zu finden.

## 6. Hinweise zur Abgrenzung der Trichophyten mit faviformem Wachstum

### a) Allgemeine Erwägungen zur Differenzierung

Zur Erkennung eines gezüchteten faviformen Pilzes müssen wir unter Umständen sämtliche Kriterien heranziehen, die uns auf Grund der Anamnese (Beruf,
Heimat des Patienten), des Krankheitsbildes (Haut, Haare befallen) und der
makro- sowie mikroskopischen kulturellen Merkmale bekannt werden. Das *Trichophyton ferrugineum* besitzt eine charakteristisch rostbraune Farbe. Der Patient
dürfte aus Asien, Afrika oder von den Südseeinseln kommen, doch sind neuerdings
auch die osteuropäischen Länder zu berücksichtigen, da der Pilz durch koreanische
Kinder eingeschleppt worden ist. Auch in Frankreich sind Fälle bekannt geworden.
Nur wenn die Sporenscheide um das erkrankte Haar gut ausgebildet ist, kann es
ausnahmsweise wie bei einer Mikrosporie hellgrünlich im Wood-Licht fluoreszieren. Eine Verwechslung mit der ebenfalls bräunlichen *Mikrosporum gypseum*-
Kultur ist schwerlich möglich (Spindeln des Mikrosporum gypseum!). Es ist
ferner abzugrenzen gegen das *Trichophyton violaceum*. Solange die Pigmentbildung anhält, ist eine Fehlklassifizierung nicht möglich. Atypische Stämme
lassen sich aber nach Georg (1951) auf Grund unterschiedlicher Vitaminbedürfnisse differenzieren (s. später).

Das Trichophyton schönleinii, Trichophyton verrucosum und Trichophyton
concentricum ähneln sich ebenfalls. Ein *Trichophyton schönleinii*-infiziertes Haar
ist im Kalilaugenpräparat durch seine polymorphen, knorriggroben Pilzelemente
fast nie zu verkennen. Dieses kann im Wood-Licht grünlich fluoreszieren. Der
Nachweis von Scutula ist allerdings nicht zuverlässig, da diese auch durch andere
Pilze hervorgerufen werden. Die Trichophyton schönleinii-Kultur weist viele
Renntiergeweihformen auf. Das im angloamerikanischen Schrifttum vermerkte
Fehlen von Mikrokonidien ist nach eigener Erfahrung kein zuverlässiges Kriterium,
weshalb die Abgrenzung besonders gegen das Trichophyton verrucosum bisweilen
sehr schwer ist. Renntiergeweihformen sind bei letzterem nur andeutungsweise
zu finden. Beruflicher Kontakt mit Vieh (Rindern, Pferden) würde eher auf das
Vorliegen eines *Trichophyton verrucosum* schließen lassen. Im Tierversuch haftet
letzteres leicht, das Trichophyton schönleinii im allgemeinen nicht. Zur besseren
Differenzierung hat Georg (1950) einen physiologischen Test ausgearbeitet, der
gleichfalls auf dem Vitaminbedürfnis des Trichophyton verrucosum beruht,
während das Trichophyton schönleinii autotroph ist. Das *Trichophyton concentricum* hat ein Teilbedürfnis für Thiamin; darüber hinaus ist klinisch das hervorgerufene Krankheitsbild sehr charakteristisch (Tokelau = Trichophytia [Tinea]
imbricata). Ferner kommt der Erreger nur in den Tropen vor, und das menschliche
Haar wird offenbar nicht befallen.

### b) Bedeutung der ultravioletten Strahlen

Für die Differenzierung der faviformen Pilzarten kommt der UV-Analyse nur
untergeordnete Bedeutung zu. Nach Lewis und Hopper (1943) zeigen Trichophyton schönleinii-Kulturen unter dem Wood-Licht eine stumpfe olivgraue
Fluoreszenz. Trichophyton concentricum- und Trichophyton violaceum-Kulturen
behalten ihre matt aufleuchtenden Eigenfarben, während Trichophyton verru-

cosum-Kulturen einen weichen rosavioletten Farbton annehmen. Schließlich führen wir noch die Trichophyton ferrugineum-Kultur an, die ein helles gelbbraunes Kolorit, der in den Nährboden einwachsende Randsaum aber eine helle Cremefarbe aufweisen.

### c) Hyphenverschmelzung

Das Mycel der faviformen Kulturen eignet sich schlecht zum Studium der Anastomosenbildungen. Soweit bekannt, liegen bisher auch keine einschlägigen Erfahrungen vor.

### d) Differenzierungsnährböden nach Georg und Camp (1957)

Alle Glaswaren müssen mit Schwefelsäure gründlich gereinigt sein. Als *Grundnährboden* wird säurehydrolysiertes *Kasein* verwendet, das auch in Deutschland erhältlich ist. Der gewöhnliche Agar enthält nämlich Spuren von Thiamin und kann daher das Resultat verfälschen. Als geeignet erwies sich aber Agar (Difco).

$$
\begin{array}{lr}
\text{Kasein, säurehydrolysiert (vitaminfrei)} & 25,0 \\
\text{Glucose} & 40,0 \\
\text{MgSO}_4 & 0,1 \\
\text{KH}_2\text{PO}_4 & 1,8 \\
\text{Agar} & 20,0 \\
\text{Aqua dest. ad} & 1000,0
\end{array}
$$

Die Ingredienzien werden durch Kochen aufgelöst, zu 100 cm³ in Kolben abgemessen und bei 120°C 15 min im Autoklaven sterilisiert.

Bei Bedarf füllt man diesen Nährboden in Reagenzglasröhrchen, um sie als vitaminfreie Kontrollen zu verwenden. Einem anderen Teil werden die erforderlichen Vitamine zugesetzt.

Wir benötigen ferner *Vorratslösungen von Thiamin und Inosit.*

$$
\begin{array}{lr}
\text{a) Thiaminchlorid} & 10,0 \text{ mg} \\
\text{Aqua dest. } p_H 4\text{—}5 \text{ ad} & 1000,0
\end{array}
$$

Bei 120°C im Autoklaven 10 min erhitzen (das Vitamin wird nicht zerstört); bei 5°C aufbewahren.

$$
\begin{array}{lr}
\text{b) l-Inosit} & 250,0 \text{ mg} \\
\text{Aqua dest.} & 100,0 \text{ cm}^3
\end{array}
$$

Bei 120°C im Autoklaven 10 min erhitzen; bei 5°C aufbewahren.

### *Herstellung der Vitaminnährböden*

a) *Thiamin-Kasein-Nährboden.*

Zu 100 cm³ flüssigen Kaseinagars werden 2 cm³ der Thiaminlösung zugesetzt. Nach dem Abfüllen auf Reagenzgläser, Sterilisieren und Erstarren in Schräglage erfolgt Beimpfung der Röhrchen (Thiaminkonzentration 0,2 γ/cm³).

b) *Inosit-Kasein-Nährboden.*

Wie a). Die Inositkonzentration im Nährboden beträgt hier 50 γ/cm³.

c) *Thiamin-Inosit-Kasein-Nährboden.*

Je 2 cm³ der Thiamin- und Inositvorratslösung werden zu 100 cm³ flüssigen Kaseinagars zugefügt. Abschließend auf Röhrchen füllen, sterilisieren, Inhalt in Schräglage erstarren lassen.

Tabelle 22. *Das Thiaminbedürfnis des Trichophyton ferrugineum und des Trichophyton violaceum (Zimmertemperatur)*

| Pilzart | Nährboden: vitaminfreier Kaseinagar | Thiamin-Kaseinagar |
|---|---|---|
| Trichophyton ferrugineum | + + + + | + + + + |
| Trichophyton violaceum | ± | + + + + |

Die Beimpfung des Agars muß in der Weise erfolgen, daß kein alter Nährboden den übertragenen Kulturpartikeln anhaftet. Die Ergebnisse könnten sonst verfälscht werden.

Das Trichophyton ferrugineum ist autotroph, das Trichophyton violaceum benötigt Thiamin zur Entwicklung (Tabelle 22).

Das Trichophyton schönleinii ist autotroph, das Trichophyton verrucosum bedarf des Thiamin- und Inositzusatzes zur Entfaltung seiner Kultur [16% der von GEORG und CAMP (1957) getesteten Stämme benötigten nur die Thiamin-

Tabelle 23. *Das Thiamin-Inositbedürfnis des Trichophyton schönleinii, Trichophyton verrucosum und des Trichophyton concentricum bei 37°C, abgelesen nach 7—14 Tagen*

| Pilzart | Nährboden | | | |
|---|---|---|---|---|
| | vitaminfreier Kaseinagar | Inosit-Kaseinagar | Thiamin-Kaseinagar | Thiamin-Inosit-Kaseinagar |
| Trichophyton schönleinii | + + + + | + + + + | + + + + | + + + + . |
| Trichophyton verrucosum   (84%) | 0 | ± | 0 | + + + + |
|   (16%) | 0 | 0 | + + + + | + + + + |
| Trichophyton concentricum   (50%) | + + + + | + + + + | + + + + | + + + + |
|   (50%) | + + | + + | + + + + | + + + + |

zugabe], während die Trichophyton concentricum-Stämme z.T. autotroph wachsen, z.T. aber durch Thiamin gefördert werden (Tabelle 23). Zur Abgrenzung suspekter Trichophyton schönleinii-Stämme gegen das Trichophyton verrucosum hat sich uns dieser Testagar inzwischen als brauchbar erwiesen.

# Kulturen mit crateriformem Wachstum

## (Crateriforme Gruppe von CONANT)

Das Charakteristikum dieser Dermatophyten ist die Bildung kraterförmiger Vertiefungen, buckliger Vorwölbungen, konzentrischer oder radiärer Furchen, die ein stark wechselndes Relief bedingen. Der weißliche, gelbe, rötliche oder bräunliche Pilzrasen ist pulver- oder samtartig.

Die unter verschiedenen Artbezeichnungen bekannt gewordenen Stämme parasitieren vorwiegend im Schaft des Haares, sind also Endothrix-Pilze im Sinne von SABOURAUD. Die Einzelelemente ihrer Sporenketten sind auffallend groß. Die Sonderstellung mehrerer Arten in der Vergangenheit beruhte in erster Linie auf ihrer wechselnden Oberflächenkonfiguration (Abb. 78). Übergänge vom radiären Typus zum cerebriformen Typus, oder vom cerebriformen zum crateriformen und umgekehrt lassen sich aber in Subkulturen jederzeit demonstrieren (CARRIÓN und SILVA 1944). Diese Autoren zeigten somit, daß die Art der Faltenbildung an der Kulturoberfläche kein zuverlässiges Kriterium für eine Klassifizierung sein kann. Ein Jahr später (1945) schlug GONZÁLEZ OCHOA vor, alle crateriformen Pilze nur noch mit einer einzigen Bezeichnung zu belegen: „Trichophyton tonsurans". GEORG (1956) bewies dann durch Einsporkulturen, daß es sich tatsächlich um unbeständige morphologische Varianten einer einzigen Art handelt, nämlich des Trichophyton tonsurans. Natürlich ist es dem einzelnen Untersucher unbenommen, auch zukünftig Varianten besonders zu benennen, z. B. Trichophyton tonsurans (variatio crateriforme, acuminatum, sulfureum, cerebriforme usw.).

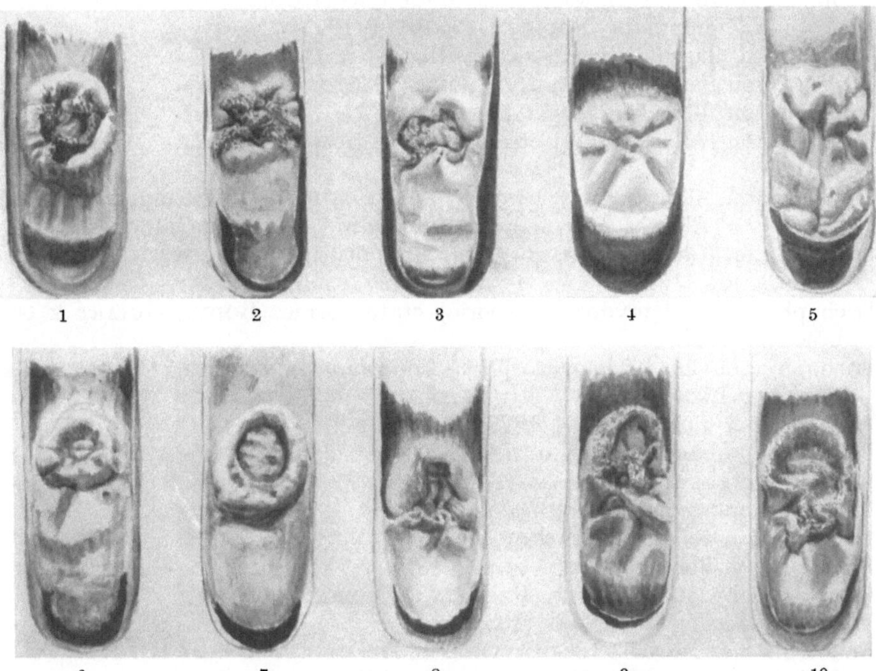

Abb. 78. Varianten des Trichophyton tonsurans (früher als Trichophyton cerebriforme [1, 2] — Trichophyton plicatile [3, 4, 5] — Trichophyton crateriforme [6, 7, 8, 9, 10] u. a. bezeichnet). Nach Grütz

## 1. Trichophyton tonsurans Malmsten (1845)

*Synonyma*:*

Trichomyces tonsurans Malmsten (1845)
Oidium tonsurans (Malmsten) Zopf (1890)
Trichophyton sabouraudi Blanchard (1896)
Trichophyton crateriforme Bodin (1902)
Trichophyton acuminatum Bodin (1902)
Trichophyton regulare Sabouraud apud Favera (1909)
Trichophyton fumatum Sabouraud apud Favera (1909)
Trichophyton exsiccatum Sabouraud (1910)
Trichophyton polygonum Sabouraud (1910)
Trichophyton cerebriforme Sabouraud (1910)
Trichophyton circonvolutum Sabouraud (1910)
Trichophyton effractum Sabouraud (1910)
Trichophyton umbilicatum Sabouraud (1910)
Trichophyton pilosum Sabouraud (1910)
Trichophyton plicatile Sabouraud (1910)
Trichophyton sulfureum Sabouraud (1910)
Neotrichophyton plicatile (Sabouraud) Castellani & Chalmers (1919)

* Literaturangaben zu den Synonymen sind bei Georg (1956) zu finden.

Neotrichophyton flavum (Bodin) Castellani & Chalmers (1919)
Trichophyton ochropyraceum Muijs apud Papegaaj (1924)
Trichophyton rotundum MacCarthy (1925)
Chlamydoaleurosporia crateriformis (Bodin) Grigoraki (1925)
Aleurosporia effracta (Sabouraud) Grigoraki (1925)
Aleurosporia acuminata (Bodin) Grigoraki (1925)
Aleurosporia plicatilis (Sabouraud) Grigoraki (1925)
Trichophyton fuscum-sulcatum Neuber (1925)
Trichophyton rotundum MacCarthy (1925)
Trichophyton (Aleurosporia) effractum (Sabouraud) Guiart & Grigorakis (1928)
Trichophyton (Aleurosporia) plicatile (Sabouraud) Guiart & Grigorakis (1928)
Trichophyton (Aleurosporia) acuminatum (Bodin) Guiart & Grigorakis (1928)
Trichophyton (Chlamydoaleurosporia) umbilicatum (Sabouraud) Guiart & Grigorakis (1928)
Trichophyton (Chlamydoaleurosporia) crateriforme (Bodin) Guiart & Grigorakis (1928)
Trichophyton (Chlamydoaleurosporia) fumatum (Sabouraud) Guiart & Grigorakis (1928)
Trichophyton bicolor Veiga (1929)
Trichophyton cineraceum Veiga (1929)
Trichophyton acutulum Veiga (1929)
Trichophyton areolatum Negroni (1929)
Trichophyton germen I. Gregorio (1931)
Trichophyton floriforme Beintema (1934)
Favotrichophyton floriforme (Beintema) Dodge (1935)
Trichophyton fuscum Dodge (1935)
Endothrix crateriforme (Bodin) Obrtel (1950)
Endothrix acuminatum (Bodin) Obrtel (1950)
Endothrix sulfureum (Sabouraud) Obrtel (1950)

Beschreibungen in der Landessprache:
Trichophyton mégalosporon endothrix Sabouraud (1894)
Trichophyton à culture acuminée Sabouraud (1894)
Trichophyton à culture crateriforme Sabouraud (1894)
Trichophyton with the primrose crater Fox (1908)

Zweifelhafte Arten:
Trichophyton depilans Mégnin (1878)
Trichophyton epilans Boucher & Mégnin (1887)
Trichophyton flavum Bodin (1902)
Trichophyton blanchardi Castellani (1908)
Trichophyton cerebriforme Sabouraud (1910)
Trichophyton spongoides Fiocco & Minassian apud Fiocco (1910)
Trichophyton inflatum Fiocco & Minassian apud Fiocco (1910)
Trichophyton currii Chalmers & Marshall (1914)
Trichophyton sulfuratum Bessunger (1915)
Trichophyton à culture jaune, craquelée, vermiculaire Sabouraud (1893)

### a) Mikroskopisches Bild in Hautschuppen und Haaren

In der Schuppe zeigen sich zu quadratischen und rechteckigen Arthrosporen zerfallende, sich verzweigende und überkreuzende Mycelfäden. Das Haar weist

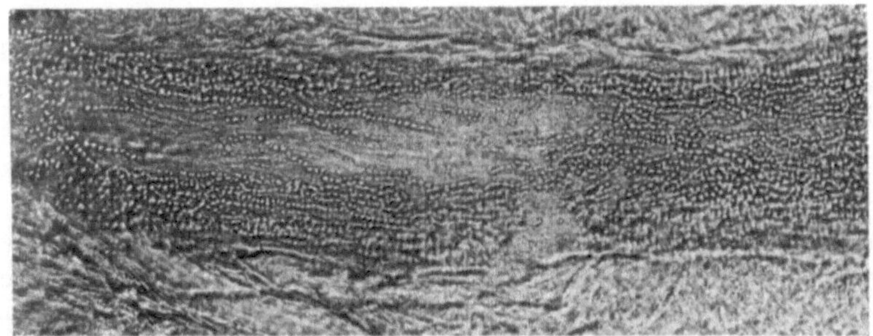

Abb. 79. Trichophyton tonsurans (Sporenketten im Haarinneren, 80fache Vergr.)

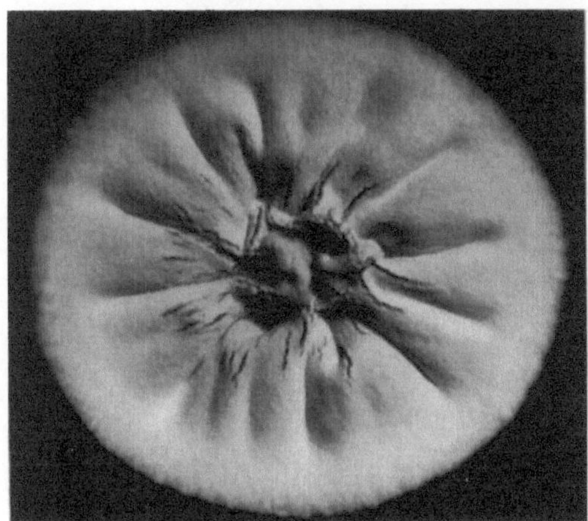

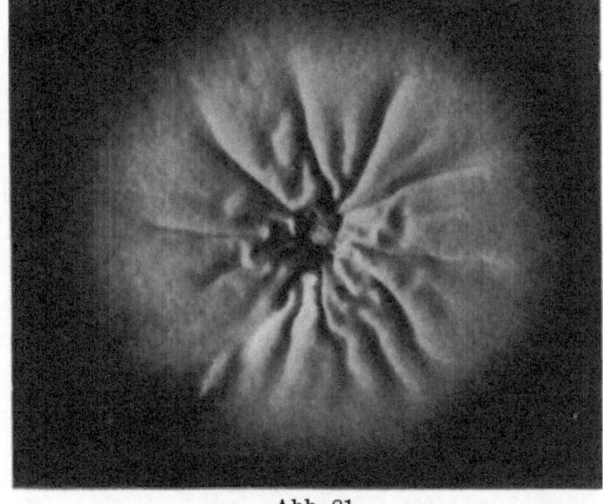

Abb. 80                                              Abb. 81

Abb. 80.  Trichophyton tonsurans auf Grütz III-Nährboden, 11 Tage alte Kultur.  Crateriformes Wachstum im Zentrum (Nahaufnahme, Durchmesser in natura 2,5 cm)

Abb. 81.  Trichophyton tonsurans var. sulfureum, Grütz-Kimmig-Agar, 14 Tage alte  Kultur (Nahaufnahme)

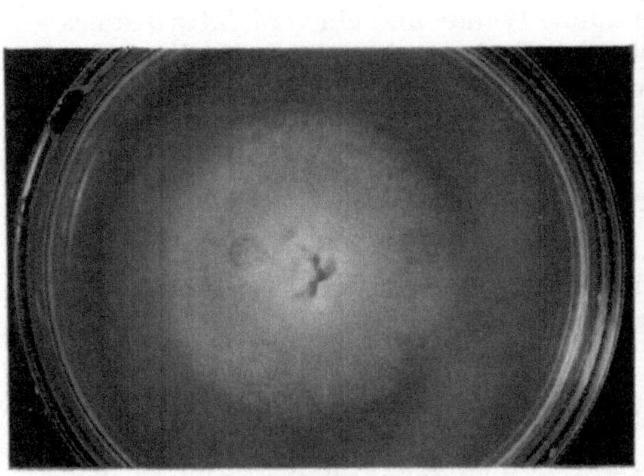

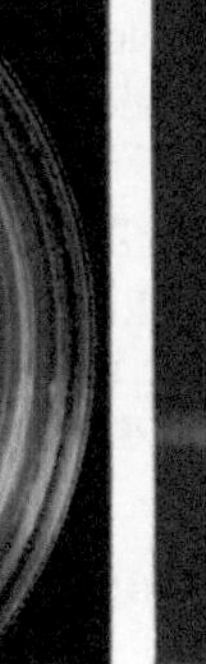

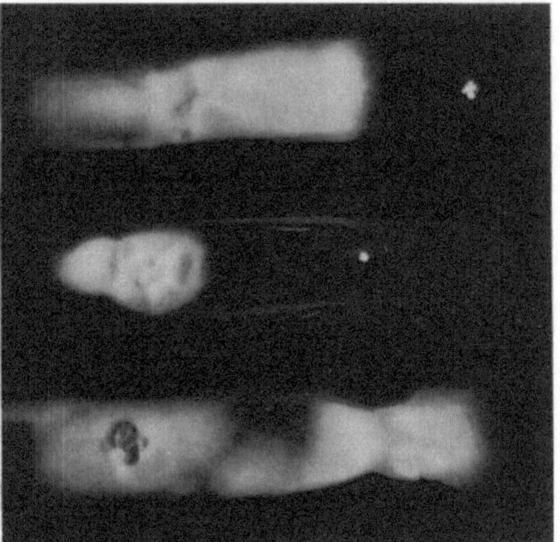

Abb. 82                                              Abb. 83

Abb. 82.  Trichophyton tonsurans var. sulfureum auf Glukose-Pepton-Agar, 10 Tage alt

Abb. 83.  Trichophyton tonsurans var. sulfureum auf verschiedenen Nährsubstraten, 16 Tage alt.  Malz-Pepton: geringe Pigmentbildung; Pepton: Nabelbildung; Glucose-Pepton: gute Bildung gelblichen Pigmentes

im Innern, in seiner Längsachse verlaufende Hyphen auf, die sich nur wenig gabeln und sich zu großen ovalen bis rechteckigen, in Reihen angeordneten Sporen (5—6 $\mu$) umwandeln (Abb. 79). Mit längerer Dauer der Infektion lassen manche Haare auch große runde, einzeln liegende Sporen erkennen.

## b) Makrokultur

Das Wachstum erfolgt mäßig schnell, der Kulturdurchmesser beträgt nach 4 Wochen 3—4 cm. Es bildet sich zunächst ein kleiner weißer Flaum, der sich scheibenförmig ausdehnt, jedoch bald festere kartonartige Konsistenz annimmt und an der Oberfläche pulverig wird. Dabei entwickelt sich im Zentrum eine kleine Kuppe oder eine kraterförmige Vertiefung (Abb. 80). Radiäre, konzentrische oder cerebriforme Furchen gesellen sich hinzu (Abb. 81). Die Randzone weist bisweilen einen feinen Strahlenkranz auf, der in den Nährboden eintaucht. Die Pigmentbildung wechselt, je nach Variante. Der Pilzrasen kann ein schwefelgelbes (Abb. 82 und 83), gelb-weißliches, aber auch ein rötliches bis braunes Kolorit zeigen. Die Rückseite der Kolonie besitzt eine rötlich-braune Farbe. Pleomorphismus tritt kaum ein.

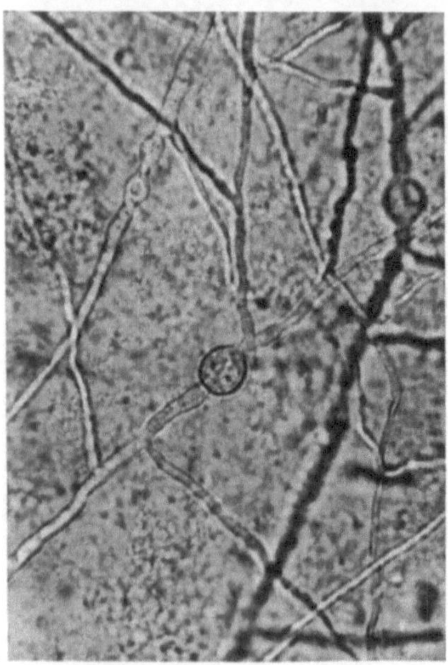

Abb. 84. Mikrokultur des Trichophyton tonsurans. Interkaläre Chlamydosporen in verdicktem Mycel (200fache Vergr.)

## c) Mikroskopisches Kulturpräparat

Verzweigte Hyphen mit rechteckigen Segmenten. Wir sehen zahlreiche, an kurzen Stielen sitzende Mikrokonidien von ovaler oder keulenförmiger Gestalt. Form und Größe wechseln mehr oder weniger (4—8 $\mu$ lang, 2—4 $\mu$ breit). Sie sind neben dem Typus Akladium gelegentlich in Botrytisform zu finden. Makrokonidien lassen sich seltener nachweisen. Diese besitzen dünne Wände und ein verdicktes distales freies Ende. Durchschnittlich zeigen sie eine Breite von 6 $\mu$ und eine Länge bis zu 45 $\mu$. Spezialnährböden (Getreidekörner) zur Spindelbildung sind meist erforderlich. Chlamydosporen entwickeln sich nur spärlich, keine Weinrankenformen.

## d) Tierversuche

Infektionen bei Meerschweinchen können erfolgreich verlaufen, doch ist dies nicht die Regel. Die Krankheitsdauer ist meist auffallend kurz. Im Haar finden sich einige Hyphen, teils in Arthrosporen segmentiert.

## 2. Hinweise zur Erkennung crateriformer Trichophyten

Abhängig von der Oberflächenkonfiguration fluoresziert die Kultur unter dem Wood-Licht zuerst in violetter Farbe. Konzentrische Streifen mit grünlichem, braunem oder rötlichem Schimmer gesellen sich bisweilen hinzu. Ältere Kolonien weisen eine olivgrüne Fluoreszenz auf (Lewis u. Mitarb. 1958).

Die großen Sporen im Haar könnten zwar auch an einen Pilz der faviformen Gruppe denken lassen, doch ist eine Verwechslung nicht möglich, sobald sich die Kultur entwickelt. Vielleicht ist eine Differenzierung erschwert, wenn gelegentlich ein Trichophyton mentagrophytes mit stärkerem cerebriformen Oberflächenrelief gezüchtet wird. Die bemerkenswert kleineren Mikrosporen im Haar sowie Weinrankenformen in der Kultur des Trichophyton mentagrophytes sollten den Befund jedoch stets klären.

In ihrem Bemühen, die Identität der verschiedensten crateriformen Pilztypen im Sinne ihrer Zugehörigkeit zum Trichophyton tonsurans zu untermauern, führte GEORG (1956) einen biologischen Test ein, der auf einem Thiaminteilbedürfnis aller „tonsurans"-Varianten beruht. In früheren Untersuchungen hatten nämlich MARIAT und DROUHET (1952) sowie SULLIVAN, BERESTON und WOOD (1954) bereits auf die Entwicklungshemmung der Trichophyton tonsurans-Stämme durch Vitamin $B_1$-Mangel aufmerksam gemacht. Dieser Test wäre daher auch zur Abgrenzung gegen das Trichophyton mentagrophytes geeignet, weil letzteres hinsichtlich des Vitamin $B_1$-Bedürfnisses unabhängig ist. Technisch geht man in gleicher

Tabelle 24. *Das Thiaminteilbedürfnis des Trichophyton tonsurans im Vergleich zum Trichophyton mentagrophytes*

| Pilzart | Nährboden | |
|---|---|---|
| | Vitaminfreier Kaseinagar | Thiamin-Kaseinagar |
| Trichophyton tonsurans. . . | ± bis + | ++++ |
| Trichophyton mentagrophytes | ++++ | ++++ |

Weise vor, wie das bereits im Kapitel über die Abgrenzung faviformer Pilze abgehandelt wurde. Von der dort beschriebenen Thiaminvorratslösung gibt man 4,0 cm³ zu 100,0 cm³ Kaseinagar. Wir erhalten dann pro cm³ Thiamin-Kaseinagar eine Konzentration von 0,4 γ Vitamin $B_1$. Der unbekannte Stamm wird sowohl auf das vitaminfreie Kasein als auch auf den Thiamin-Kaseinagar verimpft. Nach Tabelle 24 entwickelt sich das Trichophyton tonsurans nur dann gut, wenn Vitamin $B_1$ im Nährboden zugegen ist. Der Kontrollpilz ist nicht auf Thiamin angewiesen. Das gleiche gilt übrigens auch für das Trichophyton rubrum.

Zur weiteren Klärung der Identität eines Pilzes kann auch die „Hyphenverschmelzung" dienen (s. dort). Es ist bemerkenswert und ein zusätzlicher Beweis für die Zugehörigkeit bestimmter crateriformer Pilzvarianten zum Trichophyton tonsurans, daß TASCHDJIAN und MUSKATBLIT (1955) Anastomosenbildungen dieser Stämme nachwiesen.

## Kulturen mit rotem oder gelb-rötlichem Pigment

Das hervorstechendste Merkmal dieser Dermatophyten ist die Bildung weinroten bis purpurfarbenen bzw. gelb-rötlichen Pigmentes, das entweder die ganze Kultur durchsetzt, oder an der Unterseite des Mycels sichtbar wird; ihre Oberflächen weisen einen wolligen, bisweilen samtartigen Flaum auf. Eine mehr pulvrige Beschaffenheit ist gleichfalls bei einer Art (1) möglich. Selten produzieren auch Trichophyton quinckeanum-Stämme ein purpurfarbenes Pigment, doch wird dieser Pilz wegen seiner mikromorphologischen Beschaffenheit im Abschnitt über die Kulturen mit unpigmentierter granulöser oder flaumiger Oberfläche besprochen. Hier abzuhandeln sind daher: 1. Trichophyton rubrum, 2. Trichophyton mégninii, 3. Trichophyton gallinae und 4. Trichophyton sudanense.

# 1. Trichophyton rubrum (Castellani) Sabouraud (1911)

*Synonyma:*

Epidermophyton perneti Castellani (1907)
Epidermophyton rubrum Castellani (1909)
Trichophyton purpureum Bang (1910)
Trichophyton rubidum Priestley (1917)
Trichophyton A Hodges (1921)
Trichophyton B Hodges (1921)
Epidermophyton salmoneum De Mello (1921)
Trichophyton lilaceum Kawasaki (1921)
Trichophyton multicolor De Magalhaes und Neves (1923)
Sabouraudites ruber Ota und Langeron (1923)
Epidermophyton plurizoniforme Mac Carthy (1925)
Epidermophyton lanoroseum Mac Carthy (1925)
Trichophyton coccineum Katoh (1925)
Trichophyton spadix Katoh (1925)
Epidermophyton kagawaense Fujii (1931)
Trichophyton areolatum Negroni (1929)
Wahrscheinlich auch:
Trichophyton rodhaini Vanbreuseghem (1949)

## a) Mikroskopisches Bild in Hautschuppen und Haaren

In der Schuppe finden sich regellos wachsende, meist nicht sehr zahlreiche Hyphen (Abb. 85), die zwischen 1,5—4,5 $\mu$ breit sein können und in kurze rechteckige Arthrosporen zerfallen (Abb. 86). Bisweilen entwickeln sich in den obersten

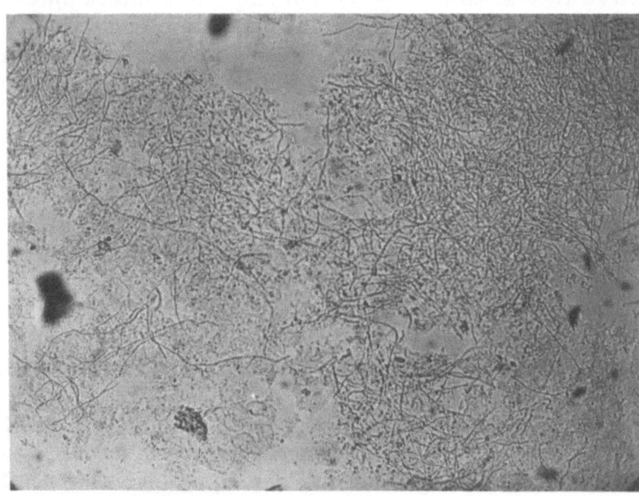

Abb. 85. Trichophyton rubrum-Hyphen in Hautschuppen (Kalilaugenpräparat; 40fache Vergr.)

Hornlagen im Verlauf eines Pilzfadens auch chlamydosporenartige Aufblähungen. Im Haar wächst der Pilz seltener als Ektothrix-, meist als Endothrixform (Abb. 87). Auffallend ist die Größe der rundlichen Sporen (4—6 $\mu$), die neben noch nicht gegliederten Mycelfäden reihenartig angeordnet sind (Abb. 88). Manchmal lassen die Haare Pilzbefall nur in Form sich verschlingender Hyphen auf der Haarkutikula erkennen, gelegentlich auch Teile eines Sporenmantels.

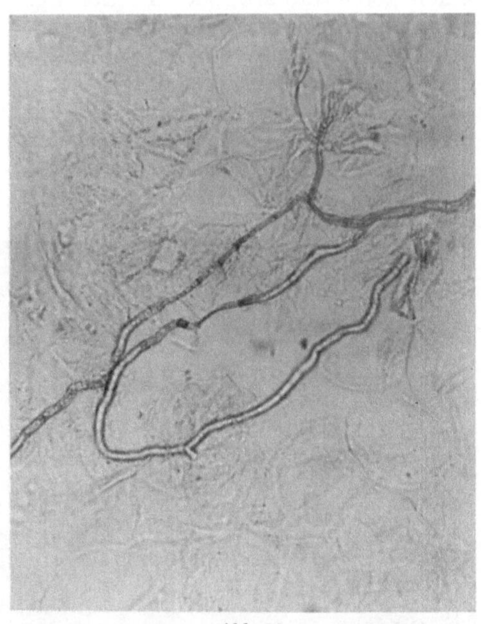

Abb. 86

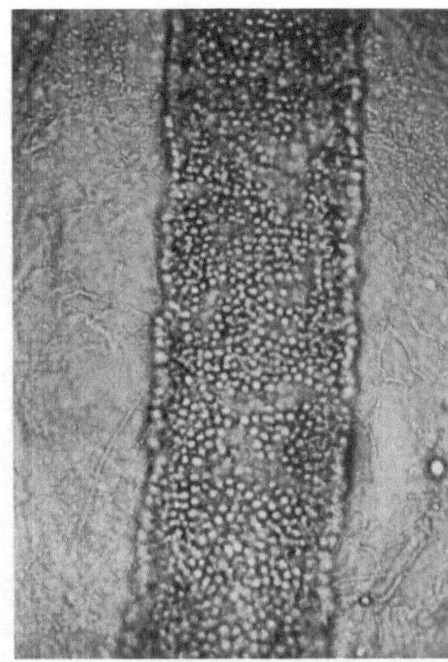

Abb. 87

Abb. 86.  Trichophyton rubrum-Hyphe in Hautschuppen
(270fache Vergr.)

Abb. 87.  Trichophyton rubrum in einem Lanugohärchen
des Unterschenkels. Sporen vorwiegend in regelloser Anordnung, an manchen Stellen aber Kettenform erkennbar
(270fache Vergr.)

Abb. 88.  Wie Abb. 87, aber Sporen ausgeprägt in linearer
Anordnung (270fache Vergr.)

Abb. 89.  Trichophyton rubrum, in scheibenförmiger Ausdehnung begriffen

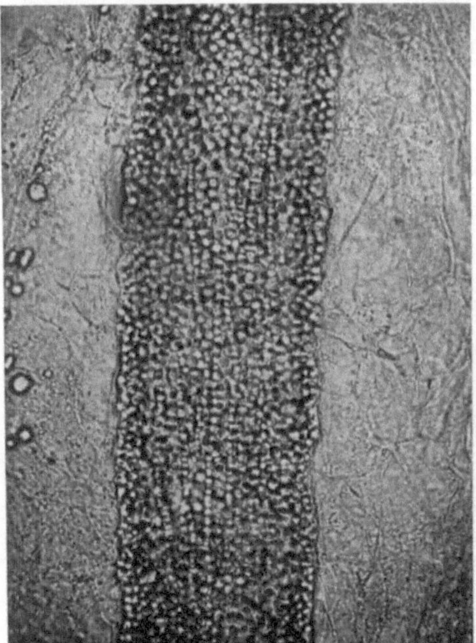

Abb. 88

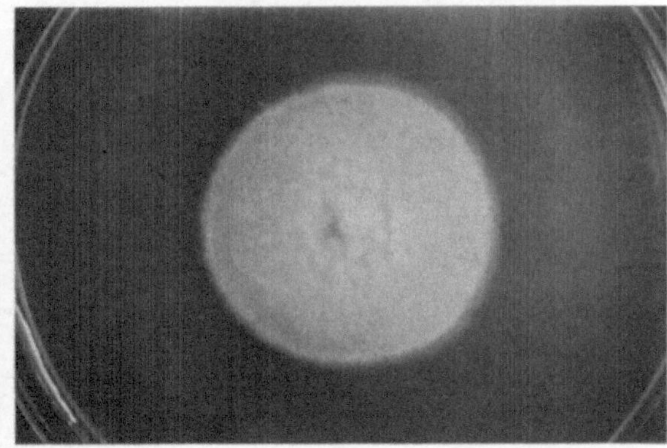

Abb. 89

## b) Makrokultur

Nach durchschnittlich 7—8 Tagen entwickelt sich ein kleiner, weißer flaumiger
Knopf, der sich rasch scheibenförmig ausbreitet (Abb. 89). Nach gewisser Zeit
kann dieser leicht einsinken; der Pilzrasen nimmt dadurch eine mehr samtartige

Beschaffenheit an. Normale Stämme bilden feine radiäre oder ringförmige Furchen (Abb. 90). Sehr selten finden wir eine mehr pulverartige Beschaffenheit der Oberfläche, die durch reichlichere Mikrokonidienbildung hervorgerufen wird (Abb. 91). Als charakteristisch gilt die Produktion eines purpurfarbenen Pigmentes an der Unterseite der Kultur auf zuckerhaltigen Nährböden(Abb. 92).

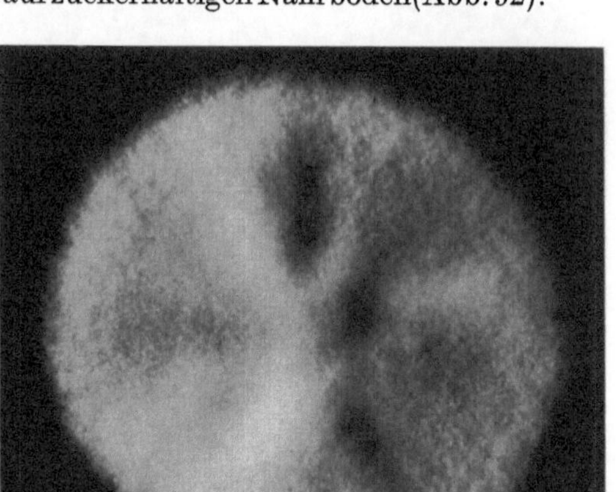

Abb. 90. Trichophyton rubrum-Kultur (Grütz-Kimmig-Agar), 20 Tage alt

Abb. 91. Trichophyton rubrum-Kultur (Grütz III-Agar), 14 Tage alt

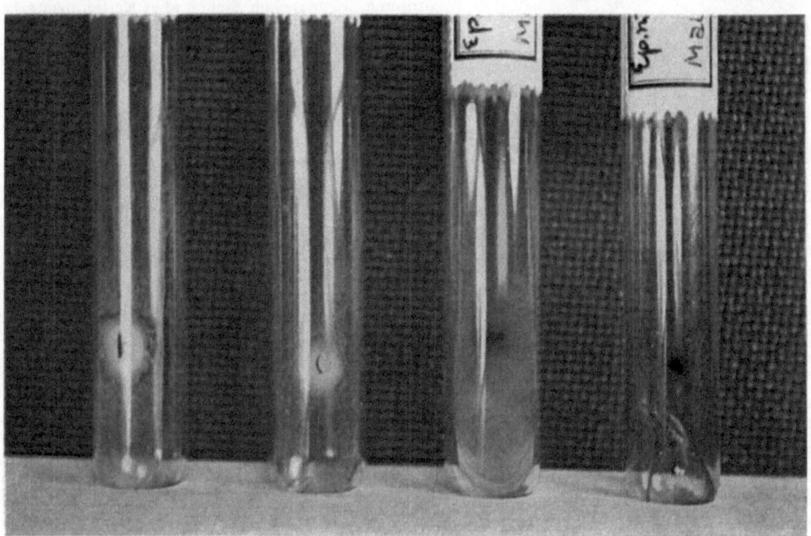

Abb. 92. Trichophyton rubrum-Pigmentbildung auf Maismehl-Glucose-Agar nach Bocobo und Benham. Die zwei Röhrchen rechts zeigen den rötlichen Farbstoff an der Rückseite der Kultur

In unseren Primärisolierungen haben wir fast nie bei dem ersten Auftreten des Flaums bereits Farbstoffbildung gefunden, vielmehr dauert es 2—3 Wochen, bis sich, vorzugsweise in der Peripherie der Kultur zwischen Nährboden und

Reagensglaswandung, das purpurfarbene Kolorit einstellt. Allmählich verfärbt sich dann die gesamte Unterseite des Pilzrasens (Abb. 93); bisweilen trifft dies aber auch nur auf einzelne Sektoren zu. Die Hyphen selbst können sich gleichfalls rosa bis purpurrot färben, doch scheint das bei den in Deutschland isolierten Kulturen nur selten der Fall zu sein. In der Menge wie im Farbcharakter schwankt die Pigmentproduktion beträchtlich, ein Grund, warum in der Vergangenheit so viele Arten beschrieben worden sind. Bei reichlicher Ausbildung des weißen Luftmycels bei gleichzeitig dicker Nährbodenschicht erleichtert man sich die Darstellung des Pigmentes, wenn man den Pilzrasen vom Agar abschabt. Die Oberfläche des Nährbodens imponiert tiefdunkelrot, fast schwärzlich. Pleomorphismus tritt nur langsam ein, schneller bei mehr pudrigen Kulturen, die ja — wie betont — von vornherein reicher an Sporen sind.

## c) Mikroskopisches Kulturpräparat

Wir finden septierte Hyphen, die sich verschlingen, verzweigen und vorwiegend in Akladium-, seltener in Botrytisform birnenförmige Mikrokonidien (3—8 $\mu$ lang) an kurzen Stielen hervorbringen. Chlamydosporen im Verlauf oder an der Spitze eines Mycelfadens werden beobachtet.

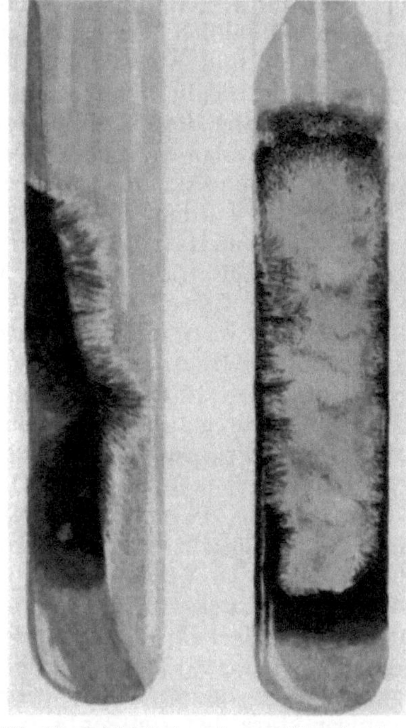

Abb. 93. Trichophyton rubrum, 2 Monate alte Kultur (nach GRÜTZ)

Nur vereinzelte Stämme produzieren auf Glucose-Pepton-Nährböden etwas reichlicher Makrokonidien bis zu 8 Kammern (Abb. 94). Ihre Wände sind dünn, mit schmaler Basis und kuppelartigem distalem Ende versehen, bisweilen keulenförmig gestaltet. Wir haben sie nach den Empfehlungen von BENHAM (1948) begünstigt auf Blutagar (Blood agar base-Difco, B 45) bis zu 50 $\mu$ lang und 7 $\mu$ breit gefunden. Auch Zugabe von Hefeextrakt oder Blutserum (KADEN 1957/58) zum üblichen Nährboden fördert die Makrokonidienbildung.

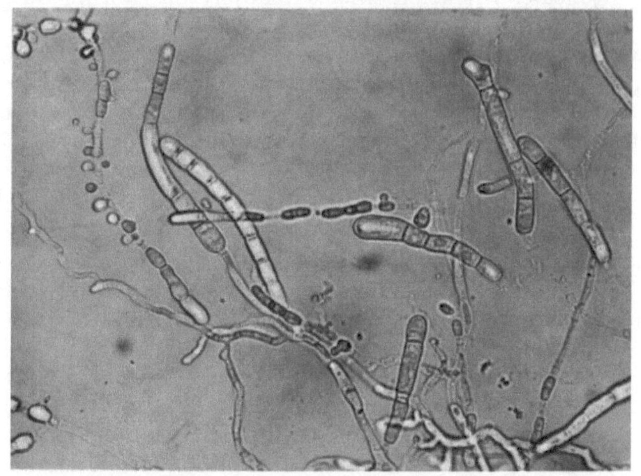

Abb. 94. Makrokonidien und vereinzelte Mikrokonidien des Trichophyton rubrum (6 Tage alte Mikrokultur in Bierwürze) (270fache Vergr.)

## d) Tierversuche

Schon bei den Beobachtungen 1909/10 über den „Rubrum"-Pilz trat die Frage in den Vordergrund, ob es sich bei diesem Erreger um ein Epidermophyton (kein

Haarbefall) oder ein Trichophyton (Haarbefall) handele (ältere Literaturangaben s. Bruhns und Alexander 1928). Erschwert wurde die Lösung durch das Problem der Erkennung und damit seiner exakten Klassifizierung, stellte sich doch nur allmählich heraus, daß er eine starke Neigung zur Bildung von Varianten besitzt (Ota und Kawatsure 1933). Muskatblit (1933) und andere Autoren hielten es für möglich, daß es ein Epidermophyton rubrum und ein Trichophyton purpureum gäbe, die als Mischinfektion bei den gleichen Kranken gefunden werden könnten, oder aber es läge nur eine Pilzart mit mindestens jenen beiden Varianten vor. Aus diesen Gründen ist es verständlich, daß zur Klärung häufig Tierversuche durchgeführt wurden. Die Impfungen bei Meerschweinchen gehen fast immer an (unter anderem Hashimoto, Irizawa und Ota 1930, Morioka 1934, Milochevitch 1935, Morikawa 1937, Vanbreuseghem 1949, Götz 1952/53, Silva, Kesten und Benham 1955, Fischer 1956), doch ist sie meist nur flüchtig. Während die Mehrzahl der Untersucher aber neben Hautbefall auch ein Eindringen in das Haar aufdeckte, vermochten wir bei unseren Hamburger Versuchsstämmen 1948—1950 einen solchen Befund nicht zu erheben. Hier liegen sicher, wie wir heute glauben, Virulenzschwankungen vor. Ob darüber hinaus das Trichophyton rubrum das Haar in Ektothrix- oder in Endothrixform (finden fast alle Autoren) befällt, oder sich Übergänge (Neoendothrix) zeigen, dürfte nicht ins Gewicht fallen, da heute allgemein anerkannt ist, daß diese von Sabouraud aufgestellten Klassifizierungsmerkmale nicht zuverlässig sind. Die scheinbaren Unterschiede im Verhalten des Pilzes erklären sich zwanglos durch wechselnde Stadien der Infektion. Die Variante Epidermophyton perneti konnte Beintema (1932) bei Meerschweinchen nicht zum Haften bringen. Auch Reiss (1944) erzielte bei diesen Tieren keine befriedigenden Resultate, doch gelang es ihm, 6—8 Wochen dauernde Infektionen (Trichophyton purpureum) bei kastrierten, weniger stark bei röntgenbestrahlten (Milz) Kaninchen zu erzeugen. Spätere Untersuchungen (Wharton, Reiss und Wharton 1950) ließen indessen keinen entscheidenden Einfluß der Kastration erkennen. Sternberg, Tarbet, Newcomer und Winer (1952) experimentierten mit weißen Mäusen. Nach intraperitonealer Injektion einer Trichophyton rubrum-Suspension fanden sie Monate später Granulombildungen an inneren Organen und in der Muskulatur. Aus weiteren Studien von Newcomer, Wright und Sternberg (1954) mit Ratten ging hervor, daß Pilzelemente unterhalb der Epidermis im Granulationsgewebe überleben können, wenn auch die meisten abstarben. Wiederholt wurde bei diesem Erreger durch Tierpassage eine Virulenzsteigerung erzielt.

## 2. Trichophyton mégninii Blanchard (1896)

*Synonyma:*

Trichophyton à culture rose Sabouraud (1893)
Trichophyton roseum Sabouraud apud Bodin (1902)
Trichophyton rosaceum Sabouraud (1909)
Trichophyton vinosum Sabouraud (1910)
Ectotrichophyton mégninii Castellani und Chalmers (1919)
Megatrichophyton mégninii Neveu-Lemaire (1921)
Sabouraudites mégnini Ota und Langeron (1923)
Aleurosporium rosaceum Grigorakis (1925)
Trichophyton (Aleurosporium) rosaceum Guiart und Grigorakis (1928)
Megatrichophyton roseum Dodge (1935)

### a) Mikroskopisches Bild in Hautschuppen und Haaren

In Schuppen sehen wir sich gabelndes, segmentiertes Mycel, das stellenweise in rundliche, vorwiegend in rechteckige Arthrosporen zerfällt; im Haar langgestreckte Fäden (Abb. 95), zahlreiche peripiläre, rundliche große Sporen, die wie Perlen hintereinander angeordnet sind, seltener auch regellos dem Haar-

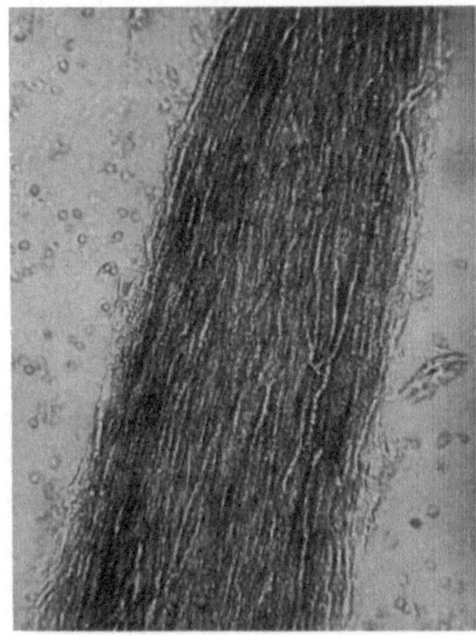

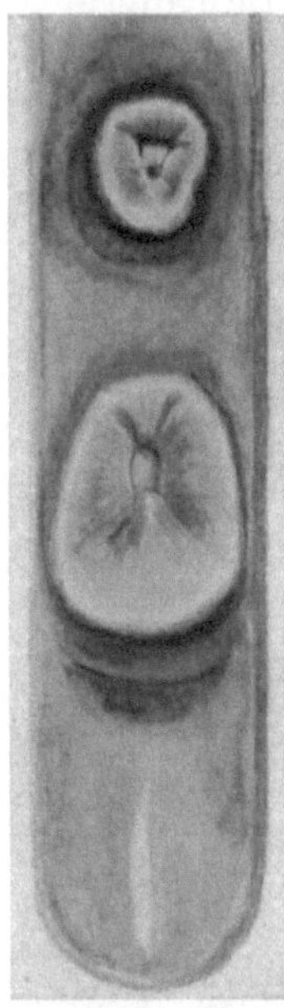

Abb. 95                                                    Abb. 96

Abb. 95. Trichophyton mégninii im Haar in Endothrixform. Die langen Hyphen zerfallen zum Teil in längliche Sporen (160fache Vergr.)

Abb. 96. Trichophyton mégninii, Reagensglaskultur, 21 Tage alt. Das Pigment diffundiert nicht in den Nährboden (Zeichnung nach GRÜTZ)

schaft anliegen. Bisweilen finden wir nur ein Geflecht sich verzweigender und kreuzender Hyphen mit geringgradiger Versporung. Der Pilz wächst sowohl ekto- als auch endothrich.

### b) Makrokultur

Nur langsam entwickelt sich anfänglich ein scheibenförmiges dichtes, wolliges weißes Mycel, das erst nach 2—3 Wochen in ein blaß-rosafarbenes Kolorit umschlägt (Abb. 96). Auf einen kleinen zentralen Knopf zulaufend, bilden sich mehrere Furchen, welche die Kultur in mehr oder weniger zahlreiche Segmente unterteilen (Abb. 97). Das rosafarbene Pigment nimmt gleichzeitig einen intensiveren Ton an, der schließlich tiefdunkelrot (bis violett) an der Unter-

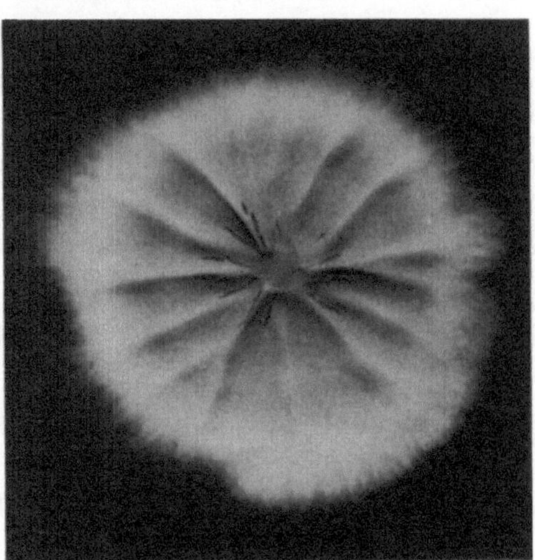

Abb. 97. Trichophyton mégninii, Kultur 18 Tage alt, Grütz III-Nährboden

seite des Pilzrasens sichtbar wird. Der Farbstoff diffundiert aber nicht über die eigentliche Koloniegröße hinaus in den Nährboden. Pleomorphismus tritt bald in Form eines weißen, sterilen Flaumes auf.

## c) Mikroskopisches Kulturpräparat

Wir sehen lange, septierte Hyphen mit auffallenden Verdichtungen des Protoplasmas. Birnenförmige, gestielte oder ungestielte große Mikrokonidien (durchschnittlich 6 μ lang) finden sich fast nur in Akladium-, selten in Botrytisform (Abb. 98). Diese werden bisweilen sehr reichlich gebildet, während langgestreckte

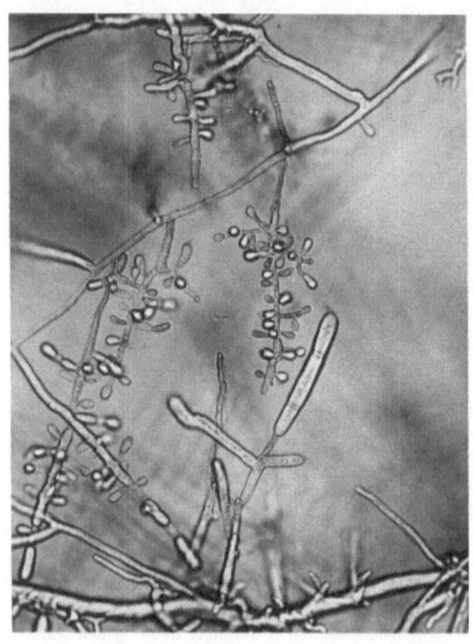

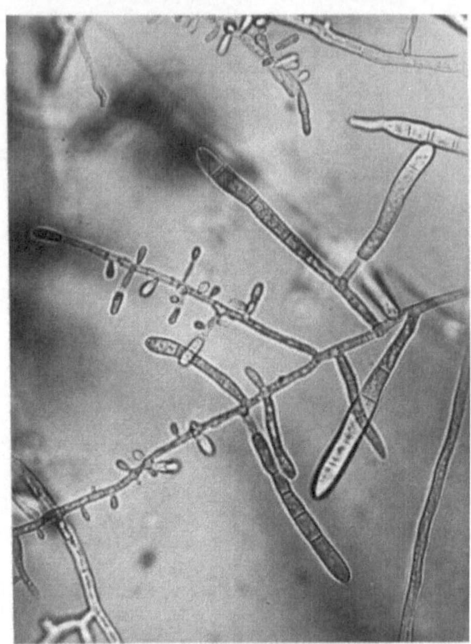

Abb. 98. Mikrokonidien des Trichophyton mégninii in einer Mikrokultur (Bierwürze) (270fache Vergr.)

Abb. 99. Makrokonidien des Trichophyton mégninii (in Bierwürze) (270fache Vergr.)

schmale, bis 40 μ lange Makrokonidien mit dünnen Wänden und 2—6 Kammern weit seltener anzutreffen sind (Abb. 99). Rudimentäre Kammzinkenformen wurden ebenfalls beobachtet.

## d) Tierversuche

Erfahrungen mit Meerschweinchen liegen seit Sabouraud vor. Die Infektion haftet im allgemeinen leicht. Zwischen dem 8.—12. Tag läßt sich der Pilz sowohl im Haarschaft wie peripilär wachsend nachweisen. Inwieweit dieser Erreger auch andere Laboratoriumstiere zu infizieren vermag, ist unseres Wissens nicht bekannt, die Wahrscheinlichkeit aber sicher gegeben.

## 3. Trichophyton gallinae (Mégnin) Silva und Benham (1952)

*Synonyma:*

Epidermophyton gallinae Mégnin (1881 bzw. 1890, da erste Züchtung und Beschreibung)
Lophophyton gallinae Matruchot und Dassonville (1899)
Achorion gallinae Sabouraud (1910)
Sabouraudites gallinae Ota und Langeron (1923)
Closteroaleurosporia gallinae Grigorakis (1925)
Microsporum gallinae Grigorakis (1929)
Sabouraudites gallinae Langeron und Milochevitch (1930)

## a) Mikroskopisches Bild in Hautschuppen und Federn

Der Pilz ist der Erreger des Hühnerfavus. In Schuppen finden sich segmentierte, zu kurzen Arthrosporen zerfallende Hyphen. In Federn dringt der Pilz nicht ein, sondern umwächst sie nur in Höhe der Follikelmündung. Scutula setzen sich aus verfilzten Mycelfäden zusammen, doch wurden solche auf der

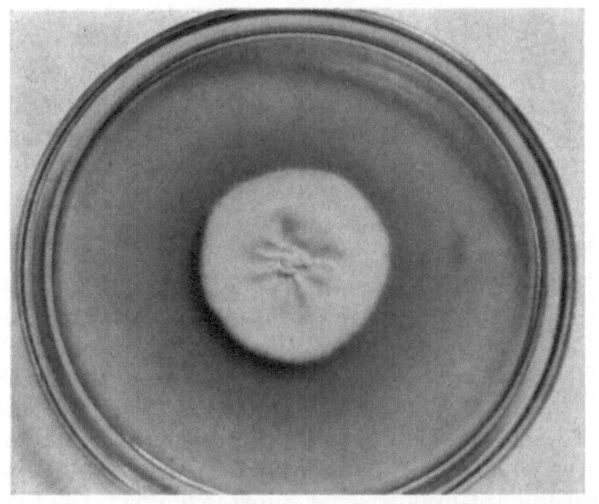

Abb. 100

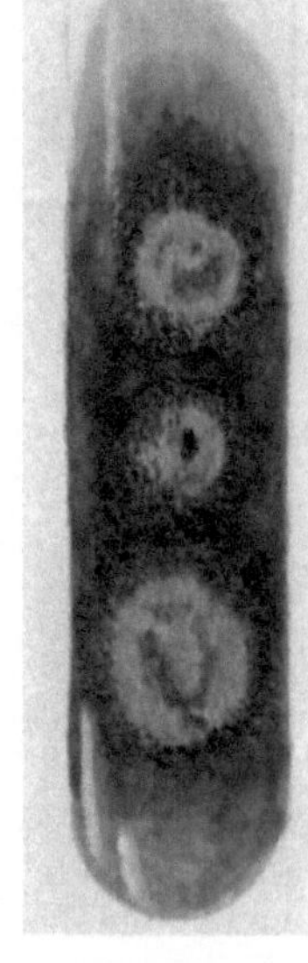

Abb. 101

Abb. 100. Trichophyton gallinae, 11 Tage alt, Grütz III-Nährboden

Abb. 101. Trichophyton gallinae-Reagensglaskultur. 5 Wochen alt, in den Nährboden diffundierendes rotes Pigment (Zeichnung nach GRÜTZ)

menschlichen Haut noch nicht beobachtet. In neuerer Zeit sind nur zwei Humaninfektionen bekannt geworden (TORRES und GEORG 1956 sowie FLORIAN und FARKAS 1957).

### b) Makrokultur

Aus dem Implantat entwickelt sich ein kleiner, weißer flaumiger Knopf, der sich rasch vergrößert. Nach einiger Zeit verfärbt sich der dann weiß-gelbliche Pilzrasen leicht rosa. Eine Temperatur von 30°C soll sich dabei förderlich auswirken. Am auffallendsten ist nun die Diffusion eines himbeerfarbenen Pigmentes in den gesamten Nährboden hinein, die sich also nicht auf den Bereich der eigentlichen Kultur beschränkt (Abb. 100). Gleichzeitig bilden sich teils radiäre, teils cerebriforme Furchen, die dem Pilzkuchen ein buckliges Relief verleihen (Abbildung 101). Auf dem Kamm zentraler Kuppen treten bisweilen feine Haarrisse wie in einer Glasur auf, durch die das Dunkelrot des Nährbodens sichtbar wird.

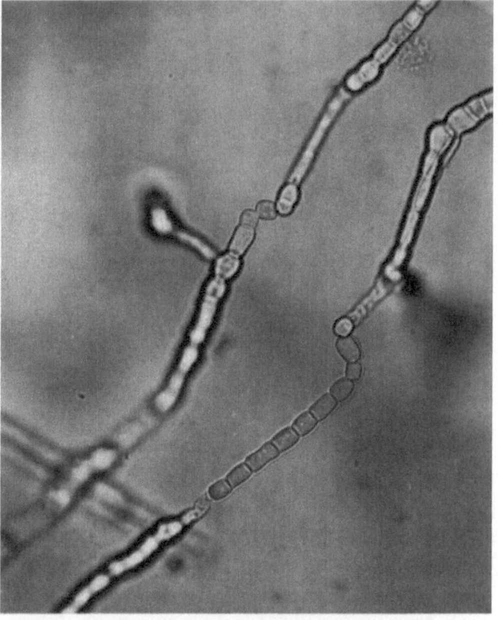

Abb. 102. Mikrokultur eines Trichophyton gallinae. In Arthrosporen zerfallende Hyphen (270fache Vergr.)

## c) Mikroskopisches Kulturpräparat

Wir finden septiertes Mycel (Abb. 102) mit wenig ovalen bis birnenförmigen Mikrokonidien in Akladiumform. Spindelförmige Makrokonidien mit dünnen Wänden, 2—8 Kammern, bis 45 $\mu$ lang, 5—8 $\mu$ breit (Abb. 103) lassen sich reichlicher nachweisen als bei dem Trichophyton mégninii bzw. rubrum.

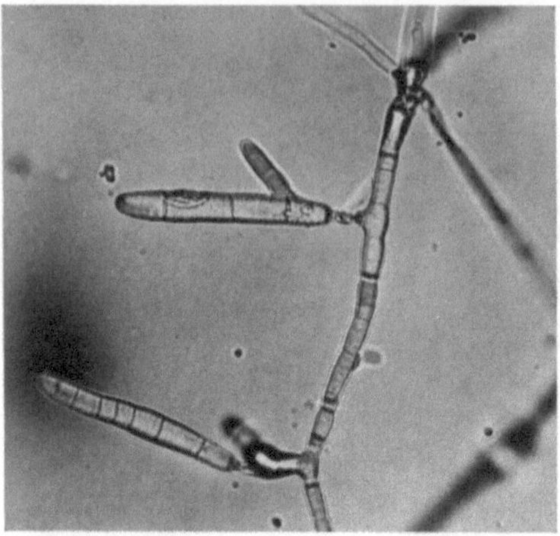

Abb. 103. Reichliche Makrokonidienbildung in der Mikrokultur des Trichophyton gallinae

## d) Tierversuche

Spontane Infektionen unter Hühnern sind nicht so selten. Aus älteren Untersuchungen geht Erkrankung der Epidermis bei Kaninchen, Mäusen und Meerschweinchen hervor, teils unter Scutulabildung. Torres und Georg (1956) infizierten Meerschweinchen und fanden Haarbefall unter Bildung von 4—8 $\mu$ großen Sporen (ektothriches Wachstum) (Abb. 104). Neuere Experimente mit Hühnern führten Polemann und Scharfenberger (1954) durch. Der Pilz haftet nach Verreibung von Kulturpartikeln mit Sandpapier am Kamm des Tieres viele Monate lang und stellt auf diese Weise ein ideales Versuchsfeld für die Testung antimykotischer Substanzen dar. Die Latenz-

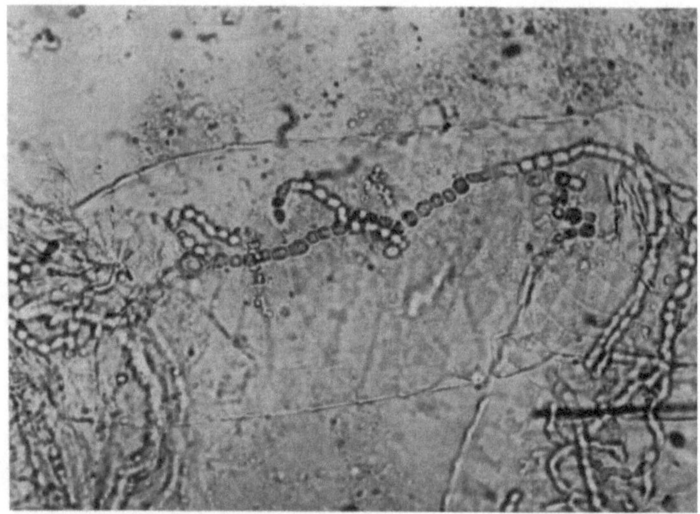

Abb. 104. Trichophyton gallinae; Bildung großer Sporen (Durchmesser 6 $\mu$) im Meerschweinchenhaar

zeit bis zum Sichtbarwerden punktförmiger Herde, die zu Scutula zusammenfließen, beträgt 9—11 Tage. Allmählich breitet sich die Infektion, zunächst unter Bildung typisch weißlicher, ringförmiger Trichophytieherde über Kamm, Kopf, Hals und Rücken des Tieres aus. Sofern die Tiere nicht sterben, setzt nach 8—9 Monaten allmähliche Spontanheilung ein. Neuinfektionen sind möglich, nur verlaufen sie verkürzt. Histologische Untersuchungen von Polemann (1956) zeigten strenge Begrenzung der schmarotzenden Hyphen auf das Stratum corneum der Epidermis. Entzündliche Veränderungen sollen in der Cutis völlig fehlen.

## 4. Trichophyton sudanense JOYEUX (1912)

Geschichtliches:

Der Pilz wurde von JOYEUX bei Kopftrichophytien im Sudan 1912 entdeckt und von ihm als Endothrix-Trichophyton klassifiziert. Außer von VANBREUSEGHEM (1950), dem wir eine neuere sorgfältige Studie über diesen Pilz verdanken, finden wir

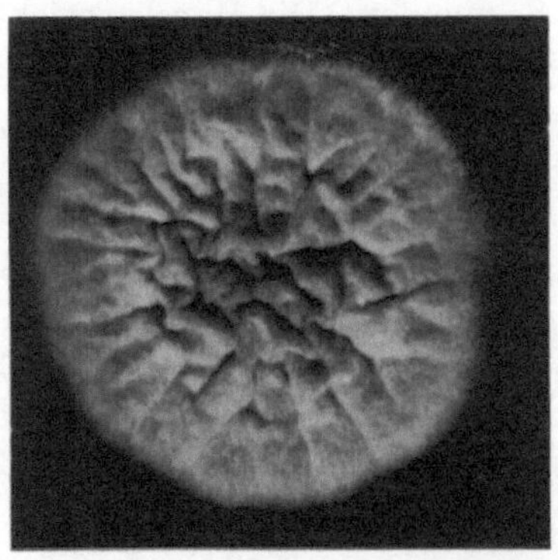

Abb. 105. Trichophyton sudanense (Stamm Brüssel), 10 Tage alt, Pepton-Agar

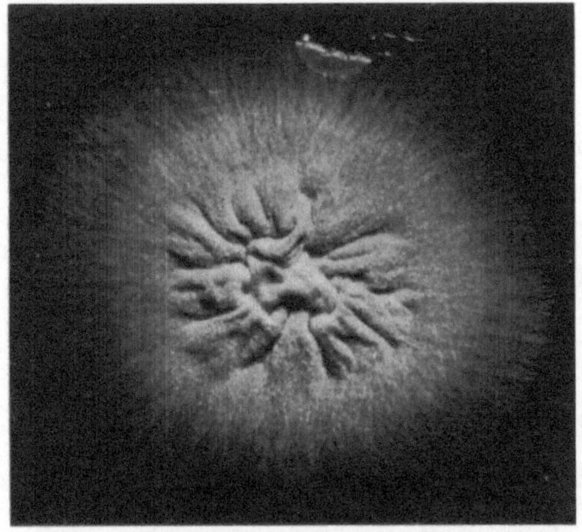

Abb. 106. Trichophyton sudanense (Stamm London), 10 Tage alt, Pepton-Agar, Nahaufnahme

in der Literatur nur noch Arbeiten zweier älterer Untersucher (CATANEI 1933, RODHAIN 1943). Im Gegensatz zu CATANEI konnte aber VANBREUSEGHEM, der für diesen Dermatophyten ein besonderes Genus „Langeronia" kreierte, keine Spindelsporen nachweisen.

Synonyma:

Langeronia soudanensis VANBREUSEGHEM (1950).

### a) Mikroskopisches Bild in den Haaren

Es finden sich für EndothrixWachstum charakteristische, unregelmäßig große, rechteckige Hyphensporen teils in Ketten, deren Elemente durchschnittlich 4—5 $\mu$ lang sind; daneben unversporte Fäden. Der Pilz befällt wohl nur den behaarten Kopf.

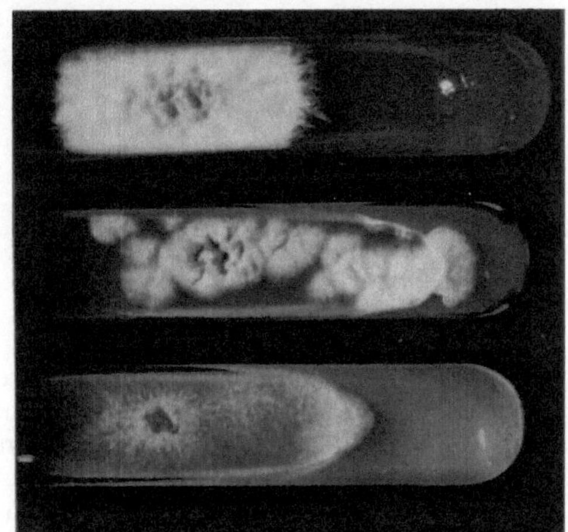

Abb. 107. Trichophyton sudanense auf verschiedenen Nährsubstraten. 16 Tage alt. Malz-Pepton: keine Pigmentbildung; Pepton: mehr faviformer Charakter; Glucose-Pepton: sehr gute orangefarbene Pigmentbildung

### b) Makrokultur

Innerhalb von 4—5 Tagen zeigt sich eine kleine goldgelbfarbene Prominenz mit zunächst glatter, später buckliger und gefältelter Oberfläche (Abb 105). Das Wachstum geht bemerkenswert langsam vor sich (Durchmesser etwa 1 cm in 2 Wochen). Der Rand der Kultur weist bald einen weißlichen Flaum auf, der besonders in den Subkulturen eine pleomorphe Degeneration vermuten läßt, das

Zentrum aber zunächst verschont (Abb. 106). Der zentrale Knopf schickt zahlreiche strahlige, wurzelfüßchenartige Ausläufer in die Peripherie. Charakteristisch ist das aprikosenfarbene Pigment, das besonders auf einem Nährboden hervortritt, der statt Maltose 2% Glucose enthält (Abb. 107). Auch ältere Subkulturen entwickeln auf Glucose-Maismehlagar noch typischen Farbstoff. Echter Pleomorphismus tritt spät ein.

### c) Mikroskopisches Kulturpräparat

Die Hyphen bestehen aus zahlreichen kurzen Segmenten. Die Mycelentwicklung bietet insofern ein besonderes Phänomen, als sich die von einer Mutterhyphe

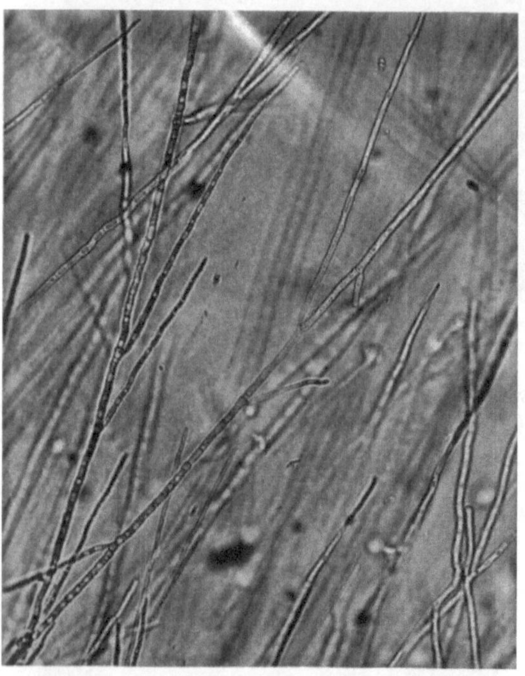

Abb. 108. Trichophyton sudanense-Mikrokultur. In entgegengesetzter Richtung wachsende Seitenäste einer Hyphe (160fache Vergr.)

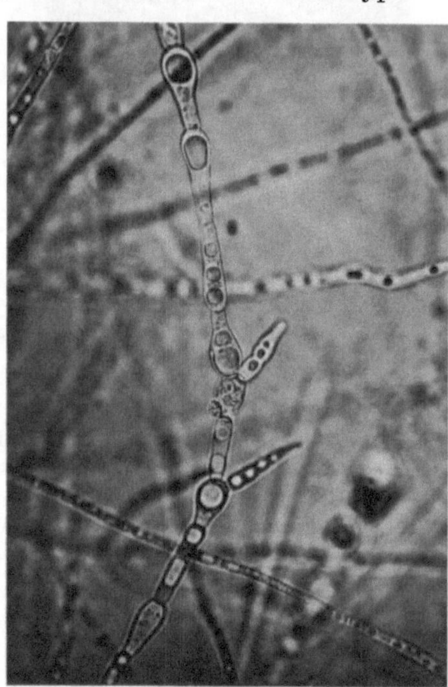

Abb. 109. Trichophyton sudanense-Mikrokultur, reichlich vakuolisierte rakettmycelartige Hyphen (320fache Vergr.)

proximal und distal abgehenden Seitenzweige in ihrer Wachstumsrichtung gegensinnig verhalten, so daß sie sich überkreuzen (Abb. 108). Dieses Bild wiederholt sich auch an den Seitenzweigen, die ihrerseits wieder zu Mutterhyphen werden. Der Zerfall der Pilzfäden in kleine Arthrosporen ist sehr ausgeprägt und auffallend. Sie können leicht mit echten, in Trauben angeordneten Mikrokonidien, die jedoch rundliche Formen besitzen, verwechselt werden. Mikrokonidien vom Akladium-Typ werden zwar gebildet, sind aber nicht häufig. Wir finden reichlich Chlamydosporen in terminaler oder interkalärer Anordnung, keine Makrokonidienbildung, keine Weinrankenformen (Abb. 109).

### d) Tierversuche

Mit gealterten Stämmen gelang es Catanei (1933), den Erreger auf Meerschweinchen und Affen zu übertragen. Auch Vanbreuseghem bediente sich dieser Methode und konnte im Haar wachsende, zu etwa 4 $\mu$ großen Mycelsporen zerfallende Hyphen nachweisen.

## 5. Hinweise zur Erkennung der Trichophyten mit roter bzw. gelb-rötlicher Pigmentbildung

Die Farbstoffbildung eines Pilzes ist notwendigerweise in ihrer Intensität und ihrem Charakter Schwankungen unterworfen, da die Pigmente als Stoffwechselprodukte ja wesentlich von den angebotenen Nährstoffen abhängen. Grundsätzlich gehen wir von der Auffassung aus, daß es sich um eine Gen-gebundene fermentative Leistung handelt, die als artspezifisch zu betrachten ist. Dagegen spricht nicht die mit zunehmendem Alter einer Kultur nachlassende Leistungsfähigkeit zur Bildung eines bestimmten Farbstoffes. Neben der Art des auftretenden Pigmentes müssen wir indessen zur Differenzierung weitere Kriterien wie mikromorphologische Besonderheiten, spezifische Wachstumsbedürfnisse, unter Umständen auch den Tierversuch heranziehen.

Immer sollten wir uns bemühen, einen möglichst frisch isolierten Stamm zu Klassifizierungszwecken zu verwenden. Schon die Frage nach der Herkunft des Züchtungsmaterials ist wichtig. In der überwiegenden Mehrzahl der Fälle isolieren wir das *Trichophyton rubrum* aus Hautschuppen oder Nagelspänen, viel seltener aus Haaren. Das Trichophyton mégninii andererseits wird vorwiegend aus dem Haar gezüchtet, und in Übereinstimmung damit isolierten auch wir unsere in Hamburg beobachteten Stämme dieser Art nur aus tiefen Trichophytien der Bartregion. Das Trichophyton gallinae wird fast nie beim Menschen gefunden, sondern gilt, wie auch schon die Namengebung erkennen läßt, als Parasit des Geflügels.

Die außerordentlich starke Tendenz des vegetativen Mycels des *Trichophyton sudanense*, bei nur mäßiger Bildung von Mikrokonidien in Arthrosporen zu zerfallen, läßt mikroskopisch eine Verwechslung mit anderen Pilzarten schwerlich zu. Der Pilz wächst im Haar endothrich. Bei der Makrokultur könnte bisweilen eine Verkennung mit dem Trichophyton ferrugineum in Frage kommen, und zwar dann, wenn letzteres reichlich goldgelbes Pigment bildet. Der faviforme Charakter des Trichophyton ferrugineum kann aber nicht übersehen werden. Auch die Klinik (Bild meist einer Mikrosporie durch das Trichophyton ferrugineum) schützt vor Mißverständnissen. Die Abgrenzung der seltenen rötlichen Variante des Trichophyton mentagrophytes wird an anderer Stelle besprochen.

Wie gesagt, kommt dem Charakter der Pigmentbildung noch immer eine nicht unwesentliche Bedeutung zur Differenzierung zu. Unser Bemühen ist es also, die Farbstoffbildung möglichst anzuregen. Zu diesem Zwecke sind verschiedene Spezialnährböden entwickelt worden, die wir gegebenenfalls heranziehen müssen.

*Kartoffel-Glucose-Nährboden*

```
Kartoffeln . . . . . . . . . . . . . .  300,0
Glucose . . . . . . . . . . . . . . .   10,0
Agar. . . . . . . . . . . . . . . . .   15,0
Aqua dest. . . . . . . . . . . . . .  1000,0
```

Die Kartoffeln werden geschält, gewaschen und zerschnitten. Nach Zusatz von 750 cm³ Wasser wird der Inhalt bis auf 500,0 cm³ eingedickt, anschließend durch Mull filtriert. Diesem Filtrat setzt man den durch Kochen in 500,0 cm³ Wasser aufgelösten Agar sowie Glucose hinzu. Abfüllen in Reagenzgläser, Sterilisieren im Autoklaven und Erstarren des abgekühlten Nährbodens in Schräglage beenden die Zubereitung.

Aus den USA steht ein auch in Deutschland erhältlicher *Kartoffel-Glucose-Agar* zur Verfügung (Difco), der bereits alle notwendigen Ingredienzien enthält. Von Bocobo und Benham (1949) wurde zur Anregung der Purpurpigmentbildung des *Trichophyton rubrum* besonders ein Maismehlnährboden mit Glucose empfohlen, weiß man doch aus verschiedenen Untersuchungen, daß bestimmten Kohlenhydraten eine wesentliche Bedeutung zur Farbstoffbildung zukommt.

### Maismehl-Glucose-Agar

| | |
|---|---|
| Glucose | 15,0 |
| Gelbes Maismehl | 62,5 |
| Agar | 20,0 |
| Aqua fontana | 1500,0 |

Das Maismehl in Wasser wird 1 Std bei 60°C erhitzt, filtriert und wieder auf 1500,0 mit Wasser aufgefüllt. Zugabe des Agars, Kochen 1 Std, Zugabe der gelösten Glucose, durch Mull filtrieren, auf Röhrchen füllen und im Autoklaven sterilisieren. Es empfiehlt sich, das Filtrieren des Nährbodens durch Mull im Autoklaven durchzuführen, da der Agar sonst zu rasch erstarrt.

Wir geben nun die Tabelle 25 von SILVA und BENHAM (1952) wieder, die erkennen läßt, in welchem Grade sich die rotes Pigment bildenden Pilzarten in ihrer Leistungsfähigkeit unterscheiden (Wachstum bei 27°C bis zu 6 Wochen). Auch das Trichophyton mentagrophytes ist aus differentialdiagnostischen Erwägungen bereits hier mit angeführt.

Tabelle 25. *Vergleich der Pigmentbildungsfähigkeit verschiedener Pilzarten als Hilfsmittel zu ihrer Differenzierung*

| Pilzart | Art des Nährbodens | | |
|---|---|---|---|
| | Kartoffel-Glucose-Agar | Maismehl-Agar | Maismehl-Glucose-Agar |
| Trichophyton rubrum | stark weinrot | kein Pigment | weinrot |
| Trichophyton mentagrophytes | hellgelb bis orange bis rötlich | kein Pigment oder blaßrosa bis braun | kein Pigment oder orange bis gelb |
| Trichophyton mégninii | tiefrot | rosenrot | rosa |
| Trichophyton gallinae | aprikosenfarben, in den Nährboden diffundierend | kein Pigment | kein Pigment oder blaßgelb-bräunlich |

Wir sehen, nur das Trichophyton mégninii bildet auf Maismehlagar ohne Glucose rötliches Pigment. Am günstigsten für die Farbstoffbildung aller Arten erweist sich der Kartoffel-Glucose-Agar, während für die Abgrenzung des Trichophyton rubrum gegen das Trichophyton mentagrophytes (kein Pigment) der Maismehl-Glukose-Agar nützlich ist.

Die Diffusion des himbeerfarbenen Pigmentes des *Trichophyton gallinae* durch den gesamten Nährboden wird zur Abgrenzung gegen das Trichophyton mégninii und auch das Trichophyton rubrum angeführt. Nach eigenen Erfahrungen kann sich aber der rote Farbstoff vereinzelter Trichophyton rubrum-Stämme ebenfalls im ganzen Nährboden verteilen. Ein wichtiges mikrokulturelles Unterscheidungsmerkmal ist hingegen die auffallend reiche Makrosporenbildung (Spindeln) des Trichophyton gallinae. Es wird darin von keiner der beiden anderen Pilzarten erreicht. Von verschiedenen geprüften Nährböden erzielten SILVA und BENHAM die kräftigste Makrokonidienbildung, wenn sie das Trichophyton gallinae auf einen Kaseinagar (s. S. 171) oder Hefeextrakt übertrugen. Die Mikrokonidienbildung war gering ausgeprägt. Das Trichophyton mégninii zeigte umgekehrt nur wenige Makrokonidien, wohl aber viele Mikrokonidien.

Da in der Vergangenheit das *Trichophyton mégninii* mit dem Trichophyton gallinae häufig verwechselt worden ist, schildern wir ferner einen wichtigen physiologischen Differenzierungstest für diese beiden Pilzarten (Georg und Camp 1957). Er beruht auf dem Histidinbedürfnis des Trichophyton mégninii. Wir verwenden den gleichen Grundnährboden, wie wir ihn auf S. 171 angegeben haben, nur ersetzen wir das Kasein durch 1,5 g Ammoniumnitrat. Zu 100,0 cm³ verflüssigten Ammoniumnitratagars werden 2,0 cm³ einer *l-Histidin-Stammlösung* zugegeben (Histidinkonzentration 30 $\gamma$ pro cm³). Nach dem Abfüllen auf Reagenzgläser (5,0 cm³), Sterilisieren und Erstarren des Agars in Schräglage können die Röhrchen beimpft werden.

l-Histidin. . . . . . . . . . . . . . . 150 mg
Aqua dest. ad . . . . . . . . . . . 100,0

Bei 120°C im Autoklaven 10 min erhitzen, bei 5°C aufbewahren.

Ohne Histidin vermag also das Trichophyton mégninii auf einem Ammoniumnitratagar nicht zu vegetieren, wohl aber das Trichophyton gallinae, wie aus Tabelle 26 hervorgeht.

Tabelle 26. *Das Histidinbedürfnis des Trichophyton gallinae und des Trichophyton mégninii*

| Pilzart | Ammonium-nitrat | Ammoniumnitrat + Histidin |
|---|---|---|
| Trichophyton mégninii | 0 | ++++ |
| Trichophyton gallinae | ++++ | ++++ |

Abschließend führen wir noch die UV-Bestrahlung (Wood-Licht) an. Nach Lewis und Hopper sei zwar ein fluoreszierender blauer Farbton im Zentrum (bei jüngeren Kulturen) oder in der Peripherie (bei älteren Kulturen) zu finden, doch ließen unsere Kulturen insgesamt nur einen violetten Schimmer erkennen. Weitere Differenzierungsmerkmale gegenüber dem Trichophyton mentagrophytes und dem Trichophyton equinum sind unter der betreffenden Pilzart nachzulesen.

# Kulturen mit unpigmentierter granulöser oder flaumiger Oberfläche

(Gypseum-Gruppe von Conant)

Diese Kulturen bilden einen pulvrigen, teils glattflaumigen, scheibenartigen Pilzrasen, der sich schneeweiß bis chamois, an der Unterseite aber rötlichbraun verfärben kann. Abzuhandeln sind 1. das Trichophyton mentagrophytes, 2. das Trichophyton equinum und 3. das Trichophyton quinckeanum. Nur das letztere produziert selten auch ein purpurfarbenes Pigment, vor allem an der Unterseite der Kultur.

## 1. Trichophyton mentagrophytes (Robin) Blanchard (1896)

*Synonyma:*

Microsporon mentagrophytes Robin (1853)
Trichophyton pyogène à cultures blanches Sabouraud (1894)
Trichophyton felineum Blanchard (1896)
Trichophyton gypseum Bodin (1902)
Trichophyton granulosum Sabouraud (1909)
Trichophyton radiolatum Sabouraud (1910)
Trichophyton lacticolor Sabouraud (1910)
Trichophyton niveum Sabouraud (1910)
Trichophyton radians Sabouraud (1910)

Trichophyton denticulatum SABOURAUD (1910)
Trichophyton persicolor SABOURAUD (1910)
Trichophyton farinulentum SABOURAUD (1910)
Trichophyton asteroides SABOURAUD (1910)
Trichophyton griseum FISCHER (1913)
Trichophyton radioplicatum FISCHER (1913)
Kaufmann-Wolfscher Pilz (1914)
Trichophyton interdigitale PRIESTLEY (1917)
Trichophyton „C" HODGES (1921)
Trichophyton Kaufmann-Wolf OTA (1922)
Trichophyton pedis OTA (1922)
Trichophyton gypseum granulosum var. I und II BALLAGI (1926)
Epidermophyton interdigitale NANNIZZI (1927)
Epidermophyton variabile KARRENBERG (1928)
Ctenomyces mentagrophytes (ROBIN) LANGERON und MILOCHEVITCH (1930)
Trichophyton gypseum subfuscum BERDE (1937)
Wahrscheinliche Synonyma:
Trichophyton viannay DE MELLO (1915)
Ectotrichophyton farinulentum CASTELLANI und CHALMERS (1918)
Trichophyton depressum MACCARTHY (1925)
Trichophyton eriotrephon PAPEGAAY (1925)
Closteroaleurosporium persicolor GRIGORAKI (1925)
Ctenomyces bossae MILOCHEVITCH (1935)
Epidermophyton luteum SZATHMARY (1938)
Epidermophyton sulfureum SZATHMARY (1938)

Alle hier zitierten Pilzarten, deren Genus-Bezeichnung „Trichophyton" 1923 von OTA und LANGERON durch „Sabouraudites", 1930 durch „Ctenomyces" von LANGERON und MILOCHEVITCH ersetzt wurde, zählen hierher.

Den hier angeführten Dermatophyten ist die Bildung von „kleinen" Sporen ($\varnothing$ 2—4 $\mu$) im Sinne der mikroiden Trichophyten gemeinsam, die bekanntlich nach überlieferter Auffassung Ektothrix-Pilze darstellen. Wie sehr auch der Prototyp Trichophyton mentagrophytes zu Variationen neigt, geht ebenfalls aus der Vielzahl der in der Vergangenheit jeweils „neu" entdeckten Arten hervor. Noch offen ist aber die Frage, inwieweit dieser oder jener Mycet im Laufe weiterer Forschung sich nicht doch als eigene Species herausstellen sollte. So hat sich inzwischen beispielsweise das Trichophyton equinum, das man bis jüngst ebenfalls zu dieser Gruppe zählte, durch die Untersuchungen von GEORG, KAPLAN und CAMP (1957) als eigene Art erwiesen. Auch das Trichophyton quinckeanum sollte unserer Auffassung nach — im Gegensatz zu CONANT — noch eine Sonderstellung beibehalten.

Besonders in dem deutschsprachigen Schrifttum wurde lange Zeit die Auffassung vertreten, der aus Fußläsionen isolierte Erreger (Kaufmann-Wolf-Pilz) sei eine eigene Spezies, die es gegen das Sabouraudsche Trichophyton gypseum abzugrenzen gelte. Durch den Hinweis von MIESCHER, FISCHER und WALCH (1953) und die Untersuchungen von SCHULZ, RIETH und C. SCHIRREN (1954) hat sich zwar inzwischen die Zuordnung des Kaufmann-Wolfschen Pilzes zum Genus „Trichophyton" sicherstellen lassen, was aber trotzdem nicht notwendigerweise die Identität beider Pilze beinhalten muß. Manche Autoren beziehen offenbar nur die aus Fußherden gezüchtete „flaumige" weiße Pilzform auf das Trichophyton „interdigitale". Das ist nicht konsequent, denn man kann in gleicher Weise auch einen „granulösen" Pilz aus einer Fußmykose isolieren, der sich nach eigenen

Untersuchungen indessen in seiner Vitalität deutlich von dem granulösen Typus unterscheidet, den wir aus Bart- oder Kopfhaaren gewinnen (Götz 1952/53). Eine Abgrenzung gegenüber den aus Kopfhaaren isolierten granulösen Kulturen führen die amerikanischen Autoren jedoch nicht mehr durch. Daß die Neigung hierzu gering ist, geht auf folgendes zurück: die klinischen Gesichtspunkte bei der Klassifizierung in den letzten Jahrzehnten sind zurückgetreten gegenüber den allein in der Kultur zu findenden mikroskopischen Merkmalen (Emmons); und in der Tat sind sich die rein morphologischen Elemente einer mikroiden granulösen Kultur, seien sie aus der interdigitalen Epidermis (altes Epidermophyton interdigitale Kaufmann-Wolf), seien sie aus Kopfhaar (altes Trichophyton gypseum Sabou-

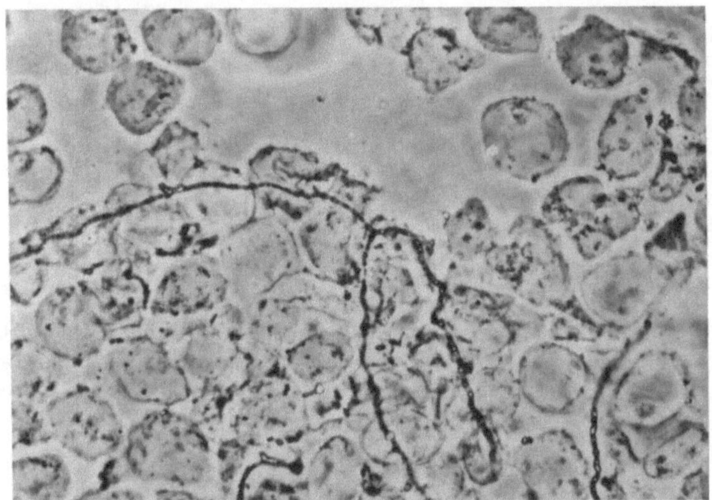

Abb. 110. Trichophyton mentagrophytes. Hyphe in Hautschuppen bei 270facher Vergr. (Phasenkontrastaufnahme)

raud) gezüchtet, weitgehend gleich bzw. identisch. Als Kliniker vermag uns das nicht ganz zu befriedigen, aber gewisse Diskrepanzen sind nun einmal bei jeder Systematik in Kauf zu nehmen. Nach der Klassifizierung von Langeron und Vanbreuseghem bleibt zwar die uns zugegebenermaßen sympathischere Trennung der beiden Pilze unter den Bezeichnungen „Ctenomyces mentagrophytes" und „Ctenomyces interdigitalis" in zwei Arten erhalten (s. Näheres unter Klassifizierung). Wenn wir uns trotzdem der von amerikanischer Seite empfohlenen Nomenklatur angepaßt haben, dann nicht zuletzt aus Gründen internationaler Verständigung; auch weil sie weniger von den uns vertrauten alten Bezeichnungen Sabourauds abweicht. In Übereinstimmung mit Rieth (1956) und anderen Autoren können ja die variierenden Attribute jeweils noch hinzugefügt werden, also: Trichophyton mentagrophytes (z.B. variatio asteroides, granulosum, lacticolor, persicolor, interdigitale), bis durch weitere Forschungsarbeit eine endgültige Klärung erzielt worden ist.

## a) Mikroskopisches Bild in Hautschuppen und Haaren

In den Schuppen finden sich zu rundlichen bis rechteckigen Sporen zerfallende Mycelfäden, die sich verzweigen (Abb. 110), verflechten und regellos lagern. Die Tendenz zur Arthrosporenbildung des granulösen Typus ist weit ausgeprägter (Abb. 111) als beim Trichophyton rubrum (Götz 1959). Im Haar sehen wir peripiläre, mikroide, rundliche, in Kettenform angeordnete Sporen (Mycelversporung Abb. 112), daneben dünne, sich gabelnde Hyphen. Stellenweise kann das Bild

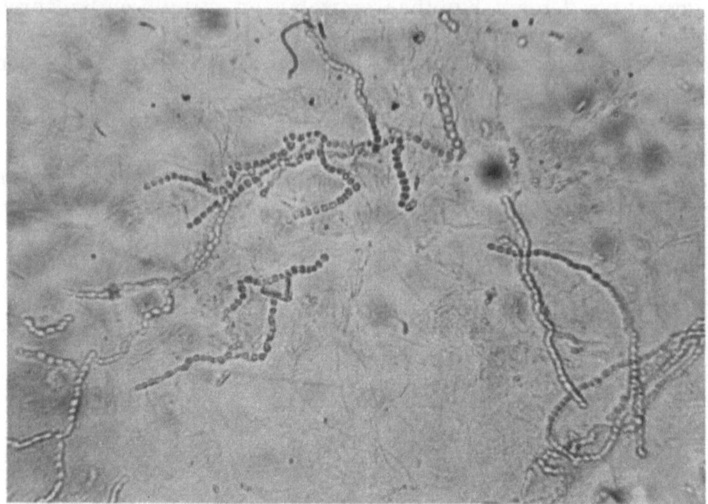

Abb. 111. Trichophyton mentagrophytes in Nagelspänen. Starke Versporungstendenz (320fache Vergr.)

an ein Mikrosporiehaar erinnern. Erfahrungsgemäß läßt sich aber bei längerem Suchen eine zumindest angedeutete Sporenreihe erkennen. Auch in das Haarinnere dringt der Pilz unter Zerfall in wechselnd große sporenartige Fragmente ein.

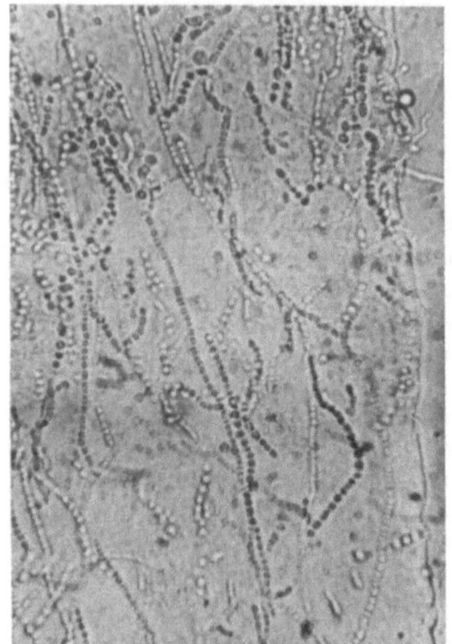

Abb. 112. Trichophyton mentagrophytes im Haar. Sporendurchmesser 2—4 μ (320fache Vergr.)

### b) Makrokultur

**Die granulöse Form.** Schon nach 4 bis 5 Tagen bildet sich ein zentraler, bisweilen angedeutet wolliger Knopf, der eine körnig-kurzflaumige Textur von weißlicher Farbe aufweist und sich rasch über den gesamten Nährboden ausbreitet. Bei Züchtung aus Keratinmaterial des Fußes entwickelt sich nach unseren Erfahrungen ein mehr gelblicher Farbton. Die Sporen liegen dem Nährboden relativ locker auf. Die Unterseite der Kultur zeigt ein braunes bis rötlichbraunes Kolorit. Mit zunehmendem Alter können sich Furchen bilden, die deutlich cerebriformen Charakter tragen. Eine pleomorphe Degeneration tritt nach 6—8 Wochen auf. Liegt als Ausgangsmaterial ein infiziertes Haar vor, so pflegt das Kulturwachstum zwar ebenfalls rasch zu erfolgen, meist aber langsamer als bei dem ersten Typ. Auch sind die Sporen mit dem Nährsubstrat fester verhaftet und besitzen eine mehr grau-weiße, selten rosafarbene Nuance. Die Peripherie läßt eine feine Zähnelung erkennen (Abb. 113 und 114). Furchenbildung ist gleichfalls möglich. Pleomorphismus wird bemerkenswerterweise früher beobachtet (3.—6. Woche) als bei der aus Schuppen isolierten Variante.

**Die flaumige Form.** Nach 4—6 Tagen wächst aus dem Implantat ein weißer Flaum heraus, der sehr rasch über den Nährboden hinzieht. Das Luftmycel

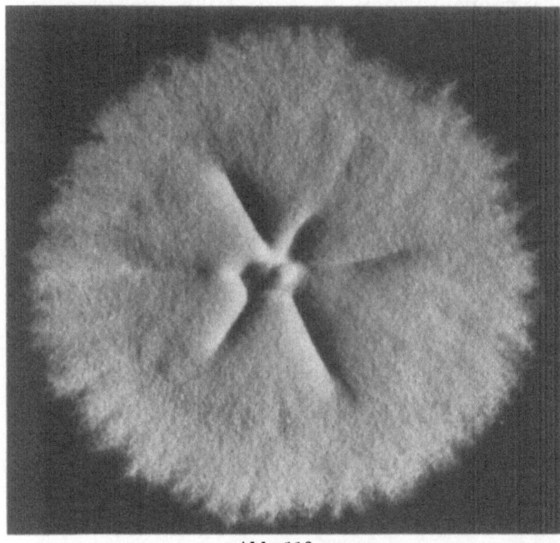
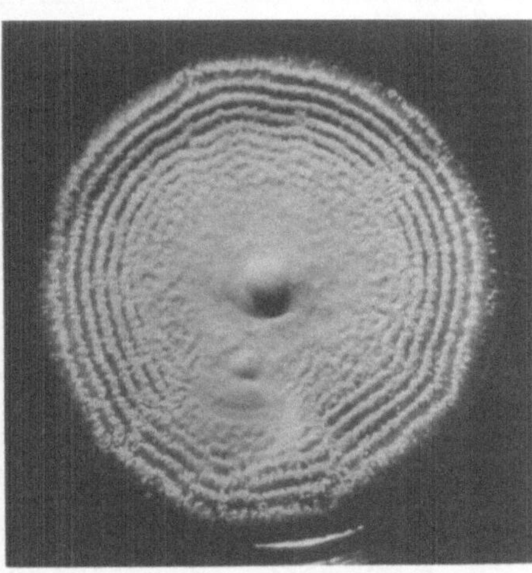

Abb. 113            Abb. 114

Abb. 113. Trichophyton mentagrophytes, granulöse Variante, 11 Tage alt, Grütz-Kimmig-Agar

Abb. 114. Trichophyton mentagrophytes, granulöse Variante, 18 Tage alt, Grütz III-Agar. Ungewöhnliches Wachstum in konzentrischen Ringen durch exogene Faktoren (Temperaturwechsel)

kann sich sehr reichlich und locker entwickeln und in 10—14 Tagen den Luftraum über dem Reagenzglasagar mehr oder weniger ausfüllen. In anderen Varianten

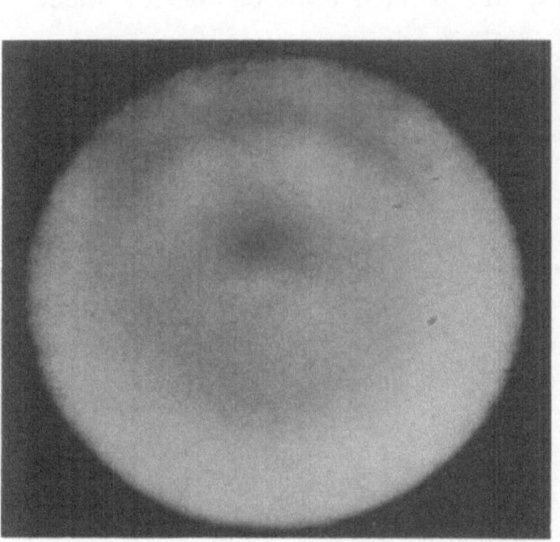
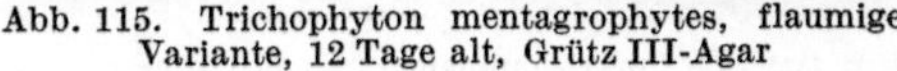
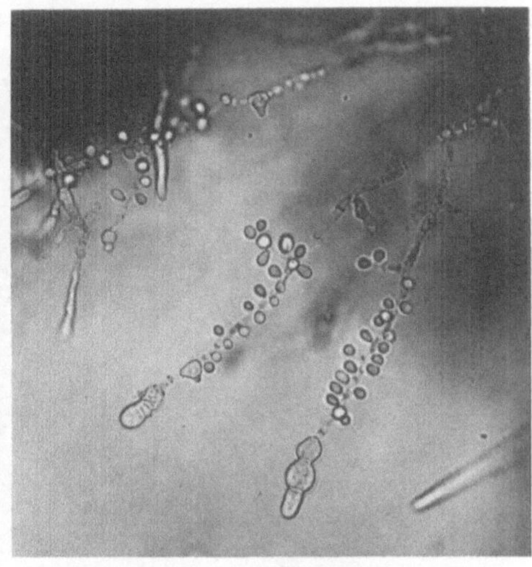

Abb. 115. Trichophyton mentagrophytes, flaumige Variante, 12 Tage alt, Grütz III-Agar

Abb. 116. Trichophyton mentagrophytes, Mikrokultur (320fache Vergr.), Mikrokonidien in Akladiumform

bleibt der Flaum flach, lagert sich nieder und nimmt auf diese Weise ein mehr samtartiges, teils weiß-gelbliches Kolorit an (Abb. 115). Zentrale, radiäre oder leicht cerebriforme, jedoch niemals sehr ausgeprägte Erhebungen wurden im Alter bei vereinzelten Stämmen beobachtet. Pleomorphismus tritt im allgemeinen spät ein.

13*

## c) Mikroskopisches Kulturpräparat

**Die granulöse Form.** Das septierte und verzweigte Mycel tritt zurück gegenüber zahlreichen rundlichen (2—4 $\mu$) bis birnenförmigen (2—6 $\mu$) Mikrokonidien, die in Akladium- und Botrytisform (Abb. 116 und 117) angeordnet sind. Viele

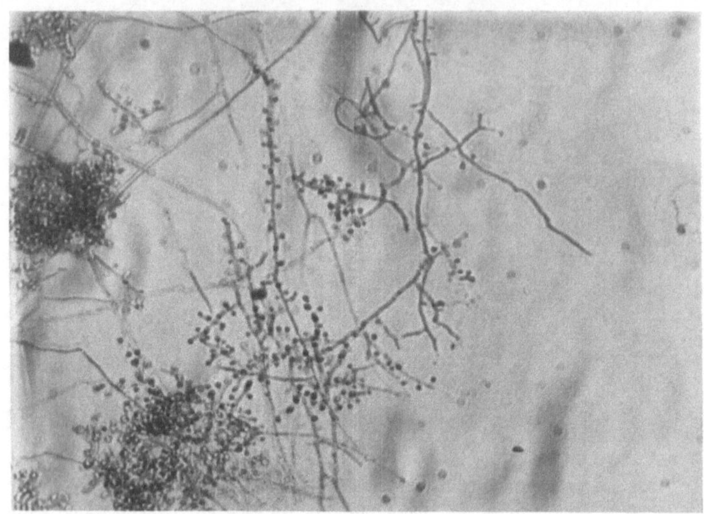

Abb. 117. Trichophyton mentagrophytes, Mikrokultur (220fache Vergr.), Mikrokonidien
in Akladium- und in Botrytisform

längliche Makrokonidien wechselnder Größe ($\sim$5 $\mu$ mal 45 $\mu$) lassen sich finden mit dünnen Wänden, 2—7 Kammern, wurstartiger Gestalt, mit ringförmigen Einziehungen im Bereich der Septen (Abb. 118), am distalen Ende bisweilen keulen-

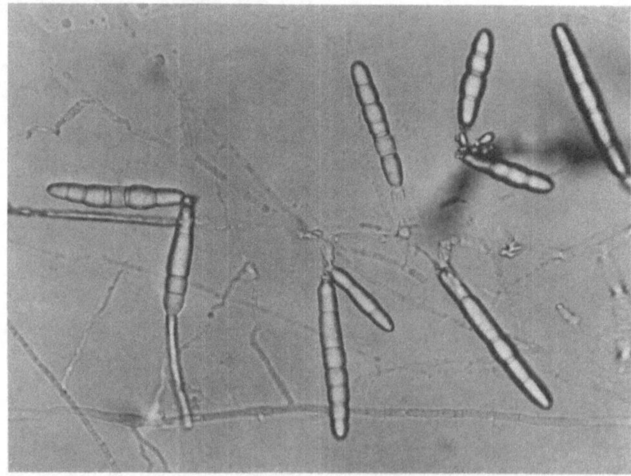

Abb. 118. Trichophyton mentagrophytes, Mikrokultur, typische Makrokonidien (320fache Vergr.)

förmig verdickt, an der Insertionsstelle abgeplattet. Chlamydosporen und umschriebene Mycelanschwellungen (Rakettform) runden das Bild ab.

**Die flaumige Form.** Es entwickelt sich ein Mycelgeflecht, das vorwiegend aus schmalen, septierten, sich verzweigenden Hyphen zusammengesetzt ist. Häufig werden Weinrankenformen (Abb. 119), keulenartige Schwellungen der Hyphen neben Chlamydosporen und Kammzinkenformen gebildet. Knotenorgane finden sich nur gelegentlich. Ganz vereinzelt werden Varianten isoliert, bei denen sie das

Bild beherrschen können (GEORG und MAECHLING 1949, Abb. 120 und 121). Makrokonidien sind selten, Mikrokonidien mäßig in Akladium- und Botrytisform anzutreffen. Kulturen mit sehr reichlichem weißen Luftmycel zeichnen sich aber morphologisch meist durch ihre Armut an Fruktifikationsorganen aus. Sie weisen nur mäßig viele Mikrokonidien auf, gewöhnlich weder Weinranken-formen noch Spindeln (fuseaux).

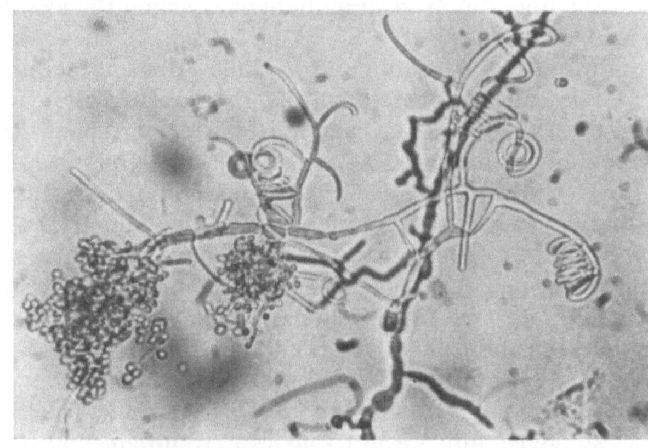

Abb. 119. Trichophyton mentagrophytes, Mikrokultur (320fache Vergr.), Weinrankenform und Mikrokonidien in Botrytisform

## d) Tierversuche

Das klassische Versuchstier für Studien mit dem Trichophyton mentagrophytes ist das Meerschweinchen, aber auch andere Tiere wie Kaninchen, Mäuse, Ratten, Hunde und Katzen lassen sich infizieren.

Technik: Ein kleinhandtellergroßer Bezirk des Meerschweinchenrückens wird rasiert und eine Kulturpartikel des betreffenden

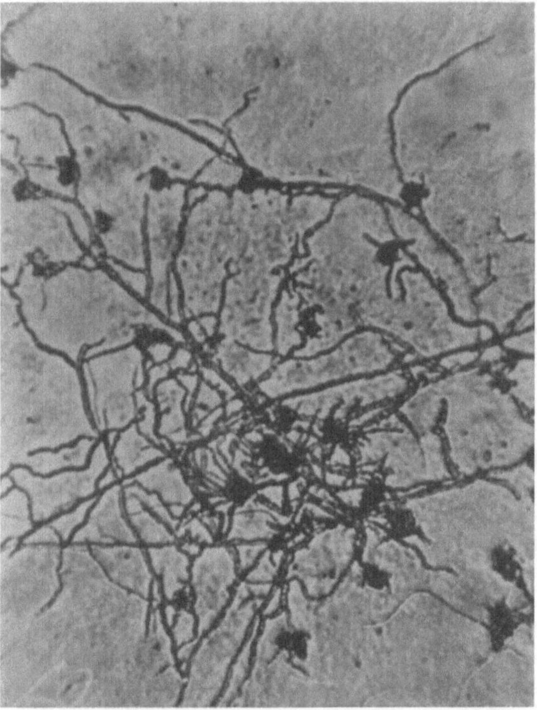

Abb. 120. Knotenorgane des Trichophyton mentagrophytes var. nodularis, Maismehlagar (160fache Vergr.) Aufnahme von GEORG und MAECHLING

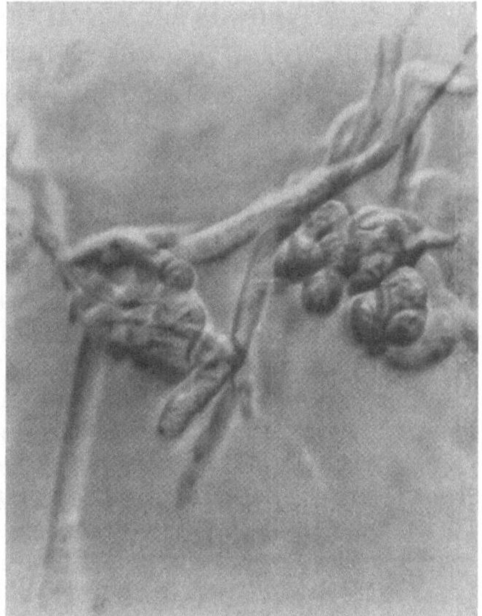

Abb. 121. Knotenorgan des Trichophyton mentagrophytes var. nodularis, Maismehlagar (800fache Vergr.) Aufnahme von GEORG und MAECHLING

Pilzstammes mit Sand-, Glaspapier oder einem Skalpell durch Skarifikation vorsichtig in die Haut verrieben, um Blutungen zu vermeiden.

Die Infektion verläuft gesetzmäßig, wie wir seit den grundlegenden Experimenten von Neisser und Plato, von J. Jadassohn sowie Bloch und seinen Schülern über die Zusammenhänge zwischen Pilzkrankheit und immunbiologischen Folgen wissen (s. S. 123).

Obwohl die flaumigen Formen des Trichophyton mentagrophytes eine geringere Virulenz besitzen als die granulösen Stämme (Silva und Benham 1954 u. a.), liegen doch Angaben über erfolgreiche Impfungen mit Haarbefall vor. Wachstum flaumiger Kulturtypen (vom Fuß isoliert) im Meerschweinchenhaar konnten durch Epstein (1938), später von Fischer (1956) nachgewiesen werden, während granulöse Stämme mit Erfolg von Ota und Kawatsure (1933) sowie von Sigalova (1952) verwendet wurden. Wir finden in diesen Fällen den Erreger unter Bildung zahlreicher mikroider Sporen als Ektothrix-Pilz. Das gilt aber nicht nur für die aus den Zehenzwischenräumen isolierten granulierten Stämme, sondern in erhöhtem Maße für die aus Kopf- oder Barthaaren gezüchteten Typen (Georg 1954). Wie schon betont, ließ sich jedenfalls die Hypothese von der Unfähigkeit zum Haarbefall des Kaufmann-Wolf-Pilzes nicht aufrechterhalten. Was zunächst nur Vermutung war, nämlich eine besondere Neigung des Trichophyton mentagrophytes zur Variabilität (Epstein), ist durch mehrere Hinweise bestätigt worden. So konnten verschiedene Kulturformen aus der gleichen klinischen Läsion schon von Weidman (1926) gezüchtet werden, aber auch die Bildung neuer Typen bzw. der Übergang von einer Form in die andere im Tierversuch wurden demonstriert (Catanei 1929, Vyotcikov und Apasova 1931 und neuerdings Georg 1954). Weitere Versuche mit Mutanten des Trichophyton mentagrophytes führten Kammer und Knight (1959) durch. Neben veränderten Nährstoffbedürfnissen fanden die Autoren auch ein verändertes biologisches Verhalten. Beispielsweise erwies sich eine Mutante beim Meerschweinchen als viel virulenter als der unbestrahlte Kontrollstamm (s. S. 97).

## 2. Trichophyton equinum (Matruchot und Dassonville) Gedoelst (1902)

Dieser Pilz wurde von Conant als Variante des Trichophyton mentagrophytes aufgeführt, während europäische und südamerikanische Autoren seine Sonderstellung aufrecht erhielten. Letztere konnte jüngst von Georg, Kaplan und Camp (1957) bestätigt werden, die auch eine kurze geschichtliche Darstellung gaben.

### a) Mikroskopisches Bild in Hautschuppen und Haaren

In Schuppen finden sich Pilzfäden, die zu Arthrosporen zerfallen. Das Wachstum im Haar bietet Besonderheiten, auf die schon Matruchot und Dassonville (1898) sowie Sabouraud (1910) aufmerksam gemacht hatten. Die kranken Haare sind mit ovalen oder rundlichen Arthrosporen bedeckt. Während sich aber im wurzelnahen Anteil eine schon makroskopisch sichtbare weiße Sporenscheide zeigt (wie beim Mikrosporiehaar), weist der distale Anteil des Haarschaftes parallel verlaufende Sporenketten auf. Schiebt man die Sporenscheide durch Druck auf das Deckgläschen auseinander, sieht man im Haarinneren parasitierende Mycelfäden. Die Arthrosporen sind circa 3,5—7 $\mu$ groß. Diese Werte liegen etwa in der Mitte zwischen den Sporenmaßen des Trichophyton mentagrophytes (2—4 $\mu$) und des Trichophyton verrucosum (5—9 $\mu$).

### b) Makrokultur

Die Kultur wächst schnell. Es bildet sich ein ziemlich dichter, scheibenförmiger weißer Rasen, der schon am 7. Tag einen Durchmesser von 2 cm aufweist.

Die zunächst glatte Oberfläche entwickelt am Ende der 2. Woche kleine Buckel und Falten (Abb. 122 und 123). Die periphere Zone zeigt einen in den Nährboden

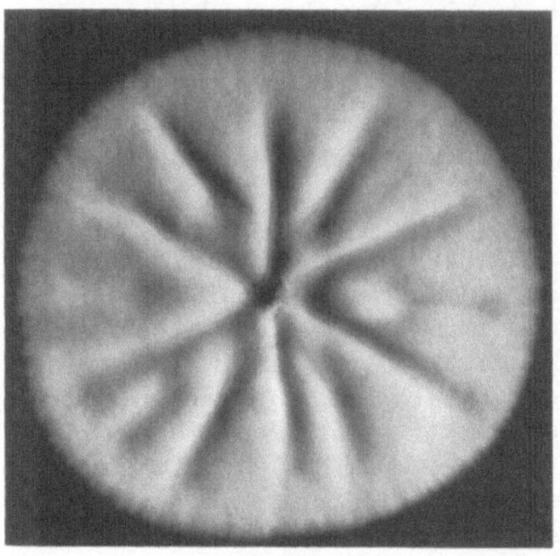

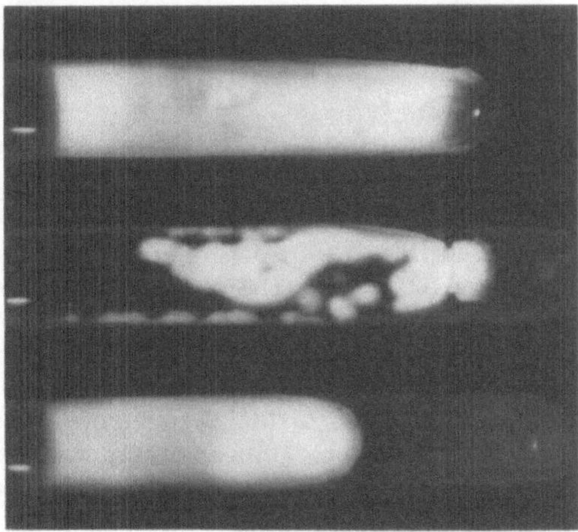

Abb. 122                 Abb. 123

Abb. 122. Trichophyton equinum (Stamm London). Grütz-Kimmig-Agar, 15 Tage alt (Nahaufnahme)

Abb. 123. Trichophyton equinum (Stamm London). Auf verschiedenen Nährsubstraten fast gleicher Aspekt. Malz-Pepton: weißer Flaum; Pepton: weißer Flaum; Glucose-Pepton: Rückseite der Kultur gelblich-orangefarbenes Pigment bei weißem Flaum

eindringenden Rand, der besonders durch seine gelb-orangefarbene Pigmentierung auffällt. Die Rückseite der alternden Kolonie nimmt zunächst eine mehr citronengelbe, dann braungelbe Farbe an. Nach GEORG, KAPLAN und CAMP (1957) kann sich schließlich ein dunkles Rosenrot entwickeln.

### c) Mikroskopisches Kulturpräparat

Es finden sich zahlreiche verzweigte, septierte Hyphen (Durchmesser $\sim 2\,\mu$), mäßig viele Mikrokonidien ($2—4\,\mu$), die den Fäden direkt aufsitzen oder an langen Stielen vorwiegend in Akladium-, seltener in Botrytisform verankert sind. Manche Hyphen zeigen an ihrem distalen Ende Protoplasmaanhäufungen. Auf Spezialnährböden kommt es zur Ausbildung weniger Makrokonidien

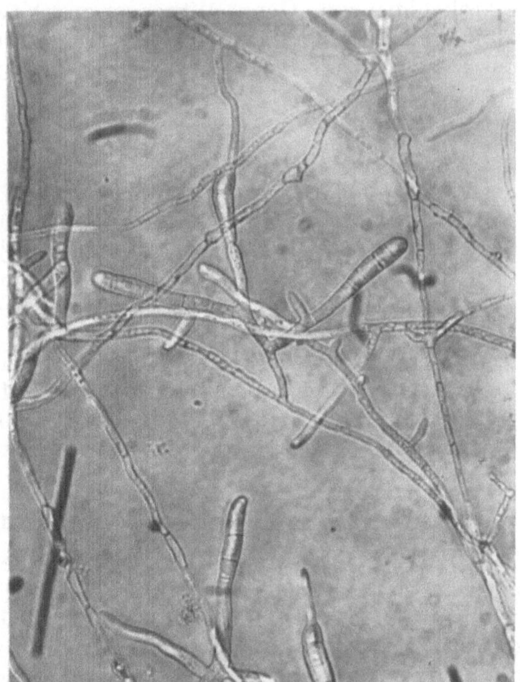

Abb. 124. Makrokonidienbildung des Trichophyton equinum (Bierwürze), 9 Tage alte Kultur (320fache Vergr.)

mit dünnen, glatten Wänden und 3—5 Kammern (Abb. 124). Gelegentlich lassen sich Weinrankenformen, häufiger Chlamydosporen beobachten.

## d) Tierversuche

Der Pilz haftet leicht bei Pferden, Kaninchen, Meerschweinchen. Das Wachstum im Haar erfolgt zunächst ektothrich, doch dringt der Erreger bald in das Haarinnere vor unter Bildung großer rundlicher bis rechteckiger Sporenketten.

## 3. Trichophyton quinckeanum (Zopf), Macleod und Muende (1940)

Geschichtliches:

Diesen Pilz, der insbesondere bei Mäusen Scutulabildung hervorruft, züchtete als erster Quincke (1885). Eine eingehende Darstellung erfolgte 1886. Jahrzehnte vorher war aber das klinische Bild des „Mäusefavus" schon von anderen Autoren beschrieben worden, worauf jüngst Blank (1957), bald darauf La Touche (1959) in gründlichen historischen und mykologischen Studien hinwiesen. Der von Quincke als α-Pilz bezeichnete Erreger erhielt von Zopf (1890) die Bezeichnung Oidium Quinckeanum, das von Blanchard (1896) in „Achorion" Quinckeanum umbenannt wurde. Nachdem durch die Untersuchungen von Langeron und Milochevitch das von Sabouraud für alle Favuspilze aufgestellte Genus „Achorion" nicht mehr aufrechterhalten werden konnte, finden sich in der Literatur verschiedene Einordnungen wie Sabouraudites, Mikrosporum, Trichophyton quinckeanum. Während aber Conant und auch Georg (1958) sowie La Touche — bedingt — (1960) ihn als eine Variante des Trichophyton mentagrophytes betrachten, zählt ihn Blank vor allem auf Grund der Makrokonidien zum Genus Mikrosporum. Vanbreuseghem (1950) führt den Pilz gesondert unter den Trichophyten auf. MacLeod und Muende (1940) waren die ersten Autoren, die ihn als „Trichophyton quinckeanum" bezeichneten.

Synonyma:

α-Pilz Quincke (1886)
Oidium quinckeanum Zopf (1890)
Achorion quinckeanum Blanchard (1896)
Achorion muris Bodin, Sabouraud (1910)
Sabouraudites quinckeanus (Zopf), Ota und Langeron (1923)
Mikrosporum (Closteroaleurosporium) quinckeanum (Zopf), Guiart und Grigorakis (1928)
Sabouraudites quinckeanus Langeron und Milochevitch (1930)
Mikrosporum quinckeanum Emmons (1934)
Trichophyton mentagrophytes Conant (1944)
Trichophyton mentagrophytes var. quinckeanum Georg (1958)

## a) Mikroskopisches Bild in Hautschuppen und Haaren

Wir finden sich spitzwinklig verzweigende, teils septierte, in mäßigem Grade zu Arthrosporen zerfallende Pilzfäden in der Haut. Das Scutulum besteht aus verflochtenen Hyphen mit rundlichen bis ovalen Sporen in großer Zahl. In einem von uns beobachteten Fall blieben Haare und Follikel verschont, in Übereinstimmung mit anderen Autoren (unter anderem Schmidt 1932; Beintema 1933). Nach einer früheren Publikation von Plaut kann der Pilz aber auch das Haar befallen. Die jüngsten diesbezüglichen Bestätigungen stammen von La Touche (1959) und Alteras (1959). Wir finden mikroide, ekto-endothrichlagernde Sporen, stellenweise gröbere Arthrosporen, die an ein Favushaar erinnern.

## b) Makrokultur

Bemerkenswert ist die starke Wachstumsintensität, die an jene animaler Mikrosporum- oder Trichophyton-Arten erinnert. Schon innerhalb von 24 bis 48 Std wird die Auskeimung der Sporen des Implantates makroskopisch sichtbar. Nach 14 Tagen weist die an der Oberfläche des Nährbodens wachsende Kultur, die schneeweißes, samtartiges Mycel mit feinem fransenartigem Rand aufweist, einen

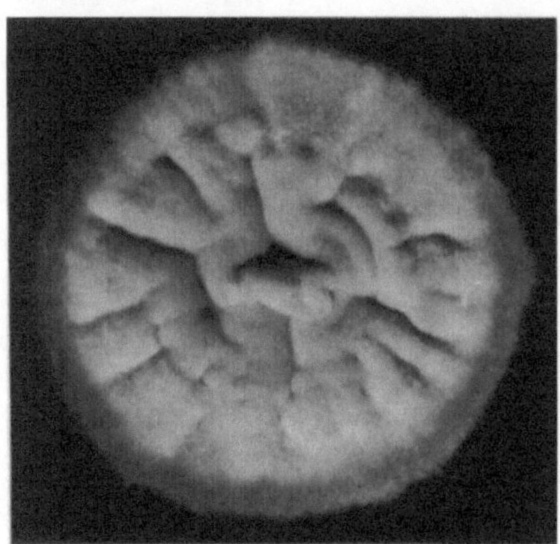

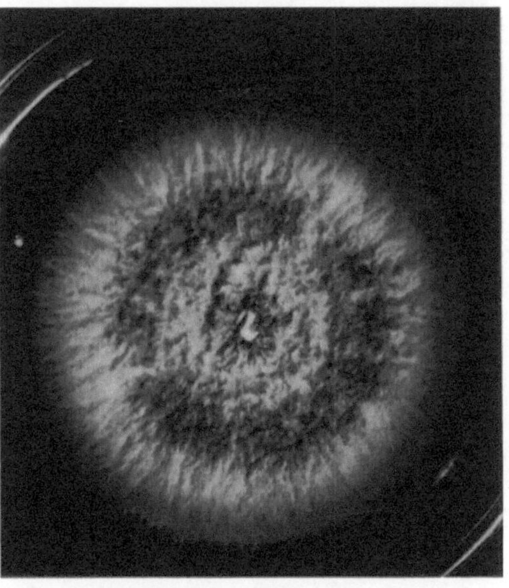

Abb. 125. Trichophyton quinckeanum, weiß-flaumig wachsend, Pepton-Agar, 10 Tage alt

Abb. 126. Trichophyton quinckeanum, purpurfarbene Variante, Grütz III-Agar, 11 Tage alt

Durchmesser von 4—5 cm auf. Subkulturen entwickeln sich etwas langsamer. Mit zunehmendem Alter treten unregelmäßig gewundene Furchen, Falten und Hügelchen zentral oder auch mehr peripher deutlicher hervor (Abb. 125).

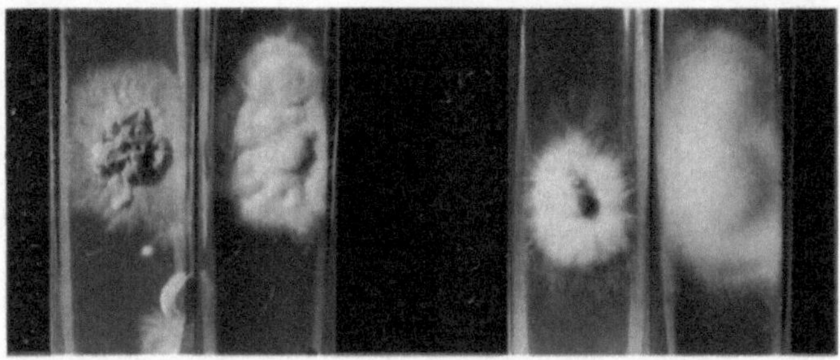

Abb. 127. Trichophyton quinckeanum auf verschiedenen Nährsubstraten. Pepton (links): mehr faviformes Wachstum; Glucose-Pepton (rechts): flaumiges Wachstum

Allmählich kann das Mycel einen gelblich-braunroten, ja bis rotvioletten (wie in unserem beobachteten Fall) Farbton annehmen (Abb. 126), der im allgemeinen mehr an der Rückseite der Kultur erkennbar wird (Zimmertemperatur). Ein Milieu von 37°C soll die Pigmentbildung fördern, doch bleibt der größte Teil der Stämme überhaupt frei von Farbstoffbildung (Abb. 127).

## c) Mikroskopisches Kulturpräparat

Das Mycel ist dünn ($\sim 2\,\mu$), verzweigt, septiert. Nach 5—7 Tagen finden wir birnenförmig gestaltete Mikrokonidien vorwiegend in Akladium- (Abb. 128), aber

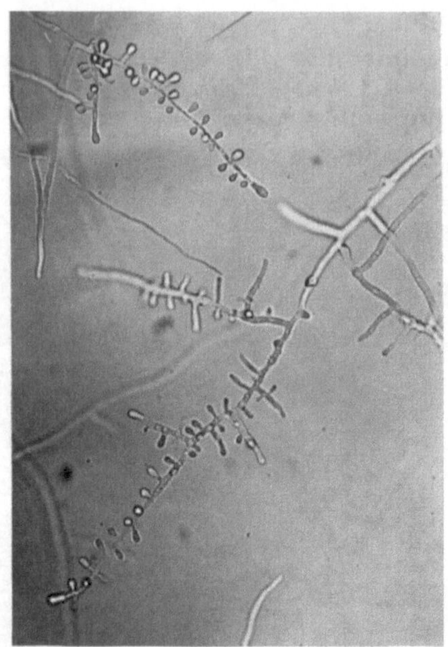

Abb. 128. Trichophyton quinckeanum, Mikrokultur (Bierwürze). Mikrokonidien in Akladiumform (270fache Vergr.)

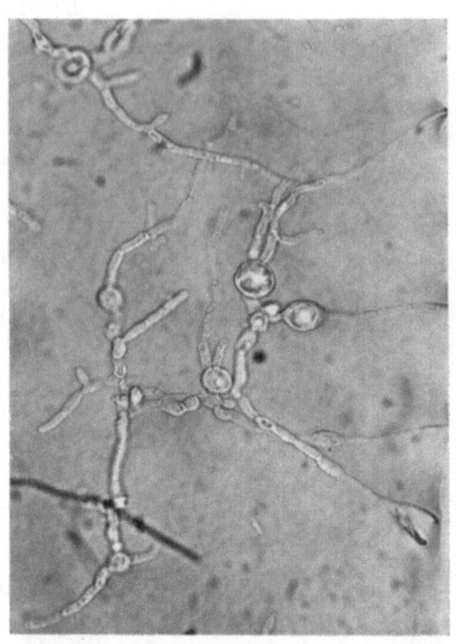

Abb. 129. Trichophyton quinckeanum, Mikrokultur (Bierwürze). Interkaläre Chlamydosporenbildung (320fache Vergr.)

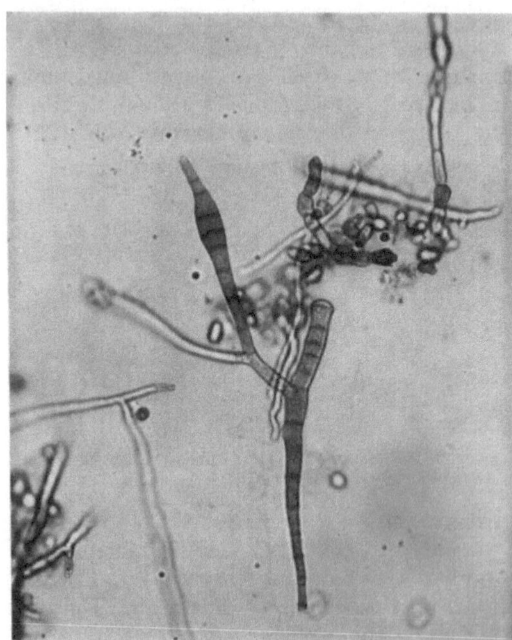

Abb. 130. Trichophyton quinckeanum, Mikrokultur (Bierwürze), Makrokonidien vom Typus Mikrosporum (270fache Vergr.)

auch Botrytisform. Ihre Länge schwankt zwischen 2,5—6,5 $\mu$. Auch sog. Knotenorgane lassen sich nachweisen, ferner interkaläre (Abb. 129) und terminale Chlamydosporen in wechselnder Anzahl. Im Gegensatz zur Mitteilung von Blank: Makrokonidien bilden sich nur in flüssigen Nährböden, beobachteten wir diese auf üblichen festen Medien (Grütz III). Die gefundenen Makrokonidien waren zwar relativ zahlreich anzutreffen, aber schwer in ein bestimmtes Genus einzuordnen, erinnerten sie doch teils an Mikrosporum- (Abb. 130), teils an Trichophyton-spindeln (Abb. 131). In späteren Versuchen gelang es uns nicht, weder auf festen oder flüssigen Spezialnährböden, noch durch Tier- oder Gartenerdepassagen, ältere Quinckeanum-Stämme wieder zur Makrokonidienbildung anzuregen. Nach Blank sind die Makrokonidien gestielt, spindelförmig und vielkammerig (2—8), 7,5—20 $\mu$ breit und 36—90 $\mu$ lang. Die Sporenwände sind ziemlich dick und doppelt konturiert.

Vereinzelt zeigen sie kleine Protuberanzen (wie Mikrosporum-Spindeln). Eine Besonderheit der Makrokonidien verdient aber noch hervorgehoben zu werden, da man sie bei anderen Sporen bisher nicht beschrieben hat: eine Neigung zum

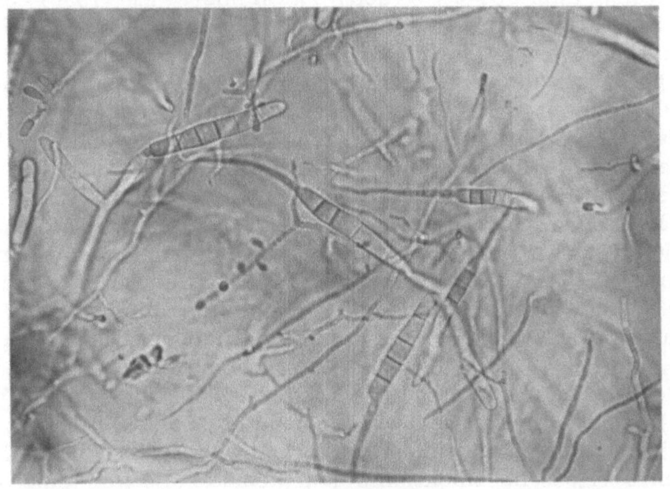

Abb. 131.   Trichophyton quinckeanum, Mikrokultur, Grütz III-Agar, 11 Tage alt, Makrokonidien vom Typus Trichophyton (270fache Vergr.)

Zerfall oder Auseinanderbrechen der Kammern (BEINTEMA 1933; LA TOUCHE 1960). In einem uns freundlicherweise von SZATHMÁRY aus Debrecen zugesandten frischen Stamm fanden wir reichlich Makrokonidien vom Trichophytontyp (siehe z. B. auch die mehr wurstförmige Spindel der Abb. 10 der Arbeit SCHNEI-DER 1954, die durchaus einer Trichophyton - Makrokonidie entspricht). QUINCKE selbst schreibt in seiner Original-darstellung 1886: ,,Das vor-dere Ende der Makrokonidien ist bald stumpfkeulenförmig, bald (und zwar häufiger an den Luftästen) zu einer langen schmalen Spitze ausgezogen.`` Siehe dazu QUINCKEs Original-zeichnung 1886 in der Abb. 132.

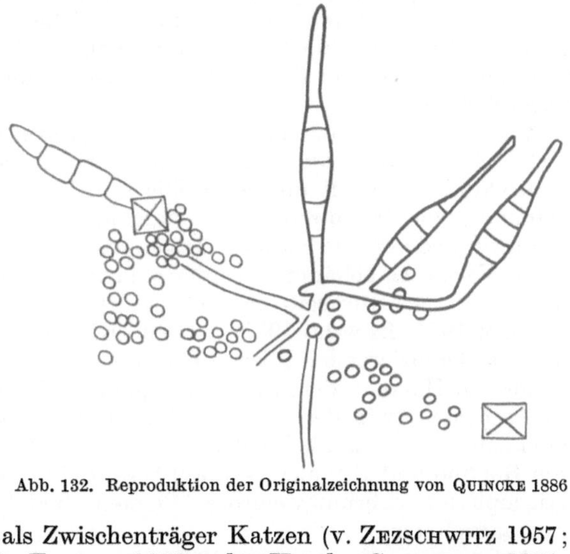

### d) Tierversuche

Ausgangspunkt für mensch-liche Infektionen sind favus-

Abb. 132.   Reproduktion der Originalzeichnung von QUINCKE 1886

kranke Mäuse, bisweilen auch als Zwischenträger Katzen (v. ZEZSCHWITZ 1957; BLANK 1957; FEGELER 1958; LA TOUCHE 1959) oder Hunde (SCHNEIDER 1954; BLANK 1957). Es ist daher nicht überraschend, wenn über erfolgreiche Inokulatio-nen bei verschiedensten Laboratoriumstieren (Mäusen, Ratten, Meerschweinchen, Kaninchen, Hühnern) berichtet worden ist. Der Ausfall dieser Infektionsversuche läßt sich aber durchaus nicht voraussagen. So gelang es uns vor einigen Jahren mühelos (ebenso BLANK mit eigenen frischen Stämmen), mit einem frisch isolierten

Trichophyton quinckeanum Scutulabildung bei der Maus hervorzurufen, nicht aber mit einigen älteren Laboratoriumsstämmen. Trotzdem scheint der Schluß nicht berechtigt, junge Pilze würden gesetzmäßig typischen Mäusefavus in Form von Scutula hervorrufen. Zum Beispiel verliefen VANBREUSEGHEMs (1950) Versuche mit einem frisch isolierten Stamm bei Mäusen ergebnislos. Die Infektionen und Reinfektionen beim Meerschweinchen spielen sich zeitlich in ähnlichen Phasen ab, wie sie uns bei Verwendung des Trichophyton mentagrophytes und anderer Dermatophyten bekannt sind. BLANK und VANBREUSEGHEM fanden bei diesen Tieren Scutula im Inokulationsbereich nach 7—8 Tagen; nur letzterer konnte im Haar Pilzfäden nachweisen, die im Wood-Licht fluoreszierten. Eine wertvolle Ergänzung stellen die Untersuchungen von LA TOUCHE (1959) dar. Bei Kätzchen, Mäusen und Meerschweinchen haftete der Pilz unter Scutulabildung nur bei den ersten zwei Tierarten, mit Haarbefall aber bei allen dreien (unter Bildung 4—6 $\mu$ großer Sporen). Im Wood-Licht fluoreszierten die kranken Haare grünlich.

In früheren Jahren waren mit dem Trichophyton quinckeanum (Achorion Quinckeanum) zahlreiche biologische und immunbiologische Tierexperimente durchgeführt worden, auf die hier nur hingewiesen werden soll (z. B. BLOCH 1928, KOGOJ 1928, SULZBERGER 1929, TRUFFI 1930, JADASSOHN und REHSTEINER 1931). Neuere Inokulationsversuche von MUSSO (1959) bei Meerschweinchen, denen täglich 2 mg Triamcinolon (Fluorhydroxyprednisolon) oral appliziert wurden, ließen übrigens im Infektionsablauf keinerlei Beeinflussung durch das Hormon erkennen.

## 4. Hinweise zur Erkennung der flaumigen oder granulösen Trichophyten mit unpigmentierter Oberfläche

Die Trichophyton mentagrophytes-Kultur zeigt nach LEWIS, HOPPER, WILSON und PLUNKETT (1958) unter dem Wood-Licht wechselndes Verhalten. Die granulöse Variante fluoresziert im Zentrum in heller blauvioletter, der Rand in rehbrauner Farbe; der flaumige Typ weist ein mehr hellviolettes oder auch gelbliches Kolorit auf.

Wichtig ist die Abgrenzung des *Trichophyton mentagrophytes* vor allem gegen das Trichophyton rubrum, das ja bisweilen hinsichtlich seiner purpurroten Pigmentbildungsfähigkeit unterschwellig sein kann. Ja, wie schon betont, wurden Stämme gezüchtet, die das rote Pigment zunächst überhaupt vermissen ließen. Wenn wir andererseits berücksichtigen, daß uns bei dem Trichophyton mentagrophytes Varianten bekannt geworden sind, deren Kulturen rötliches (braunrötliches) Pigment an der Rückseite entwickelten (GEORG und MAECHLING 1949, SILVA und BENHAM 1954, LANGER 1959), ist eine Klärung der pigmentbildenden Fähigkeit des zu differenzierenden Pilzes zwingend erforderlich. Haben wir also eine Kultur in unseren Händen, deren mikromorphologische Besonderheiten sich nicht recht unterscheiden (wie der flaumige Typ des Trichophyton mentagrophytes vom Trichophyton rubrum bei schlechter Pigmentbildung), müssen wir den Nährboden von BOCOBO und BENHAM (s. dort) heranziehen, auf dem im allgemeinen nur das Trichophyton rubrum weinrotes Pigment bildet, nicht aber das Trichophyton mentagrophytes.

Auf dem von EDGECOMBE (1942) zitierten Kartoffel (20%)-Glucose (2%)-Agar (3%) besaßen die Makrokonidien des Trichophyton rubrum eine lange, schmale, zylinderförmige Gestalt, während sich jene des Trichophyton mentagrophytes durch Kürze, Dicke und mehr keulenförmige Konturen auszeichneten. Wir haben bei früheren Studien in Hamburg einen weiteren brauchbaren Differenzierungstest entwickelt, der ein zusätzliches Kriterium darstellt, um welchen Pilz es sich handelt (Götz 1952/53). In einer 10%igen Peptonlösung wächst das flaumige Trichophyton mentagrophytes an der Oberfläche, das flaumige Trichophyton rubrum aber submers auf dem Boden eines Reagensglases. Voraussetzung ist, nur frisch gezüchtete Stämme zu verwenden, da bei Subkulturen die Fehlerbreite zunimmt, d.h. alte flaumige „mentagrophytes"-Kulturen entwickeln dann ebenfalls Neigung zum Submerswachstum. Die Beurteilung des Wachstums erfolgt am 5. Tage.

*Technik.* Wir verwenden Pepton-Brunnengräber (Lübeck). 10 g werden in 100,0 cm³ Leitungswasser gelöst. In jedes Reagenzglas füllen wir 7—8 cm³ ab, verschließen mit Zellstoffpfropfen und sterilisieren im Autoklaven. Nach Abkühlung erfolgt die Beimpfung in der Weise, daß ein etwa hanfkorngroßes Kulturteilchen mit einer Öse in die Flüssigkeit eingetaucht bzw. in ihr abgestreift wird. Entweder gleich oder nach Stunden bis wenigen Tagen sinkt der Pilz zu Boden, oder aber er bleibt ständig an der Oberfläche und setzt hier sein Wachstum fort.

Obwohl zur Zeit die Auffassung vertreten wird, ein aus Kopf- oder Barthaar isoliertes Trichophyton mentagrophytes unterscheide sich nicht von dem aus den Zehenzwischenräumen gezüchteten Stämmen, scheinen uns doch zumindest unterschiedliche Stoffwechselleistungen vorzuliegen, wie aus folgender Beobachtung hervorgeht. Bringt man Kulturpartikel eines aus Kopfhaaren gezüchteten granulösen Trichophyton mentagrophytes in eine 10%ige Peptonlösung, so bleiben die Sporen an der Oberfläche. Kulturpartikel eines aus der Fußhaut isolierten gleichfalls granulösen Trichophyton mentagrophytes verhalten sich gleichsinnig. Während aber das Wachstum des letzteren unter Bildung zahlreicher näpfchenartiger, bald zu einem Ring konfluierender Einzelkulturen mit Übergreifen auf die Glaswand rasch einsetzt und am Rande eine sehr schöne zitronengelbe Farbe bildet, entwickelt sich das aus dem Kopfhaar gewonnene Trichophyton mentagrophytes wesentlich langsamer und greift kaum auf die Glaswand über. Die in der Flüssigkeit schwimmende Kulturscheibe besitzt tiefe Wulstbildungen, deren Unterseite sich rötlich pigmentiert. Offensichtlich liegen also hier differierende Zelleistungen vor, nur sind diese zur Zeit noch nicht recht faßbar.

Ajello und Georg (1957) haben einen physiologischen Test entwickelt, der ermöglichen soll, atypische „mentagrophytes"-Stämme von ähnlich aussehenden „rubrum"-Stämmen zu unterscheiden. Dieser basiert letztlich auf den Untersuchungen von Vanbreuseghem (1952), der bereits betonte, daß der Haarbefall in vitro als neue Differenzierungsmethode bei der Diagnose eines Dermatophyton verwendet werden kann.

*Technik.* 1 cm lange menschliche Haarstückchen werden in Petri-Schalen gelegt und im Autoklaven sterilisiert (bei 120°C 10 min). Dann gibt man 25 cm³ steriles destilliertes Wasser sowie 2—3 Tropfen eines 10%igen sterilisierten Hefeextraktes (Bacto) zu und beimpft die Lösung mit mehreren kleinen Teilchen der Testpilzkultur. Die Bebrütung erfolgt bei 25°C oder Zimmertemperatur. Vier Wochen lang wird in regelmäßigen Abständen kontrolliert. Zu diesem Zwecke werden die Haarteilchen mit einer sterilen Schere aus der Lösung herausgenommen, in einen Tropfen Laktophenol-Baumwollblau (zur Anfärbung des Pilzes) gelegt und unter dem Mikroskop geprüft, ob der Pilz eingewachsen ist oder nicht.

*Beurteilung.* Das Trichophyton mentagrophytes dringt in das Haar ein, indem es im rechten Winkel zur Haarachse keilförmige Vertiefungen vortreibt (Abb. 133). Das Trichophyton rubrum greift das Haar nicht an.

Von 33 Rubrum-Stämmen bildete nur ein atypischer Stamm keilförmige Perforationen im Haar, wie Partridge (1959) in einer Vergleichsuntersuchung feststellte. Pilze der faviformen Gruppe und in zwei Fällen das Trichophyton mégninii (Trichophyton rosaceum) drangen gleichfalls nicht in das Haar in vitro ein, wohl aber 10 Pilze der crateriformen Gruppe.

Das Trichophyton mentagrophytes muß ferner gegen das *Trichophyton equinum* abgegrenzt werden, denn beide Pilzarten können Kulturen entwickeln, welche die Möglichkeit zur Verwechslung in sich bergen. Im Tierversuch läßt das Trichophyton equinum größere Sporendurchmesser bei Haarbefall erkennen, doch

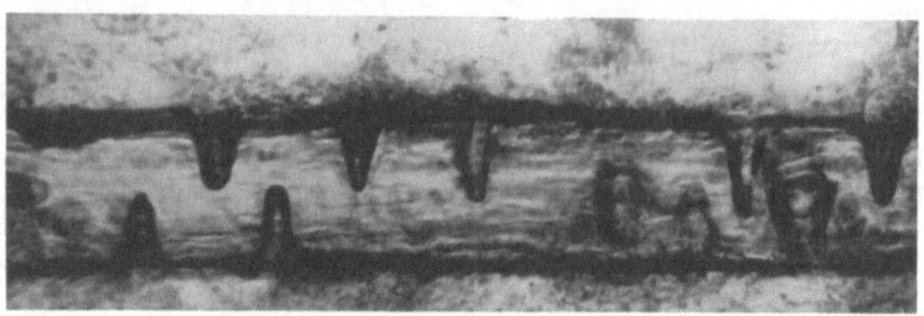

Abb. 133. Keilförmige Vertiefungen im Haar durch „Perforationsorgane" des Trichophyton mentagrophytes (Aufnahme RIETH)

ist dieser Test immer zeitraubend und umständlich. GEORG und CAMP (1957) haben auch hier eine physiologische Methode ausgearbeitet, die zur Trennung der beiden Arten gut geeignet ist und auf dem Nicotinsäurebedürfnis des Trichophyton equinum beruht. Technisch wird so vorgegangen, wie das bereits im Kapitel der faviformen Pilze beschrieben wurde. Der nikotinsäurehaltige Nährboden ist in der Weise herzustellen, daß pro Kubikzentimeter 2 mg dieses Vitamins enthalten sind.

Tabelle 27. *Das Nikotinsäurebedürfnis des Trichophyton equinum und des Trichophyton mentagrophytes*

| Pilzart | Nährboden | |
|---|---|---|
| | Vitaminfreier Kaseinagar | Nikotinsäure-Kaseinagar |
| Trichophyton equinum . . . | 0 | + + + + |
| Trichophyton mentagrophytes | + + + + | + + + + |

*Beurteilung.* Nur das Trichophyton equinum benötigt zu seiner Entwicklung Nikotinsäure im Nährboden, während das Trichophyton mentagrophytes autotroph ist (Tabelle 27).

Zu ergänzen ist noch, daß das Trichophyton equinum auf Pferde-, Esel- und Mauleselhaaren gut wächst, nicht aber auf Menschenhaar, wahrscheinlich deshalb, weil nur jene Tierhaare Nikotinsäure bzw. entsprechende Bausteine enthalten (GEORG, KAPLAN und CAMP 1957).

Der Verdacht auf das Vorliegen eines *Trichophyton quinckeanum* muß immer dann auftauchen, wenn wir auf der glatten Körperhaut isolierte Scutulabildung beobachten. Nur extrem selten wird die Kopfhaut befallen, fast nie das Haar. Aus diesem Grunde sollte das Pilzlaboratorium informiert werden, aus welcher Lokalisation und Art einer Läsion das Untersuchungsmaterial gewonnen wurde. Die Kultur wächst auffallend rasch. Die Bestimmung muß möglichst an Hand der Primärzüchtung erfolgen, denn schon SABOURAUD betonte, daß die Quinckeanum-Kulturen, die längere Zeit im Laboratorium aufbewahrt worden sind, nicht mehr ihren ursprünglichen mikromorphologischen Befund besitzen, ohne daß sie aber äußerlich ihren Aspekt — der durch die weiß-flaumige Mycelbildung an pleomorphe Degeneration erinnert — verlieren. Wir haben bei unseren älteren Stämmen noch immer Mikrokonidien in Akladiumform finden können, ferner Chlamydosporen, aber keine Spindelsporen. Wenn letztere nachweisbar sind, muß als geradezu bemerkenswert die außerordentliche Vielfalt ihrer Morphe hervorgehoben werden. Bei der Klassifizierung muß also unsere Aufgabe darin bestehen, die Makrokonidienbildung anzuregen (Bierwürze, natürliche Substrate wie Getreidekörner usw.). Es bilden sich Spindeln vom Typus Mikrosporum, Trichophyton, ja auch keulenförmige kurze, die an den Typus Epidermophyton denken lassen. Vor Jahrzehnten schon machten Plaut (1913) wie auch Stein (1914) auf die bei jungen Stämmen an animale Mikrosporumpilze erinnernde rege Spindelbildung aufmerksam, so daß differentialdiagnostisch das Mikrosporum gypseum (zumal auch dieses gelegentlich einmal Scutula hervorrufen kann) abgegrenzt werden muß. Die Monomorphie der Makrosporen des Mikrosporum gypseum ist aber ein ausreichendes Unterscheidungsmerkmal, abgesehen von dem Unterschied der Makrokulturbilder. Die bisweilen sehr starke rotviolette Pigmentbildung erinnert auch an eine Variante des Trichophyton rubrum. Anamnese (Kontakt mit Mäusen bzw. Tieren) und klinische Scutulaformation (nicht immer vorhanden), mikrokultureller Nachweis zumindest einiger spindelförmiger und zylindriformer Makrokonidien sowie der Mäuseversuch mit dem Ziele der Scutulaerzeugung oder des Nachweises der grünlichen Fluoreszenz im befallenen Haare im Wood-Licht (La Touche) bieten aber ausreichende Möglichkeiten, zu einer Klärung der Pilzdiagnose zu gelangen. Es ist richtig, wie La Touche jüngst betont hat, daß sich die mikromorphologischen Befunde ohne Schwierigkeiten in die Spezies Trichophyton mentagrophytes einordnen lassen (Conant). Konsequenterweise gilt das aber auch für das Trichophyton rubrum, zumal, wenn wir an die Stämme denken, die keine rechte Pigmentbildung entwickeln. Trotzdem führt Conant den Rubrum-Pilz als eigene Spezies an, nicht aber den QuinckeanumPilz. Auch La Touche (1960) hebt daher andererseits die Kriterien hervor, die das Trichophyton quinckeanum doch gegen Trichophyton mentagrophytesStämme abgrenzen lassen: die Fähigkeit zur Erzeugung von Scutula bei pelztragenden Tieren und gelegentlich auf der menschlichen Haut, seine größeren Arthrosporen in infizierten Haaren und schließlich seine Fähigkeit, in dem infizierten Tierhaar unter dem Wood-Licht eine grünliche Fluoreszenz auszulösen.

# III. Genus Epidermophyton Sabouraud (1910)

## 1. Epidermophyton floccosum (Harz) Langeron und Milochevitch (1930)

*Synonyma:*

Trichothecium floccosum Harz (1870)
Acrothecium floccosum Harz (1871)
Trichophyton intertriginis Sabouraud (1905)
Trichophyton inguinale Sabouraud (1907)
Trichophyton cruris Castellani (1908)
Epidermophyton inguinale Sabouraud (1910)
Epidermophyton cruris Castellani und Chalmers (1910)
Epidermophyton plicarum Nicolau (1913)
Epidermophyton clypeiforme Mac Carthy (1925)
Microsporum (Closterosporium) inguinale Guiart und Grigorakis (1928)
Fusoma cruris Vuillemin (1929)

*Geschichtliches.* Im Jahre 1870 hatte Harz einen Pilz aus einem Ekzema marginatum gezüchtet, dem er den Namen Trichothecium floccosum gab. Ein Jahr später benannte er ihn „Acrothecium floccosum". Wie wir heute auf Grund der damaligen Beschreibung wissen, handelte es sich um den gleichen Erreger, den Sabouraud 1907 wiederum aus einem Ekzema marginatum isolierte und

(1910) als „Epidermophyton inguinale" bezeichnete. Der Gebrauch des Genus „Epidermophyton" erfolgte aber gewissermaßen regelwidrig, denn dieses Wort war bereits von MÉGNIN 1881 zur Klassifizierung eines Pilzes herangezogen worden, den er vom Kamm eines Hahnes gezüchtet hatte (Epidermophyton gallinae). Diesen gleichen Myceten hat übrigens SABOURAUD später Achorion gallinae genannt. In manchen Lehrbüchern der Mykologie wird nun LANG (1879) als Autor angegeben, der als erster die Nomenklatur „Epidermophyton" eingeführt hätte. In Wirklichkeit hatte LANG 1879 nur ein ganz ähnlich klingendes Wort verwendet, nämlich Epidermidophyton, das pilzartige Elemente betraf, die er in Psoriasisschuppen fand und die, wie spätere Untersuchungen erkennen ließen, Kunstprodukte darstellten (s. Mosaikfungi). Von LANGERON und MILOCHEVITCH wurde 1930 wieder die ursprüngliche Spezieskennzeichnung „floccosum" übernommen, so daß der Pilz die heute international weitgehend anerkannte Bezeichnung Epidermophyton floccosum (HARZ) LANGERON und MILOCHEVITCH (1930) besitzt.

### a) Mikroskopisches Bild in Hautschuppen

Es finden sich gewundene, septierte und unseptierte Hyphen, deren Breite zwischen 2—4 $\mu$ liegt. Sie weisen wechselnd häufige Gabelungen auf und sind z.T. in bruchstückartige rechteckige Gebilde von 2—5 $\mu$ Länge (Arthrosporen) zerfallen. In Haaren pilzkranker Patienten hat sich der Pilz bisher nicht nachweisen lassen, obwohl er durchaus in der Lage ist, Haarkeratin bei in vitro-Versuchen anzugreifen (VANBREUSEGHEM 1949; BARLOW und CHATTAWAY 1955).

### b) Makrokultur

Die Kultur entwickelt sich auffallend langsam, ein Grund, warum sie leicht von Bakterien, Hefen oder Schimmeln überwuchert wird, sofern dem Nährboden keine antibakteriellen und schimmelpilzfeindlichen Substanzen hinzugefügt werden. In letzterem Falle zeigt sich nach durchschnittlich 10 Tagen ein kurzer, zunächst grau-weißer Flaum, der sich in den folgenden 1—2 Wochen zu einer Pilzscheibe vergrößert, die 3—4 cm im Durchmesser beträgt (Abb. 134). Im Verlauf ihres Wachstums entwickelt sie teils zahlreiche radiär angeordnete Falten, teils hirnwindungsähnliche Furchen mit Prominenzen und Vertiefungen im Zentrum (Abb. 135). Die Oberfläche läßt eine samtartig-puderige Beschaffenheit erkennen, da das Luftmycel nur gering ausgebildet wird. Die Peripherie weist einen feinen weißlichen Strahlenkranz auf. Bemerkenswert ist der gelblich-grüne, von manchen Autoren auch als zitronengelb oder selten gar rötlich-grünlich bezeichnete Farbton (Abb. 136). Pleomorphismus tritt sehr rasch auf, im allgemeinen nach 4—5 Wochen (Abb. 137). An verschiedenen Stellen der Kultur erheben sich aber manchmal schon nach 14 Tagen, besonders bei Subkulturen, feine weiße, sterile Wollknöpfchen, die langsam, bei älteren Stämmen in kurzer Zeit, die gesamte Oberfläche des Pilzkuchens überziehen.

### c) Mikroskopisches Kulturpräparat

Die Mycelfäden bieten keine Besonderheiten. Ihr Durchmesser beträgt etwa 2—4 $\mu$. Die älteren Filamente sind septiert, reichlich verzweigt. Oft lassen sie am Ende kolbenartige Anschwellungen erkennen, die sich teils zu Chlamydosporen (Abb. 138), vor allem aber zu den charakteristischen Makrokonidien oder Spindeln, die in großer Zahl nachweisbar sind, entwickeln (Abb. 139). Diese Spindeln laufen am distalen Teil rundlich-stumpf aus, verjüngen sich aber zum Mycelansatz hin. Die

Wände sind glatt und dünn. Meist besitzen sie eine Länge von 20—50 $\mu$, einen distalen Durchmesser von 5—10 $\mu$ und weisen 2—6 septierte (bisweilen 10) Kammern auf. Sie finden sich einzeln terminal bzw. an seitlichen kurzen Stielen und büschelartig

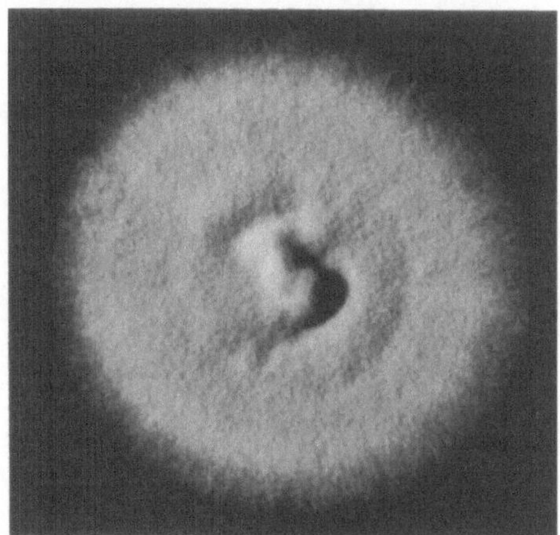

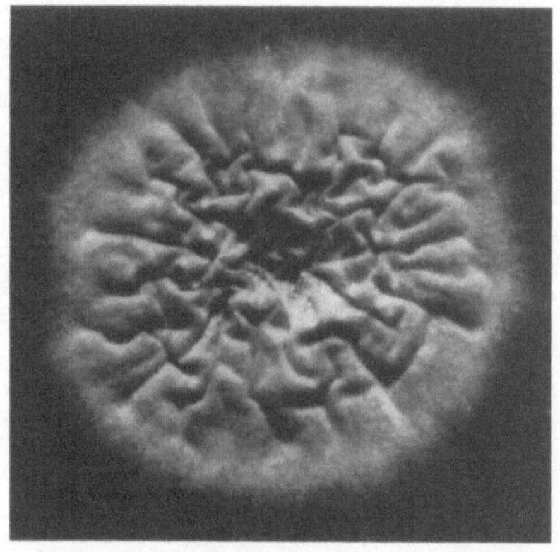

Abb. 134. Epidermophyton floccosum. Grütz III-Agar, 20 Tage alt

Abb. 135. Epidermophyton floccosum. Grütz-Kimmig-Agar, 20 Tage alt, starke Faltenbildung (Stamm Bremerhaven)

zu mehreren (3—8) angeordnet, ein Bild, das mit dem Aussehen einer Bananenstaude verglichen worden ist (Abb. 140). Diese Makrokonidien werden schon früh gebildet und fallen leicht von der Hyphe ab. Die terminalen und interkalären

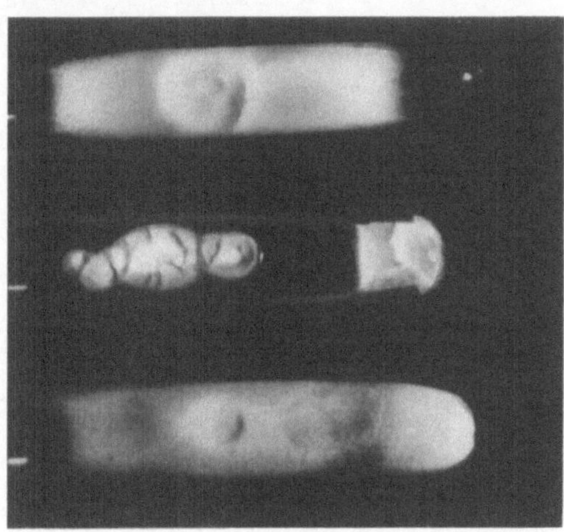

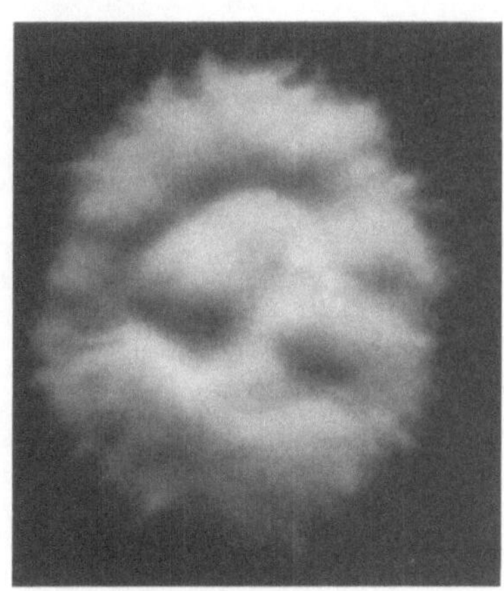

Abb. 136

Abb. 137

Abb. 136. Epidermophyton floccosum auf verschiedenen Nährsubstraten (16 Tage alt, Stamm 310). Malz-Pepton: grau-weißlicher Flaum mit zentraler Kuppe; Pepton: starke Furchenbildung, gelb-grünliches Pigment; Glucose-Pepton: gute gelb-grünliche Pigmentbildung

Abb. 137. Epidermophyton floccosum, Grütz III-Agar, Stamm 170 nach 24 Tagen völlig pleomorph

Chlamydosporen bis zu 15 $\mu$ Durchmesser finden sich mehr in den älteren Kulturpartien. Selten bilden sich Weinrankenformen, allerdings nur auf Spezialnährböden (Abb. 141). Mikrokonidien haben wir auf keinem wie auch immer beschaffenen Nährboden aufdecken können.

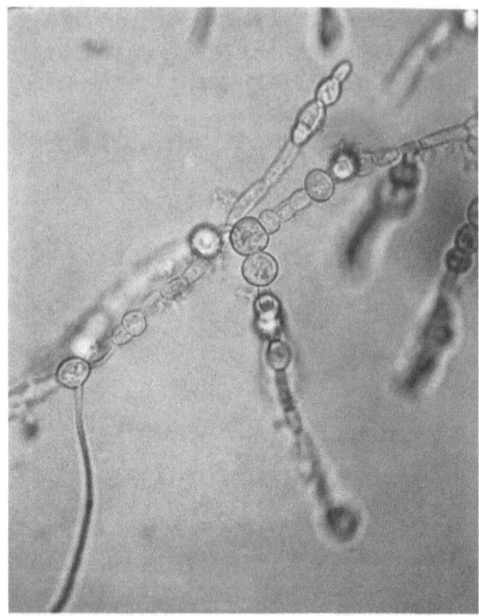

Abb. 138. Chlamydosporenbildung des Epidermophyton floccosum (270fache Vergr.)

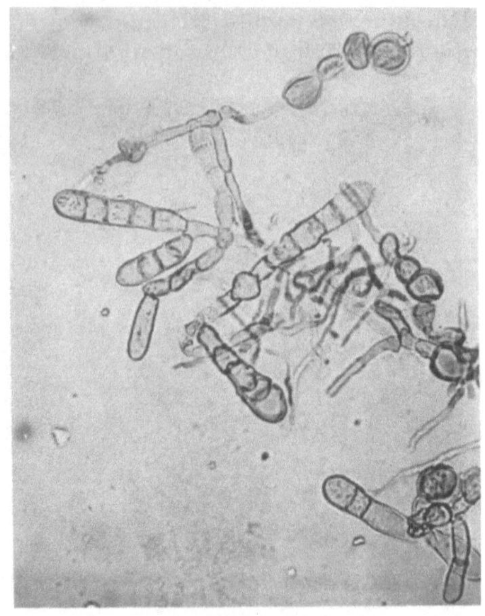

Abb. 139. Keulenartig geformte Makrokonidien neben Chlamydosporen des Epidermophyton floccosum (270fache Vergr.)

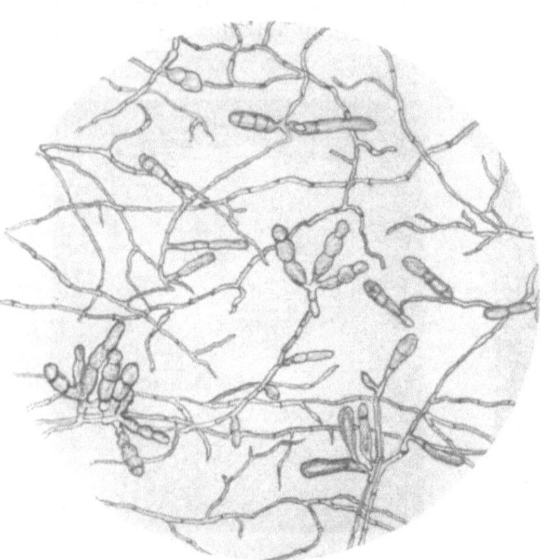

Abb. 140. Typische Makrokonidien des Epidermophyton floccosum in büschelartiger Anordnung (120fache Vergr.). (Nach GRÜTZ)

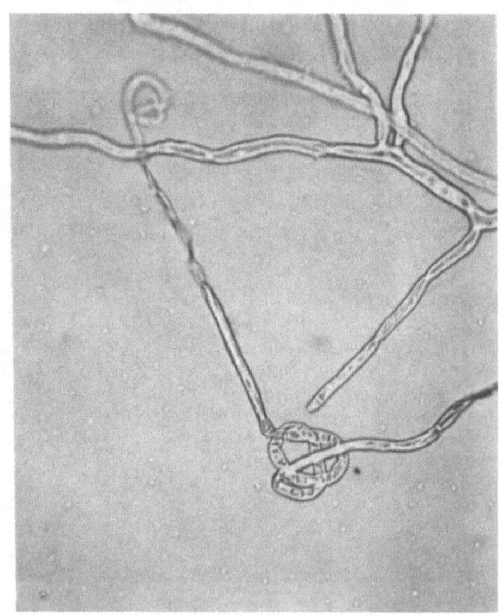

Abb. 141. Spiralenbildung von Hyphen des Epidermophyton floccosum (270fache Vergr.)

## d) Tierversuche

Der Pilz haftet offenbar bei keinem der üblichen Versuchstiere. Soweit aus der Literatur ersichtlich, gelang es nur MAPLESTONE (1943), eine Infektion bei jungen Affen zu erzeugen. Diese Tiere sollen dann 1 Jahr gegen Reinfektionen geschützt gewesen sein.

### e) Hinweise zur Erkennung des Epidermophyton floccosum

Aus der Schuppe läßt sich die Art des vorliegenden Pilzes nicht diagnostizieren. Die Kultur ist typisch durch ihr leicht grün-gelbliches Aussehen sowie ihre zahlreichen, manchmal büschelartig angeordneten, stumpf endenden Spindelsporen im mikroskopischen Präparat bei Fehlen von Mikrokonidien. Eine Verwechslung dürfte daher selbst dem mykologisch weniger Erfahrenen kaum unterlaufen. Weinrankenformen, die man lange Zeit als besonders charakteristisch für das Trichophyton mentagrophytes ansah, kann man gelegentlich auch bei einzelnen Epidermophyton-Stämmen finden, doch sind Spezialnährböden erforderlich [LANGERON und MILOCHEVITCH (1930) verwendeten Gerstenkörner, McCORMACK und BENHAM (1952) Maismehlagar]. Auch ARAKI (1941) beobachtete Weinrankenformen. Nach diesem Autor soll die Entwicklung dieser Gebilde als Schrumpfungsvorgang infolge mangelhafter Ernährung aufzufassen sein.

# IV. Jüngere Entdeckungen mit teils noch umstrittener Bedeutung

## 1. Trichophyton gourvilii n. sp. CATANEI (1933)

Im Jahre 1933 wurden CATANEI einige pilzinfizierte Haare aus Bamako (Französisch Westafrika) zugeschickt, aus denen er einen neuen Dermatophyten gezüchtet zu haben glaubte. Zu Ehren des damaligen Direktors des Biologischen Laboratoriums in Bamako, Dr. GOURVIL, erhielt der Pilz seine Artbezeichnung.

### a) Mikroskopisches Bild in Haaren

Es lassen sich kurze, mehr oder weniger abgerundete Hyphenfragmente im Inneren des Haarschaftes finden. Der Pilz wächst endothrich.

### b) Makrokultur

Die Kultur auf Glukose-Pepton-Nährboden geht leicht an, doch scheint sie eine stärkere Tendenz zur Polymorphie zu besitzen. Anfänglich bildet sich ein glatter, wachsartiger Pilzkuchen, der am Rande eine flache Zähnelung aufweist. Im weiteren Verlauf des Wachstums entsteht eine maulbeerartige Oberflächenkonfiguration, oder es bilden sich unregelmäßig gestaltete Wälle, oder es verlaufen von einem zentralen Knopf zur Peripherie wechselnd tiefe Furchen. Die durchschnittliche Höhe der zentralen faviformen Kultur beträgt 4 mm, der Rand aber ist flach und mehrere Millimeter breit. Der Pilz erzeugt ein violettes Pigment, doch bleibt die Peripherie stets farbstofffrei. Subkulturen entwickeln sich anfänglich gleichfalls wachsartig mit zentraler Prominenz. Später wird die Oberfläche samtartig-pudrig. Auch jetzt zeigen nur die zentralen Partien einen violetten Farbton.

### c) Mikroskopisches Kulturpräparat

Im Zentrum lassen sich wie bei faviformen Kulturen Hyphen, Arthrosporen und Chlamydosporen nachweisen. Die pudrigen Partien der Kultur enthalten nicht sehr zahlreich entwickelte Fruktifikationsorgane. Die durchschnittliche Größe der piriformen Mikrokonidien beträgt $5 \times 3\,\mu$. Bei Berührung fallen sie leicht ab. Makrokonidien ließen sich nicht finden, wohl aber auf Haferkörnern, auf denen auch viele Mikrokonidien (Akladiumtyp) gebildet wurden.

### d) Tierversuche

Der Pilz haftete beim Meerschweinchen und wuchs im Haar nach dem Typus Endothrix.

### e) Abgrenzung gegen andere Dermatophyten

Catanei (1933) wies zwar auf die Ähnlichkeit mit dem Trichophyton violaceum hin, doch glaubte er, daß die Oberflächenkonfiguration und die gut ausgebildeten Fruktifikationsorgane besonders auf Getreidekörnern nicht zugunsten der Zuordnung zum Trichophyton violaceum sprächen. Vanbreuseghem (1948) beobachtete diesen Pilz in Belgisch Kongo.

## 2. Sabouraudites langeronii n. sp. Vanbreuseghem (1950)

Das in Europa und Nordamerika so häufig anzutreffende Mikrosporum audouinii ist auch in Afrika nicht unbekannt, jedoch wohl selten (Catanei 1939). Vanbreuseghem (1950) isolierte in Belgisch Kongo von Kinderköpfen und aus Hautherden ein Mikrosporum in größerer Zahl, das dem Mikrosporum audouinii zwar sehr ähnlich, jedoch mit ihm nicht identisch sein soll, da es häufiger reine Körperhautläsionen auslöste und beim Meerschweinchen zu haften sowie dessen Haar zu befallen vermochte. Auch die Makrokultur wich von jener des Mikrosporum audouinii ab. Der Erreger scheint auf Zentralafrika begrenzt zu sein. Eine Stütze für die unterschiedliche Beurteilung des Mikrosporum audouinii und des Sabouraudites langeronii findet sich in den Hyphenverschmelzungsversuchen von van Uden (1951). Die Mikrosporum audouinii-Stämme und die Sabouraudites langeronii-Stämme bildeten jeweils für sich Anastomosen, jedoch gingen beide Arten miteinander keine Hyphenverschmelzungen ein. Zur Technik dieser Methode s. S. 147. Vorläufig muß offen bleiben, ob es sich nicht doch nur um eine Variante des Mikrosporum audouinii handelt.

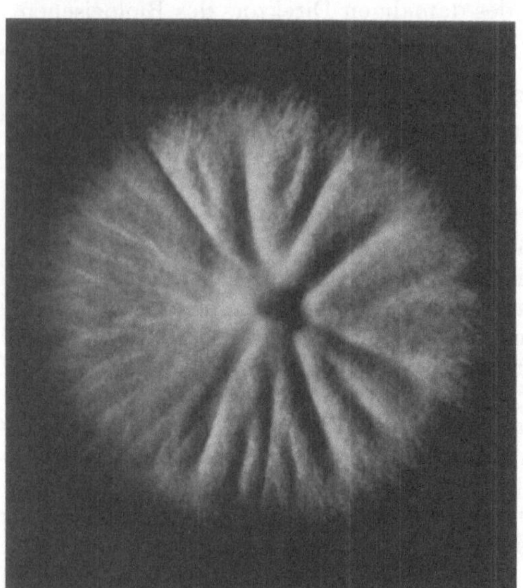

Abb. 142. Sabouraudites langeronii, Stamm Vanbreuseghem, 14 Tage alt auf Grütz-Kimmig-Agar (Nahaufnahme)

### a) Mikroskopisches Bild in Hautschuppen und Haaren

In Keratinlamellen der Epidermis finden wir Hyphen mit kurzen Arthrosporen. Das Haar ist durch mosaikartig angeordnete Mikrosporen völlig eingehüllt.

### b) Makrokultur

Wir beobachten eine langsam wachsende, anfänglich weiße, kurzflaumige Scheibe. Nach 14 Tagen weist sie einen Durchmesser von etwa 3 cm auf. Bisweilen bilden sich radiär verlaufende Furchen (Abb. 142), doch bleibt die Oberfläche eher glatt. Bald entwickelt sich ein bräunlich-dunkles Pigment, manchmal mit einem Übergang in einen lebhaft rosafarbenen Ton. Die Rückseite zeigt besonders im Zentrum immer eine rosa- bis johannisbeerrote Farbe und diffundiert nicht in den Nährboden hinein. Die Pigmentbildung tritt dann hervor, wenn 2% Glucose an Stelle von Maltose dem üblichen Nährboden zugefügt wird. Keine pleomorphe Degeneration.

### c) Mikroskopisches Kulturpräparat

Wir finden wenige Mikrokonidien, die birnenförmig gestaltet und vom Typ Akladium angeordnet sind, nur sehr wenige Makrokonidien, von spindelförmigem Aussehen, mit dicken Wänden und oft von Protuberanzen bedeckt. Es werden viele terminale Chlamydosporen (etwa 15 zu 20 $\mu$ groß) gebildet. Das Mycel weist Rakettbilder auf, aber keine Kammzinken-, Weinranken- oder Hirschgeweih-formen.

### d) Tierversuche

Vanbreuseghem zog 3 Stämme zur Überimpfung auf Meerschweinchen heran. Nur 1 Stamm haftete. Am 9. Tag hatte sich eine erythemato-squamöse Läsion entwickelt. Am 14. Tag ließen sich Pilzfäden peripilär, am 19.—20. Tag Mikrosporen nach Art einer Mikrosporie nachweisen. Die pilzkranken Herde bestanden etwas über einen Monat. Der Erreger konnte zurückgezüchtet werden.

## 3. Sabouraudites rivalieri n. sp. Vanbreuseghem (1951)

Auch dieser Pilz gehört in das Genus Mikrosporum, ist jedoch gleichfalls noch nicht allgemein anerkannt, weshalb die Darstellung getrennt erfolgt. Der Erreger wurde von Vanbreuseghem 1951 aus einer Mikrosporie eines 4jährigen Eingeborenen des Kongo gezüchtet. Nach der Beschreibung des Autors zeigte sich im Wood-Licht jene bekannte grüne Fluoreszenz der erkrankten Haare; im Kalilaugenpräparat sah man mosaikartig angeordnete mikroide Sporen, die das Haar wie eine Scheide umhüllten. Die Kultur wuchs auf Glucose-haltigem Nährboden langsam (kurzer weißer Flaum mit radiären Furchen). Das etwas eingesunkene Zentrum erinnerte an ein Trichophyton tonsurans. Die Rückseite der Kolonie wies einen gelblich-chamois-farbenen Ton auf. Nach 9 Monaten war noch kein Pleomorphismus eingetreten. Auf üblichen Nährböden bildeten sich weder Mikrokonidien noch Makrokonidien. Auf Haaren in vitro ließ der Pilz aber doch Spindelsporenbildung vom Typus „Mikrosporum" erkennen (spindelförmig, doppelt konturierte Wände, mit Vorsprüngen versehen, 5—6 Kammern, 80—100 $\mu$ lang, 16—18 $\mu$ breit). Im hängenden Tropfen zeigten die vegetativen Hyphen ferner die Tendenz, das freie Ende einzuringeln. An der äußeren Konvexität dieses so gebildeten kleinen Kreisbogens entwickelten sich mehrere Exkreszenzen, die ihrerseits wieder zu einer Hyphe auswuchsen unter Abschluß des beschriebenen Bogens. Solche Bilder haben sich bisher bei keinem anderen Dermatophyten finden lassen.

## 4. Keratinomyces ajelloi Vanbreuseghem (1952)

Bei dem Bestreben, die Gegenwart von Dermatophyten im Erdboden nachzuweisen, entdeckte Vanbreuseghem 1952 in Belgien einen neuen keratinophilen Pilz, der das Haar durch „Perforationsorgane" aufbricht. Im Verein mit den mikromorphologischen Befunden besitzt der Mycet die gleichen Eigenschaften, welche allgemein die Dermatophyten charakterisieren. Jüngst gelang es aber Dawson und Gentles (1961) zu beweisen, daß neben dem imperfekten Stadium auch ein perfektes existiert. Sie wiesen Perithecien nach, was Rieth (1961) bestätigen konnte. Die ursprüngliche Vermutung des Erstbeschreibers, diesem Pilz eine pathogene Bedeutung absprechen zu müssen, traf nicht zu, da inzwischen von amerikanischer (Georg, Kaplan, Ajello, Williamson und Tilden 1959)* wie auch deutscher Seite (Rieth und El-Fiki 1959) Beobachtungen über Infektionen bei Eichhörnchen bzw. bei einem Pferd unter dem klinischen Bilde einer Tricho-

---

* Der 1959 als Keratinomyces ajelloi klassifizierte Pilz wurde soeben von L. K. Georg, L. Ajello, L. Friedman und S. A. Brinkman [A new species of Microsporum, pathogenic to man and animals — Sabouraudia 1, 189 (1962)] als neue Mikrosporumart beschrieben und „Mikrosporum vanbreuseghemii" benannt. Auch sein perfektes Stadium ist bekannt (Nannizzia grubyia sp. nov.).

phytie bekannt geworden sind. Der Keratinomyces ajelloi ist ohne Zweifel ein
außerordentlich häufiger Bodenpilz, wie wir auf Grund eigener Untersuchungen
(aus der Umgebung von München und Burghausen [Oberbayern] züchteten GÖTZ
und REICHENBERGER ihn 16mal aus nur 22 Gartenerde-, Ackererde- und Wald-
bodenproben) sowie an Hand bereits erfolgter Publikationen schließen müssen. (Gezüchtet aus Erdproben u.a. in den USA: AJELLO 1953; in England: DANIELS 1954; in Australien: DURIE und FREY 1955; in Japan: KOMINAMI 1957; in der Tschechoslowakei: HEJTMANEK 1957; in Deutschland: RIETH, POLEMANN; aus Finnland: LUNDEL, THIANPRASIT, MEINHOF und RIETH 1961; aus Österreich, aus der Schweiz: RIETH; in Neuseeland: MARPLES 1959; in Rumänien: EVOLCEANU und

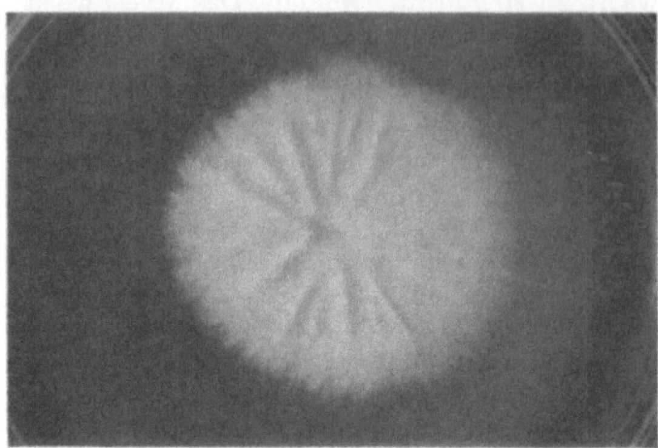

Abb. 143. Keratinomyces ajelloi, mehr wollige Kolonie
(Grütz III-Agar)

ALTERAS 1959; aus Frankreich: GEORG u. Mitarb.) Zufällig wurde er entdeckt im
Fell von Hunden (MENGES und GEORG 1955) sowie ebenfalls ohne pathogene
Bedeutung akzidentell in Hautläsionen einiger Menschen (VANBREUSEGHEM, GHIS-
LAIN und WELLENS 1956, ferner EVOLCEANU und ALTERAS). Im auffallenden Gegensatz zu dieser Häufigkeit steht die Tatsache, daß bis z.Z. noch keine sichere spontane humane Infektion beschrieben werden konnte. Offensichtlich ist also die Virulenz dieses Pilzes als außerordentlich gering zu veranschlagen, auch wenn seine Vakzine bei pilzkranken Patienten positive Reaktionen auslöst*.

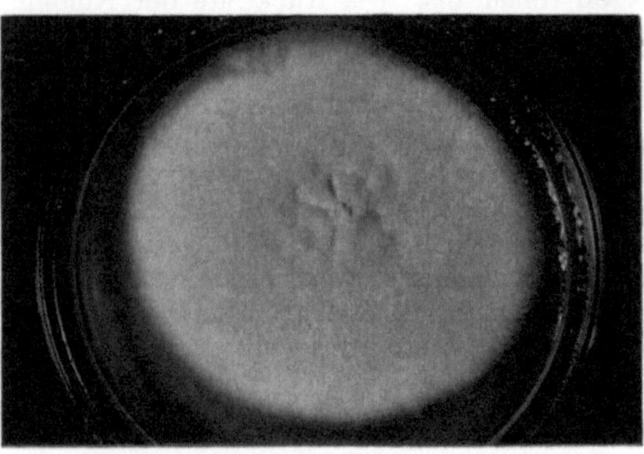

Abb. 144. Keratinomyces ajelloi, pudrige Kolonie
(Grütz III-Agar)

### a) Mikroskopisches Bild in Hautschuppen und Haaren

In den Hautschuppen der Tiere finden sich verzweigte, eng septierte Pilzfäden, die ebenfalls eine starke Tendenz zur Bildung von Arthrosporen (5—6 $\mu$
im Durchmesser) besitzen. Nach den Befunden der zitierten Autoren wächst der
Pilz vorwiegend endothrich ohne Anhalt für eine äußere Sporenscheide. Es zeigen
sich lange, auffallend eng gegliederte, zu Arthrosporen zerfallende Hyphen, die
teilweise breiter als lang sind.

### b) Makrokultur

Die Kolonie wächst relativ schnell. Der weiße Flaum besitzt nach 6 Tagen
bei einer Temperatur von 28°C einen Durchmesser zwischen 15—20 mm und nach

---

* Auf der 81. Jahrestagung der American Dermatological Association 1961 stellten
HENINGTON und KENNEDY die erste Humaninfektion vor. Der Erreger wurde aus Kerion-
herden vom Kopf eines 9jährigen Mädchens gezüchtet.

12 Tagen zwischen 35—45 mm. Bei Verwendung von Grütz II- und Grütz-
Kimmig-Agar fanden wir keinen Unterschied. Auffallend ist die starke Neigung
zur Variation sowohl der Oberflächenkonfiguration wie auch der Pigmentbildung.
Flache, gefältelte, bucklige, sich unregelmäßig ausdehnende, radiär gefurchte,
stark wollige (Abb. 143) oder mehr pudrige Kolonien (Abb. 144) werden beobachtet. Das anfänglich weiße Mycel wird im Zentrum meist schon nach 4 Tagen
gelb-bräunlich, bisweilen ockerfarben, je nach der Nährbodenqualität. Die Peripherie behält aber einen mehr oder weniger breiten weißlichen Flaum. Die
Rückseite der Kultur kann farblos sein, oder es bildet sich ein violett-schwar-

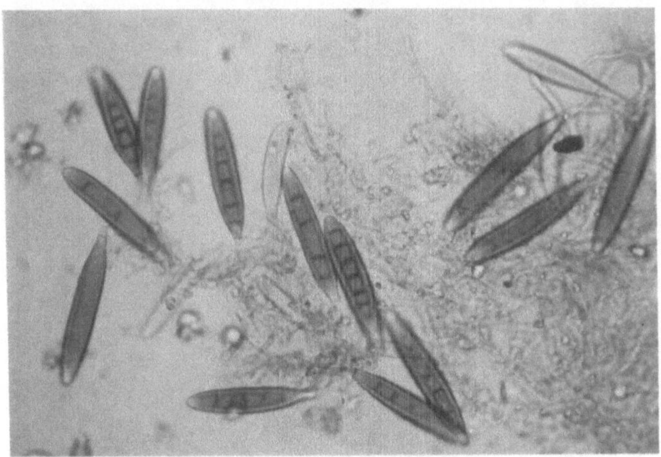

Abb. 145. Keratinomyces ajelloi, Makrokonidien (220fache Vergr.)

zes, orangefarbenes, seltener rotfarbenes Pigment. Glucosehaltige Nährböden
fördern die Farbstoffbildung. Pleomorphe Degeneration tritt rasch und regelmäßig ein; durch Cycloheximid wird das Wachstum nicht unterdrückt.

### c) Mikroskopisches Kulturpräparat

Die reifen Hyphen sind verzweigt, septiert und weisen eine Breite von durchschnittlich $5\,\mu$ auf. Das charakteristischste morphologische Element ist eine
länglich-schmale, an den Enden mehr oder weniger abgerundete typische Makrokonidie, die in außerordentlich großer Zahl, meist in Gruppen zusammenstehend,
gebildet wird (Abb. 145 und 146). Ihre Wand ist dicker als jene des Mikrosporum
gypseum. Sie weist durchschnittlich 10 Kammern auf, besitzt ausgewachsen eine
Breite von etwa $10\,\mu$ und eine wechselnde Länge zwischen 25—60 $\mu$. Ihre Oberfläche ist glatt, doch lassen sich gelegentlich feine Flüssigkeitströpfchen an der
Außenwand erkennen, die als echte Protuberanzen fehlgedeutet werden können.
Seltener gelangen pyriforme bis eiförmige Mikrokonidien zur Entwicklung, die
wesentlich länger als breit sind (etwa $8 \times 4\,\mu$). VANBREUSEGHEM (1952) fand sie
nicht bzw. deutete sie als Vorläufer der Makrokonidien, während RIETH und EL-
FIKI (1959) durch isolierte Überimpfungen von Mikrokonidien oder Makrokonidien
die jeweilige Sporenform in der Subkultur züchteten. Diese Autoren beschrieben
noch Rakettyphen, Chlamydosporen, Kammzinkenformen, Knotenorgane und
Weinrankenformen.

### d) Tierversuche

VANBREUSEGHEM (1952) (später KOMINAMI 1957) skarifizierte den Rücken
einiger Meerschweinchen und verrieb Kulturmaterial eines aus dem Erdboden

gezüchteten Stammes, ohne daß eine Läsion entstand. Die gleiche negative Erfahrung machten Georg u. Mitarb. 1959 bei nur 1—3 Tage alten Meerschweinchen und bei 3 Wochen alten Kaninchen. Zogen die amerikanischen Untersucher zu diesen Tierversuchen aber jenen Keratinomyces ajelloi-Stamm heran, den sie von einem kranken Eichhörnchen isoliert hatten, so ging die Meerschweincheninfektion regelmäßig an. Haare und Schuppen enthielten reichlich Pilzelemente. Offensichtlich war also die Virulenz durch die Eichhörnchenpassage gesteigert worden, eine Beobachtung, die wir ja seit langem auch von anderen Dermato-

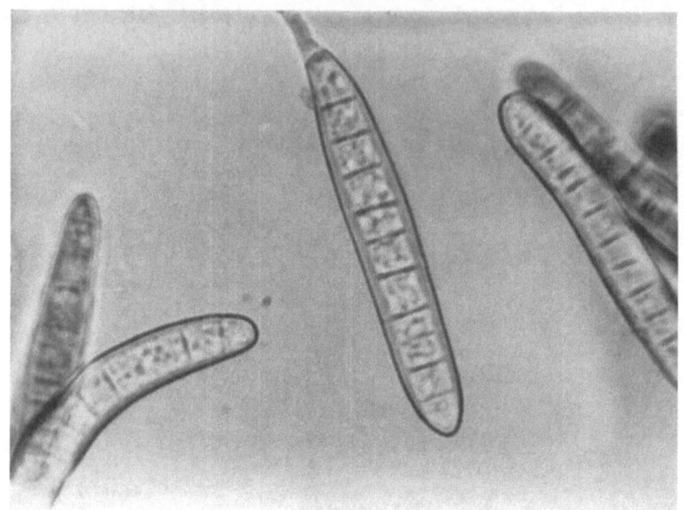

Abb. 146. Keratinomyces ajelloi, Makrokonidien (600fache Vergr.) teils gebogen

phyten kennen. Im Gegensatz zu diesen Befunden gelang es Evolceanu und Alteras (1959) mit einem aus rumänischer Erde isolierten Stamm bei Meerschweinchen, weißen Mäusen und sogar beim Menschen, abortive entzündliche Veränderungen der Haut experimentell hervorzurufen.

## 5. Trichophyton terrestre Durie und Frey (1957)

Mit der Haarködermethode züchteten Durie und Frey aus Erdbodenproben aus New South Wales in Australien einen weiteren keratinophilen bzw. keratinolytischen Pilz, den nach einer persönlichen Mitteilung jetzt auch Rieth (1960) in Hamburg im Erdreich nachweisen konnte. Diesem Autor gelang es auch, erstmalig Perithecien dieses Pilzes aufzudecken, was Dawson und Gentles (1961) gleichfalls beschrieben. Cycloheximid hemmte das Wachstum dieses Myceten nicht. Eine Vakzine, die mit dieser Pilzart hergestellt wurde, rief nach intrakutaner Injektion bei hautpilzkranken Patienten in einer Verdünnung von 1:30 wechselnd starke positive Reaktionen hervor. In der Beschreibung folgen wir den Angaben von Durie und Frey (1957), die den Pilz zunächst den apathogenen Dermatophyten zurechnen wollen.

### a) Mikroskopisches Bild in Hautschuppen und Haaren
Bisher nicht beobachtet.

### b) Makrokultur
Mäßig schnelles Wachstum: nach 13 Tagen betrug der Kulturdurchmesser 4 cm. Zunächst bildete sich ein weißer Flaum mit einem schwach gelben, granu-

lösen, sich allmählich vergrößernden Zentrum. Die Rückseite der Kolonie zeigte ein gelb-bräunliches Kolorit. Mit zunehmendem Alter entwickelte sich eine mehr samtartige Beschaffenheit der Oberfläche.

### c) Mikroskopisches Kulturpräparat

Die vegetativen Hyphen wiesen Septen im Abstand von etwa 20—30 $\mu$ auf. Das Cytoplasma erschien oft von den Zellwänden retrahiert. Die Lufthyphen bildeten Mikro- und Makrokonidien. Die pyriformen, nach Akladium- und Botrytisart angeordneten Mikrokonidien maßen $4—6,4 \times 3,2—4,8\mu$. Die 2—6 kammerigen Makrosporen waren typisch für das Genus Trichophyton (an den Enden abgerundet, glatt, dünne Wände) mit einer Länge von 8—30 $\mu$ und einer Breite von $4—4,8\,\mu$. Zwischenformen beider Sporentypen, die sich besonders reichlich auf Reisagar und Blut-Thiamin-Agar bilden sollen, wurden angetroffen. An weiteren morphologischen Elementen fanden sich terminale und interkaläre Chlamydosporen, Weinrankenformen, Raketthyphen, renntiergeweihartige Gebilde, Knotenorgane.

### d) Tierversuche

Bei 6 Meerschweinchen, denen Pilzmaterial teils in die Haut injiziert, teils unter Skarifizierung des Integuments eingerieben wurde, haftete der Erreger nicht. EMMONS und VANBREUSEGHEM bestätigten diese negativen Impfresultate. Haare wurden in vitro abgebaut, jedoch nicht unter Bildung von Perforationsorganen.

## 6. Trichophyton yaoundei n. sp. COCHET und DOBY-DUBOIS (1957)

DOBY und DOBY-DUBOIS untersuchten 1955 in Kamerun 3000 Kinder auf Pilzkrankheiten. Die meisten Patienten stammten aus Yaoundé. Verdächtiges Haarmaterial wurde in 1400 Fällen gesammelt. In einer vorläufigen Mitteilung berichteten COCHET und DOBY-DUBOIS 1957 über ihre Kulturergebnisse. Die wesentlichste Beobachtung betraf einen neu entdeckten Pilz „Trichophyton yaoundei" von schokoladenbrauner Farbe, über den kurze Zeit später eine weitere Publikation von COCHET, DOBY-DUBOIS, DEBLOCK, DOBY und VAIVA (1957) erschien. Fast die Hälfte aller gezüchteten Pilze (241 Stämme) betraf das Trichophyton yaoundei.

### a) Mikroskopisches Bild in Haaren

Es finden sich neben Mycelfäden dicke grobe Sporen im Inneren des Haarschaftes nach Art des von SABOURAUD beschriebenen Endothrix-Wachstums.

### b) Makrokultur

Nach den Autoren wächst der Pilz auf Glukose-Pepton-Nährboden langsam und ähnelt dem Trichophyton verrucosum. Auffallend ist seine starke Polymorphie. Aus dem gleichen infizierten Haar lassen sich nicht selten unterschiedliche Kolonietypen züchten. Die Kultur zeigt zunächst einen kleinen gelblichen Knopf, der glatt und feucht ist und ein wachsartiges Aussehen bietet. Dieses Bild kann sich erhalten oder sich kraterförmig umgestalten, oder das Aussehen von „Regenwürmern in einer Büchse" annehmen. Dabei vergrößert sich der Pilzkuchen aber nicht. Seine Farbe entspricht einem dunklen Schokoladenbraun, oder sie bleibt gelblich. Stets diffundiert jedoch ein braunes Pigment in den Nährboden, der manchmal tiefdunkelbraun verfärbt wird. In etwa 30% der Stämme entwickelt sich vom Rande der alternden Primärkultur aus plötzlich eine neue Kolonie. Es entsteht ein dicker grober Knopf von bisweilen schwamm-artigem Aussehen. Manchmal wächst um die kleine bräunliche Primärkultur ein umfänglicher cerebriformer Kranz. Diese späteren peripheren Kulturpartien zeigen eine schmutzig-weißliche oder gelbliche Farbe und sind im Gegensatz zu dem leicht bröckligen bräunlichen Zentrum von äußerst derber Konsistenz, wenn man beispielsweise mit der Öse darüber hinwegstreicht. Subkulturen wachsen viel schneller und üppiger mit unterschiedlich großen warzigen Knöpfchen, die ebenfalls glatt und wachsartig beschaffen sind. Im allgemeinen besitzen sie ein weißlich-mattes Cremekolorit. Die Pigmentbildungsfähigkeit geht aber, bis auf wenige bräunliche, etwa stecknadelkopfgroße Pünktchen in den zentralen Kultur-teilen, fast ganz verloren.

### c) Mikroskopisches Kulturpräparat

Das mikroskopische Bild ist arm an Formelementen. Die jungen Kulturen sind fadenreich, verzweigt und gliedern sich rasch in Arthrosporen. Die bräunlich-bröcklige Partie zeigt zahlreiche unregelmäßig gestaltete Mycelsporen, vor allem Chlamydosporen interkalärer Bildung ($5$—$9 \mu$ im Durchmesser), die schon bei geringster Berührung auseinanderfallen. Der weißliche Pilzkuchen von festerer Konsistenz zeigt ein mehr filamentöses Mycel, das dem Trichophyton violaceum ziemlich ähnlich ist, doch lassen sich keine Mikrokonidien finden. Auf Weizen-körnern entstehen spindelsporenartige Gebilde mit dünnen, uncharakteristischen Wänden. Das mikroskopische Bild der Subkultur ist unverändert: spärliches Mycel, massenhaft Chlamydosporen und ampullenartige Anschwellungen in den Hyphen.

### d) Abgrenzung gegen andere Dermatophyten

Den beschriebenen Pilz muß schon Catanei (1939) in Händen gehalten haben, doch sah er ihn wohl als Variante des Trichophyton violaceum an. Von diesem unterscheidet er sich aber durch das konstante schokoladenbraune Pigment in der Primärkultur, durch die Oberflächenkonfiguration und durch die bröckelige Beschaffenheit der zentralen braunen Partien, die sich auf den starken Zerfall des Mycels in Chlamydosporen zurückführen läßt. Eine Zugehörigkeit zum Trichophyton verrucosum erscheint nicht gegeben.

## 7. Mikrosporum cookei Ajello (1959)

Dieser Pilz wurde von Ajello 1959 in 219 (von insgesamt 221) Fällen aus dem Pelz wild lebender Tiere gezüchtet, ohne daß aber klinische Läsionen vorlagen. In einem weiteren Fall ließ sich der Mycet bei einem kranken Hund finden und schließlich auch aus dem Erdreich isolieren. Die erste Beobachtung gelang offen-bar Cooke im Jahre 1952, doch erst in den folgenden Jahren schälte sich heraus, daß tatsächlich eine neue, den Dermatophyten zuzuzählende Spezies entdeckt worden war. Als auffallendstes Merkmal galt die Bildung eines purpurroten Pig-mentes und dickwandiger Makrosporen, die den Pilz als zum Genus Mikrosporum gehörig auswiesen. Durch diese „konstanten" Eigenschaften unterscheidet sich das Mikrosporum cookei von dem Mikrosporum gypseum, so daß es sich nicht um eine Variante des letzteren handeln soll.

Indessen müssen wir erwähnen, daß die uns von Ajello überlassenen Stämme nicht mehr befähigt waren, auf verschiedenen Nährböden in unserem Laboratorium rotes Pigment zu erzeugen. Ein „konstantes" Merkmal ist somit nicht gegeben. In einer jüngst erschienenen Arbeit von Ajello (1961) wurde der Pilz als ubi-quitär erkannt — Vorkommen in Nordamerika, Europa, Asien und Australien —, darüber hinaus dessen perfektes Stadium unter dem Namen „Nannizzia cajetana sp. n." beschrieben.

### a) Mikroskopisches Bild in Hautschuppen und Haaren

Bisher nicht beobachtet.

### b) Makrokultur

Nach AJELLO wächst die Primärkultur sehr schnell. Bei 25°C bedeckt der Pilz am 7.Tag bereits den Nährboden einer Petri-Schale. Die Kultur besitzt ein pudriges, gelb-bräunliches Zentrum und einen dünnen, weißen, peripheren Flaum. Die Rückseite läßt ein stark purpurfarbenes Pigment erkennen, das bei Betrachtung von der Oberseite im Bereich des wolligen Randmycels durchschimmert.

### c) Mikroskopisches Kulturpräparat

Die hyalinen Hyphen sind 3—5 $\mu$ dick, septiert und verzweigt. Mikro- und Makrokonidien werden gebildet. Die keulenförmigen Mikrokonidien wachsen einzeln und sind etwa 3—8 $\mu$ lang und 2 $\mu$ breit. Die besonders reichlichen Makrokonidien verschmälern sich an den Enden und zeigen eine elliptische Gestalt. Sie sind vielkammerig, 31—50 $\mu$ lang und 10—15 $\mu$ breit (Glucose-Pepton-Agar). Auf Hafermehlnährboden sind sie länger (45—75 $\mu$). Auch gelangen hier die charakteristischen dicken Zellwände (5 $\mu$) besonders schön zur Darstellung. Auf dem Glucose-Pepton-Nährboden sind die Wände etwas dünner (1—4 $\mu$). Die Oberfläche der Makrokonidien weist feine Protuberanzen auf.

### d) Tierversuche

Alle Versuche, Mäuse, Kaninchen und Meerschweinchen zu infizieren, verliefen ergebnislos. Es gelang AJELLO auch nicht, bei sich selbst mit diesem Pilz Hautläsionen hervorzurufen.

# D. Klinik der Dermatomykosen

## I. Statistik der Dermatophyten

Um eine Vorstellung zu vermitteln, in welchem Umfange in den Kontinenten bzw. verschiedenen Ländern bestimmte Pilzarten gezüchtet wurden, haben wir die folgenden Tabellen vorbereitet.

Es erschien uns nicht sinnvoll, jeweils die exakten Zahlen der von den wechselnden Untersuchern isolierten Dermatophyten wiederzugeben, hängt dieses Resultat doch von einer Reihe von Imponderabilien ab, die zuverlässig vergleichbare Schlußfolgerungen nicht gestatten. Von epidemiologischem Interesse ist in erster Linie, ob eine bestimmte Pilzart in einem Lande oder Erdteil *überhaupt vorkommt*. Aus diesem Grunde mochte es genügen, wenn wir in den Tabellen die Häufigkeit der jeweiligen Erreger durch die Zahl der Kreuze zum Ausdruck zu bringen versucht haben. Für das jeweilige Pilzzüchtungsergebnis bedeuten:

$$(+) = \text{Pilzart selten}$$
$$+ \ = \text{Pilzart gelegentlich zu finden}$$
$$++ \ = \text{Pilzart mäßig zahlreich}$$
$$+++ \ = \text{Pilzart häufig}$$
$$++++ \ = \text{Pilzart sehr häufig}$$

Die vorliegende Statistik kann keinen Anspruch auf lückenlose Erfassung sämtlicher publizierter Pilzzüchtungsergebnisse der letzten Jahrzehnte erheben. In Anbetracht der Fülle des vorliegenden Materials wäre das technisch auch schwerlich möglich gewesen. Wohl aber gestatten die Tabellen, einen orientierenden Einblick in die geographische Verteilung der Pilzflora zu gewinnen. Zwecks besseren Verständnisses haben wir allerdings die z.T. ältere Pilznomenklatur (unter anderem

Tabelle 28. *Belgien*

| Pilzart | GHISLAIN, WELLENS, VAN DE PUT, Louvain (1957) | GHISLAIN*, WELLENS, Louvain (1957) | VAN DER MEIREN, ACHTEN u. VAN-BREUSEGHEM (1956) |
|---|---|---|---|
| T. schönleinii ... | + | + | |
| T. verrucosum .. | +/++ | | |
| T. rubrum .... | ++ | | |
| T. mentagrophytes | +++ | | |
| E. floccosum ... | +++ | | |
| M. audouinii ... | + | | |
| M. canis ..... | + | | |
| M. gypseum ... | | | (+) |

* fam. Favus.

Tabelle 29. *Bulgarien*

| Pilzart | POPOFF*, Sofia (1928) | BALABANOFF[1,2], Sofia (1958) | SCHAULOW, Südbulgarien (1959) |
|---|---|---|---|
| T. violaceum ... | +++ | ++ | |
| T. verrucosum .. | | + | |
| T. tonsurans ... | ++ | + | |
| T. rubrum .... | | | ++ |
| T. mentagrophytes | + | + | +++ |
| T. equinum. ... | | + | |
| E. floccosum ... | | | (+) |

* Mikrosporien sehr selten.
[1,2] s. Lit. S. 428

Tabelle 30. *Dänemark*

| Pilzart | SYLVEST, Kopenhagen (1949) | MARCUSSEN*, Kopenhagen (1956) | GADE**, Dänemark (1956) |
|---|---|---|---|
| T. tonsurans ... | + | | |
| T. rubrum .... | (+) | + | |
| T. megninii. ... | (+) | | |
| T. mentagrophytes | ++++ | ++++ | |
| T. verrucosum .. | ++ | | |
| E. floccosum ... | +++ | | |
| M. audouinii ... | (+) | | (+) |
| M. canis ..... | + | | +++ |
| M. gypseum ... | (+) | | |

* Betrifft Fußmykosen.
** Betrifft Mikrosporie.

Tabelle 31. *England und Irland*

| Pilzart | HARE and TATE, London (1927) | ADAMSON and GILLIES, ANNAN (1949) | WALKER, ganz Großbritannien (1950) | FINN, Glasgow (1951) | BEARE and CHEESEMAN, Irland (1951) | BEARE, Belfast (1954) | WHITTLE, Cambridge (1956) | CARLIER, Birmingham (1954) |
|---|---|---|---|---|---|---|---|---|
| T. schönleinii ... | + | | + | + | (+) | + | | + |
| T. violaceum ... | + | | + | | | | (+) | + |
| T. quinckeanum.. | | | (+) | (+) | | | | |
| T. tonsurans ... | ++ | | + | | | ++ | ++ | + |
| T. verrucosum .. | | | ++ | | ++ | ++ | ++ | + |
| T. mentagrophytes | | ++++ | ++++ | | + | + | +++ | +++ |
| T. sulfureum ... | | | | + | ++ | | + | + |
| T. rubrum .... | | +++ | ++ | | | | +/++ | +/++ |
| T. equinum. ... | | | + | (+) | + | + | + | ++ |
| E. floccosum ... | | ++ | ++ | | | | + | ++ |
| M. audouinii ... | ++ | | ++++ | ++++ | ++++ | +++ | ++++ | +++ |
| M. canis ..... | + | | ++ | ++ | +++ | ++ | ++ | +++,+ |
| M. gypseum ... | | | (+) | | | | (+) | |

| Pilzart | CARSLAW, Schottland (1955) | ROOK, Cambridge (1956) | WARREN, Ost-London, Essex (1956) | BEARE, Belfast (1956) | INGRAM and LA TOUCHE (1957) | GENTLES and O'SULLIVAN, Schottland (1957) | BEARE, Irland (1958) | LA TOUCHE, Mittelengland (1959) |
|---|---|---|---|---|---|---|---|---|
| T. schönleinii ... | + | | | | | | + | |
| T. violaceum ... | | | (+) | | | | (+) | |
| T. quinckeanum.. | | | (+) | | | | | ++ |
| T. tonsurans ... | | | | | | | | |
| T. verrucosum .. | | ++ | +/++ | | | +++ | ++ | |
| T. mentagrophytes | | + | + | +++ | + | +/++ | + | |
| T. sulfureum ... | | | ++ | | | + | ++ | |
| T. rubrum .... | | | | | + | (+) | (+) | |
| T. equinum. ... | | | (+) | | | | ++ | |
| E. floccosum ... | | | | | + | | + | |
| M. audouinii ... | | | +++ | | | (+) | ++ | |
| M. canis ..... | | | ++++ | | | + | (+) | |
| M. gypseum ... | | | | | | | | |

Tabelle 32. *Finnland*

| Pilzart | PÄTIÄLÄ (1945) | PÄTIÄLÄ und HÄRÖ (1950) | SONCK (1958) |
|---|---|---|---|
| T. violaceum | +/++ | + | |
| T. mentagrophytes | +++ | | |
| T. tonsurans | + | | |
| T. megninii | (+) | | |
| T. verrucosum | + | | |
| T. gallinae | | (+) | |
| E. floccosum | ++/+++ | | |
| M. gypseum | | (+) | |
| M. canis | | | +++ |

Tabelle 33. *Frankreich*

| Pilzart | PIGNOT, RABUT et RIVALIER (1938) | DEGOS, RABUT et RIVALIER[1] (1954) | HURIEZ, BIGUET, COCHET, MULLET et DOBY-DUBOIS[2] (1957) | RIVALIER (1957) | MAR-CELOU (1955) | RANQUE et TEMIME (1957) | BUREAU, JARRY, BARRIÈRE et CHARPENTIER (1959) |
|---|---|---|---|---|---|---|---|
| T. sudanense | | + | | | | | |
| T. schönleinii | | ++++ | +++ | + | | + | |
| T. violaceum | ++ | ++ | + | +++ | | ++++ | |
| T. tonsurans | +++ | | +++ | + | | | |
| T. ferrugineum | | (+) | + | | | | ++ |
| T. mentagrophytes | | | | | | | |
| T. megninii | | | | | + | | |
| M. audouinii | +++ | + | ++ | (+) | | | |
| M. canis | ++ | +++ | ++++ | ++ | | | |

[1] Mikrosporum audouinii stark zurückgegangen.
[2] Haupterreger jetzt M. canis.

Tabelle 34. *Italien*

| Pilzart | TARANTELLI, Rom (1930) | FALCHI, Pavia (1930) | PINETTI[1], Cagliari (1933) | MANCA PASTORINO, Sassari (1933) | PERPIGNANO, Cagliari (1939) | DONATELLI (1959) | ABBAMONTE, Pavia (1952) | RIZZI und MAGLIARI, Lecce (1955) | D'ARCA[2], Rom (1956) | PINETTI, Cagliari (1957) |
|---|---|---|---|---|---|---|---|---|---|---|
| T. schönleinii | | + | + | ++ | + | ++ | (+) | ++ | + | ++ |
| T. violaceum | +++ | ++ | ++++ | +++ | +++ | +++ | ++ | +++ | +++ | ++++ |
| T. verrucosum | | + | | | + | | + | | (+) | + |
| T. tonsurans | ++ | + | +++ | ++ | ++ | + | +++ | ++ | (+) | +++ |
| T. megninii | | + | + | + | + | + | + | | | + |
| T. rubrum | | | | | | | | | | + |
| T. mentagrophytes | + | + | + | + | + | + | +++ | | + | ++ |
| M. audouinii | | + | | + | | | (+) | | ++ | (+) |
| M. canis | | + | | + | | | (+) | | ++ | ++ |
| E. floccosum | | | | + | | | + | | | |

[1] 1580 Kopfpilzerkrankungen.
[2] 40% aller Kopfinfektionen durch Mikrosporum bedingt.

Tabelle 35. *Jugoslawien*

| Pilzart | MILOŠEVIĆ, Belgrad (1932) | BUGARSKI, Belgrad (1932) | GEORGJEVIĆ und MILOŠEVIĆ (1935) | MILOCHEVITCH (1938) | BRIL[1,2], Süd-West-Serbien (1949—1951) | ČAJKOVAC, Zagreb (1952) | ARANDJELOVIĆ, Belgrad (1950) | FLEGER, Bosnien/Herzegovina (1952) | NEMETHY, Zagreb (1952) | FANINGER, Banat (1955) | MILOVANOVIĆ, Montenegro (1955) | GRIN, OŽEGOVIĆ und VASILJEVIĆ, Bosnien (1956) | SALOMON und FILANOVIC, Bosanska/Krajina (1958) |
|---|---|---|---|---|---|---|---|---|---|---|---|---|---|
| T. ferrugineum . | | | | | + | + | | | ++ | | | | |
| T. schönleinii . | ++ | + | | | ++++ | ++ | (+) | +++ | + | | ++ | ++ | + |
| T. violaceum . . | +++ | +++ | +++ | +++ | | +++ | +++ | ++ | +++ | +++ | ++ | ++++ | +++ |
| T. verrucosum . | + | ++ | +++ | + | | (+) | + | + | | ++ | ++ | | + |
| T. tonsurans . . | | | | | | ++ | | + | ++ | | + | | + |
| T. mentagrophytes . . . | ++ | | | | + | +++ | | + | | + | | (+) | ++ |
| T. rubrum . . . | | | | | | + | | | | | | | |
| T. megninii . . | | | | | | + | | | | | | | |
| T. equinum . . | | | | | | (+) | | | | | | | |
| T. quinckeanum | | | | | | + | | | | | | | |
| M. canis . . . . | | | | | | + | | | | + | | | |
| M. gypseum . . | | | | | | + | | | | | | | |
| M. audouinii . . | ++ | ++ | | ++ | ++ | | | + | | ++ | | | ++ |
| E. floccosum . . | | | | | | + | | (+) | + | | | | |

Tabelle 36. *Niederlande*

| Pilzart | BEINTEMA, Norden (1935) | SIEMENS und BROCKEMA, Leiden (1934) | SIEMENS und KREUS, Leiden (1939) | RUDING, Utrecht (1939) | CREMER[1] (1958) | SIMONS, Leiden (1952) | BOTTGER, den Haag (1954) | SANDERINK und MALI, Groningen (1956) | CREMER[2], Amsterdam (1958) | CREMER, Amsterdam (1959) |
|---|---|---|---|---|---|---|---|---|---|---|
| T. schönleinii . . . | | ++ | ++ | ++ | | | + | | ++ | |
| T. violaceum . . . | + | | | | | | | | | |
| T. tonsurans . . . | ++ | | | | | | + | | + | |
| T. verrucosum . . | +++ | | | + | + | | | | + | |
| T. ferrugineum . . | | | | | | | | | + | |
| T. megninii . . . . | +++ | | | | | | (+) | | + | |
| T. rubrum . . . . | | | | | +++ | + | +++ | | +++ | ++ |
| T. mentagrophytes | ++ | | | | ++ | +++ | +++ | | +++ | +++ |
| E. floccosum . . . | + | | | | + | ++ | + | | + | + |
| M. canis . . . . . | +++ | | | | | | | + | + | |
| M. gypseum . . . | + | | | | | | | | | |
| T. quinckeanum . . | + | | | | | | | | | |

[1] Favus blieb unberücksichtigt. — [2] Favus nach dem 2. Weltkrieg zurückgegangen.

auch jene von LANGERON, MILOCHEVITCH und VANBREUSEGHEM) dem im vorliegenden Beitrag angewendeten Klassifizierungsschema angepaßt. Die im speziellen Teil angeführten und von den verschiedenen Autoren verwendeten Synonyma der Dermatophyten sind daher jeweils unter der Bezeichnung eingeordnet worden, die nach der Nomenklatur auf S. 17 uns als Richtschnur diente. Nur in einigen Ländern wurde das Trichophyton sulfureum neben dem Trichophyton tonsurans getrennt berücksichtigt.

Den Tabellen können die Resultate direkt entnommen werden. Es handelt sich um Befunde aus Europa (Belgien, Bulgarien, Dänemark, England und

### Tabelle 37. *Polen*

| Pilzart | MIEDZIŃSKI[1] and LIPSKI, Gdansk (1956) | PROCHACKI[2], BIELUŃSKA and KOPYOWA, Osow (1958) | MIERZECKI and WALICHIEWICZ, Niederschlesien (1958) |
|---|---|---|---|
| T. schönleinii | ++ | | |
| T. violaceum | +++ | | |
| T. tonsurans | | | |
| T. mentagrophytes | ++ | | ++++ |
| T. rubrum | | | + |
| M. canis | | ++ | |

[1] Haarpilzkrankheiten.
[2] Mikrosporieepidemie.

### Tabelle 38. *Portugal*

| Pilzart | SAMPAIO und NEVES, Lissabon (1933) | LEITE, Ré und ANTUNES, Süden (1951) | ANTUNES, Mittel- und Südportugal (1953) | FONSECA und MENEZES, Norden (1953) | RIBEIRO, Süden (1954) | MAIA, Norden (1953) | REGO, Mittelregion (1955) | OLIVEIRA (1954) | ESTEVES, FONSECA und ANTUNES (1955) | FONSECA und LISBOA (1957) | FONSECA und MACEDO (1957) | OLIVEIRA, Mittelregion (1958) | NEVES, Lissabon (1960) |
|---|---|---|---|---|---|---|---|---|---|---|---|---|---|
| T. schönleinii | + | + | + | +++ | + | ++ | + | ++ | + | + | + | ++ | + |
| T. violaceum | ++ | +++ | +++ | +++ | ++++ | +++ | +++ | +++ | +++ | ++++ | +++ | +++ | ++++ |
| T. tonsurans | ++ | ++ | ++ | + | ++ | + | ++ | | ++ | ++ | ++ | ++ | ++ |
| T. rubrum | | | (+) | | | | (+) | | + | (+) | | | +/++ |
| T. megninii | | | | | (+) | | | | | | | + | +/++ |
| T. mentagrophytes | | | (+) | (+) | | | | | + | | | (+) | ++ |
| T. verrucosum | + | | | | | | | | | | | | (+) |
| E. floccosum | | | | | | | | | + | | | | ++ |
| M. canis | (+) | (+) | ++ | + | (+) | ++ | + | +++ | +++ | + | + | ++ | +++ |
| M. audouinii | | | | (+) | | | | | (+) | | | (+) | |
| M. gypseum | | | | | | | | | | | | | |

### Tabelle 39. *Rumänien*

| Pilzart | CIRLEA[1], CLUJ (1931) | AVRAM und ALTERAS[2] (1956) | AVRAM und ALTERAS (1957) | NASTASE, COSTEA und DOBRESCU, Jasi (1957) | NICOLAU, EVOLCEANU und AVRAM (1957) |
|---|---|---|---|---|---|
| T. schönleinii | (+) | | | | |
| T. violaceum | | | + | ++ | |
| T. quinckeanum | | | | | ++/+++ |
| T. ferrugineum | | +++ | ++ | | |
| E. floccosum | | | + | | |
| M. audouinii | | | + | | |

[1] Sehr selten
[2] Eingeschleppt durch koreanische Kinder.

Tabelle 40. *Rußland*

| Pilzart | GLYCHOVZOV, Tomsk (1927) | TEREŠKOVIČ, Moskau (1928) | GRIV und ITKIN, Leningrad (1929) | MGEBROV und GOLDENBERG (1931) | SOROKIN, Omsk (1931) | ZORNO, Mongolei (1932) | MAŠKILLEISSON, SEGAL u. SIGALOVA (1933) | ILDRIM, Transkaukasus (1933) | PODWYSSOTZKAJA u. ROSENTHAL, Leningrad (1933) | GERMANOW und KOTLOWA, Wolgagebiet (1935) | VOLFERZ, Saratov (1936) |
|---|---|---|---|---|---|---|---|---|---|---|---|
| T. schönleinii | ++ | + | + |  | ++ | ++ |  | +++ |  | (+) | (+) |
| T. violaceum | +++ | ++ | ++++ | ++++ | ++++ | +++ |  |  | + | ++++ | +++ |
| T. quinckeanum |  |  |  |  |  |  |  |  |  |  |  |
| T. ferrugineum |  |  |  |  |  |  |  |  |  |  |  |
| T. verrucosum |  |  |  |  |  |  |  |  |  |  | (+) |
| T. rubrum |  |  |  |  |  |  |  |  |  |  |  |
| T. mentagrophytes | (+) | +++ |  | + | ++ |  | ++++ |  | + | + | ++ |
| T. tonsurans | + |  | +++ | ++ | + |  |  |  | + | + | ++ |
| T. megninii |  |  |  |  |  |  |  |  |  |  |  |
| T. equinum |  |  |  |  |  |  |  |  |  |  |  |
| E. floccosum | (+) |  |  |  |  |  | (+) |  |  |  |  |
| M. audouinii |  |  |  |  |  |  |  |  |  |  |  |
| M. canis | ++ | +++ | + | + | + | +++ |  |  |  | (+) |  |

| Pilzart | ENOKOW und KOJALI (1936) | KOZLOWA und LAWRENTJEWA, Kirgisien (1937) | ABRAMOWITSCH, BATKINA und TSCHERNYSCHEWA, Woronesch (1937) | ZENIN, Kuibyschewgebiet (1938) | TSCHLJIK, Weiß-R. (1939) | VEDERNIKOW, Archangelsk (1952, | 1946—1950) | PAPKOVA, Charkow (1952) | KASHKIN (1958/59) | MARYASIS, Moskau (1958) | PENTKOVSKAYA[1], Moskau (1958) |
|---|---|---|---|---|---|---|---|---|---|---|---|
| T. schönleinii |  | +++ | + | + | ++ | +++ | ++ |  | ++ |  |  |
| T. violaceum | +++ | +++ | ++++ | ++++ | +++ | +++ | + |  | +++ |  |  |
| T. quinckeanum |  |  |  |  |  |  |  |  | + |  |  |
| T. ferrugineum |  |  |  |  |  |  | +++ | ++ | +++ |  |  |
| T. verrucosum |  |  |  |  | ++ |  |  |  | +++ |  |  |
| T. rubrum |  |  |  |  |  |  |  |  | ++ | ++ | +++ |
| T. mentagrophytes | + |  | +++ |  | + | + | (+) |  | +++ | +++ |  |
| T. tonsurans | + |  | + |  | + | ++ | + |  | + |  |  |
| T. megninii |  |  |  |  |  |  |  |  | + |  |  |
| T. equinum |  |  |  |  |  |  |  |  | + |  |  |
| T. gallinae |  |  |  |  |  |  |  |  | + |  |  |
| E. floccosum |  |  |  |  |  |  |  |  | + |  |  |
| M. audouinii |  |  |  |  | (+) |  |  |  | + |  |  |
| M. canis |  |  | (+) | (+) | + |  |  | ++++ | + |  |  |

[1] Von 1953 bis 1956 41% T. rubrum-Infektionen.

Irland, Finnland, Frankreich, Italien, Jugoslawien, den Niederlanden, Polen, Portugal, Rumänien, Rußland, der Schweiz, Spanien, der Tschechoslowakei, Ungarn), Israel und der Türkei. Von PALDROK (1959) wurde die Entwicklung der Mykologie und deren Ergebnisse in den *skandinavischen* Ländern in einem zusammenfassenden Referat jüngst abgehandelt. Weitere Tabellen umfassen den nordamerikanischen Kontinent, Mittel- und Südamerika, Afrika, Asien, Australien und Neuseeland. Die zahlreich vorliegenden Pilzzüchtungsergebnisse aus Deutschland haben ihre Berücksichtigung bei der Besprechung der speziellen Dermatomykosen im klinischen Teil dieses Beitrages gefunden.

## Tabelle 41. *Schweiz*

| Pilzart | BLANK (1951) | BORN-HAUSER (1950) | AMREIN (1953) | WISSEL (1956) | FISCHER (1952) | TEN-CHIO (1954) | WENK, LEI und FREY (1958) |
|---|---|---|---|---|---|---|---|
| T. schönleinii | + | + | | | | | |
| T. verrucosum | | ++ | | | +/++ | | |
| T. tonsurans | (+) | + | | | | | |
| T. mentagrophytes | ++++ | | +++ | +++ | | | +++ |

| Pilzart | BLANK (1951) | BORN-HAUSER (1950) | AMREIN (1953) | WISSEL (1956) | FISCHER (1952) | TEN-CHIO (1954) | WENK, LEI und FREY (1958) |
|---|---|---|---|---|---|---|---|
| T. rubrum | +++ | + | + | ++++ | | | ++++ |
| E. floccosum | + | | ++ | | | | + |
| M. gypseum | (+) | + | | | | | |
| M. audouinii | + | | | | | | |
| M. canis | + | + | | | | ++ | |

## Tabelle 42. *Spanien*

| Pilzart | CISNEROS und VALLEJO, Madrid (1935) | GREGORIO, Saragossa (1938) | VILANOVA und CASANOVAS, Barcelona (1951) | MATILLA und PENA-YANEZ (1952) | GAY PRIETO, PENAYANEZ und JAQUETI DEL POZO, Madrid (1952) | LOPEZ und MULAS, Kadiz (1954) | PENA-YANEZ, Kadiz (1954) | NAVARRO, Santander (1954) | CASANOVAS, Barcelona (1955) | ALVAREZ DE LARA und GARCIA (1955) | CONEJO MIR, RODRIGUEZ MORENO und CONDE MUNOZ, Sevilla (1956) | ALVAREZ DE LARA und GARCIA, Madrid (1957) | GAY PRIETO, Region de Algeciras (1957) | PEREIRO MIGUENS, Galicia (1957) | PEREIRO MIGUENS und SOLIS, Badajoz (1958) | ESTELLER, Valencia (1958) |
|---|---|---|---|---|---|---|---|---|---|---|---|---|---|---|---|---|
| T. schönleinii | + | + | | (+) | | +++ | ++ | ++++ | +++ | + | + | (+) | ++ | ++ | + | + |
| T. violaceum | + | | | +++ | +++ | ++++ | +++ | +++ | +++ | ++ | +++ | ++ | +++ | + | ++ | ++ |
| T. tonsurans | + | ++ | | + | + | +++ | +++ | ++ | | (+) | +++ | + | ++ | ++ | +++ | +++ |
| T. verrucosum | + | +++ | | | | (+) | | | | | | + | | +++ | +++ | (+) |
| T. mentagrophytes | ++ | | +++ | ++ | | ++ | + | | | +++ | + | ++ | (+) | +++ | + | (+) |
| T. rubrum | | | | | | | | | | (+) | | | | | | |
| T. sulfureum | | | | | | | | | | | + | | | | | |
| T. equinum | | | | | | | | | | | | | + | | | |
| T. megninii | | | | | | | | + | | (+) | | | | ++ | | |
| T. concentricum | | | | | | | | | | | | | | + | | |
| T. quinckeanum | | | | | | | | | | | | | | + | | |
| E. floccosum | + | | | + | | | | | | +++ | | | | + | | + |
| M. canis | | | | +++ | ++ | (+) | (+) | (+) | ++ | ++ | + | +++ | ++ | ++++ | | ++ |
| M. audouinii | | ++ | | + | + | | | (+) | + | (+) | ++ | (+) | ++ | | | |
| M. gypseum | | | | | | | | | (+) | (+) | | (+) | + | | | |

Tabelle 43. *Tschechoslowakei*

| Pilzart | OBRTEL, Prag (1934) | OBRTEL, Prag (1936) | OBRTEL, Prag (1936) | SEDLÁČEK, Brünn (1952) | GODOVIČ, Ostslowakei (1956) | KACHNIĆ, Košice (1956) | CHMEL, Slowakei (1959) | GROH, Králové (1956) | OBRTEL (1957) |
|---|---|---|---|---|---|---|---|---|---|
| T. schönleinii | + | + | + | + | | (+) | +/++ | + | |
| T. quinckeanum | + | | + | + | | | (+) | | |
| T. violaceum | | + | + | + | + | + | ++ | + | |
| T. verrucosum | | | | + | ++ | ++ | ++++ | | |
| T. rubrum | | + | + | | | | ++ | | +++ |
| T. tonsurans | | | | | | (+) | +/++ | +++ | |
| T. megninii | | | | ++ | | | + | ++ | |
| T. mentagrophytes | ++ | ++ | +++ | +++ | +++ | ++ | ++++ | +++ | |
| T. sulfureum | | | | | | | + | | |
| T. ferrugineum | | | | | | | (+) | | |
| E. floccosum | + | + | + | (+) | | (+) | +/++ | (+) | |
| M. audouinii | ++ | ++ | ++ | (+) | (+) | (+) | ++/+++ | + | |
| M. gypseum | | | | | + | | + | | |

Tabelle 44. *Ungarn*

| Pilzart | BERDE, Gesamt-Ungarn (1930) | VARGA, Szeged (1930) | BERDE, Gesamt-Ungarn (1931) | OLÁH, Szaboles (1934) | OLÁH[1], Theisgegend (1951) | BALOGH, Debrecen (1957) |
|---|---|---|---|---|---|---|
| T. schönleinii | | ++ | + | | ++ | |
| T. quinckeanum | | | + | | | (+) |
| T. tonsurans | + | | ++ | | | |
| T. violaceum | + | | + | ++ | | |
| T. rubrum | | | + | | | + |
| T. mentagrophytes | ++ | | ++ | + | | ++ |
| T. verrucosum | | | + | | | |
| T. megninii | | | + | | | |
| E. floccosum | + | | + | | | (+) |
| M. audouinii | | | +++ | +++ | | |
| M. canis | + | | + | | | |

[1] 55 Favusfälle in 1 Jahr.

Tabelle 45. *Israel*

| Pilzart | DOSTROVSKY, KALLNER, RAUBITSCHEK and SAGHER, Jerusalem (1955) | SAGHER (1947) | RAUBITSCHEK (1954) | EVEN-PAZ and RAUBITSCHEK (1960) |
|---|---|---|---|---|
| T. schönleinii | ++ | ++ | | |
| T. violaceum | ++++ | ++++ | | |
| T. verrucosum | | (+) | | ++ |
| T. tonsurans | (+) | + | | |
| T. rubrum | | ++ | | |
| T. mentagrophytes | + | +++ | | |
| T. ferrugineum | | | | |
| T. megninii | | (+) | (+) | |
| M. audouinii | | (+) | | |
| E. floccosum | | + | | |

Tabelle 46. *Türkei*

| Pilzart | MARCHIONINI und GÖTZ (1950) | UNAT (1950) | RICHTER und ERBAKAN (1958/59) |
|---|---|---|---|
| T. schönleinii | ++++ | + | ++++ |
| T. violaceum | ++ | ++ | ++++ |
| T. tonsurans | | (+) | |
| T. verrucosum | + | + | |
| T. rubrum | | | ++ |
| T. mentagrophytes | | + | +++ |
| M. audouinii | | (+) | |
| M. canis | ++ | ++ | ++ |
| E. floccosum | | | +++ |

### Tabelle 47. *Kanada, Nordamerika, Mexiko*

| Pilzart | DAVIDSON and GREGORY, Manitoba (1935) | LEHMANN, PIPKIN and RESSMANN, San Antonio (1950) | GONZÁLEZ-OCHOA, Mexiko (1951) | SISK, WOOLDRIDGE and LAMB, Mittelwest-Amerika (1953) | MULLINS, Phoenix Arizona (1954) | FRANKS and TASCHDJIAN, New York (1956) | GEORG, HAND and MENGES, Georgia (1956) | HILL, ZELICKSON and ORKIN, Minnesota (1957) | BLANK, Quebec (1958) |
|---|---|---|---|---|---|---|---|---|---|
| T. quinckeanum | | | | (+) | | | | | |
| T. schönleinii | (+) | | + | (+) | | + | | | |
| T. violaceum | (+) | (+) | + | | | (+) | | + | |
| T. tonsurans | | + | +++ | + | + | (+) | +/++ | | ++ |
| T. concentricum | | | + | | | | | | |
| T. mentagrophytes | +++ | +/++ | +++ | +++ | | | ++/+++ | | |
| T. rubrum | | | +++ | ++++ | | | + | | |
| T. verrucosum | ++ | | | +/++ | | | ++ | | |
| E. floccosum | + | | + | +/++ | | | (+) | | |
| M. audouinii | +++ | + | +++ | +++ | + | ++++ | +++ | | |
| M. canis | +++ | ++++ | ++ | ++++ | ++ | ++ | + | | |
| M. gypseum | | + | | + | | (+) | (+) | | |

| Pilzart | ROSENTHAL, FISHER and FURNARI, New York (1958) | BIRT, Kanada (1958) | SISKIND and RICHTBERG, Broux USA (1958) | JONES, HOLSINGER, ARMSTRONG and LOHRMANN, Indiana (1954) | SCHWARZ, Cincinnati (1959) | GONZÁLEZ-OCHOA and GONZÁLEZ-MENDOZA, Mexiko (1958) | DOWNING, BAIRD and PACI, Boston (1950) | HOWELL, WILSON and CARO, Norden, Süden, Westen, USA (1952) | BURKE and BUMGARNER, Soldaten des Südwest-pazifischen Kriegsschauplatzes (1949) |
|---|---|---|---|---|---|---|---|---|---|
| T. quinckeanum | | | | | | | | | |
| T. schönleinii | | | | | + | + | | | |
| T. violaceum | ++ | | | | (+) | + | (+) | | |
| T. tonsurans | | | | | + | ++++ | | ++ | |
| T. concentricum | | | | | + | + | | | |
| T. mentagrophytes | | | | | + | ++/+++ | ++ | + | ++++ |
| T. rubrum | | | | | ++ | +++ | ++ | | +++ |
| T. verrucosum | | | | | + | + | + | | + |
| E. floccosum | | | | | + | + | (+) | | |
| M. audouinii | +/++ | | ++ | +++ | ++++ | ++++ | +++ | | |
| M. canis | +/++ | ++ | + | ++ | ++ | ++ | ++ | | ++++ |
| M. gypseum | | | (+) | +/++ | (+) | (+) | + | | |

### Tabelle 48. *Westindien*

| Pilzart | CARRION, Puerto Rico (1935) | VIDAL, Cuba (1952) | PARDO-CASTELLO und TRESPALACIOS, Havanna (1959) | FUENTES, BOSCH und BOUDET, Havanna (1954) | ARMENTEROS, Cuba (1955) | FUENTES, Cuba (1958) | LAOSA, Cuba (1950) |
|---|---|---|---|---|---|---|---|
| T. schönleinii | | | | | | | |
| T. violaceum | | + | | | | | |
| T. rubrum | +++ | (+) | ++++ | | | | + |
| T. sulfureum | | (+) | | | | | |
| T. tonsurans | | +++ | ++ | | | | + |

| Pilzart | CARRION, Puerto Rico (1935) | VIDAL, Cuba (1952) | PARDO-CASTELLO und TRESPALACIOS, Havanna (1959) | FUENTES, BOSCH und BOUDET, Havanna (1954) | ARMENTEROS, Cuba (1955) | FUENTES, Cuba (1958) | LAOSA, Cuba (1950) |
|---|---|---|---|---|---|---|---|
| T. mentagrophytes | | | ++/+++ | + | + | + | + |
| T. verrucosum | | | | | | | |
| E. floccosum | + | | | | | | |
| M. canis | | ++++ | ++++ | + | | | |
| M. gypseum | | (+) | + | + | | | + |

Tabelle 49. *Südamerika*

| Pilzart | TALICE et[1] MACKINNON, Uruguay (1931) | MAGALHAES, DE Minas-Geraca (1935) | AGUILAR, Peru (1948) | DI PRISCO, Caracas (1948) | MORAES, DE Brasilien (1950) | MACKINNON, Uruguay (1950) | ZAPATER, Argentinien (1953) | DI PRISCO, Caracas (1953) | VELUTINI[2], Venezuela (1953) | BORELLI[3], Uruguay (1958) | BRICENO MAAZ, Venezuela (1955) | HUAPAYA, Lima (1956) | BORELLI[4], Venezuela (1956) | DI PRISCO, Caracas (1957) | VALLEJO VALLEJO Y RODRIGUEZ DEGREGORIO, Nord-West-Argentinien (1957) | MACKINNON, Uruguay (1958) |
|---|---|---|---|---|---|---|---|---|---|---|---|---|---|---|---|---|
| T. schönleinii | + | | | | | | + | | | | | | | | | (+) |
| T. violaceum | (+) | | ++ | | (+) | | + | | | ++ | | | | | + | + |
| T. ferrugineum | (+) | | | | | | | | | | | | | | | |
| T. verrucosum | + | | | | | | | | | | | | | | + | +++ |
| T. tonsurans | + | | ++ | + | + | | | ++ | | + | | ++ | | ++ | ++ | + |
| T. rubrum | (+) | + | | | + | | | | | | ++ | ++ | + | | + | + |
| T. mentagrophytes | + | + | | + | ++ | | + | + | | | ++ | | + | | + | ++ |
| E. floccosum | | (+) | | | (+) | | + | | | | | | (+) | | | |
| M. canis | (+) | + | ++ | + | ++ | +++ | + | + | | ++ | | ++ | + | ++ | +++ | +++ |
| M. gypseum | | + | | | | + | | | | | | | + | | (+) | + |
| M. audouinii | | | | | | | | | + | (+) | | | + | | | |

[1] Erstmals T. ferrugineum isoliert.
[2] M. audouinii in Südamerika erstmals isoliert (eingewandert).
[3] M. audouinii = früherer Fall.
[4] M. audouinii nur zitiert, früherer Fall.

Tabelle 50. *Afrika*

| Pilzart | CATANEI, Algier-Ostküste (1930) | CATANEI, Algier-Westküste (1932) | CATANEI, Algier Stadt (1936) | LANGERON, Marokko (1937) | CATANEI, Algier (1937) | GOHAR, Kairo (1938) | BERTONI, Italienisch-Afrika (1938) | CATANEI, West/Mittel-Afrika (1939) | CATANEI[1], Algerien (1947) | SALAZAR LEITE, BASTOS, DA LUZ Y VIANA DE MEIRA, Portug. West-Afrika (1947) | VANBREUSEGHEM, Belgisch-Kongo (1950) | CATANEI, Nord-Afrika (1950) | CLARKE und WALKER, Nigeria (1953) | MIKHAIL, Ägypten (1954) | LURIE, Süd-Afrika (1955) | VANBREUSEGHEM, Belgisch-Kongo (1957) | COCHET et DOBY-DU-BOIS, Kamerun (1957) | MURRAY, FREEDMAN, LURIE and MERRIWEATHER, Süd-Afrika (Bantu-Neger) (1957) |
|---|---|---|---|---|---|---|---|---|---|---|---|---|---|---|---|---|---|---|
| T. schönleinii | + | ++ | ++ | (+) | ++ | ++ | | | ++ | | | +++ | + | + | + | | ++ | ++ |
| T. violaceum | ++ | ++ | ++ | +++ | ++ | ++ | | ++ | ++ | | +++ | ++ | | +++ | + | +++ | ++ | |
| T. ferrugineum | | | | | | | | | | +++ | ++++ | | ++ | | | +++ | ++ | |
| T. sudanense | | | | | | | | ++ | | | ++ | | ++ | | | ++ | ++ | |
| T. verrucosum | | | | | | | | | | | | | | + | + | | | |
| T. tonsurans | ++ | + | | | | + | + | | + | | | | | + | + | | | |
| T. rubrum | | | | | | | + | | + | | + | | +++ | | + | | | |
| T. mentagrophytes | | | | | | | | | + | | | | + | | + | | | |
| T. quinckeanum | | | | | | | | | + | | | | | | | | | |
| T. concentricum | | | | | | | | | ++ | | | | | | | | | |
| E. floccosum | | | | | | | | | + | | (+) | | ++ | + | + | + | | |
| M. canis | | | + | | ++ | + | + | + | + | + | | + | +++ | + | +++ | | | |
| M. audouinii | | (+)² | | | | | | (+)² | | | +++³ | | +++ | | | ++³ | + | |
| M. gypseum | | | | | | | | | | | | | + | | + | | | |
| T. yaoundei n. sp. | | | | | | | | | | | | | | | | | ++++ | |

[1] Nur Fälle der glatten Körperhaut erwähnt (1928—1946).
[2] Eingeschleppt.
[3] S. langeroni.

Tabelle 51. *China*

| Pilzart | KUROTCHKIN and CHUNG, Peiping (1930) | KUROTCHKIN and CHEN, Hongkong (1930) | FRAZIER, KUROTCHKIN and JUI-WU, Peiping (1930) | KUROTCHKIN and CHEN, Peiping (1931) | KITAMURA und TERAI, Mandschurei (1933) | TERAI, Mandschuko (1934) | NIIZAWA, Mandschuko (1936) | NIIZAWA, Mandschuko (1936) | CH'IN, Peiping (1936) | NIIZAWA, Mandschuko (1937) | NIIZAWA, Mandschuko (1938) | MU and KUROTCHKIN, Peiping (1939) |
|---|---|---|---|---|---|---|---|---|---|---|---|---|
| T. schönleinii . . . | | | | | | | (+) | ++ | + | + | | +++ |
| T. violaceum . . . | +++ | | +++ | (+) | | + | (+) | | ++ | ++ | | +++ |
| T. ferrugineum . . | + | + | +++ | + | ++ | ++ | + | | ++ | ++ | | + |
| T. verrucosum . . | | | | | | | | | + | | | |
| T. rubrum . . . . | | | | +++ | ++ | ++ | ++ | | | | | +++ |
| T. concentricum . . | | | | | | | (+) | | | | | |
| T. mentagrophytes | | + | | ++ | ++ | ++ | ++ | | | | +++ | |
| T. purpureum. . . | | | | | | | | | + | | ++ | |
| E. floccosum . . . | | + | | + | | | | | + | | | |

Tabelle 52. *Indien, Malaya*

| Pilzart | DEY, Über-sicht (1953) | DEY (1953) | SILVA, DE Ceylon (1955) | KIRK, Ma-laya (1959) | DAS-GUPTA[1] and SHOME, Lucknow (1958/59) | DESAI und MARQUIS, Bombay (1959) |
|---|---|---|---|---|---|---|
| T. rubrum . . . . . . | | ++++ | | + | ++++ | ++++ |
| T. ferrugineum . . . . | + | | | | + | |
| T. mentagrophytes . . | + | ++ | + | ++ | +++ | |
| T. violaceum . . . . . | +++ | + | | | | +++ |
| T. tonsurans . . . . . | + | | + | | + | |
| T. concentricum. . . . | | | | + | | |
| E. floccosum . . . . . | | +++ | | ++ | (+) | |
| M. audouinii . . . . . | +++ | | +++ | | | |
| M. canis . . . . . . . | ++ | | +/++ | | | |
| M. gypseum . . . . . | | | + | | | |

[1] Es wurden von anderen Autoren weiterhin gefunden:
T. violaceum
T. concentricum
T. schönleinii
T. ferrugineum

Tabelle 53. *Japan*

| Pilzart | OGATA (1929) | OTA, MASAO (1929) | TAKASU, REIZO (1932) | SATO, TAKASHI (1932) | FUJII, SEIJIRO (1932) | NAKAMURA und TAKATSUKI (1934) | TAKATSUKI (1936) | ANDŌ, HIDEO (1940) | TAKAHASHI und TŌHA YOH (1940) | ARAKI, MASAO (1940) | YOH, TŌHA (1941) |
|---|---|---|---|---|---|---|---|---|---|---|---|
| T. schönleinii . . . | | (+) | | | | | | | | | |
| T. ferrugineum . . | | | | | | +++ | ++ | +++ | +++ | ++ | +++ |
| T. violaceum . . . | +++ | | | | | + | + | + | +++ | (+) | ++ |
| T. mentagrophytes | ++ | | ++ | + | +++ | ++ | ++ | ++ | | ++ | + |
| T. purpureum. . . | ++++ | + | | ++ | | (+) | | + | + | | |
| T. rubrum . . . . | | + | ++ | | + | | + | | ++ | + | ++ |
| T. concentricum. . | + | + | | | | + | + | + | ++ | | + |
| E. floccosum . . . | + | | | (+) | | (+) | + | (+) | (+) | + | |
| M. audouinii . . . | | | | | | (+) | | | | | |

Tabelle 54. *Australien*

| Pilzart | SHARP, Sydney (1951) | MANCY, Victoria (1952) | DURIE and BROWN (1953) | DURIE, Sydney (1956) |
|---|---|---|---|---|
| T. violaceum . . . . . | | | | (+) |
| T. verrucosum . . . . | | + | | |
| T. rubrum . . . . . . | | + | + | (+) |
| T. tonsurans . . . . . einschl. sulfureum | | + | + + | + |
| T. mentagrophytes . . | | + + | + + | (+) |
| E. floccosum . . . . . | | + | + | + |
| M. audouinii . . . . . | | + | + | + |
| M. canis . . . . . . . | + + + | + + + | + + + + | + + + + |
| M. gypseum . . . . . | | | + | + |

Tabelle 55. *Neuseeland*

| Pilzart | MARPLES (1958) | MARPLES (1951) | FOX and RUHS-MUNRO (1953) | KAY (1954) | DI MENNA and MARPLES (1954) | MARPLES (1956) |
|---|---|---|---|---|---|---|
| T. violaceum . . . . . . . | (+) | | | | | |
| T. sulfureum . . . . . . | + + | | + | | | |
| T. mentagrophytes . . . | + | + | | | | |
| T. rubrum . . . . . . . | + + | (+) | | | | |
| T. verrucosum . . . . . | + | | | | | |
| T. concentricum. . . . . | + | | | | | |
| T. gallinae . . . . . . . | + [1] | | | | | |
| M. canis . . . . . . . . | + + | + + + + | | | | + + + + |
| M. gypseum . . . . . . . | | | | | | |
| M. audouinii . . . . . . | | | | + | | |
| M. distortum . . . . . . | | | | | + + | |
| E. floccosum . . . . . . | + | | | | | |

[1] Bei Geflügel (HARTLEY)

# II. Mikrosporie

## 1. Geschichtliches und Nomenklatur

Im Jahre 1843 prägte der ungarische Arzt DAVID GRUBY den Ausdruck „Mikrosporum" zur Kennzeichnung eines Pilzes, den er (irrtümlich) als Erreger der Alopecia areata gefunden zu haben glaubte. In Wirklichkeit lag aber eine Mikrosporie vor. Das Wort sollte andeuten, daß dieser pflanzliche Parasit im Haar Sporen bildet, die sich durch ihre Kleinheit auszeichnen. Daß allerdings auch bestimmte Trichophyton-Arten solche mikroiden Sporen zu erzeugen vermögen, war damals noch nicht bekannt. In der Folgezeit erwies sich eine sichere Trennung zwischen Mikrosporien und Trichophytien noch als undurchführbar, bis SABOURAUD im Jahre 1892 erstmalig besagtes Krankheitsbild als „teigne tondante à petites spores" ätiologisch und klinisch klar von der Trichophytie abgrenzte. Die Krankheitsbezeichnung „Mikrosporie" führte UNNA ein. Merkwürdigerweise hat sich diese Benennung in den anglo-amerikanischen Ländern bis heute nicht recht durchsetzen können, wo man das Leiden noch immer gemeinsam mit der Trichophytie als „Tinea capitis" bezeichnet. Der kulturell gezüchtete Erreger wird in diesen Ländern zur näheren Präzisierung hinzugefügt. Auch ohne Kultur können wir aber in der überwiegenden Mehrzahl der Fälle auf Grund des klinischen Bildes, des mikroskopischen Pilzbefundes im Haar und der Woodlicht-Fluoreszenzprüfung eine zuverlässige Abgrenzung der epidemiologisch wichtigen Mikrosporum audouinii- und Mikrosporum canis-

Infektionen der Kopfhaut von den Trichophytien durchführen. Einen Fortschritt im Sinne einer besseren internationalen Verständigung bedeutet daher unseres Erachtens die jetzige Verwendung der Krankheitsbezeichnung „Microsporosis" in Abgrenzung gegen die „Trichophytosis" in dem 1958 neu erschienenen amerikanischen Lehrbuch von Lewis, Hopper, Wilson und Plunkett (1958) über die Pilzkrankheiten des Menschen.

## 2. Geographische Verbreitung

Wie wir dem Kapitel I über die Statistik der Dermatophyten bei einem Vergleich aller wiedergegebenen Tabellen 28—55 entnehmen, ist das Mikrosporum canis ubiquitär, hingegen das Mikrosporum audouinii beispielsweise in Japan, Mittel- und Südamerika, Nordafrika und im Norden Europas (Dänemark, Finnland) selten oder fehlt ganz. Das Mikrosporum gypseum und das Mikrosporum distortum treten hingegen an epidemiologischer Bedeutung in allen Ländern völlig zurück.

In der Tabelle 56 haben wir jene Mikrosporieerkrankungen zusammengestellt, die in der deutschen, vorwiegend dermatologischen Literatur seit 1930 (einschließlich einer wichtigen Arbeit von Karrenberg 1928) veröffentlicht worden sind. Meist konnten die Pilze kulturell klassifiziert werden, doch fanden auch Arbeiten über Epidemien Berücksichtigung, bei denen zwecks Klärung des ursächlichen Erregers nur kulturelle Stichproben gemacht wurden. Auf Grund der in Deutschland gegebenen jeweiligen epidemiologischen Situation, des klinischen Bildes der

Tabelle 56. *Der Nachweis von Pilzen der Gattung Mikrosporum bzw. von Mikrosporien in Deutschland an Hand der Veröffentlichungen seit 1930*

| Autoren | Ort | Jahre | Mikr. audouinii | Mikr. canis | Mikr. gypseum |
|---|---|---|---|---|---|
| Karrenberg, C. L. (1928) . . | Hamburg | 1926—1928 | 53 | 2 | |
| Karrenberg, C. L. (1932) . . | Bonn | 1921—1930 | 360 | | |
| Epstein, St. (1931) . . . . . | Schlesien | 1918—1929 | 54 | | 1 |
| Mallinckrodt-Haupt, A. v. (1934) . . . . . . . . . . | Rheinprovinz | 1920—1929 | | 40,7 % (1134)[1] | |
| Münsterer, H. O. (1931) . . . | München | 1929—1930 | 40 | 1 | |
| Werther (1931). . . . . . . | Dresden | 1928—1931 | ~400 | | |
| Schmidt, P. W. (1933) . . . . | Münsterland | 1925—1932 | 37 | | |
| Stein, A. (1933). . . . . . . | Dresden | 1932 | 19 | | |
| Aldick, W. (1934) . . . . . . | Schleswig-Holstein | 1934 | 301[2] | | |
| Überschär (1935) . . . . . . | Potsdam | 1934 | 30 | | |
| Hruszek, H. (1935) . . . . . | Tübingen | 1934—1935 | | | 2 |
| Koch (1939) . . . . . . . . | Köln | 1938 | | 20[3] | |
| Wunderlich (1944) . . . . . | Halle a.d.S. | 1941 | + | | |
| Buchal (1942) . . . . . . . | Breslau | 1941—1942 | ++ | +[4] | |
| Moncorps, C., und E. Gante (1947) . . . . . . . . . . | Westfalen | 1946—1947 | 190 | | |
| Langer, E., und W. Anders (1948) . . . . . . . . . . | Berlin | 1946—1948 | 250 | | |
| Dietz, J. (1950) . . . . . . . | Bad Kissingen | 1948 | 22 | | |
| Kleine-Natrop, H. E. (1950) . | Schleswig-Holstein | 1945—1949 | 181[5] | | |
| Kossowsky, F. (1950) . . . . | Frankfurt a.d.Oder | 1947—1949 | 132 | | |

[1] 2795 Dermatomykosen nur klinisch rubrifiziert.

[2] 301 Fälle klinisch diagnostiziert, 41mal Kultur positiv.

[3] Es handelt sich um eine Mitteilung auf einer Sitzung der Kölner Dermatologischen Gesellschaft (Familieninfektionen!).

[4] Epidemie in zwei Kinderlagern in Schlesien, insgesamt 78 Fälle.

[5] 1945—1948: 161 Fälle. 1949: 20 Fälle.

Tabelle 56. (Fortsetzung)

| Autoren | Ort | Jahre | Mikr. audouinii | Mikr. canis | Mikr. gypseum |
|---|---|---|---|---|---|
| JANKE, D. (1950) . . . . . . | Westfalen | 1948—1949 | 59 | | |
| KRUSPE, M. (1950). . . . . . | Solingen | 1949 | 12 | | |
| ANDERS, W. (1951). . . . . . | Gebiet v. Großberlin | 1945—1950 | 1400[6] | | |
| GÖTZ, H. (1952/53). . . . . . | Hamburg | 1948—1950 | 23[7] | | |
| LEINBROCK, A., H. SCHUSTER und J. ZINZIUS (1951) . . . | Bonn | 1949—1950 | 53 | | |
| BENDER, E. (1950). . . . . . | Köln | 1950 | 391 | | |
| KIESSLING, W. (1952) . . . . | Raum von Heidelberg | 1947—1951 | 63[8] | | |
| WESENER, G. (1952) . . . . . | Thüringen | 1951 | 65 | | |
| ASBECK, F. (1953) . . . . . . | Lübeck | 1948—1952 | 158 | | |
| BERG, H. (1952) . . . . . . . | Raum von Lübeck | 1948—1952 | 130 | | |
| JUNG, H. D. (1953) . . . . . | Mecklenburg | 1948—1952 | 312[9] | | |
| GÖTZ, H., und R. BRENDLER (1952) . . . . . . . . . . | München | 1952 | | | 1 |
| PFISTER, R. (1952, 1956) . . . | Südwestdeutschland | 1947—1954 | 60 | | 1 |
| FEGELER, F. (1955, 1958) . . . | Münster | 1953—1954 | 8 | | 2 |
| SWART, B. G. (1954) . . . . . | Regensburg | 1953—1954 | 1 | | |
| RIETH, H. (1956) . . . . . . | Hamburg | 1951—1955 | 15 | 19 | 2 |
| WAGNER, A. (1956). . . . . . | Leipzig | 1953—1955 | 6 | | |
| KOCH, R. (1958) . . . . . . . | Essen | 1945—1956 | 105[10] | | |
| DÖRING, H., und H. D. JUNG (1957) . . . . . . . . . | Mecklenburg | 1957 | 4 | | |
| KOCH, H. (1957). . . . . . . | Hamburg | 1957 | 6 | 6 | |
| KIESSLING, W., J. SCHÖNFELD und E. BENDER (1958) . . . | Kaiserslautern | 1956—1958 | | 16 | |
| LANGER, H. (1958). . . . . . | Ostberlin | 1958 | | 2 | 1 |
| LEHMANN, F., und A. PRITZSCHE (1959) . . . . | Berlin | 1957—1959 | 50 | | |
| HAUFE, F. (1960) . . . . . . | Ost-Mecklenburg | 1958—1959 | 1 | 1 | |
| POLEMANN, G. (1959). . . . . | Köln | 1959 | | | 3 |
| SCHÖNFELD, J. (1959) . . . . | Heidelberg | 1959 | | 1[11] | |
| HEIN, K. E. (1960). . . . . . | München | 1960 | | 5 | |
| GÖTZ, H., M. REICHENBERGER und M. SCHMIDT (1962) . . | München | 1953—1960 | 53[12] | 12[13] | 3 |

[6] Einschließlich der Fälle von LANGER und ANDERS (1948)
[7] Sporadische Fälle.
[8] Außerdem wurden 7 nur Körperherde aufweisende Kinder in der Klinik und weitere 13 von praktischen Ärzten behandelt.
[9] Einschließlich der Fälle von SEROWY und JUNG (1951).
[10] Davon 78 Fälle bis 1949 von KEMPER (1949) mitgeteilt.
[11] Frühere Fälle s. Arbeit: KIESSLING, SCHÖNFELD und BENDER 1958.
[12] Einschließlich der 42 Mikrosporum audouinii-Fälle einer Epidemie in einem Kinderheim in Oberammergau (GÖTZ und GRUBER 1954).
[13] Einschließlich der 6 Mikrosporum canis-Fälle von GÖTZ u. REICHENBERGER (1958).

Kopfhaut und des charakteristischen Woodlicht-Befundes konnte aber mit an Sicherheit grenzender Wahrscheinlichkeit auf eine Mikrosporie zurückgeschlossen werden. Aus der Tabelle 55 gehen nun einige interessante Tatsachen hervor. Zunächst einmal lassen sich in Deutschland drei Mikrosporum-Pilze nachweisen. An erster und damit bedeutsamster Stelle steht seit Jahrzehnten das Mikrosporum audouinii. Nach dem ersten Weltkrieg bis zum Beginn des zweiten im Jahre 1939 erfaßten elf Autoren, deren Arbeiten nach 1930 erschienen sind, insgesamt 1988 Mikrosporum audouinii-Fälle. Durch die Wirren des zweiten Weltkrieges eingeleitet, häuften sich dann in auffallender Weise in den ersten Nachkriegsjahren bis etwa 1950 die Beobachtungen über zahlreiche kleinere oder größere Epidemien in allen Teilen Deutschlands. Es ist daher mit großer Wahrscheinlichkeit anzunehmen, daß sich schon während der Kriegsjahre 1939—1945 Mikrosporieepidemien entwickelt hatten, nur gingen diese in den turbulenten Ereignissen jener Zeit unter bzw. gelangten nicht zur Publikation (einen diesbezüglichen Hinweis geben BUCHAL 1942; WUNDERLICH 1944). Nach 1950 erloschen die Mikrosporieepidemien wieder weitgehend, wenn auch noch von Zeit zu Zeit kleinere Herde aufflammten. Gegenwärtig werden meist sporadische Fälle zur Behandlung eingewiesen. Von großem Interesse ist ferner der jetzt relativ häufigere Nachweis einmal des animalen Mikrosporum canis, zum anderen des Mikrosporum gypseum. Bis zu den ersten Jahren des zweiten Weltkrieges fanden wir nur vier Hinweise auf Mikrosporien animalen Ursprungs (KARRENBERG 1928, Hamburg; MÜNSTERER 1931, München; KOCH 1939, Köln; und BUCHAL 1942, Breslau). Nach 1951 bis zum Herbst 1960 liegen aber bereits 61 kulturell gesicherte Mikrosporum canis-Infektionen in Deutschland vor. Weiterhin ist bemerkenswert, daß wir von 1930—1951 nur 3 Mikrosporum gypseum-Erkrankungen zählten, denen 1952 bis zur Gegenwart schon 13 aufgedeckte Infektionen gegenüberstehen. Nur in einem Fall, soweit das der Literatur zu entnehmen ist, handelte es sich aber hierbei um eine Kopfhaarinfektion (LANGER 1958).

## 3. Epidemiologische und pathogenetische Betrachtungen

Die Mikrosporie befällt vorwiegend den behaarten Kopf. Sie gilt als ausgesprochene Krankheit der Kindheit und wird in Deutschland durch den dominierenden Erreger Mikrosporum audouinii, in zweiter Linie durch das Mikrosporum canis hervorgerufen. Während das Mikrosporum gypseum vom rein epidemiologischen Standpunkt weniger interessant erscheint, könnte dem erst jüngst entdeckten Mikrosporum distortum zukünftige Bedeutung zukommen, doch muß hier die weitere Entwicklung abgewartet werden. In Europa wurde dieser Dermatomycet, der wohl eine Mutante des Mikrosporum canis darstellt, bisher jedenfalls noch nicht beobachtet. Über die Rolle des Aleurisma carnis für die Entwicklung einer Mikrosporie bzw. einer Dermatomykose besteht keine einhellige Meinung (SEROWY und JUNG 1951, JANKE und ROOS 1955).

Überprüft man die Berichte über große Mikrosporieepidemien der letzten Jahrzehnte im In- und Ausland, dann wird eindeutig ersichtlich, daß vorwiegend das Mikrosporum audouinii fähig zu sein scheint, viele hunderte bis tausende von Kindern innerhalb kurzer Zeit zu infizieren. Voraussetzung allerdings ist immer ein enges Zusammenleben, die gemeinsame Benutzung bestimmter Gebrauchsgegenstände zur Kopf- und Körperpflege, sowie offenbar auch ungenügende Fürsorge und Aufsicht bzw. mangelnde Gesundheitskontrollen. Es ist daher nicht überraschend, daß große Epidemien aus Heimen, Waisenhäusern und Kinderlagern gemeldet worden sind, fanden sich hier doch Verhältnisse vor, welche die erwähnten infektionsbegünstigenden Voraussetzungen am besten erfüllten. Das gilt namentlich für Kriegs- und Nachkriegszeiten, wie die ausgedehnten Epidemien in den USA (LIVINGOOD und PILLSBURY 1941; BENEDEK und FELSHER 1944; LEWIS, SILVERS, CIPOLLARO, MUSKATBLIT und MITCHELL 1944; MILLER, LOWENFISH und BEATTIE 1946; SCHWARTZ, PECK, BOTVINICK, LEIBOVITZ und FRAZER 1946; CARRICK 1946 u. a.) und in Deutschland, und hier besonders während des Durcheinanders der Nachkriegsjahre, bewiesen. Wenn vielleicht auch nicht ganz so ausgeprägt, treffen diese epidemiologisch wichtigen Faktoren auch in übervölkerten, eng bebauten Stadtteilen und Siedlungen zusammen, die unter schlechten hygienischen Bedingungen von ärmeren Bevölkerungsschichten bewohnt werden. Mikrosporieepidemien wurden daher auch in diesem Milieu beobachtet (HEUCK 1932, BINKLEY 1938 u. a.).

Schulen vermögen nur dann zu Brutstätten für ausgedehntere Mikrosporie-epidemien zu werden, wenn die Schüler nicht nach dem Unterricht jeweils wieder in das Elternhaus zurückkehren, sondern in einem angegliederten Internat ständig zusammenleben. Bei der Art des englischen Schulsystems sind daher in Großbritannien besonders günstige Voraussetzungen für Schulepidemien gegeben (WALBY 1952 u. a.).

Während das Mikrosporum audouinii in der Regel von Mensch zu Mensch, oft im Umweg über Kämme, Bürsten, Handtücher, Kopfbedeckungen, Haarschneide-maschinen übertragen wird, führt der Infektionsweg des Mikrosporum canis vor-wiegend vom Tier zum Menschen (meist vom Hund [Abb. 147] oder von der Katze ausgehend: DANEL 1932; HENRY und BORY 1934; ALFONSO Y ARMENTEROS, J. und HERNANDEZ 1937; MOLINE und MAURAT 1954; JENSEN und GIERLØFF 1951;

TENCHIO 1954; FERGUSON 1958 u. a.), weniger vom Menschen zum Menschen (STEVENIN 1937). Nicht selten beschränken sich die Mikrosporum canis-Ende-mien aber auf den Kreis einer Familie, wobei be-merkenswerterweise die Erwachsenen vorwiegend durch Bildung mehr oder weniger zahlreicher Körper-herde ergriffen werden, das Capillitium jedoch nicht immer verschont bleibt (SEZARY und GEORGES-LEVY 1933; ARIEVITCH

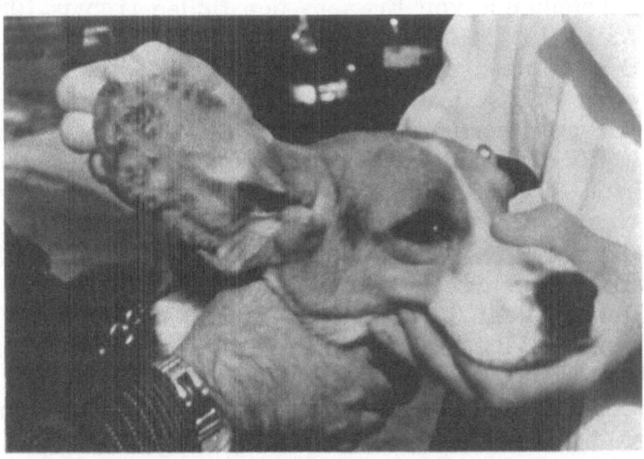

Abb. 147. Mikrosporum canis-Infektion des Hundes (nach KRAL)

1929; BIRT 1958 u. a.). Auch die deutschen Autoren der Tabelle 56, die Mikro-sporum canis-Erreger isolieren konnten, trafen im wesentlichen die gleichen Fest-stellungen. Offenbar ist die lanugobehaarte Haut für das tierische Mikrosporum weit empfänglicher als die Kopfhaut (PAPKOVA 1952; PERDRUP 1957).

Das Mikrosporum gypseum ist ein Bewohner des Erdbodens, wie aus zahl-reichen Züchtungsversuchen hervorging. In Deutschland wurde es häufiger aus Körperherden isoliert, hingegen in den USA vorwiegend aus Kopfherden (z. B. MOORE und CONRAD 1940; MARPLES 1951; SHARP und WEGNER 1950). JONES, HOLSINGER, ARMSTRONG und LOHRMAN (1954) gaben für Indiana, USA, bei Kopf-pilzerkrankungen eine Beteiligung dieses Dermatomyceten an, die zwischen 2,6—14% aller Fälle liegen soll. Nur der 2,6%-Wert beruht aber auf Züchtungs-ergebnissen. Ungewöhnlich war eine kleine Epidemie bei 12 Personen, die offenbar von einer Krankenpflegerin ihren Ausgang nahm (PAILLARD und BRUN 1957). Eindeutig weisen mehrere Beobachtungen auch indirekt auf die Existenz des Mikrosporum gypseum im Erdreich hin. Im Anschluß an verschiedene Ver-letzungen, teils nach Kontakt mit Gartenerde, entwickelte sich nämlich eine Dermatomykose, aus der dieser Erreger gezüchtet werden konnte (SZATHMARY 1935; HRUSZEK 1936; WHITTLE 1954; EVOLCEANU und ALTERAS 1958 u.a.). Einige der deutschen Autoren der Tabelle 56 berichteten über entsprechende Beobachtungen.

Wie wir schon anführten, befällt die Mikrosporie vorwiegend das Kindesalter. Infektionen durch das Mikrosporum audouinii (BERESTONE und ROBINSON jr. 1953) bzw. das Mikrosporum canis (KING, WALTON und LIVINGOOD 1953;

HUBENER 1957) wurden schon bei 3—4 Wochen alten Säuglingen beobachtet. Ein Prädilektionsalter läßt sich aus der Literatur nicht entnehmen. So nennt ALDICK (1934) als Vorzugsalter bei den Knaben das 7. und 10., bei den Mädchen das 3. und 4. sowie das 11., 13. und 14. Lebensjahr. Nach BEARE und CHEESEMAN (1951) lag bei beiden Geschlechtern das Maximum der Erkrankungshäufigkeit zwischen dem 6. und 10. Lebensjahr, nach BERG (1952) im 6. Lebensjahr, nach WALBY (1952) bei den Mädchen zwischen dem 3. und 4., bei den Knaben zwischen dem 2. und 4. Lebensjahr. Offensichtlich müssen jeweils unbekannte akzidentelle Faktoren eine Rolle spielen, warum das bevorzugte Alter bei verschiedenen Epidemien wechselt. Sicher ist nur, daß jenseits der Pubertät Mikrosporum audouinii-Infektionen verhältnismäßig selten sind. Diese allgemein bestätigte Rarität ist wohl der Grund, warum wir im Schrifttum verhältnismäßig viele Hinweise auf Mitbeteiligung von Erwachsenen finden (LEWIS 1939; BORNHAUSER 1949; MORGAN 1949; WESENER 1952; PIPKIN 1952; SILVERBERG und OSEROFF 1954; FRANKS, MANDEL und STERNBERG 1950 u.a.), wobei bisweilen betont wird, daß eine gewisse körperliche und seelische Entwicklungshemmung des Patienten die Infektion begünstigt haben könnte (ANDERS 1949; BERG 1952; BENDER 1950 u.a.).

Die Mehrzahl der Autoren beobachtete im Verlauf von Mikrosporieepidemien ein Überwiegen der Knaben (ALDICK 1934: 20,5% Knaben, 8,5% Mädchen; SCHWARTZ, PECK, BOTVINIK, LEIBOVITZ und FRAZER 1946: Knaben 12,1%, Mädchen 2,1%; LIVINGOOD und PILLSBURY 1941: 75% Knaben, 25% Mädchen; MONCORPS und GANTE 1947: Knaben 16mal häufiger erkrankt als Mädchen; BORNHAUSER: 80% Knaben, 20% Mädchen; BEARE und CHEESEMAN: 27,2% Schüler, 7,2% Schülerinnen; LEHMANN und PRITZSCHE 1959: 70% Knaben, 30% Mädchen u.a.). Über eine etwa gleichmäßige Beteiligung der Geschlechter berichteten z.B. WALBY; BENDER; SEROWY und JUNG. Wohl nicht zu Unrecht ist die scheinbar größere Erkrankungsbereitschaft der Knaben auf das kurzgeschorene Kopfhaar zurückgeführt worden, das den Pilzsporen den Zutritt zur Kopfhaut erleichtert. Friseurstuben erwiesen sich nach amerikanischen Untersuchungen als Infektionsquellen, da in Haarschneidemaschinen Mikrosporum audouinii-Sporen aufgedeckt werden konnten (SCHWARTZ u. Mitarb. 1946). Hinzu tritt der Einfluß von Mikrotraumen für das Haften der Erreger im Stratum corneum der Kopfhaut, und erfahrungsgemäß pflegen ja beim Haarschneiden feinste Verletzungen nie ganz auszubleiben.

Bricht eine Mikrosporieepidemie aus, so wird die Zahl der insgesamt ergriffenen Kinder von der Virulenz des Erregers, nicht zuletzt aber von der *frühzeitigen Erkennung* der wahren Natur des „Haarausfalls" bestimmt. Das erklärt wohl die unterschiedlichen Angaben über den Grad der Kontagiosität einer Epidemie (ALDICK: 14%; LANGER und ANDERS 1948: 50%; ANDERS 1951: 80%; BENDER: 100%). Es ist im Einzelfall schwer zu beurteilen, in welchem Grade sich eine bereits vorhandene primäre Resistenz der Kopfhaut hemmend auf die Pilzinvasion auswirkt. In Deutschland zeichneten sich seit Jahrzehnten die Mikrosporien immer durch einen milderen Verlauf aus. Dies gilt für die Zeit vor und nach den Weltkriegen, im Gegensatz zu den Verhältnissen in Westeuropa um die Jahrhundertwende. Ähnlich muß die Situation aber auch in den USA liegen (KLIGMAN 1955). Über kurz oder lang erlöschen alle Epidemien, worauf KLEINE-NATROP (1958) zutreffend hingewiesen hat. So konnte es geschehen, daß vereinzelte mikrosporiekranke Kinder monate- bis jahrelang die Schule besuchten, ohne daß sich die Infektion ausbreitete (STEIN 1933).

KLIGMAN (1952) studierte die Art des Eindringens des Erregers (Mikrosporum audouinii und Mikrosporum canis) in die Kopfhaut an Hand experimentell erzeugter Mikrosporien bei männlichen Kindern und Erwachsenen. Da wir hier erstmalig seit Jahrzehnten zu neuen Erkenntnissen gelangt sind, müssen wir sie ausführlicher darstellen. Nach KLIGMAN (1955) führte das Einmassieren erkrankter Haare mit der Fingerspitze (2 min) eher zum Haften der Infektion auf dem Hinterhaupt oder der lanugobehaarten Haut, als wenn Kulturmaterial verwendet wurde. Überdies schien eine zu starke Erodierung bzw. gar leichte Exkoriation (blutige Lymphe) sich mehr hemmend auf das Angehen der Infektion auszuwirken. Von 31 Kindern, denen das Mikrosporum audouinii inokuliert wurde, entwickelten 61% eine Mikrosporie, von 18 Erwachsenen 44%. Verwendete der Autor das Mikrosporum canis (bei 22 Kindern), fand sich ein ähnlich positiver Wert (64%), überraschenderweise diesmal auch bei Erwachsenen in gleicher Höhe (von 15 erwachsenen Versuchspersonen 60% infiziert).

Mehrere Beobachtungen sind nun von Interesse. Ein Teil der Kinder besaß offenkundig von vornherein eine resistente Kopfhaut. Auch bei wiederholten Inokulationen gelang es nicht, den Erreger zum Haften zu bringen. Zudem schien verschiedenen Lokalisationen der Kopfhaut eine wechselnde Empfänglichkeit eigen zu sein. Im Gegensatz hierzu erwies sich die Rückenhaut der Kinder und der Erwachsenen fast in allen Fällen der experimentellen Mikrosporie gegenüber als gut annahmefähig. Nach durchschnittlich 6 Tagen fluoreszierte unter dem Wood-Licht ein schmales Band im Haar (0,7—1 mm breit) etwa 1 mm oberhalb des Bulbus. Dies war jedoch nur zu erkennen, wenn das Haar in toto herausgezupft werden konnte. Die Fluoreszenz beschränkte sich nämlich vorerst auf den intrafollikulären Haaranteil. In der Folgezeit breitete sie sich täglich um etwa 0,3—0,35 mm distalwärts aus, bis sie schließlich in der Follikelmündung um den 12.—14. Tag auch ohne Epilation sichtbar wurde. Der gesamte intrafollikuläre Anteil des Haares war nun von der Infektion ergriffen worden. Frei blieben der Bulbus und ein distal anschließender etwa 0,75 mm breiter Saum, der als keratogene Zone noch kernhaltig ist und ein Übergangsprodukt zwischen der Haarmatrix und dem ausdifferenzierten harten Haarkeratin darstellt. Diese keratogene Zone entspricht im Längsschnitt einem auf dem Kopf stehenden V. Das Bild erklärt sich aus dem Umstand, daß sich die von den peripheren Matrixzellen gebildeten Präkeratinzellen schneller zum reifen Haarkeratin umwandeln als jene der zentralen Matrix. In diese keratogene Zone wächst nun das Mikrosporum niemals ein. Die Fluoreszenz entsteht infolge des Abbaues des reifen Haarkeratins durch den Erreger. Im gleichen Tempo, wie sich das Haar distalwärts vorschiebt, dringt der Pilz in das ständig neugebildete Keratin ein. Die unter dem Wood-Licht sichtbar werdende Fluoreszenz resultiert also aus dem kontinuierlichen Haarwachstum nach außen, nicht aber — wie wir heute wissen — etwa aus einem distalwärts gerichteten Wachstum des Pilzes im Haar.

KLIGMAN konnte zwei Arten klinischer Läsionen beobachten: Einmal die Entwicklung rundlicher Herde, die sich ständig peripherwärts vergrößerten (∼3—5 cm im Durchmesser). Nach 10—12 Wochen sistierte die Ausbreitung. Wurden vor Erreichung der Maximalgröße des Herdes Haare aus der scheinbar noch gesunden Peripherie in toto entfernt und unter dem Wood-Licht geprüft, so ließen diese die schon beschriebene Anfangsfluoreszenz im follikulären Anteil des Haares erkennen. Das deutete auf weitere Ausdehnung des Herdes hin, der also noch ,,aktiv'' war. Gleichzeitig fanden sich im Stratum corneum der Kopfhaut immer Pilzhyphen (Abb. 148). Sobald aber der Herd ,,inaktiv'' wurde, d.h. sich nicht mehr ausdehnte, wurden auch keine neuen Follikel mehr vom Pilz ergriffen. Jetzt fluoreszierten die gesunden randständigen Haare der Läsion nicht mehr und das Stratum corneum blieb frei von Pilzelementen. Diese Befunde könnten die unterschiedlichen Angaben mancher Autoren über den Pilznachweis in Mikrosporieherden erklären. Der Ausfall hängt offensichtlich ab vom Zeitpunkt der

Untersuchung. Burgoon u. Mitarb. (1960) fanden hingegen bei natürlichen Infektionen nicht alle Haare in einem fluoreszierenden Herd erkrankt. So konnten sie histologisch einen einzigen infizierten Follikel aufdecken, der von 16 gesunden, dabei gleichfalls in der reproduktiven, also empfänglichen Phase befindlichen Follikeln umgeben war. In einem anderen Fall wuchsen aus dem gleichen Follikel ein gesundes und ein krankes Haar heraus. Möglicherweise erklären sich diese Differenzen aber auch aus andersartigem Verhalten bei experimentellen bzw. spontanen Infektionen.

Eine zweite Art der klinischen Läsionen wurde von Kligman in Form individueller Follikelinfektionen beobachtet. In solchen Fällen leuchteten unter dem Wood-Licht nur isolierte Stellen im Inokulationsbereich auf, doch entwickelten sich keine rundlichen Kopfhautläsionen wie oben geschildert. Beide Arten klinischer Veränderungen konnten bei der gleichen Versuchsperson gefunden werden. Nach 3—4 Monaten erwies sich die Kopfhaut überhaupt als resistent, d. h. Neuüberimpfungen verliefen negativ, wie auch die spontane Bildung neuer Herde stets ausblieb. Ohne Behandlung heilten die meisten Fälle nach 7 Monaten ab. Die längste experimentell hervorgerufene Infektion dauerte 14 Monate.

Die Infektion haftete übrigens auch bei Erwachsenen, doch verlief sie ausgeprägt abortiv. Inokulationen mit dem Mikrosporum canis unterschieden sich bei Kindern und Erwachsenen durch schnelleres Auftreten der Fluoreszenz und durch kürzere Infektionsdauer.

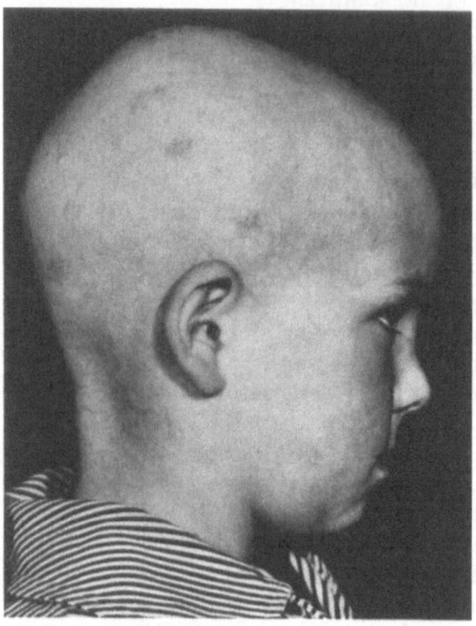

Abb. 148. Die Mitbeteiligung der Haut wird besonders gut sichtbar nach Epilation (Mikrosporia capillitii)

Fast stets kam es zu entzündlichen Reaktionen, die andererseits bei Verwendung des Mikrosporum audouinii nahezu immer ausblieben. Marples fand bei natürlichen Infektionen mit Mikrosporum canis eine etwas längere Inkubationszeit von 2—3 Wochen. Natürlich kann man die Mikrosporie erst dann unter dem Wood-Licht erkennen, wenn die infizierten Kopfhaare grünlich zu fluoreszieren beginnen, während auf der lanugobehaarten Haut entzündliche Symptome schon früher auffallen. Marples (1960) gab daher in letzterem Falle eine Inkubationszeit von 4 Tagen an.

Nach dem Einmassieren der parasitären Sporen (in pilzhaltigen Haaren) in die Kopfhaut fand Kligman zwischen dem 3.—4. Tag dichtes septiertes Hyphengeflecht im Follikel, das aber nicht in das Stratum corneum der Follikelmündung eingewachsen war, sondern direkt dem Haar außen auflag. Im Gegensatz zur Meinung von Sabouraud sei nach Kligman der Follikelbefall nicht an die vorausgehende Erkrankung des Stratum corneum gebunden. Auch dringe der Pilz nicht im Follikelkeratin in die Tiefe. Kolbenhaare erwiesen sich gegenüber den einmassierten Sporen als resistent. Um den 6. Tag wuchsen die Hyphen in das Haarinnere ein, und zwar etwa in mittlerer Höhe des im Follikel gelegenen Haaranteils. Das stimmte mit der beginnenden Fluoreszenz gut überein. Dabei hoben die Hyphen die Cuticula ab, wuchsen subcuticulär, später auch tiefer in der

Haarrinde proximalwärts. Die anfänglich extrapilären Hyphen sind dabei stärker segmentiert als die intrapilären. Vom 10. Tag ab verschwanden die extrapilären Hyphen, während die intrapilären Fäden bis zur keratogenen Zone vordrangen (Adamsonsche Quaste), die bei Kindern etwa 0,5—0,7 mm breit ist. Das Tempo des Tiefenwachstums des Pilzes und die keratinbildende Fähigkeit der Haarmatrix befinden sich hier in einem Gleichgewicht. In gleichem Maße, wie täglich ein Saum von 0,35—0,4 mm Keratin gebildet wird, dringen die Hyphen jeweils vor. Auf diese Weise kann eine Infektion viele Jahre lang dauern.

Wie kommt nun die bekannte Sporenscheide zustande ? Nach KLIGMAN biegen intrapiläre Hyphen in der Tiefe des Follikels nach außen ab, zerfallen dort in regelmäßige Segmente, die sich nebeneinander lagern, abrunden und durch das kontinuierliche Wachstum des Haares distalwärts nach oben emporgetragen werden. Dort imponieren sie als Sporenmantel von mosaikartiger Anordnung (Abb. 149). Diese „Ektosporen" sind somit nichts anderes als kleine Arthrosporen.

Der Pilz soll immer nur in einem wachsenden, nie in einem ruhenden Haar (Kolbenhaar) parasitieren. Warum das so ist, wissen wir nicht. Die Umwandlung eines Haares in ein Kolbenhaar (was oft mehrere Jahre dauert) ist gleichbedeutend mit dem Erlöschen der Infektion. Sehr gut läßt sich dies bei Befall der Augenbrauen beobachten. Hier dauert die Wachstumsphase des Haares nur 1—1,5 Monate. Auch ohne jegliche Behandlung heilt ein Augenbrauenherd nach spätestens 2 Monaten spontan ab.

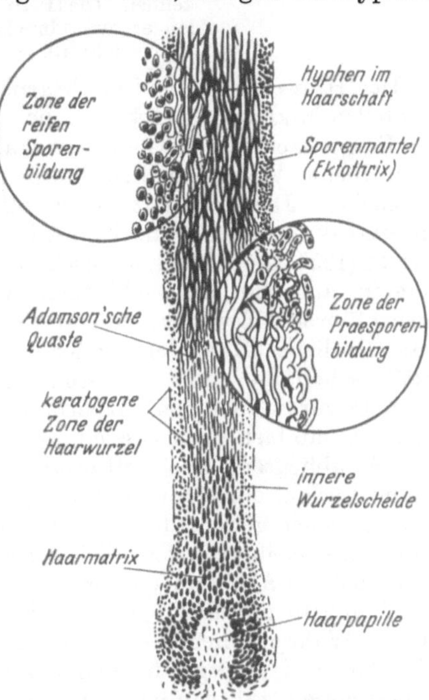


Abb. 149. Schematische Darstellung der Bildung des Sporenmantels bei Mikrosporum audouinii-infizierten Haaren (nach KLIGMAN)

Die von KLIGMAN erhobenen Befunde lassen sich wie folgt zusammenfassen:

*Inkubationsphase:*
(2—4 Tage)

*Klinischer Befund:*
Noch keine Krankheitszeichen.

*Mikroskopischer Befund:*
Hyphen im Stratum corneum und in der Follikelmündung. Auf der Haaroberfläche wachsen die Hyphen in die Tiefe des Follikels. Die intrafollikulären Hyphen zerfallen in Arthrosporenketten (primäre Sporenbildung).

*Ausbreitungsphase:*
(4 Tage bis zu 4 Monaten)

Die einzelnen Herde dehnen sich zentrifugal aus. Neue Läsionen treten hinzu. Frisch infizierte Haare zeigen eine fluoreszierende Zone, die zunächst noch im Follikel liegt. Die Fluoreszenz wird erst am 12. Tag in der Follikelmündung sichtbar. Nach etwa 3 Wochen brechen die Haare wenige Millimeter über der Follikelöffnung ab.

Der Pilz parasitiert im Stratum corneum und befällt bei seiner zentrifugalen Ausbreitungstendenz neue Follikel. Die intrafollikulären Hyphen dringen am 6. oder 7. Tag in das Haarinnere ein. Hier wachsen sie in die Tiefe bis zur keratogenen Zone. Dabei bilden sie etwa am 12. Tag eine Quaste (ADAMSON). Nach außen sich schlingende Äste intrapilärer Hyphen zerfallen in kurze Ektothrixsporen-Ketten, die sich mosaikartig anordnen.

| *Refraktärphase* (4 Monate bis zu mehreren Jahren) | Es bilden sich keine neuen Läsionen mehr. Das klinische Bild bleibt unverändert. Wirt und Parasit befinden sich in einem Gleichgewicht. | Im Stratum corneum sind Hyphen nicht mehr nachweisbar. Intrapiläre Hyphen dringen niemals in die keratogene Zone oder in den Bulbus vor. Es werden große Mengen von Ektothrixsporen gebildet. |
| *Rückbildungsphase* | Einzelne Haare lassen abnehmende Fluoreszenz erkennen. Die Haare werden länger und brechen weniger leicht ab. | Die Bildung neuer Ektothrixsporen nimmt allmählich ab. Die Zahl der intrapilären Hyphen vermindert sich mehr und mehr. |

Der Hinweis auf die Refraktärphase der Kopfhaut im Verlauf einer experimentellen Mikrosporieinfektion, die sich nach etwa 3—4 Monaten einstellte, wirft die Frage nach den ursächlichen Faktoren auf. Wir kennen aber die Antwort noch nicht. Wahrscheinlich handelt es sich nicht um ein immunbiologisches Geschehen. Die Resistenz der Kopfhaut ist auch nicht an eine positive Trichophytinreaktion gebunden. Kolbenhaare erwiesen sich offenbar als unangreifbar. JANKE (1951) möchte die wechselnde Haftfähigkeit des Erregers an verschiedenen Haaren auf die unterschiedlich verhornende Haar- und Scheidencuticula zurückführen. Erwachsenenhaar wurde erst infiziert, wenn die Cuticula zerstört war. Rötliches Haar der Kinder sollte resistent sein. BERG (1952), später JUNG (1953) sahen aber auch bei rothaarigen Kindern Mikrosporien.

Merkwürdig bei den Experimenten von KLIGMAN ist immerhin die Feststellung, daß fast alle artifiziell erzeugten Infektionen spätestens nach 7 Monaten spontan abheilten. Das trifft erfahrungsgemäß keinesfalls für Mikrosporiefälle zu, die im Verlauf einer natürlichen Epidemie zur Beobachtung kommen. Vielmehr hat seit jeher gerade die Chronizität einer einmal erfolgten Infektion und die spontane Abheilung erst zur Zeit der Pubertät das Interesse der Forscher gefunden. Gelegentliche Abheilungen vor der Pubertät sind aber durchaus möglich. VÁMOS (1932) führte pH-Messungen auf der Kopfhaut von Kindern und Erwachsenen durch. Während diese Region bei Erwachsenen Werte zwischen pH 4,5—5,6 aufwies, lagen die entsprechenden Zahlen bei Kindern zwischen pH 6,16—6,5. Die Verschiebung zur sauren Seite in der Pubertät sollte daher die Wachstumsbedingungen für das Mikrosporum so verschlechtern, daß Spontanheilung resultierte. 1947 erklärten ROTHMAN, SMILJANIČ, SHAPIRO und WEITKAMP die in der Pubertät erfolgende Abheilung durch vermehrte Bildung antimycetisch wirkender Fettsäuren infolge erhöhter Aktivität der Talgdrüsen. Das kindliche Kopfhaarfett sollte demnach geringere fungistatische Eigenschaften besitzen. Diesen Befunden wurde von KLIGMAN und GINSBERG (1950) widersprochen. Die Autoren sammelten das Haar verschiedener Altersgruppen (vorwiegend männlicher Individuen). Nach Extraktion fanden sie eine bemerkenswerte Zunahme des Fettgehaltes bereits in den Altersgruppen von 11—13 Jahren. Die folgenden Gruppen wiesen nur noch eine geringfügige Vermehrung der Gesamtlipidmenge auf. Zugabe des extrahierten Fettes von Kindern bzw. von Erwachsenen zum Nährboden, auf dem das Mikrosporum audouinii (oder das Mikrosporum canis) wuchs, ließ kaum eine unterschiedliche Wachstumsintensität erkennen. Auch aus anderer Versuchsanordnung ging hervor, daß dem Kopfhaarfett wohl nicht die ursprünglich vermutete Bedeutung zukommt.

Wie wir sehen, haben die Experimente von KLIGMAN ohne Zweifel mehr Licht in die Pathogenese der Mikrosporie gebracht, doch harrt manches Problem noch der Lösung, so z. B. die hohe Kontagiosität der Mikrosporum audouinii-Kopfhaarinfektionen (im Gegensatz zu Infektionen durch manche andere Dermatophyten), das meist weitgehende Fehlen entzündlicher Reaktionen und die jahrelange Dauer der *natürlichen* Infektion (JAEGER und ZIMMERMANN 1949).

# 4. Klinik

## a) Mikrosporia capillitii et/sive corporis

Die klassische Kopfmikrosporie (hervorgerufen durch das Mikrosporum audouinii) ist charakterisiert durch die Entwicklung singulärer (Abb. 150) bis multipler (Abb. 151), etwa bis zu 5 cm im Durchmesser betragender, mehlartig bestäubter, d.h. pityriasiform schuppender Herde, in deren Bereich die Haare 2—4 mm über der Follikelmündung abgebrochen sind. Die Haarstümpfe haben ihren normalen Glanz verloren und zeigen eine grauweißliche Verfärbung. Versucht man sie mit der Pinzette herauszuzupfen, brechen sie leicht ab. Im all-

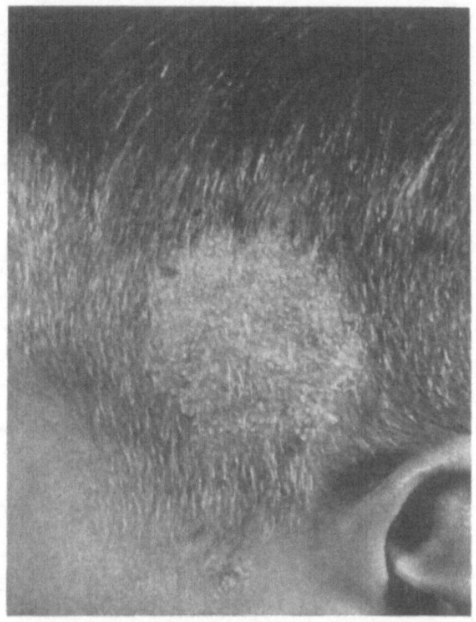

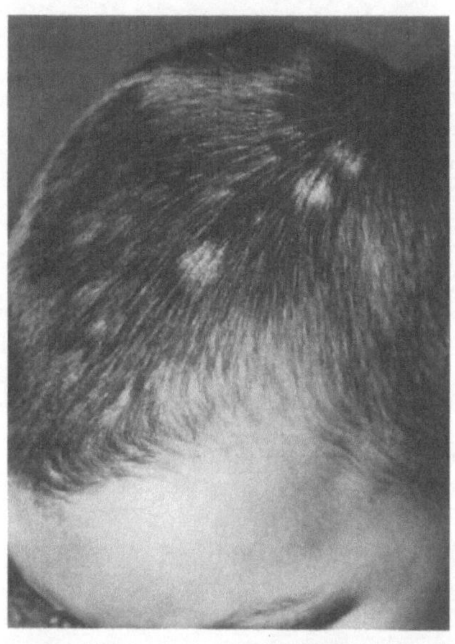

Abb. 150. Großer Mikrosporieherd an der linken Schläfe (Mikrosporum audouinii)

Abb. 151. Disseminierte münzgroße Einzelherde der Mikrosporia capillitii (Mikrosporum audouinii)

gemeinen ist der Herd rundlich bis oval, vorwiegend in der Hinterhaupts- (Abb. 152) oder Schläfenregion lokalisiert. Bemerkenswert ist die fehlende, nur manchmal schwach ausgeprägte entzündliche Rötung der Kopfhaut. In manchen Fällen beschränkt sich die Infektion auf den Befall weniger, selbst individueller Follikel, wie dies bei der Untersuchung des Kopfes unter dem Wood-Licht leicht zu erkennen ist.

Neben dieser klassischen Form werden Abweichungen beobachtet. ALDICK beschrieb eine seborrhoische Variante:

„An den Prädilektionsstellen der Kopfmikrosporie fanden sich multiple, kreisrunde Herde von Fünfpfennig- bis Markstückgröße. Die erkrankten Stellen fielen durch glanzloses Aussehen auf und waren mit feinen weißen Schuppen bedeckt. Die Haare waren aber *nicht* wie üblich kurz oberhalb der Kopfhaut abgebrochen. In wenigen Fällen war diese seborrhoische Form über den ganzen Kopf verbreitet.“

Spätere Autoren trafen ähnliche Feststellungen. MONCORPS und GANTE sahen bei ihren Patienten bei rund 26% nur eine kleieförmige Schuppung, indessen keine abgebrochenen Haare. KLEINE-NATROP (1950) wies auf die diagnostischen Schwierigkeiten bei der in Schleswig-Holstein auffallend gehäuften seborrhoischen bzw. pityriasiformen Mikrosporie hin (Abb. 153). FULÖP und OLÁH (1950) beschrieben 1—2 cm lange Haarstümpfe neben Schuppung, und LEHMANN-

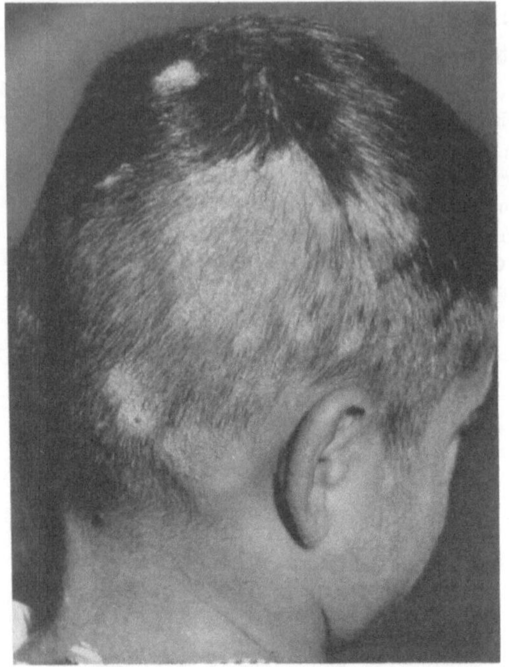

Abb. 152. Mikrosporia capillitii (Mikrosporum
audouinii). Prädilektion: Hinterhauptsregion

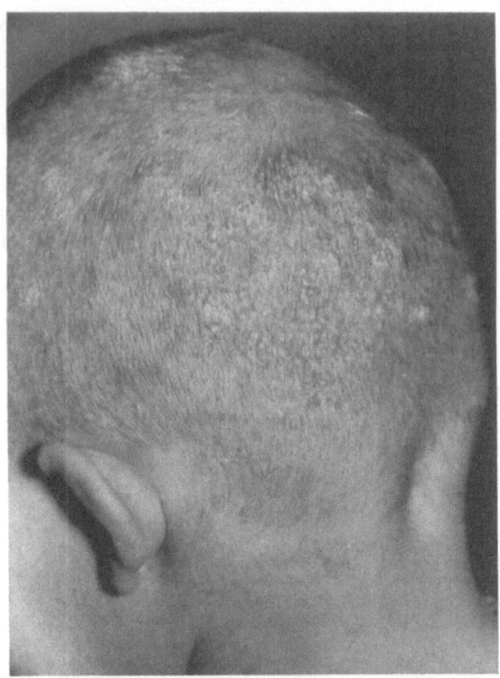

Abb. 153. Mikrosporia capillitii mit stärkerer Schuppung
(Mikrosporum audouinii)

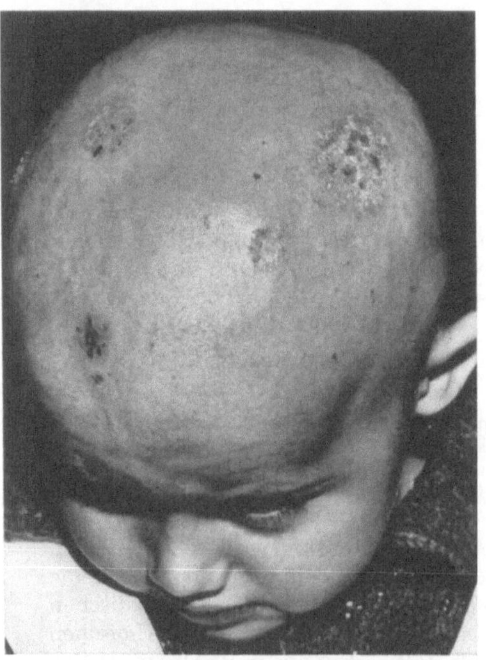

Abb. 154. Mikrosporia capillitii mit stärkerer entzündlicher Reaktion (Mikrosporum audouinii)

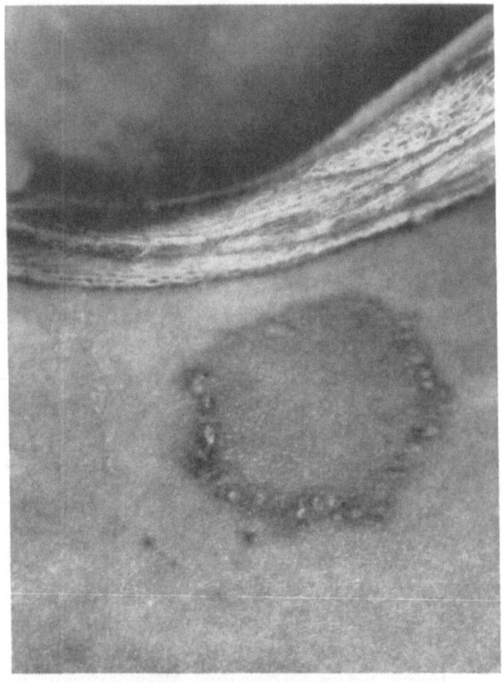

Abb. 155. Mikrosporieherd (Mikrosporum audouinii)
auf der Brust mit ausgeprägter Randschuppung

PRITZSCHE (1959) fanden in vier Fällen einer Epidemie einen kappenartigen Befall der gesamten Kopfhaut mit nichtabgebrochenen, doch erkrankten Haaren

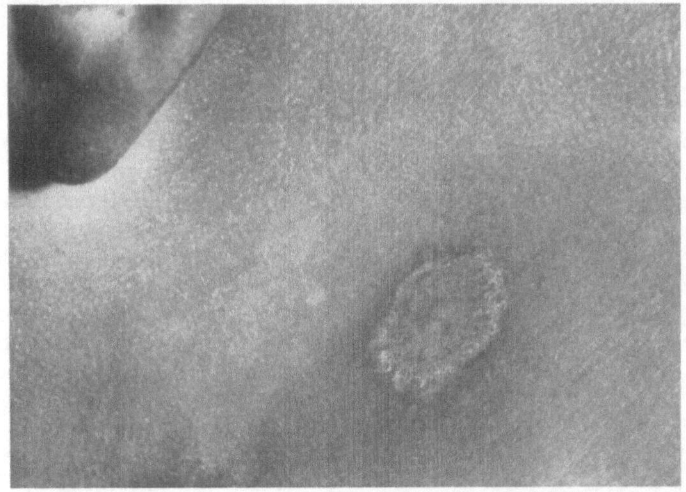

Abb. 156. Diskreter Hautherd an der linken Halsseite (Mikrosporum audouinii)

bis zu 10 cm Länge. Im Zweifelsfall muß auch hier die Kultur über die Art des Erregers entscheiden.

Nicht immer verläuft die Mikrosporum audouinii-Infektion des Kopfes klinisch entzündungsfrei. In einem Teil der Fälle, manchmal erst nach ein-geleiteter Therapie, kann die Kopfhaut heftig reagieren (Abb. 154), so daß es gar zum Bilde eines Kerion Celsi kommt. So vermerkten z.B. BEARE und CHEESEMAN in 1,5% ihrer Fälle ein Kerion Celsi der Kopfhaut. Auch nach SCULLY, LIVINGOOD und PILLSBURY (1948) sei die entzündliche Reaktion der durch Mikrosporum audouinii hervorgerufenen Läsionen keinesfalls allzu selten, was wir durch eigene Beobachtungen bestätigen können. Hierbei dürfte die wechselnde Rolle der Virulenz des jeweiligen Erregerstammes von Bedeutung sein.

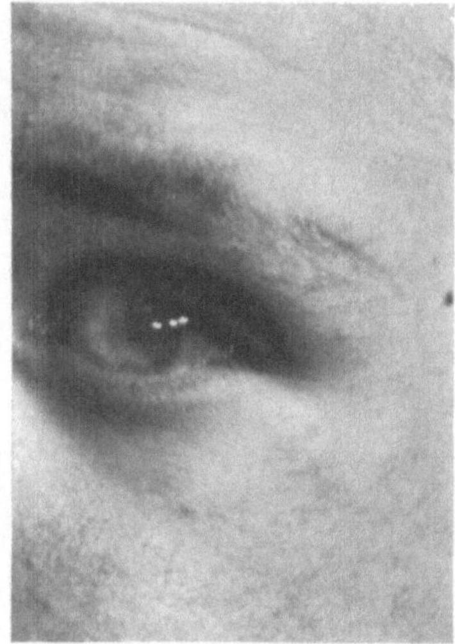

Abb. 157. Mikrosporie der Augenbraue

Stets sollte bei erwiesener Mikrosporia capillitii die gesamte Körperhaut untersucht werden, weil in wechselnder Häufigkeit das lanugobehaarte Integument gleichfalls erkranken kann. Überwiegend handelt es sich hierbei allerdings um unscheinbare, münzengroße, scharf begrenzte, nur gering schuppende Herde mit etwas stärkerer entzündlicher Reaktion in der Peripherie (Abb. 155). Als Prädilektionsstellen gelten Stirn, Hals (Abb. 156) und Nacken sowie die Region hinter den Ohren. Seltener sind Arme, Rumpf oder gar die Beine beteiligt. Andererseits ruft bisweilen erst ein solch unscheinbar schuppender Herd der Stirn oder des Nackens den Verdacht auf eine Mikrosporie der Kopfhaut hervor. Grünlich fluoreszierende Haare im Wood-Licht decken dann schnell den Zusammen-

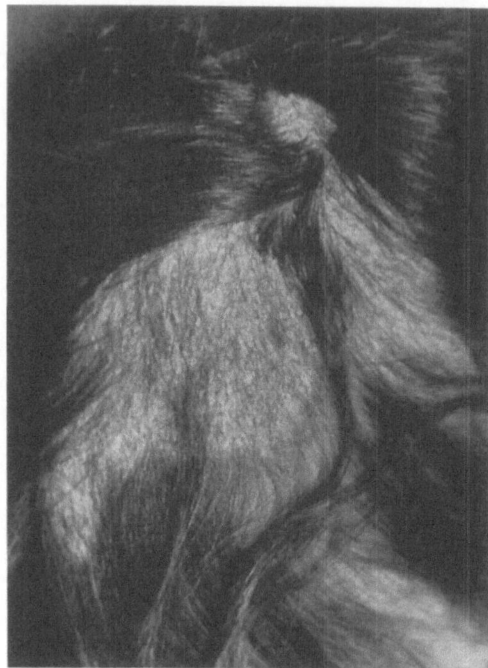

Abb. 158. Mikrosporia capillitii (Mikrosporum canis) ohne deutliche Entzündungserscheinungen

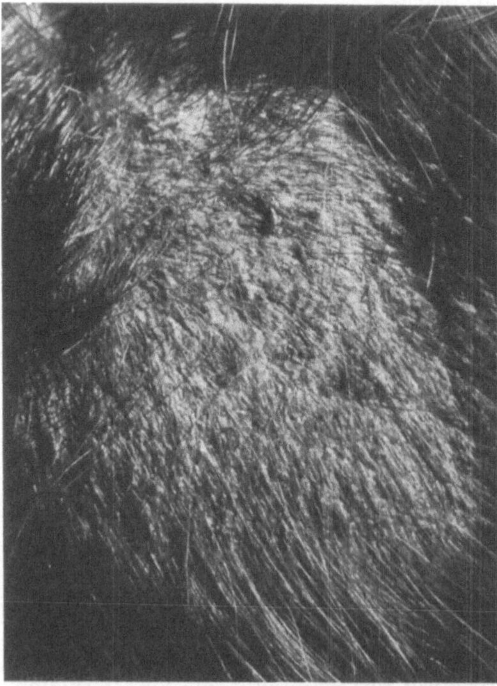

Abb. 159. Mikrosporia capillitii (Mikrosporum canis) mit starken entzündlichen Reaktionen (Verkrustungen)

hang auf. Nur ganz ausnahmsweise ruft das Mikrosporum audouinii ein Kerion Celsi außerhalb der behaarten Kopfhaut hervor, wie z.B. am Oberarm (Fall GUGGENHEIM 1936). In welchem Umfange überhaupt Läsionen der Körperhaut gefunden werden, scheint auch hier nicht zuletzt von dem Grad der Pathogenität des Erregers abzuhängen. So fand ALDICK nur bei 10% seiner Fälle Körperherde, BERG hingegen bei über 50% seiner Patienten, und KIESSLING (1952) beobachtete bei 22 Kindern einer kleineren Epidemie einzig und allein Körperläsionen. Die im Erkrankungsbereich wachsenden Lanugohaare werden von der Infektion mitergriffen. Ungewöhnlich ist das Haften des Erregers in der Schamgegend eines 17jährigen Mädchens (SILVERBERG und OSEROFF 1954), das vermutlich von ihrem 10jährigen, an einer Mikrosporie des Kopfes leidenden Bruder angesteckt worden war. Nicht gerade selten ist hingegen die Infektion in den Augenbrauen (Abbildung 157), gelegentlich sogar in den Wimpern (MONTGOMERY und WALZER 1942; FRANKS, MANDEL und STERNBERG 1950; MITCHELL und GOODWIN 1951 u.a.).

Mikrosporien, die durch das Mikrosporum canis ausgelöst werden, bieten auf dem Kopf und am Körper analoge Bilder (Abb. 158), nur führt diese animale Pilzart in der Regel doch zu heftigeren entzündlichen Reaktionen. Auffallend ist der im allgemeinen ausgedehntere Befall der lanugobehaarten Haut des Organismus. Die Herde schuppen, sind stärker gerötet, tragen häufiger in der Peripherie Bläschen oder gar Pusteln und jucken meist auch heftiger (GATÉ, MASSIA, PILLON und CHARPY 1931; MITCHELL und NOMLAND 1935; MOLINE und MAURAT 1954 u.a.). Auf dem Kopf wird bisweilen

Krustenbildung (Abb. 159), vor allem häufiger ein Kerion Celsi beobachtet (BOARDMAN 1931; COLE und DRIVER 1932 u.a.). Erwachsene werden weniger durch das Mikrosporum canis verschont, als dies meist bei einer Mikrosporum audouinii-Infektion der Fall ist (Abb. 160). Selbst der Bartbereich erkrankt. So beschrieben PÈREIRO-MIGUENS (1955), später JOSEPH (1957) Sycosis barbae-Fälle. Die Haare fluoreszierten im Wood-Licht grünlich. Bei einer schon 42jährigen Frau beobachteten ENGLISH und WARIN (1955) eine Mikrosporum canis-Infektion des behaarten Kopfes. Es bestanden große juckende Alopecie-Herde mit Narbenbildung als Symptome einer primären Pseudopelade; wahrscheinlich hat die narbig veränderte Kopfhaut den Boden für die Infektion bereitet. Auch das Mikrosporum canis siedelt sich bisweilen in den Augenbrauen oder

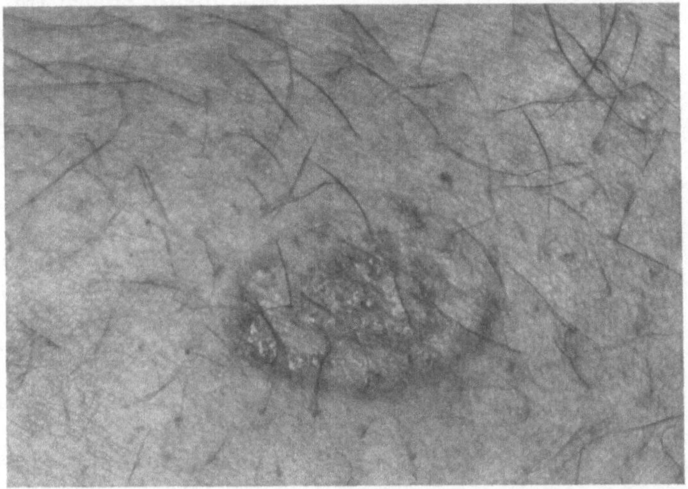

Abb. 160. Mikrosporieherd am Unterschenkel eines Erwachsenen (Mikrosporum canis) mit entzündlicher Infiltration

in den Wimpern an (ARIEVITCH 1930; FRANKS und MANDEL 1950; BESSONE 1951; BESSONE 1955 u.a.). MILIAN (1936) züchtete den Pilz sogar aus einem scheinbaren Ekzemherd der Vulva und der Genitocruralfalten. Zusammenfassend ergibt sich an Hand der vorliegenden Literatur, daß ein *zuverlässiger* Hinweis auf die Art des ursächlichen Mikrosporum aus dem fehlenden oder dem nachgewiesenen stärkeren entzündlichen Charakter einer Läsion keinesfalls zu gewinnen ist (siehe auch MARPLES). So merkwürdig folgende Feststellung vielleicht erscheinen mag: in früheren Jahrzehnten schien eine klinische Differenzierung offenbar leichter möglich gewesen zu sein als heute. Uns ergibt sich hieraus die Verpflichtung, zur Klärung eines Falles stets eine Kultur anzulegen. Es bestehen wohl keine Beziehungen zwischen Kümmerwuchs oder der Makrosporenproduktion einer Pilzart einerseits und dem klinischen Bild andererseits (HARE 1952; WHITTLE 1953).

Das klinische Bild der Mikrosporum distortum-Infektion der behaarten Kopf- wie auch der Körperhaut unterscheidet sich nicht von jenem, das durch das Mikrosporum canis hervorgerufen wird (DI MENNA und MARPLES 1954). Das überrascht nicht, ist der „distortum"-Pilz doch sicherlich eine aus dem „canis"-Stamm hervorgegangene animale Mutante.

Läsionen, die durch das Mikrosporum gypseum erzeugt werden, ähneln klinisch einer Trichophytie (Abb. 161). In Deutschland ist das Mikrosporum gypseum in den letzten Jahren wiederholt gesehen worden, wie wir aus der Tabelle 56 entnehmen können. Dabei wird fast allgemein die starke entzündliche

Reaktion vermerkt, die der Pilz auf der menschlichen Haut auslöst (LECOULANT 1937; SHARP und WEGNER 1950; TRICE und SHAFER 1951 u.a.). GONCALVES (1953) beobachtete beispielsweise unter insgesamt 13 Infektionen 3mal ein Kerion Celsi, AVRAM (1959) einmal. Auch im Augenbrauenbereich entwickelten sich profunde ·Formen (MARTINS DE CASTRO 1939; STRITZLER 1956). Die Herde können auf dem behaarten Kopf, aber auch am Körper lokalisiert sein. Die erkrankten Haare fluoreszierten unter dem Wood-Licht nicht. DALTON, SLAUGHTER, JENKINS, PHELPS und HACKNEY (1950) fanden unter 9 Fällen 6mal eine Beteiligung des behaarten Kopfes. Bis auf eine 26jährige Patientin handelte es sich im übrigen um Kinder. Der von BROCK und McCOMB (1961) jüngst publizierte Fall eines Kerion Celsi des Scheitelbeines durch das dem Mikrosporum gypseum nahestehende Mikrosporum nanum betraf gleichfalls ein Kind. Ausgesprochene Epidemien sind nicht bekannt geworden; nur WHITTLE (1956) veröffentlichte eine einschlägige Beobachtung, bei der 8 Personen beteiligt waren. Eine Besonderheit ist noch zu vermerken, die iri früheren Zeiten zur Einordnung des Pilzes in das Genus „Achorion" geführt hat. Gelegentlich produziert nämlich das Mikrosporum gypseum Scutulumbildung. Solche Gebilde wurden schon an verschiedenen Körperstellen beobachtet. (Am ganzen Körper: OYAMA 1937; JOULIA, LECOULANT, SOURREIL und CHEROUX 1953; am Oberarm: SZATHMARY 1935; am Scrotum: CAWLEY und GREKIN 1949; CARLI 1949 u.a.)

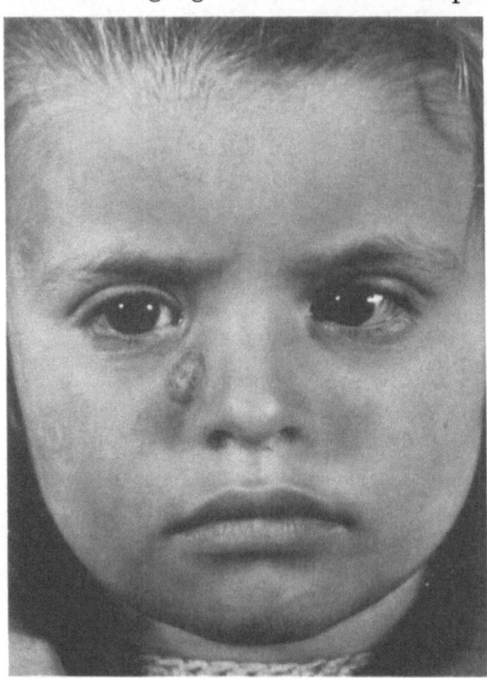

Abb. 161. Mikrosporieherd im Gesicht (Mikrosporum gypseum)

Abschließend muß darauf hingewiesen werden, daß auch das Trichophyton ferrugineum Läsionen des behaarten Kopfes verursacht, die klinisch durchaus dem Bilde einer Mikrosporie entsprechen können (Abbrechen der Haare, feine Schuppung, kaum bemerkbare entzündliche Reaktionen. Kleine pityriasiforme Herde der lanugobehaarten Haut gesellen sich hinzu). Nach älteren Angaben soll im Wood-Licht allerdings die bekannte grünliche Fluoreszenz der typischen Mikrosporumpilze (audouinii, canis und distortum) fehlen, während sie andererseits nach BUREAU, JARRY, BARRIÈRE und CHARPENTIER (1959) vorliegt. In einem französischen Waisenhaus deckten diese Autoren jüngst eine durch das Trichophyton (Mikrosporum) ferrugineum bedingte Kopfhaarepidemie auf, bei der das Wood-Licht gute Dienste geleistet haben soll, und in der Tat bestätigte uns auch URABE aus Fukuoka anläßlich eines kürzlichen Besuches in der Hautklinik Essen das Auftreten einer hellgrünen Fluoreszenz der Trichophyton ferrugineuminfizierten Haare. Der Pilz gilt ja in Ostasien als häufiger Dermatophyt.

## b) id-Reaktionen bei der Mikrosporie

Liegt eine Mikrosporum audouinii-Infektion vor, fällt die Trichophytinreaktion im allgemeinen negativ aus (DÓSA 1936). Nur ganz gelegentlich ent-

wickelt sich ein Mikrosporid (urtikarielles und papulo- (Abb. 162) pustulöses
Exanthem in den Fällen von SCHMIDT 1933) mit natürlich positiver Reaktion auf
Trichophytin. SCHMIDT (1933) gelang es sogar, in beiden Fällen aus dem strömenden
Blut das Mikrosporum audouinii zu züchten. Im übrigen gelten die gleichen
Prinzipien, die wir auf S. 123 über die Trichophytinallergie bereits dargelegt haben.
Das Mikrosporum canis und gypseum als nichthumane Pilzarten begünstigen

Abb. 162. id-Reaktion (kleinpapulöses Mikrosporid)

die Allergisierung des Organismus. Auch ohne heftigere entzündliche Krankheitssymptome führt in solchen Fällen die angestellte Trichophytinreaktion häufiger
zu einem positiven Resultat. Ob eine Vakzine, die aus Mikrosporum-Arten hergestellt wird (Mikrosporin), die Spezifität des Ausfalls der Reaktion fördert, ist
umstritten. Unserer Erfahrung nach entfällt eine praktische Bedeutung. Die im
Verlauf einer Mikrosporie auftretenden allergischen Reaktionen äußern sich in
seltenen Fällen in Allgemeinerscheinungen wie Fieber, Kopfschmerzen, Übelkeit
(COLE und DRIVER 1932; BOARDMAN 1931; PAVIA 1933; BLUMENFELD 1931;
CONNOR 1936; WIEN und PERLSTEIN 1934; QUIROGA, NEGRONI und CORDERO
1937 sowie andere). Sonstige Hautveränderungen unterscheiden sich in nichts
von den Reaktionen, die auch als Trichophytide beschrieben worden sind.


## c) Histologie

Das Ergebnis der feingeweblichen Untersuchung eines Mikrosporieherdes hängt
verständlicherweise davon ab, in welchem Grade bereits klinisch entzündliche
Symptome ausgeprägt sind. Aber selbst bei äußerlich kaum sichtbaren Veränderungen finden wir im oberen Corium doch Lymphzellansammlungen, die
teils in Nestern circumvasal angeordnet sind, teils disseminiert liegen. Die Epidermis wird kaum in Mitleidenschaft gezogen, bis auf eine geringgradige Akanthose.
Je intensiver sich natürlich die Toxine des Pilzes als Reizfaktor auswirken, um so
ausgeprägter erscheinen Ödem, Spongiose und Vesiculae-Bildung. Durch Mikrosporum-Arten hervorgerufene tiefe Mikrosporien lassen sich histologisch nicht von
jenen Formen unterscheiden, die durch andere Dermatophyten ausgelöst werden.
Über das Verhalten der verschiedenen Pilzarten im Haar s. den speziellen Teil.

## d) Differentialdiagnose

Bei Vorliegen der klinisch typischen Veränderungen einer Mikrosporie der Kopfhaut (kurz oberhalb der Follikelmündungen abgebrochene Haare, alle Haare nach Art der „gut gemähten Wiese" im münzenförmigen Herd betroffen, fehlende stärkere entzündliche Rötung bei feiner kleieförmiger Schuppung) ist die Diagnose leicht. Unentbehrlich ist uns in jedem Fall die Wood-Lichtuntersuchung. Im dunklen Raum lassen durch eine Bariumsilikat-Nickeloxydscheibe gefilterte ultraviolette Strahlen mikrosporiekranke Haare grünlich aufleuchten. Selbst wenn die Sporen durch Hitzeeinwirkungen abgetötet werden, fluoreszieren die Haare noch (Jaeger und Zimmermann 1949). Wir müssen uns allerdings vor Augen halten, daß zwar vorwiegend die Mikrosporum-Arten audouinii, canis und auch distortum (Marples 1960) jene diagnostisch wichtige grünliche Fluoreszenz der befallenen Haare hervorrufen, dies gelegentlich jedoch auch durch das Mikrosporum gypseum (Wilson 1951 ist aber gegenteiliger Meinung) und vor allem durch das Trichophyton ferrugineum erfolgen kann. Namentlich letzteres täuscht klinisch gern eine aphlegmasisch verlaufende Mikrosporie mit disseminierten, nur wenige Millimeter bis zu mehreren Zentimetern im Durchmesser betragenden, mehlartig bestäubten Herden vor, weshalb folglich eine Reihe von Autoren von „Mikrosporie" spricht (Cimerinov und Rafalovic 1952 u. a.). Kreisrunder Haarausfall verbunden mit Schuppung soll auch das schon erwähnte Aleurisma carnis erzeugen. Die Haare fallen aber in toto aus (Meyer, Malhuret und Altwegg 1949). Ausnahmsweise wurde bei erwiesenem Vorliegen eines Mikrosporum audouinii bzw. canis die Fluoreszenz vermißt (Beare und Walker 1955; Calnan 1957). Die schon angeführten Untersuchungen von Kligman geben Hinweise, warum gelegentlich einmal der Wood-Lichttest negativ ausfallen kann. Sowohl in der Frühphase wie der Spätphase des Krankheitsverlaufes wäre dies möglich. Hieraus ist aber der Schluß zu ziehen, daß mangelnde Fluoreszenz nicht identisch sein muß mit fehlender oder erloschener Infektion, wenn dies in der Regel auch zutreffen mag. Im gleichen Sinne äußern sich Burgoon u. Mitarb. (1960) über den Wert der Wood-Lichtkontrolle nach Griseofulvintherapie. Die Beobachtungen zwingen zu der Forderung, in jedem Fall einer suspekten Mikrosporie (wichtig bei Reihenuntersuchungen!) die durchgeführte Wood-Lichtkontrolle mindestens noch einmal 8—10 Tage später zu wiederholen. Die Gefahr des Übersehens einer beginnenden Mikrosporie-Endemie wäre dann wesentlich geringer.

Das gelegentlich intensivere Fluoreszieren der Schuppen eines erkrankten Kopf- oder Körperherdes (Nikolowski und Gasser 1949) ist nicht immer anzutreffen. Nach Malhuret und Hée (1951) sollen die von den Pilzen befallenen Schuppen in der Umgebung der mikrosporiekranken Haare niemals aufleuchten. Diagnostisch wichtig ist also nur das Verhalten der Haare. Da auch bisweilen andere Substanzen (z.B. Salben), die das Haar verunreinigt haben, unter dem Wood-Licht fluoreszieren, ist stets die mikroskopische Untersuchung des Haares in Kalilauge anzustreben. Typisch ist das Aussehen des weißlich umscheideten Mikrosporum audouinii- bzw. canis- oder distortum-infizierten Haares (S. 134). Darüber hinaus sollte auch eine Kultur angelegt werden. Das Mikrosporum canis, die animale Mikrosporumart, führt durchaus nicht immer zu stärkeren entzündlichen Symptomen, so daß letztlich nur die Züchtung des Erregers Klarheit über die Art des ursächlichen Pilzes verschafft.

Kahle Stellen auf dem Kopf finden wir am häufigsten bei der Alopecia areata. Eine Verkennung dürfte schwerlich möglich sein, fehlt doch jegliche Schuppung, die aber bei Mikrosporieherden nie vermißt wird. Manchmal steht nur die Desquamation im Vordergrund, während die Haare noch wohlerhalten, doch vom Pilz bereits befallen sind. Diese seborrhoische Variante der Mikrosporie läßt sich aber unter dem Wood-Licht sicher aufdecken. Umschriebene schuppende, seborrhoische, psoriasiforme oder psoriatische Kopfherde zeigen keine fluoreszierenden Haare, abgesehen von ihrer Unversehrtheit in der Läsion. Die Seborrhoea amiantacea hat hin und wieder an eine Mikrosporie denken lassen, ja, die Mikrosporie verläuft in ganz seltenen Fällen unter ihrem Bilde (ARRIGHI 1955). Wood-Lichtkontrolle, mikroskopisches Kalilaugenpräparat und die Kultur entscheiden dann über die Art des Leidens. Der Favus pityroides ist für den weniger Erfahrenen durch das Laboratorium auszuschließen. Die Infektion eines Haares durch das

Trichophyton schönleinii bietet nämlich mikroskopisch ein ganz anderes Bild (s. spezieller Teil), auch wenn es unter dem Wood-Licht gleichfalls grünlich aufleuchtet. Die Trichotillomanie (Abb. 163), die Trichorrhexis nodosa und die Monilethrix haben ebenfalls schon zu Mikrosporieverdacht Anlaß gegeben, doch spricht die negativ verlaufende Wood-Lichtuntersuchung dagegen. Bei der Trichotillomanie insbesondere erfahren wir oft durch die Eltern, daß noch andere Zeichen einer neuropathischen Stigmatisierung vorliegen.

Krustenbildungen auf dem Kopfe, Verklebungen der Haare können durch eine Pediculosis capitis bedingt sein bzw. durch banale Eitererreger, oder aber auch durch das Mikrosporum canis. OLÁH (1951) beschrieb eine furunkuloide Variante der Mikrosporum audouinii-Infektion. Narbige Veränderungen der Kopfhaut gehören nicht zum Bilde der Mikrosporie. Körperherde wirken meist sehr diskret

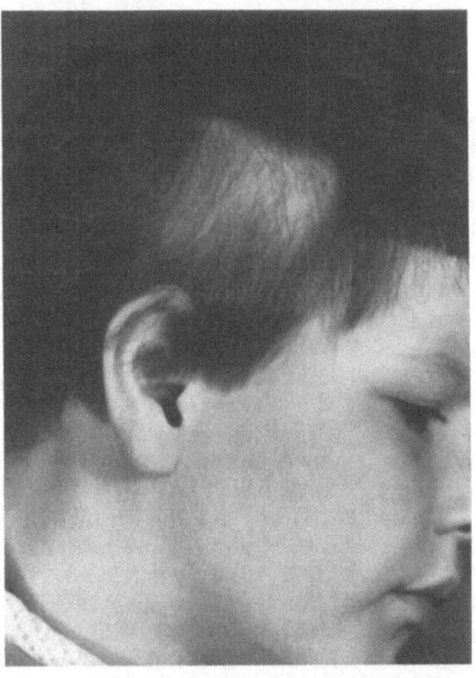

Abb. 163. Trichotillomanie, wird gelegentlich als Mikrosporie verkannt (Wood-Licht!)

und zeichnen sich nur durch eine feine Rötung mit Schuppung aus. Die scharfe Abgrenzung gegen die gesunde Umgebung bei meist abblassendem Zentrum muß aber an eine Mykose denken lassen. Stets sollte das Kopfhaar mituntersucht werden, besonders dann, wenn solche kleinen Herde im Gesicht, am Hals oder im Nacken lokalisiert sind.

### e) Zur Prognose und Therapie

Die in früheren Jahrzehnten aufgestellte These, daß eine in der Kindheit erworbene Mikrosporie ohne Behandlung frühestens zur Zeit der Pubertät ausheilt, läßt sich in dieser Ausschließlichkeit nicht mehr halten. Von mehreren Autoren wurde inzwischen über Spontanheilungen berichtet (z.B. LIVINGOOD und PILLSBURY). Dabei gilt der besonders im Kapitel Trichophytie betonte Satz: Animale Erregerarten rufen eine heftigere Abwehr des Organismus hervor als humane Pilze. Stärkere entzündliche Symptome aber sind gleichbedeutend mit einer größeren Neigung zur Selbstheilung. Die Resultate der von KLIGMAN durchgeführten Studien über die Pathogenese der Mikrosporie lassen vermuten, daß die spontane Heilung im Umweg über eine Beeinflussung des Chemismus der Verhornung erfolgt. Bei heftiger Entzündung (Kerion Celsi) sistiert die Keratinbildung. Auch unter der bislang üblichen Röntgenepilation der Kopfhaut kam die Haarbildung vorübergehend zum Stillstand. Auf diese Weise wurde das Gleichgewicht zwischen dem Angriff des Pilzes und der Abwehr des Organismus zugunsten des Wirtes verschoben. Die Folge war eine Eliminierung des eingedrungenen Pilzes. Inzwischen hat die moderne orale Therapie mit Griseofulvin eine Röntgenepilation völlig entbehrlich gemacht. Die Heilungsresultate gelten als ausgezeichnet (s. Kapitel Therapie).

## III. Menschenfavus

### 1. Geschichtliches, Nomenklatur

Mehr als 120 Jahre sind seit der Veröffentlichung der ersten und einzigen Mitteilung SCHÖNLEINs (1839) vergangen, in der er über den Nachweis eines pflanzlichen Parasiten in den Läsionen einer Krankheit des behaarten Kopfes berichtete. Die klinischen Veränderungen waren mit Bestimmtheit schon im Mittelalter bekannt, auch wenn damals eine Differenzierung gegen ähnlich aussehende Krankheitsbilder verständlicherweise noch nicht erfolgen konnte. Darüber hinaus findet sich die Bezeichnung ,,Favus'' bereits in den Werken ,,De Medicina'' des römischen Arztes Celsus, der etwa um die Zeit Christi gelebt hat. Allerdings kennzeichnete sie wohl damals eine bakterielle Infektion (Impetigo), ein durch gelbliche Krusten charakterisiertes Leiden. Von diesem Umstand abgeleitet wurden in der Folgezeit alle dieses Symptom bietenden Affektionen mit dem Namen Favus belegt, so auch durch die Araber. Zur 100. Wiederkehr jener denkwürdigen Publikation veröffentlichten 1939 sowohl HOFFMANN (1939) wie auch KRANTZ (1940) Arbeiten, in denen sie das Verdienst SCHÖNLEINs gebührend hervorhoben. Die Abb. 164 stellt eine Photokopie jener nur aus 23 Zeilen bestehenden epochalen Mitteilung dar, die wir hier aus historischen Gründen wiedergeben. Zum ersten Male war es somit gelungen, ein lebendes Agens als Ursache einer menschlichen Krankheit zu demonstrieren. Zum heutigen Verständnis der Mitteilung SCHÖNLEINs gab KRANTZ einige Erklärungen: BASSI (Del mal del segno Calcinaccio e Muscardino Sec. ed. Milano 1837) und AUDOUIN hatten als Erreger einer Seidenraupenseuche den Pilz ,,Botrytis Bassiana'' entdeckt. Die zitierte Arbeit von UNGER heißt: ,,Die Exantheme der Pflanzen und einige mit diesen verwandten Krankheiten.'' Sie erschien in Wien 1833. ,,Porrigo lupinosa W(illan)'' war der zeitgenössische Terminus für den Favus. Die ,,sogenannten Pusteln'' entsprechen den Scutula. Wie aber aus einer Berliner Dissertation des aus Posen stammenden XAVER HUBE ,,De morbo scrofuloso'' 1837 hervorgeht, waren REMAK schon zu dieser Zeit ,,fibrarum ramificatarum'' und ,,corpuscula'', also Pilzhyphen und Sporen in den Scutula aufgefallen, ohne daß er sich aber der pflanzlichen Natur dieser Gebilde bewußt geworden wäre. Der erste Autor, der die Speziesbezeichnung ,,Schönleini'' Genus Oidium anwendete, war LEBERT (1845). REMAK benannte den Pilz im gleichen Jahr (1845) Achorion schönleinii.

BENEDEK (1950) hat zwar recht, daß SCHÖNLEIN weder die Pathogenese des Scutulum (die Pustel der Porrigo lupinosa Willan), noch die Morphologie des Pilzes, noch die Veränderungen im Haar beschrieben hat. Das tat erst 1841 GRUBY mit der ihm eigenen Genauigkeit. Die Tatsache der für alle weiteren Entdeckungen auf diesem Gebiete richtungweisenden Erkenntnis über die wahren Zusammenhänge zwischen der Krankheit und den von SCHÖNLEIN gesehenen Pilzfäden bleibt aber trotzdem des Erstbeobachters unbestreitbares Verdienst. Tatsächlich stellt ja auch die Veröffentlichung einen Wendepunkt in der Geschichte der Medizin insofern dar, als sich mehr und mehr exaktes naturwissenschaftliches Denken durchsetzte.

SIEMENS (1953) berichtete in einer kulturgeschichtlich interessanten Studie über den Favus auf alten Gemälden. Er wies darauf hin, daß die Leprosorien des Mittelalters nicht etwa nur Leprakranke aufnahmen, sondern ebenso Patienten mit abstoßenden und ekelerregenden Hautkrankheiten. Dazu zählte auch der chronisch verlaufende Favus mit seiner postfavösen Alopecie. Es ist daher nicht überraschend, wenn wir auf Gemälden (von JAN DE BRAY und FERDINAND BOL) über die Regenten einiger Leprosorien in Holland auch Personen finden, die offenbar an Kopffavus litten. Auf einem weiteren Gemälde von B. MURILLO wäscht die heilige Elisabeth einigen favuskranken Kindern die Köpfe.

## 2. Geographische Verbreitung

Die Verbreitung außerhalb Deutschlands ist der allgemeinen Statistik zu entnehmen. Beispielsweise ist in Holland, Schottland sein Vorkommen gegenüber früheren Jahrzehnten merklich zurückgegangen, nicht jedoch in Frankreich (DROUHET 1958/59). In Süd- und Osteuropa, in Rußland, Asien und Nordafrika, in den Mittelmeerländern, besonders in Vorderasien (Türkei: RICHTER und ERBAKAN 1958/59), existiert auch heute noch eine Anzahl endemischer Gebiete. Hinsichtlich der

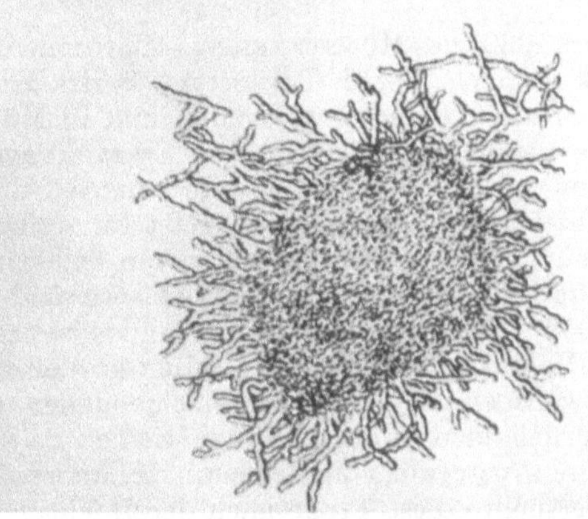

Zur Pathogenie der Impetigines.

Von

Prof. SCHOENLEIN in Zürich.

(Auszug aus einer brieflichen Mittheilung an den Herausgeber.)
(Hierzu Taf. III. Fig. 5.)

Sie kennen ohne Zweifel Bassi's schöne Entdeckung über die wahre Natur der Muscardine. Die Thatsache scheint mir von höchstem Interesse für die Pathogenie, obgleich meines Wissens auch nicht ein Arzt sie bisher seiner Aufmerksamkeit gewürdigt hatte. Ich liess mir deshalb zahlreiche Exemplare von Seidenwürmern, die an der Muscardine litten, von Mailand kommen, und meine damit angestellten Versuche haben nicht bloss Bassi's und Audouin's Angaben bestätigt, sondern noch einige andere nicht ganz unwichtige Resultate ergeben. Dadurch wurde ich denn wieder an meine Ansicht von der pflanzlichen Natur mancher Impetigines erinnert, eine Ansicht, die durch Unger's schöne Arbeit über Pflanzen-Exantheme schon früher eine mächtige Unterstützung fand. Da ich gerade glücklicher Weise einige Exemplare von Porrigo lupinosa W. im Hospitale hatte, so machte ich mich an die nähere Untersuchung, und gleich die ersten Versuche liessen keinen Zweifel über die Pilz-Natur der sogenannten Pusteln. Anliegend eine mikroskopische Abbildung eines Pustelstückes. Zugleich sende ich einige mit der grössten Leichtigkeit aus der oberen Schichte der Lederhaut am Lebenden ausgeschälte Porrigo-Pusteln bei. Ich bin eifrig mit weiteren Untersuchungen über diesen Gegenstand beschäftigt, deren Resultat ich bald zu veröffentlichen gedenke.

Abb. 164. Reproduktion der Originalmitteilung von SCHOENLEIN 1839

Verhältnisse in Frankreich gab TOURAINE (1958) an, der Anteil dieser Krankheit an allen Pilzinfektionen des behaarten Kopfes habe im Jahre 1900 nur 10% betragen, 1955 aber sei infolge Einschleppung durch Immigranten aus

Afrika dieser Anteil auf 31% gestiegen. Vor allem die Tatsache, daß der Arzt wegen der Seltenheit der Affektion in bestimmten Ländern nicht an das Vorliegen eines Favus denkt, läßt die Diagnose gelegentlich verkennen. Selbst in hochzivilisierten Ländern ist aber doch noch mit seinem Auftreten zu rechnen. Auf die epidemiologischen Verhältnisse in Deutschland vor und nach dem zweiten Weltkrieg sei näher eingegangen, da sie uns als Beispiel dienen können für den steten Rückgang des Leidens in einem hochindustrialisierten Staate. Die Nähe des erbgrindreichen Holland wurde von P. W. Schmidt (1933) als verantwortlicher Faktor betrachtet, daß das Trichophyton schönleinii in den Jahren 1925—1932 im Münsterland an zweiter Stelle aller gezüchteten Pilze stand (unter 546 Dermatomykosen zählte er 104 Favuspatienten). Im Jahre 1950 hingegen wird dieser Erreger von Janke, der über die Pilzflora Westfalens (Münster) berichtete, überhaupt nicht angeführt. Offenbar muß der Pilz im Münsterland zumindest sehr viel seltener geworden sein, was auch durch eine briefliche Mitteilung von Fegeler bestätigt wurde, der 1953 keinen, 1954 einen, 1955 drei, 1956 keinen und 1957 neun Favusfälle (einschließlich zweier Familieninfektionen) aufdecken konnte. Stein (1950) erwähnte drei Favusfälle aus den Jahren 1946—1950 in Oldenburg, doch fehlen nähere Angaben. Wenn wir von den verlorengegangenen deutschen Ostprovinzen absehen, die infolge engeren Kontaktes mit den östlichen Ländern als favusreich galten, so war vor dem zweiten Weltkrieg das Gebiet um Bonn, Köln und Düsseldorf ebenfalls von endemischen Favusherden durchsetzt. In den drei Universitätskliniken kamen 1920—1929 unter 2795 Mykosen 134 Favusfälle zur Beobachtung (allerdings einige wenige Mäusefavuserkrankungen einbegriffen, die sich auf Grund der Literaturangaben nicht abtrennen ließen). Hinsichtlich der Höhe der Erkrankungsziffer stand die Klinik Bonn an erster Stelle (Mallinckrodt-Haupt 1934). Nach Karrenberg (1933) kamen dort im Jahresdurchschnitt 9 Fälle zur Behandlung. Nach dem zweiten Weltkrieg scheint der Favus auch in diesen Gebieten zurückgegangen zu sein. So teilte Leinbrock aus Bonn folgende Zahlen mit: 1947: 2, 1951: 1, 1952: 2 Favusfälle. Nach einer Statistik von Pfister (1956) wurden in Freiburg 1951—1953 4 Fälle diagnostiziert (3 Kinder, 1 Erwachsener), doch gilt die Krankheit in der dortigen Gegend in den letzten 25 Jahren als unbekannt. Die Infektionsquelle jener 4 Fälle konnte nicht eruiert werden. Schönfeld (1937) sah 1936 einen Fall aus Pforzheim.

Im Jahre 1930 wies Münsterer auf 4 Favusherde in Südbayern hin (München-Ost, Bezirk Aichach, Bezirk Traunstein, Bezirk Landshut), aus denen sich die in jener Zeit an der Dermatologischen Klinik in München zur Beobachtung kommenden Favusfälle rekrutierten. Die Erkrankungsziffer war aber schon damals gering, denn von 1909—1930 wurden nur 16 durch Trichophyton schönleinii bedingte Infektionen aufgedeckt. Feststeht, daß wir seit 1950 an der Klinik in München nur 2 Fälle beobachteten, deren Infektion aber nicht auf einen endemischen Herd in Bayern zurückgeführt werden konnte (Götz und Reichenberger 1958). Ein in Regensburg diagnostizierter Favus bei einer 16jährigen Patientin (Volksdeutsche) wurde in Jugoslawien erworben (Swart 1954).

Die gewaltigen Bevölkerungsverschiebungen nach dem zweiten Weltkrieg haben natürlich dazu geführt, daß von Zeit zu Zeit Einzelfälle aufgedeckt werden, die sich ihre Ansteckung an früheren Wohnorten zugezogen hatten. Schobel (1951) untersuchte diese Frage nach der Infektionsquelle hinsichtlich der an der Universitäts-Hautklinik Tübingen beobachteten Dermatomykosen und konnte 2 Geschwister mit allerdings nur postfavöser Alopecie finden, die ihre Infektion wahrscheinlich in Polen erworben haben mußten. Jung (1955) berichtete über 12 Kopffavuserkrankungen in Mecklenburg, von denen 7 Patienten aus Schlesien,

Bessarabien oder Ostpreußen, nur 5 aus Mecklenburg stammten. Ähnliche Erfahrungen konnten auch von anderen Autoren gemacht werden (LÖHE 1949 Berlin: Patient aus Bessarabien, SCHUERMANN 1953 Würzburg: Patient aus dem Rheinland, GÖTZ 1952/53 Hamburg: 2 Patientinnen aus dem Baltikum, KELLER Aachen: Patient aus Schlesien, PIPER 1957 Erfurt: Patientin aus Ostpreußen). Selbst wenn aber aus den Sitzungsberichten über Falldemonstrationen auf Dermatologischen Tagungen nicht immer die Abstammung des Kranken hervorgeht bzw. die Infektionsquelle nicht sicher zu erfassen war (MEMMESHEIMER 1953 Essen: 5jähriges Mädchen, KEMPER 1949 Essen: 60jährige Frau, HÖFER 1951 Berlin: Mutter und Tochter, WAGNER 1949 Hannover: 7jähriges Mädchen, HASSELMANN 1949 Erlangen: Mutter und Säugling, KLIEGEL 1948 Halle: 4 Geschwister), sollte doch bei plötzlichem Auftauchen eines Falles von „Erbgrind" in Gebieten, in denen dieses Leiden sonst nie beobachtet wurde, die Annahme eines „autochthonen" Vorkommens abgelehnt werden, die Erklärung vielmehr in einer dem Träger wohl unbekannt gebliebenen Infektion anderenorts zu suchen sein. Berücksichtigen wir abschließend die Pilzstatistiken von GRIMMER (1954) aus Berlin-West und H. LANGER (1957) aus Berlin-Ost sowie RIETH (1954/55) aus Hamburg, die in den letzten Jahren aus mykologischem Krankengut kein Trichophyton schönleinii züchteten, so stellen wir fest, daß der Favus in Deutschland heute zu den seltenen Krankheiten gerechnet werden darf. Gerade dies aber erhöht die Gefahr der Fehldiagnose, wie aus den jüngsten Aufdeckungen von jahrelang unbekannt gebliebenen 9 Fällen eines in 4 Generationen angetroffenen familiären Favus in Mittelsachsen (Riesa) durch FUCHS (1960) hervorgeht.

## 3. Epidemiologische und pathogenetische Betrachtungen

Auf Grund unserer gegenwärtigen Kenntnisse folgern wir, daß das klinische Bild des menschlichen Favus durch das Trichophyton schönleinii hervorgerufen wird. Unter der Diagnose „Menschenfavus" wollen wir daher auch nur die Affektionen verstehen, die durch diesen Pilz bedingt sind. Die Verwirrung, die lange Zeit hinsichtlich des Favuserregers geherrscht hat, ist einmal auf den Umstand zurückzuführen, daß das Trichophyton schönleinii einige Kulturvarianten zu bilden vermag (s. speziellen Teil), zum anderen Scutulumbildung auch durch das Trichophyton violaceum und das Trichophyton verrucosum, am Körper besonders durch das Trichophyton quinckeanum, ferner das Mikrosporum gypseum beobachtet worden ist. Im vorliegenden Abschnitt beschäftigen wir uns nur mit der epidemiologischen Bedeutung des Trichophyton schönleinii, das wir in Zusammenarbeit mit LÜTFÜ TAT (Ankara) bei klinisch diagnostizierten Favuskranken in rund 95% aller Fälle fanden.

Vergleicht man die zahlreichen Publikationen über den Favus, so schält sich der offensichtliche Einfluß des Terrains für das Haften des Erregers, der fast immer aus einer direkten humanen Infektionsquelle der Umgebung stammt, klar heraus. Schon die Säuglingshaut scheint außerordentlich aufnahmebereit zu sein. So liegen mehrere Mitteilungen über einen Säuglingsbefall vor (PAYENNEVILLE und MARIE 1928: 4 Tage alter Säugling; PINTO 1928, ferner SCARPA 1939: 14 Tage alter Säugling, weitere zwischen 2 und 4 Monaten; BENETAZZO 1936: 3 Wochen alter Säugling; TÉMIME und VEIT 1950: 7 Wochen alter Säugling; FREUND 1935: 8 Monate alter Säugling; GADE 1956: 9 Monate alter Säugling u.a.). Mit steigendem Lebensalter erhöht sich die Wahrscheinlichkeit der Erregerhaftung, um dann aber bei zunehmender Reife wieder abzuklingen (Tabelle 57).

Am häufigsten wird also der Favus in früher Jugend erworben, wie aus den meisten Veröffentlichungen hervorgeht. Das schließt die Entwicklung dieser

Pilzkrankheit jenseits der Pubertät nicht aus, wie unter anderem BERGAMASCO (1935) berichtete. Durch eine Autoinfektion an der Beugeseite des Vorderarmes stellten CHMEL und PÁLESOVÁ (1954) eine Inkubationszeit von 10 Tagen fest, auf dem Kopf TÉMIME und VEIT (1950) von 30 Tagen bei Spontaninfektion. Traumen oder Mikrotraumen sind sicher von wesentlicher Bedeutung für das Haften des Erregers (SKEER 1930), eine Beobachtung, die unserer Erfahrung nach für alle Dermatomykosen gilt.

Das Trichophyton schönleinii zeichnet sich durch eine relativ geringe Virulenz aus und steht damit im auffallenden Gegensatz zu jenen Pilzen, die gelegentlich ebenfalls einmal Scutulumbildung hervorrufen. Der Übertragung des Erregers in Schulen, Kinderheimen, Waisenhäusern oder Krankenhäusern kommt daher bei weitem nicht die Bedeutung zu, die beispielsweise den Pilzen des Genus Mikrosporum eigen ist. Die geringe Virulenz der Erreger bei chronischem Verlauf der Krankheit erfordert offensichtlich ständigen und engen Kontakt des Empfängers mit der favuskranken Person. Kohabitationen, die nach SABOURAUD u. a. eine Rolle spielen sollen, sind schon deshalb nahezu ohne Einfluß, weil die Infektion unter Erwachsenen höchst selten übertragen wird. Auch jeder Angabe, das Trichophyton schönleinii sei durch ein Tier übertragen worden, muß mit berechtigter Skepsis begegnet werden. Sicher aber sind von entscheidender Bedeutung die engen Beziehungen zwischen einer favuskranken Mutter und ihren Kindern, wie das immer wieder aus der Literatur hervorgeht und durch eigene Beobachtungen bestätigt werden kann.

Tabelle 57. *Altersverteilung des Favus capillitii*. (Nach DOSTROVSKY, KALLNER, RAUBITSCHEK und SAGHER 1955)

| Altersstufen | Zahl der Fälle | Prozentsatz |
|---|---|---|
| Bis zu 1 Jahr . . . | 6 | 0,7 |
| 1—2 Jahre . . . | 40 | 5,0 |
| 3—5 Jahre . . . | 174 | 21,6 |
| 6—11 Jahre . . . | 400 | 49,6 |
| 12—15 Jahre . . . | 102 | 12,7 |
| 16 und mehr Jahre | 84 | 10,4 |
| Insgesamt: | 806 | 100,0% |

Deshalb finden wir sehr häufig ausgesprochene Familieninfektionen, oft durch Generationen hindurch (SCHMIDT 1933, HAMPEL 1941, CARSLAW 1955, JUNG 1955, GÖTZ und REICHENBERGER 1958, FEGELER 1958, FUCHS 1960 u. a.), und der alte Ausdruck „Erbgrind" scheint somit verständlich. Die in vielen Arbeiten oft als infektionsbegünstigender Umstand zitierte mangelnde Hygiene stellt trotz der geringen Virulenz des Pilzes doch insofern einen konditionellen Faktor dar, als sie die notwendige *häufige* Exposition gegenüber den Sporen gewährleistet und damit die Wahrscheinlichkeit des Haftens des Erregers erhöht. In diesem Sinne sind als fördernde Faktoren die ständig gemeinsame Benutzung eines Bettes, von Kleidungsstücken (Mützen! [Abb. 165]), Kämmen, Handtüchern usw. anzuführen. CARSLAW (1955) betont: wenn die Mutter zur Zeit der Geburt frei von Pilzen gewesen wäre, hätten auch der Säugling bzw. das Kleinkind begründete Aussicht, nicht durch das Trichophyton schönleinii zu erkranken. Der Autor zieht sogar den Schluß, eine Favusinfektion erfolge schwerlich von Kind zu Kind. Die geringe Infektiosität bei guten hygienischen Umweltbedingungen geht auch aus Mitteilungen von WISE (1948), ROBBINS (1948), ferner INMAN (1954) hervor. Jahrelang befand sich in einem gesunden Milieu ein Trichophyton schönleinii-Träger, ohne daß es in dieser Zeit zur Ausbreitung der Krankheit kam. So ist es verständlich, wenn wir Favuskranke in Ländern mit hochstehenden hygienischen Grundsätzen meist nur sporadisch antreffen. Von einem einzelnen Favusfall ausgehend wurde unseres Wissens nach noch nie eine hinsichtlich des Erregers Trichophyton schönleinii zweifelsfrei bedingte Epidemie beobachtet, die wir zu den explosionsartig auftretenden Epidemien durch das Mikrosporum audouinii oder das Mikrosporum canis in Parallele setzen könnten.

KARRENBERG (1933) fand in seinen Fällen eine Bevorzugung des männlichen Geschlechtes. Etwa $^2/_3$ der Favuskranken bestand aus männlichen, $^1/_3$ aus weiblichen Patienten. Diese Angaben stimmen auch mit den Erfahrungen von SABOURAUD überein. Wahrscheinlich ist der kurzgeschorene Knabenkopf ein günstigeres Aufnahmefeld für Pilzsporen als der durch die langen Haare geschützte Mädchenkopf. Ähnliche Beobachtungen wurden ja auch bei der Mikrosporie gemacht. Das Trichophyton schönleinii befällt den behaarten Kopf etwa fünfmal häufiger als die glatte Körperhaut (nach Zahlen von KARRENBERG). Auch MARCHIONINI und GÖTZ (1950) sprechen von einem nur seltenen Antreffen von Körper-

herden auf Grund der reichen Erfahrungen des ersteren in favusendemischen Gebieten der Türkei. Mitteilungen über den alleinigen Befall der glatten Körperhaut Erwachsener durch das Trichophyton schönleinii — also ohne Beteiligung des Capillitiums — sollten daher sehr kritisch aufgenommen werden, wenn auch solche Infektionen vereinzelt einmal vorkommen (FERRABOUE, RATIÉ und MOZICONACCI 1937). In der Kultur ist der Erreger ja nicht immer ohne weiteres vom Trichophyton verrucosum abzugrenzen, sofern man sich nicht des von GEORG beschriebenen biologischen Tests bedient (s. speziellen Teil). Selbst dann aber finden sich noch etwa 4% atypische Trichophyton schönleinii-Stämme, d.h. solche, die vitaminbedürftig sind. Die starke Virulenz des Erregers in den Fällen von FISHMAN (1953), die schnelle Ausdehnung auf 22 Personen mit alleiniger Beteiligung der glatten Körperhaut, die z.T. anulären, sich durch Akuität auszeichnenden Läsionen lassen uns doch eher an ein animales Tri-

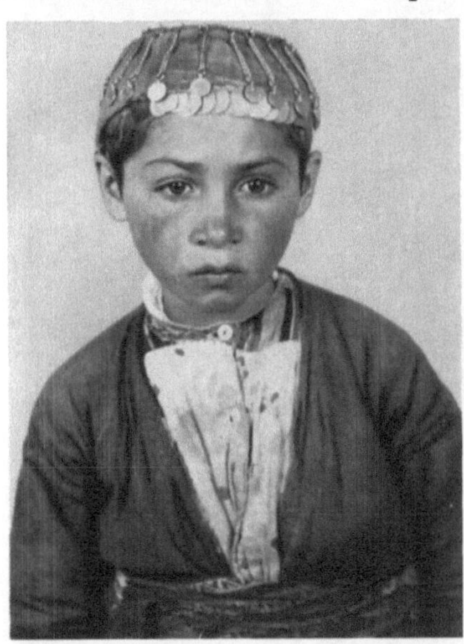

Abb. 165. Mit Kopffavus behaftetes Kind in ländlicher anatolischer Volkstracht mit münzengeschmückter Kappe, die über Generationen getragen wird und deshalb eine wichtige Ansteckungsquelle darstellt (nach MARCHIONINI)

chophyton verrucosum als ursächlichen Erreger glauben. Hinzu tritt die schnelle Ansprechbarkeit auf antimykotische Maßnahmen. Pilzkranke Haare, die nur unter dem Einfluß des Trichophyton schönleinii mit einem stumpfen Grün fluoreszieren, ließen sich leider nicht zur differentialdiagnostischen Verwertung finden. Daß ein Trichophyton verrucosum ein dem Favus verwandtes Bild auf dem Kopf hervorzurufen vermag, geht aus eigenen Beobachtungen (MARCHIONINI und GÖTZ 1950 = Trichophyton faviforme album) sowie jenen von MILOŠEVIĆ (1937) = Trichophyton album, ferner CHMEL und PÁLESOVÁ (1954) = Trichophyton faviforme album hervor. Sie bilden aber doch ungewöhnliche Ausnahmen, wobei in Einzelfällen immer noch die Möglichkeit einer Doppelinfektion mit dem Trichophyton schönleinii vorgelegen haben könnte, nur blieb letzteres unentdeckt.

## 4. Klinik

Der in manchen mykologischen Arbeiten zu findenden Unterteilung des Menschenfavus in eine typische und eine atypische Form (z.B. HEIM 1957), die auch SABOURAUD schon anwendete, folgen wir hier nicht. Da der Nachweis der Scutula als charakteristisch für die „typische" Form gelten soll, müssen wir uns andererseits vor Augen halten, daß auch andere Dermatophyten die Bildung solcher Schüsselchen hervorrufen können. Mit der Bezeichnung „Menschenfavus" wollen wir aber nur jene Affektionen belegen, aus denen wir das humane Trichophyton schönleinii züchten. Zur exakten Diagnose gehört also — wenn immer möglich — der Erregernachweis. Französische Autoren (DEGOS 1953 u. a.) haben schon vor Jahren auf Grund ihrer reichen Erfahrungen die Veränderungen des Favus ge-

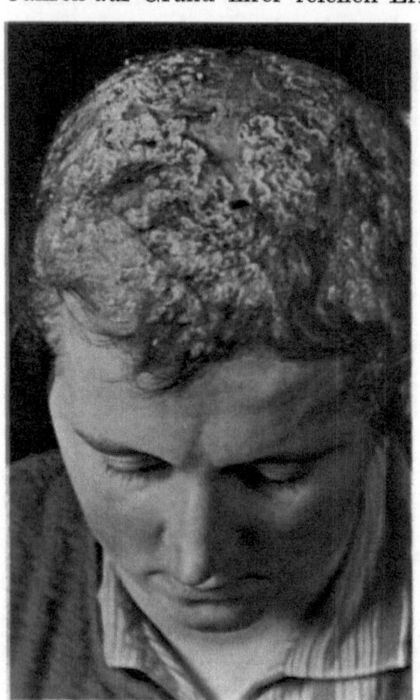

schildert. In der Beschreibung der klinischen Bilder folgen wir daher zum Teil ihren Ausführungen.

### a) Favus capillitii

#### α) Favus incipiens

Der Erreger faßt zunächst nur in der Epidermis Fuß, wobei es zur Ausbildung erythemato-squamöser, manchmal leicht infiltrierter Flecke kommt. Dieses Stadium dauert ganz kurze Zeit und wird meist übersehen. Der Pilz wächst dann in den Follikel und in das Haar ein.

#### β) Favus scutularis

Im Bereich des Follikels bildet sich ein winziges Pustelchen, das eintrocknet und sich zu einer weißlichen Masse umwandelt. Diese füllt die Follikelmündung aus und greift auf die benachbarte Hornschicht über. So entwickelt sich ein kleiner weiß-gelblicher Herd, der von einem Haar durchbohrt wird. Während dieser an Größe zunimmt, senkt er sich im Zentrum ein und färbt sich

Abb. 166. Favus scutularis (nach MARCHIONINI)     schwefelgelb. Es entsteht ein napfförmiges oder schüsselförmiges Gebilde (Scutulum), das bis zu etwa 15 mm im Durchmesser mißt und beim Zerreiben eine brüchigpulverige Beschaffenheit aufweist. Teils bleibt ein solches Scutulum isoliert stehen, teils fließen viele dieser Elemente zu großen krustenartigen Plaques zusammen (Abb. 166). Die Scutula bestehen aus zahlreichen miteinander verflochtenen Pilzhyphen (Abb. 167), denen ein eigenartiger, an „Mäuse in einem Käfig" erinnernder Geruch eigen ist. Löst man ein Scutulum von der Unterlage ab, so finden wir darunter eine glatte, entzündlich gerötete, teils leicht ulzerierte Vertiefung, die als Narbe oder Atrophie ausklingt. Auf diese Weise bleibt auch ein abgeheilter Favus für den Rest des Lebens diagnostizierbar. Als Prädilektionsstelle für die Krankheit gilt vor allem der Scheitel. Die von JUNG (1955) beobachteten gruppierten, isoliert stehenden kleinen Krüstchen können die ersten Anfänge der Scutulabildung darstellen. Im allgemeinen gehen die eingangs erwähnten kleinen Pustelchen voraus, die nach Eintrocknung gleichfalls als kleine erhabene Krüstchen zu imponieren vermögen. Die „Pseudopusteln" sind ja der Grund gewesen, warum ursprünglich der Menschenfavus zu den pustulösen Affektionen gezählt wurde. Die beschriebenen stecknadelkopfgroßen Krüstchen (von JUNG Typus punctatus et aggregatus genannt) finden sich auch bei der Beschreibung der Favusscutulumbildung von DEGOS. Wenn die Scutula zu größeren Plaques zusammenfließen, verlieren sie ihr charakteristisches Aussehen. Die Kopfhaut ist dann von einer dicken, braun-

gelben, höckerigen, unregelmäßig begrenzten Kruste bedeckt (Abb. 168). Bei
näherem Suchen gelingt es indessen oft, doch noch in der Peripherie ein oder
wenige Scutula zu finden, oder es lassen sich im Zentrum des Herdes bereits
atrophische Veränderun-
gen aufdecken. SABOU-
RAUD hat drei Kriterien
angegeben, die auch
heute noch ihre Bedeu-
tung besitzen und die
Diagnose Favus ge-
statten:

1. Gelbliche Krusten,
die agglomerierte Scu-
tula darstellen.

2. Eine auffallende
und konstant vorhan-
dene entzündliche Rö-
tung im Bereich der
Läsionen.

3. Das Verhalten des
Pilzes im Haar.

Das Haar fällt beim
Favus in toto aus, ohne

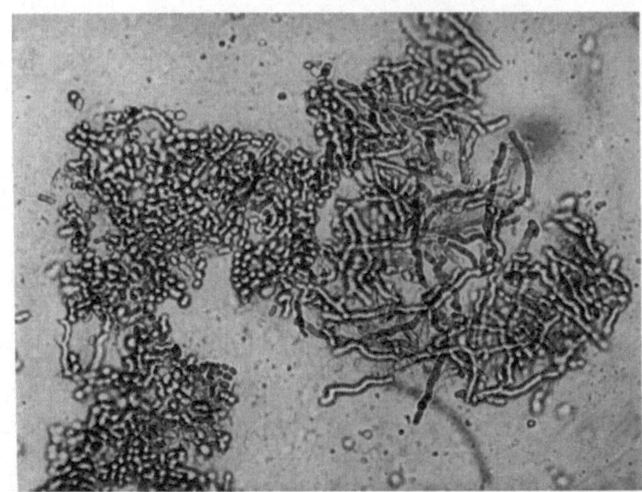
Abb. 167. Scutulumpartikel (Quetschpräparat). Hyphen und Arthrosporen
in großer Menge

je wieder nachzuwachsen, bricht also nicht ab, wie das bei anderen Kopfpilz-
krankheiten der Fall ist. Es wird glanzlos, grauweiß und erinnert an die Beschaffenheit von Wergfasern. Schon bei leichtem Zug lassen sich die kranken
Haare aus den Follikeln heraus-
ziehen. Im Endzustand resultie-
ren charakteristische kahle Herde
unregelmäßiger Begrenzung, die
von kleinen, noch gesunde Haar-
büschel aufweisenden Inseln
durchsetzt sind.

### γ) Favus squameux d'emblée

Das von BAZIN als ,,von vornherein'' entstehende Favus squa-
mosus-Bild erinnert, wie das Ad-
jektiv besagt, an einen Schinnen-
belag. Allerdings sind diese
Schinnen pergamentartig zu-

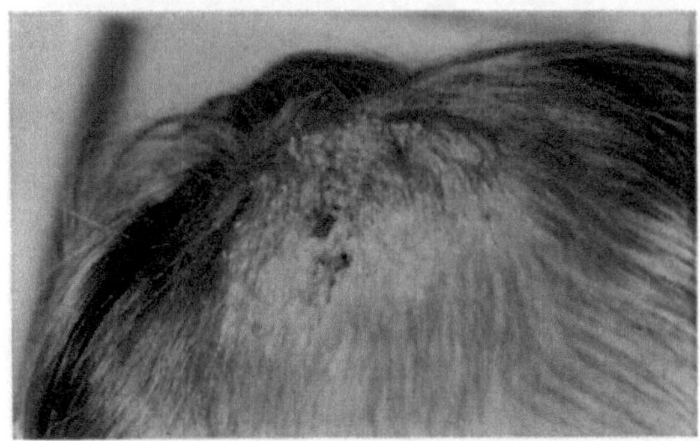
Abb. 168. Favus capillitii. Kopfhaut von dicker, braun-
gelber, höckeriger Kruste bedeckt

sammengebacken und stellen in Wirklichkeit eine papierdünne, graue Schuppenkruste dar, unter der sich eine entzündlich gerötete Haut mit zahlreichen miliaren
Scutula verbirgt. SABOURAUD belegte diese Sonderform mit dem Namen Favus
papyroide, die sich übrigens durch besondere Infektiosität auszeichnen soll
(GLASSER 1933).

### δ) Favus urcéolaire

Die Bezeichnung (urceolaria = Bechertierchen) stammt ebenfalls von BAZIN.
Sie weist nur auf eine besonders charakteristische Ausbildung sehr kleiner, meist
weniger, isoliert stehender, typisch schwefelgelber Scutula hin, die von einem
Haar durchbohrt werden. Die als eigenständig beschriebenen Bilder stellen

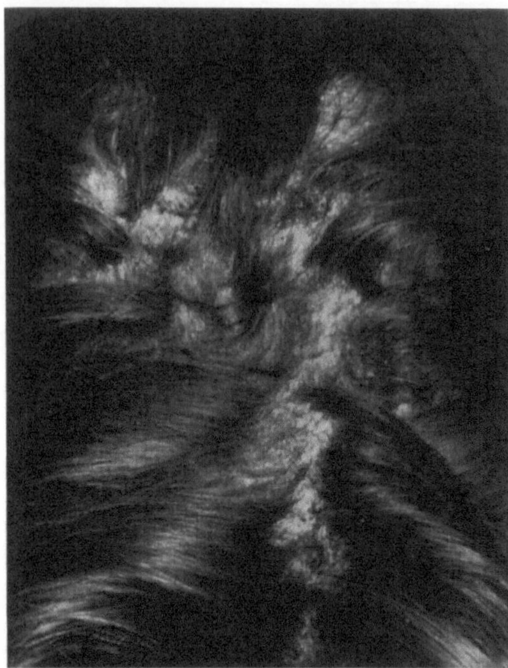

Abb. 169. Favus pityroides

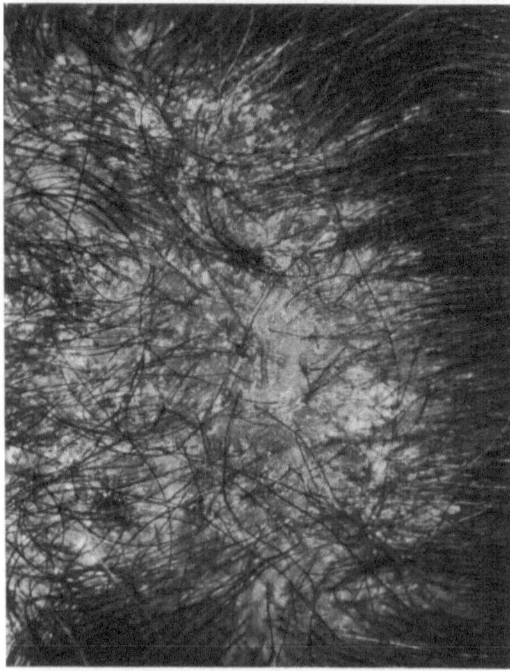

Abb. 170. Favus pityroides mit partieller Atrophie
der Kopfhaut

letzten Endes nichts anderes als Entwicklungsstadien des Favus scutularis dar. Den geschilderten, durch mehr oder weniger deutliche Scutulabildung charakterisierten Affektionen stehen nun jene Veränderungen gegenüber, bei denen wir zumindest prima vista die typischen „Schüsselchen" vermissen. Sie entsprechen der „atypischen" Favusform der älteren Autoren.

### ε) Favus pityroides seu pityriasiformis

Das klinische Bild wurde bereits vor über 100 Jahren erstmals von Cazenave (1850) beschrieben und imponiert durch unregelmäßig verstreute, in ihren Begrenzungen vielgestaltige Herde, die aus dicken Schuppenauflagerungen bestehen. Kratzt man einen solchen krustenartigen, gelblich-grauen, an der Oberfläche leicht abblätternden Belag ab, so findet sich eine entzündlich gerötete, bisweilen etwas feuchte Unterlage, in ähnlicher Weise, wie dies bei Abhebung psoriatischer Schuppen der Fall ist (Abb. 169). Bei aufmerksamem Suchen lassen sich aber doch unter den Auflagerungen hier und da etwa stecknadelkopfgroße Scutula entdecken. Durch den Pilz grau verfärbte, leicht auszupfbare Haare sind ebenfalls nachweisbar, nicht selten neben bereits atrophisch oder narbig veränderten Arealen (Abb. 170). Bemerkenswert ist die außerordentlich lange Persistenz der Beläge, denen nicht gerade selten der typische Mäusegeruch fehlt (Peyri 1947, Eyckmans und Vanbreuseghem 1952, hier weitere Literaturangaben). Vergleichen wir nun die geschilderten Züge des Favus pityroides mit dem Favus squamosus, so wird die nahe klinische Verwandtschaft der beiden Krankheitsbilder deutlich. Auch epidemiologisch ist sie gegeben, da nach Oláh (1951) der Favus pityroides gleichfalls sehr schnell fortschreitet.

### ζ) Favus impetiginoides

Es zeigen sich nur vereinzelte weiß-gelbliche Krusten, die den Herden einer Impetigo entsprechen könnten (DUBREUILH). Scutula werden offensichtlich nicht gebildet. Die lange Dauer der Herde mit entzündlich gerötetem Grunde, deren fehlende weitere Ausdehnung (im Gegensatz zur echten Impetigo contagiosa) sowie bald auftretende Narben weisen auf Favus hin. Auch lassen sich im krustösen Bereich immer pilzkranke Haare aufspüren. Der Favus impetiginoides gilt als selten und verläuft sehr langsam. Bisweilen finden sich in solchen Fällen Kopfläuse, die für die verfilzten Krusten nicht ohne Einfluß sind (REITER 1956).

Jede dieser klinischen Sonderformen, die sich durch unterschiedlich reaktives Verhalten gegenüber dem Erreger erklären, vermag schließlich durch narbig-atrophische Veränderungen der Kopfhaut als irreparabler Schaden zu enden. Ob aber neben den beschriebenen Krankheitsbildern noch eine Form anerkannt werden muß, bei der der Pilz sofort Narbenbildung hervorruft, ohne daß es also primär zu einer Folliculitis und Scutulabildung kommt, ist umstritten (Favus cicatrisans). Wahrscheinlich liegt in solchen Fällen doch nur das Endstadium eines bislang unerkannt gebliebenen Favus vor. Äußerst selten wurde ein Kerion Celsi beobachtet (HUFSCHMITT 1928, KAPLAN und RAUBITSCHEK 1946, JUNG 1955).

### b) Favus corporis

Vom behaarten Kopf eines Favuskranken ausgehend, gelangt das Trichophyton schönleinii ständig auf die Gesichts- und lanugobehaarte Körperhaut, ohne daß es indessen zu häufigem Mitbefall käme. Die Angaben in der Literatur schwanken und sind schwer zu beurteilen, weil die mitgeteilten Körperinfektionen nicht selten auch solche durch Trichophyton quinckeanum be-

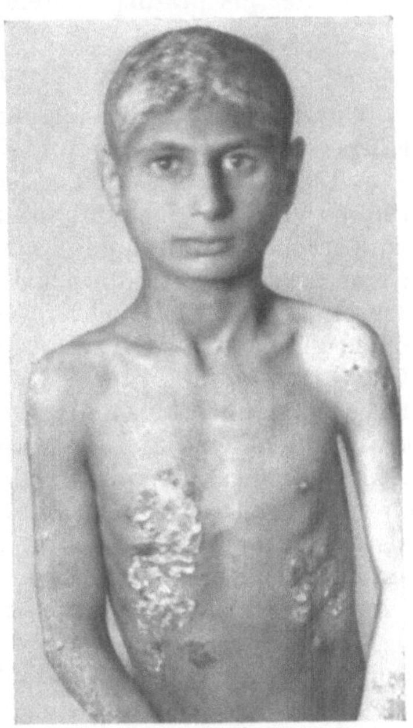
Abb. 171. Favus capillitii et corporis (nach MARCHIONINI)

dingte umfaßten, die Autoren also jede Scutulabildung am Körper als „Favus“ diagnostiziert und entsprechend klassifiziert hatten. Bei den Fällen von KARRENBERG (1933) war die Kopfhaut 226mal, die lanugobehaarte Haut 36mal beteiligt. Das ist noch relativ häufig. Nach MARCHIONINI und GÖTZ (1950) werden aber selbst in favusendemischen Gebieten in der Türkei Körperherde bemerkenswerterweise selten gesehen. So beobachtete SALAMON und FILANOVIC (1958) neben 326 Patienten mit Kopffavus nur zweimal Körperfavus. Haftet das Trichophyton schönleinii auf der Körperhaut, pflegt es durchaus nicht regelmäßig Scutulabildung auszulösen. Anfänglich bildet sich ein entzündlich geröteter Herd mit randständigen Bläschen, doch sehen wir häufiger erythemato-squamöse Scheiben, die im Zentrum bald abblassen. Die Läsionen zeigen eine gewisse Selbstheilungstendenz, wie beispielsweise auch aus einer Beobachtung von MUSKATBLIT (1949) hervorgeht. Nach einigen Tagen oder Wochen entwickelt sich in den entzündlich geröteten Herden hier und dort ein miliares Scutulum. In einem Teil der Fälle nimmt es bald an Größe zu, so daß diese Schüsselchen bisweilen den ganzen Körper bedecken (generalisierter Favus). Manchmal finden sich nur auf dem Kopf die typischen Scutula, das Gesicht oder der Rumpf sind hingegen von einer pityriasiformen Schuppung eingenommen. In anderen Fällen weist der Kranke einen

Favus pityroides des behaarten Kopfes auf, im Gesicht aber typische Scutula (Marchionini und Götz 1950). Im allgemeinen führt die Scutulabildung am Körper nicht zur Atrophie. Ältere Kopffavusherde rufen selten Streuherde am Körper hervor, wobei Kinder als gefährdeter gelten denn Erwachsene. Die Scutula können auch zusammenfließen und mehr oder weniger mächtige vegetierende Plaques bilden (Abb. 171). In Ländern mit guter Hygiene gelangen derartige Fälle zwar nicht mehr zur Beobachtung, doch müssen außer einer Vernachlässigung der Körperpflege noch weitere krankheitsfördernde Faktoren in dem betreffenden Individuum vorliegen. Tuberkulose, Unterernährung, Blutarmut gelten hier als prädisponierende Umstände.

## c) Favus besonderer Lokalisation

Unter geeigneten Bedingungen kann das Trichophyton schönleinii auch in das Körperinnere vordringen und den Organismus schwer schädigen (Fälle von Beresina 1935, Marchi 1939), ja sogar zum Tode führen (Cumakov 1928, Photinos 1953). Von der Schleimhaut züchteten Iliesco und Longhin (1930) (aus Geschwüren der Mundhöhle) sowie Panagiotis und Photinos (1930) (aus einem Ulcus der Zunge) und auch Jung (Nasenschleimhaut) den Erreger. In Lymphdrüsen vermochten mehrere Autoren den Pilz erfolgreich durch die kulturelle Züchtung nachzuweisen (Lourier und Reiff 1932, Oro 1936, Hadida u. Mitarb. 1953, Jausion u. Mitarb. 1959). Eine ungewöhnlich seltene Manifestation des Favus erwähnte Mgebrow in einem Brief an Sabouraud. Unter 12 000 Pilzkrankheitsfällen habe der russische Autor fünfmal bei einem Favus papulöse Effloreszenzen von roter bis violetter Farbe gesehen, die sehr lange bestanden und therapeutisch refraktär geblieben wären. Sabouraud (1928) sah diese Läsionen als ein „Granuloma favicum" an. In diesem Zusammenhang sei an die offenbar entsprechenden Veränderungen einer Tinea nodularis granulomatosa erinnert, die wir ja in den letzten Jahren zunehmend beobachten.

Als weitere Besonderheit weisen wir auf den offenbar seltenen Befall der Nägel durch das Trichophyton schönleinii hin. Trotz jahrzehntelanger Infektionsdauer bleiben die Hand- und Fußnägel meist gesund. Beispielsweise fand Karrenberg (1933) unter 274 Fällen nur dreimal Nagelfavus.

## d) id-Reaktionen beim Favus

Nach Marchionini und Götz gelangen allergische Reaktionen in Form von „id"-Exanthemen des Körpers, sog. Favide, auffallend selten zur Beobachtung. Das Trichophyton schönleinii besitzt offensichtlich einen schwachen Allergencharakter, wie bereits aus früheren einschlägigen Beobachtungen hervorging (s. auch Moutot und Lemaire 1930). Die Trichophytinreaktion bleibt daher beim humanen Favus in der Mehrzahl der Fälle negativ (Segschneider 1937 u.a.). Im Gegensatz zu diesen bisherigen Erfahrungen steht allerdings eine jüngere Mitteilung von Dostrovsky u. Mitarb. (1955), die 28 Kopffavusfälle testeten und 16mal eine positive Reaktion beobachteten. Eine generalisierte allergische Reaktion manifestiert sich meist als klein-papulöses, spinulöses oder erythematosquamöses Exanthem, wie z.B. in den Fällen von Versari (1929); Kuske (1937); Coudert, Bondet und Charleux (1955) u.a. Zur Anerkennung als Favid ist stets eine positive Trichophytinreaktion zu fordern. Hingegen können solche Fälle nicht als id-Reaktion diagnostiziert werden, bei denen sich aus den Läsionen der Pilz züchten ließ (s. altes Handbuch: Kumer). Unter bestimmten Verhältnissen gelang es sogar, den Erreger aus dem Blute zu isolieren (Lourier und Reiff 1932, Marchi 1939).

Einer kritischen Würdigung bedarf noch der von HABERMANN und DAHMEN (1927) erstmalig erhobene Befund eines Leukoderma favicum an den Stellen eines offenbar pilzfreien squamösen Ausschlages an Rumpf und Extremitäten. KARRENBERG (1928) konnte hingegen etwas später im gleichen Falle aus den Hauteffloreszenzen das Trichophyton schönleinii kulturell sicherstellen. MELIK-BEEK-SULTANOV (1928) wollen ebenfalls ein Favid mit nachfolgender Achromie beobachtet haben, doch wird von einem „kurzzeitigen Auftreten des Favuspilzes in den abgeschabten Partikeln" gesprochen. Ferner sah SCARPA (1939) noch eine „Hypochromie", die nach Rückbildung erythemato-squamös-papulöser Effloreszenzen am Arm nachweisbar blieb. Gleichzeitig bestanden an der gleichen Extremität auch typische Favusscutula. Nachdem also der Erreger überall nachweisbar war, dürfte bei all diesen Patienten das Leukoderm nicht als Folge des Favids aufzufassen sein, sondern als direkte Einwirkung des Erregers auf die melaninbildenden Epidermiszellen, in gleicher Weise, wie wir das ja bei der Pityriasis versicolor kennen. TJON AKIEN (1933) beschrieb depigmentierte Haare nach Abheilung eines Kopffavus bei Mutter und Tochter. In jüngster Zeit hat nun SALAMON (1959) über 14 eigene Favusfälle berichtet, die neben einem Kopffavus auch am Körper leukodermische Flecken aufwiesen. Wenn auch von ihm nur in 3 Fällen aus erythemato-squamösen Herden Mycelien aufgedeckt werden konnten, so kam doch auch dieser Autor zu dem Schluß, daß in jedem Fall achromischer Flecke bei Favus der direkte Einfluß des Erregers auf die Haut, nicht aber die Folge einer „id"-Reaktion vorliegen müßte.

Von TSCHOBANIAN (1952) wird noch ein merkwürdiges Phänomen beschrieben, das er als Folge fortgesetzter Toxinwirkung auffaßt. In 70% aller beobachteten Favusfälle von mindestens 4—6jähriger Dauer fand er einen auffallend stechenden Blick. Die Augen lägen tiefer in den Höhlen, die Brauen und Lider seien überdurchschnittlich lang.

### e) Histologie

Die feingeweblichen Veränderungen der squamösen Form des Favus corporis werden von KOLESNIKOV (1928) wie folgt beschrieben:

Ungleichmäßige Verdickung und Auflockerung der Hornschicht. Mäßige Parakeratose, Ödem, Leukozyteneinwanderung in die Epidermis mit Verdünnung und stellenweise Atrophie des Stratum spinosum. Die scutuläre Form soll nicht selten zu einer sich bis in die Tiefe ausdehnenden Nekrose der infiltrierten Hornschicht führen. Pilze können in den Haarfollikeln nachgewiesen werden, die von Lymphozytenansammlungen umgeben sind (Perifolliculitis). Im Corium finden sich mehr Lymphozyten, in der Epidermis Leukozytenagglomerationen.

In der Abb. 172 ist ein jüngeres Scutulum eines Kopffavusfalles dargestellt (KYRLE 1925), das von dem Autor etwa wie folgt beschrieben wird: Der Pilzkuchen ist nach außen zu von Hornschicht bedeckt, im ganzen von der Unterlage etwas losgelöst. Ein Entzündungswall grenzt das Corium gegen die Epidermis ab. Letztere ist besonders im zentralen Anteil des Scutulums nur mehr in Resten vorhanden und deutet so die sich entwickelnde Atrophie an. Im Papillarkörper lassen sich Gefäßerweiterungen mit Entzündungserscheinungen nachweisen, die aber bei älteren Kopffavusherden stark zurücktreten. Im Zentrum des Scutulums liegen vorwiegend Sporen, in der Peripherie treten mehr Hyphen hinzu. Die Fäden sind plump, knorrig, die Sporen von unterschiedlicher Größe und Gestalt.

Entgegen der Meinung von KOLESNIKOV (1928) und anderen Autoren stehen Befunde, nach denen das Trichophyton schönleinii auch in das Corium einzudringen vermag (ARAWIJSKIJ und SCHACHOWA 1937; HADIDA, MARILL, STREIT und Schousboe 1953). Hierbei entwickelt sich ein Granulationsgewebe von tuberkuloidem Bau. Die nicht selten bei Kopffavus anzutreffende Schwellung der Hals- und Retroaurikularlymphdrüsen untersuchte Kawatsure (1930). In histologisch durchmusterten Schnitten retroaurikulärer Drüsen fand er niemals Pilzelemente (mangelnde Färbetechnik ?), wohl aber wurde der Erreger von einer Reihe anderer Autoren gezüchtet (s. S. 260). Nach Kawatsure zeigt das Bindegewebe der gefäßreichen Lymphdrüse starke Proliferation, die Kapsel ist verdickt. Mit der Vermehrung kollagener Fasern geht auch eine solche der Gitterfasern einher. In der Rinden- und Marksubstanz liegen zahlreiche Follikel, die

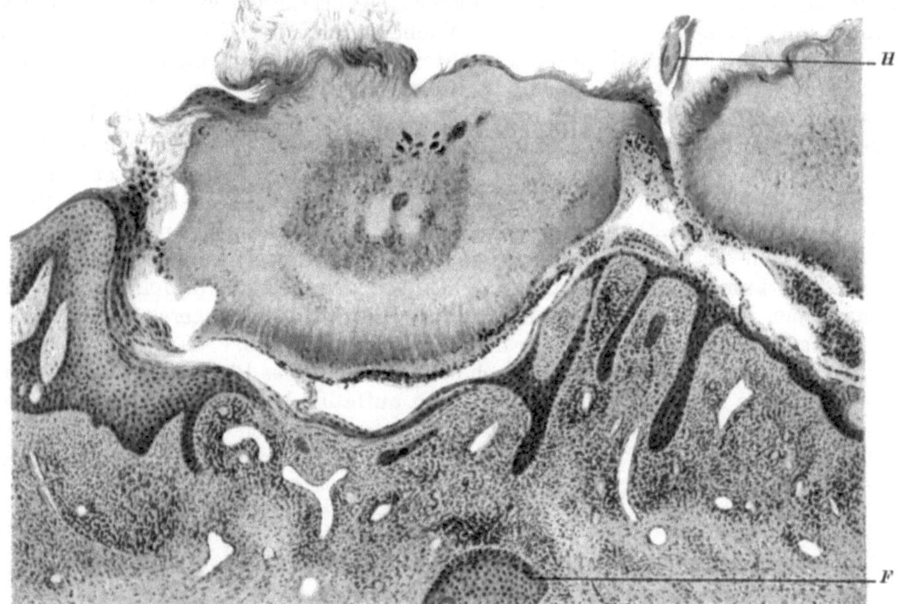


Abb. 172. Scutulum bei Favus capillitii, *H* Rest eines Haares; *F* Haarfollikel

aus größeren geblähten Zellen bestehen und als Reaktionszentren gedeutet werden. Überall findet sich eine starke Proliferation der Endothelzellen im Sinus. Bei favöser Lymphadenitis stößt man auch auf Follikel, die völlig von Granulationsgewebe durchsetzt sind.

Schließlich hat Kuske (1937) noch die Läsionen eines kleinpapulösen, squamösen, teils lichenoiden Favids histologisch untersucht. Er fand in der Hornschicht stellenweise Parakeratose, z.T. mächtige Ansammlungen von pyknotischen Lympho- und Leukozytenkernen. Das Stratum granulosum fehlte bis auf Reste. Die markantesten Veränderungen waren um einige Follikel gruppiert. Die erweiterten Follikelostien enthielten Hornmassen; Leukozyten wanderten in die Epidermis hinein; das Stratum spinosum bestand nur aus 3—6 Zellagen bei inter- und intrazellulärem Ödem. Die interpapillären Retezapfen waren verbreitert, im Papillarkörper geringes Ödem, circumvasale Lympho- und Leukozyteninfiltrate, wenige Plasmazellen.

### f) Differentialdiagnose

Die Diagnose ist leicht bei typischer Ausprägung der Scutula auf dem Kopf. Bei Verdacht auf einen Favus ist stets der behaarte Kopf im Wood-Licht zu untersuchen, da kranke Haare durch eine stumpfe grünliche Fluoreszenz auffallen. Das ist besonders wichtig bei den Favusformen, die sich durch eine trockene, kleieartige Schuppung auszeichnen. Die am häufigsten gestellte Fehldiagnose lautet in solchen Fällen: Seborrhoea capitis, bei festerem Zusammenbacken der Schuppen: Eczema amiantaceum. Nicht selten gelingt es aber, durch Abheben der Schuppenkrusten doch etwa stecknadelkopfgroße, auf der Kopfhaut festhaftende Scutula zu entdecken. Eine Verwechslung mit der Psoriasis capitis ist kaum möglich, da diese nur selten allein auf dem Kopf auftritt, also ohne Körperherde, darüber hinaus aber vor allem das völlige Unversehrtbleiben sämtlicher Haare innerhalb der psoriatischen Herde gegen eine Pilzinfektion spricht. Liegen nur Narben der Kopfhaut vor, verbunden mit noch bestehenden geringen entzündlichen Symptomen bei einem alten, noch nicht ganz erloschenen Favus, wird gelegentlich die Diagnose: Pseudopelade Brocq = Alopecia atrophicans gestellt bzw. bei Pustelbildung an Akne decalvans gedacht, nicht aber an eine Pilzinfektion. Der als Etat pseudopeladique bekannte Zustand muß differentialdiagonstisch auch noch den Lichen ruber follicularis decalvans und den Erythematodes in Erwägung ziehen. Eventuell wäre durch eine Probeexzision eine Abgrenzung zu versuchen, doch lassen sich im Fall des Vorliegens eines verkannten Favus bei gründlichem Suchen meist noch pilzhaltige, glanzlose, grau-weißliche Haare finden (Wood-Licht!). Im Zweifelsfall ordnet man 3—4 Tage feuchte Umschläge mit Leitungswasser an, da auf diese Weise evtl. übersehene Pilzelemente eine Wachstumsförderung erfahren und kranke Haare bzw. auch Scutulum-

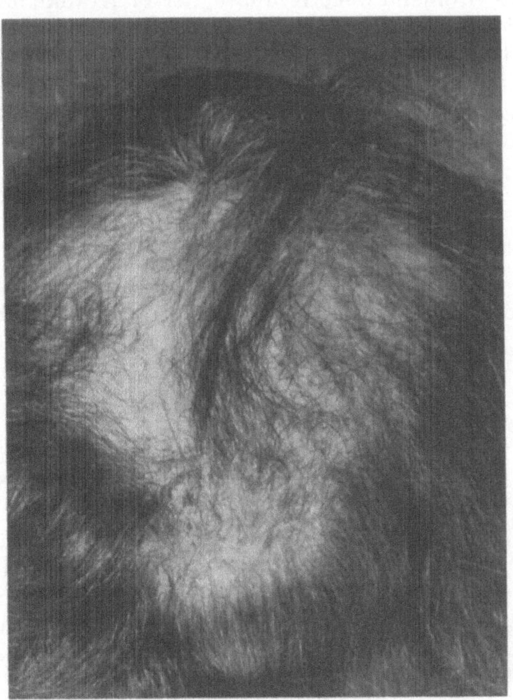

Abb. 173. Irreversibler Haarverlust bei Favus infolge Atrophie der Kopfhaut

bildung leichter sichtbar werden. Fehlen Scutula und liegt eine Doppelinfektion (gelegentlich durch Trichophyton verrucosum, mentagrophytes oder Mikrosporum canis) vor, können die durch den zweiten Pilz bedingten starken entzündlichen Züge das eigentliche Favusbild verwischen. So treten impetiginisierte Läsionen auf, besonders auch bei Mitbefall durch Kopfläuse. Deshalb sollte neben der mikroskopischen Suche nach Pilzen immer eine Kultur angelegt werden. Schließlich kann es sich bei narbigen oder atrophischen Herden des Kopfes mit grasbüschelartigen Haarinseln nur noch um den irreparablen Endzustand eines in der Jugend durchgemachten und inzwischen abgeheilten Favus handeln. Scutulabildung auf der Körperhaut bei fehlender Kopfhauterkrankung muß in nichtfavusendemischen Gebieten in erster Linie an Mäusefavus, d.h. an einen Befall durch das Trichophyton quinckeanum denken lassen (Kultur).

### g) Zur Prognose und Therapie

Wird ein in der frühen Kindheit erworbener Kopffavus nicht behandelt, mmt es wohl in der Mehrzahl der Fälle zu einem irreversiblen Haarverlust mit

narbigen bzw. atrophischen Veränderungen der Kopfhaut (Abb. 173). Fast nie
hingegen bilden sich Narben bei Körperherden. Nach den Erfahrungen von
Catanei (1935), Marchionini und anderen besteht zur Zeit der Pubertät eine
Tendenz zur Spontanheilung, die allerdings nicht so ausgeprägt ist wie bei der
Mikrosporie. Catanei (1935) beobachtete, daß der Favus des behaarten Kopfes
bei einigen Kindern vorzugsweise im Alter von 8—14 Jahren in relativ kurzer
Zeit sogar narbenlos abheilte. Selbstheilungen sind also durchaus möglich, wie
auch Lomholt (1959) jüngst bei einer erstmaligen Untersuchung der Bevölkerung
in Grönland folgern mußte, der 17 Kranke mit noch floriden Favusveränderungen
fand; 25 Fälle aber waren ohne jede Therapie spontan geheilt und wiesen nur noch
die charakteristischen Residuen der abgelaufenen Krankheit auf. Zur Behandlung
jeglicher Form des Favus ist Griseofulvin das Mittel der Wahl. Mit diesem Medikament gelingt sichere Heilung, wie wir im Kapitel über die Therapie der Dermatomykosen dargetan haben.

# IV. Tierfavus (Mäusefavus)
## 1. Epidemiologische und pathogenetische Betrachtungen

Als Erreger gilt das ubiquitäre Trichophyton quinckeanum, das bei der Maus
die Bildung charakteristischer Scutula im Fell bewirkt (Abb. 174), in analoger

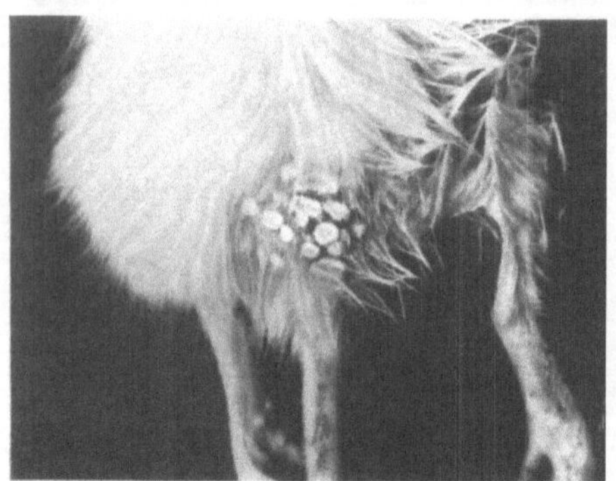

Abb. 174. Scutulabildung im Fell der Maus

Weise, wie dies beim Favus durch das
Trichophyton schönleinii auf der Haut
und dem Kopf des Menschen erfolgt.
Wie beim Menschenfavus besteht das
Scutulum des Tierfavus aus einem
Hyphengeflecht (Abb. 175). Geht das
Trichophyton quinckeanum von der
Maus auf den Menschen über, kann es
dort gleichfalls zur Entwicklung typischer
Favusscutula kommen. Aus diesem Um-
stand leitet sich die bekannte Krank-
heitsbezeichnung „Mäusefavus" ab. Das
Trichophyton quinckeanum ist aber weit
infektiöser als das Trichophyton schön-
leinii, so daß sich in seinem Verhalten

eine gewisse Parallele zur Epidemiologie des Mikrosporum canis finden läßt.
Hier wie dort greift nämlich der Pilz innerhalb kurzer Frist auf Familien-
angehörige oder Personen in der nächsten Umgebung des Erstinfizierten
über, wobei sich als Infektionsquelle meist Mäuse oder als Zwischenträger
kranke Katzen, seltener kranke Hunde aufdecken lassen. Einprägsame Beispiele für Familien- oder Gruppeninfektionen schildern Schmidt (1933)
(3 Kinder aus gleichem Haus); Beintema (1933) (Kleinkind und Säugling der
gleichen Familie. Infektionsquelle: Mäuse); Polano (1938) (2 Verkäuferinnen aus
einem Schuhgeschäft, Infektionsquelle: Mäuse); Wittels (1951) (3 Erwachsene
im gleichen Haushalt, Infektionsquelle: Katze); Schneider (1954) (2 Erwachsene,
2 Kinder als Bewohner eines Institutes, Infektionsquelle: Hund, Mäuse); Blank
(1957) (Endemie im St. Lawrence Tal, Ost-Quebeck, unter anderem betroffen
Vater, Mutter und 3 Monate alter Säugling — Mutter, Kind, Dienstmädchen;
Infektionsquelle: Katzen, Hund, Mäuse); La Touche (1959) (4 Geschwister, in
zwei anderen Familien jeweils Mutter und 2 Kinder; Infektionsquelle: Katzen).
Schließlich muß noch eine Epidemie unter landwirtschaftlichen Arbeitern angeführt werden, die sich bei der Verarbeitung pilzinfizierten Strohes angesteckt

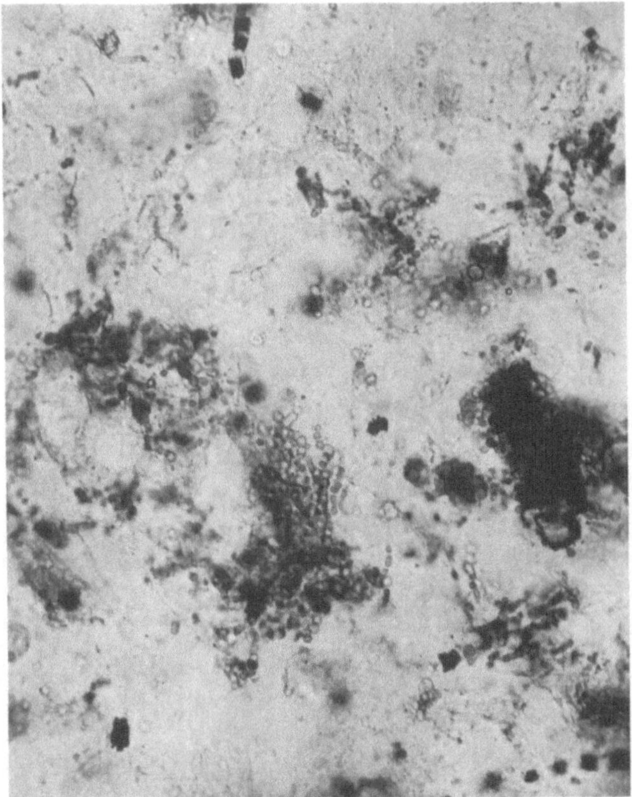

Abb. 175. Partikel eines Scutulum. Deutlich erkennbare Arthrosporen des Trichophyton quinckeanum (270fache Vergr.)

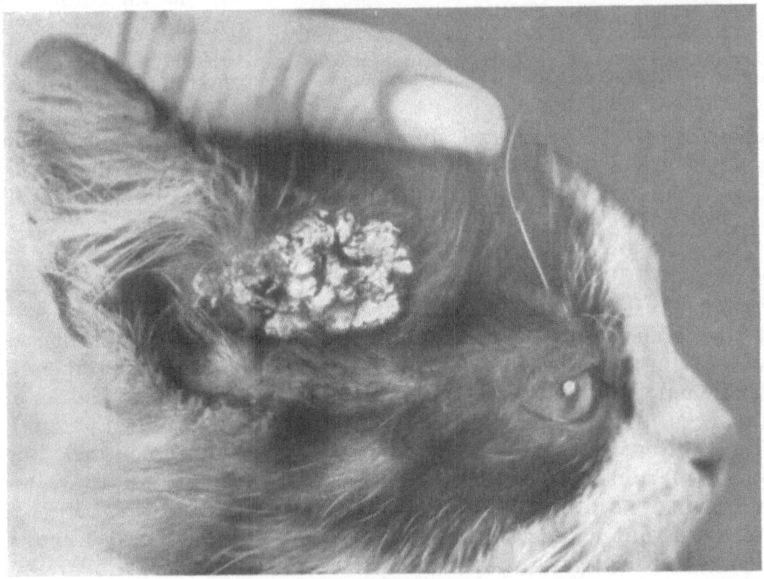

Abb. 176. Scutulabildung im Fell der Katze (nach v. ZEZSCHWITZ)

hatten (FRAGNER und KRAUSKOPF 1956). Als primäre Infektionsquelle konnten auch hier kranke Mäuse angeschuldigt werden.

Nehmen wir die von der Maus ausgehende Scutulabildung als Kriterium für den „Mäusefavus", so könnten wir natürlich mit gleicher Berechtigung das durch das Trichophyton quinckeanum hervorgerufene Krankheitsbild beim Menschen als „Hundefavus" oder „Katzenfavus" (Abb. 176) bezeichnen, wie das v. ZEZSCH-WITZ (1957) tatsächlich tut, sofern wir als direkte Infektionsquelle Hunde oder Katzen mit Scutulabildung nachweisen. Da sich aber erfahrungsgemäß Hunde oder Katzen primär an kranken Mäusen infiziert haben, letztere somit den eigentlichen Ausgangsort abgeben, halten wir an der historischen Bezeichnung „Mäusefavus" fest. Ferner liegen Beobachtungen vor über den Befall eines Igels (MATRAS 1933), eines Fuchses (BLANK 1957) oder möglicherweise von Pferden(ältere Mitteilungen von SOLTMANN 1922).

Die Empfänglichkeit für das Trichophyton quinckeanum scheint für Kinder größer zu sein als für Erwachsene, jedenfalls müssen wir das an Hand eines Vergleichs der seit 1930 in der Literatur veröffentlichten und lokalisationsmäßig näher präzisierten Fälle folgern.

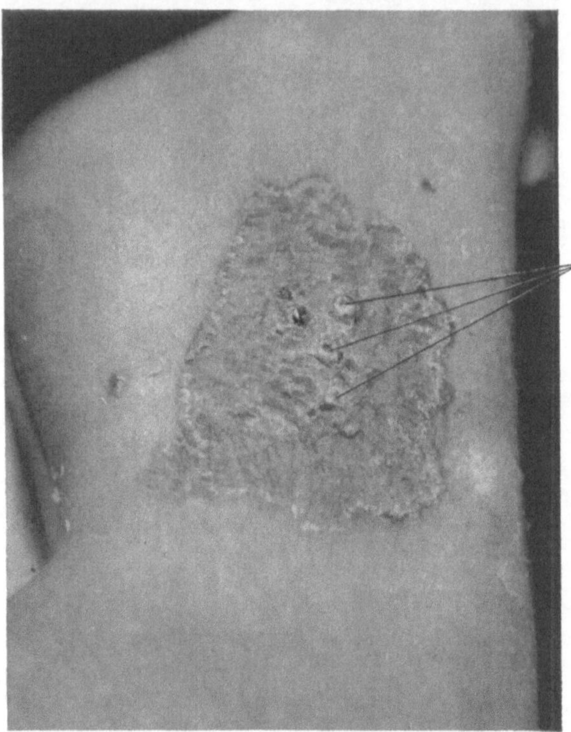

Abb. 177. Experimenteller Mäusefavus, Typus erythemato-squamosus mit zentraler Scutulumbildung (s) am Oberarm (nach GRÜTZ)

40 Infektionen bei Kindern und Jugendlichen bis zum 15. Lebensjahr stehen 19 Infektionen im Erwachsenenalter gegenüber. Die zwei größeren Beobachtungsreihen seien zitiert: (BLANK: 11 Kinder, 6 Erwachsene und LA TOUCHE: 18 Kinder, 4 Erwachsene).

## 2. Klinik

Keinesfalls trifft in der strengen Formulierung zu, was in älteren Arbeiten zu lesen ist: der Mäusefavus befalle fast nur die lanugobehaarte Haut. Beispielsweise fanden GRIF und ITKIN (1930) Kopfbefall, BLANK unter seinen 17 Fällen mindestens 6mal Kopfhautbeteiligung. Weitere diesbezügliche Befunde wurden erhoben von SCHNEIDER in einem Fall, von BEINTEMA in 2 Fällen (einmal Kerionbildung), von SCHMIDT in 4 Fällen (3mal Kerionbildung, einmal Bartbefall), von LOOS (1943) und von FEGELER (1958) in je einem Fall. Andererseits deckten NICOLAU, EVOLCEANU und AVRAM (1957) nur 5mal den Pilz im Kopf- und Bartbereich auf (unter anderem 3mal bei einem Kerion Celsi und einmal bei einer Sycosis barbae) bei insgesamt 42 Fällen. LA TOUCHE fand ebenfalls nur 3 Kopfhautinfektionen unter seinen 22 Patienten (einmal davon als Kerion Celsi).

Immerhin, ganz so selten ist demnach das Trichophyton quinckeanum außerhalb der lanugobehaarten Körperhaut doch nicht anzutreffen. Im Vordergrund stehen als bevorzugte Lokalisationen nach LA TOUCHE der Hals (9mal), das Gesicht (7mal), die Arme (6mal), die Beine (4mal) und der Rumpf (3mal). Vergleicht man sämtliche Publikationen der letzten Jahrzehnte, soweit sich aus ihnen der exakte Ort der Läsion ergibt, dann müssen als häufigste primäre Lokalisation die Arme angeführt werden. Das ist nicht überraschend, erklärt sich diese Prädilektion doch durch das Haften des Erregers zunächst an unbekleideten bzw. unbedeckten Körperstellen.

Ein weiterer Punkt betrifft die Frage, ob sich der Mäusefavus stets durch die Bildung von Scutula erkennen läßt. Eine Gesetzmäßigkeit liegt sicher nicht vor. MERIIN (1931) spricht im Gegenteil sogar von einer Polymorphie der pathologischen Erscheinungen der Haut. Unter 36 Fällen der Literatur habe er bei 18 Kranken trichophytoid-scutuläre, bei 15 trichophytoide und bei 2 reine scutuläre Formen gefunden. Hinzu gesellte sich noch je ein Fall mit seborrhoischer und furunkuloider Komponente.

## a) Typus erythemato-squamosus seu/et Typus vesiculo-pustulosus

Am Orte des Eindringens des Erregers entsteht zuerst ein kleiner, entzünd-

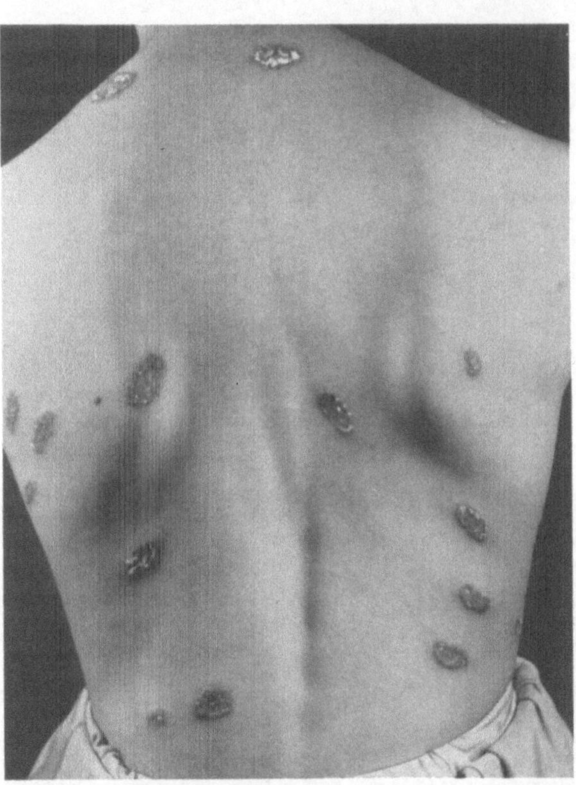

Abb. 178. Multiple Mäusefavusherde am Rumpf (nach v. ZEZSCHWITZ)

lich geröteter Fleck, der sich in den folgenden Tagen langsam vergrößert, schuppt und juckt (Abb. 177). Charakteristischerweise erreichen diese durch das Trichophyton quinckeanum auf der Haut entstehenden runden bis länglich-ovalen Herde fast stets nur die Größe eines 2- bis höchstens 5-Markstückes (Abb. 178). Selten werden annuläre Formen beobachtet. Nach einigen Tagen tritt eine etwas dunklere Rötung in der Peripherie hervor, die jetzt mit kleinen Knötchen, Bläschen, seltener Pusteln besetzt ist (auch als Favus herpeticus bezeichnet), während das Zentrum durch ein helleres rötliches Kolorit mit feiner Schuppung imponiert. In manchen Fällen mischen sich Schuppung mit erodierten Bläschen. Es kann zu mehreren Millimeter dicken krustösen Auflagerungen, zu Borkenbildungen kommen, die sich ganz ausnahmsweise generalisieren und in einem Fall von Loos (1943) lange anhielten. Ein solcher Krankheitstypus unterscheidet sich nicht von einer gewöhnlichen, durch sonstige animale Trichophyten hervorgerufenen Trichophytie, abgesehen vielleicht von der geringeren Tendenz zur Vergrößerung der Herde bei meist mangelnder annulärer oder polyzyklischer Begrenzung, wie wir

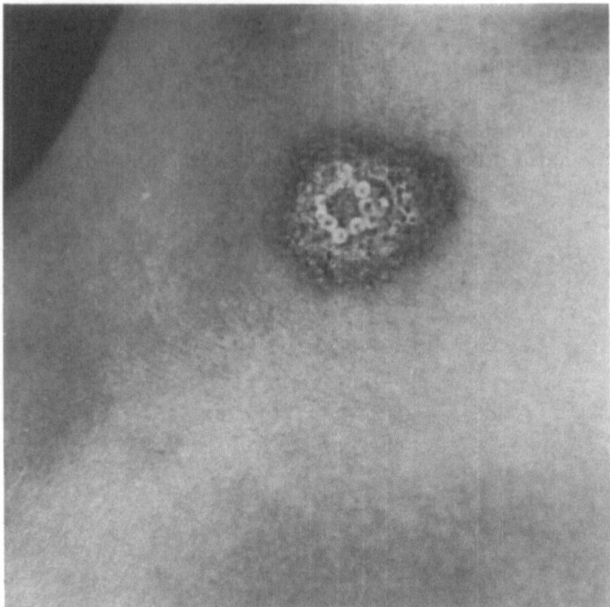

Abb. 179. Mäusefavus: Typus scutularis auf der lanugobehaarten
Körperhaut (nach GRÜTZ)

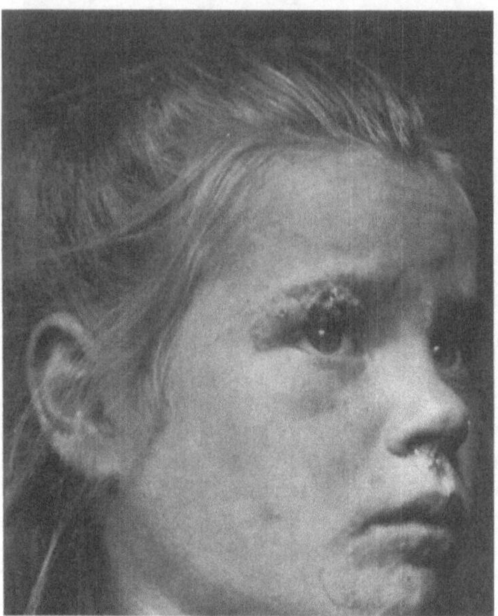

Abb. 180. Spontaner Mäusefavus der rechten Augenbraue
(nach GRÜTZ)

solche beispielsweise besonders häufig bei Infektionen durch das animale Trichophyton verrucosum sehen.

## b) Typus scutularis

Der anfänglich rote Fleck schuppt und läßt bald im Zentrum, bald in der Peripherie typische, grau-gelbliche bis gelbliche, schüsselförmige Auflagerungen erkennen, die der Unterlage mehr oder weniger fest anhaften (Abb. 179). Der Durchmesser dieser näpfchenartigen Gebilde, Scutula genannt, schwankt von 1 mm bis zu 3 mm. Sehr selten wird ein sog. Riesenscutulum gebildet (Durchmesser 5 und mehr Millimeter). VERSARI (1934) zählte in einem Herd bis zu 13 solcher typischen kleinen Scutula.

Wir müssen betonen, daß man bei flüchtiger Betrachtung die Scutula dann leicht übersehen kann, wenn die Läsion vor allem Krusten oder Bläschen im Sinne einer akuten Trichophytie aufweist und die Näpfchen nur unterschwellig entwickelt sind. Unsere klinische Diagnose wird in einem solchen Falle „Trichophytia superficialis" lauten, und erst das Laboratorium deckt den wahren Erreger auf. Es empfiehlt sich daher, besonders markstückgroße Trichophytieläsionen der glatten Haut des Rumpfes und der Extremitäten immer mit der Lupe auf Anwesenheit von Scutula zu untersuchen, denn nur diese Gebilde sind es ja überhaupt, die uns an „Mäusefavus" denken lassen. Patienten mit dem Typus scutularis beschrieben BEINTEMA, VERSARI, NORMAN (1936), SCHNEIDER, BLANK u. a. VANBREUSEGHEM (1949) erzeugte diese Krankheitsform experimentell auf dem Unterarm einer weiblichen freiwilligen Versuchsperson. Bei ihr bildeten sich Scutula am 4. Tag nach der Infektion. Den Typus erythemato-squamosus seu/et vesiculo-pustulosus beobachteten unter anderen MÜNSTERER (1930), LOOS.

Schmidt, Wittels, Vanbreuseghem (1957), Blank und La Touche. Gelegentlich entwickeln sich Übergangsformen, d.h. mehr trichophytieartige Symptome (Schuppen, Bläschen), neben denen sich gleichzeitig kleine Scutula aufdecken lassen (Popoff 1931, Polano u. a.). Um eine zahlenmäßige Vorstellung über die Häufigkeit der Entstehung von Scutula zu vermitteln, führen wir nur die Autoren an, die eine größere Untersuchungsreihe überblicken. Blank wies solche näpfchenartige Gebilde 7mal unter 17 Patienten nach, Nicolau, Evolceanu und Avram beschrieben sie bei 14 ihrer 42 Kranken und La Touche erwähnt sie bei 2 seiner insgesamt 22 Patienten.

Wie schon angeführt, bleiben der behaarte Kopf, die Augenbrauenregion (Abb. 180) oder der Bartbereich nicht immer verschont. Das Trichophyton quinckeanum ruft dann Bilder hervor, die in einem Fall an eine Trichophytie (superficielle oder profunde Form), in einem anderen Fall durch die Scutulabildung an einen humanen Favus denken lassen. Die Entscheidung kann nur durch das mykologische Laboratorium erbracht werden.

### c) Immunbiologie

Das Trichophyton quinckeanum löst als animaler Pilz fast stets eine Allergie aus, die sich durch eine positive Trichophytinreaktion demonstrieren läßt (s. S. 123).

### d) Differentialdiagnose

Die Bildung von Scutula auf der lanugobehaarten Körperhaut bei kurzer Krankheitsdauer, auch bei Kombination mit Bläschen oder Pusteln, muß in erster Linie an „Mäusefavus" denken lassen. Besteht aber schon seit Jahren ein humaner Favus des Kopfes, dann wird als Erreger wohl nur das Trichophyton schönleinii in Frage kommen. Obgleich sich aus scharf begrenzten, etwa münzenförmigen, geröteten, schuppenden oder bläschentragenden Läsionen bei geringer Neigung zur Vergrößerung (Abb. 178) mit gewisser Wahrscheinlichkeit ein Trichophyton quinckeanum züchten läßt, können trotzdem diese Kriterien nicht für die klinische Diagnose „Mäuse- oder Tierfavus" als zuverlässig gelten, besonders dann nicht, wenn es zur Bildung circinärer oder polycyklisch fortschreitender Formen kommt. Haben wir aber Verdacht geschöpft, dann sollten wir immer nach kranken Mäusen, Katzen oder Hunden in der Umgebung des Patienten fragen. Bei Kopfhautbeteiligung fand La Touche keine Fluoreszenz der befallenen Haare unter dem Wood-Licht, wohl aber leuchteten die infizierten Haare der Mäuse grünlich auf (s. speziellen Teil).

Atypische Formen wie Palmarkeratosen und Bilder oberflächlicher Tinea (Epidermophytie) will Schmidt (1933) beobachtet haben. Unseres Erachtens fehlt aber die Beweisführung, daß es sich bei dem isolierten Pilz tatsächlich um ein Trichophyton quinckeanum gehandelt hat.

### e) Zur Prognose und Therapie

Die Prognose des Mäusefavus lautet günstig, da dieser „Favus"-Typ eine starke Spontanheilungstendenz besitzt, im Gegensatz zum Trichophyton schönleinii-bedingten Favus. Mit ganz wenigen Ausnahmen (der Patient von Loos litt schon 4 Jahre an einem Mäusefavus) sind keine chronischen Fälle bekannt geworden. Atrophien im Bereich der Scutula entwickeln sich im allgemeinen nicht. Zur internen und externen Behandlung verweisen wir auf das Therapiekapitel.

# V. Trichophytie

## 1. Geschichtliches, Nomenklatur

Den Ausdruck „Trichophyton" gebrauchte 1845 Malmsten als erster Autor, doch muß Gruby sicher schon 1842 Pilzelemente im Barthaar beobachtet haben, die wir gegenwärtig als zum Genus „Trichophyton" gehörig betrachten würden. Die offenbare Vielfalt der hier abzuhandelnden Dermatophyten und ihre Krankheitsbilder haben im vergangenen Jahrhundert große Verwirrung gestiftet, bis es der Synthese von Sabouraud (1910) gelang, an Hand umfangreicher experimenteller und klinischer Studien zahlreicher Pilzkrankheitsfälle, eine gewisse Ordnung in die verwirrende Fülle ständig neu entdeckter pathogener Fadenpilze zu bringen. Wenn wir auch heute wissen, daß viele der von Sabouraud wie auch von späteren Autoren beschriebenen Trichophyten Varianten nur verhältnismäßig weniger Arten darstellen, so geben seine damaligen Forschungen selbst jetzt noch die Grundlagen ab, auf denen wesentliche Einteilungsprinzipien der ursächlichen Erreger und ihrer Affektionen beruhen. Allerdings hat sich sein „Gesetz der Spezifität" der Pilze im Hinblick auf die Auslösung ganz bestimmter Krankheitsbilder in dieser Ausschließlichkeit nicht halten lassen, und was Miescher schon 1928 zitierte, gilt noch immer: „Die Übereinstimmung (zwischen Pilz und Läsion) ist nur innerhalb weiter Grenzen vorhanden, da die Pathogenität der einzelnen Pilzstämme keine Konstante ist, sondern Einflüssen, deren Natur zunächst verborgen ist, unterliegt" (Fischer). Das trifft auch hinsichtlich des Verhaltens der Pilze im Haar zu, d. h. ihres Wachstums in Form eines Ektothrix-, Endothrix- bzw. Neoendothrix-Befalls. Je nach dem Entwicklungsstadium einer trichophytischen Läsion wird man bei gründlichem Suchen verschiedene Bilder finden können, doch gilt die von Sabouraud aufgestellte Grundkonzeption, daß animale Pilzarten vorwiegend ektothrich, humane Arten vorwiegend endothrich wachsen, nach wie vor.

## 2. Geographische Verbreitung

Die Trichophyten werden überall in der weiten Welt gefunden, doch treten einzelne Arten in unterschiedlicher Häufigkeit auf. Wenn auch Ainsworth (1953) die Meinung vertritt, der Nachweis bestimmter Dermatomyceten in verschiedenen Ländern spiegele eher die Existenz der dort tätigen Mykologen, weniger aber die tatsächliche geographische Verteilung der Pilze wider, so gehen aus einer Durchsicht der seit 1930 vorliegenden mykologischen Literatur doch deutliche Schwerpunkte hinsichtlich des Auftretens gewisser Trichophyton-Arten in bestimmten Ländern oder gar Erdteilen hervor. In der allgemeinen Statistik sind die Autoren mit ihren qualitativen Angaben wiedergegeben. Gelegentliche Epidemien lassen nun zwar in einem Lande die Zahl der nachgewiesenen Pilze einer bestimmten Art vorübergehend emporschnellen, im allgemeinen sinken diese aber bald wieder auf einen kleinen Wert ab. Wichtig allein ist unseres Erachtens zu wissen, daß diese Erreger überhaupt in dem jeweiligen Lande angetroffen werden. Eine weitere Tabelle 58 gibt Aufschluß über die in Deutschland beobachteten Trichophyten bzw. ihrer Krankheitsbilder.

## 3. Epidemiologische und pathogenetische Betrachtungen

Die verschiedenen klinischen Bilder der Trichophytie werden durch Pilze der Gattung „Trichophyton" hervorgerufen. Wie alle Dermatophyten, können sie auf Grund ihrer proteolytischen Fähigkeiten die Hornschicht der Epidermis, die Haare und Nägel befallen. Die Pilzkrankheit der Nägel (Tinea unguium) wird

Tabelle 58. *Der Nachweis bestimmter Trichophyten in Deutschland an Hand der Veröffentlichungen seit 1930*

| Autoren | Ort | Jahre | Trich. schönleinii | Trich. violaceum | Trich. verrucosum | Trich. tonsurans | Trich. megninii | Trich. gallinae | Trich. quinckeanum | Trich. mentagrophytes |
|---|---|---|---|---|---|---|---|---|---|---|
| KARRENBERG, C. L. (1928) | Hamburg | 1926—1928 | 2 | 3 | 17 | 13 | 7 | | 3 | 12 |
| EPSTEIN, ST. (1931) | Schlesien | 1918—1929 | 7 | 12 | 4 | 252 | 31 | | 7 | 124 |
| MÜNSTERER, H. O. (1930) | München | 1909—1930 | 15 | | | | | 1 (Vogelfavus) | 3 | |
| MÜNSTERER, H. O. (1931) | München | 1929—1930 | | 1 | 2 | 1 | 2 | | | 20 |
| SCHMIDT, P. W. (1933) | Münsterland | 1925—1932 | 104 | 6 | 7 | 18 | 68 | | 12 | 38 |
| MALLINCKRODT-HAUPT, A. v. (1934) | Rheinprovinz | 1920—1929 | 4,7% (134) | colspan =54,6% — Vorwiegend Trichophytien des Kopfes (346) und Bartes (512) sowie unbestimmter Lokalisation: 669[1] | | | | | | |
| HRUSZEK, H. (1935) | Tübingen | 1934—1935 | | 2 | 1 | 1 | | | 1 | 33 |
| GÖTZ, H. (1952/53) | Hamburg | 1948—1950 | 2 | 2 | 8 | 3 | 3 | | 1 | 7 |
| STEIN, C. U. (1951) | Oldenburg | 1946—1950 | 3 | 47 Fälle Trichophytia profunda, 39 Fälle Trichophytia superficialis[2] | | | | | | |
| PFISTER, R. (1951) | Oberbaden | 1948—1951 | | 2 | 6 | 22 | 5 | | | 42[3] |
| SWART, B. G. (1954) | Regensburg | 1953—1954 | 1 | | | | | | | 6 |
| PFISTER, R. (1956) | Südwestdeutschland | 1947—1954 | 4[4] | | | | | | | |
| FEGELER, F. (1958) | Münster | 1953—1954 | 3 | | 16 | 4 | 2 | | 1 | 5 |
| RIETH, H. (1956) | Hamburg | 1951—1955 | | 104 | 3 | 18 | 7 | | 1 | 309[5] |
| WAGNER, A. (1956) | Leipzig | 1953—1955 | | | | 3 | 1 | | | 35 |
| KOCH, R. (1958) | Essen | 1945—1956 | 12[6] | | | | | | | 29 |
| LANGER, H. (1957) | Berlin-Brandenburg | 1954—1956 | | | 18 | 2 | 7 | | | 24 |
| JUNG, H. D. (1958) | Mecklenburg-Vorpommern | 1957 | | | 20[7] | | | | | |
| JANKE, D., und H. NEWIG (1959) | Oberhessen | 1956—1959 | | | 48[8] | | | | | |
| FUCHS, O. (1960) | Mittelsachsen | 1960 | 9[9] | | | | | | | |
| GÖTZ, H., M. REICHENBERGER und M. SCHMIDT | München | 1953—1960 | 2 | 2 | 17 | | | | | 19 |

[1] 2795 Dermatomykosen nur klinisch rubrifiziert.
[2] Fälle wurden klinisch diagnostiziert.
[3] 105 klinische Trichophytien mit 77 positiven Kulturen.
[4] 4 Favus-Fälle klinisch diagnostiziert.
[5] Trichophyton mentagrophytes var. asteroides 283, Trichophyton mentagrophytes var. granulosum 26 = 309.
[6] 12 Favus-Fälle, z. T. klinisch diagnostiziert.
[7] 20 Trichophyton verrucosum-Infektionen klinisch diagnostiziert, 2mal Kulturen positiv.
[8] Nach der Dissertation von NEWIG 1957 wurde von 27 Fällen in 26 das Trichophyton verrucosum gezüchtet.
[9] Familiärer Favus in 4 Generationen.

zusammenfassend an anderer Stelle abgehandelt. Von dieser abgesehen, unterschied Miescher (1928) zwischen einer epidermalen (nichtfollikulären) und einer follikulären Trichophytie, wobei wir uns allerdings bewußt sein müssen, daß stets beide Substrate in unterschiedlicher Intensität ergriffen werden. Die vorliegende Pilzart, die Lokalisation, das immunbiologische Verhalten des Wirtes sind hierbei Faktoren, die für das endgültige klinische Bild von Bedeutung sind. Wenn wir bedenken, daß bei Trichophytieepidemien in erster Linie Kinder vor der Pubertät erkranken, darüber hinaus sich nur ein kleiner Prozentsatz ansteckt, so müssen hier individuelle Umstände eine Rolle spielen, die auch heute noch nicht klar erfaßt sind. Die größere Vulnerabilität der kindlichen Haut gegen Staphylokokken und Streptokokken ist allgemein bekannt. Es liegt daher nahe, hier eine Parallele zum Verhalten gegenüber pathogenen Fadenpilzen zu sehen. Möglicherweise mindern bestimmte fehlende Bausteine im chemischen Aufbau der Skleroproteine die Resistenz gegen pathogene Mikroorganismen. Vanbreuseghem (1957) hält es auf Grund von Beobachtungen an Eingeborenenkindern in Zentralafrika für möglich, daß Ernährungsfaktoren (Eiweißmangel, Vitamin A-, Vitamin B-Mangel) eine Pilzinfektion begünstigen. So fand er in einer bestimmten Untersuchungsreihe 95% aller unterernährten Kinder (Kwashiorkor) mit einer Dermatomykose des Kopfes behaftet. Nikolowski und Walther (1949) beschrieben 7 Fälle einer Kopfhaartrichophytie bei Erwachsenen, von denen 6 an einem Hungerödem litten, der 7. sich im Greisenalter befand. Das Hungerödem (Eiweißverarmung!) bedingte eine stärkere Wasseranreicherung der Gewebe, was einer Annäherung an infantile Verhältnisse entsprach. Die Autoren isolierten in mehreren Fällen ein Trichophyton violaceum. Zwar hielt schon Sabouraud bei einem Pilzbefall Erwachsener endokrine Störungen für mitbeteiligt, doch dürfte möglicherweise gerade bei dem Nachweis eines Trichophyton vioaceum oder eines Trichophyton tonsurans auch die besondere Form der Virulenz dieser Erreger eine Rolle spielen. Denn es kann kein Zufall sein, daß nach der Weltliteratur in der Mehrzahl der Fälle von Trichophytieinfektionen Erwachsener (besonders des behaarten Kopfes) vorwiegend das Trichophyton violaceum und das Trichophyton tonsurans gezüchtet wurden. Beide Pilze bleiben gelegentlich selbst nach der Pubertät noch nachweisbar oder führen überhaupt erst nach der Reifezeit zur Infektion (Rivalier 1930; Chen und Kurotschkin 1931; Dostrovsky, Kallner, Raubitschek und Sagher 1955; Pipkin 1952). Seale und Richardson (1960) betonten andererseits die Bedeutung des Wirtsorganismus, der fast in allen Fällen einer Trichophyton tonsurans-Infektion eine natürliche Resistenz entwickeln soll. Versagt dieser Abwehrmechanismus, dann behalten auch Erwachsene diese Infektion.

Der Infektionsmodus pflegt sich direkt von Mensch zu Mensch, von Tier zu Mensch oder in geringerem Maße indirekt (Mackenzie, Burrows und Walby 1960) durch Pilzelemente zu vollziehen, die von Menschen oder Tieren in die Umgebung verstreut werden und später auf ein aufnahmebereites Terrain treffen. Für die direkte Übertragung zwischen Menschen sprechen Beobachtungen von Oláh (1934); Muskatblit, Fisher und Karpluk (1952); Lopez und Mulas (1954); Vilanova und Casanovas (1954); Raubitschek (1954); Sharvill (1955); Janke und Newig (1959) u.a. Alvarez de Lara y Garcia (1955) betonte, daß Trichophyton violaceum-Infektionen meist auf Schul- oder Asylinfektionen zurückzuführen sind. Eine solche Epidemie in einer Nervenheilanstalt beschrieb erst jüngst Sonck (1959). Menschen auf engem Raum und mangelnde Sauberkeit sind also einer Ausbreitung der Krankheit förderlich. Den Begriff der ,,Familieninfektion" möchte Belyaev (1957) in dem Sinn eingeschränkt wissen, daß hierunter die Infektion eines Kindes durch einen an chronischer Trichophytie leidenden Erwachsenen verstanden wird. Nach den Untersuchungen dieses Autors waren familiäre Trichophytien auf dem Lande wesentlich häufiger anzutreffen als in der Stadt. Dies weist vor allem auf die Bedeutung animaler Trichophyton-Arten hin, etwa des Trichophyton verrucosum, das — beispielsweise von Rindern oder Schafen ausgehend — bei Kindern kleine Epidemien von Kopfhaartricho-

phytien hervorgerufen hatte (EVEN-PAZ und RAUBITSCHEK 1960). Auch andere Dermatophyten werden natürlich bei verschiedensten Tieren gefunden, die dann zur direkten Übertragung des Pilzes auf den Menschen führen. Am häufigsten wird allerdings das Trichophyton verrucosum nachgewiesen, insbesondere bei Rindern (Abb. 181), das Trichophyton mentagrophytes hingegen mehr bei Kleintieren oder auch einmal beim Hund (Abb. 182)

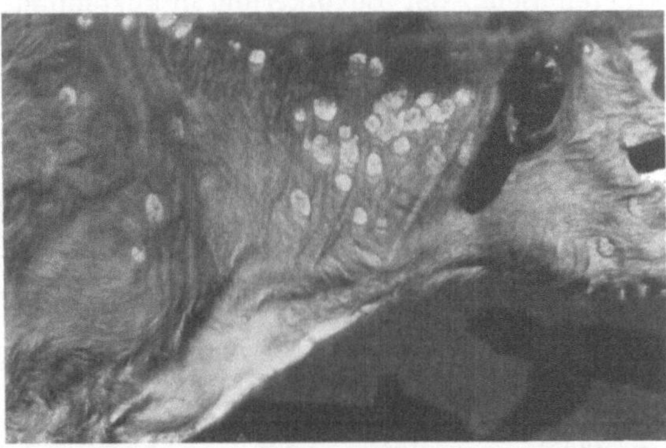

Abb. 181. Kälberflechte (Trichophyton verrucosum) (nach KRAL)

(s. S. 107). Während TCHERNOGOUBOFF 1937 den Anteil der von Tieren ausgehenden Trichophytien mit 10% errechnete, fanden wir in Hamburg, später München höhere Werte. Verständlicherweise steigen diese Zahlen sprunghaft an, wenn es zur Entwicklung von Endemien kommt. TCHERNOGOUBOFF macht auf den Nachweis von Sporen des Trichophyton mentagrophytes (T. gypseum) an

Friseurgeräten aufmerksam, und in der Tat haben ja unsere Erfahrungen nach dem ersten Weltkrieg gezeigt, daß für die seinerzeit auftretenden Masseninfektionen die Friseurstuben als Ansteckungsquelle gelten mußten (Trichophytia barbae). Sicher werden Trichophytien durch Kämmen und Haarschneiden übertragen. Auch an verschiedensten Gebrauchsgegenständen können Trichophyton-Pilzelemente haften, z. B. nach MILOVANOVIČ (1937)

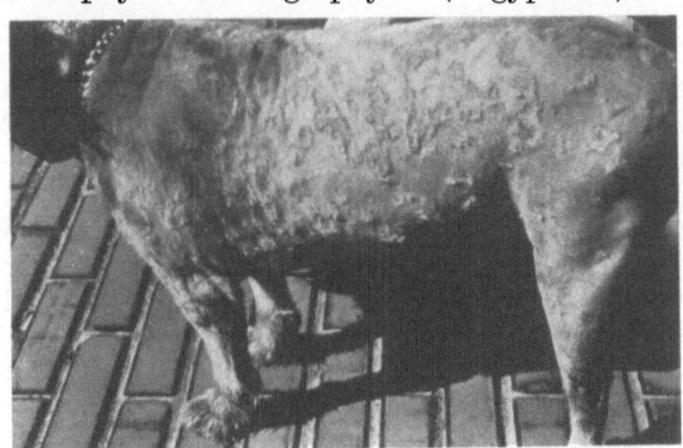

Abb. 182. Trichophytie des Hundes (Trichophyton mentagrophytes) (nach KRAL)

am Fez. Wesentlich für das Angehen einer Infektion sind offenbar Mikrotraumen der Haut, zu denen sich durch das Einseifen noch eine vorübergehende Minderung der Wasserstoffionenkonzentration hinzugesellt. Die bei den Rasierstubeninfektionen gemachten Beobachtungen unterstreichen jedenfalls die Bedeutung dieser *akzidentellen* Faktoren (MARCOZZI 1931; DAVIDSON und DOWDING 1932 u. a.). Das geht auch aus folgenden Beispielen hervor: im Anschluß an eine intensive Verreibung eines menthol- oder resorcinhaltigen Medikamentes auf der Haut entwickelte sich an den behandelten Stellen eine bullöse Trichophytie durch ein Trichophyton mentagrophytes (MILIAN, RELIAS und KIAMIL 1929 = T. gypseum asteroides), und GREGORIO (1934) sah 23 Fälle einer Trichophyton verrucosum-Infektion jeweils am Oberarm im Bereich einer vorausgegangenen Pockenschutzimpfung. Für die von Tieren ausgehenden Infektionen spielen in gleicher Weise feinste Hautverletzungen eine Rolle (Jillson und Buckley 1952). Interessant sind epidemiologische Betrachtungen von Da Fonseca (1955), der Pilzkrankheiten häufiger in Flußtälern, also in relativ feuchtem Klima fand, während sie im Gebirge selten sind. An der Küste gelten Pilzleiden als endemisch (Portugal). Catanei wies schon vor längerer Zeit einmal auf den stärkeren Befall der Bevölkerung in küstennahen Landstrichen hin (Nordafrika). Im Gegensatz zu dem gehäuften Auftreten der Fußmykosen im Sommer läßt sich bei den Trichophytien eher eine erhöhte Erkrankungsziffer im Winterhalbjahr finden, wenn nämlich die Menschen auf engem Raum zusammenleben und auch das Vieh in den Ställen verbleibt. Diese Umstände begünstigen eine Übertragung der Infektion vom Tier auf den Menschen. Der berufliche Kontakt ist gleichfalls wichtig (s. S. 361).

Tabelle 59. *Altersverteilung der Trichophytia capitis-Fälle.* (Nach Dostrovsky, Kallner, Raubitschek und Sagher 1955)

| Alter | Zahl der Fälle | Prozentsatz |
|---|---|---|
| Bis zu 1 Jahr . | 32 | 0,6 |
| 1—2 Jahre . . | 194 | 3,8 |
| 3—5 Jahre . . | 1294 | 25,5 |
| 6—11 Jahre . | 2908 | 57,5 |
| 12—15 Jahre . | 428 | 8,4 |
| über 16 Jahre . | 218 | 4,2 |
| Insgesamt | 5074 | 100,0% |

Weitere Angaben liegen vor über die Geschlechts- und Altersverteilung der Trichophytien. Grif und Itkin (1929) fanden die Krankheit am häufigsten zwischen dem 3.—7. Lebensjahr (Erreger vorwiegend Trichophyton violaceum und Trichophyton tonsurans [crateriforme]). Ein Unterschied der Geschlechter war in dieser Altersstufe noch nicht feststellbar, erst nach dem 10. Lebensjahr sollen die Knaben zahlreicher erkranken, d. h. etwa doppelt so oft. Auch nach Gray, Dalton und Starcs (1960) erwiesen sich die Mädchen bei Trichophyton tonsurans-Infektionen als widerstandsfähiger als die Knaben. Nach Esteves, Da Fonseca und Antunes (1955) überwiegen indessen bei den Trichophytien etwas die Mädchen. Die Angaben sind aber wohl mehr Zufallsbefunde auf Grund zu kleiner Fallzahlen, da sowohl Dostrovsky u. Mitarb. (1955) als auch Feilchenfeld (1959) u. a. keinen Unterschied der Geschlechter errechneten. Das gilt offenbar nur für Kinder. Denn Pipkin fand unter 42 Erwachsenenfällen (Trichophyton tonsurans) 39mal Frauen und nur 3 Männer. Lurje und Rabinovič (1929) zählten 163 Frauen und 50 Männer (Herpes tonsurans capillitii, offenbar durch Trichophyton violaceum bedingt). Bei all den hier zitierten Autoren zeigte sich, daß die Krankheit am häufigsten zwischen dem 6. und 15. Lebensjahr erworben wurde, wie auch aus der Tabelle 59 hervorgeht. Die Zahlen beziehen sich überwiegend auf das Trichophyton violaceum.

Ungewöhnlich ist aber eine Infektion im Alter von 0—2 Jahren nicht (4,4%). Mehrere Hinweise über Trichophytien selbst bei Neugeborenen liegen in der mykologischen Literatur vor (z. B. Sharvill 1955). Es fand sich kulturell ein Trichophyton tonsurans (T. sulfureum). Nach dem Autor beträgt die Inkubationszeit nicht mehr als 14, vielleicht 10 Tage. Da noch weitere Personen in der Umgebung erkrankten (3 Schwestern), gab Sharvill die durchschnittliche Inkubationszeit mit 13—15 Tagen an.

Der Ablauf einer Trichophytia capillitii (Trichophyton tonsurans var. sulfureum) geht nach Howell, Wilson und Caro (1952) in 3 Phasen vor sich:

*1. Epidermale Phase:*

Die Infektion bleibt auf die Epidermis begrenzt und erreicht das Haar noch nicht. Klinisch gleicht die Läsion einer schuppenden Seborrhoe.

*2. Follikuläre Phase:*

Die Infektion ergreift den Follikel, dann den Haarschaft und die Wurzel. Nach dem Einwachsen des Pilzes in die Haarrinde pflegt das Haar leicht abzubrechen, bemerkenswerterweise in Höhe der Follikelmündung, was zur Bildung schwärzlicher Pünktchen führt. Die Entwicklung geht langsam vor sich, nur wenige Haare werden gleichzeitig erfaßt. Mehr oder weniger ausgeprägte Follikulitiden bzw. Perifollikulitiden verleihen der Läsion ihren entzündlichen Charakter. Nach KLIGMAN (1955) soll aber die Anfangsphase der Follikelinfektion allein durch extrapiläres Eindringen in den Haarbalg charakterisiert sein. Das gelte nicht nur für die Mikrosporie, sondern auch für die Trichophytie.

*3. Heilungsphase:*

Sobald das kranke Haar entfernt ist, heilt die Follikulitis ab. Sofern der Follikel nicht zerstört wurde, wie das beim Kerion Celsi möglich ist, setzt nach einigen Wochen Neuwuchs des Haares ein.

Die Entwicklung eines Kerion Celsi soll vor allem durch sekundäre Staphylokokkeninfektionen wesentlich gefördert werden (TSUBOI 1952). Wenn wir aber bedenken, daß Pilzinfektionen mit mehr oder weniger erheblichem Juckreiz einhergehen, der durch Kratzen beantwortet zu werden pflegt (was wiederum eine sekundäre Infektion fördert), dann müßten Kerion-Bilder weit häufiger gesehen werden, als dies tatsächlich der Fall ist. In erster Linie spielt doch die Reaktion des Wirtes auf die Art des Erregers eine Rolle. Das Trichophyton violaceum und das Trichophyton tonsurans wirken nun im allgemeinen als geringer Reiz. Weit stärker hingegen ist eine Irritation durch das Trichophyton mentagrophytes var. granulosum und das Trichophyton verrucosum gegeben. Erstere Pilze sind humane Erreger. Sie haben sich dem menschlichen Terrain angepaßt und werden daher weniger als Fremdirritans empfunden als letztere, die häufig vom Tier auf den Menschen überzugehen pflegen. Auffallenderweise züchten wir in Deutschland fast nur die letzten beiden Pilzarten aus Kerion Celsi-Läsionen.

Über das Wachstum des Trichophyton rubrum im Barthaar eines Mannes mit follikulärer Pustulosis berichteten BLANK und TELNER (1956). Entweder wurde das Haar durch ein Netz septierter Hyphen überzogen, oder der Pilz drang unter die Cuticula ein, wobei er große Arthrosporen bildete, oder es ließen sich nur septierte und verzweigte Hyphen innerhalb des Haarschaftes finden. Auch aus diesen Beobachtungen geht hervor — wie wir bereits betonten —, daß der früheren Einteilung in Ektothrix- und Endothrix- bzw. Neoendothrix-Pilzarten nicht mehr die Bedeutung zukommt, die ihr SABOURAUD ursprünglich gab.

# 4. Klinik
## a) Trichophytia capillitii
### α) superficialis

Bemerken wir auf dem behaarten Kopfe eines Patienten eine feine, trockene, kleieförmige Schuppung, die allein oder in mehreren Einzelherden wechselnder Größe auftritt, müssen wir diese Läsionen sehr aufmerksam auf das Verhalten ihrer Haare überprüfen. Abgebrochene, also verkürzte oder gar fehlende Haare, die allerdings nur bei flüchtiger Betrachtung den Eindruck beginnender Alopecia areata-Herde hervorrufen könnten, lenken den Verdacht auf eine oberflächliche Pilzflechte (Abb. 183 und 184). Da eine Reihe von Dermatophyten nur unterschwellige entzündliche Veränderungen hervorruft, wird das entstehende Krankheitsbild auch als aphlegmasische Trichophytie bezeichnet. Die vorhandene Schuppung ist Ausdruck einer Irritation und Folge des primär im Stratum corneum parasitierenden Pilzes, der nach einiger Zeit auch in den Follikel eindringt und von dort aus auf den Haarschaft übergreift. Je nach dem ursächlichen Erreger variiert das klinische Krankheitsbild, wobei eine strenge Gesetzmäßigkeit nicht besteht. Einer der häufigsten Dermatophyten in der Welt ist das Trichophyton violaceum, das in Deutschland allerdings nur vereinzelt angetroffen wird. Die befallenen Haare brechen in Höhe der Follikelmündung ab, doch werden durchaus nicht alle gleichmäßig erfaßt, so daß hier und da noch gesunde Haare einzeln oder in kleinsten Büscheln erhalten bleiben. Im Follikelostium imponiert der zurück-

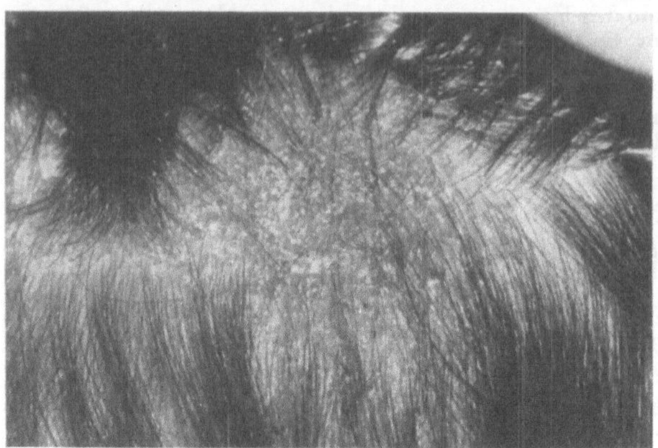

gebliebene Haarschaftrest oft (durchaus nicht regelmäßig!) als schwarzes Pünktchen. Unter der bereits erwähnten feinlamellösen Schuppung kommt es in einem Teil der Fälle zu einer mäßigen Exsudation, so daß sich gelegentlich Krüstchen und auch Pustelchen entwickeln. Eine entzündliche Rötung kann dann nach Entfernung der Krusten sichtbar werden. Die pilzinfizierten Haare brechen übrigens leicht ab,

Abb. 183. Trichophytia capillitii superficialis (Trichophyton violaceum)

wenn man versucht, sie mit der Pinzette zu extrahieren. Ist ein Herd völlig kahl, dann empfiehlt es sich, die Rückseite einer abgelösten Schuppenkruste nach festgebackenen Haarfragmenten abzusuchen, die durch den Pilzbefall ihre gewohnte

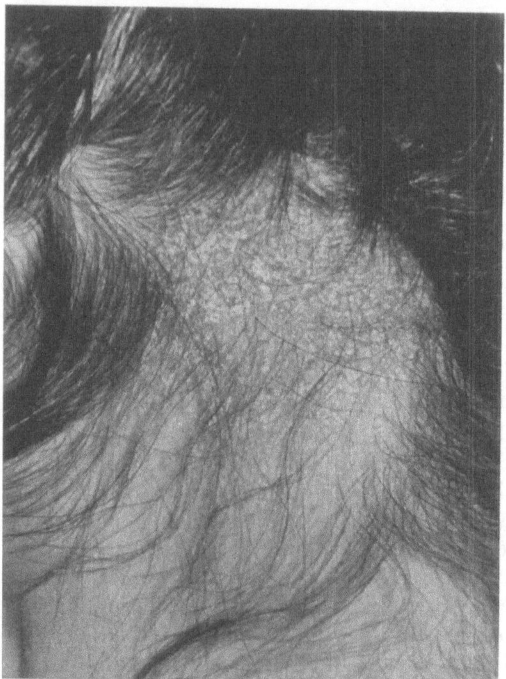

Elastizität verloren haben und daher mehr als u-häkchenförmige oder würmchenartige Gebilde imponieren. In der überwiegenden Mehrzahl der Fälle einer oberflächlichen, wenig entzündlichen, torpid verlaufenden Trichophytie des behaarten Kopfes wird das humane Trichophyton violaceum gezüchtet, sofern es in dem entsprechenden Lande endemisch ist (Rivelloni 1934, Ekersdorf 1936, Dostrovsky u. Mitarb. u. a.). Wichtig ist zu wissen, daß diese Krankheitsform manchmal zu feiner Atrophie oder Narbenbildung der Kopfhaut führt.

Das klinische Bild der durch das Trichophyton violaceum hervorgerufenen oberflächlichen Trichophytie des behaarten Kopfes kann in gleicher Weise auch durch das Trichophyton tonsurans bedingt sein (Abb. 185 und 186). Dieser Erreger ist gleichfalls ein humaner Dermatophyt und löst

Abb. 184. Trichophytia capillitii superficialis (Trichophyton verrucosum)

daher vorwiegend torpid verlaufende Infektionen aus, die im Erwachsenenalter (vor allem bei Frauen) anzutreffen sind und ebenfalls zu atrophischen Veränderungen der Kopfhaut führen können, aber nicht müssen. Die schwärzlichen, durch abgebrochene Haarstümpfe erzeugten Pünktchen sind auch hier zu beachten (HOWELL, WILSON und CARO). Von PIPKIN wird besonders die mögliche Vielfalt der Erscheinungen betont. Er erwähnt im Rahmen der superficiellen Trichophytie:

a) Befall der Kopfhaut und des Haarbalges unter Entwicklung erythematöser, schuppender Herde als Initialläsion.

b) Befall des Haares ohne sichtbare entzündliche Veränderungen. Der Ablauf erfolgt offenbar sehr schnell (zwischen 10—14 Tagen). Nur durch vereinzelte abgebrochene Haare wird die Krankheit zufällig entdeckt.

c) Entwicklung entzündlicher Symptome in Kombination mit abgebrochenen Haaren oder schwarzen Pünktchen. (Geringgradige Seborrhoe-artige Schuppung; perifollikuläre erythematöse Herde mit oder ohne Ödem; Follikulitis oder kleine Furunkel; impetiginisierte Krusten.)

Das Trichophyton sulfureum als Variante des Trichophyton tonsurans ruft entsprechende Bilder hervor (CHMEL und BABAK 1954).

Neuerdings gewinnt ein Pilz an Bedeutung, der ursprünglich in Ostasien anzutreffen war und besonders von japanischen Autoren häufig ge-

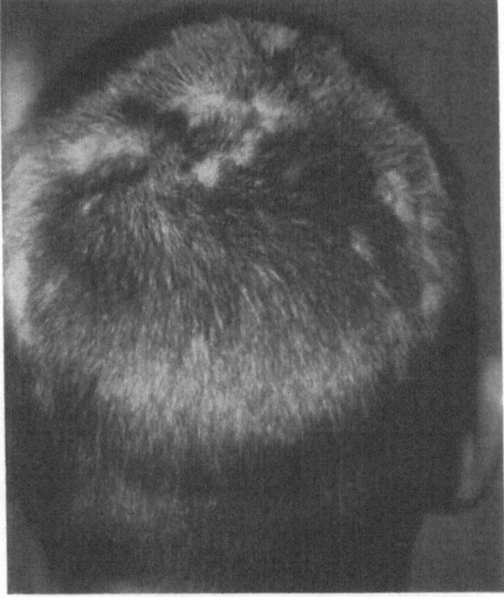

Abb. 185. Trichophytia capillitii superficialis, [Trichophyton tonsurans (nach GRÜTZ)]

züchtet worden ist. Es handelt sich um den gegenwärtig als Trichophyton ferrugineum bezeichneten Erreger. Auch dieser Mycet ruft aphlegmasische Trichophy-

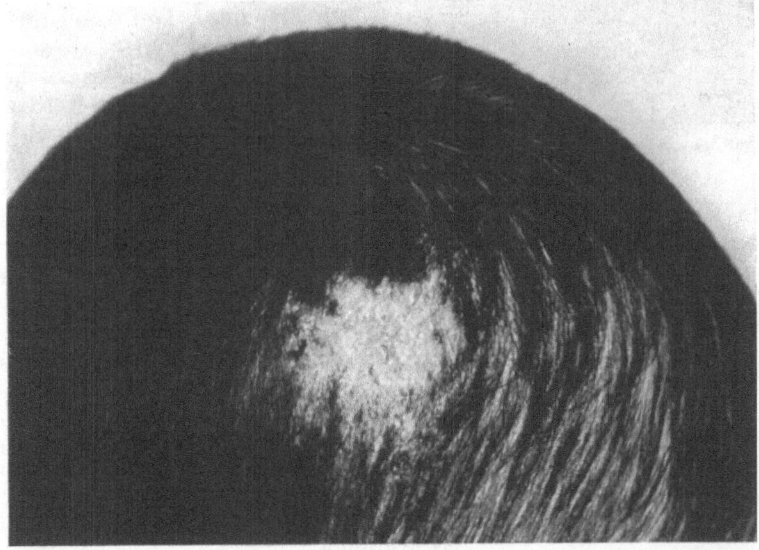

Abb. 186. Trichophytia capillitii superficialis (Trichophyton tonsurans). In den Follikelostien abgebrochene schwarze Haarstümpfe

tien vorwiegend des Capillitiums hervor, Affektionen, die sich durch abgebrochene Haare und feine Schuppung im Erkrankungsbereich auszeichnen. Von Ostasien

aus ist er über Rußland (VEDERNIKOV 1952; NIKITINA 1953) bis Osteuropa vorgedrungen (Jugoslawien: BRIL 1951; Rumänien: AVRAM und ALTERAS 1956; Ungarn:
BALLAGI und FLORIÁN 1952). Davon unabhängig wurde er von VANBREUSEGHEM
(1950) in Belgisch-Kongo in großer Zahl nachgewiesen. Nach Rumänien wurde er
durch koreanische Kinder eingeschleppt und soll heute bereits das ganze Land
verseucht haben (AVRAM und ALTERAS 1957). Von vielen Autoren wird allerdings
die Ähnlichkeit des klinischen Bildes mit der *Mikrosporie* (s. dort) betont, während
andere Autoren eher von *trichophytieartigen* Veränderungen sprechen (NIKI-
TINA). Die abgebrochenen Haare erwecken bisweilen den Eindruck einer „Gänsehaut", wie das durch die bereits besprochenen Erreger der Fall ist. Deutliche entzünd-liche Veränderungen fehlen meist. Weil daher die Affektion in ihren Anfängen leicht übersehen wird, kann sie sich rasch über den ganzen Kopf ausbreiten.

Schließlich ist noch das Trichophyton rubrum anzuführen, das in seltenen Fällen auch das Capillitium befällt und hier vorwiegend geringe entzündliche Veränderungen auslöst (Fall von LEWIS, HOPPER und SCOTT 1953). Mit Ausnahme des Trichophyton ferrugineum erzeugt keines der hier angeführten Trichophyten eine unter dem Wood-Licht nachweisbare Haarfluoreszenz.

Reine aphlegmasische Kopfhaartrichophytien werden außergewöhnlich selten durch animale Pilze (Ektothrix-Pilze im Sinne von SABOURAUD) ausgelöst (Ab-

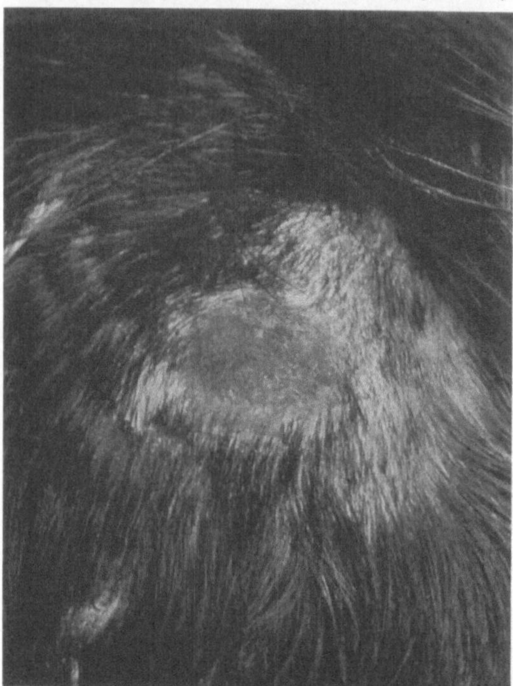

Abb. 187. Trichophytia capillitii superficialis (Trichophyton mentagrophytes)

bildung 187), denn diese pflegen fast immer stärkere entzündliche Reaktionen hervorzurufen, die profundere Formen bedingen. In Frage kommen: Trichophyton
verrucosum, Trichophyton megninii, Trichophyton gallinae (FLORIAN und FARKAS
1958), Trichophyton mentagrophytes (CHIEFFI 1916; GÖTZ 1952), Trichophyton
equinum (SARTORY, SARTORY, HUSSCHMITT und MEYER 1932). Vereinzelte frühere
Publikationen über gelungene Isolierungen eines dieser Trichophyten aus superficiellen Kopftrichophytien schließen zudem die Möglichkeit von Klassifizierungs-
irrtümern nicht aus, da die pigmentlose Variante des Trichophyton violaceum
oder auch eines Trichophyton schönleinii-Stammes als Trichophyton verrucosum,
ein Trichophyton tonsurans als Trichophyton mentagrophytes mißdeutet worden
sein könnten.

## β) profunda

Die im vorausgehenden Abschnitt beschriebenen oberflächlichen Veränderungen der Kopfhaut gehen bei den humanen Pilzarten (Trichophyton violaceum,
Trichophyton tonsurans, Trichophyton ferrugineum und Trichophyton rubrum)
nur selten in tiefe Formen über, während dies bei Infektionen durch animale

Dermatophyten fast die Regel ist. In jedem Fall aber entsteht zunächst ein oberflächlicher Prozeß (Abb. 188 und 189), nur ist dieser bei Vorliegen eines animalen Erregers sehr flüchtig, so daß der Arzt den Patienten in diesem Initialstadium meist noch nicht zu Gesicht bekommt.

Die Griechen bezeichneten oberflächliche Affektionen als „Achores", tiefe als „Kerion". Es ist daher historisch bedingt, wenn wir auch heute noch die Trichophytia profunda capillitii als Kerion Celsi bezeichnen. Eine Notwendigkeit hierfür

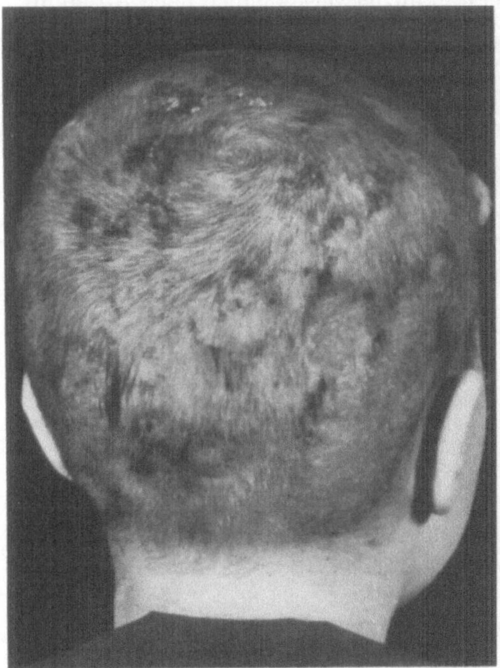

Abb. 188. Trichophytia capillitii superficialis (Trichophyton mentagrophytes). Dieses Stadium ging nach wenigen Tagen in eine tiefe Form über

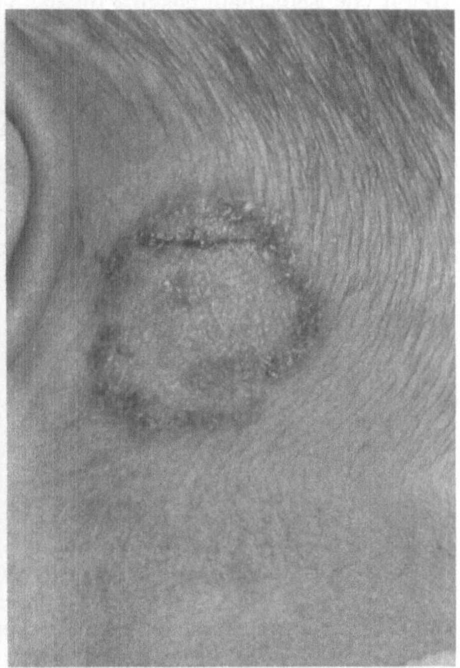

Abb. 189. Trichophytia capillitii superficialis partim profunda hinter linkem Ohr (Trichophyton mentagrophytes)

besteht unseres Erachtens nicht, da mit dem Attribut „profunda" das wesentliche der hier abzuhandelnden Veränderungen klar ausgedrückt ist. Der Pilz wächst unter Schuppen- oder Bläschenbildung in die Epidermis ein und greift dann unter Befall des Haares in die Tiefe des Follikelapparates über. Meist erkrankt gleichzeitig eine größere Anzahl der Haarbälge, so daß wir nur einen größeren Herd, seltener mehrere finden, die über die Kopfhaut verstreut sind. Nach wenigen Tagen bis Wochen imponiert eine starke Infiltration, wobei im Follikelbereich zunächst Pusteln auftreten. Dauert die Entzündung an, so resultiert daraus eine mächtige, zur eitrigen Einschmelzung führende Follikulitis und Perifollikulitis. Schließlich weist der Herd unter abszeßartiger Konfluenz eine schwammige bis matschige Konsistenz auf. Die Oberfläche dieser gelegentlich sogar handflächengroß anzutreffenden Tumoren ist blaurot verfärbt, höckerig und besonders in der Peripherie mit gelb-bräunlichen, sanguinolenten Krusten bedeckt. Stoßen sich, zunächst zentral, die nekrotischen Follikelpartien ab, so wird an diesen Stellen die Haut glatt und gespannt. Auf Druck entleert sich aus zahlreichen Öffnungen der mehr oder weniger vegetierenden Granulationsgeschwulst eitriges Sekret. Die Suche nach pilzkranken Haaren verläuft in diesem Stadium meist ergebnislos; am ehesten sind sie noch in der Peripherie zu finden.

Die heftige entzündliche, auf immunbiologischen Vorgängen beruhende Reaktion
hat letzten Endes den Sinn, die eingedrungenen Pilzelemente aus der Haut zu
eliminieren, denn sobald die Läsion pilzfrei geworden ist, setzen Abheilungs-
vorgänge (3—4 Wochen) ein. Gesunde Haare bleiben von vornherein erhalten
und finden sich in Gruppen zusammenstehend oft noch im Krankheitsbereich.
Das ist der Grund, warum sich nach Abheilung nicht ein völlig kahler Kopfhaut-
bezirk darbietet. Letztlich handelt es sich also bei diesen Erscheinungen um den
Ablauf von Selbstheilungsvorgängen. Verständlicherweise bleiben nach Abschluß

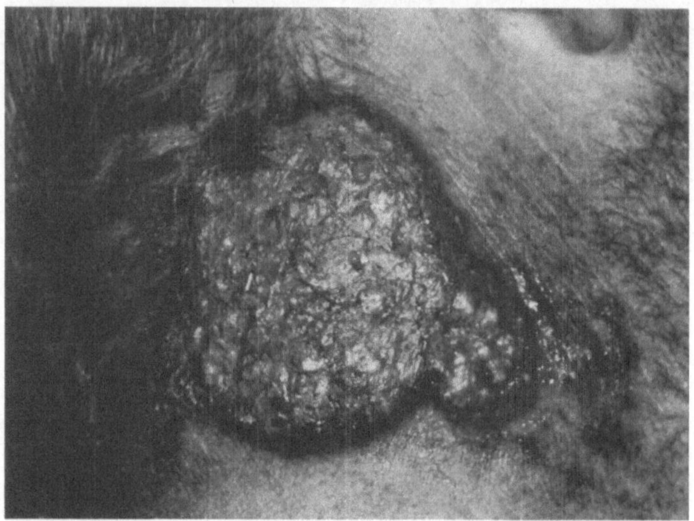

Abb. 190. Trichophytia capillitii profunda. Kerion Celsi im Nacken durch Trichophyton verrucosum

des geschilderten Prozesses narbige Veränderungen zurück, doch sind sie meist
nicht so ausgeprägt, wie man eigentlich im Stadium der Akme hätte fürchten
müssen. Fast immer sind Kinder diesseits der Pubertät betroffen, die erfahrungsgemäß entsprechend der Intensität der Entzündung mit Fieber zu reagieren
pflegen.

In Deutschland wird das Kerion Celsi vorwiegend durch das Trichophyton
verrucosum (Abb. 190), aber auch das Trichophyton mentagrophytes (Abb. 191
und 192) hervorgerufen. Im ersteren Falle läßt sich meist der Kontakt mit
pilzkrankem Vieh nachweisen, wie das auch für die Beobachtungen im Ausland
zutrifft (Fowle und Georg 1947; Carney 1949; Fischer 1952; Götz 1952;
Janke und Newig 1959; Whittle 1956; Fegeler 1958; Jung 1958; El-Fiki
und Rieth 1958 u. a.). Kerionbildungen durch das granulöse Trichophyton
mentagrophytes, dessen Herkunft meist schwieriger zu eruieren ist, werden nicht
so häufig publiziert, offenbar deshalb, weil der Pilz nicht gerade als ungewöhnlich gilt (Ginella 1932; Dowding und Orr 1937; Carney 1949; Dostrovsky
u. Mitarb. 1955). Wir züchteten es in München in der Zeit von 1953—1960
5mal aus Trichophytia profunda-Herden von Kinderköpfen, 5mal isolierten wir
aber auch das Trichophyton verrucosum.

Die torpid verlaufenden, durch humane Pilze bedingten Trichophytien können,
wenn auch in relativ seltenen Fällen, in eine profunde Form übergehen, d.h. die
Ursache für ein Kerion Celsi abgeben (Koike 1927; Sabouraud 1928 u.a.).
Wichtig ist aber hierbei, daß Kerionbildung durch das Trichophyton violaceum
nicht gleichbedeutend mit einer Spontanheilung ist. Die Infektion vermag daher

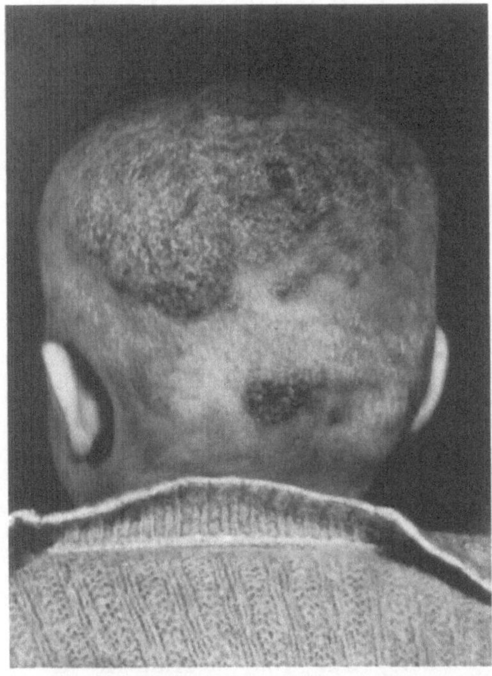

Abb. 191. Trichophytia capillitii profunda = ausgedehntes Kerion Celsi (Trichophyton mentagrophytes)

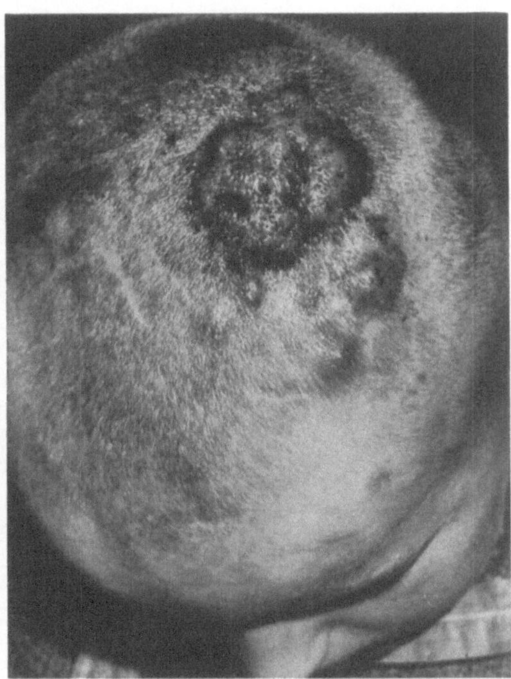

Abb. 192. Trichophytia capillitii profunda (Tyrichophyton mentagrophytes)

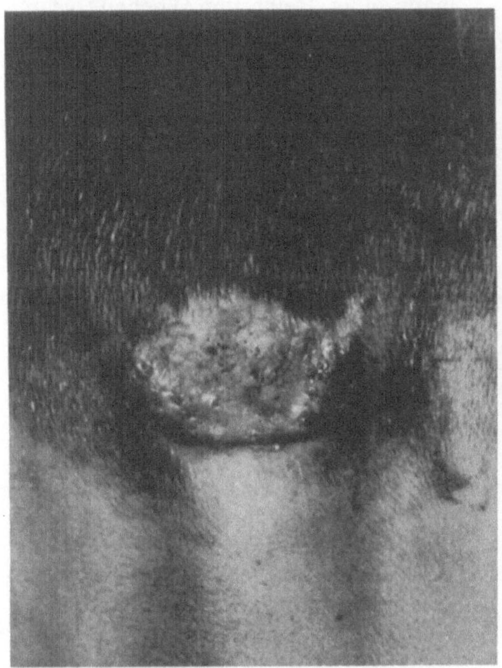

Abb. 193. Trichophytia capillitii profunda. Kerion Celsi im Nacken durch Trichophyton violaceum

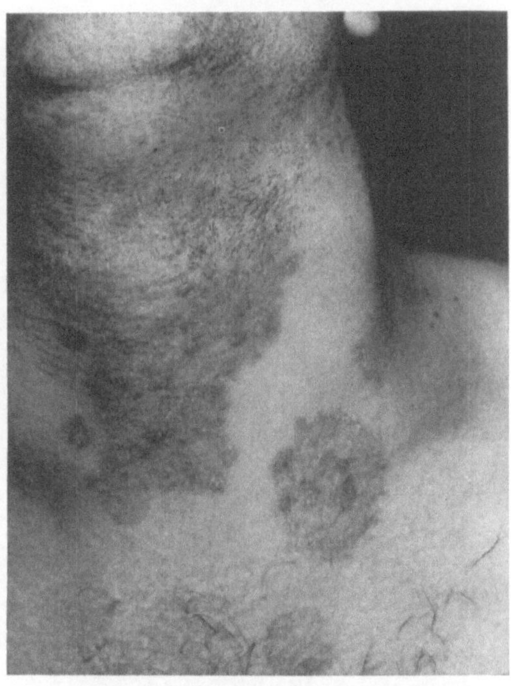

Abb. 194. Beginn einer Trichophytia barbae profunda mit erythemato-squamösen Herden (Trichophyton verrucosum)

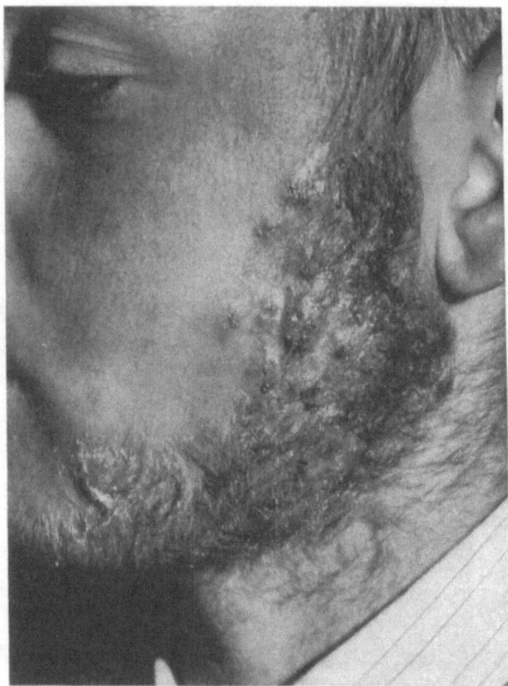

Abb. 195. Trichophytia barbae profunda (Trichophyton mentagrophytes)

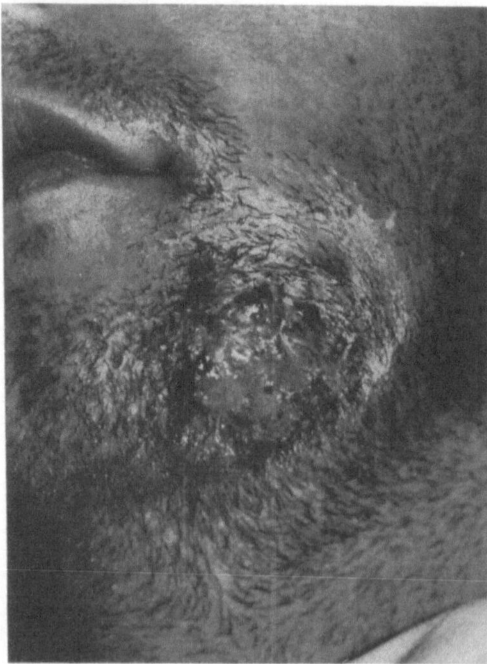

Abb. 196. Trichophytia barbae profunda (Trichophyton megninii)

über die Pubertät hinaus bestehen zu bleiben. Das gilt in gleicher Weise für das Trichophyton tonsurans als Erreger, einschließlich seiner Variante Trichophyton sulfureum. DOSTROVSKY u. Mitarb. fanden unter 6390 Kopftrichophytien nur 22 Kerion-Fälle. Obwohl überwiegend das Trichophyton violaceum gezüchtet wurde, war dieser Pilz bei der Kerionbildung nur in zwei der 22 Fälle beteiligt (Abb. 193). Zum Teil hatte zwar die Kultur versagt (12mal), doch dürfte dieser Umstand in Anbetracht der Gesamtzahl aller Patienten unerheblich sein. *Relativ* häufiger wurde ein Kerion Celsi durch das Trichophyton tonsurans hervorgerufen. PIPKIN züchtete es bei 29 Erwachsenen in 5% der Fälle, während er es bei Jugendlichen in 18% der Fälle aufdeckte. BEARE (1956) sah von 82 Kindern in 3 Fällen den Übergang in eine profunde Form, allerdings erst nach einer Reihe von Wochen (bis zu 3 Monaten seit Infektionsbeginn), während MOORE und WOOLDRIDGE (1950) das Trichophyton tonsurans bei einem 8jährigen Mädchen beobachteten, das seine zwei Brüder infizierte. Im allgemeinen fördert eine Kerionbildung die Abheilung wesentlich (HOWELL, WILSON und CARO 1952). Das Trichophyton (Mikrosporum) ferrugineum wurde ebenfalls vereinzelt als Erreger einer tiefen Trichophytie des Capillitiums isoliert (MORIYANA 1929, TALICE 1931).

Die humanen Pilze lösen gelegentlich auch langdauernde infiltrative Veränderungen der Kopfhaut aus, die mit Pusteln, Noduli oder auch mit furunkuloiden Knötchen einhergehen. Hier liegt gewissermaßen eine stagnierende Entzündung vor, die als Ausdruck eines Gleichgewichtes zwischen dem angreifenden Pilz und der immunbiologischen Abwehrlage zu deuten ist.

## b) Trichophytia barbae

Nach dem ersten Weltkrieg hatte sich die „Bartflechte", vor allem bedingt durch die mangelnde Friseurhygiene, epidemisch ausgebreitet. In gleicher Weise, wie sich nun die Veränderungen des behaarten Kopfes entwickeln, können sich animale, aber auch humane Dermatophyten im Bartbereich auswirken. Dem akuten „Kerion Celsi" des Capillitiums entspricht die veraltete Bezeichnung „Sycosis parasitaria", die identisch ist mit der Trichophytia profunda barbae. Der Erreger haftet in der Epidermis des Bartbereiches unter Bildung erythemato-squamöser, auch vesiculo-pustulöser Läsionen (Abb. 194), nicht selten zuerst an den lanugobehaarten Halspartien. Von hier aus greift der Pilz auf den Follikel über und ruft in der Mehrzahl der Fälle heftige entzündliche Reaktionen hervor,

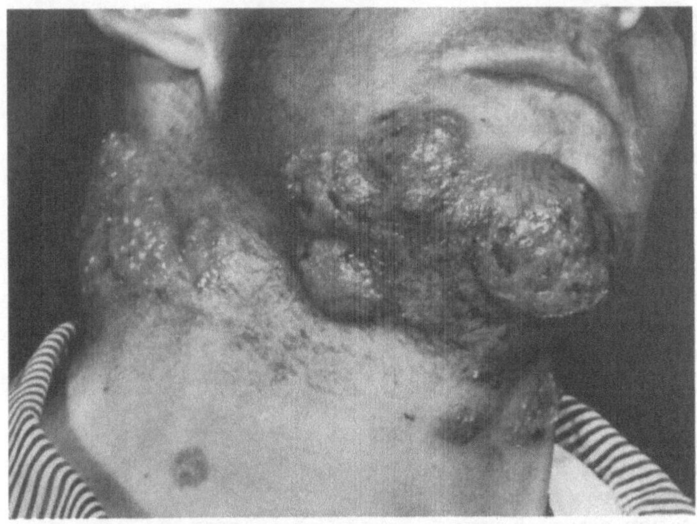

Abb. 197. Trichophytia barbae profunda (Trichophyton verrucosum)

die ganz in Parallele zum Kerion Celsi aus stark entzündlich geröteten, makronen-artigen, gewebseinschmelzenden, fistelnden Knoten bestehen (Abb. 195). Bis-weilen fließen sie zu großen fluktuierenden Läsionen zusammen (Abb. 196 und 197). In anderen Fällen bleibt die Haut zwischen den individuellen Herden klinisch völlig intakt. Die kranken Barthaare fallen aus oder lassen sich leicht mit der Pinzette extrahieren. Wegen starker Selbstheilungstendenz pflegt auch ohne jede Therapie die Trichophytia barbae profunda abzuheilen, wie wir nach dem zweiten Weltkrieg aus Berichten von Rußland-Heimkehrern erneut entnehmen konnten. In Hamburg wurde von Götz (1952) 1948—1950 dreimal das Tricho-phyton megninii (Trichophyton rosaceum) als Erreger gezüchtet: in einem Fall von einem aus sowjetischer Kriegsgefangenschaft zurückgekehrten Arzt. In der Tat wurde es auch in Rußland aus Bartaffektionen isoliert (Arievic und Pentkovs-kaya 1951). Die Beteiligung der Oberlippe ist nicht so selten, wie wir auch aus Literaturangaben entnehmen (Beintema 1931; Tarchini 1932; Glaser und Domanski 1932; Goldberg 1950, der weitere Autoren zitiert, u.a.). Gefunden wurden vor allem das Trichophyton mentagrophytes und das Trichophyton verru-cosum. Neben der akuten Form entwickelt sich seltener eine chronisch verlaufende, infiltrierende Affektion, deren einzelne Knoten bisweilen an Furunkel erinnern. Wir haben diese Variante in Deutschland in den letzten 15 Jahren nicht mehr be-obachtet. Selbst die weniger aggressiven humanen Trichophyten pflegen aber im Bartbereich profunde Trichophytien auszulösen (Ekersdorf 1936).

### c) Trichophytia corporis superficialis

#### α) erythemato-squamosa

Siedelt sich ein Dermatophyt auf der lanugobehaarten Körperhaut an, so entwickelt sich in der Mehrzahl der Fälle eine entzündlich gerötete, selten nur schuppende Scheibe, die sich peripherwärts ausdehnt und unter Abblassung im Zentrum rundliche oder ovale Ringe bildet (Abbildung 198, 199). Durch Konfluenz solcher Gebilde entstehen gyriert, bisweilen auch serpiginös begrenzte Formen (Abb. 200, 201). Bei größerer Ausdehnung am Rumpf zeigen sich landkartenartige Bilder (Abb. 202 und 203). Imponieren mehrere entzündlich betonte, konzentrisch angeordnete, leicht infiltrierte Ringe eines gemeinsamen Hauptherdes, dann sprechen wir von einer Irisform der Läsion (Abb. 204), die an ein Erythema exsudativum multiforme erinnert. Wird die Diagnose verkannt, kommt es bisweilen bei längerem Bestand zu torpiden ekzemartigen Bildern oder durch Lichenifizierung (Abb. 205, 206) gar zur Imitation einer „Neurodermitis circumscripta" (Reiss 1954).

#### β) vesiculo-pustulosa

In einem Teil der Fälle bilden sich infolge starker Exsudation im Zentrum des scheibenartigen Herdes oder aber auch nur am Rande zahlreiche Bläschen und Pusteln, die bei Vergrößerung der Läsion ebenfalls peripherwärts fortschreiten (Abb. 207 und 208). Nicht immer liegt diesem Geschehen der Befall aller Follikel zugrunde. Selbst pemphigoide Bilder werden beobachtet, wobei wahrscheinlich sekundäre Infektionen (banale Kokken) komplizierend hinzutreten. Wenn auch die Akuität der Herde sowie ihre meist ringförmigen bis landkartenartigen Begren-

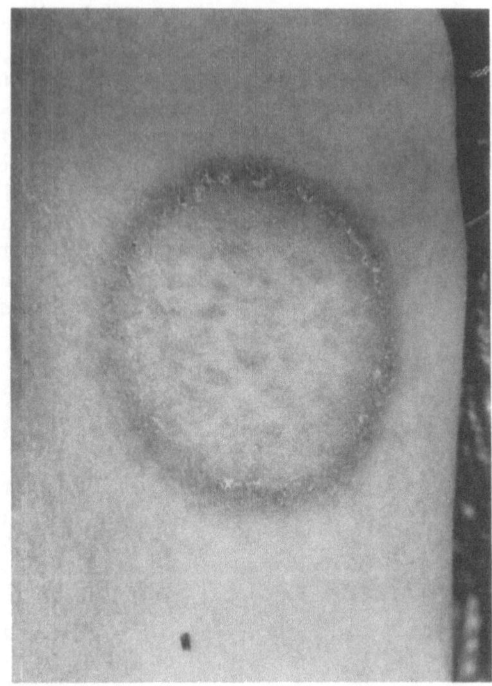

Abb. 198. Trichophytia corporis superficialis erythemato-squamosa (Trichophyton mentagrophytes)

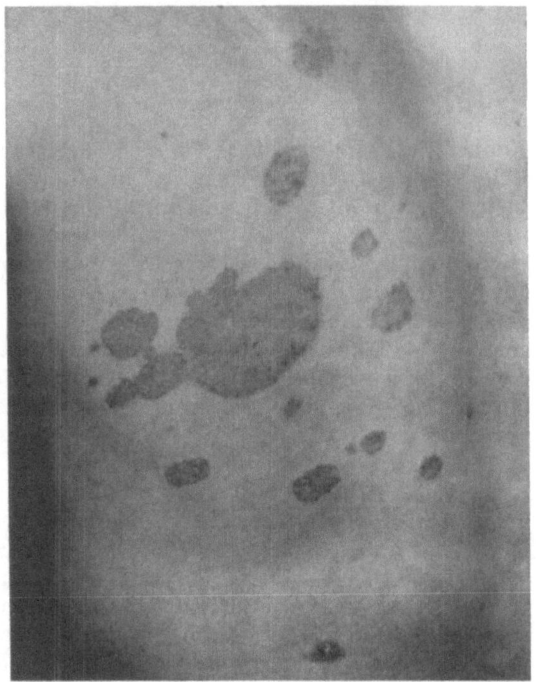

Abb. 199. Trichophytia corporis superficialis erythemato-squamosa (Trichophyton verrucosum)

zungen zugunsten des Befalls durch Trichophyten sprechen, blieben doch frühere
Versuche, gewissen klinischen Veränderungen bestimmte Pilzarten zuzuordnen,

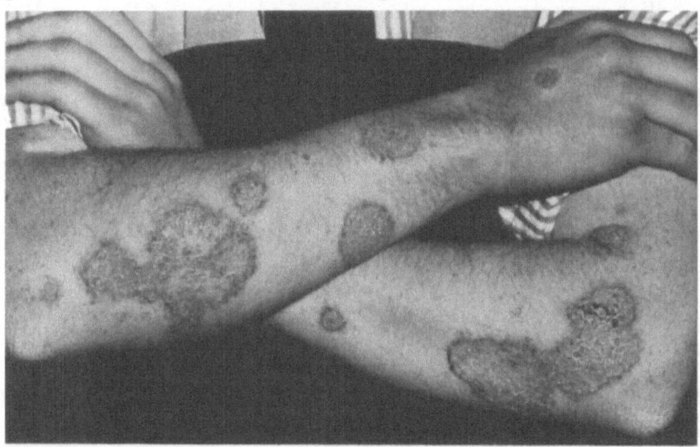

Abb. 200. Konfluierende, serpiginös begrenzte Herde der oberflächlichen Trichophytie (Trichophyton verrucosum)

ohne zuverlässiges Ergebnis. Zahlreiche Arbeiten der letzten Jahrzehnte wie auch
unsere eigenen Erfahrungen haben gezeigt, daß gerade die lanugobehaarte Haut
im Hinblick auf einen bestimm-
ten Dermatomyceten „unzuver-
lässiger" reagiert als der Kopf-

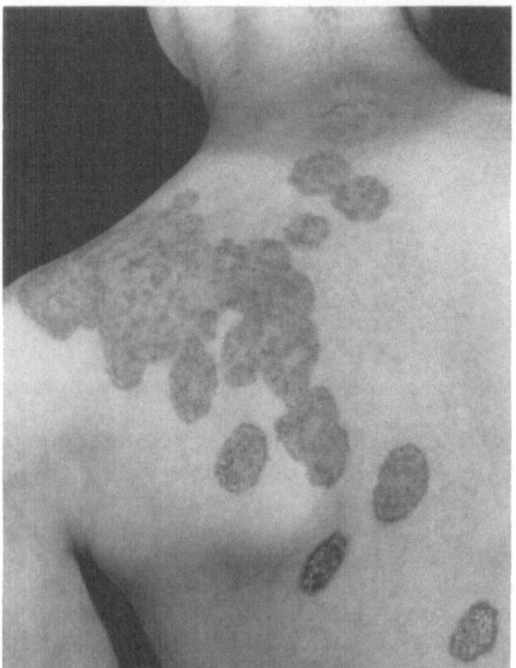

Abb. 201. Oberflächliche Trichophytie durch Trichophyton
mentagrophytes

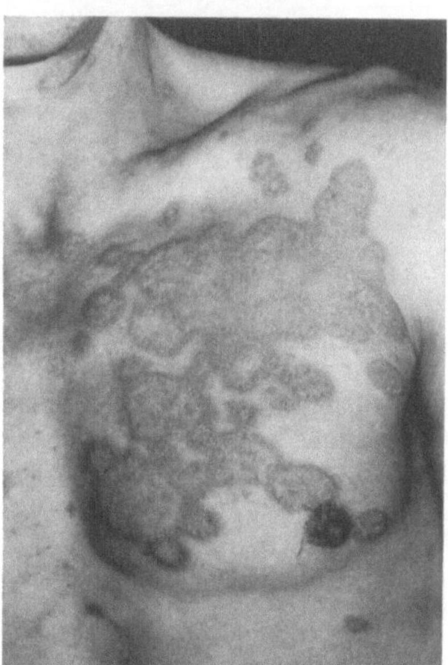

Abb. 202. Landkartenartige Begrenzung bei
oberflächlicher Trichophytie (Trichophyton
verrucosum)

oder Bartbereich. Das Trichophyton violaceum (Fälle von ARTOM 1934: Ery-
throdermiebild; EKERSDORF 1936; GREENHOUSE 1951; GÖTZ 1952; BOSCO
1953 u.a.: Generalisation) und das Trichophyton tonsurans (Fälle von BLU-
MENTHAL 1928; RAMAZOTTI 1930: Ekzembild; JESUS und OCHOTERENA 1931:

wechselnde Bilder; ferner Cerchiai 1931; Kligman und Constant 1951) führen
zwar vorwiegend zu erythemato-squamösen Formen, bisweilen aber auch zu
stärker entzündlichen vesiculo-pustulösen Veränderungen (Popoff 1928; Mguebrow 1928; Da Fonseca und Levy 1930; Pipkin 1952). Nach Popoff können
sich selbst bei ein und derselben Person die beiden klinischen Formen entwickeln.
Im Kindesalter ist der Befall der Körperhaut offenbar nicht so häufig, wenn man
ihn zu den Erkrankungen des behaarten Kopfes in Parallele setzt. Von 97 Trichophyton violaceum-Infektionen fand Ekersdorf 21mal eine Beteiligung der

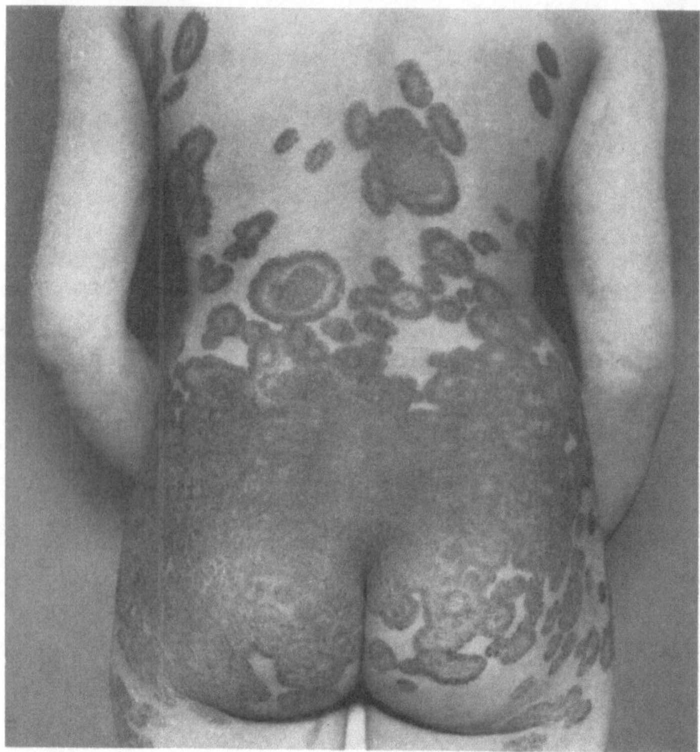

Abb. 203. Trichophytia corporis superficialis erythemato-squamosa durch Trichophyton verrucosum (nach Grütz)

lanugobehaarten Haut, davon 17mal in Kombination mit einer Trichophytie des
Capillitiums. Eine noch weit geringere Beteiligung der Körperhaut stellten
Dostrovsky (1955) u. Mitarb. fest. Hingegen vermerkte Pipkin von 29 Trichophyton tonsurans-Infektionen des Capillitiums bei Erwachsenen (!) in 19 Fällen
Mitbeteiligung lanugobehaarter Körperstellen. Primäre epidermale Pilzinfektionen greifen gelegentlich auf die Kopfhaut oder bei Erwachsenen in den Bartbereich über (Cerchiai, Greenhouse, Bosco u.a.). Diese Gefahr ist besonders
groß, wenn der Erstlingsherd im Gesicht oder an den seitlichen Nackenpartien
lokalisiert ist (z.B. Gammel und Work 1938).

Gammel und Work züchteten aus einem gering entzündlichen Herd der
Wange ein Trichophyton verrucosum, das zwar im allgemeinen stärkere entzündliche Reaktionen der Haut bedingt (Davidson, Gregory und Birt 1934; Fowle
und Georg 1947; Carney 1949; Rook 1956; Saunders 1954: Fall 3 u.a.), das
andererseits aber auch aus aphlegmasischen Läsionen isoliert wird (Fälle von
Jillson und Buckley 1952; Götz 1952; Fegeler 1958; Janke und Newig

1959; Jung 1958; Rook 1956; Saunders 1954: Fall 2). Ganz ähnlich verhält sich das Trichophyton mentagrophytes var. granulosum. Neben meist starken

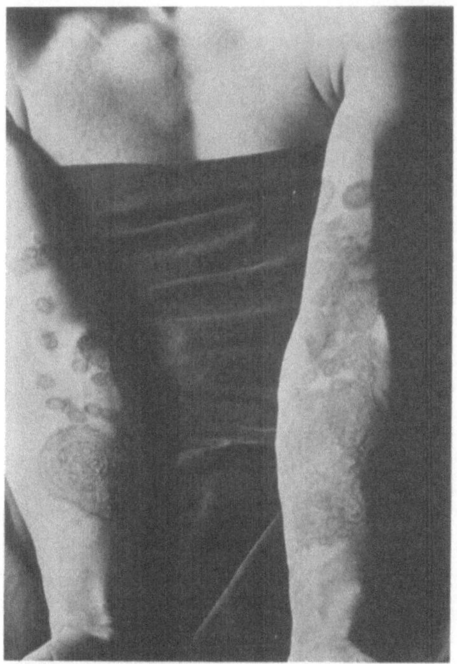

Abb. 204. Irisform einer Trichophytia superficialis durch Trichophyton rubrum

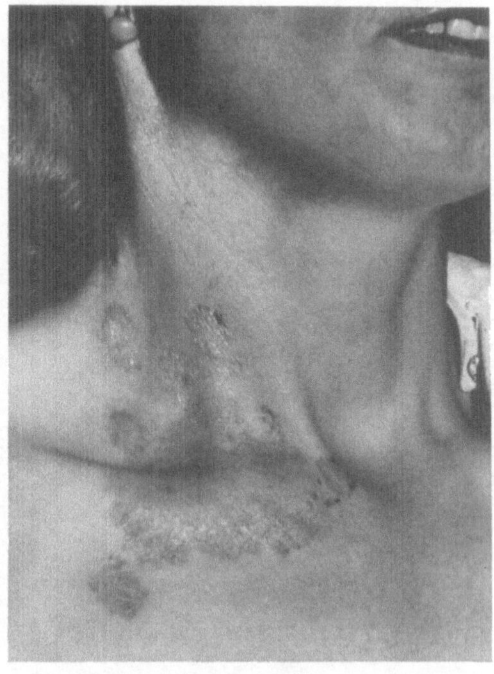

Abb. 205. Licheninfizierte Trichophytia superficialis von 9monatiger Dauer (Trichophyton violaceum)

Bläschen- und/oder Pustelbildungen (z.B. Fälle von Götz 1952; Rook 1956; Rieth u. Mitarb. 1960 u.a.) läßt sich gelegentlich ein rein erythemato-squamöser Verlauf feststellen (Procházka 1927; Dowding und Orr 1937; eigene Fälle). Aus den dargelegten Beobachtungen geht hervor, daß die Intensität der Reaktion des Organismus zwar nicht völlig unabhängig von der Pilzart ist, daß aber das Alter des Patienten (Kinder neigen eher zu heftigen Entzündungserscheinungen) sowie der Infektionsort (Körperhaut oder Capillitium bzw. Bartregion) wesentlichen Einfluß besitzen.

Als Folge einer oberflächlichen Trichophytie des Körpers beschrieb Gougerot (1931) eine postläsionelle Leukodermie nach

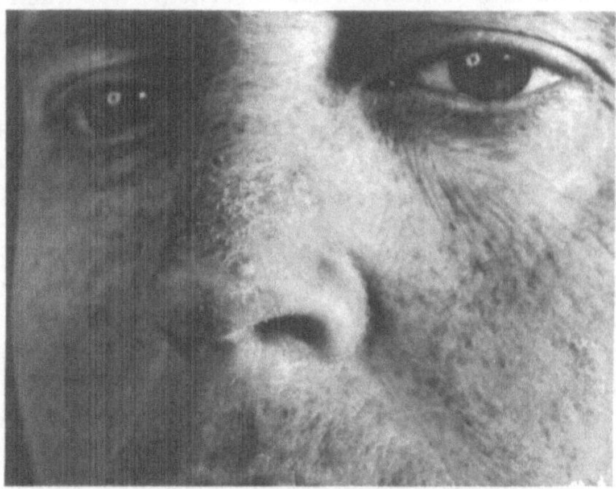

Abb. 206. Trichophytia superficialis durch Trichophyton violaceum, ekzemartig schuppender Herd

Sonnenbestrahlung (Erreger Trichophyton equinum). Die Herde waren nicht pilzfrei. Es handelt sich wohl bei dieser Besonderheit um ähnliche Vorgänge, wie sie uns bei der Pityriasis versicolor bekannt sind, aber auch schon beim

Favus beobachtet wurden. Individuelle Faktoren bei dieser reversiblen Schädigung der epidermalen Melanogenese dürften hierbei entscheidend sein. Das Trichophyton equinum löst im übrigen nur geringe entzündliche Veränderungen aus,

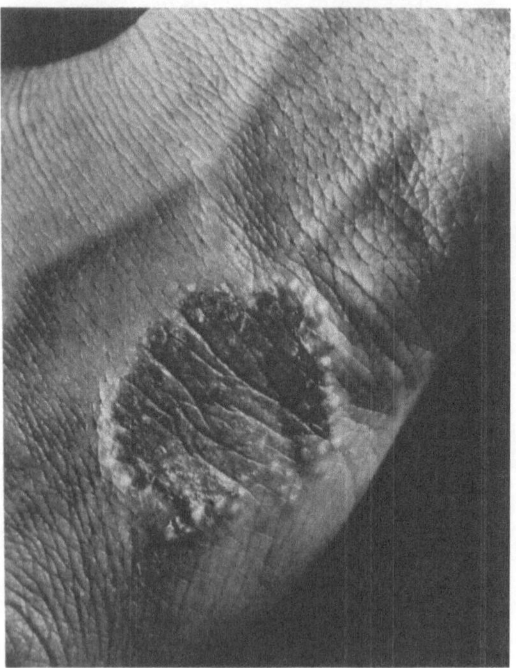

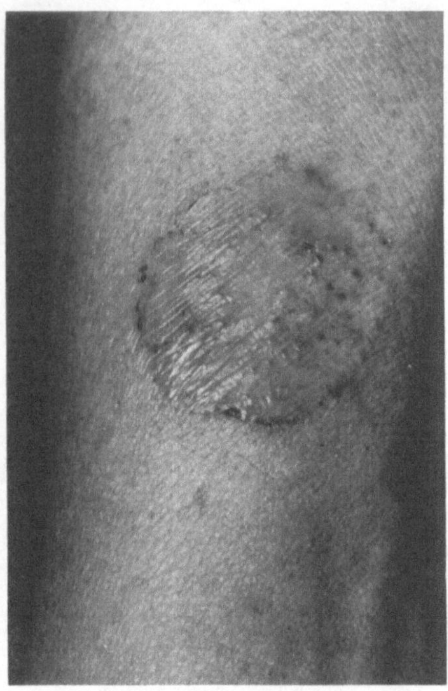

Abb. 207. Trichophytia superficialis vesiculo-pustulosa auf der Hand (Trichophyton mentagrophytes)

Abb. 208. Trichophytia superficialis erythematosquamosa im Übergang zum Typus vesiculopustulosus (Trichophyton mentagrophytes)

obwohl eine animale Pilzart vorliegt, was auch aus Beobachtungen von SARTORY u. Mitarb. (1932) hervorgeht.

### γ) imbricata

Von der Feststellung, daß wir aus den Symptomen einer Trichophytie der Körperhaut nicht auf die Trichophytonart zurückschließen können, müssen wir einen Dermatomyceten ausnehmen. Es handelt sich um das in den Tropen weit verbreitete Trichophyton concentricum, dessen Krankheitsbild unter dem Namen Tinea imbricata oder Tokelau am bekanntesten ist. Der Erreger befällt fast nur die farbigen Rassen (Südseeinsulaner, Malaien, Chinesen, Inder, Neger, südamerikanische Indianer), doch haben CASTELLANI (1932), ferner SHARVILL (1952) die Krankheit auch bei Europäern gesehen, letzterer bei einem 23jährigen Offizier, der bei der malaiischen Polizei Dienst getan hatte. Weitere Beobachtungen liegen vor von BEUREY, FRANQUET, MOUGEOLLE, SIMONAL und CHERRIER (1957) (bei einem französischen Soldaten aus Indochina) sowie von BELISARIO und HAVYATT (1959), die das Leiden bei einem weißen Jungen entdeckten. Weder Alter noch Geschlecht des Patienten spielen für die Empfänglichkeit eine Rolle (POLUNIN 1952). Auf der malaiischen Halbinsel ist etwa 1% der Bevölkerung verseucht. Die Infektion beginnt als bräunlicher, sich langsam ausdehnender Fleck am Rumpf oder an den Extremitäten. Bald lösen sich die zentralen Partien des Stratum corneum schuppenartig ab (BURKWALL 1937), bleiben aber in der Peripherie mit der Unterlage verbunden. Die Schuppe erinnert so an einen aufliegenden Ziegel (imbrex = Ziegel). Während der Pilz zentrifugalwärts wächst und einen peripheren schuppenden Ring bildet, beginnen vom Zentrum aus liegengebliebene Pilzelemente in der neugebildeten Hornschicht das Spiel von vorn. Wieder entsteht ein neuer squamöser Ring. Auf diese Weise zeigt sich im Zentrum stets der jüngste Ring, während der älteste am periphersten liegt (Abb. 209). Ein ausführlicher Bericht über die Entwicklung dieser Krankheit liegt von CASTELLANI (1928) (s. dessen Abb. 23) vor. Subjektiv besteht oft quälender Juckreiz, so daß die Infektion

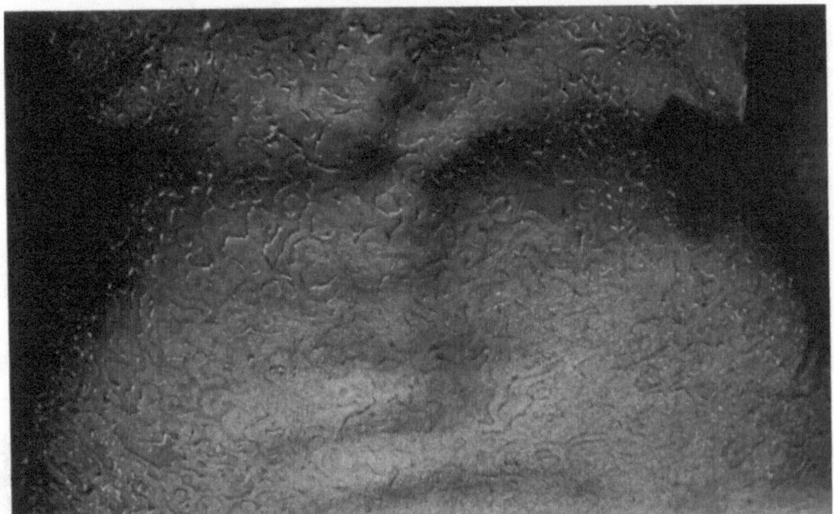

Abb. 209. Trichophytia imbricata (Trichophyton concentricum) (nach MARCHIONINI)

durch die kratzenden Finger bald auf den ganzen Körper übertragen wird. Überimpfungen auf andere Menschen sind gelungen (MINAMI und HIGUTI 1937; URSO 1942). Nach ACTON und GHOSH (1934) soll die bei eigenen Inokulationsversuchen beobachtete Inkubationszeit 10 Tage betragen. Die konzentrischen Ringbildungen sind so charakteristisch, daß man mit großer Wahrscheinlichkeit den ursächlichen Erreger nennen kann. Ältere Läsionen erinnern bisweilen an eine Ichthyosis, doch lassen sich daneben nicht selten an den frisch infizierten Stellen Ringbildungen nachweisen. Die Kultur muß letztlich die Diagnose bestätigen. Eine zusammenfassende Darstellung hat jüngst AREÃ LEAO (1954) gegeben.

## d) Trichophytia corporis profunda

### α) acuta

Ein Dermatophyt (vorwiegend von animaler Art) vermag auf der lanugobehaarten Körperhaut in kurzer Zeit ganz die gleichen heftig-entzündlichen Veränderungen auszulösen (Abb. 210), wie wir sie bei der Trichophytia capillitii und barbae beschrieben haben (,,Kerion Celsi'' bzw. ,,Sycosis parasitaria''). Die Trichophytia corporis profunda ist nun mit der zusätzlichen Bezeichnung ,,Folliculitis agminata'' (von agmina [lat.] = die Menge, weil viele benachbarte Haarfollikel gleichzeitig erkranken) versehen worden (MIESCHER 1928). Die Amerikaner wiederum sprechen bei allen drei Lokalisationen einfach von ,,suppurativer'' Mykose. Ursächlicher Erreger auf der Körperhaut ist meist das Trichophyton verrucosum (Abb. 211) oder das Trichophyton mentagrophytes (Abb. 212) var. granulosum (BIRT und WILT 1954; FOWLE und GEORG 1947; GOUGEROT

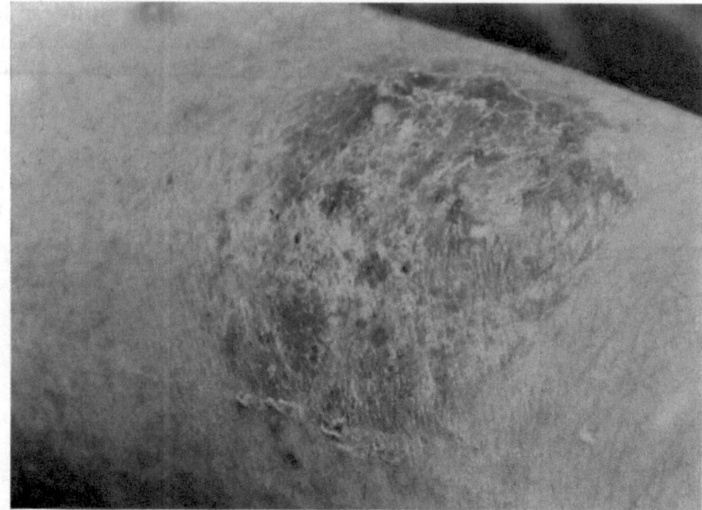

Abb. 210. Trichophytia profunda acuta an der Beugeseite des Unterarmes (Trichophyton mentagrophytes)

und Burnier 1937; Tamponi 1936 u.a.). Das Charakteristikum aller drei Affektionen und damit der gemeinsame Nenner ist deren Neigung zur eitrigen Einschmelzung des Follikelapparates im Erkrankungsbereich.

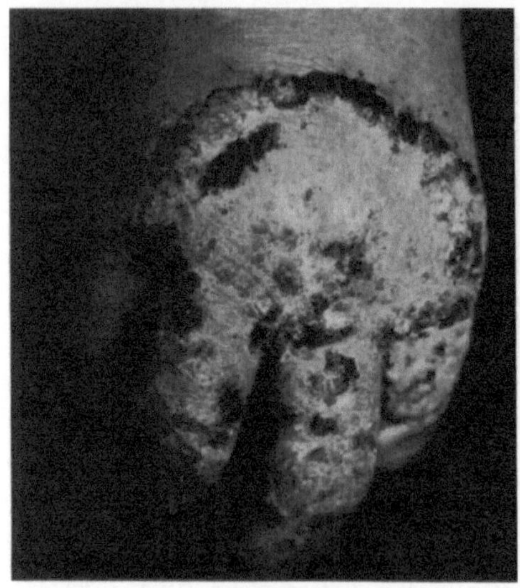

Abb. 211.

Abb. 211. Trichophytia profunda acuta auf dem Handrücken (Trichophyton verrucosum) (nach Grütz)

Abb. 212. Trichophytia profunda acuta (Trichophyton mentagrophytes)

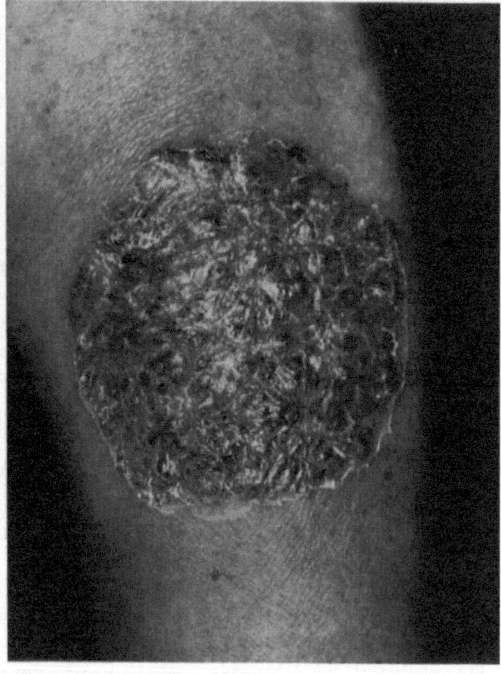

Abb. 212.

## β) chronica

Andererseits kann aber auch der Fall eintreten, daß der parasitierende Pilz auf Grund einer nur schwachen immunbiologischen Abwehrreaktion des Wirtsorganismus nicht fähig ist, den eindringenden Erreger rasch durch einen eitrigen histiolytischen Prozeß zu eliminieren. Er versucht dann, durch eine Granulationsgewebsbildung von meist tuberkuloider Struktur zu antworten. So entstehen klinisch gering entzündlich gerötete, nicht selten lividrot verfärbte, derbe Knoten wechselnder Größe, durch Konfluenz auch tuberöse Plaques, die teils mit wenigen trockenen Schuppen, teils mit Schuppenkrüstchen bedeckt sind (Abb. 213). Oft läßt sich der Pilz noch in den peripheren Haaren oder Haarstümpfen nachweisen. Die Läsionen bleiben viele Monate bis Jahre mehr oder weniger unverändert bestehen (JARYSEVA 1929; BLANK u. Mitarb. 1957), bis eines Tages durch einen Wechsel in der Allergielage des Patienten eine Geschwürsbildung mit nachfolgender narbiger Abheilung eintritt. Wir haben es also in diesen Fällen von vornherein mit einer chronisch verlaufenden Dermatomykose zu tun. Alle sog. ,,chronisch-infiltrativen" Fälle sind unseres Erachtens hierher zu zählen, auch wenn deren tuberkuloide Struktur histologisch nicht immer klar zutage tritt, da ja, was uns aus der Pathogenese der Tuberkulose durchaus geläufig ist, hierbei individuelle Faktoren eine maßgebliche Rolle spielen. 1883 hat MAJOCCHI entsprechende, ohne Eiterung einhergehende Veränderungen des Kopfes (bei Kindern) als ,,Granuloma trichophyticum" bezeichnet und glaubte, eine neue Form der Trichophytie mitgeteilt zu haben. Auch auf der lanugobehaarten Körperhaut können sich solche Läsionen entwickeln (s. auch Kapitel über Tinea nodularis granulomatosa). Übergänge zwischen der akuten und chronischen Form einer tiefen Trichophytie sind verständlicherweise immer möglich, was einer der Gründe

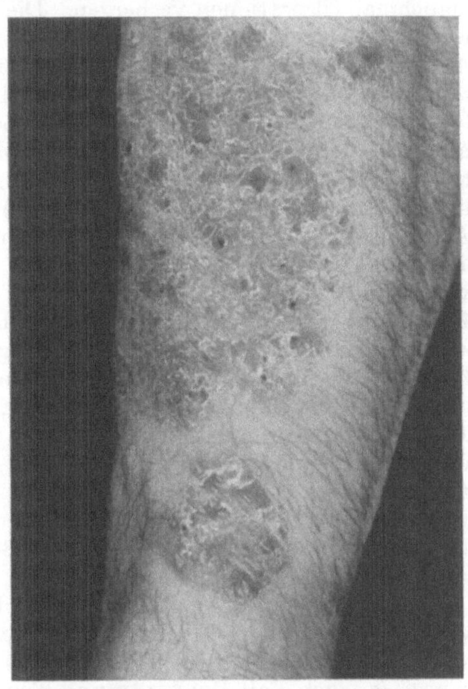

Abb. 213. Trichophytia profunda chronica (2 jährige Dauer) durch Trichophyton violaceum

ist, warum tumoröse Granulationsgewebsbildungen von verschiedenen Autoren bald als Kerion oder als Kerion-artig, bald als Granuloma trichophyticum bzw. Granuloma trichophyticum-artig gedeutet worden sind (THEODORESCOU 1930; PEYRI 1947; HADIDA und SCHOUSBÖE 1957).

## e) Trichophytien besonderer Lokalisation

Jede verhornte Körperstelle ist durch Dermatophyten angreifbar, wobei Prädilektionsstellen durchaus als Regel gelten dürfen. Diesbezüglich sei einmal an den seltenen Befall der behaarten Kopfhaut des *Erwachsenen* erinnert, zum anderen an die bevorzugte Erkrankung der Bartregion. Von der Erregerart abgesehen, sind hier physiologische, endokrinologische und lokalisatorische Faktoren von Einfluß, wie z.B. die antimycetische Wirkung des Kopfhautfettes (ROTHMAN u. Mitarb. 1945), die häufigere Erkrankung der Kinder, die hohe Beteiligung der Frauen an Nagelmykosen in etwa 70% aller Fälle, der bevorzugte Befall unbedeckter Körperstellen wie Vorderarme, Handrücken, oder bei der Arbeit exponierter Teile wie Hals und Rücken z.B. bei Melkern. Zu den selten infizierten Regionen zählen die Augenbrauen und/oder Wimpern (Trichophytia blepharociliaris), was auch dann gilt, wenn ein animaler Pilz aus benachbarter Lokalisation gezüchtet wird. Gerade die Seltenheit dürfte wohl der Grund sein, warum wir andererseits in der Literatur relativ viele Hinweise auf Befall dieser Körperstellen finden, weil offenbar dieser Umstand den Autoren als besonders mitteilenswert erschien (Elschnig 1928; Coutela und Guy Offret 1936; Hrad 1940; Bessone 1951; Máramarosi 1953; Bessière 1956; Bonanni 1957; Fegeler 1958). Klinisch imponieren die Krankheitsherde dieser besonderen Lokalisation meist durch ihre schuppigen oder krustösen Auflagerungen, unter denen sich manchmal Ulzerationen verbergen. Die Haare sind entweder abgebrochen oder weißlich verfärbt. Ganz ungewöhnlich ist der Befall der Achselhöhlen (Ayres und Anderson 1941). Als Pilzarten wurden Trichophyton mentagrophytes, violaceum, tonsurans, megninii und verrucosum isoliert. Thiers u. Mitarb. (1957) beobachteten bei einem 7jährigen Mädchen neben einem erythemato-squamösen Kinnherd eine doppelseitige mykotische Blepharitis ohne Übergang auf die Konjunktiven. Das wirft die Frage nach der Fähigkeit der Dermatophyten auf, überhaupt in Schleimhäuten (Auge, Mund, Vagina) wachsen zu können. Wenn bestimmte Arten auch von der Haut aus über die Lymphbahnen bis zu den regionalen Drüsen, aus denen sogar die Züchtung gelungen ist (Hoffmann 1928; Aravijsky 1959), vordringen, so müssen wir hinsichtlich der Angaben über das Parasitieren der Fadenpilze in der Schleimhaut doch sehr kritisch sein. Manche Befunde rufen schon auf Grund der mitgeteilten Häufigkeit der isolierten Trichophyten Skepsis hervor (Deuchler 1930: 7mal Konjunktivitis mit nachgewiesenen Pilzfäden, davon zweimal Trichophyton cerebriforme gezüchtet, Popoff und Sacharieff 1941: siebenmal Cheilitis trichophytica, davon fünfmal Trichophyton violaceum, einmal Trichophyton mentagrophytes und einmal Trichophyton verrucosum nachgewiesen). In anderen Fällen mag es sich um die Candida albicans gehandelt haben, die ja in vivo auch fädige Strukturen hervorbringen kann (Pelévine und Tschernogouboff 1927; Hval 1936). Paldrok und Torell (1950) zeigten an einem einschlägigen Fall, wie leicht eine Fehldiagnose unterlaufen kann.

Jüngst beschrieb Aravijsky (1959) Knochenveränderungen, die sich im Anschluß an eine äußere Verletzung der Zehen entwickelt hatten und aus denen ganz ungewöhnlicherweise ein Trichophyton tonsurans (T. cerebriforme) gezüchtet wurde (s. auch Fall Pelévine und Tschernogouboff).

### f) id-Reaktionen bei der Trichophytie

Die im Verlauf einer Trichophytie auftretenden universellen allergischen Reaktionen müssen wir als auffallend selten bezeichnen. Auch wenn wir berücksichtigen, daß die meist exanthematischen Veränderungen flüchtig sind oder bisweilen sehr unterschwellig, was die Möglichkeit des Verkennens in sich birgt, haben wir doch im eigenen Krankengut eine „id"-Reaktion bei höchstens 1% der Fälle beobachtet. Dostrovsky u. Mitarb. gaben nur eine Häufigkeit von 0,2% bei ihren Fällen an. Rizzi und Magliari (1955) fanden zwar bei 10% der Kopftrichophytien (66% Trichophyton violaceum, Rest Trichophyton schönleinii) eine erythemato-squamöse Begleitreaktion der Umgebung des Capillitiums, aber auch nur vereinzelte generalisierte morbilliforme Reaktionen. Wie wir schon in dem Kapitel über die Trichophytinallergie vermerkten, sind es in erster Linie therapeutische Eingriffe (Röntgenepilation, Trichophytininjektion u. a.), die den Ausbruch eines Exanthems provozieren. Dabei ist die Gefahr größer, wenn eine profunde Trichophytie vorliegt. Klinisch steht im Vordergrund die lichenoide Form, die sich am besten mit dem Lichen scrophulosorum vergleichen läßt (Lichen trichophyticus). Unter Bevorzugung des Rumpfes manifestiert sie sich als Knötcheneruption (MALYSEV 1929; WILLIAMS 1931; TAKAHASHI 1934; BECHET 1937; FISCHER 1952 u.a.). Die etwa stecknadelkopfgroßen Papelchen stehen in kleineren und größeren Herden auf durchaus nicht immer geröteter Basis zusammen. Manchmal entwickelt sich aus ihnen durch betonte Hyperkeratose ein follikulärer Lichen spinulosus. Allgemeinsymptome wie Fieber, Übelkeit, Abgeschlagensein treten in diesem und jenem Fall hinzu. Zum Lichen trichophyticus gehörig ist auch das von DIETEL (1931) beschriebene streifenförmige Trichophytid. Von einer profunden Trichophytie des Vorderarmes ausgehend, hatten sich zahlreiche feine Knötchen im Verlauf der abführenden Lymphbahnen bis zur Achselhöhle entwickelt. Interessant war in diesem Fall die Manifestation der Bedeutung des Lymphgefäßsystems für die Sensibilisierung der Haut. Höchst selten tritt Juckreiz auf. Auch das Aufschießen von Bläschen bzw. gar Pusteln scheint nach der Literatur der letzten Jahrzehnte ein seltenes

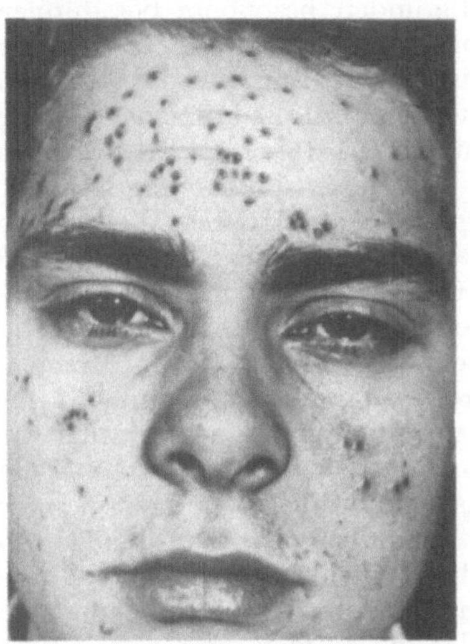

Abb. 214. Varioliformes nekrotisierendes Mykid
im Anschluß an Trichophytininjektion
(nach STEIGLEDER)

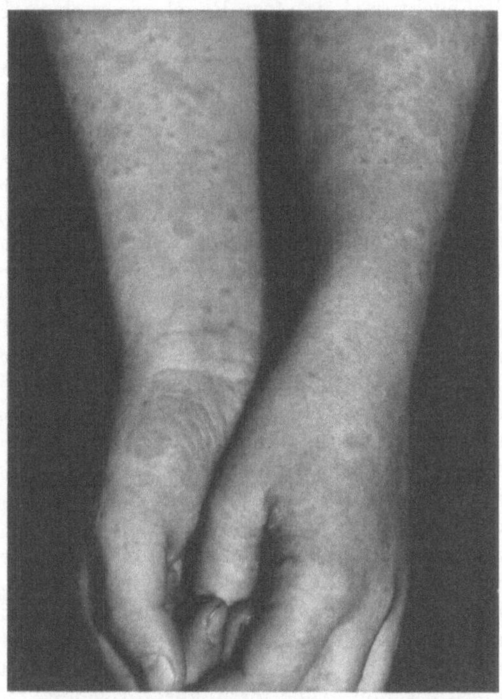

Abb. 215. id-Reaktion (Trichophytid) in Form eines
makulo-papulösen Exanthems bei Kerion Celsi des Kopfes

Ereignis geworden zu sein (MUENDE 1930 = varicellenartiges Trichophytid, s. auch STEIGLEDER 1953, Abb. 214), wenn wir von den „id"-Reaktionen der Hände oder Füße als Lokalisation absehen. Als weitere Trichophytid-Variante kann sich ein makulo-papulöses (Abb. 215) bzw. ein polymorph-exsudatives Exanthem einstellen (HASSELMANN und WERNSDÖRFER 1948), das sogar im Aussehen einem reinen Erythema exsudativum multiforme entspricht (GOLDSMITH 1931).

Ungewöhnlich ist die Entwicklung einer Konjunktivitis als Ausdruck des Trichophytids, wie es von MUENDE (1930) mitgeteilt wurde. Dabei trat gleichzeitig Fieber hinzu. Da „id"-Reaktionen durch hämatogene Aussaat von Pilzelementen ausgelöst werden können (eine positive Blutkultur mit Züchtung des Trichophyton violaceum gelang BERNHARDT und WILENCZYK 1930 u.a.), entstehen manchmal klinische Bilder, die als Ausdruck akuter Gefäßbeteiligung aufgefaßt werden müssen. In diesem Zusammenhang sei auf die tierexperimentellen Studien von ITO (1957) und seinen Schülern (INABA 1960 u.a.) hingewiesen, die sich besonders mit diesen Problemen beschäftigt haben. Im Corium oder an der

Cutis-Subcutisgrenze entwickeln sich an den Streckseiten der Extremitäten blaurote, schmerzhafte Knoten (Erythema nodosum von Wile 1930; Musger 1935; Franks, Rosenbaum und Mandel 1952; Vialkowitsch 1956 u.a.). Die Reaktionen steigern sich in manchen Fällen bis zur Nekrose. So publizierte Steigleder jüngst ein varioliformes nekrotisierendes Mykid bei einem 19jährigen Mann. Inwieweit sich die von Wiedmann (1952) beschriebene hyperergische nekrotisierende Entzündung bei generalisierter Mykose unter dem Bilde einer Periarteriitis nodosa als „id"-Reaktion deuten läßt, ist offen, sofern sich der Pilz in den Herden direkt nachweisen ließ. Im allgemeinen pflegen animale Erreger den Organismus stärker zu sensibilisieren als humane Stämme, doch ist diese Beobachtung keine festeRegel, wie auch ausReihentests von Dostrovsky u.Mitarb. hervorging.

### g) Histologie

Abhängig vom jeweiligen klinischen Bild der Trichophytia superficialis (erythemato-squamosa bzw. vesiculo-pustulosa) finden wir entsprechende feingewebliche Veränderungen. Die PAS-Färbung stellt die Pilzelemente in der verhornten Epidermis dar, wobei nach eigenen Befunden besonders bei dünnem Stratum corneum einzelne Fäden auch einmal bis in die obersten Lagen des Rete Malphighii vordringen. Zur besseren Orientierung ist jedoch eine Hämatoxylin-Eosinfärbung in Parallelschnitten unerläßlich. Gelangt ein pilzinfizierter Follikel zur Untersuchung, so läßt sich der Erreger nicht nur im Haar, sondern bisweilen auch tief neben dem Haar nachweisen. Dem squamösen Bild entspricht eine mäßige Hyperkeratose mit teils ortho-, vorwiegend paraplastischer Verhornung. Das Rete Malphigii zeigt akanthotische Wucherung, verbunden mit intra- und interzellulärem Ödem. Wird ein vesikulo-pustulöser Randsaum eines Herdes untersucht, dann sind die Pilze besonders reichlich in den Hornschichten der Bläschendecke nachweisbar. Niemals entdeckten wir Pilzelemente im Bläschen- oder Pustelinhalt. Das Bläschen entsteht subcorneal als Ausdruck einer starken exsudativen entzündlichen Reaktion. Meist ist es einkammerig, gelegentlich aber zumindest angedeutet auch mehrkammerig. Je nach dem Intensitätsgrad der Entzündung sind im oberen Corium die Lymph- und Blutgefäße weit gestellt, letztere vor allem von zahlreichen Lymphozyten umgeben. Das Bindegewebe erscheint ödematös aufgelockert. Plasmazellen lassen sich nur bei längerer Dauer der Affektion nachweisen. Krustöse Auflagerungen setzen sich teils aus parakeratotischen, teils orthokeratotischen Lamellen zusammen, die von Leukozyten und geronnenem Exsudat durchsetzt sind. Bemerkenswert ist die gelegentliche Entwicklung atrophischer Herde der Gesichts- und auch der Kopfhaut bei chronischer Trichophyton tonsurans-Infektion (Howell, Wilson und Caro 1952).

Wie wir schon an anderer Stelle ausführten, stellen das Kerion Celsi, die Sycosis parasitaria und die Follikulitis agminata ein und dieselbe Krankheit dar, nämlich eine akute *Trichophytia profunda* bei unterschiedlicher Lokalisation. Es ist daher nicht überraschend, wenn wir histologisch bei allen drei klinischen Bildern grundsätzlich analoge histologische Veränderungen finden, abgesehen von der Gegenwart zahlreicher Haarfollikel im Kopf- und Bartbereich. Wenn also auch diese oder jene Besonderheit bei wechselnden Fällen im Vordergrund stehen mag, so läßt sich doch nach Birt und Wilt (1954) folgende allgemeingültige Darstellung geben:

In allen Fällen ist die Epidermis beteiligt. Zu Beginn der Veränderungen lokalisierten sich die Entzündungszellen im oberen Corium unter Bevorzugung der Haarfollikel, wobei das Infiltrat zu etwa gleichen Teilen aus Lymphozyten und polymorphkernigen Leukozyten bestand. Ein mäßiges intraepitheliales Ödem und eine Verlängerung der Retezapfen lagen vor. Bei voll entwickelten Läsionen waren die Reaktionen aber vielgestaltiger. Die Epidermis und das Corium wurden bis in die tiefsten Schichten ergriffen, die Entzündungszellen umfaßten vorwiegend Plasmazellen, durchsetzt von einigen Lymphozyten, großen Mononukleären und polymorphkernigen Leukozyten. Eine Agglomeration neutrophiler Leukozyten (Mikroabszesse) wurde im gesamten Corium beobachtet. JILLSON und BUCKLEY (1952) betonten vor allem die follikuläre Anordnung der vorwiegend aus Leukozyten bestehenden Infiltrate. Bei einigen Patienten fanden sich in den tiefen Gewebslagen auch zahlreiche Eosinophile. Bei anderen Kranken ließen sich drei oder vier benachbart liegende Riesenzellen vom Fremdkörpertyp neben wenigen Epitheloiden aufdecken. In diesen fortgeschrittenen Fällen waren die Epidermis ödematös und die Retezapfen verlängert. In einem weiteren Fall wurde eine starke Akanthose beobachtet, die eine pseudoepitheliomatöse Hyperplasie vortäuschte. Auch innerhalb der Retezapfen ließ sich eine Anzahl Mikroabszesse nachweisen.

Die später konfluierenden zahlreichen Mikroabszesse im Gewebe bilden nun für die klinisch so auffallende Eiterabsonderung die Grundlage. Durch die Zerstörung der Follikel mit Ausdehnung des Prozesses in das perifollikuläre Gewebe ist natürlich eine restitutio ad integrum vereitelt und narbige Abheilung die Folge.

Die *chronisch-infiltrative Form der Trichophytie* ist auf dem Kopf als „Granuloma trichophyticum Majocchii" bekannt. Sie manifestiert sich weniger an den übrigen Körperstellen, die aber ebenfalls entsprechende tumorartige Infiltrate entwickeln können. Eine proliferative Entzündung steht hier im Vordergrund. Histologisch imponiert ein Granulationsgewebe mit tuberkuloiden Strukturen, dem ganz in Parallele zur Klinik (keine Eiterung!) die aus polymorphkernigen Leukozyten bestehenden Infiltrate bzw. Mikroabszesse der akuten Trichophytie fehlen. Gelegentlich können diese mikroskopisch dann beobachtet werden, wenn die Läsion einschmilzt und die Follikel zerstört werden. So resultiert auch in diesen Fällen eine mehr oder weniger auffallende Narbenbildung. Im Gegensatz zu den akuten Herden der Trichophytia profunda lassen sich in den chronischen granulomatösen Läsionen mit Hilfe der PAS-Färbung wohl immer Pilze nachweisen. Das klinische und histologische Bild hat besonders in den Nachkriegsjahren unser erhöhtes Interesse gefunden, da wir in der heutigen Tinea granulomatosa nodularis (s. dort) ein Analogon zur früher häufiger beobachteten chronisch-infiltrativen Form der Trichophytie besitzen.

Schließlich sind noch die „id"-Reaktionen anzuführen, die entsprechend ihrer Mannigfaltigkeit auch verschiedene histologische Bilder bedingen. GANS und STEIGLEDER (1957) unterscheiden follikuläre, extrafollikuläre, großpapulöse und nodöse Formen sowie solche, die an die Schweißdrüsen gebunden sind. Je oberflächlicher die Läsion, um so weniger ist das Corium beteiligt, etwa durch circumvasale lymphocytäre Infiltrate. Beim Lichen trichophyticus ist in erster Linie die Epidermis betroffen. Wir finden umschriebene follikuläre und extrafollikuläre paraplastische Hyperkeratosen, die klinisch als Papeln imponieren. Bei den makulo-papulösen und polymorph-exsudativen Formen ist schon die Neigung zur Bläschenbildung erkennbar, wie das auch aus einer Mitteilung von HASSELMANN und WERNSDÖRFER (1948) hervorgeht (Stratum spinosum verbreitert, Zellen auseinandergedrängt, an vielen Stellen Vakuolisierung. Im Corium ausgedehntes entzündliches Infiltrat aus lymphocytären, auch leukocytären Elementen).

STEIGLEDER (varioliformes nekrotisierendes Mykid) fand eine Akantholyse der Epithelzapfen mit Bildung von Bläschen, die etwa 3—4 Spinalzellen groß waren. Er beschrieb eine völlige Nekrose der Epidermis mit Bildung eines Schorfs aus Zelldetritus, Fibrin und Leukozyten. Im Corium ließ sich ein lymphocytäres

Infiltrat nachweisen, das auch Epitheloide, Mastzellen und Eosinophile enthielt. An der Cutis-Subcutisgrenze oder in noch tieferen Lagen entstehende Noduli bieten keine charakteristischen Veränderungen, außer von lympho- und leukocytären Infiltraten umgebene Gefäße mit Endothelproliferation und Wandverdickung. .

## h) Differentialdiagnose

Akut verlaufende, profunde Formen einer Dermatomykose sind klinisch so beeindruckend, daß man sie schwerlich verkennen kann. Wichtig ist, bei schütteren oder gar kahlen Stellen des Kopfes überhaupt an die Möglichkeit einer Pilzinfektion zu denken. Zur Abgrenzung gegen Mikrosporum audouinii- und Mikrosporum canis-Infektionen behaarter Regionen dient vor allem das Wood-Licht im Verein mit der mikroskopischen Untersuchung eines pilzbefallenen Haares. Darüber hinaus sind bei der Trichophytie nicht alle Haare im Herd erkrankt, wohl allgemein bei der Mikrosporie. Da beispielsweise aber auch ein Trichophyton schönleinii eine grünliche Fluoreszenz (wenn auch in einem auffallend stumpfen Grün) hervorruft, ist neben der mikroskopischen Beurteilung immer die Anlegung einer Kultur anzustreben. Bei stärkerer Entzündung im Bartbereich sind differentialdiagnostisch Furunkel abzugrenzen. Schmerzhaft verlaufen beide Affektionen. Ein Furunkel bildet aber bald einen nekrotischen Pfropf, während wir bei aggregierten pilzbedingten Follikulitiden und Perifollikulitiden mehr oder weniger zahlreiche „Fistelöffnungen" bemerken, aus denen sich auf Druck Eiter entleert. Eine aufmerksame Betrachtung der Läsion wird jedoch vor allem abgebrochene oder weißlich umscheidete Haare finden lassen. Die einfache, durch Staphylo- oder Streptokokken bedingte Follikulitis verläuft sehr chronisch und pflegt vor allem nie zu solch starken entzündlichen, makronenartigen Infiltraten zu führen, wie sie sich bei Pilzinfektionen entwickeln. Oláh und Máramarosi (1954) wiesen bei Einzelherden an der Unterlippe auf die Verwechslungsmöglichkeit mit einem syphilitischen Primäraffekt hin. Bei letzterem liegt unter dem Schorf noch ein Ulcus von derber Konsistenz. Ferner sind die regionalen Kieferwinkeldrüsen stark geschwollen, aber nicht schmerzhaft.

Hin und wieder beobachten wir auf Kinderköpfen eine umschriebene starke Entzündung mit gelblichem Sekret, Schorf und verfilzten Haaren. Klinisch kann es sich dabei um eine Pyodermie handeln, d.h. um impetiginöse Veränderungen, die sich aber auch sekundär zu einer beginnenden profunden Trichophytie hinzugesellen können (Tanissa 1950). In solchen Fällen müssen wir zuerst die Krusten erweichen und dann nach abgebrochenen und pilzinfizierten Haaren fahnden. Von Anfang an vermag gelegentlich eine tiefe Trichophytie-Infektion das Bild einer Impetigo contagiosa (Oláh und Máramarosi 1953), bzw. einer Streptodermie (Milian, Périn und Katchoura 1934) vorzutäuschen, besonders dann, wenn Einzelherde vorliegen. Viel leichter aber wird eine kaum entzündlich verlaufende Infektion des Kopfes verkannt, besonders bei Erwachsenen, und erst die kahlen Stellen lassen den Patienten aufmerksam werden. Das Bild erinnert an eine „Alopecia areata" (Kotchetov und Lintvarev 1940; Hand 1955 u.a.), doch sollte diese Fehldiagnose nicht unterlaufen, weil eine Trichophytie stets mit einer Schuppung einhergeht, nicht aber die wie poliert aussehende Alopecia areata. Andererseits ist es die mehr oder weniger auffallende trockene Schuppung, die zur Diagnose Seborrhoea simplex, Seborrhoea amiantacea (Maschkilleisson 1936; Oláh und Máramarosi 1954; Reiss 1954) verleitet. Humane Pilzstämme wie das Trichophyton tonsurans rufen so gut wie immer schwärzlich verfärbte, im Follikelhals abgebrochene Haarstümpfe hervor, die man bei eifrigem Suchen auch meist findet (Pipkin), während bei den erwähnten nichtmykotischen Krankheiten die Haare intakt bleiben.

Wiederholt suchten uns besorgte Mütter auf, weil ihre Kinder lichte Stellen auf dem Capillitium entwickelten und manchmal an eine Pilzkrankheit gedacht worden war. In der Tat ließen sich abgebrochene Haare nachweisen, selbst kahle Stellen mit geringer Schuppung, in Wirklichkeit lag aber eine Trichotillomanie vor. Aufklärung der Eltern und eine Dauerschutzkappe auf dem Kopf führten dann bald zur Bestätigung der wahren Natur des Leidens.

Auf der lanugobehaarten Körperhaut imponieren oberflächliche Trichophytien durch ihre scharfe Begrenzung der Herde mit Neigung zur zentralen Abheilung. In manchen Fällen ist man bei circinärer Begrenzung überrascht, keine Pilze zu entdecken, doch liegt hier eine circinäre, ohne Bläschenbildung einhergehende Staphylodermie vor. Schuppende Scheiben erinnern an Psoriasis (BECHET 1929) oder an eine figurierte Seborrhoe. Unscharfe Grenzen lassen an Ekzeme oder an eine Tinea corporis denken, licheninfizierte an Neurodermitis (REISS). Eine erythemato-squamöse Trichophytie wurde bisweilen auch schon als Pityriasis rosea verkannt.

Im Gesicht wie auf dem behaarten Kopf kann eine aphlegmasische Trichophyton tonsurans-Infektion klinisch dem Bilde eines Erythematodes entsprechen, sofern es sich um kleine Einzelherde mit relativ fest haftenden Schuppen oder gar um eine Atrophie (bei langer Krankheitsdauer) handelt (VISAN und RIGA 1937; HOWELL, WILSON und CARO 1952). Letztere Autoren führen folgende differential-diagnostische Kriterien an:

| Erythematodes | Trichophyton tonsurans-Infektion |
|---|---|
| 1. Persistierender erythematöser Herd | 1. Persistierender erythematöser Herd |
| 2. Palpable Infiltration | 2. Infiltration gering oder fehlend |
| 3. Teleangiektasien | 3. Teleangiektasien in manchen Herden |
| 4. Follikuläre Pfröpfe, Tüpfelchen, Reiß-nagelphänomen | 4. Keine follikulären Pfröpfe |
| 5. Alopecie<br>a) ovale oder unregelmäßige Konturen | 5. Alopecie<br>a) fingerartige, rechteckige neben ovalen Bezirken |
| b) gewöhnlich keine Haare mehr im Er-krankungsbereich | b) gewöhnlich noch einige gesunde Haare im Erkrankungsbereich |
| c) keine „schwarzen Pünktchen"-Haare | c) „schwarze Pünktchen"-Haare werden gelegentlich angetroffen |
| 6. Atrophie in Kombination mit Hyperpig-mentierung und Depigmentierung | 6. Atrophie ohne Pigmentverschiebungen |

In allen suspekten Fällen entscheidet aber letztlich der Pilznachweis, da selbst der Erfahrene hier und da Überraschungen erlebt. Selbstverständlich ist im Zweifelsfall von der Probeexcision Gebrauch zu machen. Narbige Veränderungen der Kopfhaut müssen immer auf den Etat pseudopeladique lenken, der entsprechende differentialdiagnostische Überlegungen notwendig macht.

## i) Zur Prognose und Therapie

Während die durch animale Pilzarten (z. B. Trichophyton verrucosum, Tricho-phyton mentagrophytes var. granulosum) hervorgerufenen Krankheitsbilder in-folge Auslösung heftiger entzündlicher Reaktionen vor allem bei Befall der Kopfhaut und des Bartbereiches deutliche Spontanheilungstendenzen besitzen, trifft dies für die durch humane Stämme (z. B. Trichophyton tonsurans, Tricho-phyton violaceum) bedingten Affektionen weniger zu. Bis in das Erwachsenen-alter hinein können daher in einigen Fällen diese Infektionen persistieren. Tiefe, akute Trichophytien heilen mit Defekten ab, auch wenn diese meist nur gering sind, aber selbst chronisch verlaufende Formen weisen gelegentlich Narben und Atrophien als Endzustand auf. Tiefe Trichophytien dürfen niemals mit Salben behandelt werden, weil eine solche Maßnahme regelmäßig zur Ausbreitung und Verschlimmerung führt. Glücklicherweise können wir aber jetzt auf eine intensive Lokalbehandlung verzichten, weil durch die Einführung des peroral wirksamen Griseofulvins eine grundlegende therapeutische Wende erzielt werden konnte, wie wir im Therapiekapitel zusammenfassend darstellen.

# VI. Tinea (Epidermophytie)

## 1. Geschichtliches, Nomenklatur

Im Jahre 1958 veröffentlichten wir eine Arbeit mit dem Titel „Ist die Bezeichnung ‚Epidermophytie' noch gerechtfertigt?" (Götz). Wir verneinten diese Frage aus Gründen, die im folgenden dargelegt werden und empfahlen, für diese Krankheit zukünftig den neutralen Terminus „Tinea" anzuwenden. Eine eingehende geschichtliche Darstellung über die einschlägigen Beobachtungen und Befunde bis zum Jahre 1928 brachte bereits Miescher. An dieser Stelle sei nur vermerkt, daß Hebra im Jahre 1870 als erster Autor die klinischen Symptome einer Tinea im Inguinalbereich unter dem Namen „Ekzema marginatum" beschrieb, ohne jedoch zunächst die Pilznatur dieses Leidens anzuerkennen. Jahrzehnte später züchtete Sabouraud aus dieser Lokalisation einen Pilz und klassifizierte ihn als „Epidermophyton inguinale". Auch über eine an den Händen und Füßen lokalisierte dyshidrosiforme Mykose wurde schon 1892 von Djelaleddin-Moukhtar berichtet. In der Folgezeit stellte sich dann heraus, daß vor allem die intertriginösen Stellen, aber auch unabhängig davon die lanugobehaarte Körperhaut durch bestimmte Dermatophyten erkranken können, die im allgemeinen nur gering entzündliche Symptome hervorrufen. Diese Läsionen besitzen eine auffallende Chronizität und eine Tendenz zur Ekzematisation. Wesentlich gefördert wurden unsere Erkenntnisse über die Hand- und Fußmykosen durch die Arbeiten von Marie Kaufmann-Wolf. Nach Sabouraud und McCarthy sollten sich die ursächlichen Erreger durch Nichtbefall der Haare auszeichnen. Sie wurden daher „Epidermophyten" genannt, im Gegensatz zu den „Trichophyten". In Übereinstimmung mit den ursächlichen Erregern erhielten die durch sie hervorgerufenen Krankheitsbilder daher den Namen Epidermophytie. In der Literatur finden wir weitere Bezeichnungen wie mykotisches Ekzem, Pilzekzem, Dermatophytie, Epidermomykose, Ringwurm der Hände und Füße u. a. Obrtel (1957) empfiehlt neuerdings für die speziell durch den „rubrum"-Pilz bedingten Affektionen den Ausdruck „Rubrophytie", eine Bezeichnung, die offenbar auf Ariewitch und Pentkowska zurückgeht (Umnova 1952). Zündel sprach schon 1940 von einer „Rubrummykose", während Obrtel (1936) damals den Terminus „Ekzema serpiginosum epidermophyticum" prägte. Unseres Erachtens lehnt Hoede (1955) mit Recht die Bezeichnungen Pilzekzem oder mykotisches Ekzem ab, da wir es bei positivem Pilzbefund entweder mit einer Mykose zu tun haben, die nur klinisch „ekzematisiert" ist, oder bei negativem Pilzbefund mit einem Ekzem, dessen besondere Art — sofern möglich — ausfindig gemacht werden muß. Liegt aber nur eine pilzfreie Mazeration der Zehenzwischenräume vor, wird der Ausdruck „Interdigitalmazeration" vorgeschlagen.

Zur „Interdigitalmykose" nimmt R. Schneider (1957) Stellung und fragt, ob nicht die „gemursa" des Cajus Plinius Sekundus des Älteren (23—79 p. Chr.) mit jener Krankheit identisch sei. Plinius habe geschrieben „inter digitos pedum". Der Autor erklärt „gemursa" als Zusammensetzung aus „gemeo" (seufzen) und „urgeo" (belästigen). Es handelt sich also offenbar um eine Belästigung, die mit Seufzen einherginge. Das träfe auch auf die Interdigitalmykose zu. Bestärkt wird SCHNEIDER in seiner Auffassung, weil PLINIUS die „gemursa" im Anschluß an die „mentagra" (ein Pilzleiden = Sycosis) anführt.

KALKOFF und JANKE (1958) haben in ihrem Beitrag über die Mykosen der Haut im GOTTRON-SCHÖNFELD-Lehrbuch der Dermatologie und Venerologie an der bislang im deutschsprachigen Gebiet gebräuchlichen klinischen Bezeichnung „Epidermophytie" festgehalten. Als deren Erreger galten in Deutschland das Epidermophyton interdigitale Kaufmann-Wolf (heute als Variante des Trichophyton mentagrophytes aufgefaßt), das Epidermophyton rubrum Castellani (Trichophyton rubrum) und das Epidermophyton inguinale Sabouraud (Epidermophyton floccosum). Wie schon angeführt, sollen diese drei Myceten durch Nichtbefall der Haare charakterisiert sein. Nachdem die Forschung aber sicher erwiesen hat, daß auch das Epidermophyton interdigitale und das Epidermophyton rubrum gelegentlich das Haar erkranken lassen können, diese Pilzarten somit „Trichophyten", ihre Läsionen also Trichophytien sind, ist vom Standpunkt des Mykologen die Diagnose „Epidermophytie" nur dann gerechtfertigt, wenn wir als ursächlichen Erreger ein Epidermophyton floccosum züchten. Da andererseits vom Standpunkt des Klinikers die Akuität der besonders durch animale Trichophyten hervorgerufenen Veränderungen, die erscheinungsmäßig als Trichophytia superficialis und profunda bekannt sind, im deutlichen Gegensatz zu Chronizität und mehr ekzemartigem Charakter der „Epidermophytie" steht, wäre es ein Rückschritt, alle diese Läsionen, nur weil sie durch Trichophyten hervorgerufen werden, in den gemeinsamen Topf „Trichophytie" zu werfen. Hinzu kommt, daß wir einer „Epidermophytie" klinisch nicht ansehen können, ob ein Trichophyton mentagrophytes var. interdigitale, ein Trichophyton rubrum oder ein Epidermophyton floccosum gezüchtet werden wird. In Übereinstimmung mit der gegenwärtigen mykologischen Nomenklatur haben wir es daher für notwendig erachtet, die hinsichtlich eines bestimmten Erregers präjudizierende klinische Bezeichnung „Epidermophytie" durch den neutralen, auch anderen Völkern geläufigen Ausdruck „Tinea" zu ersetzen. Dieser Auffassung haben sich jüngst POLEMANN, WEGMANN und STAMMLER (1961) in ihrem Lehrbuch angeschlossen. H. C. PLAUT (in MRAČEKs Handbuch der Hautkrankheiten, Bd. V, Teil 2, 1909) führte an, der Übersetzer der arabischen Schriften ins Lateinische, Stephan von Antiochien, habe das Wort Sahafats (oder Safati bzw. Albathin, das gleichbedeutend war mit einer Art trockenem Ekzem, das sich gegenüber dem nässenden Ekzem durch dauernden Verlust der Haare auszeichnete und klinisch offenbar dem Favus entsprach) in Tinea übersetzt. Wir befassen uns daher im folgenden mit der Tinea pedis, Tinea manus, Tinea inguinalis usw., je nach Lokalisation, und verstehen darunter nichts Neues, sondern nur das alte Krankheitsbild der Epidermophytie. Da wir bei einer durch Fadenpilze bedingten Onychomykose klinisch gleichfalls nichts über die Art des ursächlichen Erregers aussagen können, erscheint auch bei diesem Krankheitsbild die neutrale Bezeichnung „Tinea unguium" gerechtfertigt.

## 2. Geographische Verbreitung

Drei Dermatophytenarten sind hier in erster Linie zu besprechen, die für die Entwicklung einer Tinea von maßgeblicher Bedeutung sind: Das Trichophyton mentagrophytes, das Trichophyton rubrum und das Epidermophyton floccosum. Eine Beobachtung, die wir schon 1948—1950 bei einer Überprüfung der in Hamburg isolierten Pilzflora machten (und die wir mit den Pilzzüchtungsresultaten einer Reihe früherer Autoren verglichen), hat sich im Prinzip nicht nur in Deutschland, sondern auch in anderen Ländern bestätigen lassen. Die Pilzflora eines

Landes bleibt nicht konstant, sondern wandelt sich im Laufe größerer Zeiträume. In der Vergangenheit häufig anzutreffende Dermatophyten treten zurück, früher seltenere Arten werden zahlreicher. Eine gewisse Verschiebung gilt auch für die vorstehend angeführten drei Pilzarten, die sich als ubiquitäre Erreger gegenwärtig in allen Kontinenten in wechselnder Häufigkeit nachweisen lassen.

Aus der Tabelle 60 entnehmen wir, welche deutschen Autoren seit 1930 das Trichophyton mentagrophytes, das Trichophyton rubrum und das Epidermophyton floccosum gezüchtet haben und in welchen Städten oder Provinzen Deutschlands diese Pilze nachgewiesen wurden. Um zum besseren Verständnis beizutragen, glichen wir frühere Pilzartenbezeichnungen unserer gegenwärtig gebräuchlichen Nomenklatur an. Absichtlich sahen wir bei Anfertigung der Tabelle 60 von der Wiedergabe in Prozentzahlen ab (bis auf jene von POLEMANN 1955), da alle prozentualen Angaben über die Häufigkeit isolierter Pilze nur bedingt echte Hinweise auf die tatsächlichen epidemiologischen Verhältnisse darstellen. Gewisse Fehlerquellen bzw. Trugschlüsse werden sich bisweilen nicht vermeiden lassen. Sie entstehen einmal durch die klinische Diagnose, wenn in manchen Fällen einer Tinea corporis (oder inguinalis) in Wirklichkeit eine Trichophytia superficialis vorgelegen haben könnte, ferner durch Untersuchung nur eines einzigen großen Kollektivs (Arbeiter eines Betriebes, eines Bergwerks, eines Heimes), wo sich zufälligerweise ein ganz bestimmter Pilz ausgebreitet hat, vor

Tabelle 60. *Der Nachweis des Trichophyton mentagrophytes, des Trichophyton rubrum und des Epidermophyton floccosum als Erreger der Tinea (Epidermophytie) in Deutschland an Hand von Veröffentlichungen seit 1930*

| Autoren | Ort | Jahre | Trichophyton mentagrophytes | Trichophyton rubrum | Epidermophyton floccosum |
|---|---|---|---|---|---|
| KARRENBERG, C. L. (1928) | Hamburg | 1926—1928 | 6 | 2 | 92 |
| EPSTEIN, ST. (1931) . . . | Schlesien | 1918—1929 | 68 | | 27 |
| SCHMIDT, P. W. (1933). . | Münsterland | 1925—1932 | 180 | 3 | 65 |
| HRUSZEK, H. (1935) . . . | Tübingen | 1934—1935 | 34 | | 1 |
| ZÜNDEL, W. (1939) . . . | Berlin | 1939 | 68 | 45 | 15 |
| CARRIÉ, C., und H. ZANTOPF (1941). . . . . . | Düsseldorf | 1941 | überwiegend T. m. var. interdigitale | 2 | |
| GÖTZ, H. (1952/53) . . . | Hamburg | 1948—1950 | 39 | 70 | 10 |
| PFISTER, R. (1952) . . . | Freiburg | 1948—1951 | 97 | 48 | 1 |
| SCHREUS, H. TH. (1955) . | Düsseldorf | 1950—1954 | 78 | 25 | 0 |
| SWART, B. G. (1954). . . | Regensburg | 1953—1954 | 17 | 12 | 0 |
| POLEMANN, G.* (1955) . . | Köln | 1955 | 36% | 10% | 2% |
| RIETH, H. (1956) . . . . | Hamburg | 1951—1955 | 415** | 446 | 21 |
| SCHEFFLER, H. S. F.*** (1958) . . . . . . . . | Berlin-Britz | 1952—1955 | 14 | 53 | 0 |
| WAGNER, A. (1956) . . . | Leipzig | 1953—1955 | 585 | 196 | 0 |
| KOCH, R. (1958) . . . . | Essen | 1945—1956 | 365 | 57 | 1 |
| FEGELER, F. (1956) . . . | Münster | 1953—1956 | 285 | 245 | 8 |
| LANGER, H. (1957) . . . | Berlin (Brandenburg) | 1954—1956 | 33 | 191 | 2 |
| GRIMMER, H. (1959) . . . | Berlin | 1952—1959 | 323 | 424 | 4 |
| HAUFE, F. (1960) . . . . | Ost-Mecklenburg | 1958—1959 | 287 | 161 | 0 |
| GÖTZ, H., M. REICHENBERGER u. M. SCHMIDT (1962) | München | 1953—1960 | 131 | 170 | 3 |

* 500 Kulturen (52% Candida albicans)

** Trichophyton mentagrophytes var. interdigitale 340 ⎫
 Trichophyton mentagrophytes var. persicolor   50 ⎬ 415
 Trichophyton mentagrophytes var. lacticolor   25 ⎭

*** 67 Kulturen von Kindern zwischen 6—17 Jahren.

allem auch durch eine irrtümliche Klassifizierung des kulturell isolierten Erregers. Eine wesentliche Rolle spielen hierbei das Interesse und die persönlichen Erfahrungen des Pilzzüchters, Faktoren, die verständlicherweise bei den Autoren unterschiedlich groß sind. Bedeutsamer erschien uns folglich mitzuteilen, welche der drei Pilzarten überhaupt an bestimmten Orten angetroffen werden können. Darüber hinaus geht beim Vergleich der absoluten Zahlen aller Autoren von 1930—1960 zumindest der Trend eines bestimmten Erregers hervor, in der Gegenwart häufiger oder seltener als in der Vergangenheit gefunden zu werden. In der überwiegenden Mehrzahl der Fälle wurden alle Pilze aus Fußläsionen gezüchtet, seltener vom Rumpf, von den Inguines, Händen, Beinen und Armen.

Für die Verhältnisse in Deutschland gilt heute als charakteristisch die auffallende Zunahme des Trichophyton rubrum und die immer seltenere Isolierung des Epidermophyton floccosum, wie aus der Tabelle 60 gleichfalls hervorgeht. In vielen Gegenden ist das Trichophyton mentagrophytes, der zwischen den beiden Weltkriegen für die Tinea pedis

Tabelle 61. *Durch Trichophyton mentagrophytes var. interdigitale, Trichophyton rubrum und Epidermophyton floccosum bedingte Tinea pedum-Fälle in New York Skin and Cancer Unit 1935—1954* (Auszug aus der Tabelle der amerikanischen Autoren)

| Jahr | Zahl der Tinea pedum-Patienten | T. mentagrophytes | T. rubrum | E. floccosum | Insgesamt positive Kulturen | % |
|---|---|---|---|---|---|---|
| 1935 | 1980 | 189 | 35 | 13 | 237 | 12,0 |
| 1940 | 1969 | 152 | 54 | 8 | 214 | 10,2 |
| 1945 | 1346 | 38 | 38 | 8 | 84 | 6,2 |
| 1950 | 1148 | 29 | 54 | 7 | 90 | 7,9 |
| 1954 | 1039 | 24 | 108 | 3 | 134 | 11,3 |

maßgebliche „Kaufmann-Wolf-Pilz", im Abnehmen begriffen. Interessanterweise hat sich auch in den USA die Tendenz zur Ausbreitung des Trichophyton rubrum unter Rückgang des Trichophyton mentagrophytes und Epidermophyton floccosum bemerkbar gemacht, wie aus einer Statistik von MASKIN, TASCHDJIAN und FRANKS (1957) hervorgeht. Wir geben sie im folgenden auszugsweise wieder (Tabelle 61), weil sie die geschilderten epidemiologischen Besonderheiten in exakten Zahlen ausdrückt. Einige Jahre später konnten auch KORNBLEE und VILLAFANE (1960) die steigende Häufigkeit des Trichophyton rubrum in New York bestätigen.

Eine Erklärung für den häufigeren Nachweis des Trichophyton rubrum wäre einmal in seiner Therapieresistenz zu suchen. Das fördert die Chronizität der Affektion, was wiederum eine erhöhte Infektionsgefahr für die Menschen in der Umgebung solcher Patienten bedeutet. Auch wurde an eine Virulenzsteigerung des Trichophyton rubrum gedacht. Dadurch erkranken mehr Personen durch diesen Pilz, als dies etwa durch das Trichophyton mentagrophytes der Fall wäre. FEGELER (1956) möchte als sicher annehmen, daß das gehäufte Auftreten des rubrum-Pilzes nicht allein epidemiologisch bedingt ist (Einschleppen aus tropisch-subtropischen Ländern), sondern von der Untersuchungstechnik sowie biologischen Eigenarten des Erregers abhängt. Ebenso wurde die Wandlungsfähigkeit eines Pilzes in vivo theoretisch erwogen. Eigene Untersuchungen 1956/57 (GÖTZ 1958), bei denen es sich um Re-Isolierungen der Erreger chronisch pilzkranker Patienten der Jahre 1951/52 handelte, ergaben einen Hinweis zugunsten des Verdachtes einer Umwandlung des Trichophyton mentagrophytes in das flaumige Trichophyton rubrum. Dieser Vorgang scheint sich also in der Epidermis des chronisch pilzkranken Patienten, d.h. in der parasitären Phase des Pilzes zu vollziehen. Ob aber hier nur ein Degenerationsprodukt (Variante des Trichophyton mentagrophytes) mit mehr oder weniger stark ausgeprägter Farbstoffbildungsfähigkeit, oder eine echte Mutante vorliegt, also unsere bisherige Auffassung von

der Aufrechterhaltung der Species ,,Trichophyton rubrum" gerechtfertigt ist,
bedarf weiterer experimenteller Klärung.

## 3. Epidemiologische und pathogenetische Betrachtungen

Für das klinische Bild der Tinea pedis, inguinalis usw. sind unserer Auffassung
nach in erster Linie biologische, d.h. letztlich wohl bestimmte enzymatische
Fähigkeiten der ursächlichen Pilzarten verantwortlich zu machen, in zweiter
Linie Terrainfaktoren. Wäre es umgekehrt, hätten wir beispielsweise während der
ausgedehnten Trichophytieepidemien am Ende des ersten Weltkrieges und in
jenen Nachkriegsjahren weit mehr ,,Trichophyton tonsurans"-Pilze auch aus
Lokalisationen züchten müssen, die für die Tinea pedis, inguinalis usw. als charakteristisch gelten, denn Gelegenheit zur Verstreuung von Pilzelementen über den
ganzen Körper war gewiß in vielen Fällen gegeben. Das traf aber nicht zu. Auch
müßten wir bei der gegenwärtigen Häufigkeit und besonders in Anbetracht der
Chronizität der Tinea pedis, inguinalis usw. weit öfter auch profunde Infektionen
z.B. des Bartes und behaarten Kopfes finden, denn auch hier bieten sich im Laufe
der Jahre genügend Möglichkeiten zur sekundären Autoinokulation. Das trifft
gleichfalls nicht zu, weil eben die verschiedenen Pilzarten nicht über einen Fer-
mentapparat omnipotenter Leistungsfähigkeit verfügen, der es ihnen erlaubte,
terrainbedingte Widerstände zu durchbrechen und somit in allen Lokalisationen
gleichmäßig zu haften. Es ist richtig, daß die Diagnose ,,Tinea pedis" nicht auf dem
Nachweis von Pilzen mit bestimmten *morphologischen* Merkmalen beruht. Deshalb
sind wir ja auch von der Bezeichnung ,,Epidermophytie" abgegangen, da sie auf
das Genus ,,Epidermophyton" hinweist. Wohl aber müssen die Erreger — wie
schon betont — eine ganz bestimmte biologische Leistungsfähigkeit besitzen, und
hierin unterscheiden sich das Trichophyton mentagrophytes, insbesondere die
flaumige Variante, das Trichophyton rubrum und das Epidermophyton floccosum
offensichtlich von den übrigen Dermatophyten, die klinisch andere Bilder hervorrufen. Das schließt natürlich Übergangsbilder nicht aus. Leider verfügen wir noch
nicht über die Möglichkeit, sämtliche Dermatophyten auch auf Grund ihres
biologischen Verhaltens zu klassifizieren. Immerhin sind von Georg und anderen
Autoren zumindest richtungweisende Schritte unternommen worden (s. Speziellen
Teil).

Im Vordergrund des epidemiologischen Interesses steht heute vorwiegend die
Tinea pedis, auch Fußpilzflechte genannt, die sich vor allem in zivilisatorisch
hochentwickelten Ländern seuchenartig ausgebreitet hat, im Gegensatz z.B. zum
Favus. In geringerem Umfange sind der Rumpf, dann die Hände betroffen.
Wenn wir zunächst zur Frage der klinischen Häufigkeit der Tinea pedis Stellung
nehmen, so müssen wir unterscheiden zwischen Zahlenangaben, die sich nur auf
den *klinischen* Befund an den Füßen, insbesondere der Zehenzwischenräume,
beziehen, und solchen, denen *mikroskopische* und/oder *kulturelle* Untersuchungsergebnisse zugrunde liegen. Schon nach dem ersten Weltkrieg wurden aus den
USA weit höhere Erkrankungsziffern gemeldet, als sie in Europa bekannt
waren. Nach 1930 sind sie weiter angestiegen. Während Goodman (1931) anführte, bereits die Hälfte der Besucher der Schulen und Colleges in den USA
hätten jenseits der Pubertät eine Pilzinfektion der Füße, spricht Rosenfeld
(1957) jetzt davon, daß mindestens 85—90% der gesamten weißen Bevölkerung
der USA einmal in ihrem Leben pilzkrank würden. Hier ist allerdings zu bemerken,
und das gilt nicht nur für die Verhältnisse in den Vereinigten Staaten, daß stets
eine auffallende Diskrepanz besteht zwischen den allein durch klinische Inspektion
gewonnenen Zahlen und solchen, die auf mikroskopisch-kulturellen Beobachtungen
beruhen. Schon die Kriterien differieren, welche die einzelnen Autoren zur

klinischen Diagnose einer Tinea pedis, manus usw. heranziehen. FRASER (1939) berücksichtigt z. B. nur vesikulöse Effloreszenzen, in einer anderen Untersuchungsreihe wiederum jede geringgradige Desquamation zwischen den Zehen als Zeichen einer Pilzkrankheit. Andere Autoren betrachten Schuppung, Rötung und/oder Fissuren in den Interdigitalräumen als Hinweise für eine Mykose (WILSON 1934; WILDE 1950—1954; ESPELAGE 1954; POLEMANN 1955 u. a.). Von 464 Aspiranten in einem militärischen Übungslager fand WILSON klinische Veränderungen der Füße im Sinne einer Mykose bei sogar 96,55% der Soldaten. MEMMESHEIMER (1951) inspizierte vor dem zweiten Weltkrieg 15457 Bergleute des Ruhrreviers auf eine Tinea pedis oder manus. Davon zeigten 6039 leichte Zeichen einer Pilzkrankheit, 1480 erwiesen sich als behandlungsbedürftig. Insgesamt ergab sich somit klinisch ein Pilzbefall von 48%. Im Jahre 1940 führte WILDE (1950—1954) ähnliche Untersuchungen durch (350 Angestellte eines größeren Krankenhauses zeigten in 84,9% der Fälle klinisch Symptome einer Tinea), ebenfalls nach dem zweiten Weltkriege bei 10091 Bergleuten: in 70% aller Fälle fand sich eine Tinea. Auch ESPELAGE (1954) gab bei 1000 Hauern eine klinisch diagnostizierte Morbidität von 75,5% an, und bei 100 Jugendlichen sogar von 77%. Das würde zugunsten eines hohen Durchseuchungsgrades bestimmter Kollektive sprechen (SCHIRREN, HANSEN und RIETH (1956) überprüften 2503 Industriearbeiter einer Gummifabrik: 47% der männlichen Belegschaft waren klinisch suspekt bzw. erkrankt) und vor allem für eine weitere Zunahme durch Krieg und Nachkriegsjahre in Deutschland. Nach BECK (1955) machen die Tinea pedis-Fälle heute im fränkischen Raum ein Mehrfaches früherer Jahre aus. Aus anderen Ländern werden ähnliche Beobachtungen mitgeteilt, sogar aus Gebieten, in denen bis 1939—1945 die Fußpilzflechte als selten galt (Türkei: RICHTER, TAT und ERBAKAN 1956).

In der nächsten Tabelle 62 haben wir Autoren zusammengestellt, die nicht nur einen bestimmten Anteil ihres Gesamtkrankengutes, sondern sämtliche klinisch suspekten Fälle gleichzeitig auch mikroskopisch bzw. kulturell untersucht haben.

Die Prozentsätze der klinisch diagnostizierten Mykosen liegen nun bei der Mehrzahl der in der Tabelle 62 aufgeführten Untersucher stets wesentlich höher, als dem im Laboratorium erfolgten direkten Nachweis des Erregers entspricht. Zum Teil erklärt sich dieses Mißverhältnis aus der Tatsache, daß bei meist einmaliger Schuppenabnahme der Pilz erfahrungsgemäß nicht immer erfaßt wird. Andererseits ist die Diskrepanz aber so hoch (LOMHOLT 1933; GENTLES und HOLMES 1957; MARPLES und CHAPMAN 1959 u. a.), daß Zweifel an dem Wert einer rein klinisch gestellten Diagnose und den daraus abgeleiteten Folgerungen über die tatsächliche Häufigkeit der Tinea pedis durchaus berechtigt sind. Schuppen und Mazeration in den Zehenzwischenräumen werden nämlich nicht allein durch Pilze hervorgerufen, sondern können die Folge einer Feuchtigkeits- und Wärmestauung sein, zu der sich sekundär noch Bakterien hinzugesellen. So sind selbst Fissuren klinisch kein zuverlässiger Hinweis für eine Tinea pedis (HALL 1956). Die Richtigkeit dieser Auffassung wird uns durch schon viele Jahre währende Routineuntersuchungen im mykologischen Laboratorium täglich erneut bestätigt. Auf die mikroskopisch-kulturelle Überprüfung einer klinisch suspekten Mykose kann daher nicht verzichtet werden, da sich durch ein gut eingearbeitetes Pilzlabor die Diagnose in 90% aller Tinea-Fälle bestätigen läßt, sofern Gelegenheit wenigstens zu einer späteren Wiederholungsuntersuchung gegeben ist (s. auch THURNER 1961: Bestätigung der Pilzkrankheit allein durch den mikroskopischen Nachweis des Erregers in 79% aller Fälle). Zur Klärung einer suspekten Mykose gehört stets auch die Kontrolle der Nägel. Besonders kranke Zehennägel können als Pilzreservoir einer chronischen Tinea die akuten Primärerscheinungen der Haut Jahrzehnte überdauern.

Tabelle 62. *Die Häufigkeit klinisch suspekter Tinea pedis-Fälle und deren mikroskopische oder/und kulturelle Befunde*

| Autor | Krankengut | Ins-gesamt | Klinisch suspekt % | Mikro-skopisch positiv % | Kultu-rell positiv % | Ins-gesamt Pilze nachge-wiesen % |
|---|---|---|---|---|---|---|
| LOMHOLT (1933) | Studenten. . . . . . . . | 97 | 70 | 18,6 | 15 | ~26 |
| FRASER (1939) | Soldaten . . . . . . . . | 622 | 51,3 | 5,3 | | |
| AJELLO-KEENEY-BROY-LES (1945) | Rekruten . . . . . . . . | 871 | 59,9 | 17,7 | 11 | ~18 |
| VANBREUSEGHEM, PEE-TERS, TRITSMANS (1952) | Schwimmer . . . . . . <br> Sportler . . . . . . . | 152 <br> 155 | 40 <br> 24,5 | | 15 | |
| AMREIN (1953) | Badeangestellte . . . . . <br> Schwimmlehrer . . . . . <br> Rekruten . . . . . . . . | 87 <br> 30 <br> 506 | 45 <br> 80 <br> 7,6 | 20,6 <br> 70,0 <br> 5,7 | | |
| TRITSMANS, VANBREU-SEGHEM (1955) | Schwimmer (Hallenbad) . <br> Turner . . . . . . . . . <br> Kontrollpersonen . . . . | 185 <br> 155 <br> 170 | 45 <br> 24,5 <br> 16,0 | | | 30 <br> 4,5 <br> 3,5 |
| GÖTZ u. WISMACH (†) unveröffentlicht (1956) | Wegen *nichtmykotischer* Af-fektionen die Hautpolikli-nik München aufsuchende Patienten . . . . . . . | 730 | 59 | 19 | | |
| MARPLES, BAILEY (1957) | Studenten. . . . . . . . | 175 | 74 | | 20,6 | |
| GENTLES, HOLMES (1957) | Bergleute . . . . . . . . | 2101 | 90 | | | 21 |
| SCHEFFLER (1958) | Jugendliche 6.—17. Lebens-jahr. . . . . . . . . | 2622 | 24 | 9 | | |
| MARPLES, CHAPMAN (1959) | Schulkinder . . . . . . . | 387 | 69 | 7,5 | | |
| ENGLISH, GIBSON (1959) | Knaben bis zu 10 Jahren alt <br> Knaben über 10 Jahre alt . <br> Mädchen über 10 Jahre alt | 894 <br> 1839 <br> 2061 | 33,2 <br> 40,3 <br> 30,4 | | 2,2 <br> 6,6 <br> 1,6 | |
| STURDE (1961) | Soldaten . . . . . . . . | 465 | 30,0 | | | 18 |

Zahlenmäßige Angaben über Tinea-Infektionen aus großen Krankenhäusern und Kliniken besitzen den Vorteil, daß es sich in der überwiegenden Mehrzahl der Publikationen um Fälle handelt, die mikroskopisch und/oder kulturell bewiesen worden sind. Wie schon betont, sagen zwar solche Zahlen nicht un-bedingt etwas über die tatsächliche Zunahme einer bestimmten Mykose innerhalb der Gesamtbevölkerung aus. Ziehen wir aber vergleichsweise entsprechende Befunde am selben Ort aus früheren Zeitabschnitten mit heran, gewinnen wir schon einen zuverlässigeren Einblick in die wirklich vorliegende epidemiologische Situation. Auf Grund der Berechnungen von CARRIÉ 1951 (in Düsseldorf 1937 bis 1940: 4,2%; 1946—1949: 6,6%), GÖTZ 1952/53 (in Hamburg 1938: 2,9%; 1949: 6,2%; in München 1950: 8%; 1959: 10%), PFISTER 1956 (in Freiburg 1931: 1,1%; 1937/38: 5%; 1954: 9,4%), RUPP 1958 (in Düsseldorf 1937/38: 2,1%; 1954/55: 9%) ergibt sich eine stete Zunahme der an der jeweiligen Klinik diagnostizierten und behandelten Tinea-Erkrankungen. Die Morbidität der Gesamtbevölkerung liegt aber sicher höher, da erfahrungsgemäß nur die schwereren Fälle die Hilfe der Klinik in Anspruch nehmen. Auf Grund der Untersuchungen von GÖTZ und WISMACH (†) dürfte diese z.B. für die Verhältnisse in München und Umgebung bei etwa 20% liegen. HAUFE (1960) errechnete eine Steigerung des Anteils der

Tinea in Ost-Mecklenburg von 12,9% (1930/31) auf 29,1% (1936/37), 42,9% (1943/44), 47,8% (1950/51) und schließlich auf 82,4% (1958/59) aller Dermatomykosefälle.

Als ursächliche Erreger der Tinea-Infektion wird auffallend selten neben dem schon zitierten Trichophyton rubrum, Trichophyton mentagrophytes und Epidermophyton floccosum ein anderer Dermatophyt gefunden. So züchteten LOMHOLT (1933), HRUSZEK (1935), ferner PFISTER (1952) ein Mikrosporum gypseum aus Fußläsionen, RICHTER, TAT und ERBAKAN (1956) aus der gleichen Lokalisation aber ein Trichophyton violaceum und ein Mikrosporum canis. In den USA fanden MASKIN, TASCHDJIAN und FRANKS (1957) unter tausenden von Patienten nur selten die Arten Mikrosporum canis, Trichophyton tonsurans und Mikrosporum gypseum. HANSEN, ITO, RIETH und EL-FIKI (1960) haben in 3 Fällen einer Interdigitalmykose bei Industriearbeitern ein Trichophyton verrucosum isoliert. Von französischer Seite wird auch auf die Ausnahmesituation bei der Tinea inguinalis hingewiesen, wenn gar einmal ein Trichophyton ferrugineum, ein Trichophyton megninii oder ein Trichophyton violaceum zur Entwicklung gelangen (COUTELEN, COCHET, BIGUET und MULLET 1952). Hier müssen wir einen Befund erwähnen, der wegen seiner Einmaligkeit hervorsticht. 1956 züchteten SCHIRREN, RIETH, PINGEL und HANSEN (1956) aus 1628 angelegten Kulturen mit Interdigitalschuppen und Nagelspänen von Industriearbeitern der Phoenix-Gummiwerke in Hamburg 88mal ein Trichophyton violaceum (davon 5mal aus den Zehennägeln), daneben noch ein Trichophyton quinckeanum und 2mal Trichophyton megninii. BRUHNS und ALEXANDER trafen das Trichophyton violaceum selten. Wie aus der Tabelle 58 (S. 271) hervorgeht, ist es auch heute noch in Deutschland ein seltener Pilz geblieben. Vorzugsweise befällt er das Capillitium. GRÜTZ (1922) beobachtete ihn nur 10mal von insgesamt 200 in Kiel gewonnenen Kulturen („wohl fanden auch wir diesen Pilz fast immer als Erreger ... auf dem Kopf"). Es muß daher aufhorchen lassen, wenn plötzlich diese seltene Pilzart in so großer Zahl und noch dazu aus ganz ungewöhnlicher Lokalisation gezüchtet wird. Unter Berücksichtigung der Infektiosität dieses Pilzes müßten wir daher im Gebiet von Hamburg zukünftig vermehrt Trichophytien der glatten Körperhaut und auch des Kopfes erwarten.

Wir kommen nun zu der wichtigen Frage, welche Voraussetzungen erfüllt sein müssen, damit die Tinea bzw. die zahlenmäßig die größte Bedeutung besitzende *Fußpilzflechte* sich stetig ausbreitet. Folgende Faktoren scheinen von wesentlicher Bedeutung zu sein.

### a) Erregereigentümlichkeiten

Die Infektion eines bislang hautgesunden Menschen ist nur möglich, wenn vitale Pilzelemente auf dessen Stratum corneum zu liegen kommen. Am Orte des Haftens beginnen sie zu parasitieren, d.h. das Keratin vermittels ihres Fermentapparates abzubauen und in die tieferen Hornschichten vorzudringen. In Untersuchungen über die Morphologie der Pilzelemente im Stratum corneum bei Tinea pedis und anderer Lokalisation haben wir dargetan, wie reichlich ständig von pilzkranken Patienten Arthrosporen vom Stratum disjunctum in die Umgebung verstreut werden (GÖTZ 1960). Wie aus dem Kapitel „Lebensdauer und Resistenz der Dermatophyten" (S. 112) zu entnehmen ist, haftet der Erreger an verschiedensten Gegenständen [Fußböden, Bänken, Laufstegen, Fußbekleidungen, Handschuhen, Trainingsanzügen, Handtüchern, Matten; selbst Holzpantoffel können infiziert sein (NOSKO 1954)], von wo er wiederholt isoliert werden konnte. Wenn die parasitären Pilzelemente in Hornschuppen außerhalb des Körpers auch eine kürzere

Lebensdauer aufweisen als solche in den Haaren, ja erstere nach eigenen Vergleichsuntersuchungen direkt proportional zur Ablagerungszeit rasch an Vitalität verlieren (nach 4 Wochen sind unter trockenen Milieubedingungen etwa 40% eines pilzhaltigen Schuppenmaterials nicht mehr kulturell züchtbar), so überragt ihre Resistenz doch bei weitem etwa jene der Erreger venerischer Krankheiten. Aus diesem Grunde bedarf es im allgemeinen nicht des direkten Kontaktes eines Pilzkranken mit einem Gesunden, sondern die Infektion erfolgt indirekt über Pilzelemente aus der Umgebung oder durch Gebrauchsgegenstände. Demgegenüber spielt unseres Erachtens ein saprophytäres Wachstum der hier zur Diskussion stehenden Pilzarten und dessen Bedeutung als Infektionsquelle eine untergeordnete Rolle (s. S. 107).

## b) Empfänglichkeit des hautgesunden Menschen

Bisher steht der sichere Beweis noch aus, daß *jeder* Mensch eine Tinea pedis usw. entwickelt, sofern er mit vitalen Sporen in Berührung gerät. Aber auch der gegenteilige Beweis, daß er trotz *ständigem* Kontakt niemals erkrankt, wurde noch nicht erbracht. Welche vom Menschen ausgehenden oder auf ihn einwirkenden Eigentümlichkeiten sind nach unserem heutigen Wissensstande als krankheitsfördernd zu betrachten? Hierbei wollen wir von hereditären Faktoren im Sinne der Disposition absehen, denen nach neueren Untersuchungen (Many, Derbes und Friedman 1960) ebenfalls Bedeutung zukommen soll. Schon im alten Handbuchband liegen Hinweise für die Bedeutung einer durch Feuchtigkeit gequollenen Hornschicht vor (sog. Bademykose). Untersuchungen von Marchionini (1929), Levin und Silvers (1932) u. a. haben gezeigt, daß die normalerweise sauer reagierende Hornschicht der Haut an intertriginösen Stellen alkalisch wird, wenn der Schweiß nicht verdunsten kann. Nach Peck, Rosenfeld, Leifer und Bierman (1939) besitzt saurer Schweiß (allerdings abhängig vom Gehalt an Fettsäuren) fungistatische Eigenschaften. Fischer (1959) hingegen fand aber keinen Einfluß auf das Wachstum des Trichophyton mentagrophytes und des Trichophyton rubrum, wenn er Schweiß einem Pilznährboden zugab. Um doch eine pilzhemmende Wirkung zu erzielen, mußte der Schweiß um das 14fache konzentriert werden (Sanderson und Sloper 1953). Die durch angestauten Schweiß bedingte Mazeration und Aufrauhung der Hornschicht (Mikrotraumen) schaffen zunächst einmal günstige Bedingungen für das Haften von zufälligerweise aus der Umgebung auftreffende Pilzsporen. Alle Umstände, die eine Abdunstung des auch im Rahmen der Norm sezernierten Fußschweißes behindern, sind daher in diesem Sinne zu werten, besonders dann, wenn noch eine Wärmestauung parallel läuft. Die experimentellen Untersuchungen von Strauss und Kligman (1957) bestätigten nur diese Feststellung. Die Autoren legten um die Zehen von Versuchspersonen einen Okklusiorsverband und riefen auf diese Weise in allen Fällen nach etwa 10 Tagen eine Mazeration in den Zehenzwischenräumen hervor. Ungünstig vermag sich daher ein bestimmtes Schuhwerk auszuwirken. Nach eigenen Erfahrungen während der Kriegsgefangenschaft in den USA spielten die den gefangenen Soldaten ausgehändigten amerikanischen Armeeschuhe mit Kautschuksohle eine äußerst ungünstige Rolle, erkrankten die Kriegsgefangenen doch in zunehmendem Maße an einer Tinea pedis. Andererseits konnte Souter (1937) bei Untersuchungen von tausenden von Füßen niemals einen mykosesuspekten Befund erheben, sofern die Personen keine Schuhe trugen. Behl und Sharma (1957) berichteten aus Indien von der Seltenheit der Tinea pedis bei Dorfbewohnern und armen Leuten, die keine Schuhe tragen und dickere Hornhaut haben. Uns selbst war in der strumpf- und schuharmen Nachkriegszeit in Deutschland (1947) der bessere hygienische Zustand der Zehenzwischenräume der Frauen aufgefallen, die aus der Not eine Tugend machten und meist barfuß bzw. strumpflos in offenen Sandalen herumliefen. In der Tat haben NICKERSON, IRVING und MEHMERT (1945) in Reihenuntersuchungen an 2000 Soldaten den gesundheitsfördernden Wert von Sandalen für die Füße demonstriert. RICHTER, TAT und ERBAKAN (1956) wiesen auf die enorme Zunahme der Tinea pedis in Zentralanatolien hin. Während die Landbevölkerung bis in die erste Nachkriegszeit meist barfuß lief und fußgesund war, trat nach Einführung einer „zivilisatorischen" Errungenschaft in Form von schuhartigen plumpen Gummigaloschen, welche die Landbevölkerung bald das ganze Jahr über anziehen sollte, eine seuchenartige Ausbreitung der Fußmykose mit ständig steigenden Krankenziffern auf. So wies auch die russische Landbevölkerung 1937 nach Überprüfung von 3794 Personen nur eine Tinea pedis-Frequenz von 0,15% auf (ROSMAINSKIJ 1937). Die Untersuchungen von SCHIRREN, HANSEN und RIETH (1956) in einem Industriebetrieb deckten klinisch einen 3mal häufigeren Mykoseverdacht bei Arbeitern auf, die Gummischuhträger waren. Dabei stellten sich Lederhalbschuhe gegenüber hohen Lederschuhen noch als wesentlich vorteilhafter heraus. Selbst wenn nicht alle klinisch suspekten Mykosen mikroskopisch bzw. kulturell bestätigt werden konnten, so ist dies im vorliegenden Zusammenhang unerheblich, weil wir ja nur auf die durch ungünstiges Schuhwerk mit Sicherheit geförderte Hornhautquellung und Schuppung aufmerksam machen wollen. Begünstigt siedelt sich der Pilz an solchen Stellen an.

Eine weitere Hemmung der Abdunstung des Schweißes verbunden mit einer Wärmestauung stellt auch das moderne Polyamidfasergewebe oder -gewirke (Nylon, Perlon) dar, sofern über solchen Strümpfen Schuhwerk getragen wird (GÖTZ und ELSNER 1961). Die beiden Autoren prüften das Verhalten von Polyamidfasertextilien gegenüber Wärme und Feuchtigkeit. Infolge seines lockeren Gewirkes vermag beispielsweise der Perlon- oder Nylonstrumpf Wärme und Feuchtigkeit durch seine Maschen hindurchtreten zu lassen. Ohne zusätzliche Hülle getragen, bleibt die Haut des Fußes unter diesem Strumpf trocken und kühl. Ein über dem Strumpf getragener Schuh verkehrt aber diese an sich günstigen Eigenschaften ins Gegenteil. Die Verdunstungsfläche ist abgedeckt, das nur wenig hygroskopische Polyamid vermag die Feuchtigkeit nicht aufzusaugen, wozu z.B. Wolle und Baumwolle befähigt sind. So entsteht unter dem Polyamidfaser-Strumpf ein Flüssigkeitsfilm auf der Haut, der gleichzeitig mit der weiteren Verdunstung auch die Abkühlung einschränkt. Es wird warm und feucht, wodurch auf die Haut zufälligerweise auftreffende Pilzsporen in ihrer Auskeimung gefördert werden, dies um so mehr, als die gegebenen Bedingungen wiederum auch eine Mazeration der Haut beschleunigen. Hinzu kommt noch die auf die Dauer eintretende Imprägnierung der Faser mit Hautabsonderungen, so daß der Strumpf auf diese Weise sogar zu einer Art Nährboden für den Pilz werden kann.

Häufiges Baden, besonders bei mangelnder Abtrocknung der Haut, wirkt sich gleichfalls ungünstig aus. Zwischen den Zehen bedingen die zurückgebliebenen Wasserreste eine Quellung der Hornschicht und bald eine stärkere Schuppung. Die Frequenz der Tinea pedis ist daher bei Schwimmsportlern weit höher als beispielsweise bei Turnern (AMREIN, VANBREUSEGHEM, PEETERS und TRITSMANS; TRITSMANS und VANBREUSEGHEM s. Tabelle 62). Auch ENGLISH und GIBSON (1959) deckten den Zusammenhang zwischen der Häufigkeit der Fußpilzflechte in bestimmten Schulklassen und dem Besuch von Badeanstalten auf. Für den höheren Pilzbefall der Bergleute sowie die klinisch so häufig als suspekte Mykose imponierenden Veränderungen zwischen den Zehen (MEMMESHEIMER, WILDE, GENTLES und HOLMES, ESPELAGE u.a.) dürften die täglichen intensiven

20*

Reinigungsmaßnahmen der Haut in den Waschkauen und Bädern mitverantwortlich sein. Besteht schon eine unterschwellige Infektion, so kann diese durch intensives Baden aufflammen, wie wir gelegentlich beobachteten, wenn Gäste in einem nicht sehr fern von München gelegenen weltbekannten Kneipp-Badeort regelmäßige Fußbäder machten und nach Exazerbation ihrer Mykose unsere Hilfe in Anspruch nehmen mußten.

Inwieweit bei den einzelnen Menschen fungistatische Fähigkeiten im Keratin (Lipide) oder in den Körperflüssigkeiten (Blutserum) vorliegen, wurde untersucht. Vielleicht könnten solche Faktoren für die individuelle Empfindlichkeit eine Rolle spielen (s. S. 105). Hinsichtlich der Überlebenszeit der Pilze in abgelagerten ätherextrahierten und nichtätherextrahierten Schuppen ergab sich uns allerdings kein signifikanter Unterschied. Der Inhalt von Talgcysten übte nach Peck (1939) u. Mitarb. ebenfalls keine pilzhemmende Wirkung aus, so daß wohl dem Körperhauttalg keine Bedeutung bei der individuellen Abwehr gegen eine Pilzinfektion zukommt. Squalen (eine ungesättigte Kohlenwasserstoffverbindung) stellt ein intermediäres Produkt der Cholesterinsynthese dar und ist bei Erwachsenen im Hauttalg enthalten. In Übereinstimmung mit den vorstehenden Befunden besitzt es nach Mihay und Zackheim (1959) ebenfalls keinerlei fungistatischen Effekt. Ohne Zweifel vermögen bestimmte Grundkrankheiten den Organismus für eine Pilzinfektion empfänglicher zu machen, wie wir auf S. 366 entnehmen. Bei der Mehrzahl der Tinea pedis-Patienten darf ein primäres Grundleiden aber unberücksichtigt bleiben, weil wir es im allgemeinen mit ansonsten gesunden Menschen zu tun haben. Klüken (1960) setzte sich mit der Bedeutung peripherer Durchblutungsstörungen für die Entwicklung einer Dermatomykose auseinander. Nach seinen Beobachtungen finden sich Tinea-Erkrankungen bei Angiopathien (Akrozyanose, Erythrocyanosis crurum puellarum) in 9% der Fälle, bei Angioorganopathien (Winiwarter-Buerger, Arteriosklerosis obliterans) in 76% aller Fälle. Andriasyan (1958) beobachtete eine Tinea pedis bei verschiedenen Formen obliterierender Endangiitiden der Unterschenkel sogar bei 90% solcher Patienten. Entscheidend wichtig ist offenbar der Grad der Störung. Obwohl Klüken unter 200 Patienten mit peripheren Durchblutungsmängeln in 41,25% eine Mykose aufdeckte, blieb er in der Deutung zurückhaltend. Statische Fußanomalien, ständiger Druck der fünften gegen die vierte Zehe durch enge Schuhe (feuchte Kammer) stellen weitere prädisponierende Faktoren dar. Marcussen (1956) schuldigt Fettlösungsmittel, anatomische Anomalien und beruflich bedingtes Zusammenpressen der Finger für die Entwicklung von allerdings weit seltener beobachteten Tinea manus-Fällen an.

### c) Die Auswirkungen des Barfußlaufens auf begrenztem Raume (in Bädern, Umkleidekabinen usw.)

Hyperhidrosis, Schweißstauung und Bäder vermögen die Hornschicht für Pilzsporen zwar aufnahmebereiter zu machen, aber erst das Haften solcher Erreger nach erfolgter Streuung durch fußpilzkranke Patienten beschwört die Gefahr einer Infektion herauf. Die Bedeutung wechselnder Menschenansammlungen in engen Räumen liegt nun darin, daß durch sie die Propagierung infektionstüchtigen Materials außerordentlich gefördert wird. Bei Aussaat auf nur begrenzter Fläche erhöht sich verständlicherweise die Wahrscheinlichkeit, daß Pilzsporen sogleich wieder auf die Haut noch gesunder Kollektivangehöriger gelangen und dort haften. Das tritt dann ein, wenn die bestimmte Personengruppe einer Tätigkeit nachgeht, die zum Barfußlaufen zwingt (gemeinsames Baden in Duschräumen, Badeanstalten, Hallenbädern, Waschkauen in Bergwerks- und Industriebetrieben, Benutzung gemeinsamer Umkleide- und Aufenthaltsräume oder Turnhallen bei Sportveranstaltungen von Studenten, Schülern, Soldaten, Vereinen usw.). Zudem sind frisch entnommene pilzhaltige Schuppen sehr viel vitaler als schon längere Zeit abgelagerte, wie wir zeigen konnten. Dadurch steigt ebenfalls die Aussicht auf Ausbruch der Krankheit nach erfolgter Inokulation. Zahlreiche Beobachtungen der letzten Jahrzehnte erhärten die gemachten Feststellungen. Wenn wir auch, wie wir schon dargelegt haben, interdigitale Veränderungen nicht in jedem Fall einer erwiesenen Mykose gleichsetzen dürfen, so sind beispielsweise die aus den USA mitgeteilten, klinisch diagnostizierten Tinea-Fälle bestimmter Gruppen zahlenmäßig doch so hoch, daß wir daraus einen Morbiditätsgrad ableiten können, der zumindest über dem Durchschnitt der Bevölkerung liegt. (Es waren suspekt nach LEGGE-BONAR-TEMPLETON 1929: von 3105 Studierenden 52% Männer und 15% Frauen; nach PECK-BOTVINICK-SCHWARTZ 1944: von 2123 Arbeitnehmern 64% Männer und 57% Frauen; nach GILMAN 1933: von 785 Studierenden 60% Männer und 57% Frauen; nach MUSKATBLIT 1953: von 212 Studenten 89%.) Auf die Zahlen deutscher Autoren wurde an anderer Stelle hingewiesen (S. 303). Aufschlußreich sind die Befunde bei Soldaten, die neu eingezogen wurden (AJELLO, KEENEY und BROYLES 1945: 40% der Fälle zeigten gesunde Füße) und solchen, die schon längere Zeit in Kasernen Dienst taten (HOPKINS, HILLEGAS, LEDIN, REBELL und CAMP 1947: nur noch 20% der Fälle waren klinisch o. B.). In einer Untersuchungsreihe von DAVIES (1952) erwiesen sich nur 33% der Rekruten zu Beginn des Militärdienstes klinisch als pilzkrankverdächtig, 6 Monate später waren es aber 76%. Sobald also das Gemeinschaftsleben in der Kaserne begann, verschlechterte sich der Zustand der Füße. Eine interessante Studie wurde ferner von EMMERSON (1951) veröffentlicht. Dieser Autor überprüfte 400 Studenten auf das Vorliegen einer Pilzinfektion. Dabei ergab sich eine bedeutsame Differenz in den Befunden. Von 301 in der Gemeinschaft lebenden Studenten (in Schulen, Heimen) fanden sich nur 30%, die niemals pilzkrank waren, von 99 in Familien lebenden Studenten aber 55%. Der ungünstige Einfluß von Betriebsbädern geht durch zwar unveröffentlichte, doch exakt belegte Zahlen von GÖTZ und WISMACH (†) in München (Dermat. Klinik) hervor. Von 135 regelmäßig in ihrem Betrieb badenden Arbeitern wiesen 61 = 45% positive Schuppenpräparate auf, von 185 im eigenen Heim badenden Werktätigen waren es nur 22%. Auf die erhöhte Infektionsgefahr durch gemeinsam benutzten Baderaum machte jüngst auch BORUP SVENDSEN (1961) aufmerksam, die bei männlichen fußverkrüppelten Heiminsassen 30% mit einer Tinea pedis behaftet aufdeckte. Das Primärleiden sollte keine Rolle spielen. Bemerkenswert ist auch, daß WILLIAMS (1936) (USA) an Hand seiner Erfahrungen betonte, die Landbevölkerung bleibe nahezu unbetroffen. Da diese Beobachtung schon 1936 gemacht wurde, erhebt sich die Frage, inwieweit inzwischen die Fußpilzerreger auch die bäuerlichen Kreise befallen haben.

1942 berichteten SULZBERGER, BAER und HECHT über das Ergebnis einer Umfrage bei 88 Dermatologen der American Dermatological Association, ob Fälle von Tinea pedis, inguinalis usw. zu direkten Infektionen anderer Familienmitglieder geführt hätten. An Hand der eingegangenen Fragebogen kamen die Autoren zu dem Schluß, daß Expositionen im Familienkreis oder durch eheliche Beziehungen (Tinea inguinalis) für die Übertragung eines Pilzleidens keine Rolle spielen. Demgegenüber finden sich in der Literatur genügend Hinweise, aus denen die Gefährlichkeit der zur Diskussion stehenden Erreger hervorgeht. Fälle von Familieninfektionen haben sicher beobachtet PROSSER WHITE (1932); GOUGEROT, BURNIER und DUCHÉ (1935) sowie GJESSING und MOSSIGE (1937). ROSMAINSKIJ untersuchte gleichzeitig die Familienmitglieder von Tinea pedis-Kranken und fand Miterkrankungen in 27,2% der Fälle. Weitere Mitteilungen liegen vor von

Hall (1956); English (1957); Ingram und La Touche (1957); Schweich (1957); Many, Derbes und Friedman (1960). Ferner berichten Rothman, Knox und Windhorst (1957) von der Tinea pedis-Infektion eines Familienvaters, der seinen kranken Fuß zur Behandlung auf den Toilettensitz zu stellen pflegte. Die Ehefrau infizierte sich mit dem gleichen Erreger an der Beugeseite des Oberschenkels.

Die von uns als prädisponierender Faktor geschilderte Quellung der Hornschicht durch Schweiß und Wasser ist sicherlich keine conditio sine qua non für eine Infektion. WeitereUmstände wie dasWesen der individuellen Empfänglichkeit oder Resistenz sind noch zu wenig erforscht. So schilderte Vanbreuseghem (1959) eine seit vielen Jahren andauernde Fußinfektion in einer Familie (Mutter, 2 Söhne), ohne daß bisher der Vater klinische Zeichen einer Mykose hätte erkennen lassen, obwohl es sogar einmal gelungen sei, Pilze von dessen gesunder Haut zu züchten.

Auch außerhalb von Familien wurden gelegentlich Infektionen beschrieben, die sich im kleineren Kreis abspielten und beweisen, daß der Kontakt mit Pilzsporen unter geeigneten Bedingungen zur Krankheit führen kann, nicht führen muß. Tereskovic (1929) deckte eineTinea inguinalis-Infektion in einerPsychiatrischen Klinik auf (18 Fälle), Mercer und Farber (1935) publizierten den Ausbruch einer Pilzinfektion unter der Mannschaft eines Passagierdampfers. Unter 400 Matrosen gab es 52 Erkrankungsfälle. DieAusbreitung wurde durchgemeinsam benutzte Schlafkabinen, Handtücher, Waschräume gefördert. Betroffen waren vor allem die intertriginösen Lokalisationen (Epidermophyton floccosum). Sämtliche Kinder eines Waisenhauses erkrankten durch ein Trichophyton mentagrophytes vorwiegend an den Füßen (Usher und Mitchell 1937). Diese Beobachtung spricht dafür, daß die im allgemeinen festgestellte geringere Tinea-Häufigkeit der Kinder (s. später) wahrscheinlich durch eine geringere Expositionsmöglichkeit, nicht aber durch eine erhöhte Resistenz gegen die Pilzsporen bedingt zu sein scheint. Coutelen, Cochet, Biguet und Mullet beschrieben zwei Epidermophyton floccosum-Epidemien (insgesamt 44 Kinder betroffen) im Inguinalbereich. In dem einen Internat konnte der Toilettensitz als Überträger der Infektion ausfindig gemacht werden, in dem anderen Turnhosen, welche die Schüler untereinander austauschten.

### d) Alter, Geschlecht, Rasse, Jahreszeit

Aus einer Reihe von Untersuchungen an Jugendlichen geht hervor, daß jüngere Kinder weniger häufig an einer Tinea pedis erkranken als ältere. Lomholt (1936) überprüfte 1400 Kinder und fand bei den jüngeren Altersklassen das Leiden recht selten, bei Schülern über 16 Jahren in etwa 30—50% der Fälle. Nach Wilde (1951) besaßen von 704 Schulkindern 195 (27,7%) deutliche Symptome einer Tinea der Hände oder Füße, eine bestimmte Gruppe Erwachsener aber in 84,9% der Fälle. Noch höhere Zahlen teilte Polemann (1955) mit. Von 5615 Jugendlichen (3.—18. Lebensjahr) erwiesen sich im Durchschnitt 41,8% als klinisch krank, von 3—6jährigen aus Kindergärten nur 6,9% von 216. Die Veränderungen waren meist im dritten oder vierten Interdigitalraum lokalisiert. Diese Pilzbefallzahlen Jugendlicher beruhen aber vorwiegend auf nur klinischer Inspektion. Marples und Chapman (1959) fanden bei 387 Schulkindern (11.—15. Lebensjahr) für eine Mykose suspekte Hautsymptome in 69,3% aller Fälle. Eine genaue mykologische Analyse im Laboratorium deckte jedoch eine Pilzkrankheit nur bei 7,5% der Kinder auf. Die Diskrepanz zwischen klinischem Verdacht und tatsächlich nachweisbarer Infektion geht auch aus den Untersuchungen von English und Gibson (1959) hervor. Amrein (1953) gab

4,1% seiner Fälle als erwiesenermaßen krank an. Für Veränderungen in den Zwischenräumen der Zehen spielen eben nicht nur Faden- oder gar Sproßpilze eine Rolle, sondern auch pathogene Staphylokokken (MARPLES und CHAPMAN 1959) bzw. rein physikalische Faktoren. SCHEFFLER untersuchte ebenfalls Jugendliche zwischen dem 6.—17. Lebensjahr. Eine tatsächliche Infektion (also nicht nur klinischen Verdacht) registrierte er in 9% von 2622 Probanden. Der Autor will keine Zunahme der Mykosehäufigkeit proportional zum höheren Alter festgestellt haben. Wie aus unseren Hinweisen über kleinere Epidemien in Internaten und einem Waisenhaus bereits hervorging, sind ja Kinder durchaus empfänglich für Infektionen. Selbst Säuglinge erkrankten (PIGNOT-PHOTINOS 1929: 3 Wochen alter Säugling; PERIN 1930: 3 Monate alter Säugling; KOJIMA 1939: 4 Monate alter Säugling; KING, WALTON und LIVINGOOD 1953: 8 Wochen, 5 Monate und 12 Monate alte Säuglinge; als Erreger wurden Epidermophyton floccosum oder Trichophyton rubrum gezüchtet). Zusammenfassend folgern wir, daß Jugendliche wohl infolge noch seltenerer Expositionsmöglichkeit gegenüber dem Erreger zwar meist eine geringere Mykosehäufigkeit als Erwachsene aufweisen, daß sie aber durchaus empfänglich sind. Zur genauen Beurteilung sollte die mykologische Klärung durch ein Laboratorium nicht entbehrt werden. Ob Rasse oder Geschlecht zur Tinea-Infektion prädisponieren, ist nicht eindeutig zu beantworten. WILLIAMS wie auch 20 Jahre später ROSENFELD (1957) vermerkten, daß Neger weniger empfänglich seien bzw. viel seltener an Fußpilzflechte erkrankten als Weiße, und SANDERSON gemeinsam mit SLOPER fanden bei Eingeborenen chinesischer und malaiischer Abstammung in den Strait Settlements überhaupt keine Fußmykose. Zur entgegengesetzten Auffassung kamen aber WEIDMAN und GLASS (1946): Neger litten häufiger an einer Tinea pedis. BURKE und BUMGARNER (1949) sahen indessen keinen Unterschied. Eine Durchsicht der Literatur läßt eine vermehrte Häufigkeit der Infektion bei dem männlichen Geschlecht erkennen, das gilt für die Tinea pedis (LEGGE, BONAR und TEMPLETON 1929; GÖTZ 1952/53; VANBREUSEGHEM, PEETERS und TRITSMANS 1952, HALL 1956; ENGLISH und LA TOUCHE 1957, SCHEFFLER 1958 u. a.) und besonders für die Tinea inguinalis (ENGLISH und LA TOUCHE 1957). Andererseits wird die Tinea granulomatosa nodularis der Unterschenkel fast nur bei Frauen beobachtet. Die Feststellungen von WILDE sowie auch POLEMANN (1955) über eine stärkere Beteiligung der Mädchen an der Tinea pedis-Infektion beruhen auf klinischer Inspektion. Eine sehr hohe Beteiligung der Frauen ergibt sich aber bei PENTKOVSKAYA (1958), die aus Interdigitalräumen von 488 Frauen, 150 Männern und 62 Kindern bis zum 16. Lebensjahr ein Trichophyton rubrum isolierte. Nach GILMAN sei die Fußpilzflechte bei beiden Geschlechtern gleich häufig.

Es ist eine allgemeine Erfahrung der Praxis, daß die Tinea-Fälle im Sommerhalbjahr wesentlich zunehmen (WILLIAMS, CAJKOVAC 1939, AMREIN u. a.). Aus diesem Rahmen fallen allerdings die Angaben von URBACH (1961) heraus, der an Hand von Reihenuntersuchungen 1953—1960 keine jahreszeitlichen Schwankungen im durchschnittlichen Fußmykosebefall der Bevölkerung (∼31%) feststellen konnte. Da sich die Befunde des Autors aber offenbar nur auf klinische Inspektionen stützten, kommt ihnen unseres Erachtens keine überzeugende Beweiskraft zu. OTTO, JÄHNKE und NAUMANN (1959) fanden ein Maximum im Spätsommer und Herbst, ein Minimum in den Monaten Februar bis April. Dabei muß es sich durchaus nicht um Neuinfektionen handeln, denn vermehrte Schweißbildung und Wärmestauung fördern eine Exazerbation bereits latenter Infektionen. In diesem Zusammenhang sind die Befunde von JAMIESON und MCCREA (1932) sehr wichtig, die nach klinischer Abheilung von Herden an Händen und Füßen 7—12 Monate später noch immer Hyphen in den tiefen Hornschichten der Epidermis nachweisen konnten. So fanden sich auch Pilzfäden im Stratum corneum klinisch gesunder Hautstellen, die vom manifesten primären Pilzherd mehrere Zentimeter weit entfernt waren (Strickler und McKeever 1934, Arievitch und Poryvaleva 1940). Memmesheimer (1948) berichtete sogar über Pilzbefunde im reaktionslosen Corium. Zur Frage des Nachweises von Pilzsporen in klinisch gesunder Haut wurde auf S. 99 Stellung genommen. Auf Grund eigener Erfahrungen kann sich der Erreger zwar eine Zeitlang reaktionslos in der Hornschicht aufhalten. Diese schlafende Infektion vermag sich aber unter günstigen Bedingungen, die unter anderem durch die oben angeführten physikalischen Faktoren geschaffen werden, jederzeit in eine akute umzuwandeln. In diesem Sinne wirkt sich auch das Tropenklima ungünstig aus (Castellani 1931), fördert doch die ständig überhöhte Durchfeuchtung der Haut die Quellung der Hornschicht, was wiederum bessere Haft- und Auskeimungsbedingungen für verstreute Pilzsporen schafft. Ein eindrucksvolles Beispiel lieferten hier die Beobachtungen von Sanderson und Sloper (1953).

## 4. Klinik
### a) Tinea pedis, Tinea manus
In Anlehnung an die schon im Jadassohnschen Handbuch 1928 geübte Einteilung (Miescher) halten wir an drei klinischen Bildern fest, die allerdings auf Grund anatomisch-physiologischer Gegebenheiten an den Füßen deutlicher hervortreten als an den Händen. Ihre Grenzen können ineinander übergehen, sofern sich Zeit- und Behandlungsfaktoren sowie exazerbationsbegünstigende Umstände hinzugesellen.

### α) Die vesikulöse Form
Wohl aus historischen Gründen finden wir die auftretenden Symptome meist noch unter der Bezeichnung dyshidrotische Form beschrieben. Das Attribut

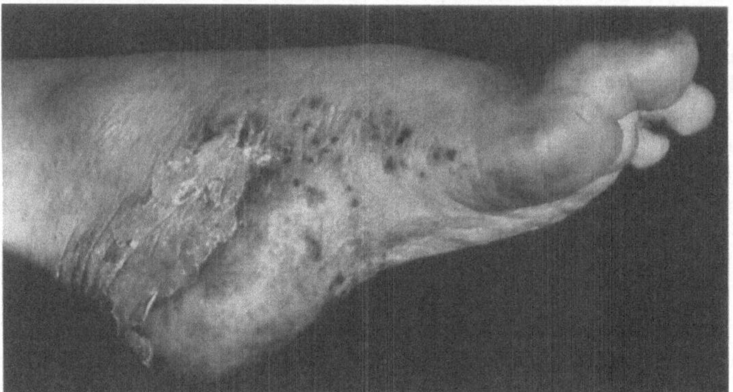

Abb. 216. Tinea pedis, Stadium vesiculosum mit sekundärer bakterieller Infektion

„dyshidrotisch" weist auf eine Störung der Schweißbildung hin. Da aber eine solche als Infektionsfolge nicht bekannt ist, der in das Stratum corneum eingedrungene Dermatophyt vielmehr durch seine Stoffwechselprodukte einen mehr oder weniger starken Reiz ausübt, der zur intraepithelialen Bläschenbildung führt, ist die rein morphologische Kennzeichnung der Läsion als „vesikulös" sachlich allein zutreffend.

In manchen Fällen an den Zehen- oder Fingerrücken, seltener auf den Fußoder Handrücken übergreifend, häufig an den Volarseiten [Mittelfuß (Abb. 216), Fußsohlenrand (Abb. 217 und 218), Handteller (Abb. 219), Zehen und Finger]

lokalisiert, bilden sich zahlreiche, oft in Gruppen zusammenstehende Bläschen in entzündlich geröteter Umgebung. Bei heftigerer Reaktion können mehrere

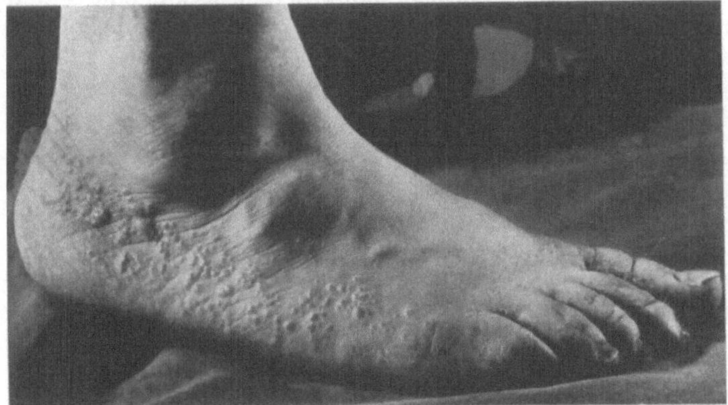

Abb. 217. Tinea pedis, Stadium vesiculosum

Bläschen zu größeren Blasen zusammenfließen. Bei Abhebung einer noch flachen Blasendecke erkennen wir dann die Mehrkammerigkeit der Läsion. Soweit der Bläscheninhalt freigesetzt wird, weist er einen leicht fadenziehenden Charakter auf. Dort, wo ein dickes Stratum corneum vorliegt (Beugeseiten), scheinen die Bläschen oft tief in der Haut zu liegen, während sie an den Dorsalseiten deutlicher als Prominenzen hervortreten. Durch Leukozyteneinwanderung können sie zwar den Charakter von Pusteln annehmen, doch ist dies keineswegs die Regel. Je nach Lokalisation platzen sie oder trocknen allmählich wieder ein. Nach unseren Erfahrungen ist die Pustelbildung in der Mehrzahl der Fälle Folge einer sekundären bakteriellen Infektion. Breitet sich der Pilz weiter in der Hornschicht aus, dann entwickeln sich an manchen Stellen in der Peripherie des Primärherdes neue Bläschen, die eine analoge Entwicklung zeigen. Die zentralen Keratinlamellen stoßen sich ab, das nach außen polyzyklisch begrenzte Zentrum ist gerötet und aufgerauht,

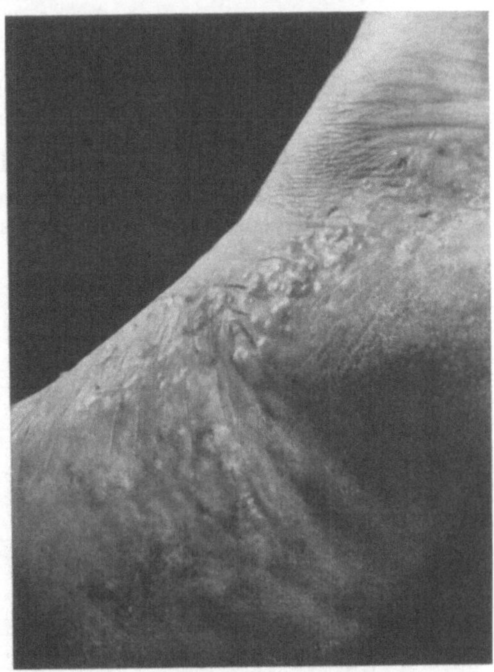

Abb. 218. Tinea pedis, Stadium vesiculosum

bei längerer Dauer besteht auch Neigung zur Lichenifizierung. Subjektiv besteht oft sehr quälender Juckreiz. Je nach der Intensität der Entzündung ist die Haut geschwollen und gerötet. Sie näßt und besitzt starkes Spannungsgefühl. Schmerzen beim Laufen zwingen den Patienten nicht selten ins Bett. Die Blasendecken sind reich an Pilzelementen und lassen sich leicht mikroskopisch nachweisen. Eine mehr regelmäßige Dissemination von stecknadelkopfgroßen

Bläschen, die gleichsam über Nacht an den Beugeseiten aller oder fast aller Finger, seltener der Zehen entstehen, dürften nie durch direkte Pilzeinwirkung bedingt sein, wohl aber könnten sich dahinter ein Mykid oder ein dyshidrotisches Ekzem verbergen (s. Differentialdiagnose). Die vesikulöse Form entsteht

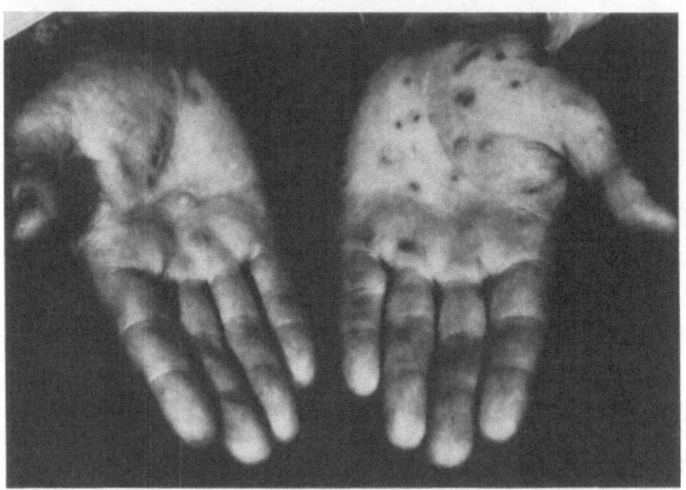

Abb. 219. Tinea manuum, Stadium vesiculosum

eher durch das Trichophyton mentagrophytes, aber auch das Trichophyton rubrum ist ursächlich beteiligt (Strauss und Kligman 1957 u.a.).

### β) Die intertriginöse Form

Siedelt sich der Pilz in den sich eng berührenden Hautpartien der Zehen oder der Fingergrundgelenke (Abb. 220) an, so fällt die Bläschenbildung weniger

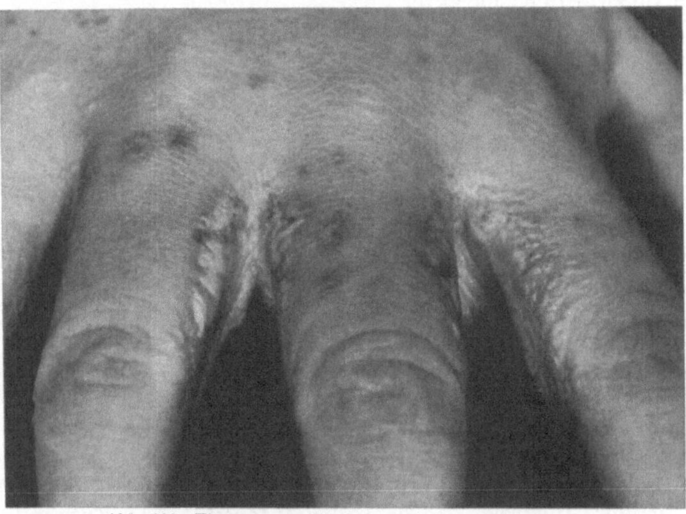

Abb. 220. Tinea manus, Stadium vesiculo-intertriginosum

deutlich auf. Bei trockener Haut imponiert meist nur eine Schuppung (Abb. 221). Tritt Feuchtigkeit hinzu, erblickt man, vorwiegend im vierten Interdigitalraum (Abb. 222), beim Spreizen der Zehen eine gequollene, weißlich verfärbte, sich leicht von der Unterlage ablösende, auffallend mürbe Hornschicht, unter der eine rötlich glänzende, nicht selten feuchte Epidermis zum Vorschein kommt. In einigen Fällen bilden sich schmerzhafte Rhagaden. Gegen die gesunde

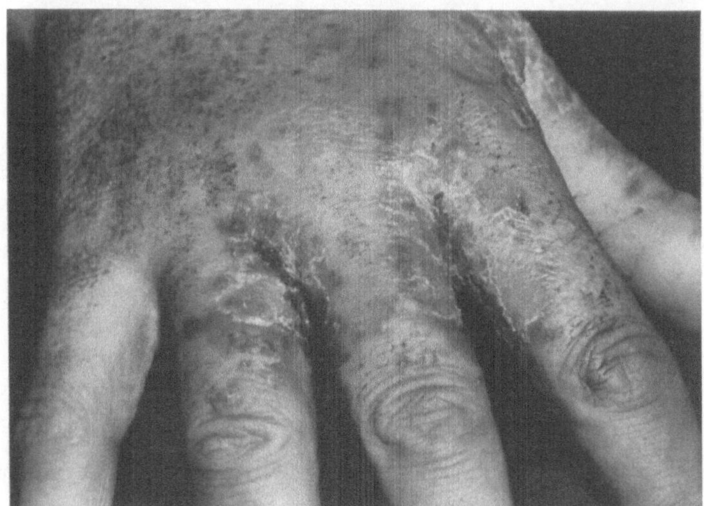

Abb. 221. Tinea manus, Stadium intertriginosum mit Übergreifen auf Hand- und Fingerrücken

Haut ist die im allgemeinen gering entzündlich betonte Läsion scharf abgegrenzt. Miteinbeziehung der übrigen Zehenzwischenräume (Abb. 223), Übergreifen auf den

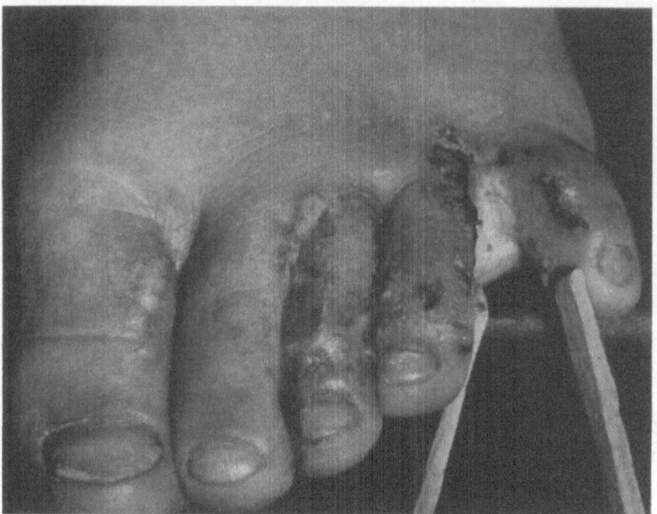

Abb. 222. Tinea pedis, Stadium intertriginosum

Fußrücken (Abb. 224) oder auf die Fußsohle erfolgt gelegentlich durch den Pilz selbst oder durch eine sekundäre bakterielle Infektion. Subjektiv besteht auch bei dieser Variante der Tinea pedis Juckreiz, der nur manches Mal zu fehlen pflegt. Verständlicherweise sind mit der beschriebenen intertriginösen Form jene klinischen Veränderungen eng verwandt, die sich nach Ansiedlung des Dermatophyton

auch im Submammar-, Inguinal-, Anal- und Axillarbereich entwickeln können
(s. S. 320). Wasser- und Schweißrückstände im Zusammenwirken mit angestauter

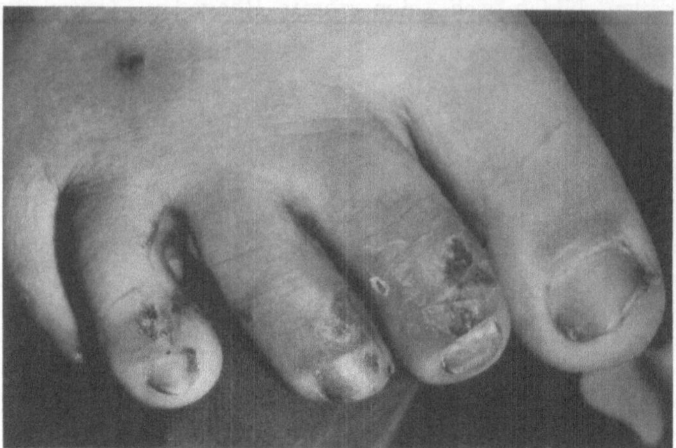

Abb. 223. Tinea pedis, Stadium vesiculo-intertriginosum

Körperwärme fördern die Mazeration der Epidermis und damit die Ausbildung
des typisch intertriginösen Bildes.

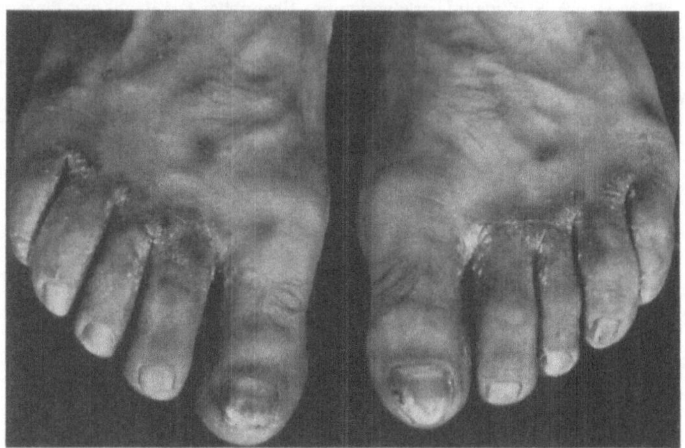

Abb. 224. Tinea pedis, Stadium intertriginosum mit Übergreifen auf den Fußrücken

### γ) Die squamös-hyperkeratotische Form

Wie das Attribut „squamös-hyperkeratotisch" erkennen läßt, steht bei dieser
Form eine auffallende Vermehrung der Hornsubstanz im Vordergrund. Reagiert
die Haut auf den eingedrungenen Pilz nicht mehr mit Bläschenbildung, dann wird
der ja weiterhin andauernde Reiz des Erregers nunmehr durch Verdickung des
Stratum corneum und eine oberflächliche, kleinlamellöse Abschuppung beant-
wortet. Betroffen sind die Fußsohlen (Abb. 225, 226, 227), nicht selten auch die
Handflächen (Abb. 228, 229). Nach Marcussen fanden sich Handmykosen bei
Fußpilzkranken und Nichtfußpilzkranken in etwa gleicher Häufigkeit, während
Williams zum Ausdruck brachte, bei Frauen seien häufiger die Hände, bei
Männern die Füße erkrankt. Während anfangs noch die Schuppung im Vorder-
grund steht, begrenzt bisweilen nur auf vereinzelte Herde (Abb. 230), wandelt

sich in dem Maße, in dem der Pilz die gesamte Planta und Vola durchwuchert, das Stratum corneum in eine oft mächtige Hornplatte um, die bei flüchtiger Betrachtung schon zu Verwechslungen mit dem Keratoma palmare et plantare hereditarium geführt hat, was um so eher möglich ist, als eine eigentliche entzündliche Rötung manchmal zu fehlen scheint. In anderen Fällen tritt das dunkelrote Erythem der gesamten Hand- oder Fußflächen aber um so deutlicher hervor. Neben der immer bestehenden gleichzeitigen Schuppung durchziehen meist tiefe schmerzhafte Einrisse die unter besonderer Spannung stehenden Hautbezirke. Der wahre Charakter des in manchen

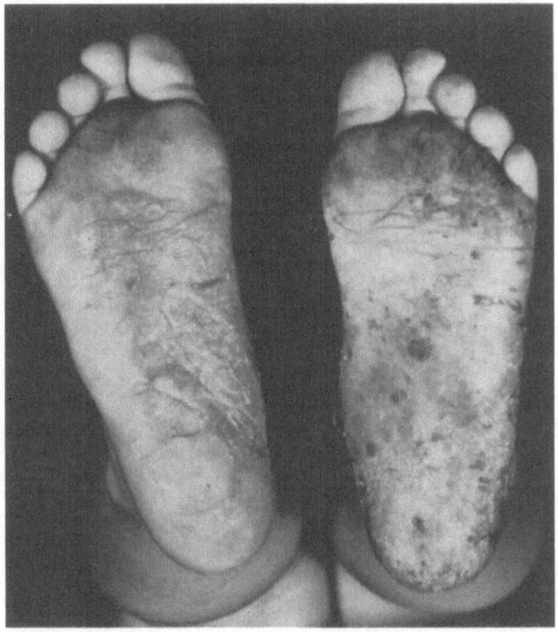

Abb. 225. Tinea pedum, Stadium squamo-hyperkeratoticum

Fällen schon jahrzehntelang andauernden Leidens wird dann als tylotisches Ekzem verkannt (STORCK 1953 u. a.). Da nicht alle Patienten mit Fuß- oder Handmykose eine solche squamöstylotische Form der Tinea entwikkeln, spielen sicherlich dispositionelle Faktoren (neben mechanischen ?) eine zusätzliche Rolle. Einseitigkeit der Affektion (eine Hand oder nur ein Fuß betroffen) dürfte nicht zu häufig sein (KLIGMAN und GRAY 1952). Als Besonderheit bei dem Krankheitsbild der Tinea manuum machten POLANO und WATERMAN (1959) auf ein charakteristisches Symptom aufmerksam, das sie in einem Drittel ihrer Handmykosen beobachteten. Es bildet sich an der Streckseite über den Metacarpo-Phalangealgelenken oder/und über den Interphalangealgelenken ein Herd mit umschriebener entzündlicher Rötung und Schuppung, der pilzhaltig ist (Abb. 231). Eine Ausdehnung auf den Handrücken kann trotz scharfer Abgrenzung gegen die gesunde Haut wegen der geringen entzündlichen Rötung und

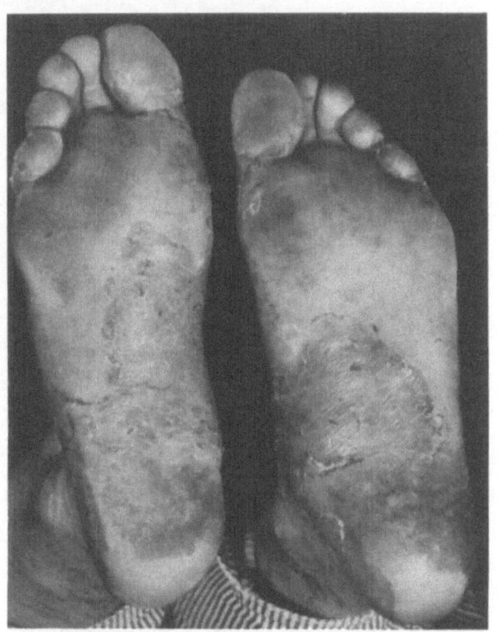

Abb. 226. Tinea pedum, Stadium squamosum

feinen Schuppung leicht übersehen werden. Wir müssen noch erwähnen, daß besonders das Trichophyton rubrum die

Tendenz besitzt, solche squamös-hyperkeratotischen Krankheitsbilder auszulösen. Auf diese Besonderheiten haben als erste Lewis, Montgomery und Hopper

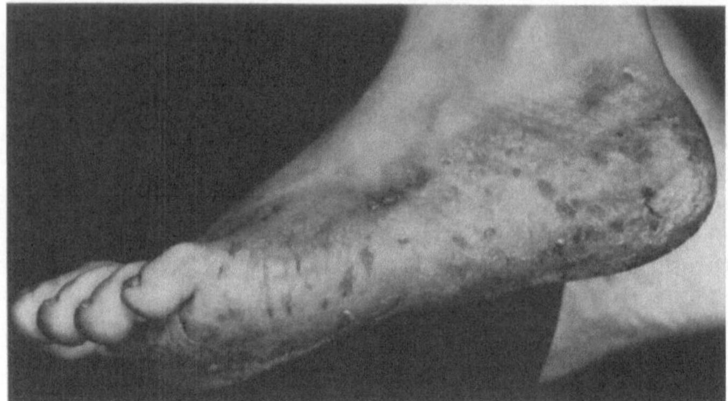

Abb. 227. Tinea pedis (auf lateralen Fußsohlenrand übergreifend) im Stadium squamosum

(1938) in den USA hingewiesen, denen viele andere Autoren folgten. Nachdem nun dieser Pilz jetzt auch die UdSSR erreicht hat, erhalten wir von dort ganz ähnliche Mitteilungen (Umnova 1954 u. a.).

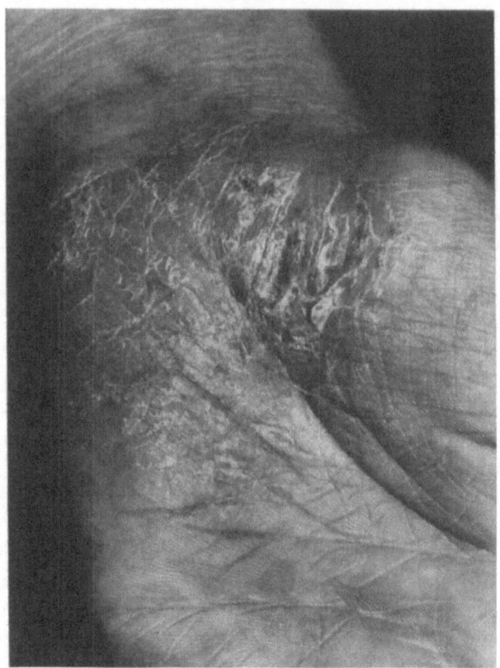

Abb. 228. Tinea manus, Stadium squamosum der Handfläche (isolierter Herd)

### δ) Komplikationen der Tinea pedis

Eine nicht seltene Komplikation der Fußmykose ist die sekundäre bakterielle Infektion. Besonders in den heißen Sommermonaten flammt unter dem Einfluß physikalischer Faktoren manche chronische Infektion plötzlich akut auf. Pflegt der Patient auf seinen Gesundheitszustand keine Rücksicht zu nehmen (berufliche Verpflichtungen usw.), so greift die bakterielle Infektion auf die Lymphgefäße über. Es entwickelt sich eine Lymphangitis mit schmerzhafter Anschwellung der

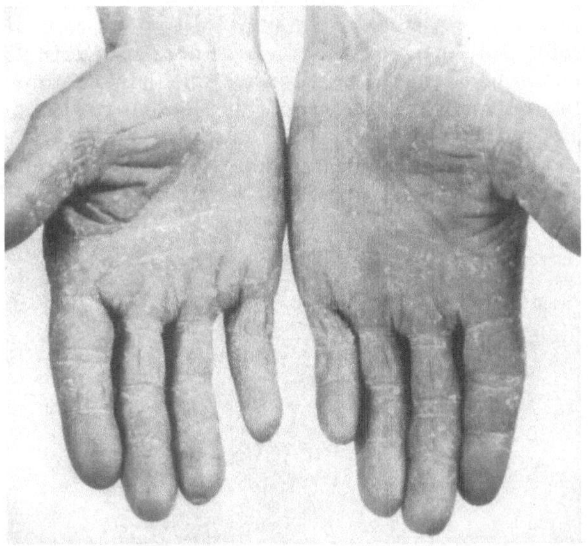

Abb. 229. Tinea manuum, Stadium squamosum der Handflächen

regionalen Lymphdrüsen (SILVA, KESTEN und BENHAM 1955; GOLTZ 1955 u.a.). Rezidivierende Lymphangitiden, die immer wieder ihren Ausgangsort in mykotisch erkrankten Interdigitalräumen finden, bedingen gelegentlich persistierende

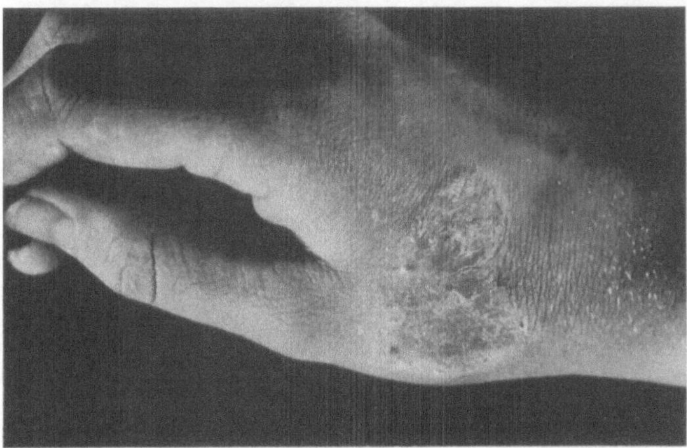

Abb. 230. Tinea manus, umschriebener squamöser Herd am Handrücken

Schwellungen eines Fußes oder Unterschenkels (BECKER und RITCHIE 1931; FEIT 1931 u.a.). Auch rezidivierende Erysipele mit nachfolgender Elephantiasis können die Folge sein (YANG 1940). Eine außergewöhnlich verruköse, hyperkeratotische Mykose der Fußsohlen und Fußrücken, die durch das Trichophyton mentagrophytes bedingt war, beschrieben FRANKS und FRANK (1951). Wenn der gezüchtete Dermatophyt tatsächlich die Ursache für die Bildung warziger Excreszenzen abgegeben haben sollte, muß ein solches Ereignis als Rarität vermerkt werden. Jedenfalls liegen in der Literatur entsprechende Beobachtungen bisher nicht vor. Streitmann (1956) beschrieb die Entwicklung einer Fistel im vierten Zehenzwischenraum, die er als wahrscheinliche Folge einer interdigitalen Tinea pedis ansah. Daß eine Fußmykose aber sogar einmal tödlich ausgeht, wenn auch durch Sekundärinfektion, entnehmen wir einer Mitteilung von Joulia, Texier und Regnier (1956). Im Anschluß an eine sekundär infizierte Tinea pedis entwickelte sich bei einem 68jährigen Patienten plötzlich ein Trismus, der trotz aller antitetanischen Maßnahmen bald ad exitum führte. Schließlich sei noch auf einen ungewöhnlichen Befund hingewiesen, der von Ayres jr. (1938) gewissermaßen als Komplikation einer Fuß- und Handmykose erhoben worden ist. Der Autor entdeckte bei einem 19jährigen weißen Patienten mit Tinea pedis gleichzeitig

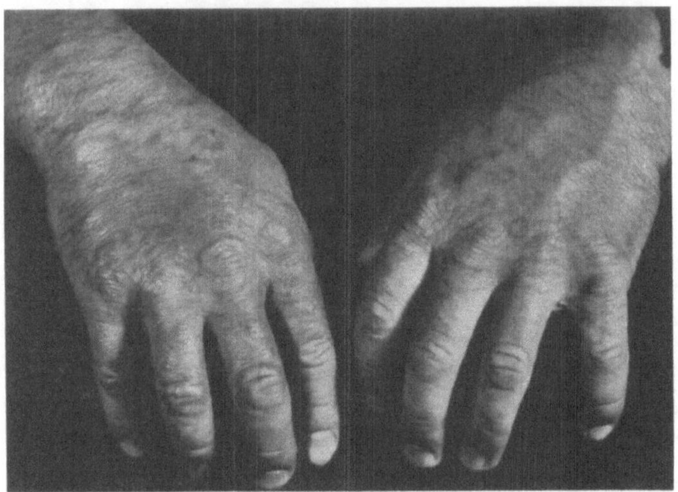

Abb. 231. Tinea manuum, diskret schuppende Herde an den Handrücken

ausgedehnte Veränderungen auf der Zunge, die seit vielen Jahren bestanden. Obwohl von vornherein als Erreger eine Candida albicans erwartet worden war, züchtete man aus den Läsionen ein Trichophyton rubrum (s. auch S. 292).

## b) Tinea inguinalis, submammaria, axillaris

Als Prädilektionsstelle für die Entwicklung einer Tinea erweisen sich die intertriginösen Körperregionen. Mit der schon beschriebenen intertriginösen Form der Tinea pedis eng verwandt sind — wie bereits betont — jene Krankheitsbilder, die sich im Bereich der Leistenbeugen [gelegentlich mit Übergreifen auf Damm und Gesäßspalt (Abb. 232, 233)], der Achselhöhlen (Abb. 234, 235) des Bauchnabels und der weiblichen Brüste (Abb. 236, 237) entwickeln. Historisch gesehen ist die Tinea inguinalis, die dem obsoleten „Eczema marginatum" von Hebra entspricht, wohl die bekannteste. *An dieser Stelle sei vermerkt, daß wir uns endlich von der Bezeichnung Eczema marginatum trennen sollten, denn mit der Pathogenese des Ekzems hat die Pilzinfektion nicht das geringste zu tun.* Klinisch imponiert die Krankheit durch genitocrural lokalisierte, meist doppelseitige, bräunlich pigmentierte Herde, die sich durch eine mehr oder weniger deutliche Schuppung auszeichnen. Die Peripherie ist polyzyklisch begrenzt. Was uns aber die Diagnose „Tinea inguinalis" klinisch meist leicht stellen läßt, ist der auffallend entzündlich betonte, stärker schuppende, außerordentlich selten auch einmal vereinzelt Bläschen aufweisende, etwa 5—10 mm breite Randsaum (Abb. 238). Ältere Herde lassen in manchen Fällen eine zusammenhängende bogenartige Abgrenzung gegen die gesunde Haut vermissen. Wir sehen dann stellenweise isoliert liegende, kleinfingernagelgroße, schuppende Restläsionen, deren Umgebung abgeheilt zu sein scheint (Abb. 239). Der Pilz läßt sich aber trotzdem nachweisen. In auffallendem Kontrast zur Peripherie kann sich das abgeblaßte Zentrum befinden. Dieser Kontrast tritt allerdings weniger hervor, wenn sich der Herd noch im Hautkontaktbereich (Scrotum — Oberschenkel) befindet. Das gilt in weit stärkerem Grade für die in der Submammarregion befindlichen Läsionen, die bisweilen nur durch eine etwas feuchtglänzende, rötliche, oval gestaltete Scheibe imponieren. Die mikroskopische Untersuchung auf Pilze von Schuppen der Peripherie deckt aber die wahre Art der Krankheit auf. Da die Affektion von stärkerem Juckreiz begleitet

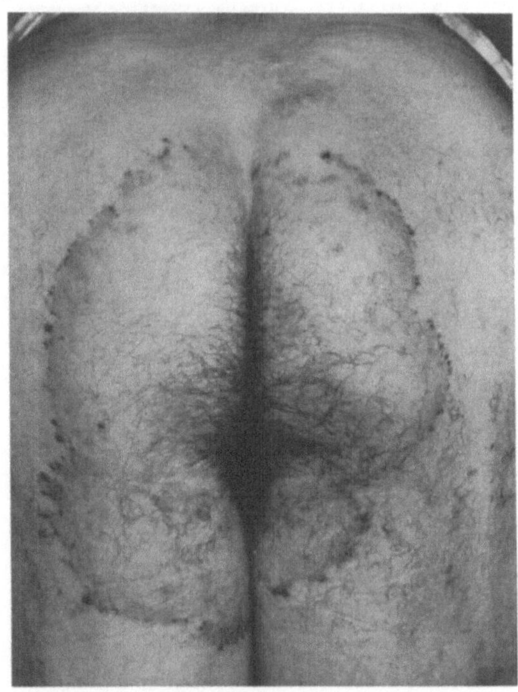

Abb. 232. Tinea glutaealis (von der Leistenbeuge aus übergreifend)

wird, finden wir gelegentlich als Folge intensiven Kratzens auch Krüstchen oder umschriebene Infiltrate. Pusteln haben wir nie beobachtet (es sei denn

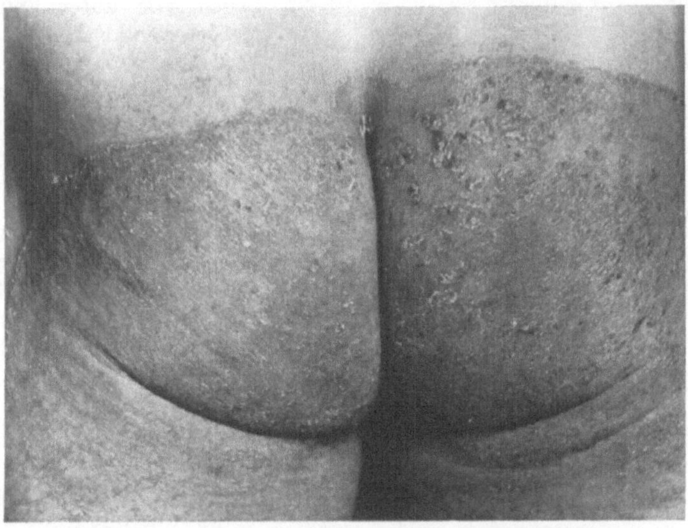

Abb. 233. Tinea glutaealis, diskreter Rand, ekzemartiges Zentrum

durch eine Candida albicans-Sekundärinfektion), wohl aber berichtete BENETAZZO (1932) über einen solchen Fall. Die Infektion der Achselhöhle führt zu Veränderungen, die völlig den im Genitocruralbereich anzutreffenden Bildern entsprechen.

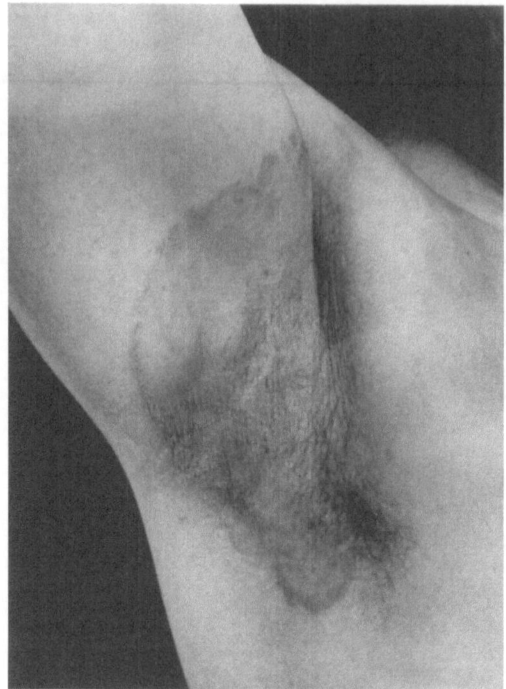

Abb. 234. Tinea axillaris, ♀

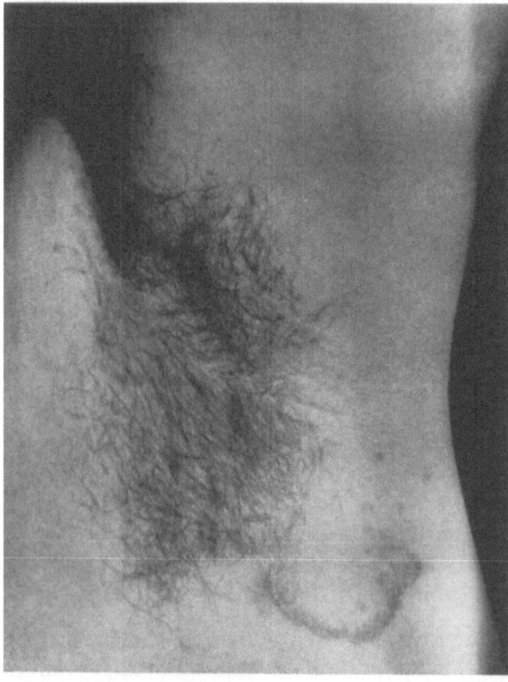

Abb. 235. Tinea axillaris, ♂, hufeisenförmig begrenzter Herd

Während in früheren Jahrzehnten fast nur das Epidermophyton floccosum aus den intertriginösen Läsionen gezüchtet wurde (SABOURAUD u. a.), wird heute in den meisten Ländern vorwiegend das Trichophyton rubrum oder das Trichophyton mentagrophytes isoliert. Stets müssen bei Befall intertriginöser Hautareale die Füße mituntersucht werden. So fand GILMAN (1933) bei Fußpilzkranken die Mitbeteiligung der Inguines als zweithäufigste Lokalisation. Tropische und subtropische Klimabedingungen können verständlicherweise die Ansiedlung der Pilze an Stellen ständiger Hautreibung fördern (ARMENTEROS 1953; SANDERSON und SLOPER 1953 u. a.). In unseren geographischen Breiten finden wir eine Infektion der Genitocruralglutaeal-Region an erster Stelle, gefolgt von der Axillar-, außerordentlich selten der Submammarregion. Beobachtungen über eine Erkrankung der Achselhöhle liegen vor unter anderem von MERCER und FARBER (1935) sowie DAUDÉN und VIVANCOS (1952). Auffallend ist die Bevorzugung des männlichen Geschlechtes bei der Tinea inguinalis. Das dürfte auf den engeren anatomischen Bau des männlichen Beckens zurückzuführen sein. Über eine Mitbeteiligung des Scrotums berichteten GILMAN (1933), ferner TEREŠKOVIČ (1929) u. a. CALNAN (1958) führte eine Erkrankung des Penis an (Abb. 240). ENGLISH und LA TOUCHE (1957) haben in der britischen, französischen, deutschen und amerikanischen Literatur seit 1879 nur fünf Arbeiten ausfindig machen können, die sich mit der Tinea inguinalis bei Frauen beschäftigten (Abbildung 241) und bei denen der Erreger auch gezüchtet worden

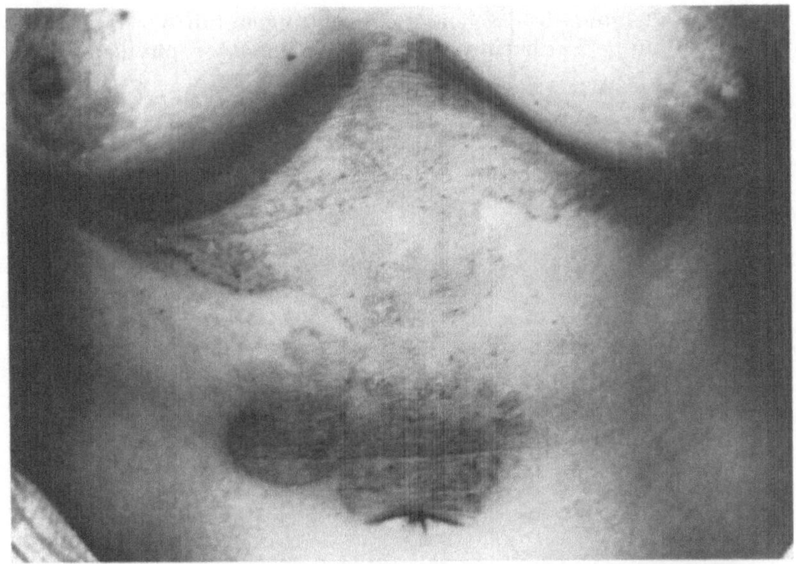

Abb. 236. Tinea submammaria et periumbilicalis (Aufnahme Jan Obrtel)

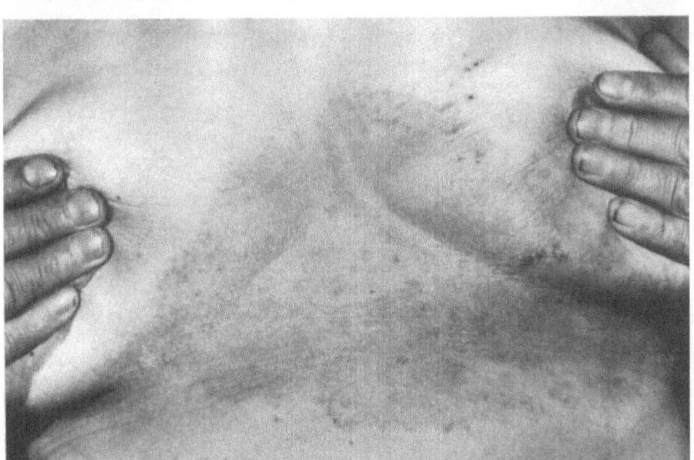

Abb. 237. Tinea sub- et intermammaria, unscharfe, verwischte Grenzen

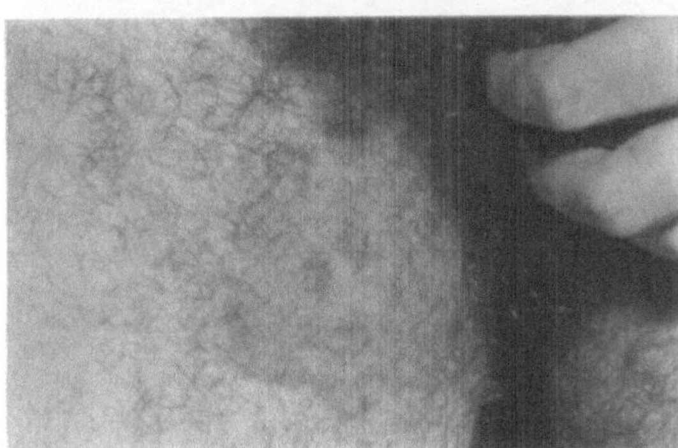

Abb. 238. Tinea inguinalis, beachte den entzündlich betonten Randsaum

war. Die Autoren fügten drei eigene Beobachtungen hinzu. WAGNER (1956) erwähnte eine 76jährige Patientin (Trichophyton mentagrophytes). Eine Tinea

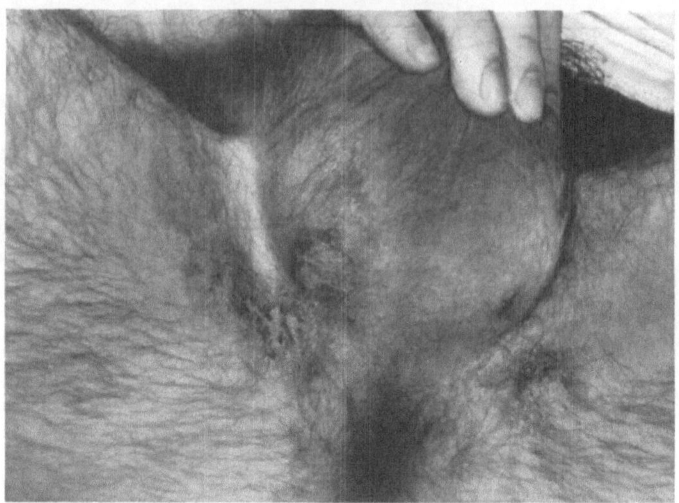

Abb. 239. Tinea inguinalis, ausnahmsweise auf das Scrotum übergreifend

der Vulva wurde von INGRAM (1955) beschrieben. Wie bisweilen von Pilzherden verschleppte Erreger zu verwirrenden Befunden Anlaß sein können, ging aus einer

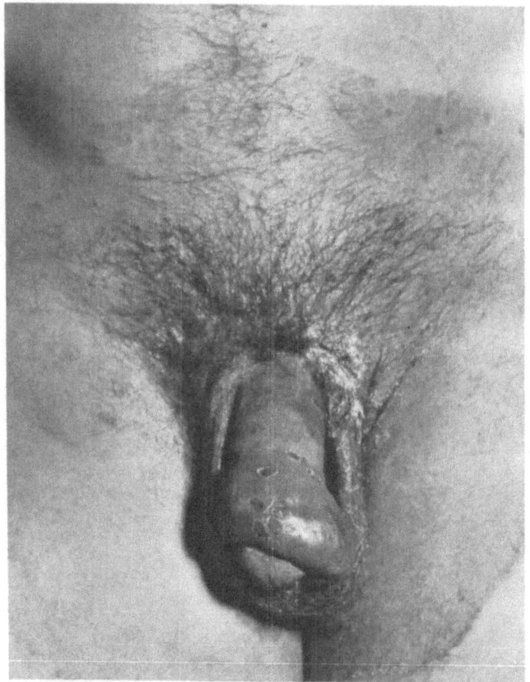

Abb. 240. Tinea inguinalis et penis (eigene Beobachtung)

Mitteilung von VANBREUSEGHEM und WILLAERT (1952) hervor. Aus dem Sputum eines Patienten wurde ganz ungewöhnlicherweise wiederholt ein Epidermophyton floccosum isoliert. Erst die exakte Durchuntersuchung deckte eine Mykose der Genitocruralregion auf. Der Pilz wurde ferner aus der Nasenhöhle sowie unter den Nägeln einiger Finger nachgewiesen, aber auch im Urin, den der Patient selbst aufgefangen hatte. Dieser Fall ist deshalb so instruktiv und verdient hervorgehoben zu werden, weil er lehrt, wie kritisch aus der Mundhöhle oder sogar aus dem Urin gewonnene „ungewöhnliche" Kulturbefunde beurteilt werden

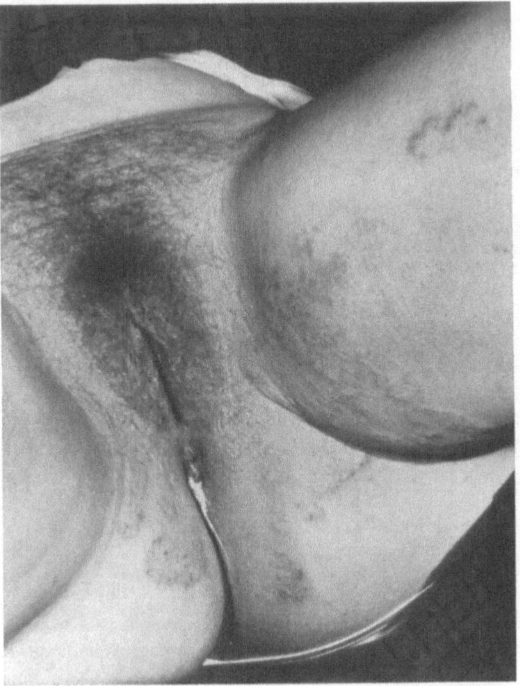

Abb. 241. Tinea inguinalis et vulvae (eigene Beobachtung)

müssen. Außergewöhnlich erscheint in diesem Zusammenhang auch die Züchtung eines Trichophyton mentagrophytes aus einem Angulus infectiosus-Fall (WAGNER 1956).

### c) Tinea corporis

Von den intertriginösen Lokalisationen, aber auch von den Füßen und Händen ausgehend, kann sich eine Pilzinfektion über die lanugobehaarte Körperhaut hinweg ausdehnen. Die sich an Rumpf und Extremitäten entwickelnden klinischen Bilder bieten zwar eine gewisse Abwechslung, doch ist fast allen die geringe entzündliche Note eigen (Abb. 242, 243). Noch am ehesten entdecken wir Bläschen in der Peripherie eines Herdes, wenn wir als Erreger ein Trichophyton mentagrophytes züchten (Abb. 244). Die Tinea corporis zeichnet sich bei einem Teil der Patienten durch unscharf begrenzte, nur diskret schuppende Herde aus. Manchmal fließen mehrere Herde zusammen und lassen an eine Ichthyosis vulgaris denken. Die Neigung zur Verhornung selbst der Follikelostien unter dem Einfluß des Pilzes ist bemerkenswert. In anderen Fällen steht ein bläulich-roter Farbton der Läsion im Vordergrund, der zumal bei älteren Patienten im Verein mit einer etwas feinfälteligen Beschaffenheit der Haut schon zur Fehldiagnose Acrodermatitis atrophicans progressiva geführt hat (Abb. 245, 246). Bei Säuglingen oder Kleinkindern könnte eine Trichophyton rubrum bedingte, generalisierte, squamös-

erythrodermatische Tinea als Erythrodermia desquamativa Leiner diagnostiziert
werden (Meara 1955). Liegen circumscripte schuppende Herde mit mehr oder

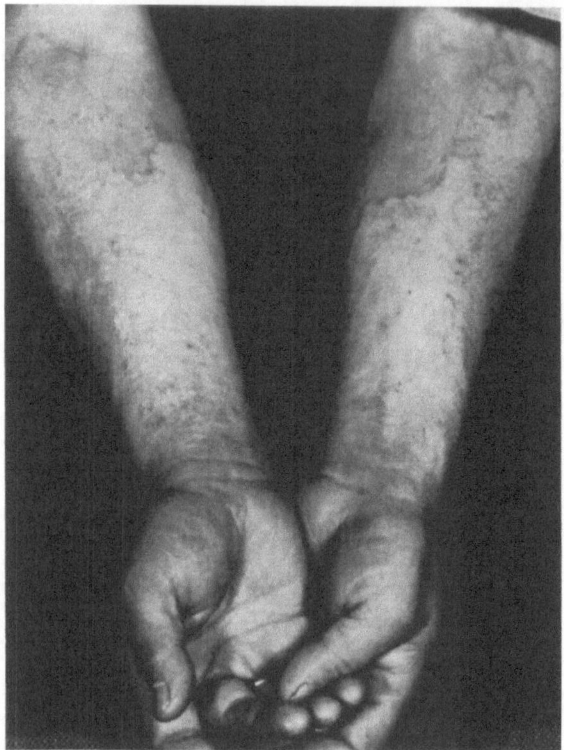

Abb. 242. Tinea antebrachiorum, gering schuppende, helleres Kolorit aufweisende Herde

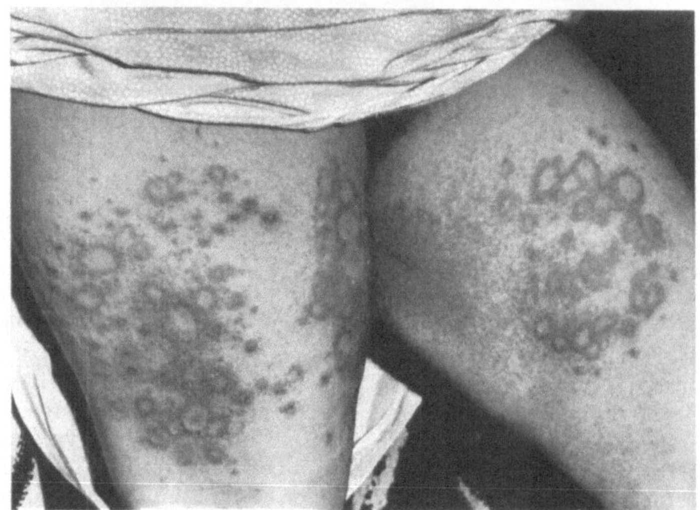

Abb. 243. Tinea crurum, einerseits betontere anuläre Läsionen, andererseits aber auch ekzematisierte Herde

weniger starken Infiltraten vor, z.B. in den Gelenkbeugen, wird meist gar
nicht an eine Dermatomykose gedacht.

Neben diesen an erythemato-squamöse Ekzeme erinnernden Formen finden sich in weiteren Fällen zentrale Abblassungen und scharfe, landkartenförmige

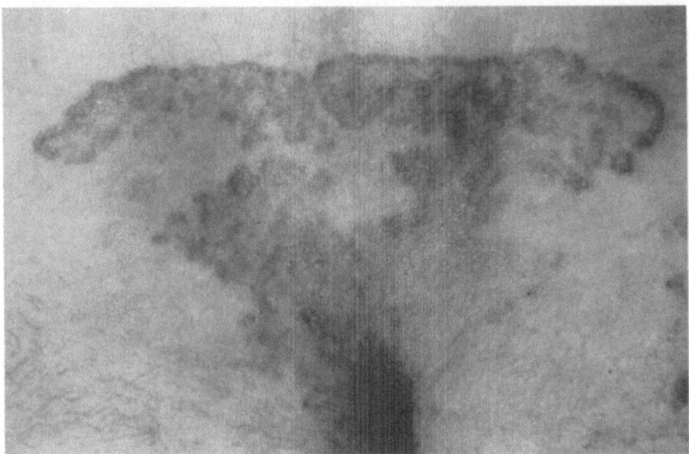

Abb. 244. Tinea corporis, partim glutaealis. Entzündlich betonter Randsaum (Trichophyton mentagrophytes)

Begrenzungen einzelner schuppender Herde unterschiedlicher Größe. Aus dem entzündlichen Randsaum gelingt der Pilznachweis. Übergreifen auf den Kopf, in

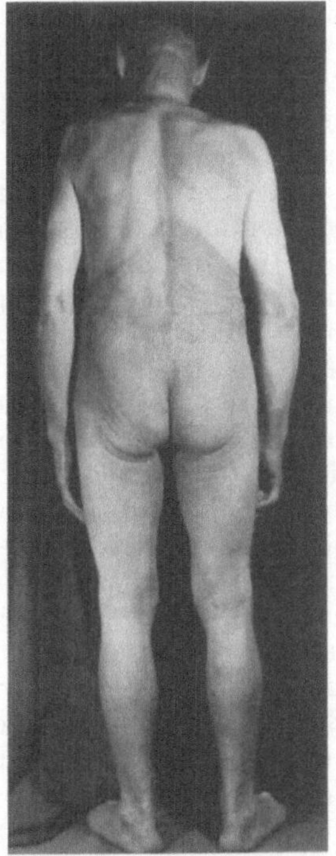

Abb. 245. Tinea corporis, gering schuppender, großer Herd am Rücken

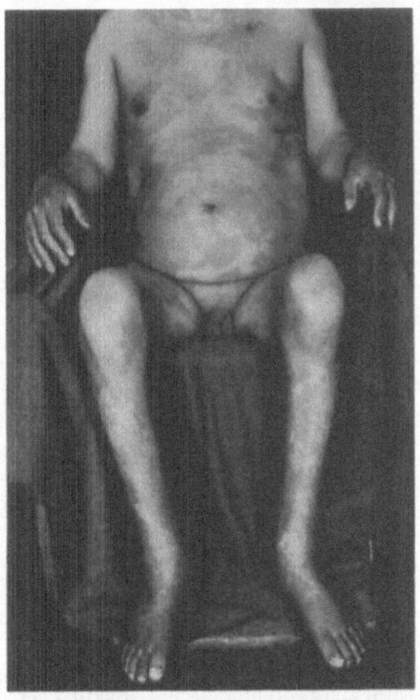

Abb. 246. Tinea corporis, ausgedehnte Herde über Rumpf und Extremitäten

das Gesicht (Abb. 247) wurde bisweilen beobachtet (unter anderem von GJESSING und MOSSIGE 1937; GÖTZ 1952/53; JANKE 1954; WAGNER 1956). Eine an Trichophytia imbricata erinnernde, extrem seltene konzentrische Ringbildung durch

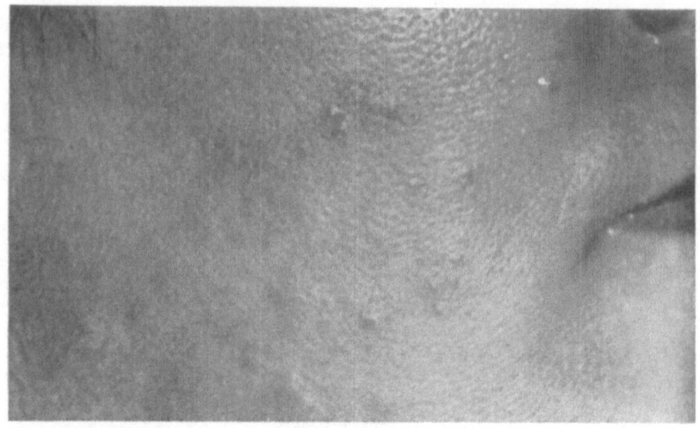

Abb. 247. Tinea faciei, diskret schuppende Papelchen auf der Wange (Trichophyton rubrum)

das Trichophyton rubrum beschrieb Kittredge (1933); Waisman (1954) hingegen fand bei seinen Patienten zunächst überhaupt keine Schuppung, sondern nur

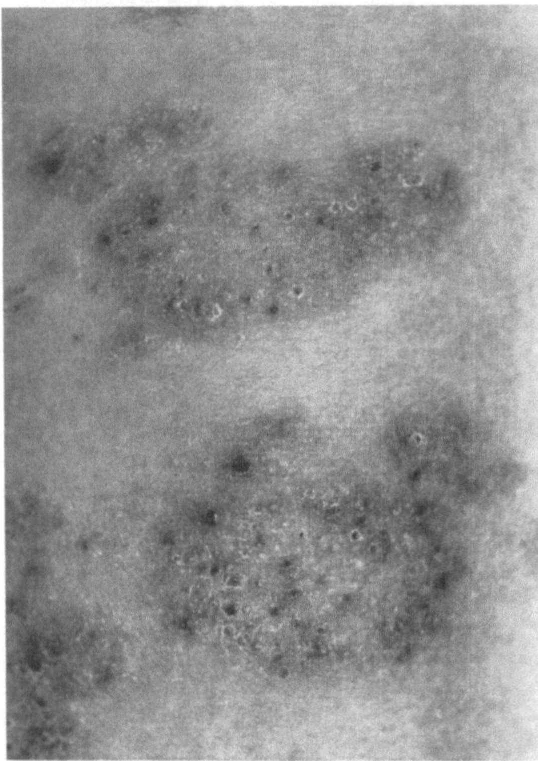

Abb. 248. Bläschen, Knötchen und Närbchen aufweisender Herd einer chronischen Tinea corporis, die an Dermatitis herpetiformis Duhring denken ließ

Urticaria-artige Herde am Rumpf, aus denen er die gleiche Erregerart züchtete. Besonders hervorgehoben werden müssen Beobachtungen von Tolmach und Schweig (1940); Costello (1952); Silva, Kesten und Benham (1955), die auch wir in seltenen Fällen vermerkten und die vor allem bei symmetrischer Anordnung an Rumpf und Extremitäten an eine Dermatitis herpetiformis Duhring denken lassen (Abb. 248). Es handelt sich um etwa bis kleinhandtellergroße Herde, die leicht pigmentiert sein können und neben feiner Schuppung in der Peripherie unregelmäßig verstreute, am Rande konzentrierter stehende, diskrete Einzelefflorescenzen papulöser, urtikarieller und vesikulöser Art sowie feine Blutkrüstchen (Kratzeffekt!) aufweisen. Knötchenbildung in der Peripherie des Herdes durch das Trichophyton rubrum wurde besonders von Orbtel schon 1936, später auch von Zündel (1940) erwähnt. Hervorgehoben werden muß ferner die bemerkenswerte Tendenz des Rubrum-Pilzes, die Nägel zu befallen (s. Tinea unguium).

### d) Tinea granulomatosa nodularis cruris

Bei den Pilzen, die wir aus Tinea-Läsionen züchten, haben wir es im allgemeinen mit Erregern zu tun, die auf die menschliche Haut nur eine mäßige Reizwirkung ausüben. Auch bei der Trichophytie und der Mikrosporie kennen wir bestimmte Dermatophyten, die sich dem humanen Terrain angepaßt haben und die wir als „humane" Arten bezeichnen. Sie alle fördern die Entwicklung chronischer Krankheitsbilder und können daher grundsätzlich gesehen das hier abzuhandelnde spezielle Leiden an jeder Stelle des Körpers hervorrufen (Abb. 249). Einschlägige Beobachtungen liegen vor.

Bei der Tinea granulomatosa nodularis cruris handelt es sich um einen chronisch-infiltrativen, bald einseitig, bald symmetrisch an den Unterschenkeln

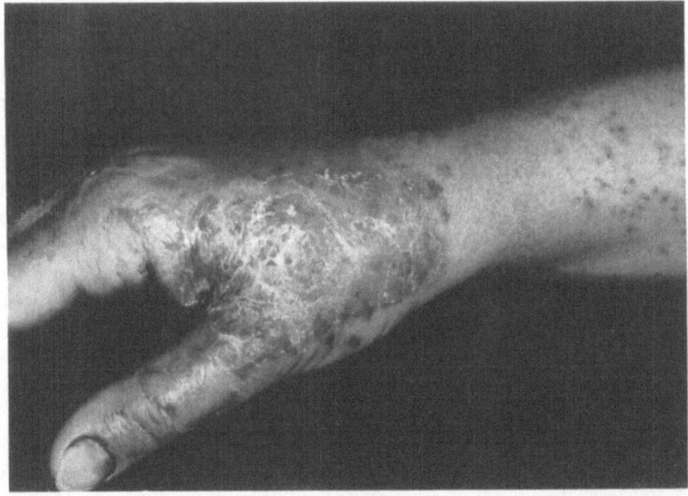

Abb. 249. Tinea manus mit chronischen follikulären Herden am Unterarm

lokalisierten Prozeß. Zunächst siedelt sich der Pilz im Stratum corneum an, was sich klinisch-morphologisch in erythemato-squamösen Läsionen widerspiegelt. Nach gewisser Zeit dringt der Erreger aber tiefer in die Follikel ein, wobei in der Mehrzahl der Fälle nachweislich auch das Haar mitgegriffen wird. CREMER (1953) schildert den Haarbefall wie folgt:

„Der Erreger verhält sich gegenüber dem Haar manchmal als Ektothrix-, manchmal als typischer Endothrix-Pilz. In letzterem Falle bleibt der Bulbus des Haares pilzfrei, wie dies bei anderen Endothrix-Infektionen gleichfalls zutrifft. Vom Bulbus bis zur Haarspitze vermehrt sich die Zahl der ektothrichen Pilzfäden anfänglich sehr stark. Schließlich erscheinen teilweise in Segmente zerfallende Hyphen auch im Innern des Haares. Etwas später ist dieses völlig von eng nebeneinander liegenden, sporulierenden Fäden angefüllt. Diese Sporenketten setzen sich im Haar bis zur Spitze fort, oder gerade bis zur Follikelmündung, wo es dann abbricht. Die Zahl der auffindbaren infizierten Haare ist gewöhnlich nicht groß, da letztere fast immer abgebrochen, daher schwer zu entdecken und zu fassen sind. Infolgedessen sieht der Herd meist kahl aus. Daß aber in den erkrankten Follikeln noch immer Haarstümpfe stecken, wird deutlich, wenn man diese mit der Pinzette innerhalb der Follikelmündung zu fassen versucht. Auf diese Weise gelingt es nahezu immer, infizierte Haare zu demonstrieren" (Abb. 250).

Die Infektion dringt in die Tiefe vor und führt klinisch zur Bildung von flächenhaften Infiltraten, Knötchen und Knoten wechselnder Größe (Abb. 251). Immer geht der Prozeß mit einer mehr oder weniger betonten lividroten Verfärbung des Krankheitsbereiches einher, so daß im Verein mit der bisweilen dolenten Infiltration Verwechslungen mit dem Erythema induratum Bazin oder einem Erythema nodosum verständlich erscheinen. Die Ausdehnung der Herde schwankt in weiten Grenzen und umfaßt den diskreten Befall nur eines oder weniger Follikel bis zum manschettenartigen Ergriffensein mehr als der distalen Hälfte des Unterschenkels (Abb. 252, 253). Nicht selten zeichnen sich die Follikelmündungen durch eine Keratosis suprafollicularis aus, ein Umstand, der möglicherweise dem Einwachsen des Pilzes förderlich ist. In einzelnen Fällen sind die Herde landkartenartig begrenzt und heben sich scharf gegen die noch nicht befallenen Partien ab. Meist aber geht die Peripherie unscharf in die gesunde Umgebung über. Vereinzelt wurden Pusteln, auch kleinere oder größere Ulcerationen im Krankheitsherd beobachtet. Die Bildung von Närbchen ist daher verständlich (Miescher u. Mitarb. 1953; Krüger und Rust 1953; Schulz u. Mitarb. 1954; Torheim und Henriksen 1956 u. a.). Subjektiv bestehen fast immer lästiger Juckreiz, seltener Schmerzen. In der Literatur wurde dieses Krankheitsbild mit verschiedenen Etiketten versehen (follikuläre Trichophytie, nodöse, granulomatöse Perifollikulitis, follikuläre und nodöse Dermatomykose, follikuläre und nodöse Epidermophytie der Unterschenkel, Erythema nodosum mycoticum und ähnliches). Fast in sämtlichen Fällen läßt sich ein sicherer Zusammenhang mit einer bereits bestehenden Tinea pedis, unguium oder einer anderen Lokalisation nachweisen, so daß über die Zugehörigkeit dieses Leidens zur Tinea kein Zweifel möglich ist. Da sich die Infiltrate aus einem

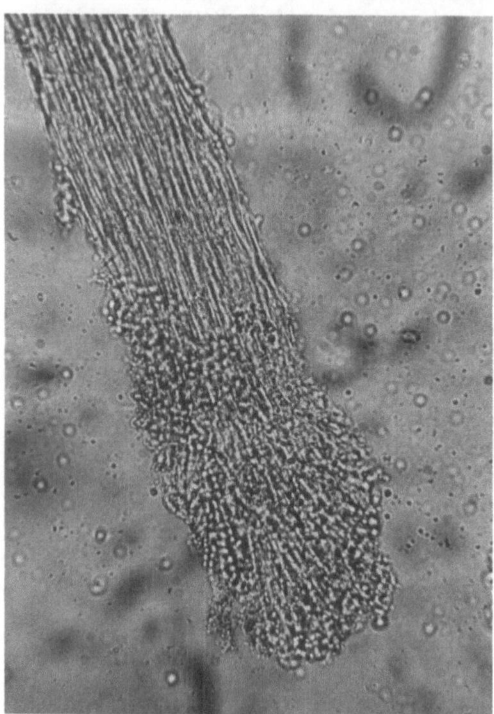

Abb. 250. Mit Pilzelementen angefülltes im Follikel abgebrochenes Lanugohärchen (Trichophyton rubrum) der Tinea granulomatosa nodularis

Granulationsgewebe aufbauen, erscheint uns die auch hinsichtlich des Erregers unvoreingenommene Bezeichnung „Tinea granulomatosa nodularis" am geeignetsten.

Die Besonderheit des Krankheitsbildes liegt in der auffallenden tuberkuloiden Struktur des unter dem Einfluß der Dermatophyten gebildeten Granulationsgewebes im Corium. Hierin besteht die größte Übereinstimmung mit dem von Majocchi schon im Jahre 1883 beschriebenen Granuloma trichophyticum. Das bis jüngst unbekannte, vielleicht auch unbeachtet gebliebene bzw. verkannte Pilzleiden verdient aber auf Grund seines klinischen Aussehens und seiner Lokalisation durchaus eine Sonderstellung. Wir betonten bereits, daß grundsätzlich bei Vorliegen einer Dermatophytonart, die sich dem menschlichen Terrain angepaßt hat, an jeder Körperstelle ein granulomatöses Infiltrat gebildet werden kann. Allerdings muß dabei die Resistenzlage des Wirtes in bestimmter Weise verändert sein. So beschrieben Harris und Lewis im Jahre 1930 ein bandartig angeordnetes knotiges Infiltrat am Hals eines Patienten (an der Stelle einer alten, abgeheilten Psoriasis-Plaque), das ein Granulom darstellte. Als Erreger wurde ein Trichophyton rubrum gezüchtet, das auch aus Haaren des Krankheitsherdes, aus dessen

Tiefe sowie von den Füßen isoliert werden konnte. Ungewöhnlich war bei diesem Kranken eine Eiterbildung, in ähnlicher Weise, wie das von MULLINS und WATTS (1957) über eine tiefe pustulöse Trichophyton rubrum-Infektion am Unterschenkel einer Patientin berichtet worden ist. Wahrscheinlich hat sich in diesen Fällen eine sekundäre Infektion hinzugesellt, die zur (im Endstadium aber auch ohne Infektion erfolgenden) Einschmelzung des Granuloms fördernd beitrug. Eindeutig dem chronisch-infiltrativen Prozeß der Tinea granulomatosa nodularis der Beine entsprechen aber Krankheitsbilder, die durch das Trichophyton rubrum am Rumpf und an anderen Körperstellen in den Fällen von MORIKAWA (1938); NAKAHIRA (1954); FUKUSHIRO (1956); BLANK und SMITH (1960) (Tinea granulomatosa nodularis generalisata) hervorgerufen wurden.

Das Verdienst, als erster auf eine besondere Pilzaffektion im Bereich der Unterschenkel hingewiesen zu haben, gebührt WILSON (1952). Im Frühjahr 1951 stellte er vor der Dermatologischen Gesellschaft in Los Angeles eine 54jährige Frau vor, die durch das Trichophyton rubrum an einem „trichophytischen Granulom" erkrankt war. MIESCHER, FISCHER und WALCH (1953) erkannten dann, daß auch das Trichophyton mentagrophytes var. interdigitale zur Bildung der gleichen Granulomstrukturen befähigt sei. Bald darauf erschienen in rascher Folge zahlreiche Arbeiten, die über einschlägige Beobachtungen berichteten (Tabelle 63). Unsere eigenen Erfahrungen in München und Essen beschränken sich bisher auf fünfzehn Fälle. Stets handelte es sich um jüngere Frauen. Selbst in der Fachpraxis wird aber die Diagnose fast stets verkannt.

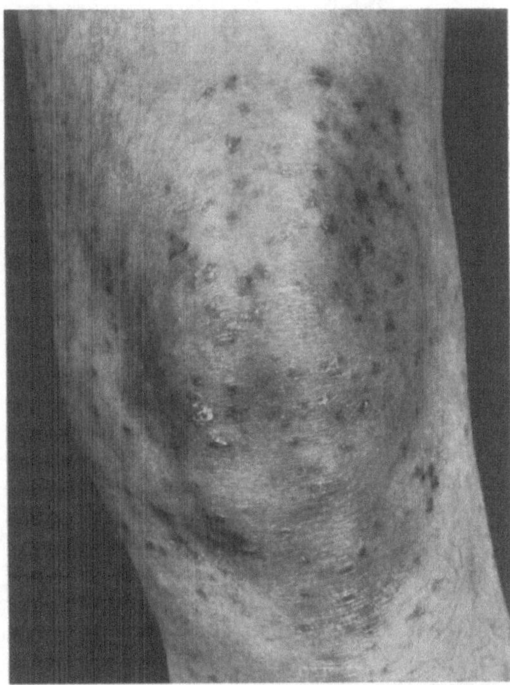

Abb. 251. Tinea granulomatosa nodularis im Kniebereich

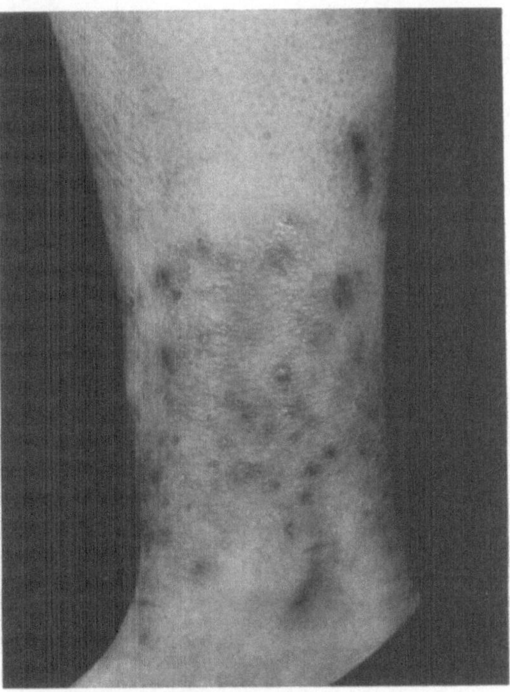

Abb. 252. Tinea granulomatosa nodularis

Tabelle 63. *Die Tinea granulomatosa nodularis des Unterschenkels*

| Autoren | Jahr | Zahl der Fälle | Ursächliche Erreger — Bemerkungen |
|---|---|---|---|
| Wilson, J. W. | 1951 | 1 ♀ | Trichophyton rubrum |
| Miescher, G., E. Fischer, J. Walch | 1953 | 1 ♀ | Trichophyton mentagrophytes var. interdigitale |
| Cremer, G. | 1953 | 1 ♂ 13 ♀ | Trichophyton rubrum (13×) Trichophyton mentagrophytes var. interdigitale (1× in Kombination mit Trichophyton rubrum) |
| Krüger, H., S. Rust | 1953 | 5 ♀ | Trichophyton rubrum (1×) Trichophyton mentagrophytes var. interdigitale (1×) Penicillium (1×) Candida albicans (1×) |
| Schulz, K. H., H. Rieth, C. Schirren | 1954 | 7 ♀ | Trichophyton rubrum (3×) Trichophyton mentagrophytes var. interdigitale (3×) |
| Wilson, J. W., O. A. Plunkett, A. Gregersen | 1954 | 14 ♀ | Trichophyton rubrum |
| Gumpesberger, G., H. Tirschek | 1955 | 10 ♀ | Trichophyton mentagrophytes var. interdigitale (8×) Trichophyton rubrum (1×) Epidermophyton floccosum (1×) |
| Walther, H. | 1955 | 1 ♀ | Mikroskopisch Haarbefall nachgewiesen |
| Grimmer, H. | 1955 | 3 ♀ | Trichophyton rubrum |
| Franks, A. G., H. Field | 1955 | 1 ♀ | Trichophyton rubrum |
| Torheim, B. J., S. D. Henriksen | 1956 | 1 ♀ | Trichophyton mentagrophytes var. interdigitale |
| Wagner, I. | 1956 | 14 ♀ | Trichophyton mentagrophytes var. interdigitale (9×) Trichophyton rubrum (5×) |
| Fegeler, F. | 1956 | 28 ♀ | Trichophyton rubrum (24×) Trichophyton mentagrophytes var. interdigitale (2×) |
| Telner, P., F. Blank, P. Schopf-locher | 1957 | 3 ♀ | Trichophyton rubrum |
| Hekele, K., O. Lofferer | 1959 | 3 ♀ | |
| Grimmer, H. | 1959 | 31 ♀ 2 ♂ | Trichophyton rubrum (24×) Trichophyton mentagrophytes var. interdigitale (9×) |
| Krüger, H. | 1960 | 4 ♀ | Trichophyton rubrum (3×) |
| Jackson, R. | 1960 | 36 ♀ | Trichophyton mentagrophytes (1×) |

Als Resümee der Tinea granulomatosa nodularis schält sich heraus: Fast nur Frauen sind betroffen, das Alter der Patientinnen schwankt in weiten Grenzen, der Verlauf ist ausgesprochen chronisch, in vielen Fällen sind kleine Närbchen nachweisbar, Besserungen wechseln mit Verschlechterungen ab, keinen Pilzherd außerhalb der Unterschenkel zu finden gehört zur größten Seltenheit. Nicht wenige der Patientinnen leiden an einer Akrozyanose, Erythrocyanosis crurum puellarum oder an Pernionen. Fegeler (1958) betrachtet die modernen Nylon- oder Perlonstrümpfe als infektionsbegünstigenden Umstand, da sie eine Art feuchte Kammer bilden. SILVA u. Mitarb. (1955) sowie TELNER u. Mitarb. (1957) schuldigen die Rasur der Beinhaare als Förderungsfaktor für die tiefe follikuläre Infektion an, und auch KRÜGER (1960) mißt Mikrotraumen an den Unterschenkeln (Insektenstichen, Exkoriationen und Erosionen durch Kratzen) eine Bedeutung bei.

Als Erreger wurden in allen Fällen das Trichophyton rubrum oder das Trichophyton mentagrophytes var. interdigitale gezüchtet. Die Bedeutung der übrigen noch gefundenen Pilze erscheint allerdings zweifelhaft. Die Tinea granulomatosa nodularis ist uns ein Schulbeispiel für die Tatsache, daß es im biologischen Geschehen keine scharfen Grenzen gibt. Dieses Krankheitsbild stellt somit ein Bindeglied dar zwischen der klassischen oberflächlichen Epidermophytie (im alten Sinne) und der akuten tiefen Trichophytie des Haarbereiches. Das ist möglich, weil die Erreger — entgegen dem ursprünglich postulierten Nichtbefall der Haare — unter bestimmten, wenn uns auch noch nicht bekannten Bedingungen doch in die Haare eindringen können, erwiesenermaßen bald in ektothricher, bald in endothricher Form oder in Übergängen. Dies geht aus erfolgreichen Züchtungen besonders des Trichophyton rubrum aus dem Haar auch außerhalb der

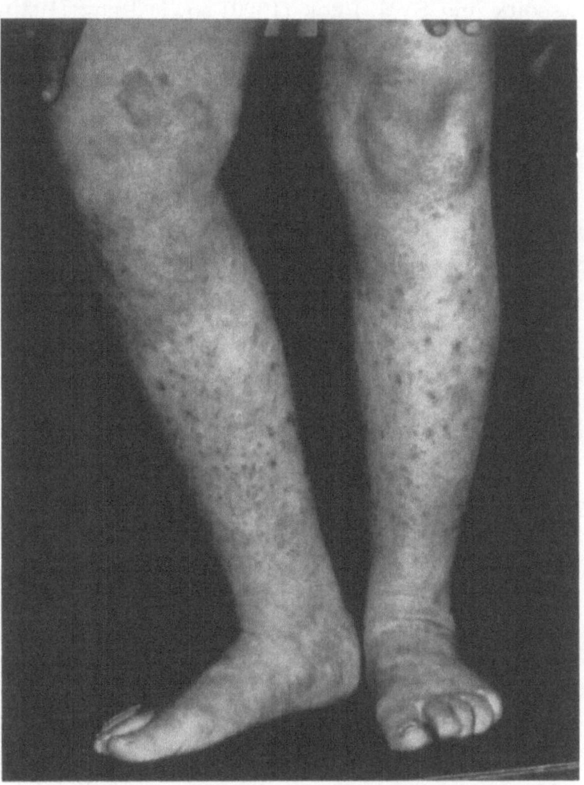

Abb. 253. Zahlreiche kleine, blaurote Knötchen an beiden Unterschenkeln (Tinea granulomatosa nodularis)

Unterschenkellokalisation eindeutig hervor (unter anderem von FRACCARI 1934; VANBREUSEGHEM 1949; LOEWENTHAL und REIN 1951; BLANK und SCHUPPLI 1951; WEBER und ULRICH 1952; SAWICKY, FRANKS und TASCHDJIAN 1955; KOCH 1957; FEGELER 1958; HYMAN und KIM 1958; ETTIG 1960). Darüber hinaus sei auf die älteren japanischen Befunde im alten Jadassohnschen Handbuch für Haut- und Geschlechtskrankheiten, Bd. XI, hingewiesen.

## e) id-Reaktionen bei der Tinea

Wie wir heute wissen, gilt als häufigster Ausdruck einer im Verlauf einer Tinea pedis eingetretenen Sensibilisierung gegen den ursächlichen Pilz der plötzliche Ausbruch eines vesikulösen Exanthems an den Händen (Mykid, auch Epidermophytid genannt, abgeleitet von der alten Krankheitsbezeichnung „Epidermophytie"). Die Bevorzugung dieser Lokalisation ist allerdings nicht ganz klar geworden. Da sich die Bläschen und Blasen an den Händen bald als steril, manchmal aber als pilzhaltig erwiesen, war in der Vergangenheit lange die Frage nach der richtigen Deutung dieser Befunde offen geblieben. Williams (1927) stellte als erster die Hypothese auf, die meist im Gefolge einer zu intensiven Behandlung oder mechanischen Belastung des Pilzherdes am Fuße aufschießenden sterilen Bläschen an den Händen als „toxisch" zu betrachten. Erst die klinischen bzw. experimentellen Untersuchungen von Walthard (1928), später W. Jadassohn und S. M. Peck (1929) sowie Peck (1930) u. a. schufen die Beweise für die Gültigkeit der Williamschen Konzeption. In Analogie zu den gelungenen Pilzzüchtungen aus der Blutbahn bei anderen Dermatomykosen gelang es Peck (1930) sowie Strickler, Ozellers und Zaletel (1932), auch Erreger der Tinea pedis im Stadium eines „id"-Exanthems aus dem Blute zu isolieren. White (1928) erhielt eine Pilzreinkultur aus einer Inguinaldrüse von einem Patienten, der an einer Fußmykose litt (Trichophyton mentagrophytes). Ein Trichophyton rubrum wurde von Fraccari (1934) gleichfalls aus dem Blute gezüchtet. Der in diesem Falle ausnahmsweise negative Ausfall der Trichophytinreaktion muß nicht gegen die *grundsätzliche* Bedeutung dieses Befundes sprechen, ist doch bekannt, daß gerade der Rubrum-Pilz (auch das Epidermophyton floccosum übrigens) im Gegensatz zum Trichophyton mentagrophytes einen geringen Allergencharakter besitzt.

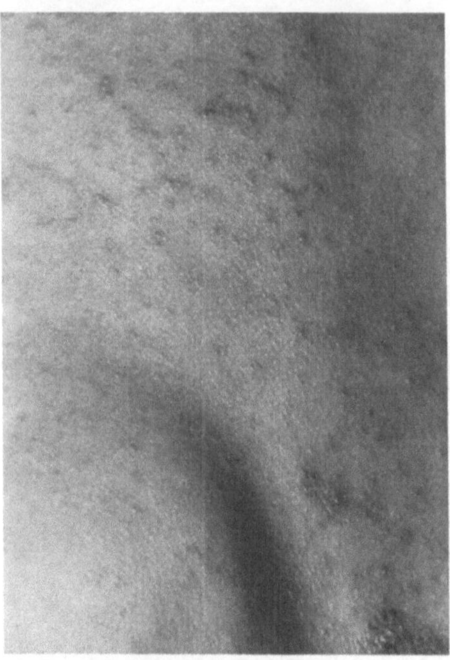

Abb. 254. id-Reaktion bei einer Tinea pedis (kleinpapulöses Exanthem)

Klinisch manifestiert sich ein Mykid bei der Tinea pedis aber nicht nur in Form eines vesikulösen, sondern auch eines squamösen, makulösen oder papulösen (Abb. 254) Exanthems. Wir finden dieses an Händen, Extremitäten, im Gesicht oder am Rumpf lokalisiert (Matras 1931; McCarthy 1932; Lomholt 1932 u. a.). Peck (1929); Rajka (1949) beobachteten scarlatiniforme Schuppungen, Miescher (1936) Effloreszenzen eines psoriasiformen Charakters. Traub (1936); Sulzberger, Rostenberg und Goetze (1937); Waisman (1946); ferner Lazar (1953) halten eine erysipelartige id-Reaktion am Unterschenkel als Folge einer Tinea pedis für möglich. Unter Würdigung aller Umstände sprechen sich aber Dostrovsky und Raubitschek (1955) gegen diese Hypothese aus und betrachten einen Zusammenhang nur insofern als gegeben, als eben die Fußmykose zu Hauteinrissen führt, die den hämolytischen Streptokokken eine Eintrittspforte abgeben. Urticaria-Ausbrüche bei Irritation des primären Pilzherdes beschrieben Szathmary (1929), ferner Waldbott und Ascher (1937). Jillson und Hoekelman (1952) sowie Jillson (1954) haben den Begriff des Mykids ebenfalls erweitert und betrachten das Auftreten eines Erythema anulare centrifugum als Ausdruck einer Pilzallergie. Trichophytininjektionen bei Tinea-Patienten sollten stets mit einer gewissen Vorsicht durchgeführt werden, da Exazerbationen des Primärherdes, aber auch Allgemeinstörungen wie Urticaria und Heufieber (Wise und

Sulzberger 1930) beobachtet worden sind. Rajka (1949) berichtete sogar über einen allergischen Schock nach Trichophytin. Nach Carrié (1950) gelangten häufiger Mykide ekzemartigen Charakters zur Beurteilung. Möglicherweise liegt hier aber nur eine parallergische Reaktion auf andere Kontaktnoxen vor. Die Trichophytinreaktion bei der Tinea granulomatosa nodularis fällt unterschiedlich aus. Zur diagnostischen Beurteilung dieses Krankheitsbildes ist daher die Intrakutanreaktion auf Trichophytin nicht zu verwerten. Ito (1959) studierte das tierexperimentelle Pilzgranulom und kam zu dem Schluß, daß es sich bei der Bildung der tuberkuloiden Gewebsstrukturen um eine Immunreaktion auf die Pilzelemente und deren Toxine handelt. Es erscheint sicher, daß auch bei der Entwicklung einer Tinea granulomatosa nodularis bestimmte immunbiologische Vorgänge Bedeutung besitzen.

Die Dyshidrosis lamellosa sicca der Hände kann einmal die Folge einer Pilzallergie sein, in weiteren Fällen spielen andersgeartete Allergene eine Rolle. Nach unseren Erfahrungen lassen sich Pilze in den sich ohne sichtbar entzündliche Symptome bildenden dünnen Hornlamellen nur selten direkt nachweisen, d.h. kaum je pflegt sich in unseren geographischen Breiten unter diesem Bilde eine primäre Tinea manus zu maskieren.

Erfahrungsgemäß erkranken Kinder seltener an einer Tinea pedis als Erwachsene und lassen sich auch durchschnittlich schwerer sensibilisieren. Positive Trichophytinreaktionen bei Kindern bis zur Pubertät sind daher andererseits zuverlässiger zu verwerten. Auch hier ist die Art des parasitierenden Pilzes von Einfluß. Das Trichophyton mentagrophytes sensibilisiert leichter als das Trichophyton rubrum oder das Epidermophyton floccosum. Auch Hall (1956) vermerkte, daß „id"-Reaktionen im allgemeinen mehr bei Trichophyton mentagrophytes-Infektionen beobachtet wurden. Maschkilleison, Segal und Sigalowa (1934) sahen in 170 Fällen einer Fußmykose 51mal allergische Ausschläge, in der Mehrzahl der Fälle vesikulöse Eruptionen an den Händen. Nur 3mal fand sich ein generalisiertes Mykid. Burke und Bumgarner (1949) verzeichneten in 7% ihrer Tinea pedis-Fälle eine allergische Reaktion. Auch hier handelte es sich bis auf einen Fall stets um ein vesikulöses Exanthem der Hände. Immer sollten wir daher bei einem unklaren Exanthem, vor allem aber bei Bläschenbildung an den Händen, nach einem Pilzfokus am Körper suchen.

### f) Histologie

Das histologische Bild der Tinea pedis, inguinalis usw. ist relativ einförmig. Je nach dem augenblicklichen Stadium finden wir bei klinisch stärker entzündlichen Symptomen ein Ödem in Epidermis und Corium. An vielen Stellen der Epidermis zeigt sich Übergang in Spongiose und schließlich intraepitheliale Bläschenbildung. Akanthose kann sehr ausgeprägt sein. Oft erblickt man mehrere nebeneinanderliegende Bläschen, die teils noch von dünnen Retezellwänden getrennt (Mehrkammerigkeit), teils schon eingerissen sind und zu größeren Hohlräumen zusammenfließen. Die Bläschendecke besteht nicht allein aus dem Stratum corneum, sondern immer erfolgt die Trennung tiefer, d.h. etwa zwischen Stratum granulosum und einigen noch anhaftenden Retezellen und dem coriumwärts gelegenen Anteil des Rete Malpighii. In unseren Schnitten haben wir niemals Pilzfäden im Blasenboden gefunden, wohl aber dringen vereinzelt Pilzfäden bis in die obersten Zellschichten des Rete Malpighii vor (PAS-Färbung = Abb. 255). Auffallenderweise konnten wir solche Befunde stets nur an Stellen erheben, die ein dünnes Stratum corneum aufwiesen (Inguinalregion, Handrücken, Abb. 256), nicht aber an Fußsohlen und Handflächen (Götz 1960). Im Bläscheninhalt fanden wir keine Pilzelemente, bei längerer Dauer der Efflorescenzen polymorphkernige Leukocyten. Im Corium besteht eine Erweiterung der Lymph- und Blutgefäße. Dichte circumvasale Rundzellinfiltrate (mehr Lympho- als Leukocyten) sammeln sich im Bereich der intensivsten entzündlichen Reaktion. Im Übergang zur squamös-hyperkeratotischen Form weichen Spongiose und Bläschenbildung mehr und mehr zurück. Es treten parakeratotische Herde der Epidermis in den Vordergrund, lamellöse Aufsplitterung der Hornschicht in wechselndem Grade. Die Hyperkeratose ist sehr ausgeprägt, die Akanthose des Rete Malpighii geringgradig betont. Pilzfäden durchsetzen das Keratin stellenweise bis in die Tiefe des Stratum corneum der Fußsohlen und Handinnenflächen, wenn wir den Erreger auch vorwiegend im oberen Drittel finden (häufiger in den oberen Lagen bei

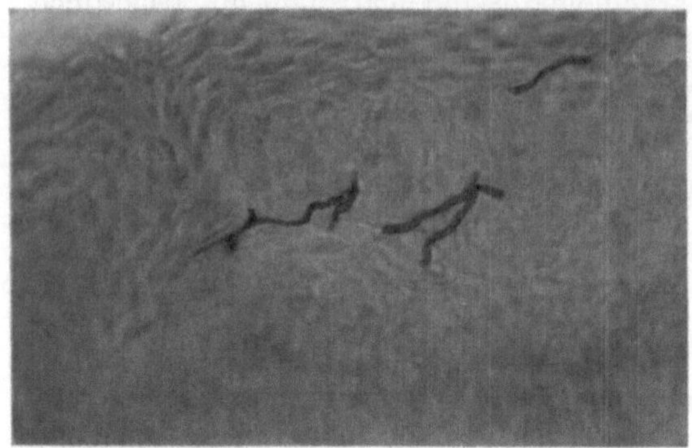

Abb. 255. Tinea manus. Bis zu den obersten Zellagen des Stratum spinosum vordringende Pilzfäden (PAS-Färbung)

Züchtung eines Trichophyton mentagrophytes, in den unteren Lagen bei Züchtung eines Trichophyton rubrum). In den klinisch bekannten Bildern der Tinea pedis, manus, inguinalis fanden wir in Serienschnitten ganz gelegentlich Reste von Pilzfäden reaktionslos im Bindegewebe, faßten diese aber als Verschleppungseffekt beim Schneiden mit dem Mikrotommesser auf. Memmesheimer (1948) beobachtete in seinen Schnitten auch im Bläscheninhalt Pilzelemente, im Corium Infiltrate aus Rundzellen, Leukocyten und einzelne epitheloide Zellen um Gefäße und Schweißdrüsen sowie selten auch Plasma- und eosinophile Zellen. Pilzelemente

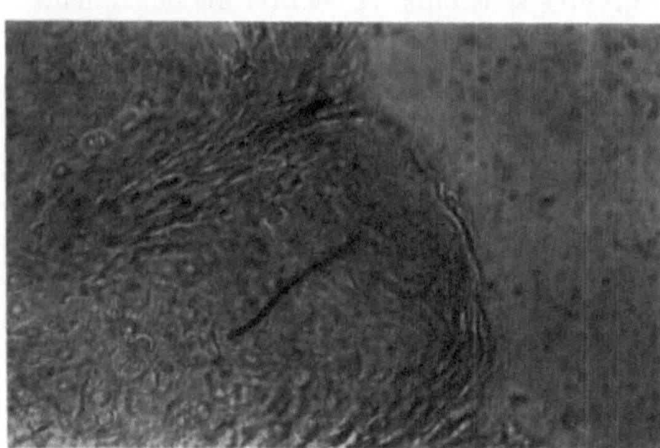

Abb. 256. Wie Abb. 255

konnten ferner nicht nur in der Hornschicht, sondern auch in den Lymphspalten des Corium nachgewiesen werden, wo sie offenbar reaktionslos lagen. Der Autor erklärte sich diese ungewöhnliche Verlagerung durch Kratzen mit den Fingernägeln am Pilzherd. In der Tat gelang es im Tierversuch, durch mechanische Verreibung von Pilzkulturmaterial einzelne Partikel bis in die oberen Coriumschichten einzumassieren. Wie lange sie an diesem Ort liegenbleiben, ist allerdings schwer zu entscheiden.

Vesikulöse id-Reaktionen an den Händen sollen sich nach Peck (1930) von der vesikulösen Form der Tinea manus nur durch das Fehlen von Pilzfäden in der Hornschicht unterscheiden. Ödem, Spongiose und intraepitheliale Bläschenbildung neben Akanthose und lymphozytär-polymorphkernigen Zellinfiltraten im Corium lassen sich also in gleicher Weise finden. Eine Beziehung zwischen den Schweißdrüsen und der Vesikulae-Bildung ergab sich an keiner Stelle. Bei der squamösen id-Reaktion standen subcorneale und höchstens abortive Bläschenbildung im Rete Malpighii im Vordergrund, wobei die Flüssigkeitsdurchtränkung jedoch im wesentlichen nicht über eine Spongiose hinausging. Im Stratum corneum zeigten sich Hyperkeratose, vereinzelte parakeratotische Stellen, und die Cutis enthielt polymorphkernige sowie lymphozytäre Zellelemente.

Über die histologischen Befunde bei der Tinea granulomatosa nodularis wissen wir gut Bescheid, da viele der Autoren, die das klinische Bild beschrieben haben, auch über den feingeweblichen Aufbau berichteten. KRÜGER (1960) schilderte die in den wichtigsten Punkten übereinstimmenden Bilder wie folgt, wobei sich Abweichungen verständlicherweise durch unterschiedliche Krankheitsphasen in dem zur Untersuchung gelangenden Biopsiematerial ergaben.

### a) Frischer Knoten.

„Ein getroffener Follikel mit eingeschlossenem Haar, kurz vor dem Durchtritt durch die Epidermis. Dieser ist etwas hypertrophisch, in seiner Umgebung besteht eine chronischentzündliche Infiltration. Die PAS-Färbung (Modifikation nach GRIDLEY) läßt in den zentralen und peripheren Abschnitten des Haares Hyphen und Sporen erkennen. Nach der Tiefe zu sieht man im Zentrum des Follikels um das Haar herum eine Abszedierung. Der zentrale Haarrest erscheint in Auflösung und ist dicht von sporulierenden bzw. in septierten Fäden gelagerten Pilzelementen angefüllt, die sich vereinzelt auch in den vom Haar entfernteren Abszeßbereichen finden. Die Follikelwände sind durch den sich ausdehnenden entzündlichen Prozeß in akantholytischer Umwandlung begriffen und teilweise nur noch 1—2 Epithelzelllagen dick. Perifollikulär findet sich eine entzündliche Zellinfiltration mit Granulozyten, Eosinophilen und histiocytären Zellen. In der weiteren Umgebung der Abszeßzone sind vornehmlich perivaskuläre, bis in die Subcutis hineingreifende chronisch-entzündliche Zellinfiltrate mit reichlich Eosinophilen gelegen. Die Gefäße, arterielle wie venöse, zeigen Endothelschwellung, Thrombosierung und zum Teil fibrinoide Wandverquellung. Daneben Ödem der Gefäßwand und des periadventitiellen Gewebes sowie lymphoidzellige Wandinfiltrate."

### b) Älterer Knoten

„In der mittleren Cutis ist ein ausgedehnter granulomatöser Prozeß mit zentraler Abszedierung sichtbar. In der Mitte des Abszesses findet sich ein anuläres Gebilde von feinwabigem Aufbau. Dieser kommt durch die dichte Durchsetzung mit Pilzsporen zustande. Der granulomatöse Randwall enthält neben zahlreichen histiozytären und epitheloiden Zellelementen sowie Lymphoidzellen auch Riesenzellbildung und tuberkulomartige Zellanhäufungen. Vereinzelt lassen sich Pilzsporen in der granulomatösen Randzone aufdecken, ohne daß sich Hinweise auf eine Phagocytose finden."

Wir erkennen aus dieser Darstellung, wie das auch von WILSON, PLUNKETT und GREGERSEN (1954) und anderen Autoren hervorgehoben wurde, daß der Follikel zugrunde geht. Der Granulomcharakter tritt erst nach längerer Dauer der Krankheit zutage. Ein zellreiches Infiltrat enthält dann Fibroblasten, Epitheloidzellen, Riesenzellen, Plasmazellen, Lymphozyten und zahlreiche polymorphkernige Leukozyten neben Eosinophilen. Die Pilzelemente finden sich verstreut im Reaktionszentrum der Einschmelzungszone, ungewöhnlicherweise also im tiefen Corium, wohin sie durch Zerstörung der Follikelwand gelangt sind. Die Eiterbildung läßt sich meist erst mikroskopisch nachweisen und weicht strenggenommen insofern von dem von MAJOCCHI beschriebenen Granuloma trichophyticum ab. Inwieweit bei dem chronisch verlaufenden Prozeß immunbiologische Vorgänge und Fremdkörperreaktionen (auf Keratinpartikel) ineinander übergreifen, ist nicht abzugrenzen. Sicher gesellt sich zumindest in einem Teil der Fälle auch eine sekundäre bakterielle Infektion komplizierend hinzu.

## g) Differentialdiagnose

Wir wiesen bereits darauf hin, daß Schuppung, Mazeration, selbst eine Rhagade im 4. Zehenzwischenraum nicht reflexmäßig zur Diagnose „Tinea pedis" berechtigten, auch dann nicht, wenn die Veränderungen subjektiv mit Juckreiz einhergehen. Ansiedelung von Bakterien und Hefen sind in Betracht zu ziehen. Allein der mikroskopische bzw. kulturelle Nachweis der Dermatophyten beweist eine erfolgte Infektion. Die Bedeutung der intrakutanen Trichophytinreaktion wurde schon an anderer Stelle abgehandelt (S. 123). Ihr positiver Ausfall ist stets mit gebührender Kritik zu verwerten. Soorinfektionen (Candida albicans) zwischen den Zehen haben wir auffallend selten in Kombination mit Fadenpilzen gefunden. Davon abgesehen trafen wir diesen Sproßpilz auf der gesunden Fußhaut nur etwa in 1% unserer Patienten. An der Hand sehen wir am häufigsten eine erosive, entzündlich gerötete, scharf begrenzte Läsion im dritten Interdigitalraum. Eine durch Fadenpilze bedingte Tinea manus ist andererseits fast niemals allein in dieser Lokalisation anzutreffen. An Füßen und Händen kommt differentialdiagnostisch ferner ein Ekzem in Frage, das durch toxische oder allergische Kontaktsubstanzen ausgelöst worden sein kann. Anamnese, Krankheitsbild (Befall des Handrückens mit Besserung oder gar Abheilung im Urlaub spricht eher zugunsten einer beruflichen Noxe) und epikutane Testresultate müssen zur Klärung herangezogen werden. Isolierte circumscripte, schuppende, leicht infiltrierte psoriatische Herde über den Fingerknöcheln, besonders in Kombination mit Nagelveränderungen, lassen manchmal an eine Tinea manus denken. Wir haben schon erwähnt, daß gerade das Trichophyton rubrum sich bisweilen auf den Hand- und Fingerrücken ansiedelt und sich durch umschriebene schuppende Herde manifestiert, gelegentlich sogar unter dem Bilde einer Erythema exsudativum multiforme-Läsion (eigene Beobachtung). Pustelbildungen an den Füßen sind bei der Tinea pedis nicht sehr häufig. Konstantes Aufschießen neuer Pustelchen über Wochen und Monate hinweg an den Fußsohlen (auch Handinnenflächen) weist auf ein Pustularbakterid (Andrews) hin. Dowling (1938) hat auf Verwechslungsmöglichkeiten der Tinea pedis besonders mit diesem Leiden aufmerksam gemacht. Die Acrodermatitis continua suppurativa Hallopeau (wohl identisch mit Psoriasis pustulosa) dürfte an Hand der langen Anamnese und der betonten Lokalisation der Pusteln an den Finger- und Zehenspitzen unter schwerer Schädigung des Nagelbettes kaum zu Irrtümern Anlaß geben. Jung (1955) führte noch die Bildung syphilitischer Papeln zwischen den Zehen als Möglichkeit zur Verwechslung mit der Fußpilzflechte an.

Von praktischer Bedeutung ist die Abgrenzung allergischer id-Reaktionen an den Händen bei Tinea pedis oder anderer Lokalisationen von den Bläscheneruptionen an den Händen bei Vorliegen eines vesikulösen (dyshidrotischen) Ekzems (Tabelle 64). Folgende Faktoren könnten zur differentialdiagnostischen Klärung beitragen:

Tabelle 64. *Abgrenzung des vesikulösen Mykids der Hände gegen das dyshidrotische Ekzem der Hände*

| | Pilzherd | Trichophytinreaktion | Ausdehnung | Dauer | Konstitutionstyp | Tonuslage |
|---|---|---|---|---|---|---|
| Vesikulöses Mykid der Hände | an irgendeiner Körperstelle vorhanden | muß positiv sein | Neigung zur Ausbreitung auf Unterarm, Rumpf | flüchtig | Einfluß nicht bekannt | Einfluß nicht bekannt |
| Vesikulöses (dyshidrotisches) Ekzem der Hände | wenn nicht vorhanden: spricht zugunsten des Ekzems | wenn negativ: spricht eher zugunsten des Ekzems | vorwiegend auf Hände (Fingerseiten!) beschränkt | anhaltend, Tendenz zum Rezidiv | meist leptosom | vegetativ labil, Achsel-, Handschweiß |

Stets empfiehlt es sich, in solchen Fällen nach Fokalinfekten zu fahnden, da unter Umständen an den Händen auch eine mikrobiell bedingte „id"-Reaktion vorliegt.

Schuppung, geringe entzündliche Rötung und bräunliche Pigmentierung bei schärferer Abgrenzung des Herdes an intertriginösen Stellen sollte immer den Verdacht auf eine Dermatomykose aufkommen lassen. Figurierte seborrhoische Ekzeme, vor allem an der freien Körperoberfläche, sehen aber bisweilen zum Verwechseln ähnlich, doch kann der etwas gelb-rötliche Farbton der Läsion vor Täuschung schützen. Stets ist in solchen Fällen mikroskopisch nach Pilzen zu fahnden. Scharf abgegrenzte, nahezu schuppenfreie, gerötete Herde im Bereich von Haut-Hautkontaktstellen lassen in erster Linie eine Psoriasis in Betracht kommen. Eine Soorinfektion in intertriginöser Region zeichnet sich durch eine Pustelaussaat in satellitenartiger Anordnung in der Peripherie des erosiven Hauptherdes aus. An der lanugobehaarten, freien Körperhaut sprechen *scharf begrenzte*, schuppende Herde mit abblassendem Zentrum dann eher im Sinne einer Trichophytia superficialis — also gegen eine Tinea corporis —, wenn die Entzündungserscheinungen sich innerhalb weniger Tage entwickelt haben und sehr akut sind. Allerdings muß hier auf die Fähigkeit humaner Pilzstämme (z.B. Trichophyton tonsurans, Trichophyton violaceum) hingewiesen werden, ebenfalls aphlegmasische schuppende Läsionen auszulösen. Auch diese besitzen aber in unseren geographischen Breiten im allgemeinen eine schärfere Abgrenzung gegen die gesunde Haut. Tinea corporis-Herde sind unschärfer begrenzt, lassen ein abblassendes Zentrum weniger hervortreten und erinnern bei kleinen Läsionen, besonders bei symmetrischer Anordnung am Rumpf (Trichophyton rubrum), manchmal sogar an eine Dermatitis herpetiformis Duhring . Bei ungewöhnlich aufgeworfenem Randsaum eines Pilzherdes durch Trichophyton rubrum bei besonderer Lokalisation (Kopf) wurde sogar an eine Larva migrans gedacht (WEINER 1956).

Die Tinea nodularis granulomatosa cruris hat wiederholt zu Fehldiagnosen geführt. Am häufigsten standen zur Diskussion: Erythema nodosum, papulonekrotische Tuberkulide, Erythema induratum Bazin, Perniones, seltener die Granulomatosis disciformis chronica et progressiva (MIESCHER), die Periarteriitis nodosa cutanea und die Pfeiffer-Weber-Christiansche Panniculitis. Kaum eine Krankheit blieb unberücksichtigt (banale Pyodermie, chronisches Ekzem, Lupus vulgaris, oberflächliches tubero-serpiginöses Syphilid). In einem anderen Fall war lange Zeit an rezidivierende Furunkulosis gedacht worden (TORHEIM und HENRIKSEN 1956). Der Nachweis des Pilzes wird nach FEGELER und KNAUER (1957) erleichtert, wenn man den suspekten Herd mit einem Stück Leukoplast zuklebt (6—8 Tage lang). Unter der feuchten Kammer gelingt die Aufdeckung des Erregers eher. GRIMMER (1959) führte zur Abgrenzung der Tinea granulomatosa nodularis gegen ein Erythema nodosum mycoticum (E.n.m.) folgende Punkte an: Beim E.n.m. bestünden gleichzeitig meist noch andere Zeichen eines allergischen Exanthems, die positive Trichophytinreaktion dürfte nicht fehlen, die Krankheitsdauer wäre relativ kurz, Pilzelemente dürften im Herd nicht vorliegen, histologisch müßten stärkere Gefäßveränderungen zu erwarten sein.

## h) Zur Prognose und Therapie

Spontanheilungen einer Tinea pedis oder anderer Lokalisationen erfolgen nur in einem geringen Prozentsatz. Die Aussichten scheinen etwas größer zu sein, wenn als Erreger ein Trichophyton mentagrophytes festgestellt wird, geringer, wenn sich ein Epidermophyton floccosum oder ein Trichophyton rubrum züchten läßt. MARCUSSEN (1956) gibt die Höhe der Spontanheilungen der Fußmykose mit 28%

an, die durch geeignete lokale antimykotische Maßnahmen auf rund 38% gesteigert werden könnte. Eigene Untersuchungen an 60 Patienten, deren Erreger wir 1951/52 gezüchtet hatten, führten bei der 5 Jahre später erfolgenden Kontrolluntersuchung noch in 80% der Fälle zum Nachweis des Pilzes. Obwohl also alle diese Kranken zumindest vorübergehend antimykotisch behandelt worden waren, persistierte die Krankheit in einem hohen Prozentsatz. Diese Feststellung deckt sich auch mit Ergebnissen, die WENK, LEI und FREY (1958) nach 3wöchiger Applikation von Placebopräparaten erhielten. Die Autoren kontrollierten ihre Befunde mikroskopisch sowie kulturell und errechneten eine Heilungsquote von nur 2,9% der Tinea-Kranken. Ganz sicher spielt aber hinsichtlich der tatsächlichen Höhe spontaner Heilungen der Zeitfaktor eine Rolle. Je später nämlich die Nachkontrolle post infectionem erfolgt, um so häufiger wird man Spontanheilungen erfassen können. Gewiß werden jedoch nicht solche Werte erreicht, die WISSEL (1956) in eigenen Placebotherapieversuchen fand (47,9%). Dieser hohe Prozentsatz spontaner Abheilungen kam wohl zustande, weil der Verfasser nur kulturelle, nicht aber auch die zuverlässigeren Kontrolluntersuchungen im mikroskopischen Nativpräparat durchführte.

Zahlreiche antimykotische Arzneimittel sind auf dem Markt. Aus der Vielzahl der Präparate geht eindeutig hervor, daß wir auch heute noch nicht über das lokal wirksamste „Mittel der Wahl" verfügen. Die zahlreichen Handelsnamen könnten den Unerfahrenen allerdings nur allzu leicht verführen, in den verschiedenen Benennungen jeweils eine andersgeartete antimycetische Wirksubstanz zu sehen. In Wirklichkeit handelt es sich im wesentlichen um die gleichen oder ähnlichen Verbindungen, die sich nur durch ihre Kombination oder auch Substitution auszeichnen (GÖTZ 1955). RIETH ging im Band V/1, B dieses Handbuches näher auf sie ein. Zu versuchen ist, möglichst über farblose Medikamente zu verfügen, denn P. S. MEYER (1955) ist recht zu geben, wenn er betont, welche psychische Belastung durch das mit Farbstoffen verbundene Verschmutzungsgefühl nicht selten ausgelöst wird. Besonders im Hinblick auf die chronische Trichophyton rubrum-Infektion bemühte man sich von amerikanischer Seite, durch Applikation von Immunglobulinen die Abwehrfähigkeit des menschlichen Organismus zu steigern und seine Selbstheilungstendenz anzuregen. Während SHECTOR, MORGAN und BLUM (1957) durch $\gamma$-Globulin-Gaben Abheilung beobachteten, sahen indessen LINDSAY, BECKER und WILSON (1960) Versager. Im Tierversuch gelang es REISS und LEONARD (1956) nicht, Meerschweinchen aktiv durch intrakutane Trichophyton rubrum-Depotinjektionen zu immunisieren, auch nicht bei Verwendung eines Trichophyton mentagrophytes-Stammes. Eine grundlegend neue Therapie der Tinea wurde durch Einführung des Griseofulvins begonnen. In dem Behandlungskapitel auf S. 382 schildern wir im Zusammenhang mit der Therapie aller Dermatomykosen Einzelheiten. Abschließend sei noch vermerkt, daß es bei bestimmten ekzematisierten Formen der Hand- oder Fußpilzflechte angezeigt sein mag, eine Röntgenoberflächenbestrahlung anzuwenden. Das sollte aber nicht erfolgen, solange Pilze im Herd nachweisbar bleiben. Andererseits könnte eine solche Maßnahme zur Exazerbation der Affektion führen, worauf MEMMESHEIMER (1939), CARRIÉ (1953) u.a. aufmerksam gemacht haben.

# VII. Tinea unguium (Onychomykose)
## 1. Nomenklatur, Häufigkeit

Die Nagelpilzkrankheit wird von uns in Anlehnung an den Ausdruck „Tinea pedis" (s. dort) usw. gleichfalls mit dem neutralen Terminus „Tinea" bezeichnet, weil wir aus den vorliegenden klinischen Nagelveränderungen keinen Rückschluß auf die Art des ursächlichen Dermatophyten ziehen können. Sie war in früheren Jahrzehnten — soweit wir das der Literatur zu entnehmen vermögen — offenbar keine häufige Krankheit. Um die Jahrhundertwende wurde dieser Umstand bereits von SABOURAUD betont, und noch im Jadassohnschen Handbuch für Haut- und Geschlechtskrankheiten, das 1928 erschienen ist, vermerkte MIESCHER (1928), daß die Nageltrichophytie nicht häufig sei. Bei der Epidermophytie (Tinea) fände „trotz der günstigen örtlichen Verhältnisse ein Übertritt des Pilzes (bei Fuß- und Handinfektion) auf die Nägel nur selten statt". HELLER (1927) spricht von etwa 10—12 Fällen pro Jahr. BALLAGI (1935) fand 1921—1935 unter 693 beobachteten Mykosen 87 mikroskopisch verifizierte Tinea unguium-Fälle, von denen 35mal Dermatophyten gezüchtet wurden (neben Schimmelpilzen und Hefen). Das entspräche pro Jahr etwa 6 Patienten mit einer Nagelpilzkrankheit. EPSTEIN (1931) erwähnt in seinem Bericht über die Dermatophytenflora Schlesiens 1931 nur 7 Fälle von kulturell nachgewiesenen Pilzen in Nagelspänen. Andererseits wurde schon damals in den USA eine Tinea unguium nicht gerade als Rarität betrachet, wie aus Angaben von HODGES (1921); WHITE (1927); WILLIAMS und BARTHEL (1929); LIGHT (1931) u.a. hervorgeht. In jener Zeit machten sich aber bereits die Tinea pedis-Fälle, der sog. athlete's foot, in zunehmendem Maße bemerkbar, so daß eine Parallele zu den heutigen Verhältnissen in Deutschland wie auch in anderen Ländern ersichtlich wird. In dem Maße, wie sich nämlich die Tinea pedis in bestimmten Bevölkerungskreisen allmählich ausbreitet, gelangt offenbar auch die Nagelpilzkrankheit gehäuft zur Beobachtung. Das geht eindeutig aus den meisten Publikationen der Nachkriegsperiode, die sich mit dem Problem der Tinea unguium beschäftigten, hervor. In subtropisch-tropischen Gebieten (Feuchtigkeit und Wärme!) soll diese Krankheit sogar noch häufiger anzutreffen sein als in gemäßigten klimatischen Zonen. So teilte GONZÁLEZ-OCHOA (1951) mit, daß in Mexiko 90% aller Nagelleiden durch Pilze verursacht werden. Aus dem Rahmen der heute allgemein beobachteten Zunahme fällt allerdings eine Mitteilung von VILANOVA, CASANOVAS und FRANCINO (1956) heraus, nach der in Barcelona von 1948—1955 unter 2363 auf Pilzinfektionen untersuchten Patienten nur 10 Tinea unguium-Fälle gewesen sein sollen.

Während ZÜNDEL noch 1939 anführte, das Trichophyton mentagrophytes var. interdigitale (Epidermophyton interdigitale) befalle vom Fuß aus „gelegentlich" die Nägel der Zehen, konnte MEMMESHEIMER (1949) bald nach dem zweiten Weltkrieg auf die auffallende Steigerung der Nagelmykosen hinweisen. Unter 235 diagnostizierten Dermatomykosen deckte er in einem Zeitraum von 12 Monaten (1947/48) 31mal eine Tinea unguium auf. Der tatsächliche Anstieg der Nagelpilzkrankheit in Parallele zur Häufung aller Hautpilzkrankheiten geht zahlenmäßig aus der Tabelle 65 hervor. FRYDRYCHOWICZ (1961) gab für das Jahr 1960 unter 6950 Patienten der Universitäts-Hautklinik Münster 152 Tinea unguium-Fälle an. PFISTER (1951/52) fand in Oberbaden ähnliche Verhältnisse, und in den folgenden

Tabelle 65. *Die zahlenmäßige Häufigkeit der Hautpilzkrankheiten (in rund 90% der Fälle Tinea pedis, manus, corporis usw.) bzw. der Tinea unguium an den Universitätshautkliniken Hamburg und München vor und nach dem zweiten Weltkrieg*

| | Zahl aller Hautfälle | Zahl aller Mykosen (einschließlich Tinea unguium) | Tinea unguium | Prozentsatz aller Mykosen |
|---|---|---|---|---|
| Hamburg 1938 | 2423 | 106 | 3 | 2,8% |
| München 1938 | 3385 | 157 | 4 | 2,6% |
| Hamburg 1949 | 5950 | 537 | 58 | 10,0% |
| München 1951 | 9434 | 889 | 65 | 8,4% |
| München 1958 | 8890 | 1101 | 123 | 11,1% |

Jahren sollte die Tinea unguium in ganz Deutschland immer mehr in den Vordergrund treten, wie aus den Angaben von Kalkoff und Janke (1958); Rieth (1956); Fegeler (1958); Grimmer (1959); Beck (1955); A. Wagner (1956); Langer (1957); Rupp (1958); Haufe (1960) u.a. zu entnehmen ist. Von Götz und Wismach (†) 1957 in München durchgeführte Untersuchungen führten sogar zum Nachweis von 50 Patienten mit einer durch das Laboratorium bestätigten Tinea unguium der Zehen aus einer Gruppe von nur 191 Kranken, welche die Klinik wegen einer Tinea wechselnder Körperlokalisationen aufgesucht hatten. 26% dieser Patienten litten also bereits an einer Nagelpilzkrankheit. Es muß allerdings hinzugefügt werden, daß es sich bei der Mehrzahl der Patienten um chronische Hautinfektionen gehandelt hat.

## 2. Epidemiologische und pathogenetische Betrachtungen

Hier schließt sich die Frage nach der unterschiedlichen Beteiligung der Zehen- und Fingernägel an. Nach Götz (1952/53) waren von 150 Patienten mit insgesamt 1039 pilzkranken Nägeln 329mal die Finger, 710mal die Zehen befallen. In einer späteren Studie, die 100 Patienten umfaßte, waren 676 Zehennägel und 240 Fingernägel betroffen (Götz 1955). Auch Wagner, Langer u.a. fanden ein Vorherrschen pilzkranker Zehennägel, was vielleicht nicht überraschen sollte, da ja auch die Tinea pedis weit häufiger als die Tinea manus beobachtet wird. Einen häufigeren Befall der Fingernägel gaben indessen Janke und Lubkowitz (1958) an. Bei den eigenen Fällen wiesen nur die Patientinnen eine etwas häufigere Beteiligung der rechten Hand auf, während die Zehen bei Männern und Frauen in gleicher Frequenz pilzkranke Nägel besaßen. In rund $^1/_3$ aller Fälle zeigten gleichzeitig Nägel der oberen und der unteren Extremitäten krankhafte Veränderungen. Gelegentlich waren sogar sämtliche 20 Nägel befallen. Bemerkenswert erschien, daß der am stärksten pilzgefährdete Nagel offensichtlich der Großzehennagel ist. Bei beiden Geschlechtern wies er die häufigste Beteiligung auf. An zweiter Stelle folgten die Nägel der 5. und 4. Zehen, wohl nicht zuletzt wegen der fast immer vorliegenden Tinea pedis-Lokalisation im 4. Zehenzwischenraum.

Weiteres Interesse verdient der von den meisten Autoren erhobene Befund eines auffallenden Überwiegens der weiblichen Patienten. Mgebrov und Goldenberg (1928) gaben ein Verhältnis von 20:80 an. Memmesheimer behandelte 75 Patienten, unter denen sich nur 15 Männer, aber 60 Frauen befanden. Götz führte 50 Männer und 100 Frauen, H. Langer 104 Männer und 339 Frauen an. E. Langer und Grimmer (1956) errechneten in ihrem Krankengut 32% Männer und 68% Frauen und Rupp fand ein Verhältnis von 1:3,5. Nur Kittredge (1934) will in früheren Jahren keine Prädisposition für ein bestimmtes Geschlecht bemerkt haben.

Von der Möglichkeit eines Befalls der Nägel ist keine Altersgruppe ausgenommen. Nach eigenen Feststellungen zählt es allerdings zur Seltenheit, eine durch Dermatophyten verursachte Tinea unguium im Kindesalter anzutreffen. Moriyama (1929) beobachtete ganz ausnahmsweise diese Krankheit bereits bei einem 3 Monate alten Säugling (Daumen, Zeige-, Mittelfinger rechts). Von pathogenetischem Interesse war hier der gleichzeitige Befall der gesamten Körperhaut. Von insgesamt 2622 auf Tinea pedis untersuchten Knaben und Mädchen zwischen dem 6. und 17. Lebensjahr deckte Scheffler (1958) in 6 Fällen bei 12- und 13jährigen auch eine Tinea unguium auf. In unseren eigenen Fällen vermerkten wir den Gipfel der Häufigkeit im 4. und 5. Lebensjahrzehnt. Das deckt sich auch mit den Befunden von H. Langer, E. Langer und Grimmer; Meszaros, Herpay und Szathmary (1957), Rupp u.a. Mgebrov und Goldenberg gaben das

11.—30. Lebensjahr als besonders günstig für Nagelaffektionen an, doch erklärt sich dies wohl aus der Tatsache, daß es sich hier vorwiegend um Favusfälle handelte, die ja im jugendlichen Alter ihr Häufigkeitsmaximum besitzen. KITT-REDGE negierte zwar auch das Vorherrschen einer bestimmten Altersgruppe, doch vermerkte er — in Übereinstimmung mit allen bisherigen Beobachtungen —, daß Säuglinge und Kleinkinder höchst selten an einer Tinea unguium litten. Über die Dauer der Krankheit Angaben zu machen, ist nicht sehr zuverlässig, weil sich der Pilz im Nagel lange Zeit konservieren kann, ohne daß deutliche klinische Symptome auftreten. Wenn man routinemäßig bei Tinea pedis-Patienten auch von scheinbar gesunden Nägeln vom freien Nagelrand Späne abschabt und untersucht, ist man immer wieder überrascht, in einem Teil der Fälle Hyphen und Arthrosporen im mikroskopischen Präparat nachzuweisen. Ähnliche Beobachtungen haben unter anderem schon WILLIAMS und BARTHEL, JOHNS (1929), ferner STRAUSS und KLIG-MAN (1957) gesammelt. Diese unserer Erfahrung nach nur vorübergehend asymptomatischen Nagelinfektionen besitzen insofern eine große epidemiologische Bedeutung, als sie eine unversiegbare Quelle für Reinfektionen der Haut abgeben können.

Wir kommen nun zu einem Problem, das in der Vergangenheit wiederholt zu eingehenden Diskussionen geführt hat, nämlich: spielen die aus erkrankten Nägeln gezüchteten Fadenpilze auch tatsächlich die Rolle des ursächlichen Erregers, oder handelt es sich bei diesen vielmehr nur um Nosoparasiten, d.h. um pflanzliche Organismen, die sekundär in einen bereits aus anderen (wenn auch meist unbekannten) Gründen erkrankten Nagel einwachsen. Die Beurteilung wird deshalb erschwert, weil wir bisher eine Vielzahl von Pilzen aus pathologisch veränderter Nagelsubstanz züchteten. Sie gehören in die großen Gruppen der Hefen, gewöhnlichen Schimmel und Dermatomyceten. So fand MEINHOF (1961) unter 2352 positiven Nativpräparaten folgende Kulturresultate:

```
Nur Dermatophyten  . . . . . . . . . . . . . . . . . . .  816 = 34,7%
Nur Hefen. . . . . . . . . . . . . . . . . . . . . . . .  538 = 22,9%
Dermatophyten und Hefen  . . . . . . . . . . . . . . .  202 =  8,6%
Fakultativ pathogene Schimmelpilze (Scopulariopsis usw.).  288 = 12,2%
Kein Pilzwachstum . . . . . . . . . . . . . . . . . . .  508 = 21,6%
```

Bei positiven Nativpräparaten sollte allerdings immer daran gedacht werden — so folgert der Autor —, daß das entdeckte Mycel auch von Hefen stammen könnte (Pseudomycel). Im vorliegenden Kapitel wollen wir uns nur mit den Dermatomyceten beschäftigen, da die Hefen und Schimmelpilze in eigenen Abschnitten des Bandes abgehandelt werden. Die älteren Berichte über die ätiologische Bedeutung der Schimmel haben außerdem erheblich an Wert verloren, seitdem bei den Züchtungen das schimmelpilzfeindliche Cycloheximid verwendet wird und sich plötzlich zeigte, daß wir in einem weit höheren Prozentsatz als in der Vergangenheit Dermatophyten auch aus Nagelspänen isolieren können. (FEGELER: Verbesserung des Züchtungsergebnisses bei Fußnägeln von 27,2% auf 77%, bei Fingernägeln von 14% auf 83%; GÖTZ und HERTLEIN 1959: Steigerung der Resultate bei Fuß- und Fingernägeln auf 59%; STRAUSS und KLIGMAN: Steigerung auf 60%.) Nur zu oft haben nämlich die gleichzeitig im kranken Nagelkeratin anwesenden Schimmelsporen den tatsächlichen Erreger überwuchert, so daß wohl viele der bisher für das Nagelkeratin als „pathogen" angesehenen Schimmelpilze dieses Attribut nicht mehr verdienen. Die Bedenken, die besonders BENEDEK (1954), in geringerem Grade auch SIMONS (1954), äußern, einen aus kranken Nagelspänen gezüchteten Dermatomyceten als Ursache der Nagelveränderungen anzuerkennen, sind unseres Erachtens nicht mehr aufrechtzuerhalten. Hinzu tritt, daß der Zusammenhang zwischen der ständig zunehmenden Tinea pedis, manus usw. und der Tinea unguium nach dem zweiten Weltkrieg als gesichert gelten muß (Strauss und Kligman u. a.). Der kulturelle Nachweis eines für andere Körperregionen durchaus als Krankheitserreger anerkannten Dermatophyton aus dem Nagelorgan ist daher unter Berücksichtigung seiner uns bekannten biologischen Eigenschaften [Keratinophilie, proteolytische Fähigkeiten (Page 1950; Vanbreuseghem 1949; Barlow und Chattaway 1955), Temperaturoptimum für das Wachstum] als ausreichender Beweis für dessen pathogene Bedeutung anzusehen. Hinzu kommt die Abheilung der Nagelveränderungen, sofern der primär nachgewiesene Dermatophyt mit Sicherheit aus dem Nagelkeratin eliminiert werden konnte. Raubitschek und Maoz (1957) gelang ferner der experimentelle Nachweis einer parasitären Wuchsform in Nagelspänen, wenn diese zusammen mit Trichophyton mentagrophytes-, Trichophyton rubrum- oder Trichophyton tonsurans-Kulturmaterial in eine Schüttelkultur verbracht wurden. Allerdings fanden diese Autoren keinen Anhalt für einen keratolytischen Prozeß (ein negatives Ergebnis schließt indessen ein positives nicht aus!), sondern sie erklärten sich das Eindringen des Pilzes zwischen die Lamellen des Nagelkeratins eher als mechanischen Vorgang.

Sämtliche Dermatophyten vermögen im Nagelorgan krankhafte Veränderungen hervorzurufen (s. auch Tabelle von Miescher im alten Handbuch). Dem Genus Mikrosporum zugehörige Pilze züchteten unter anderem Bleil (1956), Falchi (1928), Götz (1952) (Mikrosporum audouinii); Falchi (1930), Lyons (1953) (Mikrosporum canis); Rosenthal, Furnari und Tolmach (1958), Fegeler (1955) (Mikrosporum gypseum). Wenn auch das Epidermophyton floccosum das Haar nicht befällt, die Nagelsubstanz wird sicher angegriffen. Erfolgreiche Isolierungen dieser Art waren Balogh (1957); Karrenberg (1929); Götz; Richter, Tat und Erbakan (1956) u. a. gelungen. Aus dem Genus Trichophyton wurden gezüchtet: Trichophyton tonsurans (Pipkin 1952 u. a.), Trichophyton violaceum (Neves 1931; Sagher 1948; Schirren, Rieth, Pingel und Hansen 1956; Götz 1952/53; Pfister 1953 u. a.), Trichophyton verrucosum (Newig 1957; Langer u. a.), Trichophyton megninii (Boncinelli 1940; Langer u. a.), Trichophyton quinckeanum (Ballagi; Balogh; Blank 1957 u. a.). Natürlich hat man das Trichophyton schönleinii bei Favuskranken auch in den Nägeln beobachtet, doch ist die Neigung zur Infektion des Nagelkeratins auffallend schwächer ausgeprägt als bei Tineakranken (Lacassagne und Friess 1931; Eppright und McCuistion 1949; Cottini 1937; Donato 1927; Beresina 1935; Le Gac 1936; Lewis 1938 u. a.).

Alle bisher erwähnten Dermatophyten werden aber hinsichtlich ihrer zahlenmäßigen Bedeutung für die Tinea unguium weit übertroffen durch das Trichophyton rubrum und das Trichophyton mentagrophytes. Das trifft für Europa (unter anderen Holland, Schweiz, England) in gleicher Weise zu wie für die USA und Kanada (Fischer und Wrong 1952). Besonders das Trichophyton rubrum hat einen Siegeszug angetreten, dessen Ende noch nicht abzusehen ist. Dieser Pilz hat offenbar eine besonders starke Neigung, von verschiedenen Körperhautlokalisationen aus auf die Nägel überzugreifen. Nach einer persönlichen Mitteilung von Riddell-London (1949) gäbe es dort kaum eine durch das Trichophyton rubrum bedingte Tinea-Infektion, ohne daß die Nägel in Mitleidenschaft gezogen würden. Diese Angabe wird durch eine spätere Publikation von English (1957) unterstrichen, die in 19 Familien mit Trichophyton rubrum-Infektionen bei 78% aller Erkrankten eine Tinea unguium diagnostizierte; auch wiesen sämtliche an dem Rubrum-Pilz erkrankten Patienten von Kesten, Benham und Silva (1955) in New York neben den kranken Nägeln gleichzeitig eine Mitbeteiligung anderer Hautstellen auf. Sowohl in Hamburg 1948—1950 wie später in München

1953—1960 (Götz 1952/53; Götz, Reichenberger und Schmidt 1962) nahm das Trichophyton rubrum die erste Stelle aller aus Nagelspänen gezüchteten Dermatophyten ein. In Übereinstimmung damit stehen die Berichte von Rieth-Hamburg (1956); Grimmer-Berlin (1952—1959); Langer-Berlin (1957); Fegeler-Münster (1958) u. a. Viele einschlägige Beobachtungen liegen somit heute vor, welche die besondere Affinität des Trichophyton rubrum zum Nagelkeratin beweisen (Ciarrochi 1933, Lewis 1938 u. a.). Erst an zweiter Stelle finden wir jetzt das Trichophyton mentagrophytes, das zwischen den beiden Weltkriegen der dominierende Erreger der Fußpilzflechte war. In Leipzig isolierte Wagner (1956) allerdings noch immer das Trichophyton mentagrophytes var. interdigitale aus Nagelspänen doppelt so häufig wie das Trichophyton rubrum, und auch im Ruhrgebiet (Koch-Essen 1958) dominiert nach wie vor das Trichophyton mentagrophytes.

Der Infektionsmodus bei der Tinea unguium ist bisher noch wenig geklärt. Götz führte im Selbstversuch einige Studien durch, um zumindest bedingte Einblicke zu gewinnen. Es wurde mit frisch aus Fußläsionen isolierten Trichophyton mentagrophytes var. granulosum-Stämmen gearbeitet, die folgende Ergebnisse zeitigten: Unter den Nagel, auf die gesunde Haut verbrachte Pilzsporen behielten ihre Lebensfähigkeit in der später angelegten Kultur bei, ohne daß aber vorher in vivo innerhalb von 9 Tagen eine Auskeimung erfolgt war. Ein fungizider Einfluß von Aus- und Abscheidungsprodukten der Haut konnte also in dem angegebenen Zeitraum nicht festgestellt werden, wohl aber offenbar ein fungistatischer. Die Begünstigung der Sporenauskeimung durch häufiges Anfeuchten des infizierten Fingernagels oder Schaffung einer feuchten Kammer vermittels eines Gummifingerlings mit einer dadurch begünstigten Mazeration der oberflächlichen Epidermis war allein gleichfalls nicht ausreichend, um ein Angehen der Infektion zu erzielen. Erst die Verbringung von Pilzsporen zwischen Nagel und Nagelbett vom freien Nagelrand aus, in Kombination mit einem leichten Trauma, schien die Abwehrfähigkeit der Haut durchbrechen zu können. Unter dem lateralen Nagelrand begannen nämlich die Sporen auszukeimen und sich an der Unterseite der Nagelplatte auszubreiten. Dieser Vorgang spiegelte sich klinisch als wachsender weißlicher Fleck (Leukonychie) wider. Ein solcher Befund ist natürlich noch nicht gleichbedeutend mit der Ausbreitung des Pilzes im Nagelkeratin, wohl aber erschien die Beobachtung wichtig, daß erst nach einem leichten Trauma bei wechselnden Versuchsanordnungen die Sporen des Trichophyton mentagrophytes in vivo zur Auskeimung angeregt werden konnten. In weiteren Versuchen gelang es auch nicht, den Pilz zum Einwachsen in das Nagelkeratin zu induzieren, wenn Sporen tief in eine Längstasche der experimentell etwas gespaltenen Nagelplatte verbracht wurden. Ein direktes Einwachsen der Pilze in das Nagelkeratin, etwa dann, wenn durch Kratzen an pilzkranken Hautstellen Sporen am Nagel haften bleiben, scheint daher unwahrscheinlich. Offenbar stellen weder das Keratin der Nägel noch der vordere Teil des unverletzten Nagelbettes ein genügendes Nährsubstrat dar, um eine Auskeimung, gegebenenfalls im Anschluß daran ein Einwachsen des Pilzes zu gewährleisten. Erst die Schaffung unphysiologischer Zustände liefert verwertbare Nährstoffmengen aus den flüssigkeitsreicheren Hautschichten, welche die Entwicklung des Erregers fördern. Kligman teilte auf dem Griseofulvinsymposium in Miami 1959 mit (bisher nicht veröffentlicht), daß er bei Gefangenen auf freiwilliger Basis ebenfalls versucht hätte, eine Tinea unguium experimentell hervorzurufen. Obgleich er verschiedenste Traumen erzeugte und Versuchsanordnungen anwendete, wäre in keinem einzigen Fall ein sicheres Einwachsen des Pilzes in das Nagelkeratin zu beobachten gewesen. Vilanova, Casanovas und Francino experimentierten offensichtlich erfolgreicher. Unter Verwendung verschiedener Dermatophytenarten aus Kulturen sowie aus pilzinfiziertem Untersuchungsmaterial wurden gesunde Nägel an verschiedenen Stellen infiziert. Die Ergebnisse hingen von der Art des Pilzes und dem Impfort am Nagelorgan ab. Von 216 Inokulationen führten 52 zu einem Haften der Infektion. Nur in der Nagelplatte und in der subungualen Region verliefen alle Impfungen negativ. In der angegebenen Reihenfolge kam es aber mit steigender Häufigkeit zu einem positiven Resultat: lateraler Nagelwall, proximaler Nagelwall, Nagelbett nach Inzision, Lunula. Die Lunula erwies sich somit als die für Infektionen prädisponierteste Region. Das galt, wenn die Inokulation vom Nagelbett wie auch vom Eponychium aus erfolgte. In jedem Fall kam es zur spontanen Abheilung, wobei die mikroskopischen und kulturellen Untersuchungen so lange positiv blieben, wie noch weiße Flecke sichtbar waren.

Diese bisherigen Studien haben die Pathogenese der Tinea unguium zwar ein wenig aufgehellt, jedoch keineswegs geklärt. Unserer Auffassung nach dringen die Hyphomyzeten immer sekundär in die Nagelsubstanz ein. Primär liegt also ein Befall der Haut des Fußes oder der Hand vor. In diesem Sinne sprechen auch die Beobachtungen von MATRAS (1932) und anderen. Auf Grund einschlägiger Beobachtungen scheint der Dauer der Hautinfektion eine wesentliche Bedeutung für das spätere Einwachsen in die Nagelplatte bzw. in das Nagelbett zuzukommen. Möglicherweise gewinnt der sich primär im Stratum corneum der Haut ansiedelnde Dermatophyt erst nach einer Reihe von Monaten, wahrscheinlich Jahren die skleroproteolytischen Fähigkeiten, das Nagelkeratin direkt anzugreifen. Das wäre eine Erklärung dafür, warum alle bisherigen experimentellen Inokulationsversuche entweder negativ verliefen oder spontan ausheilten, während natürliche Onychomykosen persistieren.

Die Pathogenese der Tinea unguium stellt sich uns daher wie folgt dar: Erst nach geraumer Dauer einer epidermalen Mykose vermögen vom freien Nagelrand oder von den Taschen der lateralen Nagelwälle bzw. vom Hyponychium aus Pilzelemente in das Nagelkeratin einzudringen, wobei mehrere konditionelle Faktoren von förderndem Einfluß sein können:

1. Ernährungsstörungen des Gewebes: Andere Grundkrankheiten (LANGHOF 1955: Tetanie); Traumen verschiedenster Art (ZEISLER 1930); periphere Durchblutungsstörungen (GÖTZ, BOMMER 1955; FRANK 1956; FEGELER; LANGER; FORCK und FEGELER 1961 u.a.).

2. Mikroläsionen (kosmetische Manipulationen besonders der Frauen).

3. Intensive Durchfeuchtung (Schweiß, berufliche Einflüsse).

4. $p_H$-Verschiebungen.

5. Vorliegen einer Pilzart, welche die erforderlichen skleroproteolytischen Fähigkeiten zu entwickeln vermag: unter anderem das Trichophyton rubrum, das Trichophyton mentagrophytes.

Nach eigenen Beobachtungen pflegt die spontane Infektion in der Mehrzahl der Fälle vom vorderen lateralen Nagelwall auszugehen, seltener vom Eponychium. Bei histologischen Untersuchungen fiel auf, daß wir nicht selten eine Konzentration von Pilzfäden vor allem in Nagelregionen fanden, die an die lateralen Nagelwälle grenzten, einmal aber auch in der Nagelplatte des Matrixbereiches. In einer Statistik von BOHL (1951) über die verschiedenen Berufe nagelpilzkranker Patienten waren 66 Hausfrauen. Das trifft auch in der Statistik von LANGER zu. Durch zu langen Kontakt der Haut mit Wasser, insbesondere, wenn zu Reinigungszwecken Seifen bzw. Laugen oder Detergentien zugesetzt werden, beginnt die Epidermis zu quellen und wird verletzbarer. Die für das Einwachsen der Pilze offenbar erforderlichen Mikroläsionen werden dadurch begünstigt geschaffen. Zu häufigeren Reinigungsmaßnahmen gezwungen sind unter anderen auch Ärzte, Friseure, Hausgehilfinnen, Schwestern, Wäscherinnen und Kellnerinnen, die dadurch erhöht gefährdet sind. Andererseits läßt sich die große Zahl nagelpilz-

kranker „Hausfrauen" einfach durch die Bevorzugung des weiblichen Geschlechtes
erklären, wobei der angegebene Beruf einer Hausfrau nur ihrer sozialen Stellung
entspricht. Der Einfluß der Feuchtigkeit ist daher nicht überzubewerten,
zumal auch die Fußnägel öfter erkranken als die Fingernägel. Sehr häufig
geben die Patienten bei der klinischen Untersuchung an, wenn sie auf
pathologische Veränderungen eines Nagels aufmerksam gemacht werden, daß es
sich hierbei um eine schon lange zurückliegende Verletzung, Quetschung usw.
handele. Gerade in einem solchen Nagel findet man aber in der Mehrzahl der Fälle
Pilze, ein wichtiges Zeichen übrigens für die Bedeutung einer vorausgehenden
Nagelschädigung. Der bevorzugte Befall des Großzehennagels (enges Schuhwerk!)
läßt ebenfalls auf den ungünstigen Einfluß von Druck und dadurch bedingte
verschlechterte Durchblutung mit konsekutiver Abwehrschwäche des Gewebes
schließen.

Bemerkenswert ist nach den Untersuchungen von Götz auch das unterschiedliche physiologische Verhalten des Trichophyton rubrum und des Trichophyton mentagrophytes. Ersteres wuchs auf Nagelpulver besser als das Trichophyton mentagrophytes. Beide Erreger gediehen aber in der Kultur bei 28⁰C
besser als bei 37⁰C. Unter Berücksichtigung der erfahrungsgemäß immer etwas
kühleren Akren (besonders der Frauen) an Fingern und Zehen, dürfen wir in
diesen biologischen Besonderheiten der Pilze wohl ebenfalls einen fördernden
Einfluß für das Einwachsen in das Nagelorgan erblicken.

# 3. Klinik

## a) Unterscheidung verschiedener Formen

Simons (1954) möchte unterschieden wissen zwischen einer „echten Onychomykose" (dem primären Einwachsen von Dermatophyten in den gesunden Nagel),
einer „Onychomykotisation" (dem sekundären Einwachsen von Dermatophyten in
einen aus anderen Gründen bereits erkrankten Nagel) und einer „Pseudo-Onychomykotisation" (dem sekundären Einwachsen saprophytischer Schimmel usw. in
einen ebenfalls bereits erkrankten Nagel). Eine solche Abgrenzung besitzt aber
mehr theoretisches Interesse. Klinisch ist sie nicht durchführbar, weil die Reaktionen des Nagelorgans auf verschiedenste Reize recht einförmig sind und daher
nur geringe Rückschlüsse zulassen. Zum anderen stellt ein aus nichtmykotischen
Ursachen (z.B. Psoriasis) bereits erkrankter Nagel immer ein günstiges Substrat
für das Einwachsen von Dermatophyten *und* Schimmelpilzen dar. Onychomykotisation und Pseudo-Onychomykotisation lassen sich also nicht trennen.
Selbst bei „echter Onychomykose", d.h. bei Erkrankung eines gesunden Nagels
durch einen parasitierenden Dermatophyten, züchten wir fast immer gleichzeitig
saprophytische Schimmel und Hefen, die im zerbröckelnden und zerklüfteten
Nagelkeratin besonders leicht haften. Diese waren es in der Vergangenheit, die
infolge ihres schnelleren Wachstums in der Kultur den eigentlichen Erreger
(Dermatophyten) oft genug überwucherten und daher einen ständigen Anlaß zur
Frage der Bedeutung insbesondere von Schimmelpilzen für die Tinea unguium
abgaben (Rockwood 1930 u.a.). Bis heute steht aber der unwiderlegbare Beweis
für die pathogene Rolle einer ganzen Reihe von Schimmelpilzen noch aus, die man
ihnen nur deshalb zusprach, weil sie aus Hornspänen kranker Nägel gezüchtet
wurde.

Eine „echte" primäre Tinea unguium sei nach Benedek eine extreme Seltenheit (abgesehen vom Fall Stühmer). Was in der dermatologischen und mykologischen Literatur als Tinea unguium erscheine, sei höchstwahrscheinlich die fortgeschrittene chronische Form eines Pompholyx des Nagelorgans oder eine sekundäre Infektion im Anschluß an berufliche Schädigungen.

Bei den zitierten Beobachtungen von Stühmer (1952) handelte es sich um eine subunguale Dermatophyteninfektion. 1935 hatte dieser Autor im Atlas Nékám (1938) eine durch Trichophyton violaceum verursachte, klinisch als Leukonychie imponierende Nagelaffektion publiziert (Nr. 1258). Der Patient litt gleichzeitig an einer Körpertrichophytie. Seit dieser Zeit konnte Stühmer drei weitere einschlägige Fälle hinzufügen. Stets zeigte sich ein scharf begrenzter, dem freien Nagelrand nahezu parallel verlaufender weißer Streifen, der sich langsam nach vorn schob. In einem Fall wurde ein Trichophyton rubrum gezüchtet.

Kurotchkin und Ch'in (1931) treffen die folgende Unterteilung der Onychomykosen:

1. Die Nagelplatte ist in der Form unverändert und glatt, die Farbe weißlichgrau, glanzlos (Leukonychie-Typ).

2. Die Nagelplatte ist verdickt, deformiert, uneben, glanzlos.

Nach allgemeiner Erfahrung sind aber Übergänge von 1 in 2 jederzeit möglich.

## b) Symptomatologie

Die unscheinbarste, leicht zu übersehende klinische Veränderung besteht bisweilen in einer geringgradigen Aufsplitterung des freien Nagelrandes (Onychorrhexis), der durch eine kreidig-weißliche Farbe imponiert. Hier ging die Infektion vom lateralen Hyponychium aus. Schon auffallender ist eine beginnende, scharf begrenzte, schmutzig-gelbliche Verfärbung in den seitlichen distalen Nagelpartien (Abb. 257). An manchen Nägeln zeigt sich diese auch als zungenförmiger Fleck, der von der Mitte des lateralen Nagelwalles ausgeht. In solchen Fällen ist der Pilz vom seitlichen Nagelwall aus in das Keratin oder in

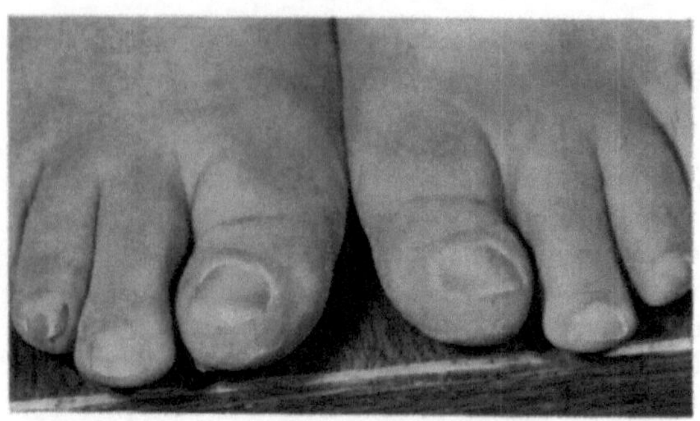

Abb. 257. Schmutzig-gelbliche Verfärbung der Nagelplatte als Symptom einer Tinea unguium pedum

das Nagelbett vorgedrungen (Abb. 258). Wieder andere Nägel weisen einen weißlichen oder weißlich-gelblichen Fleck unterschiedlicher Lokalisation auf, in dessen Bereich der Nagel seinen Glanz verloren hat, teils noch glatt, teils aber schon leicht usuriert erscheint. Dieser Zustand kann längere Zeit bestehen bleiben. Von diesen jeweiligen Anfangsherden ausgehend wächst nun der Pilz in Nagel und Nagelbett in sehr wechselnder Zeit matrixwärts. Im weiteren Verlauf entwickeln sich gelblich-schmutzige Streifen, die entsprechend der Nagelwachstumsrichtung meist longitudinal gelagert sind. Das Nagelorgan verdickt sich allmählich, die Nagelplatte krümmt sich stärker (Abb. 259) und beginnt, sich in manchen Fällen dachartig von der Unterlage zu lösen; auf diese Weise entstehen Onychomadesis-Bilder. Die Onycholysis erfolgt nach reaktiver „sogenannter" Hyperkeratose des Nagelbettes, in der der Pilz ebenfalls wuchert (Abb. 260). Eine „echte" Hyperkeratose im Sinne der Überproduktion normalen Keratins liegt wohl nicht vor, weshalb der Ausdruck subunguales Polstergewebe vorzuziehen ist. Nur am freien Nagelrande, soweit normale Epidermis bis an die Unterseite heranreicht, kann es unter dem Einfluß des Erregers zu einer echten Hyperkeratose kommen. Immer ist der dystrophisch gewordene, verdickte und verfärbte Nagel bröckelig. Von manchen Autoren wurde er als „wurmstichig" bezeichnet (Abb. 261). In anderen Fällen wird die Nagelplatte dünn, brüchig und daher am freien Rande lazeriert oder formt sich koilonychieartig um (Abb. 262). Abhängig vom Hinzutritt weiterer

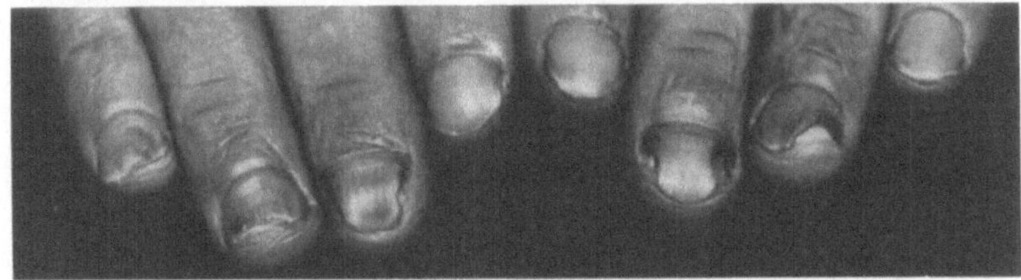

Abb. 258. Vordringen des Pilzes vom seitlichen Nagelwall aus bei Tinea unguium manuum (s. Mittelfinger

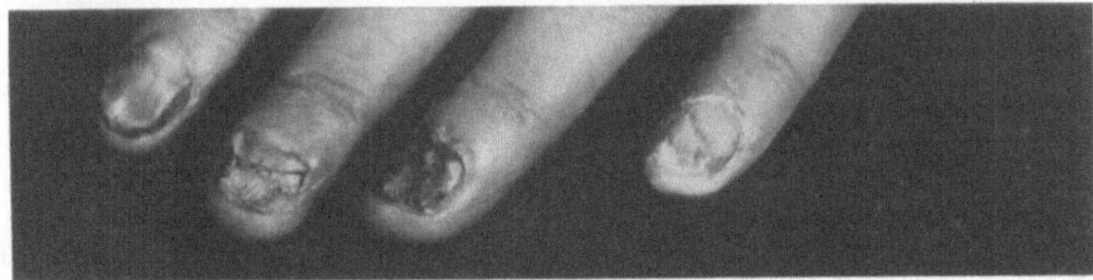

Abb. 259. Abhebung der Nagelplatte vom Nagelbett bei der Tinea unguium manus (s. Zeige- und Mittelfinger

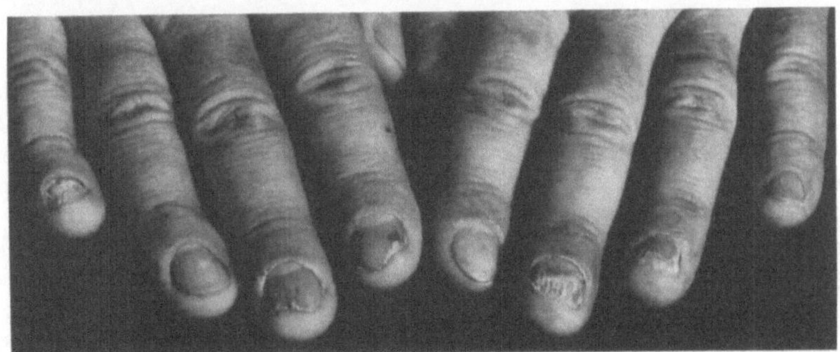

Abb. 260. Reaktives Polstergewebe des Nagelbettes der Finger 5 rechts und 3, 4 links bei Tinea unguium manuum

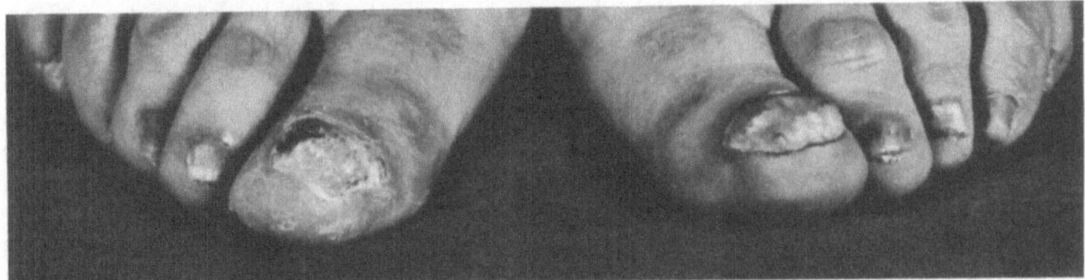

Abb. 261. „Wurmstichige" Großzehennägel bei der Tinea unguium pedum. Starkes reaktives Polstergewebe

pflanzlicher Organismen (Hefen, Schimmel) oder auch von Bakterien wechselt die Farbe. So wurden bräunliche, grünliche, ja schwärzliche Diskolorierungen beobachtet. Fast immer findet sich die stärkste pathologische Veränderung im distalen Nagelbereich, was insbesondere für die Ausbildung des subungualen Polstergewebes gilt. Eine reaktive Wucherung der Lunula haben wir noch nicht beobachtet. Durch Herausbröckeln subungualer Hornmassenteilchen bilden sich

Höhlungen und Gänge unter der Nagelplatte. Ein besonders charakteristischer
Zug der durch Dermatophyten hervorgerufenen Tinea unguium ist die fehlende

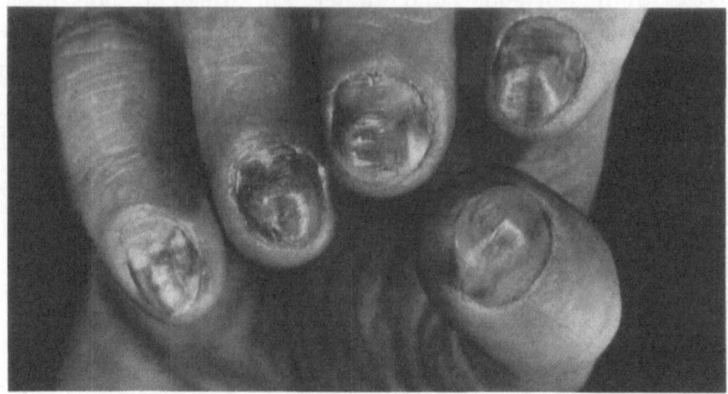

Abb. 262. Koilonychieartige Verformung der pilzkranken Nagelplatten

entzündliche Reaktion des Nagelorgans bzw. der Umgebung. Daß bei favuskranken Nägeln immer eine gelbe Farbe vorherrschen soll, ist durchaus nicht die
Regel und wird wesentlich von der Besiedelung durch andere Mikroorganismen
beeinflußt.

## c) Histologie

Histologische Untersuchungen über das Verhalten des Trichophyton violaceum
und des Trichophyton rubrum im Nagel liegen von Sagher (1948) vor. Obwohl
der Autor im Kalilaugenpräparat in T. violaceum-infizierten Nägeln reichlich
Pilzelemente nachweisen konnte, fiel ihm die Armut des histologischen Präparates
an solchen auf. Lange Hyphen fanden sich nämlich im Nagelkeratin fast nur in
den oberflächlichsten Schichten. Sagher schließt daraus, daß dieser Pilz den
Nagel vorwiegend an der Oberfläche durchwächst. Im Gegensatz dazu ließ sich
das Trichophyton rubrum in den tiefen Schichten der Nagelplatte, niemals in den
oberflächlichen, nachweisen. Auch Jillson und Piper (1957) deckten das
Trichophyton rubrum hauptsächlich in den dicken ventralen Nagelschichten,
allerdings ohne Befall des Nagelbettes auf. In manchen Fällen findet sich der
Pilz aber auch in den dorsalen Schichten, was wir jedenfalls beobachteten. Nach
Sagher erscheinen die Hyphen verzweigt, segmentiert, doch zeigten sich zahl-
reichere Arthrosporen nur in dem subungualen hornartigen Polstergewebe. Die
Struktur der Nagelplatte war stark gestört. Die parasitierenden Pilze hatten
große Spalten im Keratin erzeugt. Alkiewicz (1948) beschrieb zur Längsachse
des Nagels transversal verlaufende weiße Streifen, die luftgefüllte Gänge darstellten, nachdem der Dermatophyt die Nagelsubstanz aufgelöst hatte. Der
Durchmesser dieser Gänge betrug 10—20 $\mu$. Erst Zugabe von Öl auf den Nagel
ließ das Phänomen dieser weißen Streifen unter dem Vergrößerungsglas deutlich
erkennen, wenn es auch nicht bei allen Nägeln nachweisbar war. Auffallend viele
Trichophyton rubrum-Hyphen fand Sagher im Bereich der Nagelwurzel, während
er solche in den lateralen Anteilen der Nagelplatte nicht immer aufdeckte. Der
direkte Übergang von Pilzelementen aus dem subungualen Polstergewebe in die
Nagelplatte konnte bei langdauernden Infektionen nachgewiesen werden. Ähnliche Bilder hat auch Grimmer (1960) im Bereich der distalen Nagelplatte beobachtet. Die Neigung des Trichophyton rubrum, in die Tiefe des Gewebes (Haut,

Nägel) vorzudringen, ist bemerkenswert. Bottger (1954) wies an PAS-gefärbten Nägeln, die mit der Matrix exstirpiert worden waren, nach, daß dieser Pilz besonders in den dem lebenden Epithel am nächsten liegenden Keratinschichten parasitierte. Stühmer fand in seinem besonderen Fall den Pilz in parakeratotischen Zellagen des Nagelbettes dicht unter der gesunden Nagelplatte. Das eigentliche nagelbildende Epithel und die Nagelplatte selbst blieben frei von Pilzen. Auffallend war auch hier jegliches Fehlen entzündlicher Reaktionen.

### d) Differentialdiagnose

Im wesentlichen wird bei den beschriebenen krankhaften Veränderungen des Nagels die Frage aufgeworfen, ob eine Tinea unguium, eine Psoriasis oder etwa ein Ekzem vorliegt. Die gleichzeitige Gegenwart entzündlicher Symptome spricht fast stets gegen die Diagnose: ,,Tinea unguium durch Dermatophyten." Hierbei sehen wir von Soorinfektionen (Candida albicans) ab, die erfahrungsgemäß mit einer Paronychie einhergehen. Typische Veränderungen der Candidainfektion sind ferner Usuren der dorsalen Nagelplattenschicht, unregelmäßig höckerige Oberfläche, schmutzig-bräunliche, bisweilen grünliche Verfärbung, die meist in der Nähe eines lateralen Nagelwalles sehr betont ist. Nicht immer tritt bei Druck auf den seitlichen Nagelwall ein serös-purulentes Flüssigkeitströpfchen hervor. Die Diagnose ,,Nagelekzem" ist dann leichter zu stellen, wenn wir bei der Untersuchung auch an den Händen oder anderen Körperstellen ekzematöse Veränderungen finden. Die Diagnose Nagelekzem ohne entzündliche Reaktion in der Umgebung dürfte Skepsis wachrufen. Immer ist erforderlich, gleichzeitig auch die Fußnägel zu inspizieren, wenn beispielsweise die erkrankten Fingernägel vorgezeigt werden. Bei Einwirkung von Berufsnoxen trägt möglicherweise eine konsequent angelegte Schutzkappe über den erkrankten Fingern zur Aufklärung bei. Die größte Schwierigkeit in der Abgrenzung bietet aber ohne Zweifel die Nagelpsoriasis. Bei Verdacht auf diese Krankheit informieren wir uns, ob dieses Leiden in der Familie bzw. dem Patienten bereits bekannt ist. Allein der mikroskopische und kulturelle Befund vermag aber letztlich bei einem zweifelhaften Tinea unguium, Nagelpsoriasis-Fall die Diagnose zu klären. White und Laipply (1952) überprüften dieses Problem an Hand histologischer Untersuchungen. Sie kamen zu dem Schluß, daß bei beiden Krankheiten die aufgedeckten Veränderungen etwa gleichartig sind. Bei der Tinea unguium lassen sich aber gewöhnlich die Pilze nachweisen und in der subungualen Schicht sind Zellkerngruppen und kleine zystische Hohlräume nicht so ausgeprägt wie bei der Psoriasis unguium. Eine Nagelpsoriasis ist durchaus nicht so selten (im Krankengut der Onychopathien der Dermatologischen Klinik in München steht sie nach der Onychomykose an zweiter Stelle), und gelegentlich haben wir erst durch später auftretende typische psoriatische Hautläsionen die zweifelsfreie Bestätigung erhalten. In manchen Fällen lag zwar sicher eine Nagelpsoriasis vor (Hautherde!), doch ließen sich durch sekundäre Besiedelung auch gleichzeitig Dermatophyten finden.

### e) Zur Prognose und Therapie

Eine Spontanheilung ist im allgemeinen nicht zu erwarten. Zwar kann gelegentlich dieser oder jener Nagel plötzlich abheilen, ohne daß wir im einzelnen die Gründe kennen; nach geraumer Zeit pflegt aber doch wieder ein Rezidiv aufzutreten. In der Vergangenheit war die Therapie eine crux medicorum. Erst die moderne Behandlung mit Griseofulvin führt zu ausgezeichneten Resultaten.

# VIII. Pityriasis versicolor

## 1. Geschichtliches, Nomenklatur

Nach Ruete (1928), der im Handbuch für Haut- und Geschlechtskrankheiten, Band XI, das gleiche Thema abgehandelt hat, stammt die Krankheitsbezeichnung Pityriasis versicolor von Willan. Unseres Erachtens sollte sie beibehalten werden, da sie zwei charakteristische Symptome des Leidens wiedergibt, nämlich die durch den kratzenden Fingernagel deutlich werdende feine kleienartige Schuppung (Pityriasis) des Herdes sowie das wechselnde Kolorit (versicolor) je nach Krankheitsphase. In der Literatur finden wir unter anderem die Synonyme Chromophytosis, Dermatomykosis furfuracea, Tinea flava, Hodi-potsy (Madagaskar), Malasseziasis. Die deutsche Bezeichnung lautet *Kleienflechte*. Eichstedt (1846) erkannte als erster die Pilznatur der Krankheit. Als Erreger beschrieb Robin (1853) das Mikrosporon furfur, das von Baillon (1889) der Gattung Malassezia zugeordnet wurde (zu Ehren des französischen Arztes Louis Charles Malassez). Die Benennung des ursächlichen Pilzes als Malassezia furfur (Robin 1853, Baillon 1889) hat sich heute weitgehend international durchgesetzt. Zwar existieren noch einige Synonyme, jedoch beruhen sie alle nur auf den aus der Schuppe zu erhebenden Befunden [Oidium furfur Zopf (1890), Oidium subtile Kotljar (1892), Malassezia Macfadyeni Castellani (1908), Monilia furfur Vuillemin (1931), Malassezia tropica Castellani (1919)].

## 2. Erregernachweis

Die Pityriasis versicolor gehört zu den am leichtesten nachweisbaren Pilzkrankheiten. Von der suspekten Hautläsion schabt man mit einem Skalpell oder mit dem scharfen Rand eines zerbrochenen Objektträgers die obersten Lagen des Stratum corneum ab. Das Material wird am besten mit einem sauberen Petri-Schälchen aufgefangen, das man unterhalb des Krankheitsherdes sanft an die Haut drückt. Die so gewonnenen Schüppchen werden dann auf einem Objektträger mit 10%iger Kalilauge (gefärbt oder ungefärbt, s. Abschnitt B, II, S. 63) versetzt, mit einem Deckgläschen versehen und nach kurzem Erwärmen im abgeblendeten Mikroskop durchmustert.

### a) Mikroskopisches Bild in Hautschuppen

Wir erblicken zahlreiche, in häufchenartiger Anordnung liegende Sporen von kugeliger oder ovaler Gestalt, deren Durchmesser etwa 2—6 $\mu$ beträgt (Abb. 263). Charakteristisch sind leicht gekrümmte, an U-Häkchen erinnernde, kurze Mycelfäden, die durchschnittlich 3 $\mu$ breit und 10—40 $\mu$ lang sind. Verzweigungen werden fast nie beobachtet. In welcher Weise die Sporen gebildet werden, ob es sich bei den beobachteten Fäden um echtes Mycel oder wahrscheinlich nur Pseudomycel handelt, ist noch unklar. Die von Porto (1953) angegebene Methode des Nachweises des Erregers durch auf die Haut aufgeklebte Tesastreifen (Cellophan) eignet sich besonders zum Studium der Sporen- und Mycellokalisation in vivo (Vanbreuseghem und Doupagne 1954). Reichenberger (1960) fand Sporen allein in den obersten Hornlagen, in den tieferen nur Fäden.

### b) Makrokultur

Eigene Versuche mit verschiedensten Modifikationen, den Erreger der Pityriasis versicolor zu züchten, verliefen ergebnislos. In gleicher Weise scheiterten in neuerer Zeit Vanbreuseghem (1950), Lejeune (1951), Vanbreuseghem und De Tiege (1952), Andleigh (1958). Berichte über erfolgreiche Züchtungen liegen vor unter anderem von RUETE (1928), MARQUARDT (1937), MOORE (1938 und 1940), BLAICH (1940), GORDON (1951), LEONE (1956). Das auffallendste Merkmal aller „positiv“ verlaufenen Kulturversuche war im wesentlichen die mangelnde Übereinstimmung der erhaltenen Resultate. Wir dürfen mit hoher Wahrscheinlichkeit folgern, daß es sich wohl in der Mehrzahl der Fälle, sofern der Erreger überhaupt je gezüchtet worden sein sollte, um Verunreinigungen gehandelt hat. Jedenfalls steht der zweifelsfreie Beweis in Form der Bestätigung einer gelungenen

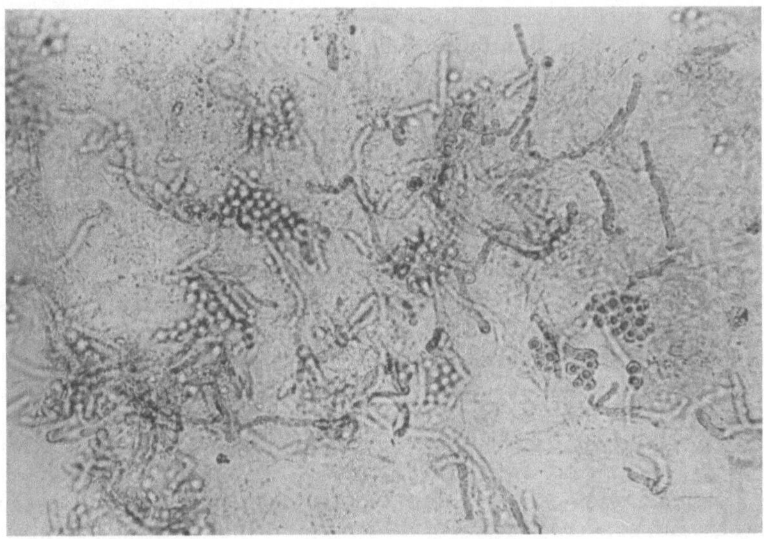

Abb. 263. Kalilaugenpräparat von Schuppen einer Pityriasis versicolor (370fache Vergr.). Typische Sporenhäufchen und u-hakenförmige Pilzfädchen

früheren Isolierung noch immer aus. Die Diagnose Pityriasis versicolor stützt sich daher nach wie vor in erster Linie auf den direkten Nachweis des Pilzes im mikroskopischen Schuppenpräparat.

## 3. Inokulationsstudien bei Versuchspersonen und Tieren

Experimentelle Infektionen sind gelegentlich versucht worden. Verwendung fanden Schuppen von Kranken (SMITH 1928), häufiger noch ein als Erreger suspekter, durch die Kultur gewonnener hefeartiger Organismus. Die erhaltenen Resultate waren jedoch nicht zuverlässig reproduzierbar oder verliefen von vornherein negativ. Wohl als erster impfte MATZENAUER (1901) sich selbst mit dem Material einer solchen Kultur und will 3 Monate später einen Krankheitsherd beobachtet haben. MOORE (1940) berichtete über drei erfolgreiche Übertragungen bei insgesamt acht Versuchspersonen (Kulturmaterial!). Die Inkubationszeit betrug hier etwa 2 Wochen. Überimpfungen auf Kaninchen, Meerschweinchen, Ratten und Mäuse erbrachten kein positives Resultat, doch ließ sich der Erreger auf der Chorionallantoismembran des bebrüteten Hühnereies züchten. Die Infektiosität der Malassezia furfur ist offensichtlich gering, denn die gleichzeitige Erkrankung zweier Ehegatten zählt *in unseren geographischen Breiten* zu den Raritäten (Fall von GOUGEROT, MEYER und WEILL 1931). Inokulationen von GOUGEROT (1937) aus pilzhaltigen bräunlichen Herden in die noch nicht ergriffene gesunde Haut gelangen, jedoch nicht, wenn als Rezeptorstelle eine bereits depigmentierte Lokalisation gewählt wurde. Ob dies tatsächlich als Bestätigung für eine lokale Immunität zu betrachten ist, erscheint zweifelhaft. Nach eigenen Beobachtungen können abgeheilte Hautstellen in einem späteren Zeitpunkt durchaus erneut befallen werden.

## 4. Häufigkeit, prädisponierende Faktoren

Die Pityriasis versicolor zählt nicht gerade zu den seltenen Hautkrankheiten. Während Götz (1952) in Hamburg 1938 eine Häufigkeit von 0,4%, 1949 von 0,33% errechnete (bezogen auf alle Hautfälle der Universitäts-Hautpoliklinik), gab Adamson (1949) in England etwa 1% an (Schätzung). Nach Befunden an der Universitäts-Hautpoliklinik in München (Reichenberger) kommen wir dieser Zahl schon etwas näher (1958 = 0,7%; 1959 = 0,6%; 1960 = 0,8%). Wahrscheinlich entsprechen aber auch diese Werte nicht der tatsächlichen Häufigkeit, denn erfahrungsgemäß gehen nicht alle Patienten mit diesem mehr kosmetisch entstellenden als wirklich gesundheitsschädigenden Leiden zum Arzt. Klimafaktoren sind ohne Zweifel von erheblichem Einfluß. So finden wir höhere Zahlen bei amerikanischen Soldaten, die während des Krieges unter tropisch-subtropischen Bedingungen gedient haben (Burke und Bumgarner 1949). Unter 1000 Patienten mit der Diagnose Dermatomykose errechneten sie in 8,4% der Fälle eine Pityriasis versicolor. Hier ist allerdings zu berücksichtigen, daß sich dieser Prozentsatz verringert, wenn er auf *alle* Hautkrankheiten bezogen würde. Immerhin gilt als sicher, daß die feuchtwarme Luft des tropisch-subtropischen Klimas für die Verbreitung der Infektion einen fördernden Faktor darstellt. Der ständige Flüssigkeitsfilm auf der Haut bedingt nicht nur eine Auflockerung des Stratum corneum, sondern verschiebt dessen $p_H$ auch in Richtung Neutralpunkt. Das scheint bessere Haftbedingungen für den Erreger zu schaffen. Flarer (1931) konnte experimentell nachweisen, daß die an Pityriasis versicolor erkrankten Individuen durchschnittlich eine geringere Acidität des Schweißes aufwiesen als Gesunde. Es ist daher nicht überraschend, in südlichen Regionen Häufigkeitszahlen zu finden, welche die gewohnten Prozentsätze der gemäßigten Breiten weit übertreffen (Iseki 1935 auf den Palauinseln rund 30%; Vallejo Vallejo und Rodriguez de Gregorio 1949 in Argentinien unter 482 Mykosen 18%; Vanbreuseghem 1950 im Belgisch Kongo häufig; Marples 1950 auf Samoa rund 50% der erwachsenen Eingeborenen befallen; Györkö 1951 auf den Kanarischen Inseln 36% betroffen; Briceno Maaz und De Briceno Maaz 1955 in Venezuela sehr häufig bei jungen Menschen; Borelli 1956 in Venezuela 90% der Bevölkerung erkrankt; Lahiri, Sen, Kundu und Lahiri 1957 in Kalkutta unter 24500 Hautfällen 7000mal Pityriasis versicolor = 28%; nach Kirk 1959 ist die Pityriasis versicolor in Malaia und Singapur die häufigste Pilzkrankheit). Eine rassische Disposition wird verneint. Das begünstigte Alter liegt zwischen dem 20.—40. Lebensjahr (Iseki), nach Györkö zwischen dem 17. und 30. Jahr. Jüngere Menschen werden jedenfalls bevorzugt befallen, während die Krankheit bei Greisen zu den Seltenheiten zählt. Györkö hat nie einen Fall bei Säuglingen gesehen, doch berichten Jelliffe und Jacobson (1954) über mehrere Beobachtungen bei Negersäuglingen in Jamaica und Nigeria. Meist handelt es sich um gut genährte Kinder. Eine Prädilektion für ein Geschlecht scheint nicht vorzuliegen. Resistenzminderungen wirken sich für eine Ausbreitung der Pityriasis versicolor begünstigend aus (Milian, Lafourcade und Hanaut 1935). Der Beweis steht aber noch aus, daß sich der Erreger besonders gern bei Tuberkulösen auf der Haut ansiedelt, wie das früher behauptet worden ist.

# 5. Klinik
## a) Symptomatologie der gewöhnlichen Form

Bei der weißen Rasse wird die Diagnose Pityriasis versicolor auf Grund einer fleckförmigen Verfärbung gestellt, die sich mit Vorliebe auf der Brust (Abb. 264) oder am Rücken (Abb. 265) lokalisiert. Es zeigen sich herdförmige, teils aggregierte, stecknadelkopf-, linsen- bis handflächengroße Läsionen wechselnder Begrenzung. Vorwiegend rundlich bis oval, können sie bisweilen auch anuläre oder gyrierte Ränder aufweisen (GOUGEROT, DUCHÉ und GANOT 1931). Neben größeren flächenhaften, landkartenförmigen Herden (Abb. 266) finden sich so

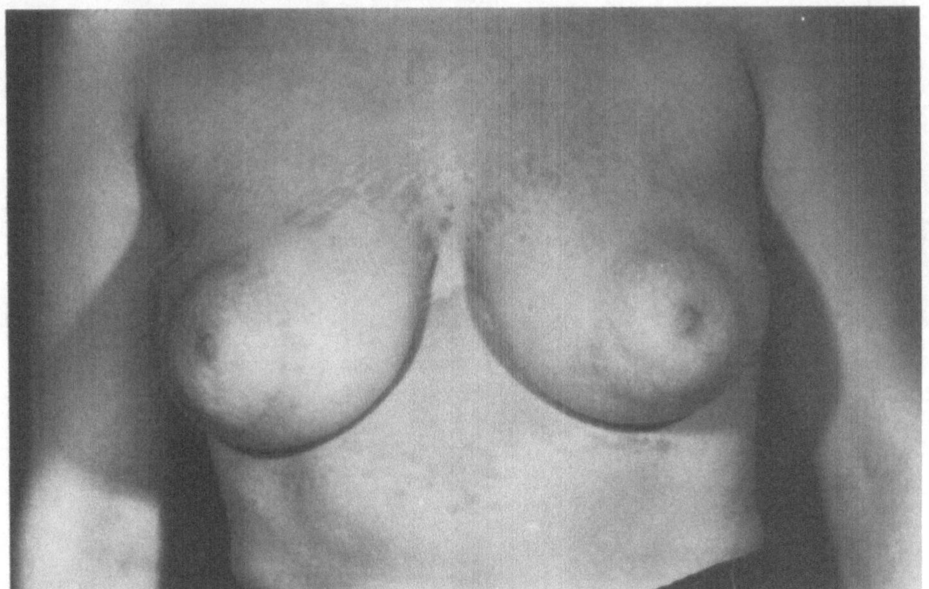

Abb. 264. Pityriasis versicolor, großer flächenhafter Herd supra-, inter- und submammar

gut wie immer einzelne kleinere Satellitenläsionen in der Peripherie, die wesentlich zur Diagnose beitragen. Im allgemeinen beobachten wir ein bräunlichgelbliches Kolorit, das mit der Farbe des Milchkaffees verglichen worden ist. In anderen Fällen wird von einer Rehfarbe gesprochen. Manchmal ist der Farbunterschied zur normalen Haut so gering, daß die Herde dem ungeübten Beobachter leicht entgehen. Stärker gerötete, rosabraune oder auch schokoladenfarbene Veränderungen wurden gleichfalls beschrieben. Die Fähigkeit zur Entwicklung schwärzlicher Läsionen besitzen vorwiegend dunkelhäutige Menschen (MILIAN 1936). Sicherlich hängt aber der Farbton insbesondere bei Weißen auch von der Eigenfarbe des Keratins ab, denken wir doch an die schmutzigen Verfärbungen bei Ichthyosiskranken. Charakteristisch ist nun der squamöse Charakter der verfärbten Stellen. Kratzt man mit dem Fingernagel über einen suspekten Herd, lassen sich leicht kleine feine, glanzlose, weißliche Schüppchen abheben. Dieser Vorgang wurde als „Hobelspanphänomen" bezeichnet. In den Schüppchen gelingt der Erregernachweis leicht. Im Wood-Licht leuchtet die Läsion nicht immer goldgelb auf. In seltenen Fällen scheint der Reiz des Pilzes zu einer stärkeren umschriebenen Keratinproduktion zu führen, so daß es auch zu papulo-follikulären Bildern kommen kann (BLUEFARB, WALLK und YAZDI 1958 u. a.) wie die Abb. 267 gut erkennen läßt. In einem von VILANOVA (1941)

23*

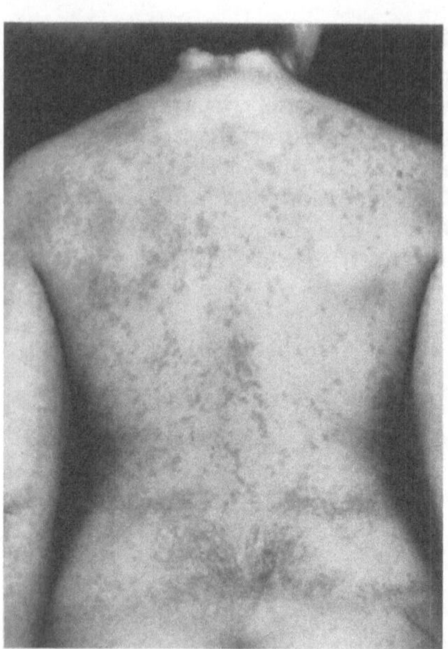

Abb. 265.  Disseminierte bräunliche Herde
der Pityriasis versicolor

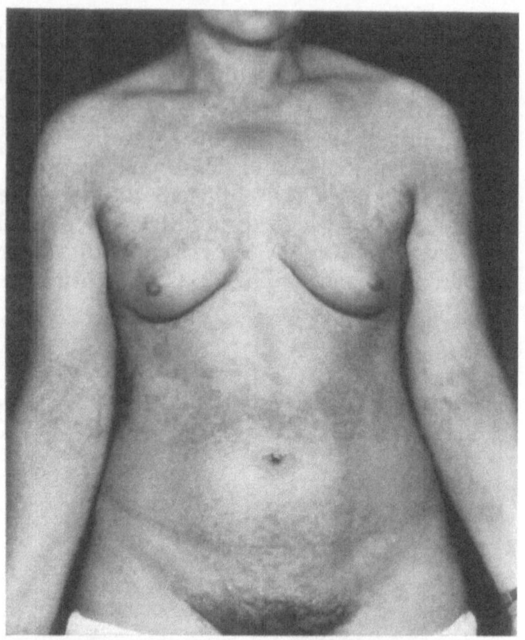

Abb. 266.  Pityriasis versicolor, stellenweise
landkartenförmige Begrenzung konfluierter Herde

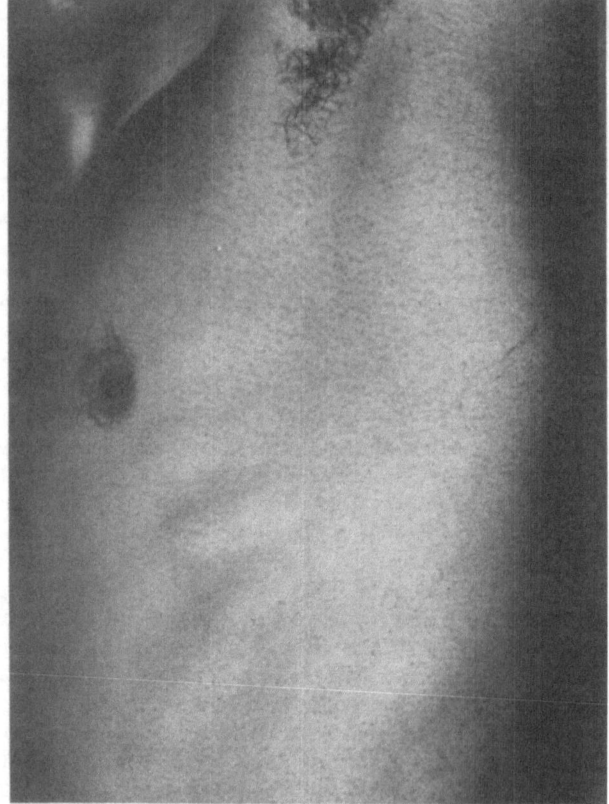

Abb. 267.  Seltene papulo-follikuläre Variante der Pityriasis versicolor

beschriebenen Fall ähnelten die Effloreszenzen täuschend einem Morbus Darier. Erst der Nachweis des Erregers in den papulösen Läsionen klärte die Diagnose.

Wie bereits angeführt, findet sich die klassische Lokalisation am Rumpf. Bei den Patienten von BUMGARNER und BURKE (1949) traf dies in 96% aller Fälle zu. Mitbeteiligt waren bei 25% aller Fälle der Nacken, bei 19% der behaarte Kopf, bei 6% die Scham-Leistenbeugen, bei 6% die Oberschenkel, bei 4% das Gesicht und bei 2% die Unterarme. Diese Angaben bestätigen erneut den durchaus mög-

lichen und keinesfalls allzu seltenen Befall der Kopfhaut. Weitere einschlägige Beobachtungen über Kopfhautbeteiligungen liegen vor von SUZUKI (1928), KASCHKIN (1929), ISEKI (1935), MENARD (1941), COSTA und JUNQUEIRA (1943), VANBREUSEGHEM (1950, 1957) u. a. Die Haare blieben gesund. Die Erkrankung des Gesichtes ist besonders in tropischen Gebieten häufiger anzutreffen (ARGUELLES-CASALS 1952), im gemäßigten Klima seltener. Den Fall eines Kindes mit ausschließlicher Gesichtslokalisation schilderten MARURI und ZORILLA (1950). Die intertriginösen Stellen sind nicht ausgespart, hin und wieder sogar bevorzugt. Nach einer Mitteilung von NICOLAS und ROUSSET (1937) waren nur Nabel, Achselhöhlen und Leistenbeugen befallen. Bisweilen rufen die krankhaften Veränderungen in der Inguinalregion den Eindruck schmutziger

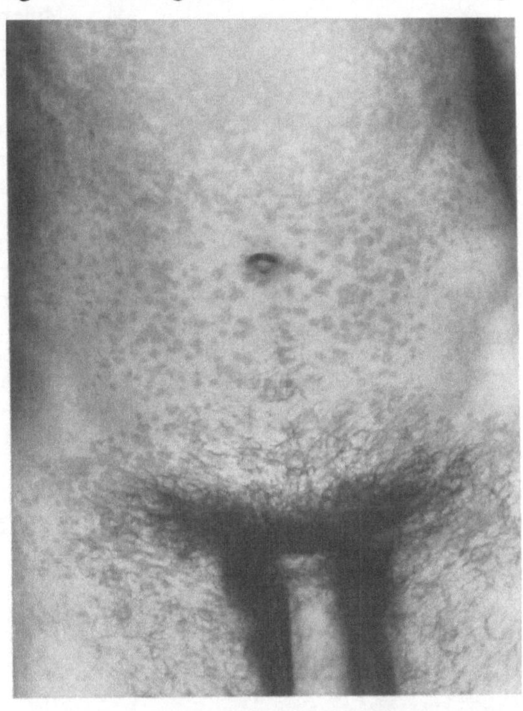

Abb. 268. Pityriasis versicolor, auf den Penis übergreifend

Auflagerungen hervor (Abb. 268). Erst die mikroskopische Untersuchung klärt dann die wahre Ursache der vermeintlichen Unsauberkeit. In der älteren Literatur finden sich allerdings vereinzelt gebliebene Hinweise auf einen Übergang der Pityriasis versicolor auch auf die Fußsohle bzw. Handfläche, so daß offenbar keine Körperstelle von einem möglichen Malassezia furfur-Befall verschont zu bleiben scheint.

### b) Pityriasis versicolor alba (achromica, inversa)

Eine Besonderheit des klinischen Bildes bedarf einer eingehenderen Darstellung. Sie betrifft die bereits erwähnte Farbänderung der Herde. Bei einem Teil der Patienten, insbesondere bei solchen mit pigmentreicher Haut, also bei farbigen Rassen, zeigen sich nämlich auch Läsionen, die mehr oder weniger arm sind an Melanin. Im Verein mit den leukodermischen Flecken wird also das Attribut „versicolor" noch verständlicher. Manche Autoren pflegen in solchen Fällen von einer Pityriasis versicolor „alba" oder „achromica" zu sprechen (Abb. 269, 270), wobei wohlgemerkt in den melaninarmen Herden gleichfalls pilzhaltige Schuppen aufgedeckt werden können. Dieser Pityriasis versicolor-Variante, bei der der Pigmentschwund besonders auffallend ist, wurde auch die Bezeichnung „Pityriasis versicolor inversa" (COHEN-HADRIA 1932) verliehen.

Bei Angehörigen der weißen Rasse pflegen aber Pityriasis versicolor-Läsionen unter dem Einfluß von Sonnenbestrahlungen ebenfalls viel deutlicher durch ein helleres Kolorit hervorzutreten. Die Diskussion wogte lange Zeit, ob es sich bei diesen leukodermischen Herden um eine lichtfilterartige Wirkung der Schuppen oder um eine echte Schädigung der Melanogenese durch den Pilz handele. KISTIAKOWSKY (1930); DELPIANO (1930); GATÉ; LOMBARDO (1931); DEL VIVO (1932); in neuerer Zeit LEWIS, HOPPER, WILSON und PLUNKETT (1958) vertreten die Hypothese der Filterwirkung. Wie läßt sich diese Auffassung aber mit einer eigenen Beobachtung vereinbaren, der wir zusammen mit R. KOCH in München experimentell nachgegangen sind und die zugunsten der Schädigung der Melaninbildung spricht? Eine Patientin war nach einem Ferienaufenthalt an der Adria tief sonnengebräunt nach Deutschland zurückgekehrt. 14 Tage später bemerkte sie einen kleinen weißen Fleck an der Brust, der unter unserer Kontrolle

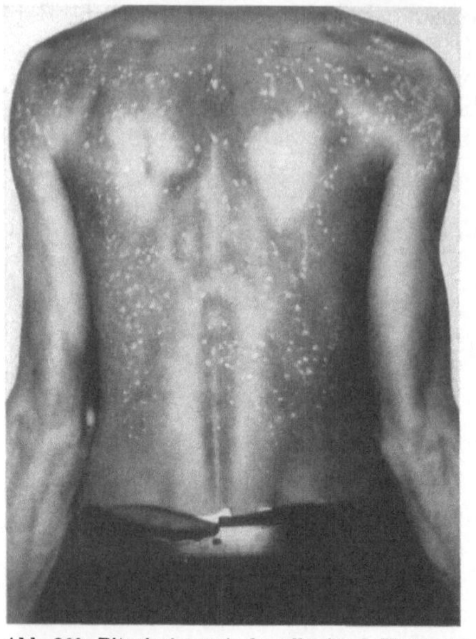

Abb. 269. Pityriasis versicolor alba (nach KALKOFF)

unbehandelt in den folgenden 14 Tagen sich bis auf Linsengröße veränderte. In den sehr feinen Schüppchen ließ sich die Malassezia furfur nachweisen. Von einer Filterwirkung konnte in diesem Fall nicht gesprochen werden. Eine Kontrolle auf das Verhalten der pigmentbildenden Epidermiszellen unter dem Einfluß der Dopa-Oxydase ließ erkennen, daß diese Reaktion weit schwächer als in der gesunden Umgebung ausfiel. Bei der späteren Durchsicht der Literatur fanden wir eine ganz ähnliche Beobachtung von GOUGEROT und LORTAT-JACOB (1935). Schließlich ist auch zu bedenken, daß die Lichtfilterschutzwirkung nicht zur Erklärung ausreicht, wenn bei einem Farbigen in zunehmendem Maße leukodermische Herde auftreten. In all diesen Fällen muß also das Pigment durch die Aktivität des Erregers zerstört worden sein bzw. muß die pigmentbildende Zelle der Epidermis

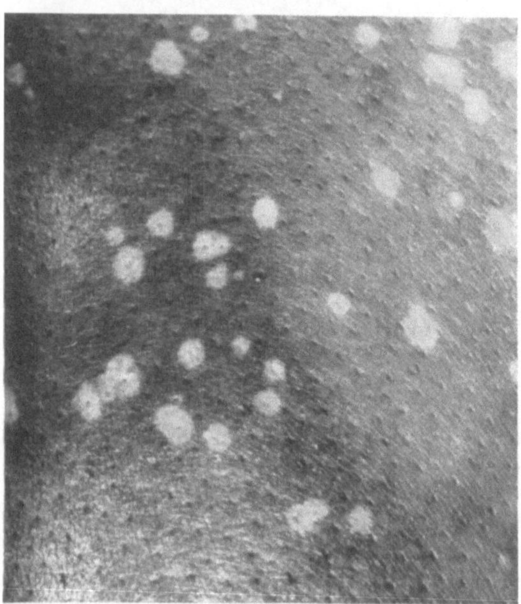

Abb. 270. Wie Abb. 269, Detailaufnahme (nach KALKOFF)

eine Schädigung erlitten haben. Wenn auch BRUHNS (1933) sowie LEWIS und HOPPER (1936) den Ausfall der Dopareaktion unregelmäßig bzw. unbeeinflußt fanden, so haben doch andererseits RUETE (1933), BACCAREDDA (1936) und PISACANE (1937) eine negative Dopareaktion im dekolorierten Bereich aufgedeckt. Im Sinne der Pigmentbildungsschädigung durch den Pilz spricht gleichfalls der Versuch von ARTOM (1930), der nach Verhinderung des Lichtzutrittes zur Haut durch eine undurchsichtige Scheibe pigmentfreie Fleckbildung nachwies. Wir leugnen nicht, daß eine gewisse Schuppenauflagerung die ultravioletten Strahlen des Sonnenlichtes zu absorbieren vermag, so daß an diesen Stellen eine geringere Pigmentierung hervortritt; doch ist unseres Erachtens für die Bildung leukodermischer Maculae die direkte Pilztoxineinwirkung auf die Epidermiszelle entscheidend. Dieser Vorgang ist reversibel. Auch scheinen die geschädigten Epidermiszellen vorübergehend in ihrer Ansprechbarkeit auf Lichtreize träger geworden zu sein, wie GOUGEROT, MEYER und WEILL (1931) sowie FRANCHI (1935) und PISACANE (1937) zeigten.

### c) id-Reaktionen

Die Pityriasis versicolor ist eine der oberflächlichsten Dermatosen, die wir kennen, so daß manche Autoren sie bewußt von den parasitären Dermatomykosen abgegliedert und als Saprophytie eingeordnet haben. Die geringen entzündlichen Reaktionen lassen schon theoretisch eine Sensibilisierung des Organismus als wenig wahrscheinlich annehmen. Immerhin sind Rückwirkungen nicht ganz von der Hand zu weisen, was schon daraus hervorgeht, daß manche Patienten erst durch einen mehr oder weniger intensiven Juckreiz zum Arzt geführt werden. Der Pilz muß also doch gewisse Toxine erzeugen, die als Reiz wirksam werden können. Inwieweit vereinzelte Beobachtungen über Exantheme in der Literatur tatsächlich Ausdruck einer Sensibilisierung gewesen sind, kann an Hand des geringen Materials nicht entschieden werden (RAVAUT und GUERRA 1933: lichenoider Ausschlag; BIELICKÝ und KRAUSKOPF 1952: nach Penicillin akute Rötung sämtlicher Pityriasis versicolor-Herde). Auf Trichophytin pflegen die Patienten negativ zu reagieren.

### d) Histologie

Der Erreger läßt sich gut durch die PAS-Färbung darstellen. Er schmarotzt zwischen den Hornzellen des verdickten Stratum corneum (nach SCHLAMMADINGER 1941 zeigt es eine 5—10fache Verdickung der ursprünglichen Breite). Bemerkenswert scheint uns, daß wir in unseren Schnitten keine parakeratotische Verhornung fanden. Wesentlich für das histologische Bild dürfte die jeweilige Phase der Läsion sein. Das erklärt wohl auch die etwas wechselnden Befunde verschiedener Autoren. Bald besteht ein Ödem im Rete Malpighii oder im oberen Corium, bald aber fehlt es. Die einen finden eine geringgradige perivaskuläre Zellinfiltration, die anderen nicht. MASSIA und ROUSSET (1930) beobachteten auffallende Pigmentanhäufung in der Basalschicht, SCHLAMMADINGER (1941) spricht von einer starken Verminderung und LEJEUNE (1951) wiederum von einem normalen Melaningehalt. Die Pilzfilamente werden vorwiegend in der tieferen Hornschicht nachgewiesen, während in den äußersten Lagen des Stratum corneum Sporenbildung vorherrscht. Sicher ist die nur *geringe* entzündliche Reaktion des Coriums, verbunden mit einer Hyperkeratose der Herde.

### e) Differentialdiagnose

Pityriasis versicolor-Läsionen fluoreszieren oft unter dem Wood-Licht in einer goldgelben oder auch bräunlichgelben Farbe. Der Nachweis solcher Veränderungen auf dem behaarten Kopf mit Hilfe des Wood-Lichtes ist übrigens PH. KELLER schon 1926 gelungen. Er beschrieb auch Krankheitsherde auf der Brust, die unter den gefilterten UV-Strahlen weißlich, mit gelbrötlichen Stippchen aufleuchteten. Nach GOUGEROT, GIRAUDEAU, PATTE und DUCHÉ (1937) soll man um jede Pityriasis versicolor-Effloreszenz unter dem Wood-Licht einen 1—5 mm breiten Hof finden, der gewöhnlich unsichtbar bleibt. Überhaupt läßt sich mit der beschriebenen Methode oft eine größere Ausdehnung der Krankheit nachweisen, als dies bei Tageslichtbetrachtung der Fall zu sein scheint. Trotzdem müssen wir betonen, daß die Fluoreszenzerscheinungen bei dieser Krankheit nicht obligat sind. Das Nichtaufleuchten suspekter Hautstellen schließt also die Infektion nicht aus. Stets muß daher eine Schuppenentnahme mit nachfolgender mikroskopischer Untersuchung erfolgen. Da sich der Erreger mikroskopisch immer leicht nachweisen läßt, sollte das Fehlen der charakteristischen Pilzelemente im Präparat sofortigen Zweifel an der Diagnose aufkommen lassen.

Differentialdiagnostisch müssen alle jene fleckförmigen Affektionen abgegrenzt werden, die mit einer Vermehrung oder einer Verminderung des Melaningehaltes der Haut einhergehen. Wir behandelten jüngst einen 19jährigen Schüler, der bereits verschiedene Hautärzte wegen eines handflächengroßen bräunlichen Flecks an der Innenseite des linken Oberarmes konsultiert hatte. In der Peripherie befanden sich weitere spritzerartige, bis linsengroße bräunliche Maculae, so daß prima vista das Bild einer Pityriasis versicolor vorgetäuscht wurde. In der Tat hatte er bisher von den Ärzten jeweils ein Antimykotikum erhalten. Der Versuch, das „Hobelspanphänomen" auszulösen, mißlang. Das angefertigte mikroskopische Präparat enthielt keine Pilze. Die klinische Diagnose eines Naevus spilus (der sich erst in der Pubertät entwickelt hatte!) konnte schließlich auch histologisch bestätigt werden.

Andererseits lassen leukodermische Flecken an eine Pityriasis versicolor alba denken. Hier sind die sekundären Leukoderme (z.B. nach Psoriasis, Parapsoriasis) wie auch das syphilitische Leukoderm in Betracht zu ziehen. Der Ausfall der Seroreaktionen bzw. die Anamnese auf Lues geben weiteren Aufschluß. Die weißen Herde der Vitiligo sind meist so bizarr konfiguriert, daß sie kaum verwechselt werden können. Immer ist in all diesen Fällen zu prüfen, ob sich die oberflächlichen Hornschuppen leicht abkratzen lassen. Das pflegt im allgemeinen nur bei der Pityriasis versicolor der Fall zu sein. Tropische Krankheiten wie die Pinta (Spirochätose), Framboesie und die tuberkuloide Lepra, die sämtlich mit Pigmentverlust einhergehen können, kommen in unseren geographischen Breiten nicht vor. Zudem gesellen sich hier noch andere Symptome hinzu, die diagnostisch weiterhelfen (Seroreaktionen, Anaesthesie der Herde). MOSSIGE (1943) berichtete über eine makulo-papulöse atypische Pityriasis versicolor, die zur Verwechslung mit einer Lues II geführt hatte. Der Befall der intertriginösen Stellen (Achselhöhlen, Leistenbeugen) täuscht bisweilen ein Erythrasma vor (WHITTLE 1932, TOYAMA 1932). Auch Doppelinfektionen, Pityriasis versicolor kombiniert mit Erythrasma oder einer anderen intertriginösen Dermatomykose, wurden beobachtet (SÁENZ und ALFONSO 1929; NICOLAS, ROUSSET und RACOUCHOT 1938). Sichere Klärung vermag in solchen Fällen nur die mikroskopische Untersuchung zu bringen.

### f) Zur Prognose und Therapie

Spontane Abheilungen kommen vor. Bei unbehandelten Fällen pflegen sich Besserungen und Verschlechterungen meist abzuwechseln, was gewissermaßen als Spiegelbild der jeweiligen Reaktionslage des Organismus aufgefaßt werden kann. Obwohl aber der Erreger nur in den oberflächlichen Hornschichten parasitiert, ist eine definitive Heilung offensichtlich schwierig, während ein vorübergehendes Schwinden aller Symptome als durchaus geläufig gilt (s. Kapitel Therapie).

# IX. Die Dermatomykosen im Rahmen der Berufskrankheiten

Eine Infektion durch pathogene Fadenpilze kann an jeder Körperstelle erfolgen. Bei der steten Zunahme insbesondere der Hand- und Fußpilzflechte (Tinea manus, pedis) ist es daher nicht überraschend, häufiger als früher eine solche Krankheit diagnostizieren zu müssen, wenn wir eine suspekte Dermatose unter den Gesichtspunkten einer Berufskrankheit zu beurteilen haben. Dabei bewegt uns die Frage, ob den Dermatophyten überhaupt eine Bedeutung für bestimmte Berufsleiden zukommt. Stellt also die Entwicklung einer Dermatomykose ein in jedem Fall „schicksalhaftes", d.h. nichtentschädigungspflichtiges Ereignis dar, oder könnte sie unter geeigneten Arbeitsbedingungen auch als Berufskrankheit anerkannt werden?

Jedes infektiöse Geschehen wird bekanntlich durch Faktoren beeinflußt, die einerseits für den Erreger, andererseits für den Wirt von Belang sind. Alle Umstände, die nun den biologischen Bedürfnissen des Pilzes entgegenkommen (unter anderem günstige Temperatur, Feuchtigkeit, Wasserstoffionenkonzentration, genügender Nährstoffgehalt des Terrains) fördern seine Vitalität und damit bedingt auch seine Infektiosität. Auf der anderen Seite begünstigen Schädigungen der Haut am Arbeitsplatz (Alkalieinwirkung, Entfettung durch Lipidlösungsmittel, Mazeration durch Wasser, mechanische Traumen) das Haften der Pilze. Wir müssen aber festhalten, daß es bislang noch an exakten wissenschaftlichen Untersuchungen fehlt, welche die Bedeutung der vorstehenden Punkte für die einzelnen Berufe herausgearbeitet hätten. Durch die Häufigkeit der Pilzinfektionen bei einzelnen Berufen wurde vielmehr indirekt auf eine erhöhte Anfälligkeit der Arbeiter zurückgeschlossen. So hat MEMMESHEIMER (1936) schon vor dem zweiten Weltkriege auf die Zunahme der Tinea pedis bei Bergarbeitern aufmerksam gemacht. Weitere Hinweise dieses Autors (1951), ferner von CARRIÉ und ZANTOPF (1941), WILDE (1954, 1955), ESPELAGE (1954), ARNOLD (1957), KOCH (1958) bestätigten diese Beobachtungen. Auch nach SCHREUS (1955) stehen die Bergleute an der Spitze der pilzanfälligen Berufe, wie an Hand der Gutachtenfälle der Düsseldorfer Klinik gefolgert werden mußte. Es schließen sich die Chemielaboranten, Friseure, Textilarbeiter, Angehörigen des Baugewerbes, Anstreicher, Bäcker und Müller sowie die Metallarbeiter an. Die außerordentliche Frequenz der Tinea gerade bei den Bergleuten des Ruhrgebietes führte MEMMESHEIMER (1951) zu der Empfehlung, eine Pilzinfektion dann als Berufskrankheit anzuerkennen, wenn junge Männer den Bergarbeiterberuf gesund aufgenommen, sich aber anschließend in der Grube infiziert haben, wie auch CARRIÉ (1951) betonte, daß sich die Untertagearbeit ungünstig auf eine Tinea auswirken könnte.

Regionale Faktoren spielen offenbar eine Rolle. MARYASIS (1958) fand in Rußland in 36% der Fälle eines Stahlarbeiterkollektives eine Tinea, bei den Bergleuten in 22%, bei Maschinen-Traktorenarbeitern in 12% und bei Badewärtern in über 20% der Fälle. Die größere Anfälligkeit des Personals in Schwimmhallen, Bädern usw. (s. Kapitel Tinea) erwähnte schon 1938 POTACHNIK. Ob der Abbau der Kohle in großen Tiefen tatsächlich eine erhöhte Empfänglichkeit der Bergarbeiter für Pilzinfektionen bedingt, ist noch nicht klar entschieden. Im Gegensatz zu CARRIÉ und ZANTOPF fanden nämlich MIERZECKI und WALICHIEWICZ (1958) eine etwa gleichgroße Häufigkeit der Tinea bei Untertage- und Übertagearbeitern bei Bergleuten in Niederschlesien. Allgemein werden die Waschkauen als Infektionsquelle angesehen oder, in Parallele dazu, gemeinsam benutzte Waschräume anderer industrieller Betriebe. Eine hohe Erkrankungsziffer ist nämlich nicht nur bei Bergleuten anzutreffen, sondern offenbar dann, wenn viele Menschen auf engem Raum miteinander in engen Kontakt kommen, wie das beispielsweise in Fabriken nicht ausbleibt. Das bestätigt ein Bericht über Reihenuntersuchungen der männlichen Angehörigen eines Gummi-Industriebetriebes auf Tinea pedis von Schirren, Hansen und Rieth (1956). Die Autoren wiesen eine Fußmykosehäufigkeit nach, die etwa der für die Bergarbeiter des Ruhrgebietes angegebenen Frequenz entspricht. Hartung (1960) wendet sich daher gegen die Meinung, die hohe Pilzkrankheitsquote der Bergleute des Ruhrgebietes müsse für diese als charakteristisch gelten und lehnt die Möglichkeit ab, etwa die Angehörigen des Bergbaues zu berenten, andere Arbeiter mit gleichartigen Pilzinfektionen hingegen nicht.

Für die Beurteilung einer Dermatomykose als Berufskrankheit ist wichtig zu wissen, wo im gegebenen Fall die Infektionsquelle zu suchen ist. Ein Kausalzusammenhang liegt vor, wenn der Pilz nachweislich vom Tier auf den Menschen übertragen wurde. In welchem Umfange nun Dermatophyten bei Tieren gefunden worden sind, geht aus der Tabelle 15 überzeugend hervor. Das Hauptkontingent der Pilze wird in solchen Fällen von den sog. „animalen" Dermatophyten gestellt. Das klinische Bild, die Anamnese und die Art des gezüchteten Erregers sowie der Nachweis des kranken Tieres schließen lückenlos die Beweiskette. Betroffen sind hier in erster Linie Landwirte, Landarbeiter, Viehhändler, Fleischer, Schlachthofpersonal, Pelztierzüchter, Pferdepfleger, Tierärzte und unter Umständen auch deren Angehörige (unter anderem Vonno 1932, Ashton 1932, Juskov 1933, Davidson, Gregory und Birt 1934, Leipner 1936, Danbolt und Mossige 1938, Hippen 1941, Balabanoff 1958, weitere Beispiele s. Kapitel „Dermatophyten im Erdreich und bei Spontaninfektionen der Tiere"). In gleicher Weise läßt sich der Beweis für eine entschädigungspflichtige Dermatomykose führen, wenn es sich um die Berufsgruppe des medizinisch-technischen Personals und der Ärzte handelt, die sich im Umgang mit Pilzkulturen oder experimentell infizierten Tieren angesteckt haben. So beobachteten wir eine Dermatomykose des rechten Unterarmes bei einer Putzfrau, die mit dem Abtransport alter Pilzkulturen beauftragt war. Unter anderem wiesen Meyer (1957/58), auch Kaffka und Rieth (1958), Rieth und El-Fiki (1959) sowie Sonck (1961) auf diesen Übertragungsmodus hin. Baader (1960) hob besonders die Bedeutung der Ansteckung durch das Arbeitsgut hervor (z. B. durch Felle und Tierhaare in Schlachthöfen, Gerbereien, Filzwalkereien und Haarhutbetrieben). Nach eigenen Erfahrungen dürfte allerdings gerade diese Infektionsweise nicht häufig sein.

Sehr viel schwieriger, wenn nicht unmöglich, ist der Nachweis der Infektionsquelle für eine Fuß- oder Handpilzflechte, die durch sog. „humane" Pilzstämme hervorgerufen wird. Hier haben wir es mit Hyphomyceten zu tun, die im allgemeinen nicht direkt aus einem Krankheitsherd auf den gesunden Menschen übergehen, sondern im Umweg über das Milieu. Unter Berücksichtigung der zunehmenden Häufigkeit der Fußpilzflechte in der Gesamtbevölkerung [Polemann (1955) fand schon bei 15—18jährigen Berufsschülern Krankheitsziffern von 80%] ist es kaum möglich, in einem Gutachtenfall auch nur mit Wahrscheinlichkeit die Infektionsquelle anzugeben. In der Mehrzahl der Fälle werden wir daher über einen Verdacht, daß sich der Arbeiter an seinem Arbeitsplatz infiziert haben könnte, nicht hinauskommen. Dieser genügt aber nicht, um ein anerkennungspflichtiges Berufsleiden zu postulieren. Balabanoff (1960) berichtete über beruflich bedingte Tinea-Fälle der Handteller und Nägel durch das Trichophyton rubrum. Zunächst waren die Füße erkrankt. Von dort griff die Infektion auf die rechte Hand über, *die durch die Arbeitsbelastung als locus minoris resistentiae betrachtet werden mußte* (bei Schlossern, Hausfrauen, Tischlern, Webern, Lastenträgern, Gärtnern, Sattlern, Ärzten, Schneidern, Landwirten u. a.). Somit lag in solchen Fällen ein beruflich-traumatischer Faktor im Sinne der Verschlimmerung vor, weshalb man die Kostenübernahme für das Heilverfahren durch die Berufsgenossenschaft, zumindest in besonders eindeutig gelagerten Fällen, doch ernsthaft ventilieren sollte.

Unsere grundsätzliche Auffassung geht dahin, in der Fuß- oder Handpilzflechte eine *heilbare* Krankheit zu sehen, die einer Dauerberentung durch die Berufsgenossenschaft nicht bedarf. Erfreulicherweise hat diese Auffassung eine starke Stütze durch die jüngste therapeutische Entwicklung (Griseofulvin) erhalten. Sekundärinfektionen durch Pilze als Unfallfolge sind auf jeden Fall entschädigungspflichtig (MEMMESHEIMER 1951). Im ähnlichen Sinne hatten sich schon früher OSBORNE und PUTNAM (1932) geäußert. Voraussetzung sollte sein, daß eine Ergasidermatose bzw. ein Trauma den Boden für die Infektion vorbereitet hat. Die Entschädigungspflicht endet, wenn die prädisponierende Ursache, das Trauma oder die Kontaktdermatitis abgeklungen sind und nur noch die Pilzinfektion persistiert. SCHREUS (1955) möchte die beruflichen Faktoren berücksichtigt wissen, die dem Angehen und Unterhalten der Pilzinfektion besonders förderlich sind. Unter Umständen kämen dann die Bestimmungen der Nr. 19 der 5. Berufskrankheiten-Verordnung der Bundesrepublik vom 26. Juli 1952 (bzw. der Nr. 46 der 6. Berufskrankheiten-Verordnung vom 28. April 1961) in Frage (schwere oder wiederholt rückfällige berufliche Hauterkrankungen, die zum Wechsel des Berufes oder zur Aufgabe jeder Erwerbsarbeit zwingen). Unserer Meinung nach sollte aber höchstens eine Übergangsrente (§ 5) von nicht mehr als 25% gewährt werden, bis die Gesundheit des Arbeiters wiederhergestellt und er nach einer geeigneten Regenerationszeit an seinen alten Arbeitsplatz zurückkehren kann, wobei laufende antimykotische Behandlung und fachärztliche Kontrollen gewährleistet sein müssen. Diese Auffassung vertreten im Prinzip auch GERTLER und GARTMANN (1957).

Ein weiteres Problem stellt die Beurteilung der Tinea unguium dar. PFISTER (1953) meinte, daß beispielsweise Versorgungsansprüche früherer Wehrmachtsangehöriger bei einer Nagelmykose anerkannt werden sollten, wenn der Betroffene an der Ausübung seines Berufes behindert bzw. erwerbsbeschränkt sei und er das Leiden während des Militärdienstes oder der Gefangenschaft erworben hätte. Da die moderne Griseofulvin-Therapie in Kombination mit einer Nagelextraktion Heilung ermöglicht, dürfte die angeschnittene Frage inzwischen bedeutungslos geworden sein.

Im Hinblick auf die Fußmykose setzte sich HARTUNG (1960) mit den versicherungsrechtlichen Folgen auseinander, wobei er offen ließ, ob die Tinea als entschädigungspflichtige Berufskrankheit aufgefaßt werden müßte. Wichtig ist die Frage nach arbeitsbedingten Läsionen der Haut. Daß aber nicht jedwede Art von Hautschädigung das Haften der Pilze fördert, geht aus einer Untersuchung von SCHÄFER (1960) über die Frage hervor, ob Teer- oder Pecherkrankungen des Integumentes das Pilzwachstum beeinflussen. Bei der in solchen Betrieben zu leistenden groben Arbeit kommt es mit Sicherheit zu infektionsbegünstigenden, häufigen mechanischen Traumen. Schon GÖTZ (1951) war die relative Seltenheit der Tinea bei Arbeitern in Pech- und Teerbetrieben aufgefallen. Nach MEMMESHEIMER (1957) fand sich an Hand der Begutachtungen an der Essener Hautklinik bei 50% der Bergleute eine Dermatomykose, hingegen nur bei 2,5% der Teerarbeiter. Dieser Umstand dürfte vor allem auf die infektionshemmenden fungistatischen bzw. fungiziden Eigenschaften des Teers und seiner Derivate zurückzuführen sein, wohl weniger auf die arbeitsbedingten Hyperkeratosen.

MEMMESHEIMER (1950) wertete die Unterlagen von 2010 Gutachtenpatienten aus. In 818 Fällen handelte es sich um reine Berufsdermatosen, in 325 Fällen um Berufskrankheiten in Kombination mit Pilzinfektionen, in 612 Fällen um reine

Pilzerkrankungen. Aus diesen Zahlen wird ersichtlich, welch eminente Bedeutung direkt oder indirekt den Pilzkrankheiten besonders im Ruhrgebiet zukommt.

Haben wir pathologische Hautveränderungen zu begutachten und weisen wir in den Herden Pilze nach, dann ergeben sich aus dem Krankheitsverlauf und dem Krankheitsbild bestimmte Deutungsmöglichkeiten. Einmal kann es sich um eine Pilzinfektion handeln, die sich an einer durch den Beruf oder eine spezielle Tätigkeit geschädigten Körperstelle entwickelt hat. Neben dem Hinweis auf die Angaben des bereits zitierten BALABANOFF (1960) erwähnen wir SALZMANN (1933), der Trichophytien vorwiegend an der rechten Kinnbartgegend, rechten Schulter und rechten oberen Thoraxseite diagnostizierte. Hier lagen besonders exponierte Reibungsflächen bei der Ausübung einer Schweizer Sportart vor. Das ist zwar kein Beruf, doch zeigt dieses Beispiel gut den Einfluß bestimmter Hautbelastungen. GERTLER und GARTMANN beobachteten eine Trichophytie an der Nackenhaut eines Fleischers, der getötete Kälber über seinen Nacken zu werfen und auf diese Weise zu transportieren pflegte. Offenbar war das Fell eines der Tiere pilzverseucht, so daß die Sporen die lädierte Haut infizieren konnten. Die gleichen Autoren erwähnen auch eine Infektion am Unterschenkel einer Bauersfrau, die sich offenbar an pilzinfizierten Stoppeln verletzt hatte.

Zur Übertragungsweise des Trichophyton mentagrophytes (Trichophyton gypseum) in der Landwirtschaft führte KLEIBL (1958) eine eingehende Untersuchung durch. 64 Fälle bei nahezu ausschließlich Bauern, Landarbeitern und deren Angehörigen wurden analysiert. Die Hauptlokalisation betraf das Handgelenk, die Knie, den Hals oder das Kinn. Die Mykose entwickelte sich am Knie vorwiegend zur Zeit der Getreideernte, die übrigen Lokalisationen wurden im März bis April beobachtet. Der Autor stellte fest, daß der Infektionstermin immer in einer Zeit lag, in der die Patienten besonders intensiv mit Heu, Stroh, Häcksel zu tun hatten. Durch kleinste Epithelverletzungen hafteten Sporen des durch Mäuse pilzverseuchten Materials an arbeitsexponierten Hautstellen, so daß es zur Krankheit kam. Ergibt sich also eine entsprechende zuverlässige Anamnese, müssen wir in solchen Fällen bei einer akuten Trichophytie gleichfalls eine Berufskrankheit (Unfall) annehmen, deren Heilungskosten die Berufsgenossenschaft zu übernehmen hätte.

Zum anderen könnte eine bereits bestehende primäre Pilzinfektion durch die Einwirkung beruflicher Faktoren verschlimmert werden, wie das beispielsweise für eine Mitteilung von MACKENNA und HUNT (1929) zutrifft (Arbeiten mit gefrorenem Fleisch bei interdigitaler Mykose der Hände). Bei der dritten Möglichkeit haben wir es mit einer Tinea zu tun, die sich unabhängig von beruflichen Einflüssen entwickelt. LANE (1936) unterscheidet wie folgt:

1. Eine primäre Pilzinfektion (Infektion durch pilzkranke Arbeitskollegen).
2. Eine bereits bestehende Pilzinfektion, die sich durch den Arbeitsprozeß verschlechtert.
3. Eine Superinfektion, weil durch vorausgehende berufliche Hautschädigungen der Ansiedlung des Pilzes Vorschub geleistet wurde.
4. Eine Pilzinfektion im Anschluß an die Sensibilisierung der Haut durch Berufsallergene.
5. Eine Pilzinfektion, deren Infektionsquelle außerhalb des Arbeitsplatzes zu suchen ist und die in keinerlei Beziehung zur Art der beruflichen Tätigkeit steht.

LINDEMAYR (1953) führt noch das Auftreten eines ekzematoiden oder ekzematiformen Mykids im Anschluß an einen mykotischen Primärherd an. Wir verstehen darunter eine allergische Reaktion der Haut gegen Pilztoxine, die im klinischen Aussehen an ein Ekzem erinnert. Im Schrifttum finden sich noch Bezeichnungen wie „mykosiformes", „mykotisches" oder „mykogenes" Ekzem. Diese Nomenklatur sollte möglichst vermieden werden, weil sie nicht selten das eigentliche krankhafte Geschehen der Haut verschleiert. Finden wir Pilzelemente eines Dermatophyton (Kultur!) in einem Herd von ekzemartigem Charakter, dann handelt es sich meist um eine Dermatomykose (Tinea usw.) mit sekundärer Ekzematisation, viel seltener um ein vulgäres Ekzem mit sekundärer Pilzbesiedlung. In letzterem Falle ist die Anamnese von besonderer Wichtigkeit.

Nicht leicht ist die gerechte Beurteilung eines Ekzems, wenn zwar gleichzeitig Pilze, aber auch durch Läppchentests positive Reaktionen auf Berufsnoxen nachgewiesen werden. Liegt hier eine durch die Sensibilisierung des Organismus gegen den eingedrungenen Pilz (positive Trichophytinreaktion) bedingte „allgemeine Empfindlichkeitssteigerung" (P. W. SCHMIDT, zit. nach CARRIÉ 1950) vor, wodurch sich die positiven Läppchentests gegen Berufsstoffe erklären lassen, oder kam es durch eine primäre Pilzinfektion auch zur Sensibilisierung gegenüber bestimmten Stoffen des Arbeitsprozesses. WHITE und TAUB (1932) beschrieben 4 Patienten mit einer Mykose, die später überempfindlich wurden gegen Baumwollsamenöl, Buchweizen, Hafermehl und Seide. Die allergische Dermatitis führten sie auf eine polyvalente Sensibilisierung durch die vorausgegangene Pilzinfektion zurück. Diese Schlußfolgerungen wurden auf Grund der Anamnesen und des Verlaufs der Krankheit gezogen. NORWOOD und EVANS (1940) betrachteten den Zusammenhang zwischen Kontaktdermatitiden durch Trauma-fördernde Wirkung der Handschuhe und Sensibilisierung der Hände durch eine in jedem Fall nachgewiesene Dermatomykose der Füße als gesichert. STOKES und KULCHAR (1934) deuteten eine bestehende Mykose als eine Art Fokus. Trifft nun ein zusätzlicher Reiz die Haut, so wirke die primäre Pilzkrankheit im Sinne eines Summationsfaktors. Auf diese theoretische Überlegung verwiesen zwar KAMMER und CALLAHAN (1937) an Hand ihrer Beobachtung einer Petroleumdermatitis bei 22 Arbeitern. Da sie selbst aber nur in zwei Fällen tatsächlich Pilze nachweisen konnten, äußern sie sich zurückhaltend und lehnen einen Zusammenhang zwischen Mykose und Kontaktdermatitis ab. Eingehende mykologische Untersuchungen bei 354 von 1091 Kupferdruckarbeitern, von denen viele an einem Ekzem erkrankt waren, führten NEAL und EMMONS (1939) durch. Die positiven Pilzbefunde waren indessen in der Gruppe mit Ekzemen etwa gleich häufig wie in der Gruppe ohne Ekzem. Ihre kritische Beurteilung lautet: „Es ist *möglich*, daß mechanische und chemische Faktoren die Hände der Drucker empfindlicher machen gegenüber ‚id'-Reaktionen bei denjenigen Arbeitern, die eine Pilzinfektion an den Füßen haben. Es ist *möglich*, daß eine Pilzinfektion an den Füßen die Empfindlichkeit der Hände der Drucker gegenüber allergischen Reaktionen durch Druckerschwärze steigert." Eine experimentelle Bestätigung der vermuteten Polyvalenz bei Trichophytin-positiven Patienten scheinen wir nur aus der Arbeit von GOUTINA (1940) entnehmen zu können, der gegenüber dem Verhalten völlig Gesunder eine erhöhte Reaktionsbereitschaft pilzkranker Patienten bei Testungen mit Sublimat gefunden haben will.

Die Häufigkeit der Ansiedlung pathogener Fadenpilze auf gewerblich geschädigter Haut wird unserer Erfahrung nach im allgemeinen überschätzt. In einem entzündeten Terrain (relativ hohe Temperatur!) finden Dermatophyten ungünstigere Haft- und Wuchsbedingungen als bei Vorliegen nichtentzündeter Haut. Das schließt nicht aus, daß es unter dem Einfluß hautsensibilisierender Substanzen (auch ohne sichtbare Entzündungssymptome) offenbar begünstigt zum Haften von Pilzen kommen kann, wie ITO und KUHLMANN (1956) in Übereinstimmung mit GÖTZ und SCHULZ (1956) nachwiesen.

In der Mehrzahl der zur Begutachtung gelangenden Fälle eines „Ekzems", bei denen gleichzeitig Pilze gefunden werden, handelt es sich wohl primär um eine Tinea. Ihre Bedeutung für die Entwicklung einer entschädigungspflichtigen Berufsdermatose liegt nun vor allem in folgendem Mechanismus begründet: Die

Auflockerung der Epidermis durch den pilzbedingten Entzündungsprozeß begünstigt die Einwirkung beruflicher Allergene. Durch die lädierte Hornschicht gelangen diese jetzt in weit stärkerem Maße als bei unversehrter Epidermis in die Lymphspalten des Integumentes. Wenn wir uns nun die große Bedeutung des lymphatischen Systems für die Antikörperbildung und damit für die Entwicklung eines Kontaktekzems vor Augen halten (Frey und Wenk 1956), wird ersichtlich, daß den Tinea-Erregern tatsächlich die Wirkung eines Schrittmachers für Kontaktdermatitiden bzw. Ekzeme zukommen kann (Fall von Ayres 1940). Nicht die Trichophytinsensibilisierung durch die Pilzinfektion scheint uns von vordringlicher Wichtigkeit zu sein, sondern die Durchbrechung des physiologischen Hautschutzes der Hornschicht durch den Entzündungsprozeß und das auf diese Weise bedingte begünstigte Eindringen von beruflichen Noxen in die Lymphräume. Von einer Überschätzung des Einflusses der Trichophytinallergie für die Entwicklung einer Kontaktdermatitis sollte daher abgesehen werden, zumal aus tierexperimentellen Untersuchungen von Götz und Schulz (in Übereinstimmung mit Grimmer und Rust 1952) gleichfalls hervorging, daß eine Sensibilisierung der Meerschweinchen gegen Trichophytin keinesfalls parallel lief mit einer erhöhten Empfindlichkeit bzw. auch Allergisierungsbereitschaft gegen Dinitrochlorbenzol.

# X. Beobachtungen über Dermatomykosen bei Zweitkrankheiten

Die Bedeutung individueller Faktoren für die Entwicklung einer Dermatomykose ist unbestritten, auch wenn wir noch wenig über deren eigentliches Wesen aussagen können. Die physikalischen, chemischen und funktionellen Eigenschaften der Haut werden durch sie bestimmt, und in ihrer unterschiedlichen Leistungsfähigkeit kennzeichnen sie die Disposition des jeweiligen Patienten. Auch die Neigung zur Allergisierung ist an das Individuum gebunden. Gemeinsam mit Werb sind wir 1955 der Frage nachgegangen, ob Patienten mit einer allergischen Anamnese in erhöhtem Maße für Pilzinfektionen empfänglich sind oder nicht. Es wurde festgestellt, daß eine Patientengruppe mit allergischem Grundleiden (Heufieber, Urticaria sowie allergischem Asthma) in 57,5% aller Fälle Pilzinfektionen vorwiegend der Füße, aber auch einer anderen Körperregion aufwies, verglichen mit einem Pilzbefall von 17% bei Patienten ohne sichere allergische Vorgeschichte. Das Durchschnittsalter war in beiden Gruppen etwa gleich hoch. Diese Befunde sprechen im Sinne einer erhöhten Anfälligkeit für Pilzinfektionen der Menschen mit allergischer Disposition.

Im Kapitel ,,Trichophytie'' erwähnten wir bereits den möglichen Belang eines Eiweiß- oder Vitaminmangels für die Entwicklung dieser Kopfhaarpilzinfektion (s. dort). Vielleicht spielt in solchen Fällen eine unerkannt gebliebene A-Avitaminose eine Rolle (Dodge 1950). Andererseits erwarben sich 14 Insassen in einem Heim für verwahrloste Kinder trotz Ernährungsbedingungen, die eindeutig jenen überlegen waren, unter denen sie vor der Aufnahme gelebt hatten, im Verlauf von 2—10 Monaten eine Mikrosporie (Mandel 1959). In diesen Fällen war also der Ernährungsfaktor sicher ohne Bedeutung. Auf den Einfluß von Gefäßkrankheiten bzw. peripheren Durchblutungsstörungen im Sinne der Förderung einer Mykose machten wir in den Kapiteln über die ,,Tinea'' und die ,,Tinea unguium'' aufmerksam (s. dort), doch schon vor Jahrzehnten glaubte White (1928), in obliterierenden Gefäßleiden der Beine ungünstige Rückwirkungen auf die Fußpilzflechte annehmen zu müssen, während Andriasyan (1958) umgekehrt eine Verschlimmerung der Gefäßkrankheit durch die von den Pilzen produzierten

Toxine vermutete. Im Hinblick auf mögliche gefäßbedingte Einflüsse erscheint es daher verständlich, wenn PODWYSSOTZKAJA und ROSENTHAL (1933) in erhöhtem Maße bei chronischen Trichophytien eine Kombination mit Akrocyanosen und Perniones bei Frauen fanden — neigt das weibliche Geschlecht doch besonders zu Durchblutungsstörungen — die wiederum bei reduzierter Hauttemperatur die Entwicklung bestimmter Dermatophyten begünstigen, wie wir aus eigenen Untersuchungen wissen.

Hautpilze bedürfen einer bestimmten ungestörten Zeit des Einwachsens in die Haut, bevor sich eine Infektion klinisch manifestiert. Eine solche Gelegenheit ist besonders dann gegeben, wenn Patienten durch immobilisierende Verbände streng an das Bett gebunden sind (GENNER 1941). Ein wesentlicher Faktor für die Entwicklung einer Mykose unter einem Gipsverband ist aber nicht nur die Unbeweglichkeit, sondern die fortlaufende Produktion von Hornsubstanz, die zudem durch Schweiß angefeuchtet und durch Bakterien zersetzt einen geradezu idealen Nährboden für Pilzelemente abgibt. Deshalb sollte mit dem Anlegen eines Gipsverbandes beispielsweise am Unterschenkel eine intensive antimykotische Lokaltherapie der Zehenzwischenräume einsetzen, um diese Stellen nicht als Autoinfektionsquelle wirken zu lassen. Bei Verletzungen des Nervus peronaeus oder des Nervus ischiadicus sah VEDERNIKOV (1952) vielfach eine erhöhte Schweißsekretion des verwundeten Beines bzw. Fußes. Bei 40,3% seiner Patienten traf dies zu. Die Folge war ein entsprechend stärkerer Pilzbefall der erkrankten Extremität.

Fußanomalien prädisponieren anerkanntermaßen zu Tinea-Infektionen. Dies ist keine neuere Erkenntnis, sondern LIEBERTHAL und LIEBERTHAL (1934) sowie CORNBLEET (1934) wiesen bereits vor Jahren darauf hin. Vor allem wirke sich ein Plattfuß und bei schlechtem Schuhsitz die verstärkte Schweißproduktion ungünstig aus. Eine orthopädische Korrektur sollte daher in allen hartnäckigen Tinea pedis-Fällen angestrebt werden.

Das natürliche Nährsubstrat für die Dermatophyten stellt die Hornsubstanz dar, in der sie ja parasitieren. Gelegentlich beobachten wir nun Patienten, bei denen eine Hyperkeratose beispielsweise als Symptom einer Ichthyosis vulgaris vorliegt und deren Stratum corneum von Pilzen völlig durchsetzt ist. GÖTZ (1952/53) erwähnte solche Fälle aus Hamburg, BAER und MUSKATBLIT (1947) züchteten ein Trichophyton rubrum aus einer Erythrodermia ichthyosiforme congenitale bei fast völliger Anhidrosis. THIERNESSE (1955) beschrieb eine Ichthyosis in Kombination mit Favus. Ob nun die alleinige Anhäufung von Keratin die Infektion fördert (ANDERSON und FLECK 1958 führten den Fall einer Toxikodermie an, aus deren squamösen Läsionen sie ein Dermatophyton isolierten), oder ob es sich hier nur um den Ausdruck einer verminderten Resistenzlage handelt, ist eine noch offene Frage. Immerhin ist es nach unseren Erfahrungen gar nicht so selten, in stark hyperkeratotisch veränderten Psoriasisnägeln die Ansiedlung eines Pilzes aufzudecken. Es dürfte auch kein Zufall sein, in traumatisch veränderten Nagelbetten mit verdickten Nagelplatten häufig einen positiven Pilznachweis führen zu können. Wahrscheinlich reduziert die Dystrophie des Nagelorgans den fungistatischen Einfluß des Gewebes.

Ganz ungewöhnlich sind die folgenden Beobachtungen, und zwar deshalb, weil im entzündlichen Gewebe Dermatophyten schlecht haften. KOCHS (1940) wies in zwei Fällen eines spinocellulären Epithelioms der Bartgegend einen Fadenpilz nach (Trichophyton tonsurans [cerebriforme] und Trichophyton mentagrophytes [gypseum granulosum]). Sicher liegt hier eine sekundäre Besiedlung vor, denn die Annahme der Entwicklung eines Carcinoms auf dem Boden einer torpiden Bartflechte erscheint uns doch zu gewagt. Auch aus einer Jododerma-Läsion über dem Auge konnte ein Mikrosporum gypseum gezüchtet werden (VAN DER MEIREN, ACHTEN und VANBREUSEGHEM 1956).

Langdauernde chronische, vor allem konsumierende Krankheiten induzieren gelegentlich eine bereits bestehende Mykose zur Generalisation. Meist ist dieses Ereignis mit einer Anergie gegen Trichophytin verbunden. So beschrieb BLOCH (1932) bei einer schweren Tuberkulose eine ausgedehnte oberflächliche erythrodermatische Trichophytie. JUSTER und RIVALIER (1952) erwähnten eine universelle Tinea corporis bei einem 49jährigen Kranken, der seit 2 Jahren an einer chronischen Diarrhoe litt, und BLANK beobachtete gemeinsam mit GRAHAM SMITH (1960) einen 27jährigen, an chronischem Gelenkrheumatismus leidenden Patienten, bei dem sich bislang unheilbare Trichophyton rubrum-Granulome am ganzen Körper und im Gesicht entwickelt hatten. Bemerkenswerterweise zeigte auch dieser Kranke eine Trichophytinanergie. Da auch Tumoren die Abwehrkraft des Organismus schwächen, finden sich gleichfalls Mitteilungen über generalisierte Dermatomykosen (LEWIS, HOPPER und SCOTT 1953 bei lymphatischer Leukämie, Lymphosarkom und einem Teratom; MOLDENHAUER 1957 bei fraglichem Retothelsarkom). In all diesen Fällen wurde ein Trichophyton rubrum gezüchtet.

Es verdient Beachtung, daß bis heute keine Untersuchungen über die Frage vorliegen, ob sich eine Tinea pedis oder corporis unter dem Einfluß der Gravidität bessert oder verschlechtert. Zumindest sind sie uns nicht zugänglich geworden. Allgemein ist ja die durchgreifende Änderung der Stoffwechsellage der werdenden Mutter bekannt, doch wissen wir nichts über mögliche Rückwirkungen auf das pilzinfektiöse Geschehen. Im Hinblick auf die Mikrosporie ist eine Publikation von Interesse, nach der eine 18jährige schwangere Negerin — obwohl sie also bereits jenseits der Pubertät stand — an einer vom Bruder ausgegangenen Mikrosporie des Kopfes (Mikrosporum audouinii) erkrankte. Die Infektion heilte dann spontan innerhalb von 3 Monaten ab (REIF 1949). In diesem Zusammenhang erscheint uns durchaus denkbar, daß bestimmte Stoffwechselprodukte sich fördernd oder hemmend auf eine Pilzkrankheit auswirken könnten. Während ROSEN und KRASNOW (1931) bei Tinea pedis-Patienten in der Mehrzahl ihrer Fälle eine Lecithinämie aufdeckten (infektionsbegünstigend?), beobachtete HALBERG (1931) unter dem Einfluß eines nichtfebrilen Ikterus ein wenn auch nur vorübergehendes spontanes Verschwinden von Pityriasis versicolor-Herden (infektionshemmender Einfluß der ins Blut übergetretenen Gallenfarbstoffe und Gallensäuren?).

Von großem Interesse sind Beobachtungen, welche die Ausdehnung von Tinea-Infektionen (Trichophyton rubrum und Trichophyton mentagrophytes) bei Patienten mit Morbus Cushing betreffen. CREMER (1955) beschrieb 4 Fälle. Zwei Patienten hatten die Krankheit erst im Verlauf einer längeren Corticosteroidtherapie entwickelt, die übrigen zwei Kranken wiesen einen doppelseitigen Nebennierenrindentumor auf. Bemerkenswert war nun, daß die sich im Verlauf des Morbus Cushing generalisierten Tinea-Infektionen prompt zurückbildeten, als a) die Corticosteroidgaben abgesetzt, b) die Nebennierentumoren exstirpiert wurden. Analoge Befunde wurden später von NELSON und MCNIECE (1959) sowie CANIZARES, SHATIN und KELLERT (1959) mitgeteilt. Sobald die Überfunktion der Nebennierenrinden einsetzte, begann sich der Pilz auszubreiten. ROTHMAN (1959) führte an, daß er in 50% aller spontanen Morbus Cushing-Fälle eine Rubrum-Infektion gesehen habe. Im Gegensatz dazu ließ sich bei Diabetikern eine solche Dermatomykose nur sporadisch nachweisen. Auf Grund der überzeugenden Beziehungen zwischen ausgedehnten Tinea-Infektionen und einem Morbus Cushing empfehlen daher CANIZARES u. Mitarb., in jedem Fall einer generalisierten Tinea nach Störungen hormoneller Genese zu fahnden.

GRIN, ZEC und STERN (1958) führten Trichophyton violaceum-Infektionen des Kopfes vorwiegend bei erwachsenen Frauen zwischen 20—75 Jahren gleichfalls auf Störungen der adrenocorticalen Funktionen mit Veränderungen des Androgen-Oestrogen-Gleichgewichtes zurück, da es sich bei diesen Patienten um körperlich meist unterentwickelte Menschen handelte, die Zeichen einer verzögerten Pubertät in Kombination mit infantilen Zügen aufwiesen.

Wie schon 1930 von GREENWOOD und ROCKWOOD mitgeteilt, scheint der Funktionsschwäche der Pankreasdrüse nicht die Rolle für die Entwicklung einer Pilzkrankheit, insbesondere für die Tinea pedis, zuzukommen, wie manche Autoren annahmen. Andererseits hat sich die von ROTHMAN (1953) gemachte Beobachtung einer hohen Glukosetoleranz (eines niedrigen Blutzuckerwertes) bei therapieresistenten Trichophyton rubrum-Infektionen auch nicht bestätigen lassen (ROTHMAN 1959). HÖGLER (1957) gab folgende Zahlen über den Anteil der Hand-, Fuß- und Nagelmykosen bei Zuckerkranken an:

1933—1945 = 788 Zuckerkranke, darunter 27 = 3,7% Tinea-Patienten
1947—1956 = 341 Zuckerkranke, darunter 33 = 9,7% Tinea-Patienten

Der Autor ist zwar der Meinung, daß der Diabetes die Entwicklung der Dermatomykosen begünstigt hätte, doch müssen wir feststellen, daß die wiedergegebenen Zahlen sich durchaus in der Höhe der Werte bewegen, die wir vor und nach dem zweiten Weltkrieg für die allgemeine Zunahme der Pilzkrankheiten am dermatologischen Gesamtkrankengut errechneten. JUNG (1957) fand unter 1017 Zuckerkranken folgende Mykosefrequenz: Pityriasis versicolor 6 = 0,7%; Erythrasma 207 = 23,3%; Trichomycosis palmellina 53 = 6,12%; Soormykosen 16 = 1,86%; Tinea (Epidermophytie) 159 = 18,29% u. a. Alle Zahlen liegen nach den Berechnungen dieses Autors über jenen einer Vergleichskrankengutgruppe des gleichen Altersaufbaues. Berücksichtigen wir hier nur den Prozentsatz der Tinea, so könnte es sich allerdings um einen über der „Norm" liegenden Wert handeln.

Über die Auswirkungen der Funktionen einiger weiterer endokriner Drüsen auf die Entwicklung einer Dermatomykose liegen gleichfalls Beobachtungen vor. Daß die Sexualhormone bedeutsame, wenn auch durchaus noch nicht durchschaubare Aufgaben im immunbiologischen Abwehrmechanismus besitzen, ist allgemein bekannt. Wir erinnern nur an die Abheilung zahlreicher Mikrosporien, Trichophytien und Favusfälle zur Zeit der Pubertät. Ovarielle und hypophysäre Insuffizienz können andererseits eine Spontanheilung verzögern oder verhindern (Fälle von NEUBER 1930, CORTELLA 1931 u.a.).

Einen Kretin mit persistierendem Favus beschrieben GATÉ und BOSONNET (1929). Bei einem 22-Jährigen mit einem myxödematösen Nanismus fand MONTANARO (1949) eine Mikrosporie. Auch das Genitale war unterentwickelt. Nach Unterfunktion der Schilddrüse mit Entstehung myxödematöser Hautveränderungen bei einem anderen Patienten breitete sich gleichzeitig eine Trichophyton rubrum-Infektion an den Beinen aus (WELLS und AAVIK 1954). Schließlich kann eine latente Tetanie, wie LANGHOF (1955) beschrieben hat, zur Entwicklung einer Tinea unguium prädisponieren. Möglicherweise kommt es in all diesen Fällen durch die endokrinen Dysfunktionen zu einer Änderung der lokalen Gewebsreaktionen, die das Haften oder die Ausbreitung des Pilzes beschleunigen. Im Gegensatz zu dieser Erwägung steht allerdings die Tatsache, daß die Zahl solcher Beobachtungen doch auffallend gering ist. Offenbar müssen also bei diesen Fällen uns noch unbekannte Faktoren hinzutreten, die sich im biologischen Abwehrgeschehen ungünstig auswirken.

# XI. Die Therapie der Dermatomykosen

Im Rahmen der Ergänzungsbände dieses Handbuches ist der Behandlung der Pilzkrankheiten ein eingehender Beitrag von RIETH im Band V/1 „Therapie der Hautkrankheiten" mit dem Thema „Antimykotika" gewidmet. Um Wiederholungen zu vermeiden, wollen wir uns daher im vorliegenden Kapitel auf die Grundzüge der gegenwärtigen Lokaltherapie der Dermatomykosen beschränken und nur das neu eingeführte orale Heilmittel Griseofulvin eingehender abhandeln.

## 1. Antimykotische Spezialitäten zur Lokalbehandlung

Einleitend muß festgestellt werden, daß sich seit dem Erscheinen des Bandes XI (Pilzkrankheiten) des Jadassohnschen Handbuches für Haut- und Geschlechtskrankheiten im Jahre 1928 in den folgenden drei Jahrzehnten grundlegende neue Gesichtspunkte für die Behandlung der Dermatomykosen nicht ergeben haben. Nichts spiegelt letztlich den unzureichenden Stand unserer therapeutischen Bemühungen deutlicher wider als die Dutzende von antimykotischen Spezialitäten, die alljährlich in kaum überschaubarer Zahl von der Industrie produziert werden. Alle diese Medikamente sollen in der Lage sein, die verschiedenartigen Dermatomykosen zu heilen. Der mit den Dingen weniger vertraute Beobachter muß glauben, auf Grund der zahlreichen Präparate eine Fülle von antimycetischen Waffen zu besitzen, nach deren Anwendung der Erfolg nicht ausbleiben kann. Entkleidet man aber die heute auf dem Markte befindlichen antimykotischen Fertigpräparate ihrer Handelsbezeichnungen, dann stellt sich überraschenderweise heraus, daß es nur verhältnismäßig wenige chemische Wirkstoffgruppen sind, die einerseits die Haut nicht zu sehr belasten, andererseits die Pilze in ihrer Entwicklung zu hemmen oder gar abzutöten vermögen. Diese Überlegungen treffen für die antimykotischen Spezialitäten aller pharmazeutischen Industrien und Länder zu. Um ein Beispiel zu geben, haben wir an Hand der „Roten Liste" 1961, herausgegeben vom Bundesverband der Pharmazeutischen Industrie e.V., Frankfurt a. Main, in der Tabelle 66 Fertigpräparate und gleichzeitig auch einige ausländische Spezialitäten zusammengestellt, die vorwiegend oder ausschließlich zur Behandlung der Dermatomykosen empfohlen werden. Verständlicherweise mußte die Einteilung willkürlich erfolgen, da bei den hier stets vorliegenden Gemischen Überschneidungen unvermeidlich waren, weshalb wir uns nach dem jeweils erkennbaren wirksamsten Hauptbestandteil richteten. Auch hätten wir beispielsweise die Gruppe 1 als eine weitere Untersektion der Gruppe 6 anführen können, denn bei den D 25-Derivaten handelt es sich ja letztlich ebenfalls um substituierte Phenolkerne. Der besseren Übersicht wegen sahen wir aber davon ab. Es wird ersichtlich, daß es sich im Prinzip nur um Variationen bestimmter chemischer Verbindungen handelt [Gruppe 1: D 25-Derivate, Gruppe 2: Invertseifen, Gruppe 3: Oxychinolinderivate, Gruppe 4: Fettsäurederivate, Gruppe 5: Metallorganische Verbindungen, Gruppe 6: Phenolderivate (a = Hexylresorcin, b = sonstige Verbindungen), Gruppe 7: Verschiedenes]. Meist liegen Kombinationen von Verbindungen verschiedener Gruppen vor, insbesondere auch mit den älteren fungiziden Substanzen wie Borsäure, Jod, Thymol, Brillantgrün, Gentianaviolett u.a. Alle aufgezählten Spezialitäten der Tabelle 66, die in Salben, Lösungen, Gelees, Emulsionen, Sprays oder Puder zu haben sind, können zur Therapie herangezogen werden. Das „Mittel der Wahl" liegt noch nicht vor. Jeder Patient reagiert individuell. Zu fürchten ist vor allem eine sich entwickelnde Kontaktdermatitis. Gemeinsam mit BANDMANN an der Dermatologischen Klinik der Universität München (1957—1960) durchgeführte Testungen über Sensibilisierungen gegen einige der gebräuchlichsten antimycetischen Verbindungen erbrachte von 336 Pa-

Tabelle 66. *Die Wirkstoffgruppen einiger antimykotischer Spezialitäten*

| Handelsname | Wirksame Substanzen | Hersteller |
|---|---|---|
| **Gruppe 1: D 25-Derivate** | | |
| Antimykoticum Vasenol | *2,2'-Dioxy-5,5'-dichlordiphenylmethan*, Acid. undecylenicum, Oxypolyäthoxydodecan, Acid. salicylicum | Vasenol-Werke Dr. Arthur Köpp KG |
| D 25-Antimykoticum | 2,2'-Dioxy-5,5'-dichlordiphenylsulfid | Dr. R. Pfleger, Chem. Fabrik |
| Novex | 2,2' Dioxy — 5,5' Dichlordiphenylsulfid | C. F. Boehringer & Söhne GmbH |
| **Gruppe 2: Invertseifen** | | |
| Myxal | Paraffinyl-triphenylphosphoniumbromid | Basoderm, Dermatologische und pharmazeutische Spezialpräparate GmbH |
| Bradex | β-Oxyäthyldimethyldodecylammoniumbromid plus Pyribenzamin | Ciba |
| Desogen | Methylphenyldodecyltrimethylammoniumsalz | Geigy |
| **Gruppe 3: Oxychinolinderivate** | | |
| Antimycoticum Stulln | Oxychinolinsilikofluorid p-Oxybenzoesäurepropylester | Vereinigte Flußspatgruben GmbH Stulln (Nahburg) |
| Chlorisept | *5-Chlor-8-Oxychinolin*, Acid. salicyl., Acid. benzoic. | Riedel-de Haën AG, Seelze und Berlin |
| Dermofongin „A" | 5-Chlor-8-Oxychinolin | Farbenfabriken Bayer AG |
| Keratolytikum-Sagitta | 8-Oxychinolin sulf. | Sagitta-Werk, München |
| Millicorten-Vioform | Chlorjodoxychinolin | Ciba AG |
| Mykofridol | *o-Oxychinolin. sulf.*, Acid. salicyl., Acid. undecylenic., Acid. benz., Methyl. benzoic. | Pharmafrid Gifhorn A. Didier K.K. |
| Mykoplastil | *5-Chlor-8-Oxychinolin*, Hexadecylphenylcarbinyldimethylammoniumchlorid | Dr. Gerhard Mann |
| Ovis | *Oxychinolinum-camphosulfonicum*, 2-2'-Dioxy-5-5'-dichlordiphenylmethan, Acid. salicyl., benzoic. | Pfeilring-Werke AG |
| Robumycon | *8-Oxychinolin*, p-Bromphenoxypropylrhodanid | Robugen GmbH, Pharm. Fabrik |
| Bradex-Vioform | Bradex plus 5 Chlor-7-Jod-8-Oxychinolin | Ciba |
| Sterosan | 5,7-Dichlor-8-Oxychinolin | Geigy-A.G., Basel Dr. Karl Thomae GmbH |
| **Gruppe 4: Fettsäurederivate** | | |
| Antisporon | Heptylester keratineigener Fettsäuren ($C_6$—$C_{11}$) | Dr. med. Josef Ellendorf & Co. |
| Benzoderm | Undecylensäurezubereitung | Arzneimittelfabrik Hüls |
| Cuprizinin | Lipoidlösliches oxyölsaures Kupfer | Dr. Degen & Kuth |
| Ederphyn-Salbe | *Phenolum undecylenicum*, Thymolum, Acid. salicylicum | Galactina GmbH |
| Fungichthol B-Salbe | Undecylensäure, Kaprylsäure | Ichthyol-Gesellschaft Cordes, Hermanni & Co. |
| Mykestron | *Undecylensaures Zink*, Brillantgrün | Schi-Wa Chem.-Pharm. Fabrik GmbH |
| Mykozem | *Acid. undecylenicum, Zincum stearinicum*, Methylium p-oxybenzoic. | Mainland, Pharmazeutische Fabrik GmbH |
| Pinoka-Salbe | *Acid. undecylenic.*, Alkyldimethylbenzylammoniumchlorid | Dr. Rentschler & Co., Fabrik chem.-pharm. Präparate |
| Myco-Sagitralin | Zinkundecylenat, Zinkpropionat | Sagitta-Werk, München |

Tabelle 66. (Fortsetzung)

| Handelsname | Wirksame Substanzen | Hersteller |
|---|---|---|
| **Gruppe 5: Metallorganische Verbindungen** | | |
| Merfen | Phenylhydrargyr. boric. | Zyma-Blaes AG, Arznei-mittelfabrik |
| Versotrane | Phenylmercuri-dinaphthylmethan-disulfonat | Spezialchemie GmbH & Co., Arzneimittelfabrik |
| **Gruppe 6: Phenolderivate,** | | |
| **a) Hexylresorcin** | | |
| Dermaphen forte | Kupfernatriumzitrat, *Hexylresorzin* Salicylsäure, Dibromsalicyl | Dr. Rudolf Reiss, Chem. Werke |
| Mycatox | *Hexylresorcin*, Resorc. Thymol. Acid. salicyl., Acid. p-oxybenzoic. | Georg A. Brenner, Arznei-mittel-Herstellung |
| Mykotin | Zinkundecylenat, Lösung: Unde-cylensäure, *Hexylresorzin* | „Endopharm" Frank. Arz-neimittelfabrik GmbH |
| Phebrocon | *Dioxyphenylhexan*, Chlormethyliso-propylphenol, Benzoesäureester | Merz & Co. |
| **b) Sonstige Verbindungen** | | |
| Adermykon | p-Chlorphenyl-d-glycerinäther | Lentia GmbH, Abt. Phar-mazeutika |
| Cornusept | p-Oxybenzoesäuremethylester | „Cornu" Dr. Paulus & Göbel |
| Curtis | p-Oxybenzoesäurederivat | |
| D.D.D.-Puder | Acid. boric., p-Chlormetakresol | D.D.D.-Laboratorium Apo-theker Gerhard Kraus |
| Fissan-Antimykoticum | Acid. boricum, Hydrargyrum gebun-den an Milcheiweiß, Dichlordioxy-diphenylmethan | Deutsche Milchwerke Dr. A. Sauer KG |
| Hyosan | Dichlordioxydiphenylmethan | „Atmos" Fritzsching & Co., GmbH |
| Jadit | 4-Chlor-2-oxybenzoesäure-n-butyl-amid, Acid. salicyl. | Farbwerke Hoechst AG, vor-mals Meister Lucius & Brü-ning |
| Multifungin | 5-Bromsalicyl-4'-chloranilid | Knoll AG, Chem. Fabriken |
| Mykomed | Benzylester der Benzoesäure | L. Merckle GmbH, Chem.-Pharm. Fabrik |
| Mykosinat | Thymol, *Dihydroxy-tetrachlorphenol-sulfid*, Benzoesäure | Biochema Rheydt, Dr. Knol & Lambert |
| Onycho-Phytex | Bortrioxybenzoesäureester | Wynlit, Pharm. Prod. G.m.b.H. |
| Onycho-Wynlit | Acidum tannicum | Frankfurt a. M. |
| Onymyken | Chloriert. Hexamethylen, Undecylen-säure, Propyl-m-Kresol-Cl, Di-bromsalicyl, Salicylsäure | Schuck-KG |
| Vobaderm | Benzyl. benzoic., Acid. salicyl., Phe-nol. liquefact., Formaldehyd sol. | Dr. Schmidt von Bandel, Chem.-pharm. GmbH |
| **Gruppe 7: Verschiedenes** | | |
| Contrafungin | Cetylpyridin-bromid Acid. o-Thymotin | Ferring GmbH. |
| Fungistop | Acid. cinnamylic., Jodum met., Borsäure | Dr. Christian Brunnengräber, Chem. Fabrik & Co. mbH |
| Mykotektan-Lack | Chlorbromcyclohexan-Isomeres | Labopharma GmbH, Chem.-pharm. Fabrik |
| TEGO-Salbe | Hexadecylglycin-Laktat | Th. Goldschmidt AG, Chem. Fabriken |
| Hyphocid | Alkoholische Lösung eines Eisen-salzes von Thioameisensäurenitril und Nipagin | Fa. Holzinger, Wien |

tienten mit Mykosen die Resultate der Tabelle 67. Hierbei ist zu berücksichtigen, daß viele der Kranken schon anderenorts antimykotisch behandelt worden waren, bevor sie die Klinik aufsuchten. Die Sensibilisierungen müssen folglich in der präklinischen Zeit erfolgt sein.

Von den positiv reagierenden Testpersonen (86) verhielten sich 63 monovalent, d. h. sie wiesen eine positive Reaktion nur auf *eines* der Antimykotika auf.

Den stärksten Allergencharakter zeigte das quecksilberhaltige Merfen, den geringsten Benzoderm.

Es gilt zu unterscheiden zwischen der Aktivität in vitro und in vivo. Obwohl die Suche nach immer stärkeren fungistatisch wirksamen Substanzen, verglichen beispielsweise mit dem altbekannten Phenol, durchaus erfolgreich war, führte sie bisher doch nicht zur Entwicklung eines Mittels, das mit Sicherheit jede Dermatomykose zu heilen vermochte. Woran lag das? Einmal stellte sich heraus, daß die in vitro-Leistungsfähigkeit nicht ohne weiteres auf die Verhältnisse in vivo übertragen werden konnte. Fast alle in vitro hochwirksamen fungistatischen Verbindungen ließen in ihrer Leistung nach, sobald sie in vivo mit dem körpereigenen Eiweiß in Berührung kamen. Zum anderen waren die Arzneimittel nicht in der Lage, den in der Tiefe des Stratum corneum, im Haarfollikel oder im Nagel schmarotzenden Dermatophyten zu erreichen und abzutöten. Diese Feststellungen sind von grundsätzlicher Bedeutung und eine der Ursachen, warum es bis heute nicht gelungen ist, den steigenden Erkrankungsziffern insbesondere der Tinea pedis Einhalt zu gebieten.

Tabelle 67. *Der Grad des Allergencharakters einiger gebräuchlicher antimycetischer Präparate*

| Antimykoticum | Zahl der positiven Tests bei 86 Patienten | Prozentsatz der Sensibilisierung |
|---|---|---|
| Merfen . . . . . | 29 | 23,3 |
| Dermofongin B . * | 20 | 16,1 |
| Novex . . . . . . | 19 | 16,0 |
| Dioxyphenylhexan | 18 | 14,4 |
| Fungichthol . . . | 18 | 14,4 |
| Sterosan . . . . . | 6 | 4,8 |
| Chlormethylisopropylphenol . . . | 6 | 4,8 |
| Benzoesäureester . | 4 | 3,1 |
| Benzoderm . . . . | 4 | 3,1 |
| Insgesamt | 124 | 100,0% |

* Invertseife, nicht mehr im Handel.

## 2. Antimykotische Rezeptur zur Lokalbehandlung

Die angestellten Überlegungen treffen natürlich nicht nur für die auf dem Markt befindlichen Fertigpräparate zu, sondern gelten in gleicher Weise auch für Medikamente, die wir selbst rezeptieren. Weite Verbreitung hat die Solutio Castellani gefunden, die nur den Nachteil ihrer intensiv roten Farbe besitzt. Bei stark entzündlich irritierten Dermatomykosen darf sie natürlich nicht sofort verwendet werden, wie überhaupt in solchen Fällen die Tatsache des Vorliegens einer Mykose zunächst zu ignorieren und der Grundsatz zu respektieren ist, nur reizlos palliativ zu behandeln (Umschläge mit Chinosol 1:1000, stärker verdünnt bei Bädern 1:2000 haben sich uns hervorragend bewährt). Erst nach Beruhigung des Krankheitsherdes werden antimykotische Substanzen appliziert, wie die schon zitierte Castellanische Lösung. Sie besteht aus (Deutsche Rezeptformel D.R.F./1950)

    a) Solut. Fuchsin. spirit. (10%) . . . . . . . . . . . . . . 10,0
    b) Phenol. liquef. 5,0 Aqua dest. ad . . . . . . . . . .100,0
    c) Acid. boric. pulv. . . . . . . . . . . . . . . . . . . . . . 1,0
    d) Aceton. . . . . . . . . . . . . . . . . . . . . . . . . . . . 5,0
    e) Resorcin. pulv. . . . . . . . . . . . . . . . . . . . . . 10,0

a) mit b) mischen, filtrieren und c) zusetzen. Nach 2 Std d), nach 2 weiteren Stunden e) zusetzen. Die Lösung ist nach einigen Tagen gebrauchsfertig.

D.S. Äußerlich.

Die Zubereitung hat nach bestimmter Vorschrift zu erfolgen, wie in den D.R.F.
angegeben ist. Die Solutio Castellani besitzt nicht nur eine antimycetische Kraft,
sondern ist auch gering keratolytisch wirksam. Der rote Farbstoff Fuchsin kann
durch das Chemotherapeuticum Surfen (bis-[2-methyl-4-amino-chinolyl-6]-carb-
amid-hydrochlorid) der Farbwerke Hoechst ersetzt werden (0,1%ig). Auf diese
Weise verfügen wir über ein farbloses Medikament.

In Deutschland wird von der Tinctura Arning reger Gebrauch gemacht. Sie
wird in zwei Verschreibungen rezeptiert:

```
a) Anthrarobin . . . . . . . . . . . . . . . . . . . . .   1,0
   Tumenol-Ammonium  . . . . . . . . . . . . . . . .   4,0
   Äther . . . . . . . . . . . . . . . . . . . . . . .  10,0
   Tct. Benzoes ad  . . . . . . . . . . . . . . . . .  30,0
   M.D.S. Arningsche Tinktur
```

Diese reizt manchmal durch ihren Gehalt an Tct. Benzoes. Aus diesem Grunde
wird auch verordnet:

```
b) Anthrarobin . . . . . . . . . . . . . . . . . .   1,5
   Tumenol-Ammonium
   Glycerin . . . . . . . . . . . . . . . . . . . . āā   3,0
   Äther . . . . . . . . . . . . . . . . . . . . . .  15,0
   Spiritus . . . . . . . . . . . . . . . . . . . .'  20,0
   M.D.S. Arningsche Pinselung, modifiziert nach Neisser
```

Die Tinktur findet dort gern Anwendung, wo eine Tinea zur sekundären
Ekzematisation neigt. Salben besitzen nach eigenen Untersuchungen zwar eine
größere Eindringtiefe in die Hornschicht, jedoch kommt es gelegentlich zu Exazerbationen. Die Whitfield-Salbe wird im Ausland viel benutzt:

```
Acid. salicyl. . . . . . . . . . . . . . . . . . . . .   3,0
Acid. benzoic.  . . . . . . . . . . . . . . . . . . .   6,0
Lanol. hydr.
Vasel. . . . . . . . . . . . . . . . . . . . . . . āā   ad 100,0
```

Natürlich kann man die Prozentsätze der Wirksubstanz reduzieren, wenn
bereits eine stärkere Reizung vorliegt. Vorsicht ist besonders geboten bei Applikation auf der lanugobehaarten Haut (Irritatio!). Neuerdings pflegt die pharma-
zeutische Industrie Antimykotika auf den Markt zu bringen, denen entzündungs-
hemmende Corticosteroide hinzugefügt worden sind. Ohne Zweifel fördern diese
lokal applizierten antiphlogistischen und antiallergischen Substanzen in Kombination mit einem guten fungistatischen bzw. fungiziden Mittel (z.B. dem haut-
freundlichen Vioform) das Abklingen des Juckreizes und der entzündlichen
Symptome. 5-Chlor-7-Jod-8-Oxychinolin (Vioform) besitzt zudem den Vorteil,
gleichzeitig gut antibakteriell wirksam zu sein, so daß man im allgemeinen auf
zusätzliche Antibiotika verzichten kann. Schon als 0,5—1%ige Vioformschüttel-
mixtur oder Paste hat sich die Verschreibung trefflich bewährt, auch in Kombination mit Solutio Castellani (die Lösung einpinseln, nach dem Eintrocknen
Schüttelmixtur dünn auftragen. Diese Prozedur wird 2mal täglich wiederholt).

Als Schälmittel hat sich uns insbesondere bei den chronischen squamös-
tylotischen Tineaformen die folgende Kombination, die zugleich keratolytisch und
antimycetisch wirksam ist, als sehr geeignet erwiesen:

```
Rp. Ceresrot . . . . . . . . . . . . . . . . . . . . . .  0,05
    Oxychinol. sulf. . . . . . . . . . . . . . . . . . .  0,25
    Acid. lact.
    Acid. salicyl. . . . . . . . . . . . . . . . . āā   5,0
    Collodii elast.  . . . . . . . . . . . . . . . ad   50,0
```

Das im Gebrauch saubere Medikament wird morgens und abends auf die
hyperkeratotischen Herde aufgepinselt, wobei Verbände nicht erforderlich sind.
Selbst interdigital ist die Verträglichkeit gut, wenn man die Anwendung nicht zu

lange ausdehnt, bzw. ab und zu eine Behandlungspause einlegt. Nach durchschnittlich 3—4 Tagen geben wir ein warmes Bad und entfernen die erweichten Hornmassen durch sanftes Schaben mit dem scharfen Löffel. Eine mehrmalige Wiederholung dieses Verfahrens ist durchaus möglich. Selbst ohne erweichendes Bad lösen sich aber nach einiger Zeit trockene, tote Pilzelemente enthaltende Hornlamellen ab. Die Dauer und Häufigkeit der Applikation muß natürlich der Arzt individuell entscheiden, doch wird er bald seine eigenen Erfahrungen gesammelt haben, um das Medikament gelegentlich auch bei hartnäckigen Tineafällen an Stellen mit dünnem Stratum corneum erfolgreich anzuwenden.

Die Hand- und Fußmykose sollte nach Beseitigung des Pilzes mit einem 5—7tägigen Teerturnus abschließend behandelt werden (Carboneol, Liantral), was sich günstig bei bestehender Neigung zur Ekzematisation auswirkt. Zur monatelangen Nachbehandlung einer abgeklungenen Mykose, insbesondere der Tinea pedis, empfiehlt sich der folgende, gleichfalls gut hautverträgliche Puder:

```
Thymol . . . . . . . . . . . . . . . . . . . . . . .   1,0
Acid. boric.. . . . . . . . . . . . . . . . . . . . .  20,0
Zinc. oxydat.
Talc. ven. . . . . . . . . . . . . . . . . aa  āā    100,0
```

Diese hier in groben Zügen geschilderte externe Therapie der Dermatomykosen führt insbesondere bei der Tinea nicht immer zum Dauererfolg, d. h. die akuten Krankheitssymptome klingen zwar ab, der Patient ist aber nur dem Scheine nach geheilt. Keinesfalls ist also der Pilz beseitigt, wie die von Zeit zu Zeit aufflackernden Symptome bereits vermuten lassen und was sich durch den positiven mikroskopischen Pilznachweis auch bestätigen läßt. Das gilt selbst für die in den oberflächlichen Hornlagen schmarotzende Malassezia furfur, den Erreger der Pityriasis versicolor.

Wenn wir uns von therapeutischen Gesichtspunkten leiten lassen, können wir die Dermatophyten in zwei Gruppen einteilen. Die eine umfaßt solche Erreger, die sich an das menschliche Terrain so gut angepaßt haben, daß sie vom Organismus nicht als starker Reiz empfunden und daher häufig nicht mehr aus eigener Kraft eliminiert zu werden vermögen (humane Dermatophyten). Gegensätzlich hierzu verhalten sich die zur zweiten Gruppe gehörigen Pilze (animalen Dermatophyten), die starke entzündliche Reaktionen der Haut hervorrufen. Letztere führen meist zu besonders intensiven heftigen Sensibilisierungen. Selbst ohne Behandlung pflegen daher Patienten mit animalen Pilzarten auf Grund der erfolgten Allergisierung schließlich doch abzuheilen, so daß es in solchen Fällen vor allem darauf ankommt, den natürlichen Heilungsprozeß nicht zu stören.

Von grundsätzlicher Wichtigkeit ist auch die Kenntnis, daß Dermatophyten sich an lokal applizierte Medikamente gewöhnen und damit therapieresistenter werden können. Einschlägige experimentelle Bestätigungen liegen unter anderem vor von SING und VERHAGEN (1949), MURPHY und ROTHMAN (1949), GÖTZ (1952/53), KADEN (1953). Eine Gegenmaßnahme besteht darin, bei prolongierter örtlicher Therapie gelegentlich das Antimykotikum zu wechseln.

Aus diesen Ausführungen geht hervor, wie unbefriedigend doch im Grunde die auf externe Maßnahmen angewiesene Behandlung der Dermatomykosen geblieben ist. Auch die neueren Antimykotika erwiesen sich den älteren Behandlungsverfahren gegenüber, wie BOHNSTEDT, FISCHER und FÜLLER (1953) auf Grund von Halbseitenversuchen folgerten, höchstens gleichwertig, keinesfalls aber als überlegen. GÖTZ (1955) beobachtete zwar im Hinblick auf Pilzpersistenz im Herd eine gewisse Überlegenheit neuerer Mittel, doch konnte auch er keine grundlegenden Unterschiede finden. Die modern gewordene Verwendung zusätzlicher Gaben von Corticosteroiden bremst die akute Entzündung etwas ab, übt aber auf den Pilz keinen Einfluß aus. Hadida und Schousboe (1959) fanden bei systematisierten Favus-Infektionen unter oralem Cortison sogar Verschlimmerungen, da ja bekanntlich Infektionen durch Fortfall mesenchymaler Hemmwirkungen gefördert werden.

Wenn überhaupt ein neuer therapeutischer Weg beschritten werden sollte, dann drängte er sich durch die auf dem Gebiete der Antibiotika zu findende Parallele geradezu auf. Das zu erkennen bedurfte keiner besonderen Leistung, denn jedem mit der Materie einigermaßen vertrauten Untersucher war klar, daß ein Mittel entwickelt oder gefunden werden mußte, das über den Blutweg seine antimycetischen Eigenschaften zu entfalten hatte. Es kam daher in der Tat einer mehr als stürmischen Entwicklung gleich, als sich 1958 herausstellte, daß wir bereits seit 1939 über ein solches antimycetisch wirksames Antibiotikum verfügten, ohne daß aber schon damals seine revolutionierende Bedeutung erkannt worden wäre: „Griseofulvin". Bis jetzt sind in der Welt bereits über 500 Arbeiten publiziert worden, die sich mit diesem neuen Medikament befassen, und täglich treten weitere hinzu. Sie alle zu referieren würde Bände füllen, deren Nutzen aber gering wäre, weil sich die Ergebnisse im wesentlichen gleichen. Es soll daher unsere Aufgabe sein, die geschichtlichen Daten mitzuteilen und den gegenwärtigen Stand der Leistungsfähigkeit dieses Medikamentes bei den verschiedenen Dermatomykosen zu schildern.

## 3. Die orale Behandlung mit Griseofulvin
### a) Die historische Entwicklung der Griseofulvineinführung

Im Jahre 1939 isolierten Oxford, Raistrick und Simonart aus dem Schimmelpilz Penicillium griseofulvum Dierckx ein Stoffwechselprodukt, dessen

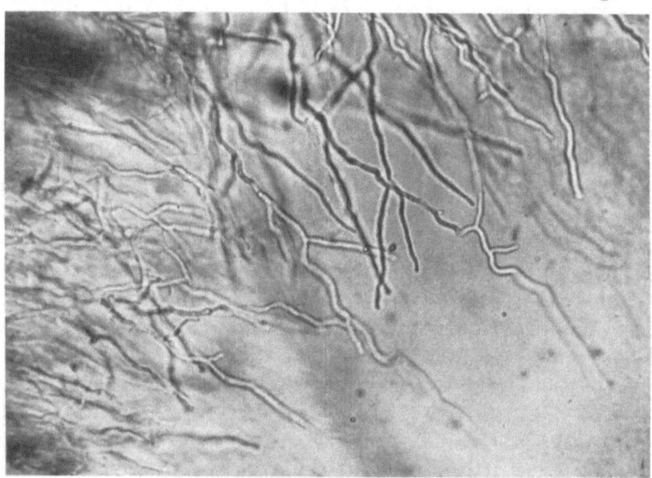

Abb. 271. Normale Pilzhyphen am Rande einer Kultur, vgl. hierzu mit Abb. 272 und 273

antibiotische Fähigkeiten zunächst noch nicht erkannt wurden. Infolge der kriegerischen Ereignisse der folgenden Jahre unterblieb zudem die weitere Bearbeitung der Substanz. Ein Jahr nach Beendigung des zweiten Weltkrieges fanden dann Brian, Curtis und Hemming (1946) ein Stoffwechselprodukt wiederum einer Penicilliumart (Penicillium janczewskii Zal), das fähig war, die Hyphen bestimmter Pilze (unter anderem Botrytis alii) zu Kräuselungen zu induzieren. Die Autoren nannten daher das für diese Veränderungen verantwortliche Agens:

„curling factor". Ein Jahr später gelang es Curtis und Grove (1947), die Identität des „Griseofulvins" und des „curling factor" zu demonstrieren. Einen

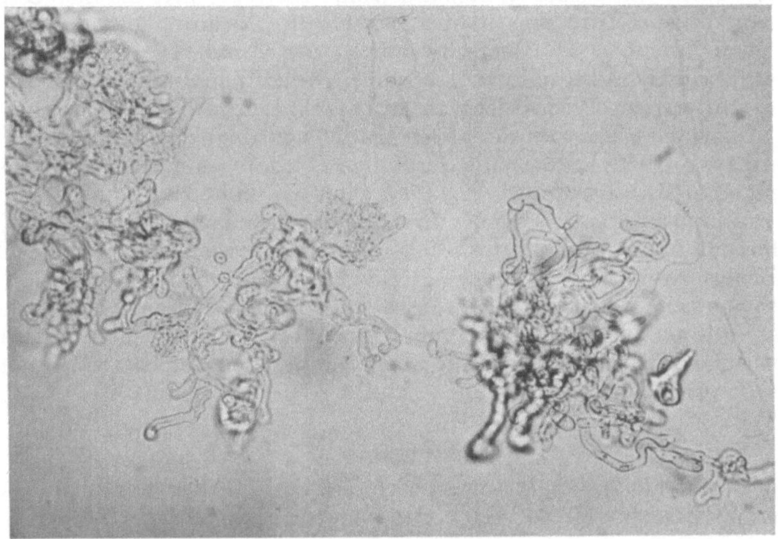

Abb. 272. Hemmung des Hyphenwachstums bei Mikrosporum gypseum (verschlungene, gekrümmte Fäden)

schönen Bildbericht über diesen Kräuselungseffekt bei verschiedenen Dermatophyten brachte unter anderen Rieth (1961), von dem wir die Abb. 272—273

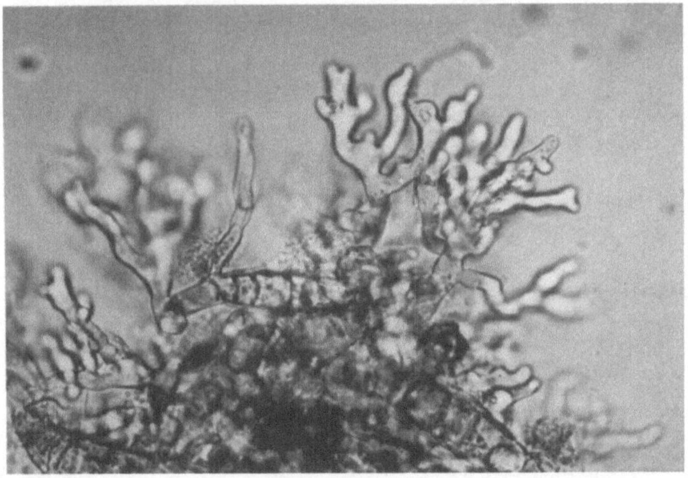

Abb. 273. Hemmung des Hyphenwachstums bei Mikrosporum canis (kronleuchterartige Elemente)

(vgl. hierzu Abb. 271) entlehnt haben. Die Chemie des Griseofulvins wurde dann gemeinsam von Grove, Ismay, MacMillan, Mulholland und Rogers (1951) aufgeklärt. Im gleichen Jahre studierten Brian (der bereits 1949 einen hemmenden Einfluß des Antibiotikum auf Askomyceten und Fungi imperfecti nachwies), Wright, Stubbs und Way (1951) den Einfluß des Griseofulvins im Säftestrom bestimmter Pflanzen. Der Stoff konnte von den Wurzeln aufgenommen, im Pflanzenkörper verteilt werden und — wie sich zeigte — auf diese Weise gegen pflanzenpathogene Pilze eine Schutzwirkung entfalten. Es lag daher nahe zu prüfen, ob das Mittel nicht auch über den Blutstrom gegen Dermatophyten aktiv sein könnte. Noch eine größere Zeitspanne sollte aber vergehen, bis 1958 Gentles in einer vorläufigen Mitteilung in der Zeitschrift ,,Nature" über erste erfolgversprechende Versuche an Meerschweinchen berichtete. Die Infektion durch Mikrosporum canis (Mikrosporum lanosum) verlief nach oralen Gaben stark gemildert. Unter dem Wood-Licht fluoreszierten nur die distalen, also noch infizierten Haare, während die proximalen Anteile sich als pilzfrei erwiesen. Lauder und O'Sullivan (1958) heilten eine durch das Trichophyton verrucosum experimentell erzeugte Kälberflechte in 2—3 Wochen ab, ohne daß das Tier Intoxikationserscheinungen gezeigt hätte. In späteren Versuchen von Martin (1959) mit Trichophyton mentagrophytes-infizierten Meerschweinchen erwies sich die primäre Beobachtung von Gentles als zutreffend. Die erste Publikation über eine aussichtsreiche therapeutische Anwendung beim Menschen stammte von Williams, Marten und Sarkany vom Dezember 1958. Patienten mit Trichophyton rubrum-Infektionen der Haut und Nägel hatten auf orales Griseofulvin günstig angesprochen.

## b) Chemie

In einem einmaligen Siegeslauf eroberte sich nun in den folgenden Wochen und Monaten Griseofulvin die Welt, oder anders gesagt, die Ärzte aller Länder

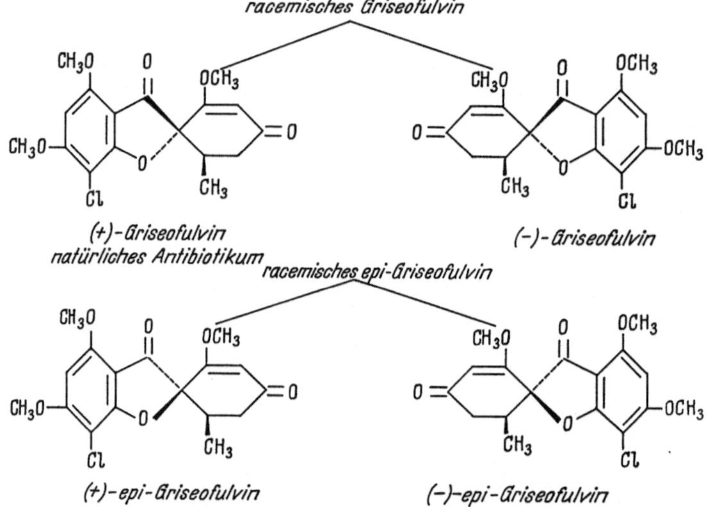


Abb. 274. Die Strukturformeln des natürlichen und synthetischen Griseofulvins

griffen nach diesem Medikament. Chemisch handelt es sich um ein weißes kristallines Pulver von neutraler Reaktion. Die Thermostabilität ermöglicht seine Zugabe zum Pilznährboden mit anschließender Sterilisation im Autoklaven, ohne daß es dadurch wieder zerstört würde. Es besitzt die Summenformel: $C_{17}H_{17}O_6Cl$.

Inzwischen ist die Totalsynthese von Brossi, Baumann, Gerecke und Kyburz (1960a, b) gelungen. Es ergibt sich somit die Möglichkeit, durch bestimmte Abwandlungen bei der Synthese (Kyburz, Geleick, Frey und Brossi 1960) neue Erkenntnisse über den Zusammenhang zwischen chemischer Konstitution und Wirksamkeit zu gewinnen. Frey, Brossi, Geleick und Scholer (1961) berichteten über den Effekt synthetischen Griseofulvins (Abb. 274) an Hand von in vitro-Testungen und Tierversuchen. Das synthetische racemische epi-Griseofulvin ließ eine antimykotische Wirkung vermissen, während das ebenfalls synthetische racemische Griseofulvin sich in gleicher Weise als aktiv erwies wie das natürliche (+)-Griseofulvin. Die Autoren folgerten auf Grund dieser Befunde, daß die Griseofulvinwirkung sterospezifisch sei, nicht aber im Hinblick auf die optische Konfiguration.

Bemerkenswert gering ist die Wasserlöslichkeit des natürlichen Griseofulvins (etwa 10 $\gamma$/ml). Die Löslichkeit ist aber besser in organischen Mitteln wie Aceton, Butylacetat. *Wirkungsmechanismus:* Das Mittel wird im Magen-Darmkanal resorbiert und gelangt über den Blutweg in die Epidermis und deren Anhangsgebilde. Das Stratum corneum, die Nägel und Haare imprägnieren sich mit dem Antibiotikum und werden auf diese Weise für die Dermatophyten unangreifbar. Ungeklärt ist hierbei nach wie vor die Frage, ob das Griseofulvin direkt in der Zelle abgelagert wird, oder aber nur vermittels des Lymphstromes an den Zellwänden haften bleibt.

### c) Nachweis

Daß in der Tat Griseofulvin in das Keratin des Körpers gelangt, bewiesen GENTLES, BARNES und FANTES (1959) durch Rückgewinnung des Antibiotikum aus extrahierten Haaren. Meerschweinchen hatten das Mittel 23 Tage lang in einer Dosierung von 30—40 mg/kg Körpergewicht oral geschluckt. Aus 1 g Haare extrahierten die Autoren 5—6 $\gamma$. Etwa die Hälfte dieser Menge wurde durch kaltes Wasser herausgezogen, die restlichen 50% durch Methanol. Spätere Untersuchungen von GENTLES und BARNES (1960) bestätigten diese Befunde. Nach Beobachtungen von FREY und GELEICK (1959) muß die gute Wirkung des Griseofulvins auf dessen Gegenwart in der keratogenen Zone des Haares beruhen, wo es das weitere Wachstum der intracorticalen und peripilären Hyphen unterbindet. HEITE und JANKE (1959) legten griseofulvinhaltige Haare auf einen mit Pilzsporen besäten Nährboden aus und wiesen an Hand der verzögerten Sporenauskeimung die Gegenwart des Antibiotikum biologisch nach[*].

ROTH und BLANK (1960) verwendeten den Abrißtest, um das im Stratum corneum inkorporierte Griseofulvin zu demonstrieren. Als Testpilz diente ihnen das Verhalten auskeimender Makrokonidien des Mikrosporum gypseum. Spätestens 72 Std nach Einleitung der Therapie ließ sich bei allen Versuchspersonen im Rete Malpighii die Gegenwart des Antibiotikum zeigen. Seine Konzentration fiel distalwärts stark ab. Eine spektrophotofluorometrische Methode zur exakten Bestimmung des Griseofulvins in Geweben und Flüssigkeiten von Mensch und Tier entwickelten BEDFORD, CHILD und TOMICH (1959). McNALL (1960) gewann Griseofulvin aus Körperflüssigkeiten nach Tritiummarkierung (radioaktives $H_2$) quantitativ vollständig zurück (Tierversuche). Der Autor wies es nach chromatographischer Trennung gleichfalls spektrophotometrisch nach. 5—10 $\gamma$/ml der Substanz fluoreszierten gut im Chromatogramm. Wichtige Hinweise zur Vermeidung von Fehlschlüssen bei der spektrophotometrischen Bestimmung des Griseofulvins gaben ROBINSON jr., ROBINSON, BERESTON und FERCIOT III (1960).

### d) Pharmakologische Daten

Als geeignetste Dosierung hat sich bei Erwachsenen eine Menge von 4 × 250 mg (in 6stündlichem Abstand) bewährt. Nach ROBINSON jr. u. Mitarb. werden bei Kindern und Tieren allgemein 25 mg/kg Körpergewicht als ausreichend wirksam erachtet. Wird die doppelte Menge appliziert, so ist das nicht gleichbedeutend mit Verdoppelung der Konzentration im Blut. Das konnten GENTLES und BARNES auch dadurch beweisen, daß sie aus Meerschweinchenhaaren Griseofulvin nicht in

---

[*] Hinsichtlich der Griseofulvinablagerung im Nagel s. S. 390.

größerer Menge zurückgewannen, nachdem die Dosen erhöht worden waren. McNall beobachtete nach einmaliger oraler Gabe bei Mäusen ein Maximum des Blutspiegelwertes nach 6—8 Std. Die offenbar langsame Resorption erklärte sich aus der geringen Wasserlöslichkeit der Substanz. Wichtig erscheint, daß die Blutspiegelhöhen beim Menschen nach einmaliger oraler Applikation von 1 g individuell stark schwanken*. Die Erythrozyten nahmen 2—3mal mehr Griseofulvin auf als das Serum (größere Lipoidlöslichkeit ?). Über die Verteilung und das Schicksal des Antibiotikum im Organismus führten Bedford, Busfield, Child, Gregor, Sutherland und Tomich (1960) entsprechende Studien durch. Griseofulvin tritt rasch aus dem Blut in die Gewebe über. Die höchsten Werte deckten sie dabei in der Muskulatur, im Fett, in der Haut und in der Leber auf. In Galle und Liquor (bei Tieren) vermochten die Autoren aber kein Griseofulvin zu finden. Offensichtlich erfolgt der Abbau in der Leber. Welcher Art der Mechanismus ist, der einen erhöhten Übertritt des Antibiotikum aus dem Darm in das Blut nach Erhöhung der oralen Dosis verhindert, ist noch unbekannt (nur schlechte Wasserlöslichkeit ?). Weinstein und Blank (1960) zeigten ferner, daß nach Beendigung der Therapie nach 72 Std höchstens noch Spuren im Blute nachweisbar blieben, gleichgültig, ob Griseofulvin wenige Tage oder viele Monate verabfolgt worden war. Eine Kumulationsgefahr besteht also sicher nicht.

Die erfolgreiche Behandlung einer Dermatomykose mit Griseofulvin ist auch auf parenteralem Wege möglich, wie aus Untersuchungen von Gaughran, Grutter und Swartz (1960) hervorging. Ein in Öl inkorporiertes einmaliges Griseofulvin-Depot besaß nämlich den gleichen Effekt wie die laufende orale Applikation. Möglicherweise ließe sich hier ein einfacher Weg zur Behandlung pilzkranker Tiere finden.

### e) Toxikologische Daten

Nachdem sich herausgestellt hatte, daß wir mit dem Griseofulvin einen Stoff in Händen halten, der ganz neue Perspektiven bei der Behandlung der Dermatomykosen eröffnete, interessierte natürlich die Frage nach toxischen Erscheinungen, insbesondere bei langdauernder Dosierung. Die Wirkung des Griseofulvins auf die Dermatophyten beruht ja auf dessen cytostatischem Effekt. Dadurch sistiert das Pilzwachstum. Da sich nach McNall (1960) die cytotoxische Wirkung durch Purinkörper wieder aufheben läßt, glaubt der Autor, das Antibiotikum greife verdrängend in den Nukleinsäurestoffwechsel der Pilzzelle ein. Carcinogene Eigenschaften kämen dem Griseofulvin nicht zu. Koller (1960) deckte bei langdauernden Tierexperimenten bei Mäusen und Ratten auch keinen carcinogenen Effekt auf. Alarmierend hatte aber ein Anfangsbericht von Paget und Walpole (1958) gewirkt. Das Antibiotikum sollte einen mitosehemmenden Effekt auf das Hodenparenchym und Knochenmark der Ratte in der Metaphase sowie auf Zellen der Wurzeln von Vicia faba ausüben, der etwa einer Colchicinwirkung entsprach. In der Tat zeigten später Epstein und Larson (1961), daß unterschwellige Dosen von Colchicin durch Griseofulvin potenziert werden. In Fortführung ihrer Untersuchungen stellten aber Paget und Walpole (1960) fest, daß eine solche Toxizität nicht in üblicher therapeutischer Dosierung bei oraler Applikation zu erwarten sei. Heymer (1960) hat allerdings bei Vicia faba L. schon bei üblicher klinischer Dosierung Brückenbildung, Fragmentation und multipolare Mitosen in der Metaphase der Zellteilung beobachtet. 5 $\gamma$ Griseofulvin/ml riefen andererseits in lebenden Epithelzellkulturen keinerlei Anomalien hervor, selbst nicht nach monatelanger Zugabe (Demis, Davis und Campbell 1960), im Gegen-

---

* Besonders erhöht Fettzufuhr in der Nahrung den Griseofulvinspiegel [Crounse, R. G.: Human pharmacology of Griseofulvin: the effect of fat intake on gastrointestinal absorption. J. invest. Dermat. **37**, 529 (1961)].

satz wiederum zu einer jüngsten Mitteilung von STANKA und NASEMANN (1961), die in HeLa-Zellkulturen mit Mengen von 5 $\gamma$—20 $\gamma$/ml doch eine Mitosehemmung in der Metaphase beobachteten. Geschädigte Zellkulturen (bei 10 $\gamma$ bis zu 38tägiger Einwirkung) erholten sich aber wieder nach Beseitigung des Antibiotikum. Nach GOLDMAN, BEYER und SCHWARZ (1960) wirkten intracutane Injektionen von Griseofulvin nicht zellschädigend auf die Epidermis. SCHWARZ und LOUT-ZENHISER (1960), ferner KOLLER (1960) bestätigten die Befunde von PAGET und WALPOLE (Schädigung der Spermiogenese), jedoch bei Mäusen bzw. Ratten erst mit Dosen, die um das 60fache höher lagen als der üblichen therapeutischen Dosierung gegen Dermatomykosen entsprach. Auf die Trächtigkeit von Ratten und die Entwicklung ihrer Brut übte Griseofulvin, sofern nicht unphysiologisch hohe Gaben appliziert wurden, keine nachteilige Wirkung aus. Bei einer Gesamtdosis von 211,5 mg Griseofulvin war auch nach C. SCHIRREN (1961) keinerlei Schädigung der Testes von Ratten festzustellen, wobei täglich eine Menge appliziert wurde, die der üblichen therapeutischen Dosis beim Menschen pro Kilogramm Körpergewicht entsprach. MACLEOD und NELSON (1960) fanden bei der Spermiogenese des Menschen gleichfalls keinen nachteiligen Effekt. Im Gegenteil zeigten die Spermatogramme von 12 gesunden Männern unter einer 6monatigen Griseofulvin-Therapie (1 g täglich) sogar eine durchschnittliche Erhöhung der Spermatozoenzahlen. Trotzdem sollte aber bei einer bereits geschädigten Spermiogenese Zurückhaltung geboten sein, denn FRANK, STEINER, KAUFMANN und CHIARAMONTE (1960) teilten den Fall eines an Oligospermie leidenden Patienten mit, bei dem durch Griseofulvin eine Aspermie eintrat, die allerdings nach dem Absetzen des Medikamentes wieder schwand.

Eine interessante Beobachtung von BARICH, TAKAI, SCHWARZ und BARICH (1960) verdient noch angeführt zu werden. Wenn man Mäuse mit Methylcholanthren täglich pinselt, entstehen nach etwa 12 Wochen Tumoren. BARICH u. Mitarb. versuchten nun, das im Sinne einer Hemmung wirkende cytotoxische Griseofulvin (bei hoher Dosierung!!) zur Verzögerung der Tumorentwicklung zu verwenden. Überraschenderweise stellte er aber eine überstürzte Geschwulstbildung fest, denn unter den gegebenen Bedingungen zeigte sich diese bereits nach 4 Wochen. Wenn auch, wie gesagt, die Griseofulvingaben weit über der üblichen therapeutischen Norm lagen, erscheinen diese Befunde doch bemerkenswert und bedürfen weiterer Analyse. Normalerweise gelingt es aber nicht, Tumoren der Haut (Carcinome, Melanome) durch Griseofulvingaben im Wachstum abzustoppen. Es gelang auch nicht bei einer Mycosis fungoides (GOLDMAN, BEYER und SCHWARZ 1960).

Die Rückwirkung des Griseofulvins auf das weiße Blutbild, auf die Nieren- und Leberfunktionen wurden gleichfalls einer Kontrolle unterzogen (LIVINGOOD, BRANNEN, ORDERS, KOPSTEIN und REBUCK 1960). Die Dosierung belief sich auf 4mal 250 mg pro Tag. Wesentliche Abweichungen von den normalen Funktionen konnten weder von seiten des hämatopoetischen Systems noch der Nieren oder Leber aufgedeckt werden. Im Prinzip konnten diese Angaben von McCUISTION, LAWLIS und GONZALES (1960) u.a. bestätigt werden, doch empfahlen diese Autoren, auf alle Fälle im Abstand von 2—3 Wochen die Leukozytenzahl bestimmen zu lassen.

Wir haben bei Schwangerschaften 8—10 Wochen lang täglich 1 g Griseofulvin gegeben, ohne nachteilige Wirkungen beobachtet zu haben. Von einer noch längeren Medikation sahen wir allerdings ab. Auch bei bereits vorliegendem Leberleiden ist Vorsicht geboten; zumindest ist die gelegentliche Durchführung beispielsweise des Bromsulphophthaleintests am Platze.

# 4. Spezielle Therapie mit Griseofulvin
## a) Allgemeines

Die ersten therapeutischen Versuche wurden — wie bereits erwähnt — an Tieren durchgeführt. Inzwischen erschienen weitere Berichte über gute Resultate (unter anderem von Kaplan und Ajello 1960 bei Katzen; Greco, Moss und Foley 1960 bei Meerschweinchen, Hund; Götz und Meinicke 1961 bei Kaninchen), die ihre Parallele finden in den in aller Welt jetzt erscheinenden Mitteilungen über die Behandlung humaner Dermatomykosen. Allgemein hat sich gezeigt, daß die besten Erfolge bei allen Haarpilzinfektionen erzielt werden. Der Verzicht auf die früher notwendige Röntgenepilation bei der Mikrosporie, dem Favus, gelegentlich bei der Trichophytie ist wohl der entscheidendste therapeutische Fortschritt auf dem Gebiete der Dermatomykologie der letzten 50 Jahre. Diese Leistung vermag man besonders zu würdigen, wenn man weiß, daß erst jüngst wieder im Anschluß an eine Röntgenepilation des Capillitium eines 6 Jahre alten Jungen dieser infolge Cerebralnekrose verstarb (Ravina, Pestel und Lapresle 1959). Auch wenn es sich um technische Fehler gehandelt haben sollte, so geht aus dieser Mitteilung erneut die potentielle Gefahr jeder Röntgenepilation hervor.

Das Behandlungsschema, soweit es bis heute erarbeitet wurde, ist einfach. Bei Erwachsenen halten wir uns an eine bereits eingebürgerte Dosierung von 4mal 250 mg, 6stündlich zu je einer Tablette verabfolgt, bei Kindern bis zum 4. Lebensjahr an 25 mg/kg Körpergewicht. In Deutschland ist das Medikament unter dem Namen Likuden (Hoechst) und Fulcin (Rheinchemie) auf dem Markte. Bei den Infektionen des behaarten Kopfes und des Bartes pflegen wir mit Beginn der Therapie die Haare in 8—14tägigem Abstand so kurz wie möglich abschneiden zu lassen. Auf diese Weise eliminieren wir laufend die pilzhaltigen distalen Partien der Haare. Morgens und abends werden die erkrankten Stellen zusätzlich mit einem antimycetischen Präparat lokal behandelt, da Griseofulvin nicht fungizid wirkt (Meyer-Rohn 1961 konnte den nur fungistatischen Effekt der Dermatophyten an Hand manometrischer Messungen mit der Warburg-Apparatur sehr schön demonstrieren) und infolgedessen die im Krankheitsherd liegenden Pilzelemente vital bleiben. Eine solche antimykotische Lokaltherapie ist auch zum Schutze der Umgebung des Kranken dringend geboten, um möglichst das Verstreuen infektionstüchtigen Materials zu unterbinden.

Die Suche nach einem lokalen Antimycetikum, das die Haare durchsetzt und die Pilzelemente abtötet, ist nach wie vor erwünscht, um insbesondere bei Mädchen auf das als lästig empfundene Haarschneiden verzichten zu können.

## b) Menschenfavus und Tierfavus (Mäusefavus)

Offensichtlich gehört der Favus zu den Mykosen, die ausgezeichnet auf Griseofulvin reagieren und prompt abheilen. Wir haben bisher acht eigene Beobachtungen gesammelt. Darunter waren fünf Kinder im Alter von 19 Monaten bis zu 8 Jahren, bei denen ein Trichophyton schönleinii isoliert werden konnte. Das jeweils erste negative Präparat erhielten wir nach 17 (28) bzw. 18 (26), 18 (28), 41 (48) und 45 (58) Tagen. Die Zahlen in Klammern geben pro Fall die Zeitdauer der Griseofulvingaben (4mal 250 mg täglich) wieder. Das 19 Monate alte Kleinkind war am längsten pilzpositiv und erhielt die größte Gesamtdosis Griseofulvin (56,75 g). Wegen der anhaltenden pilzpositiven Phase hatten wir vorübergehend höher als 3mal 250 mg täglich dosiert. Deutlich kam hier eine individuelle Resorptionsbereitschaft des Antibiotikum zum Ausdruck, denn dadurch möchten wir in erster Linie die geringere Ansprechbarkeit erklären. Sämtliche Kinder waren aus der gleichen Familie (Familieninfektion!) und erhielten die gleiche äußere Behandlung nach den bereits dargelegten allgemeinen Gesichtspunkten. Ein flüchtiges scarlatiniformes Exanthem trat bei einem Knaben interkurrent auf. Die Behandlung wurde kurzfristig unterbrochen (Verdacht auf Scarlatina) und dann weitergeführt, ohne daß es zum Rezidiv kam. Weitere diesbezügliche Mitteilungen liegen vor von Esteves und Neves (1959); Sams (1960); Degos (1960); Kopp, Kvorning und Marcussen (1960); Pettit (1960) u. a. Temime und Privat (1959) schilderten den Verlauf, der im wesentlichen mit den Beobachtungen auch anderer Autoren übereinstimmt, wie folgt:

Nach der 1. Woche beginnen einzelne Stellen der Kopfhaut ihre Scutula zu verlieren und atrophisch-erythematöse Fleckchen deutlich werden zu lassen. Mikroskopisch weisen die Haare noch Hyphen und Luftbläschen auf. Nach der 2. Woche reinigt sich die Kopfhaut weiter. Bei mikroskopischer Beobachtung stellt man fest, daß sich die Fäden und Luftbläschen immer mehr auf den distalen Teil des Haarschaftes beschränken (Abbildung 275).

Nach der 3. Woche sind die Favusläsionen schon deutlich geschwunden. Unter dem Wood-Licht zeigt sich zwar noch eine Fluoreszenz, die aber matter geworden ist. Im nachwachsenden proximalen Haaranteil finden sich keine Pilzelemente mehr, wohl aber nach wie vor im distalen Anteil. Am Ende der 6. Woche sind die krankhaften Symptome nahezu abgeklungen, die Sporen weiter zurückgedrängt. Am Ende der 8. Woche wurde die Behandlung abgebrochen. Ausgeprägte Alopecieherde waren vorhanden, jedoch keine Schuppung. Die Pilzkontrolle verlief negativ.

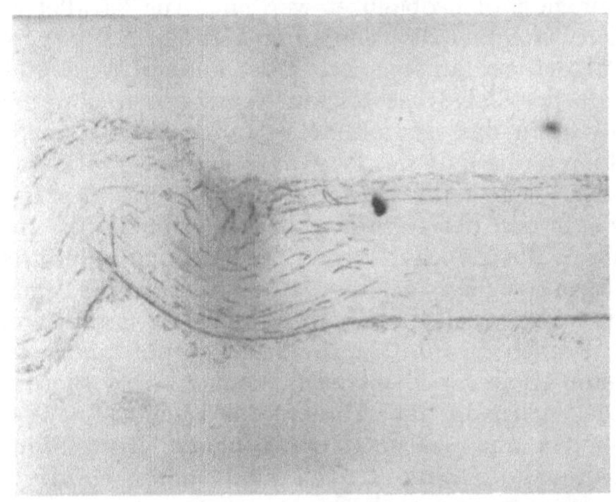

Abb. 275. Abruptes Sistieren des Hyphenwachstums im Haar (Trichophyton schönleinii) infolge Griseofulvinimprägnation des proximal neugebildeten Haarkeratins

Keineswegs ist aber in sämtlichen Favusfällen eine Therapiedauer von 8 Wochen erforderlich. In manchen Fällen genügten schon 3 Wochen, in anderen aber 10, wie das auch in den eigenen Befunden deutlich zum Ausdruck kam. Ein Versuch, durch einmalige Gaben von 4 g Griseofulvin einen Favus mit Kerionbildung zu heilen, mißlang (London 1960). Rückfälle kommen vor, doch sind sie im ganzen gesehen sehr selten. Sie sind häufiger, wenn der Kopf nicht regelmäßig geschoren wird. Der Körperfavus reagiert in gleicher Weise günstig. Laufende Nachkontrollen unter dem Wood-Licht, durch Mikroskop und Kultur sind in allen Fällen erforderlich. Die Dosierung bei Kindern ab 4. Lebensjahr kann durchaus der von Erwachsenen entsprechen. Wir haben Nachteile bisher nicht gesehen. Nebenwirkungen anderer Art waren gelegentlich ein papulo-urticarielles Exanthem, das aber unter Fortsetzung der Behandlung bald wieder abklang. Solange sich in den distalen Haarteilen der Erreger überhaupt noch nachweisen ließ, blieb er in der Kultur auch züchtbar. Favusläsionen der lanugobehaarten Körperhaut heilten durchschnittlich schneller ab als die entsprechenden Kopfherde (in 3—4 Wochen).

### c) Mikrosporie

Die Mikrosporie gehört gleichfalls zu den auf Griseofulvin sehr gut ansprechenden Pilzkrankheiten, wie schon aus der ersten Mitteilung von Williams, Marten und Sarkany (1958) hervorging. Neun eigene Fälle führten nach 17 bis zu 28 Behandlungstagen zum ersten negativen Wood-Lichttest. Die Heilung erfolgte nach 14,25 g bis 28,25 g Griseofulvin. Burgoon, Graham, Keiper, Urbach, Burgoon und Helwig (1960) haben die Fortschritte der Heilung von Mikrosporum audouinii-infizierten Haaren an Hand histologischer Serienschnitte kontrolliert. Die an Mikrosporie des Kopfes leidenden Kinder erhielten teils 0,5 g täglich, teils bis zu 5 g Griseofulvin (als einmalige Einzeldosis), oder täglich 4 g 7 Tage lang. Eine Mitosehemmung in der Haarmatrix konnte in keinem Fall beobachtet werden. Aus parallel zum Heilungsverlauf von Zeit zu Zeit erfolgten Biopsien ging hervor, daß Sporen frei im Follikel oberhalb der Talgdrüsen, ferner zwischen der inneren Wurzelscheide und dem Haarschaft unterhalb der Talgdrüse bis zur keratogenen Zone lagen. In dem Maße, wie Griseofulvin in das neugebildete Haarkeratin inkorporiert wurde, verschwanden die Sporen oberhalb der keratogenen Zone. 14 Tage nach Einleitung der Behandlung ließen sich keine Beziehungen zwischen der Lokalisation der Sporen im Haarschaft und der Gesamtdosis des applizierten Medikamentes finden. Nach Harrell, Bocobo, Kingery und Miedler (1960) hat sich eine Applikation von nur 250 mg täglich für die Dauer von 33—36 Tagen als gut wirksam erwiesen, um einen hohen Heilungsprozentsatz zu garantieren. Durchschnittlich dauerte es 3 Wochen, bis die Haare wieder gesund nachgewachsen waren, doch können einzelne Haare noch bis zu 8 Wochen lang fluoreszieren (Kirk und Ajello 1959). Die Mehrzahl der Kinder war nach 4—6 Wochen gesund, in anderen Fällen blieben aber selbst nach 70tägiger Behandlung noch positive Haare zurück. Laufende Nachkontrollen sind daher einige Wochen lang erforderlich. Wir begnügten uns nach der ersten negativen Wood-Lichtkontrolle mit einer dreimaligen Wiederholung im Abstand von je 8 Tagen. Haarschneiden und lokale antimykotische Therapie führten wir in dieser Zeit weiter durch. Die durchschnittliche Dosierung von 4mal 250 mg täglich ist aber wohl zur Abheilung in den meisten Fällen nicht erforderlich, wie auch Pettker und Rieth (1960) mitteilten. Mit Tagesdosen von 2mal 125 mg bis 2mal 250 mg wurden 12 Kinder (3.—14. Lebensjahr) in einer Zeit von 18—40 Tagen geheilt. Teller und Schönknecht (1960) beschrieben andererseits zwei besonders hartnäckige Fälle, die täglich 375 mg bis 500 mg Griseofulvin erhielten (Therapiedauer über 13 Wochen), und auch nach Beare und Mackenzie (1959) war eine durchschnittliche Behandlungsdauer von 6 Wochen, im Einzelfall bis 14 Wochen erforderlich (3mal täglich 250 mg). Der Erreger war in diesen Fällen das Mikrosporum canis. Die Persistenz wird auf den Umstand zurückgeführt, daß zwar die meisten Haare bald pilzfrei werden, hingegen lebensfähige Sporen noch längere Zeit im Follikel liegenbleiben können.

Große Bedeutung kommt unseres Erachtens den Befunden von Friedman, Derbes und Tromovitch (1960) zu, die von 22 Mikrosporiepatienten 21 nach einmaliger Dosis von 3 g Griseofulvin heilen konnten. Hier müssen weitere Erfahrungen gesammelt werden.

So ergibt sich aus den bisherigen Beobachtungen, daß jeder Mikrosporiefall individuell zu behandeln ist, da physiologische Haarwachstumsfaktoren auf den Enderfolg Einfluß ausüben. Die dem einzelnen Kranken anzupassende Dosierung betrifft hierbei weniger die täglich zu applizierende Menge als die Therapiedauer. Diese läßt sich aber nur unter laufenden Kontrollen (Wood-Licht, Mikroskop, Kultur) festsetzen. Geschieht das nicht, kommt es nach einigen Wochen begünstigt zum Rezidiv. Es liegen Hinweise für die Annahme vor, daß die Rückfallneigung bei der Mikrosporie größer ist als beim Favus.

Im Selbstversuch beobachtete THIANPRASIT (1961) eine prompte Wirkung des Griseofulvins, als er eine experimentell erzeugte Mikrosporum gypseum-Infektion am Arm mit dem Antibiotikum oral behandelte und schon nach 24 Std das Schwinden des Juckreizes konstatierte. 5 Tage später, also nach nur 5 g Griseofulvin, war die 28 Tage alte Infektion abgeheilt. Da Autoinokulationen erfahrungsgemäß eine starke Tendenz zur Spontanheilung besitzen, dürfte diesem Umstand sicherlich eine Förderung bei der so rasch einsetzenden Griseofulvinwirkung zuzuschreiben sein.

### d) Trichophytie

Nach den bisherigen Erfahrungen ist jede Form einer Trichophytie durch Griseofulvin zur Abheilung zu bringen (Abb. 276, 277), sei sie durch Tricho-

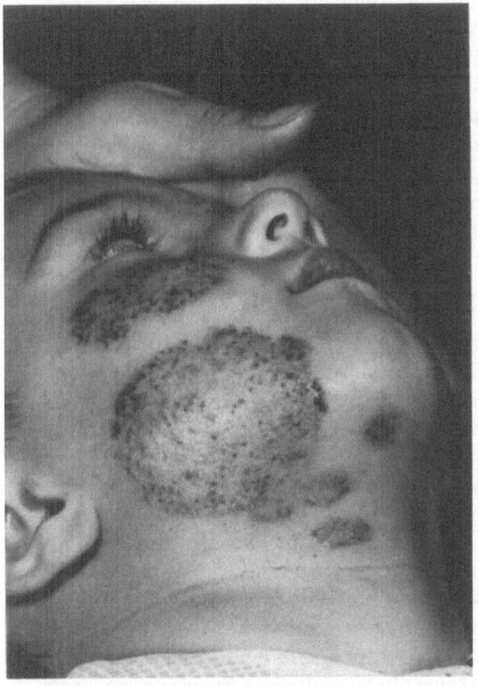

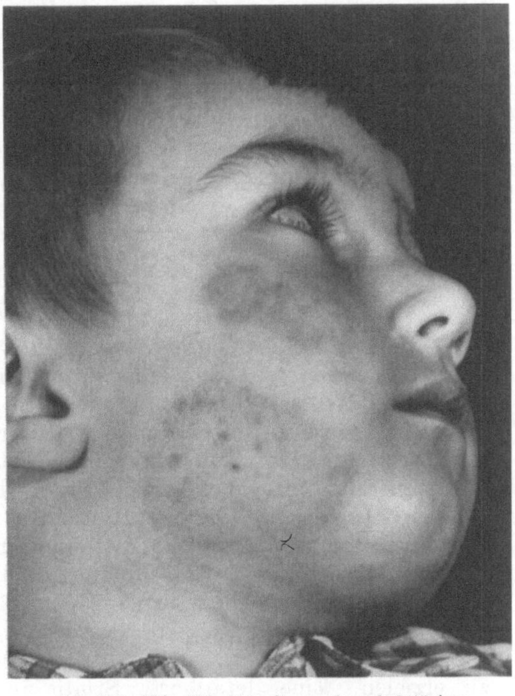

Abb. 276. Trichophytia superficialis (Trichophyton verrucosum) vor der Griseofulvinapplikation

Abb. 277. Wie Abb. 276. Zustand nach 25tägiger Griseofulvinapplikation (4 × 250 mg täglich)

phyton mentagrophytes (TAPPEINER 1959), Trichophyton violaceum (SAGHER, RAUBITSCHEK und AXELRAD 1959), Trichophyton tonsurans (PIPKIN 1960), Trichophyton concentricum (BELISARIO und HAVYATT 1959), Trichophyton ferrugineum (BUREAU, JARRY, BARRIÈRE und CHARPENTIER 1959), Trichophyton megninii (ESTEVES und NEVES 1959), Trichophyton verrucosum (BUCKLEY 1960), Trichophyton sudanense (DEGOS, RIVALIER und LEFORT 1959) oder einen anderen Erreger dieser Gattung verursacht. Voraussetzung ist natürlich eine befriedigende Ansprechbarkeit der Dermatophyten auf Griseofulvin. Daß — wenn auch noch selten — Versager auftreten können, beweist indessen eine jüngste Mitteilung von MICHAELIDES, ROSENTHAL, SULZBERGER und WITTEN (1961) über eine Trichophyton tonsurans-Infektion, deren Erreger sich gegen das Antibiotikum resistent verhielt. Auch bei der Trichophytie hat sich eine Dosierung von 4mal 250 mg täglich am besten bewährt. Die entzündlichen Erscheinungen der profunden Formen gehen besonders rasch zurück, doch läßt sich eine für alle Fälle gültige Therapiedauer nicht angeben. Es empfiehlt sich, mindestens 4 Wochen lang zu behandeln, weil sonst Rückfälle nicht ausbleiben, wie wir selbst beobachtet haben. Dies trifft um so mehr zu, als ja durch die prompte Sistierung der Dermatomykose in den meisten Fällen die Unterdrückung der sonst natürlicherweise erfolgenden immunbiologischen Umstimmung einem erneuten Aufflammen der pathologischen Symptome förderlich ist, sofern bei Beendigung der Griseofulvintherapie nicht sämtliche Pilzelemente der Haut und Haare eliminiert worden sind. In unserem Fall handelte es sich um einen 5jährigen Knaben, der 35 Tage lang das Medikament erhalten hatte (täglich 4mal 250 mg). Das erste negative Präparat ergab sich nach 20 Tagen. 14 Tage nach der Entlassung bemerkte die Mutter wieder eine feine Schuppung und leichte Rötung auf der Höhe des Scheitels. Mikroskopisch konnten wir ganz junge, noch unseptierte Pilzfäden nachweisen. Vitale Sporen waren offenbar bei der ersten Behandlung im Krankheitsherd liegengeblieben, die sogar trotz fungizider Lokalbehandlung während der Dauer des Krankenhausaufenthalts wohl nicht sämtlich erfaßt worden waren und daher zum Rezidiv führten. Es kann sich aber auch um eine Reinfektion gehandelt haben, wobei vitale Pilzsporen beispielsweise aus der Kopfbedeckung, dem Kamm oder der Haarbürste wieder auf die Kopfhaut gelangt sind. In der Ära der Griseofulvintherapie, die begünstigt zur schon erwähnten Unterbrechung natürlicher Abwehrgänge führt, kommt folglich desinfizierenden Maßnahmen mehr denn je eine wichtige Bedeutung zu.

### e) Tinea strati cornei

In vielen Ländern zählt die vor allem an den Füßen, aber auch an anderen Körperregionen lokalisierte Tinea gegenwärtig zu den häufigsten Pilzleiden. Es ist daher verständlich, wenn der Frage nach der Wirksamkeit des Griseofulvins bei dieser hartnäckigen Affektion reges Interesse entgegengebracht wurde. RIEHL (1959) war sehr beeindruckt von der Leistungsfähigkeit des Medikamentes, über die er bereits im November 1958 vor der Österreichischen Dermatologischen Gesellschaft berichtet hatte. WILLIAMS, MARTEN und SARKANY (1958) publizierten eine richtungweisende Mitteilung im Lancet, der bald eine größere Arbeit von BLANK und ROTH (1959) folgte. Nach den amerikanischen Autoren klangen die Symptome der Tinea corporis in 1—2 Wochen ab, der Juckreiz schwand in 3—5 Tagen. Die Tinea pedis besserte sich innerhalb von 1—2 Wochen, doch bedurfte es wohl einer Zeit von 3—4 Wochen und mehr, um endgültige Heilung zu erzielen. Eine detaillierte Studie im deutschen Schrifttum erschien von GÖTZ (1959), nachdem ADAM (1959) über erste orientierende Erfahrungen publiziert und HEITE zusammen mit JANKE auf der Herbsttagung 1959 der Vereinigungen der Südwestdeutschen und Rheinisch-Westfälischen Dermatologen kurz referiert hatten. Bei der Behandlung der Tinea ergab sich, daß die Dauer der Abheilung bzw. die Sanierungsphase der Haut von der Lokalisation und damit von der Regenerationsgeschwindigkeit und der Dicke des Stratum corneum abhängen. Während die durchschnittliche Dicke der Hornschicht an den Armen und Beinen sowie am Rumpf etwa 30 $\mu$ beträgt, beläuft sich diese an den Handflächen und Fußsohlen auf 500—700 $\mu$, wo ja unter dem Reiz des Pilzes eine mehr oder weniger starke reaktive Hyperkeratose aufzutreten pflegt. Nach unseren Beobachtungen beträgt daher die erforderliche Zeit bis zum Verschwinden der Pilze an den Handflächen und Fußsohlen *mindestens* 8 Wochen, außerhalb dieser Lokalisation 2—4 Wochen. Die durchschnittliche Medikation belief sich auf 4mal 250 mg Griseofulvin täglich. Allmählich stellte sich aber heraus, daß auch die Behandlungsdauer von 8 und mehr Wochen meist nicht genügten, um bei der Tinea pedis auf peroralem Wege Heilung zu erzielen. Ein eindrucksvolles Referat auf·Grund längerer Behandlungszeiten gab WILLIAMS (1960). Von 24 Trichophyton rubrum-Infektionen der Handflächen waren 4 nach einer Woche, 11 nach 8 Wochen, 5 nach 3 Monaten und 4 nach 4 Monaten abgeheilt. Von 47 Fällen einer Tinea pedis mußten 38 Patienten zwischen 5—16 Wochen

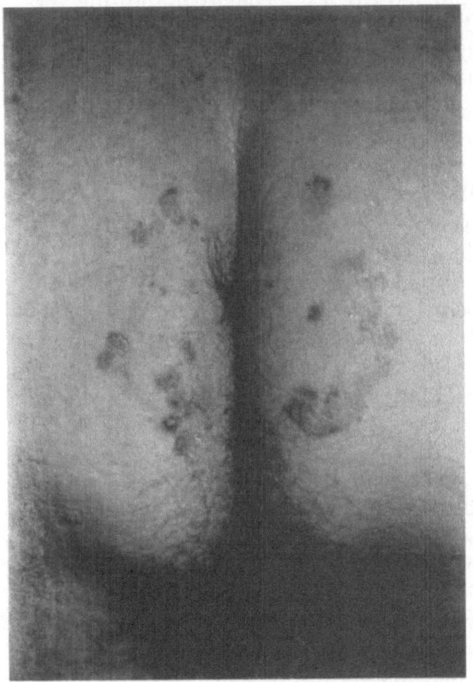

Abb. 278. Tinea glutaealis (Trichophyton rubrum)

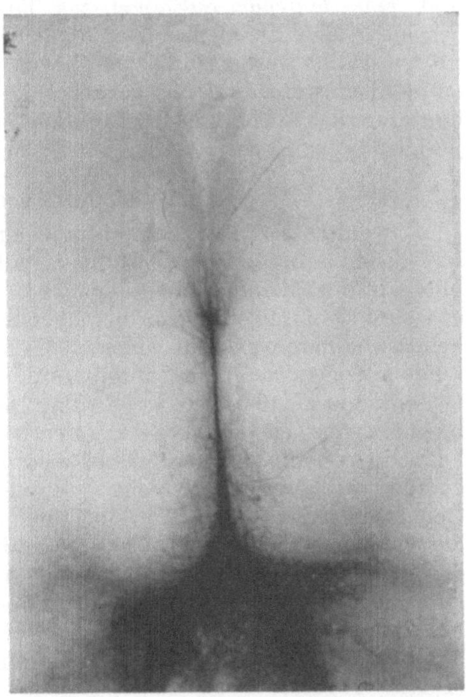

Abb. 279. Wie Abb. 278. Zustand nach 14tägiger Griseofulvinapplikation (4× täglich 250 mg)

bis zur Heilung behandelt werden. (Auf Grund unserer inzwischen erweiterten Erfahrung ist aber mit Sicherheit anzunehmen, daß ein nicht geringer Prozentsatz [∼ 75%] auch dieser „geheilten" Patienten wieder Pilze im Herd aufwies.) In einem bemerkenswerten Fall von WILLIAMS dauerte die Therapie 9 Monate. Nach 10 Wochen ergab sich bereits ein normaler Fußsohlenbefund, nach 36 Wochen zeigten sich aber wieder Pilze. Der Autor machte besonders auf den vierten Zehenzwischenraum aufmerksam, der sich durch Griseofulvin offensichtlich nur schwer pilzfrei machen läßt. PARDO-CASTELLO (1960) äußerte sich optimistischer, doch in summa führte auch er an, daß Rückfälle und Reinfektionen nichts Ungewöhnliches seien und durch lokale antimycetische Maßnahmen unterstützt werden müßten. BLANK und GRAHAM SMITH (1960) behandelten Trichophyton rubrum-Granulome der Körperhaut. Es gelang nicht, eine völlige Heilung zu erzielen. Jeweils nach Absetzen des Griseofulvins kam es zum Rückfall. BARLOW, CHATTAWAY, HARGREAVES und LA TOUCHE (1959) blieben gleichfalls sehr zurückhaltend in ihrer Beurteilung. Die meisten Kranken hätten nur Besserungen, aber keine Abheilung gezeigt.

Überblicken wir die Literatur und unsere eigenen Erfahrungen, so ergibt sich zusammenfassend, daß oberflächliche Formen der Tinea an der lanugobehaarten

Haut der Extremitäten und des Rumpfes im allgemeinen in 2—4 Wochen abheilen (Abb. 278, 279). Der Zeitpunkt des Absetzens des Griseofulvins muß aber von den Ergebnissen mikroskopischer und kultureller Kontrollen abhängig gemacht werden. Die Tinea manus, besonders aber die Tinea pedis hingegen erweisen sich als weit hartnäckiger. Selbst Patienten, bei denen tatsächlich eine Abheilung erzielt werden konnte, zeigten eine Tendenz zur Reinfektion (Prazak, Ferguson, Comer und McNell 1960). Die Desinfektion der Schuhe, Strümpfe und *eine laufende antimycetische* Therapie sowie Pudernachbehandlung erscheinen daher in allen Fällen einer Fußpilzflechte dringend indiziert. Es soll noch erwähnt werden, daß von Cowan (1960) eine intermittierende Behandlung empfohlen wurde, da sie billiger sei und doch die gleichen Ergebnisse zeitige wie eine kontinuierliche Therapie (6stündlich 500 mg Griseofulvin, 2 Tage lang, dann jeweils 5 Tage Pause).

### α) Lokale Griseofulvinapplikation

Obwohl Griseofulvin keine fungiziden Eigenschaften besitzt, interessierte verschiedene Autoren seine Wirkung als lokales Therapeutikum, besonders im Hinblick auf die Pilzinfektionen der Füße. Pardo-Castello u. Mitarb. (1959) beobachteten zwar nur eine vorübergehende Besserung bei verschiedenen oberflächlichen Dermatomykosen, Tinea pedis-Fälle sollten aber eine größere Heilungstendenz zeigen, wenn Griseofulvin oral in Kombination mit gleichzeitiger örtlicher Griseofulvin-Medikation Verwendung fand (Prazak u. Mitarb. 1960). Eingehend beschäftigten sich Goldman, Preston und Schwarz (1959) mit dem Wert der lokalen Griseofulvin-Therapie bei der Fußpilzflechte, weil ja die orale Applikation gerade bei diesem Leiden nicht selten versagt. Es zeigte sich, daß die reine lokale Behandlung mit diesem Antibiotikum nicht wirksamer war als bei Verwendung der üblichen Lokalantimykotika. Aus diesem Grunde kombinierten die Autoren das Griseofulvin mit Mitteln, die eine größere Tiefenwirkung sowie antibakterielle und auch fungizide Eigenschaften besaßen. Die Desquamation sollte durch bestimmte Zugaben gleichfalls gefördert werden. In Vergleichsuntersuchungen ergab sich eine Überlegenheit des kombinierten griseofulvinhaltigen Medikamentes (1,5% Griseofulvinsuspension) gegenüber der griseofulvinfreien Verschreibung. Wenn wir hierbei an die elektronenoptischen Befunde von Blank, Taplin und Roth jr. (1960) denken, scheint es nicht ausgeschlossen, daß das Antibiotikum die Pilzzellen zunächst schädigt und aufschließt. Andere im Medikament gleichzeitig vorliegende antimycetische Stoffe können dann begünstigt in das Zellinnere eindringen und schließlich die Abtötung der Hyphen bewirken, eine Auffassung, der auch Frey (1961) zuneigt.

Nachdem Martin 1959 darauf hingewiesen hatte, daß sich die experimentelle Meerschweinchentrichophytie stärker beeinflussen lasse, wenn neben den oralen Gaben eine 1%ige Griseofulvinsalbe im Krankheitsherd verrieben würde, erschien 1960 von Frey und Geleick eine gründliche Studie über die Wirkung lokal applizierten Griseofulvins gleichfalls auf die experimentelle Meerschweinchentrichophytie. Die Autoren verwendeten fünf 1,5 und 0,5%ige Carbowax-Salben, die 3 Wochen lang an den Impfstellen eingerieben wurden. Die Salben verhinderten das Angehen der Infektion. Im therapeutischen Versuch konnte die Intensität der entzündlichen Phase abgeschwächt und die Dauer der Krankheit um 38% verkürzt werden. Wichtig war die Beobachtung, daß die intrapilären Pilzelemente nach lokaler Griseofulvinapplikation genauso gehemmt wurden wie nach peroraler Verabreichung. Das spricht im Sinne des Vordringens des lokalen Griseofulvins bis zur keratogenen Zone der Haare. Wenn wir bedenken, daß nach abgeschlossenen Griseofulvinkuren beim Menschen noch bis zu 30 Tagen später im Herd Pilze gefunden werden, dann verdient auch die Feststellung von FREY und GELEICK über das raschere Verschwinden der Pilze in den Mykoseherden durch lokale Griseofulvinapplikation Beachtung. Weitere Untersuchungen über die Brauchbarkeit eines lokalen Griseofulvinmedikamentes, gegebenenfalls in Kombination mit oralen Gaben, insbesondere zur Behandlung der Tinea manus et pedis, sind daher indiziert. Unsere eigenen bisherigen Beobachtungen, die wir bei der lokalen Applikation einer 2%igen Griseofulvin-Emulsion, später eines 6%igen Griseofulvin-Sprays, machen konnten, besagen folgendes: Sowohl bei der Tinea der lanugobehaarten Körperhaut als auch bei squamös-hyperkeratotischen Formen dieser Krankheit gelang es, eine auffallende klinische Besserung zu erzielen. Die entzündliche Rötung klang ab, Schuppung und Hyperkeratosen der Haut und Fußsohlen bildeten sich zurück. Die Patienten bemerkten eine zunehmende Geschmeidigkeit der Haut bei schwindendem Juckreiz. Untersuchte man aber mikroskopisch nach 3, 6 oder 8 Wochen und länger die täglich nur mit Griseofulvin-Emulsion behandelten Herde, dann ließen sich noch immer Pilzhyphen nachweisen. Der offensichtlich nur flüchtige Erfolg erklärt sich aus einer vorübergehenden Hemmung der Vitalität der Pilzfäden. Das geht auch aus mikroskopisch aufgedeckten Hyphen hervor, die gewunden, aufgebläht und offenbar in gleicher Weise geschädigt waren, wie wir das bei einem Kontakt der Pilzfäden mit Griseofulvin im Nährboden kennengelernt hatten. Nachweislich erwies sich der Pilz nach 8wöchiger Lokaltherapie auch als deutlich resistenter gegen Griseofulvin. So kommt es, daß bei anhaltender Berührung der Pilzelemente in der Hornschicht mit Griseofulvin eine gewisse Gewöhnung erfolgt. Daher gelangten wir auch bei einer lokalen Griseofulvintherapie mit der 2%igen Emulsion nicht über ein gewisses Heilungszwischenstadium hinaus. Eine entschiedene Wendung zur Abheilung fanden wir aber nach Gebrauch des 6%igen Sprays, jedoch ist die endgültige Beurteilung erst nach einer langen mikroskopisch und kulturell gesicherten Nachbeobachtungszeit möglich.

## f) Tinea unguium

Das Leiden stellte seit langem ein crux medicorum dar. Zwar war es in den letzten Jahren gelungen, durch antimycetisch-keratolytisch wirksame Methoden die Heilungsquote auf 75—80% zu erhöhen (GÖTZ 1955, SCHLOCKERMANN 1957, WEIGL 1957 u. a.), doch gab es Patienten, die immer wieder zum Rezidiv neigten. Erwartungsvoll begannen daher die Versuche mit dem peroralen Griseofulvin. Nach den bisherigen Erfahrungen ließen sich aber die ersten optimistischen Berichte der reinen Antibiotikum-Therapie nicht aufrechterhalten (Abb. 280). Offenbar spielen noch unbekannte individuelle Faktoren eine erhebliche Rolle für den Ausfall einer eingeleiteten Griseofulvinkur. Als besonders hartnäckig erwiesen sich die Fußnägel (MAIBACH und KLIGMAN 1960). BARLOW (1961) fand bei keinem einzigen seiner Patienten mit pilzkranken Zehennägeln eine 100%ige Abheilung, obwohl die Kuren bis auf 12 Monate ausgedehnt worden waren. Versuche, die Dauer und Dosis zu variieren, führten zu dem Ergebnis, daß am besten täglich 1 g so lange verabfolgt wird, bis das kranke Keratin völlig durch gesundes ersetzt ist. Das kann 3—4 und mehr Monate bei den Fingernägeln, 5—6 und mehr Monate bei den Zehennägeln dauern. Dabei wurde wiederholt die Beobachtung gemacht, daß beispielsweise von zehn kranken Zehennägeln acht oder neun abheilten, die restlichen aber selbst nach monatelanger Fortsetzung der Medikation krank blieben. GRIMMER (1960) erklärte dieses Phänomen an Hand histologischer Untersuchungen, in deren Verlauf er im subungualen Polstergewebe „saprophytische" Pilzelemente als Ausdruck mangelnder Verbindung der pilzhaltigen Keratinpartikel mit dem Saftstrom fand. Der nachwachsende Nagel gleite wie ein Gletscher über das subunguale pilzhaltige Gewebe hinweg, das somit den Ausgangspunkt für ein kontinuierliches Einwachsen des Erregers in die Nagelplatte darstelle.

Auch wir haben uns mit dieser Frage beschäftigt. Zunächst gaben wir einer Patientin mit einer Tinea unguium aller Zehennägel 8 Wochen lang Griseofulvin. Nach unblutiger Entfernung eines total pilzdurchsetzten Nagels mit anhängendem subungualem Polstergewebe, der schon weitgehende Onycholysis aufwies, zerschnitten wir diesen und säten die Partikel auf einen Pilznährboden aus. Dieser war zuvor mit einer Mikrosporum audouinii-Suspension übergossen worden. Es zeigte sich nun, daß beispielsweise das gesamte subunguale Polstergewebe Griseofulvin enthielt, wie aus den Hemmzonen abzulesen war, und weil auch der ursächliche Erreger nicht auskeimte. Andererseits wuchs aus einem über der Matrix gelegenen Nagelwurzelstück das ursächliche Trichophyton mentagrophytes deutlich aus, obwohl das umgebende, sehr griseofulvinempfindliche Mikrosporum audouinii gehemmt wurde. Wir müssen aus diesen Befunden folgern, daß die Ablagerung des Griseofulvins in der Nagelmatrix bzw. in der Wurzel der Nagelplatte nicht immer gleichmäßig erfolgt. Ein solcher Umstand ermöglicht daher das gelegentliche Persistieren des Pilzes in der Nagelplatte.

Wichtig ist festzuhalten, daß nach 4wöchiger Aufbewahrungszeit von extrahierten Nagelpartikeln in einer trockenen Petrischale das im Nagel abgelagerte Griseofulvin noch wirksam blieb, wie in einem entsprechenden Versuch aus der Mikrosporum audouinii-Hemmzone abgelesen werden konnte.

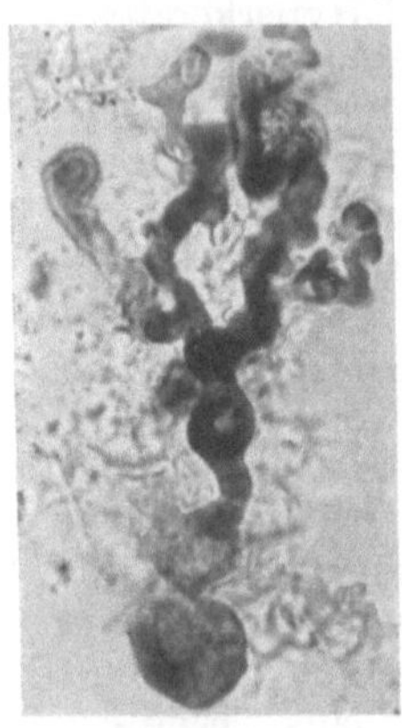

Abb. 280. Unter Griseofulvineinfluß geblähte und gekräuselte Pilzelemente im Nagelkeratin (500fache Vergr.)

Eine interessante experimentelle Untersuchung über dieses Problem liegt von Vanbreuseghem und Rosenthal (1961) vor. Die Autoren verfütterten Griseofulvin an Mäuse. Nach 15 bzw. 21 Tagen wurden die Tiere getötet und die Nägel der Vorder- und Hinterpfoten einzeln auf ihren Griseofulvingehalt mit Hilfe einer biologischen Methode untersucht. Nur bei Verfütterung des Mittels für die Dauer von mindestens 21 Tagen enthielt das Keratin der Nägel genügend Griseofulvin, um in einem höheren Prozentsatz der experimentellen Exposition den Dermatophyten zu widerstehen. Es zeigte sich, daß die Nägel der Vorderpfoten durchschnittlich einen höheren Griseofulvingehalt besaßen als jene der Hinterpfoten. Darüber hinaus verhielten sich die Nägel individuell, d.h. eine Verteilungsnorm ließ sich nicht finden. Gefäßerweiternde Mittel übten keinen Einfluß im Sinne einer erhöhten Griseofulvinablagerung in den Nägeln aus.

Die Beseitigung des gesamten pilzhaltigen Keratins der Nagelplatte und des subungualen Polstergewebes des Nagelbettes ist daher vor Einleitung der Griseofulvintherapie dringend geboten, wenn man nicht riskieren will, viele Monate lang das Antibiotikum zu applizieren, um dann schließlich an Hand einiger nicht abgeheilter Nägel doch zum Schluß kommen zu müssen, die finanziellen Ausgaben vergeblich gemacht zu haben. Auf die Überlegenheit des kombinierten keratolytisch-chirurgisch-antibiotischen Verfahrens in Verbindung mit lokalen Antimykotika haben wir an anderer Stelle frühzeitig hingewiesen (Götz 1959). Die Ergebnisse sind aber nicht besser, wenn wir die Nägel nicht zuvor erweichen, sondern gleich extrahieren (Götz 1960). Die Applikation des Keratolyticum-Sagitta hätte aber den Vorteil, die Nägel allmählich ambulant abtragen zu können, wie das bereits Schlockermann (1957) sowie auch Weigl (1957) in früheren Jahren beschrieben haben. Es genügt dann, durchschnittlich 8 Wochen lang täglich 1 g Griseofulvin zu geben. Für den endgültigen Erfolg ist auch bei der Tinea unguium die laufende mikroskopische Kontrolle der Nagelbetten und der neu nachwachsenden Nagelplatten erforderlich. Aber selbst wenn diese Untersuchungen negativ ausfallen, muß weiter nach Pilzen in der Umgebung des Nagelbettes gefahndet werden. Unter 146 Patienten fanden REICHENBERGER und GÖTZ (1961) noch 23mal persistierende Pilzelemente außerhalb des Nagelorgans. Griseofulvin muß daher bei solchen Kranken über die 8. Woche hinaus so lange dargereicht werden, wie sich evtl. noch Pilze nachweisen lassen. Auch in diesen Fällen ist also eine intensive lokale antimycetische Therapie, unter Umständen mit 60%igem Salicylguttaplast oder dem von uns auf S. 374 beschriebenen Schälmittel, erforderlich.

## 5. Nebenwirkungen der Griseofulvin-Therapie

Die Verträglichkeit des Antibiotikum hat sich als bemerkenswert gut herausgestellt. Eine vorliegende Penicillinallergie ist keine Kontraindikation für Griseofulvin. Nur gelegentlich werden Exantheme beobachtet, die aber im allgemeinen nicht zur Aufgabe der Therapie zwingen. Sie besitzen meist urtikariellen (Abb. 281), morbilliformen oder scarlatiniformen Charakter. Subjektive Klagen sind nicht so selten und betreffen Kopfschmerzen, Übelkeit, Appetitlosigkeit, Durchfälle, Magendruck, Flimmern vor den Augen, Schlaflosigkeit, depressive Zustände, Alkoholintoleranz, Desorientierung. FEGELER und FORCK (1961) fanden bei 35,4% ihrer Patienten Nebenwirkungen, die sie wie folgt aufgliederten: Kopfschmerzen (Stirn, Nacken) 17mal, gastrointestinale Störungen (Nausea, Diarrhoe) 16mal, Exantheme (einschließlich hämorrhagischer Art) 4mal, vegetative Störungen (Herzklopfen, Hitzewallungen) 4mal, Kreislaufwirkung (Wärmegefühl, vermehrten Haarwuchs, Blutdruckschwankungen) 5mal, psychische Störungen (depressive Verstimmung, Reizbarkeit) 2mal, als sonstige Störungen leichte Leukopenie und transitorische Albuminurie. Fragt man zwecks Ausschaltung suggestiver

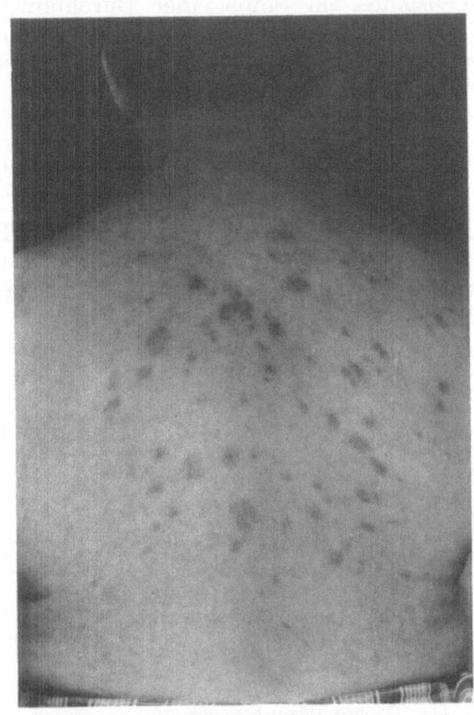

Abb. 281. Makulo-urtikarielles Exanthem am 8. Tag nach Griseofulvinapplikation

Faktoren die Patienten hingegen nicht ausdrücklich nach Beschwerden während einer Kur, werden spontan nur in einem geringen Prozentsatz aller Fälle Klagen der beschriebenen Art geäußert.

Die Entwicklung multipler Pyodermien innerhalb der ersten 4 Wochen einer Griseofulvinkur beschrieb ZINZIUS (1960), über ein schweres angioneurotisches Ödem mit persistierender Urticaria berichtete GOLDBLATT (1960), und einen lebensbedrohlichen Kollaps beobachtete REICHENBERGER (1960). In letzterem Falle mußte Griseofulvin für immer abgesetzt werden. Des weiteren entwickelte sich bei einer 38jährigen Frau nach 3 Wochen ein vesikulöses Exanthem, das sich an Händen und Füßen über den Körper ausbreitete und schließlich zum Absetzen des Antibiotikum zwang (GOODE 1960). Auch eine Herxheimersche Reaktion kann gelegentlich einmal beobachtet werden (LESTRADE 1961). SAMS (1960) wies auf die Mitteilungen in der Literatur hin, die das Auftreten von Erythemen unter Griseofulvingaben als Ausdruck einer erhöhten Lichtempfindlichkeit deuten möchten. Das Antibiotikum soll ein Absorptionsspektrum besitzen, das den Bereich der Sonnenstrahlen miterfaßt. Auf die Oberfläche der Haut aufgetragen, könnte Griseofulvin andererseits als Lichtschutzmittel wirken. Als bemerkenswerten Nebeneffekt einer Griseofulvintherapie wurde von KOCH (1961) über verstärkten Haarwuchs berichtet, den mehrere Patientinnen spontan angaben.

Auch FEGELER und FORCK (1961) beobachteten bei zwei Patienten mit Alopecia totalis unter Griseofulvin erneutes, wenn auch spärliches Haarwachstum. Unter der Antibiotikum-Behandlung soll es ferner zur Beeinflussung des peripheren Kreislaufes im Sinne einer Durchblutungsförderung durch Lösung arterieller Gefäßspasmen kommen. Sklerodermia progressiva-Fälle wie auch Patienten, die an einer Acrodermatitis chronica atrophicans Herxheimer litten, zeigten verblüffende Besserungen.

## 6. Zur Frage der Entwicklung resistenter Pilzstämme

Die Pilzarten weisen eine wechselnde Griseofulvin-Empfindlichkeit auf (BLANK und ROTH, GÖTZ 1959, KNOTH, KNOTH-BORN und RANFT 1961 u.a.).

Wir beobachteten bei folgenden Pilzarten eine *totale Wachstumshemmung bis zu 3 Tagen* mit Griseofulvinkonzentrationen von 0,33—1 $\gamma$/ml im Nährboden:

  I. Mikrosporum audouinii
     Mikrosporum canis
     Trichophyton gallinae
     Trichophyton concentricum
     Trichophyton sudanense
     Trichophyton rubrum (Stamm London I)

Von 2—10 $\gamma$/ml:

 II. Mikrosporum gypseum
     Mikrosporum distortum
     Trichophyton megninii
     Trichophyton verrucosum
     Trichophyton ferrugineum
     Trichophyton violaceum
     Epidermophyton floccosum

Von 20 $\gamma$ und mehr je ml:

III. Trichophyton tonsurans
     Trichophyton schönleinii

Ein ungehemmtes Wachstum in den ersten 3 Tagen, jedoch eine spätere Teilhemmung ab 0,66 $\gamma$ Griseofulvin und mehr pro ml Nährboden ergab sich bei:

 IV. Trichophyton equinum
     Trichophyton quinckeanum
     Trichophyton mentagrophytes
     Trichophyton rubrum (Stamm Moser)
     Trichophyton rubrum (Stamm London II)

  V. Das Keratinomyces ajelloi zeigte erst bei Konzentrationen über 20 $\gamma$ pro ml Nährboden (übersättigte Lösung) eine Teilhemmung.

Selbst innerhalb der gleichen Art gibt es aber Stämme, die unterschiedlich auf das Antibiotikum ansprechen (Götz) (Abb. 282, 283). Adam und Steitz (1960) empfahlen zur Testung der Erreger auf ihre Griseofulvinempfindlichkeit, den aus der Bakteriologie bekannten Lochplattentest heranzuziehen. Nach Beimpfung der Nährbodenoberfläche mit der homogenisierten Suspension des gezüchteten Pilzes werden nach 1stündigem Verweilen im Brutschrank vier Löcher ausgestanzt, die mit Lösungen unterschicdlicher Konzentration des Antibiotikum gefüllt werden. Aus der Größe des Hemmhofes kann dann der Resistenzgrad abgelesen werden. Die sog. Mindesthemmdosis für das Griseofulvin zur Unterdrückung des Pilzwachstums hängt aber von verschiedenen Faktoren ab, wie Aytoun, Campbell, Napier und Seiler (1960) nachwiesen:

Abb. 282. Griseofulvinempfindlicher Stamm eines Trichophyton rubrum (Griseofulvinkonzentration von links nach rechts 0,1 γ bis 20 γ/ml Nährboden)

1. Der Kontakt der Hyphe mit Griseofulvin ist wichtig. Das Mittel wird in den Pilzfäden nicht befördert.

2. Die Hyphen vermögen in ihrer Peripherie Griseofulvin zu zerstören.

3. Je höher die Temperatur (37°C), um so stärker wirkt das Antibiotikum auf die Pilze ein.

Die Definition der ,,Mindesthemmdosis" lautet:

,,Die Mindesthemmdosis ist jene geringste Griseofulvinmenge (γ/ml), die im Nährboden enthalten sein muß, um das Wachstum an der Nährbodenoberfläche für das unbewaffnete Auge völlig zu unterdrücken. Dabei wird der Nährboden mit einer Öse (0,02—0,0225 ml) Sporen-und/oder Mycelsuspension, die etwa $10^5$ vitale Teilchen pro ml haben soll, bestrichen und 7 Tage lang bei 27°C bebrütet."

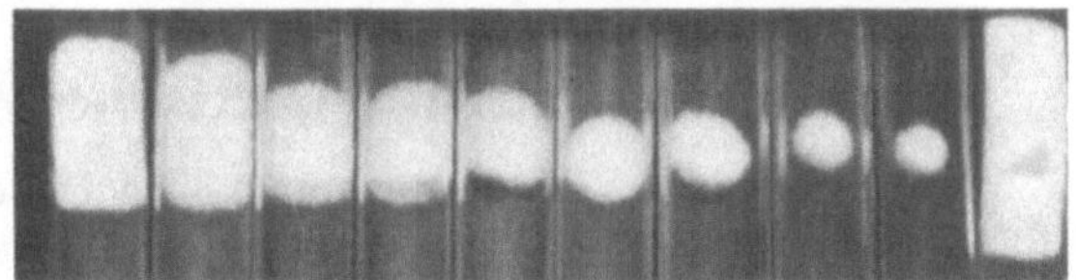

Abb. 283. Schwach griseofulvinempfindlicher Stamm eines Trichophyton rubrum (Konzentrationen wie Abb. 282, ganz rechts Kontrolle ohne Antibiotikum)

In Übereinstimmung mit eigenen Versuchen konnten auch Robinson, Ferciot III und Robinson jr. (1960) durch steigende Griseofulvin-Konzentrationen im Nährboden bestimmte Pilzstämme resistenter machen. Die gleichen Resultate fanden Rosenthal und Wise (1960). Wurden jedoch die in vitro resistenter gewordenen Stämme zu experimentellen Tierinfektionen verwendet, so ergab sich kein Unterschied gegenüber bereits primär griseofulvinempfindlichen Stämmen der gleichen Pilzart. Die Rückzüchtung des griseofulvinresistenten Stammes zeitigte nämlich wieder eine erhöhte Empfindlichkeit gegen das Antibiotikum. Die induzierte Griseofulvin-Toleranz war also in vivo verlorengegangen. Über einen Trichophyton mentagrophytes var. granulosum-Stamm, der durch fortlaufende Passagen über Kaninchen mit jeweiliger Unterbrechung der Infektion (Griseofulvin 60 mg/kg Körpergewicht) resistenter gemacht werden konnte (von 0,5 γ/ml auf 120 γ/ml Griseofulvin im Nährboden), berichteten Ito, Takeuchi und Tomomatsu (1960). Daraus muß der Schluß gezogen werden, daß Pilzstämme, die in vivo schon wiederholt mit Griseofulvin in Berührung kamen, allmählich doch eine größere Toleranzbreite entwickeln können. Ein entsprechender Hinweis von Berry, Shapiro und Dahlen (1960) liegt bereits vor, da diese Autoren noch während einer Griseofulvinkur neue pilzpositive Läsionen an Ober- und Unterschenkel bei einer Patientin mit Tinea pedis beobachteten.

## 7. Pityriasis versicolor

Griseofulvin ist oral gegeben unwirksam, übrigens ein richtungweisendes Faktum im Hinblick auf die Art des Erregers. Dieser Umstand könnte *gegen* enge verwandtschaftliche Beziehungen zwischen der Malassezia furfur und den Dermatophyten sprechen. Nach lokaler Applikation von Griseofulvin will GOLD-MAN (1959) allerdings Besserungen gesehen haben, doch bedürfen diese Beobachtungen noch geeigneter Kontrollbehandlungen. Tägliche Einreibungen mit einer 2%igen Griseofulvinemulsion blieben in eigenen Pityriasis versicolor- und Erythrasmafällen insofern ohne nachhaltige Wirkung, als klinisch zwar eine deutliche Besserung eintrat, der Erreger aber mikroskopisch nachweisbar blieb (GÖTZ 1962). Die Besserung erklärt sich also nur durch die mechanische Entfernung (Einreibung!) der oberflächlichen pilzhaltigen Hornschüppchen. Ansonsten macht die Therapie von sämtlichen antimykotischen Präparaten und Verschreibungen Gebrauch, die auf dem Markte sind bzw. die wir selbst rezeptieren und im ersten Teil dieses Therapiekapitels angeführt haben. Es gelingt leicht, die Läsionen zum Verschwinden zu bringen, doch ist es schwer, die Krankheit für immer zu heilen. Die Rückfallneigung ist außerordentlich groß. Selbst nach monatelanger konsequenter Behandlung haben wir Rezidive gesehen, sobald die Applikation des Pilzbekämpfungsmittels eine Zeitlang unterblieb. Ob anderseits der regelmäßige Gebrauch einer antibakteriellen und antimycetisch wirksamen, z.B. hexachlorophenhaltigen Seife (oder der formaldehydhaltigen Lysoform-Seife; der Thymol-Dihydroxy-tetrachlorphenolsulfidhaltigen Mykosinat-Seife; der Thymol-Phenol-Seife Ellendorf u.a.) von Dauererfolg gekrönt ist, muß die Erfahrung lehren.

# XII. Prophylaktische Maßnahmen

Wenn freiwillige Versuchspersonen ihre Füße in Wasser badeten, das durch Pilzpartikel infiziert worden war, so ließ sich zwar später bei einem Teil der Probanden der Erreger auf der Haut nachweisen, doch kam es in keinem Fall zu einer akuten Tinea pedis (BAER, ROSENTHAL, LITT und ROGACHEFSKY 1956). Diese Beobachtungen zeigen, daß die Gegenwart eines Dermatophyten allein nicht ausreicht, innerhalb „kurzer" Frist eine akute Infektion auszulösen. Andere individuelle Faktoren müssen hinzutreten, um das bekannte klinische Bild einer Fußpilzflechte hervorzurufen. Aus ihren Befunden zogen die Untersucher den Schluß, daß geeignete Maßnahmen zur Verhütung einer Pilzinfektion vor allem in der Erhöhung der lokalen Widerstandskraft des Gewebes erblickt werden müßten. Wie dies geschehen soll, bleibt noch offen. Vielleicht führen aber hier die Versuche von HUPPERT und KEENEY (1959) weiter, die eine Trichophyton mentagrophytes-Antigensalbe herstellten und sie durch gleichfalls freiwillige Versuchspersonen mehrere Wochen lang in die Fußhaut einmassieren ließen. Nachfolgende experimentelle Inokulationen mit Dermatophyten hafteten nicht, im Gegensatz zu einer Kontrollgruppe. Offenbar hat sich also in diesen Fällen eine lokale Resistenz der Haut gegen den pathogenen Fadenpilz (Trichophyton mentagrophytes) induzieren lassen. Die Beobachtungen von BAER u. Mitarb. über das Ausbleiben einer akuten Pilzinfektion trotz erwiesener Gegenwart von Pilzelementen auf der Haut sollten uns aber nicht berechtigen, andererseits auf jegliche desinfizierende Maßnahmen zu verzichten. Conditio sine qua non für eine Pilzkrankheit ist nun einmal das Vorhandensein des Erregers. Gelingt es daher, durch geeignete antimycetische Verfahren die Pilze (insbesondere in der Umgebung eines Kranken) zu vernichten, dann wird eine Neu- oder Reinfektion von vornherein unterbunden.

Unserer Auffassung nach bestehen zwischen der Häufigkeit der Tinea pedis
in einem bestimmten Kollektiv und dem pilzverseuchten Boden bestimmter
Räume, die barfuß begangen werden, unzweifelhafte Zusammenhänge (s. Kapitel
Tinea). Aus diesem Grunde ist die regelmäßig wiederholte Desinfektion eine
notwendige Forderung. So soll beispielsweise schon die Chlorierung des Bade-
wassers in einem Schwimmbassin genügen, um Pilzelemente nach 2stündigem
Kontakt zu vernichten (SPRING 1933). ENGLISH und GIBSON (1959) stellten
fest, daß Fußinfektionen bei Schülern dann häufiger gefunden werden konnten,
wenn Bäder mit nichtchloriertem Wasser aufgesucht wurden, verglichen mit einer
Versuchsgruppe, die in chloriertem Wasser badete. Nicht bewährt hat sich
hingegen die Anordnung, alle Badenden vor dem Betreten der Wasch- oder Bade-
räume durch 1%ige Natriumhypochloridlösung (OSBORNE und HITCHCOCK 1931)
oder 15—20%ige Natriumthiosulfatlösung enthaltende flache Bassins laufen zu
lassen (WILSON 1933 u. a.). Diese Methode ist letztlich nicht nur unhygienisch,
sondern zudem nicht sonderlich wirksam. Es muß auch der Auffassung entgegen-
getreten werden, daß gewöhnliche Seife bereits eine antimycetische Wirkung
entfalte. v. GUTFELD und STONE (1945) sowie andere Untersucher bewiesen diese
Tatsache. Die Beziehungen zwischen der Tinea pedis und verstreuten Pilzelementen
auf dem Boden von Waschräumen zeigte GENTLES (1956), insbesondere aber die
Bedeutung gründlicher Reinigungsmaßnahmen des Fußbodens. Während er
vom Boden eines von Fußpilzkranken soeben benutzten Dusch-Waschraumes
Pilze isolieren konnte, gelang ihm dies nach intensiven Spülungen mit Wasser
nicht mehr. Die gleichen Erfahrungen teilten ENGLISH und GIBSON mit, die
gründliches Abschrubben und Wegschwemmen des Schmutzes vom Boden als
ausreichend ansehen, um pilzinfizierte Keratinpartikel zu beseitigen.

Offensichtlich wirkt sich eine chemische Raumdesinfektion sanitärer Anlagen
günstig aus. Durch regelmäßiges Versprühen von Myxal (1:1000) konnte in einem
gewerblichen Betriebe nach 3 Monaten die Häufigkeit der Tinea pedis von 59,4%
auf 6,7% der Arbeiter gesenkt werden (ZWEILING 1954). ESPELAGE (1954), der
Tego (eine Ampholytseife, die sich durch gute bakterielle und fungizide Wirkung
auszeichnen soll) durch eine Fußdusche direkt auf die Haut versprühen ließ, fand
nach 4 Monaten eine Senkung der Mykosefrequenz von 75% auf 40%. Wichtig
ist der Ersatz der rauhen Holzbeläge durch Kunststoffroste oder entsprechend
glattes Material (MEMMESHEIMER 1954, AICHINGER 1957). Nach eigenen Untersuchungen bieten auch Sisal- und Kokosfasern den Dermatophyten selbst in
feuchtem Milieu keine Nährstoffe. Dieses Material wäre daher als Läufer in
Badeanstalten weitgehend geeignet (GÖTZ 1953), doch wäre dann eine laufende
chemische Desinfektion erforderlich, weil sich Pilzpartikel aus diesem Geflecht
nicht einfach wegspülen lassen.

Schwierig ist die Frage nach dem geeignetsten Desinfektionsmittel zu beantworten. PRIMAVESI (1957) führte an, der endgültige Erfolg einer Desinfektion
hänge ab:

1. Von der chemischen Zusammensetzung des Desinfektionsmittels.
   a) Es muß einen guten bakteriziden Effekt mit breitem Wirkungsspektrum entfalten,
   b) es soll eine gute fungizide Wirkung besitzen,
   c) es darf nicht gesundheitsschädigend und
   d) es muß wirtschaftlich tragbar sein.
2. Von der Konzentration.
3. Von der Einwirkungsdauer.
4. Von der Temperatur der Lösung.
5. Von der Art der Oberfläche des zu desinfizierenden Materials.

Für die Beurteilung eines solchen zur Prophylaxe gegen Pilzkrankheiten verwendeten Mittels müßten möglichst einheitliche Bewertungsgrundsätze vorliegen

(Wüstenberg 1955). Mit Recht betonte Wilde (1955) die Notwendigkeit einer guten Hautverträglichkeit, weil andernfalls unter der Arbeiterschaft Unzufriedenheit entstünde, welche die geplanten gesundheitsfördernden Maßnahmen wieder gefährdete. Er empfahl für den Bergbau eine Reihe von Aktionen, die der weiteren Ausbreitung der Tinea pedis Einhalt gebieten sollte (Werbung zur Mitarbeit bei der Bekämpfung durch Wort und Schrift sowie Ausgabe von Handzetteln über Fußpflege; wöchentliche Teiluntersuchungen; Hinweise und Ratschläge während des Schichtwechsels durch Heilgehilfen; sorgfältige Großraumdesinfektion; Ausgabe von Behandlungspuder an alle Knappen und Einschaltung der Behandlungsstuben bei bereits bestehendem Pilzbefall).

Die erforderlichen Maßnahmen zur Bekämpfung und Prophylaxe der Tinea lassen sich nach Hansen und Rieth (1957) in drei Punkten zusammenfassen:

1. Hygienische Maßnahmen des Werkes.
2. Eigenhygiene des Arbeiters.
3. Die Behandlung der bereits Erkrankten.

Sollte es nicht möglich sein, eine allen Ansprüchen gerecht werdende Bodendesinfektion durchzuführen, so bliebe als erstrebenswertes Ziel, jeden Arbeiter im Betriebe oder jeden Badegast in öffentlichen Schwimmbädern mit eigenen Holzpantoffeln oder Badeschuhen zu versehen, die nur ihm allein zur Verfügung stünden. Schon Lomholt (1933) empfahl übrigens diese Verfahrensweise. Zur Prophylaxe gehört auch unbedingt, gut luftdurchlässige Sandalen zumindest in den Sommermonaten zu verwenden. Krepp- und Gummisohlen sind auf jeden Fall zu meiden. 1947 war Götz (1955) aufgefallen, daß Patienten, die durch die Nachkriegsverhältnisse bedingt im Sommer ohne Strümpfe und nur mit Sandalen bekleidet herumliefen, offensichtlich viel seltener eine Schuppung zwischen den Zehen aufwiesen als solche, die regelmäßig Schuhwerk trugen. Die Durchlüftung und Austrocknung der Zehenzwischenräume wirkt sich nämlich für das Pilzwachstum ungünstig aus, so daß auf diese Weise das Angehen von Infektionen zumindest erschwert wird. Zur persönlichen Hygiene sollte es ferner gehören, nach Besuch von Badeanstalten, Schwimmhallen und ähnlichen Orten, wo sich Barfußlaufen nicht vermeiden läßt, stets einige Tropfen einer Chloriseptlösung oder eines anderen, möglichst gut hautverträglichen Mittels in die Zehenzwischenräume einzuträufeln und eintrocknen zu lassen. Jeder Mensch, der an statischen Fußbeschwerden leidet, sollte orthopädische Hilfe in Anspruch nehmen. Auch zu enges Schuhwerk fördert in gleicher Weise eine Tinea pedis. Thomsen (1955) möchte daher zur Behandlung und Vorbeugung angewendet wissen: Die Spreizung der Zehen durch Einlage von Wattebäuschchen (besser sind Mulleinlagen), die Belüftung des Fußes durch Tragen von Schuhen mit durchbrochenem Oberleder oder Sandalen. Daß die heutigen Strümpfe aus Polyamidfasergewebe einer gesunden Fußhygiene nicht gerade förderlich sind, ja Eigenschaften besitzen, welche die Entwicklung einer Fußpilzflechte begünstigen, haben Götz und Elsner (1961) demonstriert (s. S. 307). Baumwollstrümpfe wären also aus prophylaktischen Gesichtspunkten vorzuziehen.

Zur Nachbehandlung bzw. zur Vermeidung von Rückfällen schlug Beck (1955) vor, während der Krankheits- und Behandlungszeit getragene Schuhe, Strümpfe und Hausschuhe zu vernichten. Sicher ist, daß sich aus diesen Gegenständen Pilze züchten lassen (Jamieson und McCrea 1937; Berberian 1938; E. Fischer 1951; Broughton 1955; Polemann 1957 u.a.). Uns erscheint diese Forderung aber etwas zu radikal, da sie nicht unbedingt notwendig sein dürfte. Erfahrungen zahlreicher Untersucher, die sich mit der geeignetsten Kleindesinfektion der Bekleidungsstücke und des Schuhwerkes von pilzkranken Patienten beschäftigt haben, liegen vor. Danach dürfte das empfehlenswerteste Mittel

Formaldehyd sein (HENDERSON 1932; AYRES, ANDERSON und YOUNGBLOOD 1937; BERBERIAN 1938; GÖTZ 1950; G. W. FISCHER 1952; LESCHENKO 1957; SCHÄFER und HAAS 1958 sowie andere). GÖTZ (1950) hat das folgende Merkblatt bei Pilzerkrankungen der Füße und Nägel entworfen, das vor allem jedem Tinea pedis-Patienten ausgehändigt wird, da es Richtlinien über Maßnahmen zur Vermeidung von Reinfektionen enthält, insbesondere aber dem Kranken die Kenntnis des Desinfektionsverfahrens mit Formaldehyd vermittelt.

*Merkblatt bei Pilzerkrankungen der Füße und Nägel*

Sie leiden an einer ansteckenden Krankheit, die durch einen in der Hornsubstanz der Haut oder Nägel wachsenden Pilz hervorgerufen wird.

Diese Krankheit kann sehr hartnäckig sein.

Eine Heilung ist aber zu erwarten, wenn Sie allen Anordnungen Ihres behandelnden Arztes gewissenhaft nachkommen. Da die Hautpilze zu ihrer Fortpflanzung ständig mikroskopisch kleine Keime (Sporen) bilden und in die Umgebung verstreuen, kann auch nach Abheilung Ihre Krankheit durch erneute Ansiedlung von Keimen wieder aufflammen. Außer den Behandlungsanordnungen Ihres Arztes sind daher zur Abtötung der Erreger folgende Maßnahmen durchzuführen:

1. Alle Arten von Schuhwerk (Schuhe, Pantoffeln, Turnschuhe usw.) müssen mit 10%iger Formalinlösung desinfiziert werden, die in jeder Apotheke erhältlich ist. In jeden Schuh oder Pantoffel wird ein zu einem Knäuel zusammengedrücktes, saugfähiges Stück Mull oder Tuch gelegt (besonders geeignet ist ein Schwamm), das zuvor, je nach Größe des Schuhes, mit 2—3 Eßlöffeln der Desinfektionslösung durchtränkt wurde. Jeder Schuh ist dann einzeln in mehrere Zeitungen einzuwickeln, damit der Formaldehyddampf möglichst lange auf die im Schuhwerk verstreuten Erreger einwirken kann. Nach 24 Std werden Zeitungspapier und Einlage entfernt. Um eine Reizung der Haut durch Formaldehydreste zu vermeiden, ist vor erneutem Tragen weiteres 48stündiges gutes Lüften erforderlich. Die Pilzkeime sind dann abgetötet. Diese Maßnahme ist alle 2 Wochen zu wiederholen (insgesamt dreimal). Auch nach Abheilung der Krankheitserscheinungen muß die beschriebene Desinfektion noch dreimal durchgeführt werden.

2. Alle Strümpfe sind anzufeuchten und mit einer 10%igen Formalinlösung zu desinfizieren. Zu diesem Zwecke legt man die Strümpfe in einen dicht schließenden Behälter auf einen kleinen Rost, unter den ein Stück Tuch oder Schwamm mit 2 Eßlöffeln der Desinfektionslösung durchtränkt wurde. In gleicher Weise sind Handschuhe zu behandeln (bei Handpilzerkrankungen). Anschließendes Waschen der Strümpfe mit Seife und Wasser oder 48stündiges Lüften sind auch hier erforderlich.

3. Badematten, Holzroste, Teppiche, Läufer oder bloße Fußböden sollten von fußpilzkranken Patienten nicht barfuß benutzt werden, um die Verschleppung von Pilzkeimen zu vermeiden. Ansteckung der anderen Familienmitglieder wäre sonst möglich. Zur Desinfektion von Badematten oder Holzrosten empfiehlt sich Waschung mit 5%iger Kresolseifenlösung*.

4. Niemals mit dem Fingernagel an Hautpilzherden kratzen. Pilzerkrankungen der Fingernägel entwickeln sich durch Haftenbleiben von Pilzkeimen unter dem Fingernagelrand. Die Nägel sind stets kurz zu halten und täglich einmal mit der Wurzelbürste zu reinigen.

5. Wenn alle krankhaften Erscheinungen abgeheilt sind, besteht noch immer die Gefahr eines Rückfalles. Zu seiner Vermeidung ist es unbedingt erforderlich, noch mindestens 6 Monate lang die Füße, besonders die Zehenzwischenräume und die Fußsohlen, mit einem pilztötenden Mittel nachzubehandeln (z.B. antimykotischem Puder).

6. Nach jedem Bad sind die Füße *gründlich* abzutrocknen, besonders die Zehenzwischenräume, und erneut nachzubehandeln. Feuchtigkeit begünstigt das Einwachsen von Pilzkeimen in die Haut. Das von dem Kranken benutzte Handtuch darf von keiner anderen Person gebraucht werden.

Alle Kleidungsstücke können Pilzkrankheiten übertragen. So infizierten sich mehrere Mannequins in einem Salon an Hals, Nacken und Thorax mit einer Trichophytie, die offenbar von ein und demselben Kleidungsstück ausgegangen war (BABALIAN 1932). Es ist wichtig zu wissen, daß die übliche chemische Reinigung keinesfalls zur Abtötung der Pilzsporen genügt (BONAR und DREYER 1932). Selbstverständlich kann man auch größere Kleidungsstücke durch Formalingas desinfizieren, da die Textilien nicht angegriffen werden. Voraussetzung ist nur der Besitz eines genügend großen Behälters, auf dessen Boden ein mit Formalin gefülltes Schälchen gestellt wird.

---

* Der intensive Geruch stört bisweilen. Beispiele anderer Desinfektionsmittel s. S. 395.

Ein ideales Ziel wäre es, nur noch solche Strümpfe oder Schuhe auf dem Markte erwerben zu können, die von vornherein durch antimycetische Substanzen imprägniert wurden, so daß abgelagerte Pilzelemente in kürzester Frist vernichtet werden. Crittenden, Westfield und Joiner (1944) tränkten Strümpfe mit Kupfersulfat und Kupferacetat (letzteres war vorzuziehen), doch scheint es sich auf die Dauer nicht bewährt zu haben. Eine deutsche Textilfirma präparierte jüngst ihre Strümpfe mit der geheim gehaltenen pilzfeindlichen Substanz R 52. Das Antimyceticum sollte auch nach 100maligem Waschen (2—3 min lang in warmem Wasser unter Zusatz von einem Eßlöffel Perwoll auf 4 l) noch wirksam bleiben. Entscheidend wichtig für die Beurteilung in vivo wäre aber unseres Erachtens zu wissen, ob Sensibilisierungen der Haut auftreten und in welchem Grade die Verbindung R 52 durch längere Schweißeinwirkung beeinflußt wird. Auch wäre — bedingt durch den ständigen Kontakt der Erreger mit der antimycetischen Substanz — eine allmähliche Gewöhnung der Pilze an R 52 durchaus denkbar (Götz 1961), denn wie wir im Therapiekapitel dargetan haben, ist eine Arzneimittelfestigung möglich. Versuche, das Schuhleder in gleicher Weise mit pilzfeindlichen Substanzen zu imprägnieren, wurden von Klemme und Baldwin (1947) durchgeführt. Die Untersucher testeten 81 chemische Verbindungen oder Kombinationen. Ein praktischer Nutzen scheint sich aber nicht ergeben zu haben. Die von einer deutschen Firma in den Handel gebrachten Arbeitsgummischuhe, die sich durch ihre antimycetischen Eigenschaften auszeichneten (C. Schirren 1957), mußten leider bald wieder zurückgezogen werden, da zu viele Kontaktdermatitiden auftraten.

Mögliche Infektionsquellen für Pilzkrankheiten finden sich nicht nur in der Industrie, sondern auch in der Landwirtschaft. Hier sind es vor allem pilzkranke Tiere wie Kälber, Rinder und Pferde. Auch in Versuchstierstallungen wissenschaftlicher Institute werden gar nicht so selten Dermatophyten eingeschleppt, die wiederum zum Ausgangspunkt für menschliche Trichophytien werden können. Kaffka und Rieth (1958) stellten folgende Forderungen auf, um Zwischenfälle dieser Art zu vermeiden:

1. Nur solche Personen sind für die Bedienung von Tierstallungen und für Tierexperiment auszuwählen, die allergiefrei und hautgesund sind.
2. Hautreizende Desinfektionsmittel sind zu vermeiden.
3. Die angelieferten Tiere müssen durch mykologisch geschultes Personal sorgfältig ausgewählt werden.
4. Die Tierstallungen sind periodisch zu kontrollieren.
5. Verseuchte Ställe müssen gesäubert und desinfiziert werden.
6. Futter und Einstreu sind auf mögliche Pilzverseuchung zu untersuchen.

Das in früheren Jahren vorliegende Problem der Übertragung einer Trichophytie des Bartes durch die Rasierstuben bzw. Friseurgeschäfte ist praktisch gegenstandslos geworden, da nahezu jeder Mann heute zur Selbstrasur übergegangen ist. Eine gefährlichere Infektionsquelle stellen aber unseres Erachtens die kosmetischen Salons dar, in denen in Unkenntnis der wahren Natur einer Nagelpilzkrankheit bei mangelnder Desinfektion der Instrumente leicht Pilzsporen von einem Kunden auf den anderen übertragen werden können. Selbst wenn in vielen Fällen die Infektion nicht angeht, so müssen doch Personen mit starker Disposition für Mykosen als gefährdet gelten. Alle Friseure müßten daher über Dermatomykosen genügend aufgeklärt sein, da natürlich Mikrosporien, Favus und Trichophytien des Capillitiums vor allem bei Kindern nach wie vor auftreten und bei Verkennung sich durch Vermittlung der Haarschneidegeräte verbreiten können. Auch wenn wir heute über das oral zu applizierende Griseofulvin verfügen, das bei Kopfhaardermatophytien eine 100%ige Heilung gewährleistet, sind prophylaktische Maßnahmen nicht überflüssig geworden. Durch die kürzere Dauer der Therapie ist zwar die Möglichkeit der Verbreitung eingeschränkt, doch ist der

Patient selbst viel reinfektionsgefährdeter als früher, weil ja zumindest eine sonst meist eintretende Teilimmunisierung ausbleibt. In der Umgebung des Kranken sind daher alle jene Desinfektionsmaßnahmen erforderlich, welche die Vernichtung der in Gebrauchsgegenständen oder Kleidungsstücken hängengebliebenen Pilzsporen bewirken. Da Griseofulvin die Pilze bekanntlich nicht abtötet, ist auch während der Dauer der Behandlung nach wie vor Vorsicht im Umgang mit anderen Kindern oder Tieren (Hunden, Katzen, Kälbern), die gleichfalls angesteckt werden können, geboten. Hierbei zeigen sich Hunde und Katzen als besonders empfänglich für das Mikrosporum canis, Kälber für das Trichophyton verrucosum (KRAL 1955). GÖTZ (1950) pflegt den Eltern auch bei Kopfhaarpilzkrankheiten ein Merkblatt zu übergeben:

*Merkblatt bei Pilzerkrankungen des behaarten Kopfes*

Ihr Kind leidet an einer ansteckenden Krankheit des Kopfes.

Der Erreger ist ein im Haar wachsender Pilz.

Er führt zum Abbrechen oder Ausfallen der Haare und damit zur Bildung kahler, bisweilen entzündlicher Herde der Kopfhaut. Da der Pilz fortgesetzt zahlreiche Keime (Sporen) in die Umgebung verstreut und besonders leicht auf der kindlichen Kopfhaut haftet, besteht für sämtliche Kinder (Geschwister, Mitschüler usw.) die große Gefahr, durch Ansteckung von dem gleichen Leiden befallen zu werden. Um daher die Weiterverbreitung dieser oft hartnäckigen Krankheit zu verhindern und zur schnellen Heilung beizutragen, sind alle Anordnungen des Arztes auf das gewissenhafteste auszuführen.

1. Bis zur Heilung, die nur vom Arzt ausgesprochen werden kann, ist das Haar stets so kurz wie möglich zu halten. Die zum Haarschneiden benutzten Instrumente sind anschließend zu desinfizieren.

2. Die erkrankten Kopfpartien müssen morgens und abends gut mit dem vom Arzt verordneten Medikament eingerieben bzw. eingepinselt werden.

3. Das Kind muß auf dem Kopfe immer eine festsitzende Schutzkappe aus waschbarem Stoff tragen (auch des Nachts), um Streuung der Pilze zu verhindern.

4. Diese Schutzkappe ist alle 8 Tage zu desinfizieren.

5. Auch eine über der Schutzkappe getragene Kopfbedeckung kann noch Sporen enthalten. Sie darf daher von keinem anderen Kinde aufgesetzt werden.

6. Zusammenschlafen mit Geschwistern oder anderen Kindern führt zur Übertragung der Krankheit. Kopfkissenbezüge sind alle 8 Tage zu desinfizieren (s. unten).

7. Die Mitverwendung des vom Kranken benutzten Handtuches durch andere Familienmitglieder birgt die Möglichkeit der Ansteckung in sich. Zur Abtötung der Keime in Toilettenartikeln (Kamm, Bürste) ist vor weiterem Gebrauch Desinfektion erforderlich (s. unten).

8. Während der Erkrankungsdauer darf das Kopfhaar in keinem Friseurgeschäft geschnitten werden.

9. Bis zur Wiedergesundung ist Schulbesuch nur nach Rücksprache mit dem Arzt möglich.

10. Spielen mit anderen Kindern in der Wohnung ist besser zu unterlassen (Übertragung durch Gebrauchsgegenstände). Im Freien sind solche Spiele zu meiden, die zu enger Berührung mit Spielgefährten führen (z. B. Ringkampf).

11. Katzen und Hunde können Ausgang der Haarerkrankung sein oder selbst angesteckt werden. Sie sind daher auf fleckförmigen Haarausfall zu untersuchen und aus der Umgebung des Kranken zu entfernen.

*Desinfektion.* Zur Keimabtötung in Handtüchern, Waschlappen, Bettwäsche, Schutzkappe genügt 15 min langes Kochen im Wasser. Große Wäschestücke sind dabei zweckmäßig mehrmals zu wenden.

Haarschneideinstrumente werden 30 min in 5%ige Kresolseifenlösung gelegt.

Mützen, Kämme und Haarbürsten legt man 24 Std in eine dicht abschließende kleinere Büchse, auf deren Boden man 2 Eßlöffel einer 10%igen Formalinlösung auf ein saugfähiges Stück Tuch oder Schwamm geschüttet hat. Die Dämpfe vernichten die Krankheitserreger.

Eine Meldepflicht des Favus, der Mikrosporie* und der Trichophytie, wie sie nach JUNG (1959) in der DDR gesetzlich vorgeschrieben ist, wurde in der Deutschen Bundesrepublik zwar gelegentlich diskutiert, bisher jedoch nicht eingeführt. Die allgemeine Prophylaxe kann aber weitgehend durch Aufklärung aller Bevölkerungskreise über das Wesen der Pilzflechten gefördert werden. Vor allem die

---

* Im Gesetz zur Verhütung und Bekämpfung übertragbarer Krankheiten beim Menschen (Bundes-Seuchengesetz) vom 18. 7. 61, in Kraft getreten am 1. 1. 62, ist jetzt die Mikrosporie meldepflichtig.

Unterrichtung der Eltern über die Schulen vermittels Merkblätter, regelmäßiger Gesundheitskontrollen auf Fuß- und Haarpilzkrankheiten durch die Schulärzte sowie in Fabriken und Bergwerken durch die Betriebsärzte, gegebenfalls unter Zuhilfenahme von Radio, Film, Fernsehen und Presse, müßten sich für ein besseres Verständnis der Dermatomykosen als günstig erweisen und zur Eindämmung insbesondere der Volksseuche „Tinea pedis" beitragen.

## Literatur

### A. Klassifizierung der Dermatophyten
#### I. Zur Stellung der Dermatophyten im botanischen System

AINSWORTH, G. C., and L. K. GEORG: Nomenclature of the faviform trichophytons. Mycologia 46, 9 (1954). — BENEDEK, T.: On the newer trend of classification of dermatophytes. Mycopathologia (Den Haag) 4, 201 (1948). — Diskussionsbemerkung. Acta derm.-venereol. Proc.11th Internat. Congr. Dermat. 1957, III, p.1171.— Critical survey of the present stand of the production of perfect stage of organs of fructification in dermatophytes. Mycopathologia (Den Haag) 13, 288 (1960). — BISBY, G. R.: An introduction to the taxonomy and nomenclature of fungi, 2nd edit. The Commonwealth Mycological Inst., Kew, Surrey—1953. — BLANK, F.: Favus of mice. Can. J. Microbiol. 3, 885 (1957). — BRUHNS, C., u. A. ALEXANDER: Allgemeine Mykologie. In JADASSOHNs Handbuch der Haut- und Geschlechtskrankheiten, Bd. XI. Berlin: Springer 1928. — Mykologische Beiträge. I. Einteilung der Pilzarten nach rein botanischen Gesichtspunkten oder nach SABOURAUDs System? Derm. Wschr. 1930 II, 1179. — CONANT, N. F.: Studies in the genus Microsporum. I. Cultural studies. Arch. Derm. Syph. (Chicago) 33, 665 (1936). — II. Biometric studies. Arch. Derm. Syph. (Chicago) 34, 79 (1936). — III. Taxonomic studies. Arch. Derm. Syph. (Chicago) 36, 781 (1937). — CONANT, N. F., D. S. MARTIN, D. T. SMITH, R. D. BAKER and J. L. CALLAWAY: Manual of clinical mycology. Philadelphia and London: W. B. Saunders Company 1944. — COUDERT, J.: Guide pratique de Mycologie médicale. Paris: Masson & Cie. 1955. — DAWSON, C. O., and J. C. GENTLES: The perfect states of Keratinomyces ajelloi VANBREUSEGHEM, Trichophyton terrestre DURIE and FREY and Microsporum nanum FUENTES. Sabouraudia 1, 49 (1961). — EIDAM, E.: Beitrag zur Kenntnis der Gymnoascaceen. Cohn's Beitr. Biologie der Pflanzen 2, 267 (1880). — EMMONS, C. W.: Dermatophytes. Natural grouping based on the form of the spores and accessory organs. Arch. Derm. Syph. (Chicago) 30, 337 (1934). — FEGELER, F.: Zum System der Dermatophyten. Arch. klin. exp. Derm. 204, 283 (1957). — GEORG, L. K.: Trichophyton tonsurans. I. The taxonomy of Tr. tonsurans. Mycologia 48, 65 (1956). — Use of morphological and physiological characteristics in the classification of the dermatophytes. Acta derm.-venereol. Proc. 11th Internat. Congr. Dermat. 1957, III, p. 1152. — GÖTZ, H., u. M. REICHENBERGER: Seltene durch Trichophyton Schönleinii (LEBERT) LANGERON und MILOCHEVITCH (1930) und Microsporum canis BODIN (1902) bedingte Infektionen in Deutschland mit Bemerkungen zur Nomenklatur. Hautarzt 9, 203 (1958). — GRIFFIN, D. M.: Perfect stage of Microsporum gypseum. Nature (Lond.) 186, 94 (1960). — GRIGORAKI, L.: Dermatophytes et dermatomycoses. Ann. Derm. Syph. (Paris) 10, 18 (1929). — GUIART, J., et L. GRIGORAKIS: La classification botanique des champignons des teignes. Lyon méd. 141, 369 (1928). — ITO, K.: A basic aspect of classification of dermatomycoses and dermatomycid, on experimental fungus immunbiology. Acta derm.-venereol. Proc. 11th Internat. Congr. Dermat. 1957, III, p. 1142.— ITO, K., u. H. RIETH: Geschichte der Systematik der Dermatophyten. Bull. Pharm. Res. Inst. (Osaka) Nr 15, 14 (1958). — JANKE, D.: Zur Klassifizierung der Dermatophyten. Acta derm.-venereol. Proc. 11th Internat. Congr. Dermat. 1957, III, p. 1156. — KALKOFF, K.-W., u. D. JANKE: Mykosen der Haut. In GOTTRON-SCHÖNFELD, Dermatologie und Venerologie, Bd. II/2, S. 991. Stuttgart: Georg Thieme 1958. — KUEHN, H. H.: Observations on Gymnoascaceae. VIII. A new species of Arthroderma. Mycopathologia (Den Haag) 13, 189 (1960). — LANGERON, M., et S. MILOCHEVITCH: Morphologie des dermatophytes sur milieux naturels et milieux à base de polysaccharides. Essai de classification (2me mémoire). Ann. Parasit. hum. comp. 8, 465 (1930). — LANGERON, M., S. MILOCHEVITCH et R. VANBREUSEGHEM: Précis de Mycologie, p. 544. Paris: Masson & Cie. 1952. — LA TOUCHE, C. J.: Mouse favus due to trichophyton quinckeanum (ZOPF) MACLEOD and MUENDE: A reapraisal in the light of recent investigations IV. Mycopathologia (Den Haag) 13, 33 (1960). — LAVALLE, P.: On the botanical classification of dermatophytes. Acta derm.-venereol. Proc. 11th Internat. Congr. Dermat. 1957, III, p. 1170. — MATRUCHOT, L., et C. DASSONVILLE: Sur le champignon de l'herpès (Trichophyton) et les formes voisines, et sur la classification des ascomycètes. Bull. Soc. mycol. France 15, 240 (1899). — Sur le Ctenomyces serratus Eidam, comparé aux champignons des teignes. Bull. Soc. mycol. France 15, 305 (1899). — Sur une forme de reproduction d'ordre élevé chez les trichophytons. Bull. Soc. mycol. France 16, 201 (1900). — *Medical*

*Research Council*, Nr 23: Nomenclatur of fungi pathogenic to man and animals. The Med. Mycol. Com. London, 1958. — NANNIZZI, A.: Richerche sui rapporti morfologici e biologici tra Gymnoascacee e Dermatomiceti. Ann. Mycologici **24**, 1/2 (1926). — Richerche sull'origine saprofitica dei funghi delle tigne. 2. Gymnoascus gypseum sp. n. forma ascofora des Sabouraudites (Achorion) gypseum (BODIN) Ota et Langeron. Atti Accad. Fisiocr. Siena **10**, 89 (1927). — OTA, M., et S. KAWATSURE: Sur l'inoculabilité à l'animal du Trichophyton interdigitale Priestley. Ann. Parasit. hum. comp. **11**, 206 (1933). — OTA, M., et M. LANGERON: Nouvelle classification des dermatophytes. Ann. Parasit. hum. comp. **1**, 305 (1923). — PALDROK, H.: On the variability and classification of dermatophytes. Acta derm.-venereol. (Stockh.) **33**, 1 (1953). — PALDROK, H.: An improved scheme for the classification of dermatophytes. Acta derm.-venereol. Proc. 11th Internat. Congr. Dermat. 1957, III, p. 1149. — POLEMANN, G., T. WEGMANN u. A. STAMMLER: Klinik und Therapie der Pilzkrankheiten. Stuttgart: Georg Thieme 1961. — RIETH, H.: Nachweis und Einteilung der Dermatophyten unter Auswertung des Krankengutes der Universitäts-Hautklinik Hamburg von 1951—1955. Derm. Wschr. **133**, 633 (1956). — Gibt es in der Natur sexuelle Formen der hautpathogenen Pilze? Hautarzt **10**, 161 (1959). — Isolierung pathogener Pilze aus dem Erdreich und von Tieren. Bull. Pharm. Res. Inst. (Osaka) Nr 29, 17 (1960). — Arch. klin. exp. Derm. **213**, 662 (1961). — SABOURAUD, R.: Les teignes. Paris: Masson & Cie. 1910. — STOCKDALE, P. M.: Nannizzia incurvata gen. nov., sp. nov., a perfect state of Microsporum gypseum (BODIN) GUIART et GRIGORAKIS. Sabouraudia **1**, 41 (1961). — SZATHMARY, S., and Z. HERPAY: Peritheciumformation of Microsporum gypseum and its cognate, Epidermophyton radiosulcatum var. flavum SZATHMARY 1940 on soil. Mycopathologia (Den Haag) **13**, 1 (1960). — THIANPRASIT, M.: Untersuchungen zur Isolierung und Identifizierung von hautpathogenen Dermatophyten aus dem Erdboden. Inaug.-Diss. Hamburg 1960. — VANBREUSEGHEM, R.: Position systématique et nomenclature de l'Achorion quinckeanum. Ann. Parasit. hum. comp. **25**, 188 (1950). — Etude sur le Trichophyton soudanense: sa présence au Congo belge. Création du genre Langeronia. Ann. Parasit. hum. comp. **25**, 493 (1950). — Interêt théorique et pratique d'un nouveau dermatophyte isolé du sol: Keratinomyces ajelloi gen. nov., sp. nov. Bull. Acad. Belg., Cl. Sci. **38**, 1068 (1952). — Zit. „Précis de Mycologie" von M. LANGERON u. R. VANBREUSEGHEM, p. 540. Paris: Masson & Cie. 1952. — WALKER, J.: The dermatophytoses of Great Britain. Report of a three years' survey. Brit. J. Derm. **62**, 239 (1950). Ferner persönliche Mitteilung (1957).

### B. Allgemeine experimentelle Mykologie der Dermatophyten
#### I. Biologische Untersuchungen

AKASAKA, T.: Microscopic studies on the fat staining preparations of fungi. Jap. J. Derm. **63**, 477 (1953). — ARCHIBALD, R. M., and F. REISS: Some biochemical implications from a study of growth of pathogenic fungi on media containing single amino acids. Ann. N.Y. Acad. Sci. **50**, 1388 (1950). — ARÊA-LEÃO, A. E., u. A. CURY: Deficiencias vitaminicas de cogumelos patogenicos. Mycopathologia (Den Haag) **5**, 65 (1950). — ARÊA LEÃO, A. E. DE and A. DA ROCHA FURTADO: The fungistatic activities of vitamin K on dermatophytes. Mycopathologia (Den Haag) **5**, 121 (1950). — ARGENZIANO, G., e G. D'ATRI: Sull'influenza della lecitina sullo sviluppo culturale di alcuni miceti delle tigne. Ann. ital. Derm. Sif. **6**, 58 (1951). — BACKUS, E. J.: The occurence and induction of mutations in the fungi. Trans. N.Y. Acad. Sci. **12**, 270 (1950). — BENEDEK, T.: Unilateral stimulation of microsporon audouini by a new species of bacillus. Mycologia **35**, 222 (1945). — BENTLEY, M. L.: Enzymes of pathogenic fungi. J. gen. Microbiol. **8**, 365 (1953). — BERDE, K. v.: Das Verhalten von Fadenpilzkolonien unter der Wirkung des Lichtes. Arch. Derm. Syph. (Berl.) **158**, 35 (1929). — BERESTON, E. S.: The vitamin, amino acid and growth requirements of the genus microsporum. J. invest. Derm. **20**, 461 (1953). — BERESTON, E. S., and H. M. CROSSWHITE: Comparative spectroscopy of fluorescent hairs. Studies of T. schönleini, M. canis and M. audouini. Arch. Derm. Syph. (Chicago) **71**, 511 (1955). — BILTRIS, R.: Sur la variabilité des caractères de l'espèce chez les dermatophytes. Ann. Inst. Pasteur **43**, 281 (1929). — BLANK, F.: The chemical composition of the walls of dermatophytes. Biochem. biophys. Acta **10**, 110 (1953). — Favus of mice. Canad. J. Microbiol. **3**, 885 (1957). — BLUMENTHAL, F., u. A. v. MALLINCKRODT-HAUPT: Zur Biologie der Hautpilze. I. Mitt. Arch. Derm. Syph. (Berl.) **144**, 458 (1923). — BLUMENTHAL, H. J., and S. ROSEMAN: Quantitative estimation of chitin in fungi. J. Bact. **74**, 222 (1957). — BOCOBO, F. C., and R. W. BENHAM: Pigment production in the differentiation of trichophyton mentagrophytes and trichophyton rubrum. Mycologia **41**, 291 (1949). — BODIN, E., et M. CORMIER: Influence du pH du milieu sur la culture d'un dermatophyte (Achorion gypseum). Bull. Soc. franç. Dermat. 462 (1929). — BUCHNIČEK, J.: The influence of chloromycetin on the respiration of trichophyton gypseum. Čsl. Derm. **31**, 311 (1956). — BURACK, A. M., and S. G. KNIGHT: Observations on submerged growth and deamination of amino acids by dermatophytes. J. invest. Derm. **30**, 197 (1958). — BURDON, K. L.: Fatty material in bacteria and fungi revealed by obtaining dried, fixed slide preparations. J. Bact. 52, 665 (1946). — BURKHOLDER, P. R., and D. MOYER: Vitamin deficiencies of fifty yeasts and molds. Bull. Torrey bot. Club 70, 372 (1943). — CANIZARES, O., and H. SHATIN: Studies of dermatophytes in culture media containing 2,3,5-triphenyltetrazolium-chloride. J. invest. Derm. 17, 323 (1951). — CATANEI, A.: Cultures de Achorion schoenleini et des trichophytons sur milieux artificiels en présence de microbes et des produits microbiens ou sanguins. Arch. Inst. Pasteur Algér. 7, 184 (1929). — CERUTTI, P.: Conzentrazione idrogenionica e sviluppo degli ifomiceti patogeni. Ricerche sperimentali e cliniche. Pathologica 25, 32 (1933). — Pleomorfismo e colore delle colture ifomicetiche in rapporto alla conzentrazione idrogenionica del terreno culturale. Boll. Sez. region. Soc. ital. Derm. 3, 218 (1934). — Variazioni della concentrazione idrogenionica dei terreni culturali in rapporto allo sviluppo degli ifomiceti patogeni ed alla loro attività fermentativa. Boll. Sez. region. Soc. ital. Derm. 3, 241 (1934). — CERUTTI, P., e M. VERZOLA: Ulteriori ricerche sulle variazioni della concentrazione idrogenionica dei terreni culturali in rapporto allo sviluppo degli ifomiceti patogeni ed alla loro attività fermentativa. G. ital. Derm. Sif. 77, 37 (1936). — CHATTAWAY, F. W., and A. J. E. BARLOW: The fluorescent materials produced in vivo by certain dermatophytes. J. gen. Microbiol. 11, 506 (1954). — Fluorescent substances produced by dermatophytes. Nature (Lond.) 181, 281 (1958). — CHATTAWAY, F. W., C. C. THOMPSON and A. J. E. BARLOW: Enzymes of microsporon canis. Biochim. biophys. Acta 14, 583 (1954). — CHIN, B., and S. G. KNIGHT: Growth of trichophyton mentagrophytes and trichophyton rubrum in increased carbon dioxide tensions. J. gen. Microbiol. 16, 642 (1957). — COLL: Zit. nach V. M. CUTTER, The cytology of the fungi. Ann. Rev. Microbiol. 5, 17 (1951). — CONANT, N. F.: Studies in genus microsporum, cultural studies. Arch. Derm. Syph. (Chicago) 33, 663 (1936). — COUDERT, J., et M. PRUNIERAS: Note sur la présence d'une antityrosinase chez certains dermatophytes. Bull. mens. Soc. Clinn. Lyon 25, 125 (1956). — CRUICKSHANK, C. N. D., and M. D. TROTTER: Separation of epidermis from dermis by filtrates of Trichophyton mentagrophytes. Nature (Lond.) 177, 1085 (1956). — DAVIDSON, A. M., and P. H. GREGORY: Note on an investigation into the fluorescence of hairs infected by certain fungi. Canad. J. Res. E 7, 378 (1932). — DROUHET, E.: Recherches sur la nutrition des dermatophytes des acides aminés sur la croissance et la morphogenèse. Ann. Inst. Pasteur 82, 1 (1952[2]). — Recherches sur la nutrition des dermatophytes. II. Action des acides aminés sur la croissance et la morphologie. Ann. Inst. Pasteur 82, 348 (1952[1]). — III. L'histidine, facteur de croissance des trichophyton du groupe rosaceum. Ann. Inst. Pasteur 85, 791 (1953). — DROUHET, E., et F. MARIAT: I. Etudes des besoins vitaminiques. Ann. Inst. Pasteur 82, 337 (1952). — EMMONS, C. W., and A. HOLLAENDER: Relation of ultraviolet induced mutations to speciation in dermatophytes. Arch. Derm. Syph. (Chicago) 52, 257 (1945). — ENGLISH, M. P., and N. H. BARNARD: The effect of trace metal deficiency on some trichophyton strains. Trans. Brit. mycol. Soc. 38, 78 (1955). — FALCHI, G.: Ricerche sull'azione di stimoli e chimici nei riguardi di certi miceti. Boll. Soc. med.-chir. Pavia 44, 235 (1930). — FELSHER, Z.: Observations on the fluorescent material in hairs infected by microsporon in tinea capitis. J. invest. Derm. 12, 139 (1949). — FOSTER, J. W.: Chemical activities of fungi. New York: Academic Press Inc. Publ. 1949. — GALE, G. R.: The inhibition of respiration of certain dermatophytes by $\beta$-propiolactone. J. invest. Derm. 22, 1 (1954). — GEORG, L. K.: Conversion of tryptophan to nicotinic acid by trichophyton equinum. Proc. Soc. exp. Biol. (N.Y.) 72, 653 (1949). — The nutritional requirements of the faviform trichophytons. Ann. N.Y. Acad. Sci. 50, 1315 (1950[1]). — The relation of nutrition to the growth and morphology of trichophyton faviforme. Mycologia 42, 683 (1950[2]). — The relation of nutrition to the growth and morphology of trichophyton violaceum. I. The vitamin and amino acid requirements of T. violaceum. Mycologia 43, 297 (1951). — Culturel and nutritional studies of trichophyton gallinae and trichophyton mégnini. Mycologia 44, 470 (1952). — GEORG, L. K., W. KAPLAN and L. B. CAMP: Trichophyton equinum — A re-evaluation of its taxonomic status. J. invest. Derm. 29, 27 (1957). — GEORG, L. K., and E. H. MAECHLING: Trichophyton mentagrophytes (var. nodular) a mutant with brilliant orange red pigment isolated in nine cases of ringworm of the skin and nails. J. invest. Derm. 13, 339 (1949). — GIBLETT, E. R., and B. S. HENRY: Physiological studies on the genus microsporum. J. invest. Derm. 14, 377 (1950). — GODDARD, D. R.: Phases of the metabolism of trichophyton interdigitale Priestley. J. infect. Dis. 54, 149 (1934). — GÖTZ, H.: Untersuchungen über die pathogenetischen Faktoren und die Behandlung der Nagelpilzkrankheit. Arch. Derm. Syph. (Berl.) 195, 598 (1953). — Der Einfluß des Pilzwachstums auf die Wasserstoffionenkonzentration des Nährbodens. Arch. klin. exp. Derm. 211, 328 (1960). — GÖTZ, H., u. E. ARONIS: Der Einfluß von Spurenelementen auf das Wachstum des Mikrosporum gypseum und des Trichophyton mentagrophytes. Hautarzt H. 3, (1962). — GÖTZ, H., u. G. PASCHER: Über die chemische Zusammensetzung des Trichophyton mentagrophytes var. granulosum, T. schönleinii und T. rubrum im Vergleich zu Schimmelpilzen (Penicillium, Cladosporium herbarum und Fusarium). Dermatologica 124, 31 (1962). — GOLDFARB, N. J., and F. HERRMANN: A study of pH changes by molds in culture media. J. invest. Derm. 27,

193 (1956). — Gomez-Vega, P.: Effect of irradiation and irradiation plus sensitization on yeastlike fungi and related organisms. Arch. Derm. Syph. (Chicago) 34, 961 (1936). — Gordon, M. A.: The occurrence of the dermatophyte, microsporum gypseum, as a saprophyte in soil. J. invest. Derm. 20, 201 (1953). — Greenbaum, S. S.: On the biologic properties of pathogenic molds. J. infect. Dis. 31, 26 (1922). — Grigoraki, L., et R. David: Caractères biochemiques des champignons des teignes. C. R. Soc. Biol. (Paris) 128, 889 (1938). — Complément à l'étude des caractères bio-chimiques de Trichophyton crateriforme et Achorion violaceum. C. R. Soc. Biol. (Paris) 129, 647 (1938). — Caractères bio-chimiques de Microsporum canis (Bodin 1897, Grigoraki et Guiart, emend 1928). C. R. Soc. Biol. (Paris) 130, 203 (1939). — Caractères bio-chimiques d'Endodermophyton indicum (Castellani 1911). C.R. Soc. Biol. (Paris) 131, 594 (1939). — Caractères bio-chimiques de Trichophyton lacticolor (Sabouraud 1910). C. R. Soc. Biol. (Paris) 131, 767 (1939). — Caractères bio-chimiques de Microsporum gypseum (Bodin 1907). C. R. Soc. Biol. (Paris) 132, 448 (1939). — Caractères bio-chimiques de Microsporum fulvum (Uriburu 1907). C. R. Soc. Biol. (Paris) 132, 450 (1939). — Grunberg, E., and E. Titsworth: The effect of animal and plant peptons on the development of the pigment of Trichophyton purpureum. J. invest. Derm. 20, 197 (1953). — Hare, P. J.: Amino-acid composition of eight dermatophyte fungi. Lancet 1953 II, 1238. — Hazen, E.: Nutrition in M. audouini. Mycologia 43, 284 (1951). — Hopkins, J. G., and K. Iwamoto: Fermentation reactions of the ringworm fungi. Arch. Derm. Syph. (Chicago) 8, 619, 838 (1923). — Hruszek, H.: Über den Einfluß der Nährbodenmenge, des Lichtes und der verimpften Keimzahl auf das Wachstum von Pilzen. Derm. Z. 70, 197 (1934[1]). — Hormonale Beeinflussung des Wachstums der Hautpilze (sowie der Schimmelpilze und der Hefe). Derm. Wschr. 99, 1184 (1934[2]). — Methode zum Studium des Tiefenwachstums der Pilze nebst Bemerkungen zum Problem der Dermotropie der Hyphomyzeten. Arch. Derm. Syph. (Berl.) 170, 425 (1934). — Recherches sur la cause et la nature de la dégénérescence duveteuse des champignons des teignes. Ann. Parasit. hum. comp. 13, 165 (1935). — Weitere Beobachtungen über das Tiefenwachstum der Dermatophyten und anderer Erreger. Arch. Derm. Syph. (Berl.) 171, 372 (1935). — Mutationserscheinungen des Trichophyton gypseum persicolor auf hormonhaltigen (Insulin)-Nährböden. Derm. Wschr. 104, 689 (1937). — Ito, K., and K. Kirita: Experimental studies on biological behaviors of pathogenic fungi against various remedies. II. On the growth of pathogenic fungi in the presence of vitamin $K_3$—Ca. Bull. Pharm. Res. Inst. (Osaka) 5, 28 (1953). — Jacobs, P. H., and A. L. Lorincz: The effect of gelatin and collagenous tissue on dermatophyte growth. J. invest. Derm. 28, 47 (1957). — Jahnke, G.: Experimentelle Studien über den Einfluß von Hormonen auf das Wachstum pathogener Pilze. Mykosen 2, 7 (1958). — Johnson, St. A. M., and N. Y. Grimm: The amino acid requirements of microsporum fulvum. J. invest. Derm. 17, 305 (1951). — Johnson, St. A. M., and J. L. Tuura: Glyceryl triacetate (Triacetin) as a fungicide. Arch. Derm. Syph. (Chicago) 74, 73 (1956). — Kaden, R.: Der Einfluß von B-Vitaminen und Organextrakten auf Trichophyton interdigitale und Candida albicans. Arch. Derm. Syph. (Berl.) 197, 528 (1954). — Vitamine und Pilzwachstum. Arch. Derm. Syph. (Berl.) 200, 356 (1955). — Kadisch, E.: Über die Bedeutung der Nährbodenalkalität in der Mykologie. Derm. Z. 55, 385 (1929). — Über den Einfluß der Züchtungstemperatur auf das Angehen und die Größe der Kolonien pathogener Hautpilze. Derm. Z. 56, 406 (1929[1]). — Beiträge zur Lehre von den Dermatomykosen. II. Über den Verbleib intracardial infizierten Pilzmaterials beim Meerschweinchen. Arch. Derm. Syph. (Berl.) 158, 349 (1929). — IV. Kaltblüterversuche mit Achorion gypseum. Arch. Derm. Syph. (Berl.) 161, 529 (1930[1]). — Das Sauerstoffbedürfnis der pathogenen Hautkeime und seine Bedeutung für den Dermatotropismus. Arch. Derm. Syph. (Berl.) 162, 462 (1930[2]). — Der Einfluß von Temperatur und Sauerstoff auf die Lokalisation der Infektionen. Wägende Untersuchungen an Fadenpilzen. Arch. Derm. Syph. (Berl.) 168, 438 (1933). — Kadisch, E., u. A. Loewy: Über den Verlauf der Infektion mit Achorion gypseum im Höhenklima. Ein Beitrag zur Frage des Sauerstoffbedürfnisses der Fadenpilze. Arch. Derm. Syph. (Berl.) 163, 149 (1931). — Kalogeropoulos, A. K.: Untersuchungen über den Einfluß der Vitamine auf das Wachstum des Epidermophyton floccosum (griech.). Akadimaïki Iatriki (Athen) 2, 33 (1959). — Kaškin, P., u. M. Petrov: Zur Biologie der Dermatomyzeten. Mikrobiol. Ž. (Kiev) 11, 183 (1930). Ref. Zbl. Haut- u. Geschl.-Kr. 38, 367 (1931). — Zur Biologie der Dermatomyzeten. Trudy 3. vses. S-ezda Bórb vener. Bol. 267 u. 282 (1932). Ref. Zbl. Haut- u. Geschl.-Kr. 47, 330 (1934). — Kitamura, T.: Nutritional physiology of dermatophyte. Report XI. Niacin requirement and biosynthesis of dermatophyte. Jap. J. Derm. 65, 273 (1955). — Knight, S. G.: The mechanism of triglyceride therapy in dermatomycoses. J. invest. Derm. 28, 363 (1957). — Korn, E. D., and D. H. Northcote: Physical and chemical properties of polysaccharides and glycoproteins of the yeast-cell wall. Biochem. J. 75, 12 (1960). — Leise, J. M., and L. H. James: Isolation of dermatophytes. A new procedure for use in the presence of saprophytic fungi, especially in mixed cultures and from leather. Arch. Derm. Syph. (Chicago) 53, 481 (1946). — Levit, F.: Fluorescent material in scales, nails and hair. Arch.

Derm. Syph. (Chicago) **79**, 96 (1959). — Lewis, G. M., and M. E. Hopper: Pigment production by fungi. I. Nutritive requirements. Arch. Derm. Syph. (Chicago) **44**, 453 (1941). — Linde-mann, B., u. D. Janke: Strahleninduzierte Mutation am Fadenpilz Hemispora stellata. Strahlentherapie **90**, 613 (1953). — Loewenthal, K.: Effect of roentgen rays on Microsporum canis. Arch. Derm. Syph. (Chicago) **63**, 750 (1951). — Effect of roentgen rays on microsporum audouini. Arch. Derm. Syph. (Chicago) **67**, 191 (1953). — Mackinnon, J. E., and R. J. Artagaveytia-Allende: Vitamin deficiencies of seven strains of ectothrix, large-spored trichophytons isolated from man and cattle. J. Bact. **56**, 91 (1948). — Majewski, C.: Observations on the stimulation and inhibition of growth of morbigenous fungi: achorion schoenleinii and trichophyton granulosum by the vitamins PP, $B_6$, C, $D_2$, $D_3$, A, K. Pol. Tyg. lek. **7**, 1385 (1952). — Mallinckrodt-Haupt, A. v.: Das Fettspaltungsvermögen der lebenden Pilzkultur. Zbl. Bakt., I. Abt. Orig. **103**, 73 (1927). — Die Protease der pathogenen Hautpilze. Arch. Derm. Syph. (Berl.) **154**, 493 (1928). — pH-Messungen bei Pilzkulturen. Derm. Z. **55**, 374 (1929). — Der Wert der pH-Messung bei Pilzkulturen. Zbl. Bakt., I. Abt. Orig. **125**, 368 (1932). — Der Stoffwechsel der pathogenen Hautpilze und sein Zusammenhang mit der Pathogenese der Mykosen. Mit experimentellen Beiträgen. Z. Parasitenk. **5**, 217 (1933). — Oberflächen- und Tiefenwachstum in der Kultur. Zbl. Bakt. I. Abt. Orig. **144**, 79 (1939). — Einfluß von Vitaminen auf die Pilzkulturen. Mycopathologia (Den Haag) **4**, 394 (1949). — Mallinckrodt-Haupt, A. v., u. C. Carrié: Die Pilzfluoreszenz in vitro. Arch. Derm. Syph. (Berl.) **169**, 519 (1934). — Manca Pastorino, V.: Terreni vitaminati e sviluppo di determinati miceti. Boll. Ist. sieroter. milan. **11**, 425 (1932). — McNall, E. G.: Biochemical studies of the metabolism of griseofulvin. Arch. Derm. Syph. (Chicago) **81**, 657, 660 (1960). — Melton, F. M.: The effect of various substances on the oxygen uptake of microsporum canis grown in submerged culture. J. invest. Derm. **17**, 27 (1951). — Merkel, M.: Investigations on the chemical structure of the genus achorion. II. Chemical structure of achorion quincke-anum. Bull. Acad. pol. Sci. **7**, 501 (1959). — Mier, P. D.: Pigments in trichophyton rubrum. Nature (Lond.) **179**, 1084 (1957). — Miguens, M. P.: Contribucion al estudio de la biologia de los dermatofitos el auxanograma de nitrogeno. Arch. Inst. Farmacol. exp. (Madr.) **8**, 34 (1956). — Miura, Y., u. K. Taguchi: Über die antimykotische Wirkung des Vitamin K. I. Mitt. In vitro-Untersuchungen über fungistatische und fungizide Fähigkeit der Vitamin K-Substanzen. Jap. J. Derm. **65**, 334 (1955). — Mosher, W. A., D. H. Saunders, L. B. Kingery and R. J. Williams: Nutritional requirements of the pathogenic mold trichophyton interdigitale. Plant Physiol. **11**, 795 (1936). — Nékám, L.: Über den quantitativen Ferment-gehalt der parasitären und hautpathogenen Pilze. Z. Parasitenk. **8**, 121 (1935). — Nékám, L. K., et P. Polgar: L'action des vitamines et des hormones (particulièrement de la vit-amine K) sur la croissance des bacteries et des champignons pathogéniques. Acta derm.-venereol. (Stockh.) **30**, 200 (1950). — Nickerson, W. J.: Physiological bases of morpho-genesis in animal disease fungi. Trans. N.Y. Acad. Sci. **13**, 140 (1951). — Nickerson, W. J., and J. B. Chadwick: On the respiration of dermatophytes. Arch. Biochem. **10**, 81 (1946). — Niizawa, S.: Der Einfluß von „Vitamin C" auf die Pilzentwicklung. Jap. J. Derm. **41**, 182 (1937). — Nilzén, Å., and H. Paldrock: On the histaminolytic activity of fungi. Acta derm.-venereol. (Stockh.) **30**, 348 (1950). — Oláh, D.: Einfluß der Temperatur und der Nähr-bodenfeuchtigkeit auf die makroskopische Form der Pilzkolonie. Derm. Wschr. **1937I**, 185. — Ottenstein, B.: Über ein cholesterinspaltendes Ferment in den Dermatophyten. Verh. 9. Internat. Kongr. Dermat. **2**, 648 (1936). — Ovcharov, K.: On the ferment of pathogenic fungi causing the splitting off of urea from protein. C. R. Acad. Sci. URSS. **20**, 377 (1938). — Oyama, T.: Vitamin B und Dermatomyzeten. I. Mitt. Einfluß des B-Vitamins auf die Dermatomyzeten. Nagasaki Igakhai Zasshi **15**, 2601 mit dtsch. Zus.fass. (1937). — Page, R. M.: Observations on keratin digestion by microsporum gypseum. Mycologia **42**, 591 (1950). — Paldrok, H.: The effect of temperature on the growth and development of dermato-phytes. Acta derm.-venereol. (Stockh.) **35**, 1 (1955). — Peck, S. M., and H. Rosenfeld: The effects of hydrogen ion concentration, fatty acids and vitamin C on the growth of fungi. J. invest. Derm. **1**, 237 (1938). — Pinetti, P.: Ricerche sull'influenza esercitata in vitro dall'acido nicotinico sullo sviluppo di alcuni dermatomicetici. G. ital. Derm. Sif. **83**, 329 (1942). — Studi sulla pigmentogenesi del trichophyton violaceum, nota IIa, estrazione e puri-ficazione del pigmento. Rass. med. Sarda **8**, 1 (1949). — Influenze inhibitrici esercitate da alcuni dermatofiti sulla reazione tirosina-tirosinasi. Atti Soc. ital. Derm. Sif. **30**, Suppl. 12, 6 (1955). — Pinetti, P., e C. Spada: L'attività proteolytica di trichophyton violaceum ed il suo comportamento in rapporto con la variabilità del micete sui terreni artificiali di cultura. Boll. Soc. ital. Biol. sper. **31**, 1031 (1955). — Polemann, G.: Zur Methodik der Respirations-untersuchungen bei Mikrosporon gypseum mittels der Warburg-Apparatur. Arch. klin. exp. Derm. **204**, 70 (1957). — Polemann, G., u. N. Jansen: Untersuchungen zur Phosphatase-aktivität bei Mikrosporon gypseum. Mykosen **1**, 63 (1957). — Prince, H. N.: Quantitative estimation of chitin in trichophyton mentagrophytes and the in vitro effect of chitinase. J. invest. Derm. **35**, 1 (1960). — Raubitschek, F.: Nutritional requirements of dermatophytes in continuous shake culture. J. invest. Derm. 25, 83 (1955). — Reiss, F.: The effect of hormones on the growth of trichophyton purpureum and trichophyton gypseum. The effect of sexhormones on experimental trichophyton purpureum infection in rabbits. J. invest. Derm. 8, 245 (1947). — Steroid hormones. Their fungistatic and genestatic effect on pathogenic fungi. Arch. Derm. Syph. (Chicago) 59, 405 (1949). — Rivalier, E., et S. Boutelier: Zit. nach R. Bodin, Influence du pH sur la culture d'un dermatophyte (achorion gypseum). Bull. Soc. franç. Derm. Syph. 36, 462 (1929). — Robbins, W. J.: Growth requirements of dermatophytes. Ann. N.Y. Acad. Sci. 50, 1357 (1950). — Robbins, W. J., and R. Ma: Growth factors for trichophyton mentagrophytes. Amer. J. Bot. 32, 509 (1945). — Robbins, W. J., J. E. Mackinnon and R. Ma: Vitamin deficiencies of trichophyton discoides. Bull. Torrey bot. Club 69, 509 (1942). — Robbins, W. J., and I. McVeigh: Effect of hydroxyproline on trichophyton mentagrophytes and other fungi. Amer. J. Bot. 33, 638 (1946). — Robinson, H. M., F. H. J. Figge and E. S. Bereston: Inhibition of tyrosin-tyrosinase reaction by microsporum audouini. Preliminary report. Arch. Derm. Syph. (Chicago) 58, 428 (1953). — Fluorescence of microsporum audonini-infected hair. I. Chemical and spectroscopic studies. Arch. Derm. Syph. (Chicago) 68, 129 (1953). — Roth, H. L., and R. K. Winkelmann: Histochemical technic for macroscopic study of fungi. J. invest. Derm. 35, 353 (1960). — Rothman, St.: Diskussionsbemerkung zur Arbeit St. A. M. Johnson u. N. Y. Grimm. J. invest. Derm. 17, 309 (1951). — Rzucidlo, L., A. Stachow, A. Nowakowska and J. Kubica: Chemical and biological properties of cell walls of candida krusei, trichophyton gypseum and penicillium notatum. Bull. Acad. pol. Sci. 6, 15 (1958). — Schopfer, W. H.: Les vitamins, facteurs de croissance pour les microorganismes. Schweiz. Z. allg. Path. 7, 314 (1944). — Schopfer, W. H., u. S. Blumer: Zur Wirkstoffphysiologie von Trichophyton album Sab. Schweiz. bot. Ges. 53, 409 (1943). — Scolari, E.: Considerazioni ed esperienza sull'importanza del pH dei terreni di coltura. Contributo allo studio della biologia dei dermatofiti. G. ital. Derm. Sif. 72, 323 (1931). — Silva, M., and R. W. Benham: Nutritional studies of the dermatophytes with special reference to trichophyton megnini Blanchard 1896 and trichophyton gallinae (Megnin 1881) comb. nov. J. invest. Derm. 18, 453 (1952). — Steigleder, G.-K., u. K.-H. Röttcher: Die Fähigkeit der Hautoberfläche zur Esterspaltung und Esterbildung. II. Mitt. Über Pilze, Hefen und Bakterien als Träger von Esterasen. Arch. klin. exp. Derm. 209, 293 (1959). — Steinberg, R. A.: Effect of trace elements on growth of aspergillus niger with amino acids. J. agric. Res. 64, 455 (1942). — Sullivan, M., E. S. Bereston and J. L. Wood: Study of nutritional requirements of trichophyton tonsurans. Arch. Derm. Syph. (Chicago) 70, 84 (1954). — Suzuki, Y.: The content of water and chitin in dermatophytes and in some other eumycetes. Jap. J. Derm. 66, 608 (1956). — Swartz, H. E., and L. K. Georg: The nutrition of trichophyton tonsurans. Mycologia 47, 475 (1955). — Szulmajster, E.: Über den Einfluß der Temperatur auf die Entwicklung der haarpathogenen Pilze. Przegl. Derm. Wener. 25, 442 (1930). [Polnisch.] — Takahashi, Sh.: Biologische Studien über die Trichophyten. Jap. J. Derm. 29, 134 (1929). — Tarbet, J. E., M. Oura and Th. H. Sternberg: Microassay of antifungal properties of steroid hormones and other compounds. Mycologia 45, 627 (1953). — Tate, P.: On the enzymes of certain dermatophytes, or ringworm fungi. Parasitology 21, 31 (1929[1]). — The dermatophytes or ringworm fungi. Biol. Rev. 4, 41 (1929[2]). — Thompson, K. W.: Report of the conference on dermatophytosis, Division of Med. Sciences. Nat. Res. Council, Nov. 8, 1943, p. 13. — Tickner, A. in: Pigments of trichophyton rubrum. Fungous diseases and their treatment. London: Butterworth & Co. 1958. — Truffi, G., e G. Benetazzo: Sviluppo di ifomiceti in rapporto alla concentrazione idrogenionica. Boll. Sez. region. Soz. ital. Derm. 3, 238 (1934). — Tsugami, H.: Nutritional physiology of dermatophyte. Report 9. Vitamin B6. Requirement and biosynthesis of dermatophyte. Jap. J. Derm. 65, 234 (1955). — Ullrich, J. H., and T. B. Fitzpatrick: Reversible inhibition of microsporon audouini with neopyrithiamin. Proc. Soc. exp. Biol. (N.Y.) 26, 346 (1951). — Vámos, L.: Der Einfluß verschiedener chemischer Substanzen auf das Wachstum der eitererregenden Bakterien und Pilze. Derm. Z. 63, 340 (1932[1]). — Pilze und Wasserstoffionenkonzentration. Derm. Z. 63, 345 (1932). — Über Pilzfermente. Ref. Zbl. Haut- u. Geschl.-Kr. 44, 613 (1933). — Über Sauerstoffbedarf der Pilze. Zbl. Bakt., I. Abt. Orig. 136, 76 (1936[1]). — Über die Pilzfermente. Eiweiß- und kohlehydratspaltende Enzyme. Zbl. Bakt., I. Abt. Orig. 136, 80 (1936[2]). — Vanbreuseghem, R.: Technique de Filatov et culture de dermatophytes. Ann. Parasit. hum. comp. 24, 555 (1949). — Keratin digestion by dermatophytes: a specific diagnostic method. Mycologia 44, 176 (1952). — Vanbreuseghem, R., and M. van Brussel: La terre, facteur de mutation d'un dermatophyte: Langeronia soudanensis (Joyeux 1912, Vanbreuseghem 1950). Ann. Soc. belge Méd. trop. 32, 79 (1952). — Versari, A.: Il ricambio del trichophyton violaceum. G. ital. Derm. Sif. 72, 795 (1937). — Ricerche sul ricambio dell'achorion schönleinii. Arch. ital. Med. sper. 2, 121 (1938). — Vilanova, X., et M. Casanovas: Sur l'influence de certains facteurs vitaminiques dans le dévélopment „in vitro" de quelques dermatophytes. Ann. Derm. Syph. (Paris) 79, 25 (1952). — Volta, W.: Die antimykotische

Wirkung des Vitamins K₅ in vitro. Z. Haut- u. Geschl.-Kr. 14, 137 (1953). — Walker, J.: Variation in microsporum canis and microsporum audouini. Brit. J. Derm. 62, 395 (1950). — Weisz, E.: Über das Verhalten der Pilze bei verschiedenen Temperaturen. Arch. Derm. Syph. (Berl.) 162, 260 (1930). — Werle, E.: Über das Vorkommen von Diaminoxydase und Histidindekarboxylase in Mikroorganismen. Biochem. Z. 309, 61 (1941). — Wheeler, C. E., W. H. Cabaniss and E. P. Cawley: The germination of the fuseaux of microsporum fulvum. J. invest. Derm. 30, 27 (1958). — Williams, J. W.: The possible importance of mediums causing surface and subsurface growth of pathogenic fungi to the diagnosis and treatment of disease. J. Lab. clin. Med. 22, 268 (1936). — Subsurface growth of pathogenic fungi on peptone, hair, pig skin and cysteine-cystine mediums. Arch. Derm. Syph. (Chicago) 36, 581 (1937). — Effects of surface tension and osmotic pressure on the gross morphology of certain pathogenic fungi. J. Bact. 35, 409 (1938¹). — Difference in growth of pathogenic fungi with variation of medium and oxygen tension. J. Lab. clin. Med. 24, 39 (1938²). — Williams, R. J., and J. M. Honn: Role of „nutrilites" in the nutrition of molds and other fungi. Plant. Physiol. 7, 629 (1932). — Wirth, J. C., P. J. O'Brien, F. L. Schmitt and A. Sohler: The isolation in crystalline form of two of the pigments of trichophyton rubrum. J. invest. Derm. 29, 47 (1957). — Wolf, F. T.: Chemical nature of the fluorescent pigment produced in microsporum-infected hair. Nature (Lond.) 180, 860 (1957). — Zamiechowska-Miazgowa, J.: Chemical and antigen structure of trichophyton sulphureum. Bull. Acad. pol. Sci. 7, 445 (1959). — Zussman, R. A.: Pigment forming mechanism of trichophyton rubrum. Master's thesis, Univ. Illinois Graduate School, Chicago, 1959. — Zussman, R. A., I. Lyon and E. E. Vicher: Melanoid pigment production in a strain of trichophyton rubrum. J. Bact. 80, 708 (1960).

### B, II. Mikroskopischer Nachweis im Keratin

Achten, G.: The use of detergents for direct mycologic examination. J. invest. Derm. 26, 389 (1956). — Ajello, L.: The nature of the so-called macroconidia observed on microsporum-infected hairs. J. invest. Derm. 16, 3 (1951). — Alkiewicz, J., u. W. Górny: Über eine vereinfachte Färbungsmethode zur Darstellung von Fadenpilzen in Schuppen und Haaren in der ambulanten Praxis. Derm. Wschr. 1935 II, 1034. — Appel, B., and H. B. Ansell: Large spores (macroconidia, fuseaux) of microsporum canis in vivo. Report of two cases. Arch. Derm. Syph. (Chicago) 59, 168 (1949). — Bauer, H.: Mikroskopisch-chemischer Nachweis von Glykogen und einigen anderen Polysacchariden. Z. mikr.-anat. Forsch. 33, 143 (1933). — Becker, S. W., and E. B. Ritchie: The rôle of yeasts in the production of superficial dermatitis. Arch. Derm. Syph. (Chicago) 22, 790 (1930). — Benedek, T.: On the nature of the so-called „macroconidia" observed on microsporum infected hairs „in vivo". Mycopathologia (Den Haag) 6, 108 (1951). — Berberian, D. A.: A method of staining hair and epithelial scales. Arch. Derm. Syph. (Chicago) 36, 1171 (1937). — Bocobo, F. C., and A. C. Curtis: Studies on fungi encountered in the atmosphere. I. The presence of fungus spores and of pollens in the KOH preparations. J. invest. Derm. 23, 479 (1954). — Bottger, C. W.: Über Wandlungen in der Pilzflora und die Häufigkeit der Infektionen mit Trichophyton rubrum. Dermatologica (Basel) 109, 233 (1954). — Bottger, C. W.: Remarques sur la technique et la valeur de la coloration de Hotchkiss-MacManus en mycologie medicale. Ann. de Parasitol. 29, 289 (1954). — Bruhns, C., u. A. Alexander: In Jadassohns Handbuch der Haut- und Geschlechtskrankheiten, Bd. XI, S. 89. Springer 1928. — Catanei, A.: Remarques sur des particularités de la morphologie du cheveu favique. Arch. Inst. Pasteur Algér. 14, 15 (1936). — Chermsirivathana, S.: A rapid method of staining for fungus and monilial infection. J. invest. Derm. 19, 7 (1952). — Cohen, M. M.: A simple procedure for staining tinea versicolor (M. furfur) with fountain pen ink. J. invest. Derm. 22, 9 (1954). — Cornbleet, Th.: A reagent for demonstrating fungi in skin scrapings and hair. J. Amer. med. Ass. 95, 1743 (1930). — Cornbleet, Th., H. C. Schorr and H. Popper: The mosaic fungus. A cholesterol intercellular artefact. Arch. Derm. Syph. (Chicago) 48, 282 (1943). — Cremer, G.: Untersuchungen über die Epidermophytie der Füße und Hände in Amsterdam. Arch. Derm. Syph. (Berl.) 169, 244 (1933). — Daniels, G.: Structures resembling fuseaux in a case of ringworm of the scalp due to microsporum canis Bodin and microsporum audouini Gruby. Brit. J. Derm. 65, 95 (1953). — Davidson, A. M., and P. H. Gregory: The so-called mosaic fungus as an intercellular deposit of cholesterol crystals. J. Amer. med. Ass. 105, 1262 (1935). — Delmotte, A., et J. P. Bernaerts: Note préliminaire sur l'éclaircissement des squames cutanées par le lauryl-sulfate ou le lauryl-sulfonate de sodium. Arch. belges Derm. 9, 98 (1953). — Dowding, E. S.: Further studies of the mosaic fungus. Arch. Derm. Syph. (Chicago) 66, 470 (1952). — Dowding, E. S., and H. Orr: Transformation of trichophyton gypseum into mosaic fungus. Arch. Derm. Syph. (Chicago) 33, 865 (1936). — Enderlin, K.: Vergleichende Untersuchungen zur Technik des Pilznachweises bei Haut- und Nagelmykosen. Unter besonderer Berücksichtigung der Färbung mit Parkertinte. Dermatologica (Basel) 116, 234 (1958). — Fegeler, F., u. I. Knauer: Ein einfaches Verfahren zur Erleichterung des

Pilznachweises bei Trichophytien der Unterschenkel. Hautarzt 8, 326 (1957). — FELSHER, I. M., and I. EIRINBERG: Large spores (macroconidia, fuseaux) of microsporum audouini in vivo. Report of a case. Arch. Derm. Syph. (Chicago) 62, 431 (1950). — FISHER, A. A., A. G. FRANKS, M. WOLF and M. LEIDER: Concurrent infestation with a rare mite and infection with a common dermatophyte. Arch. Derm. Syph. (Chicago) 63, 336 (1951). — FLEGEL, H.: Fluoreszenzmikroskopischer Pilznachweis. Z. Haut- u. Geschl.-Kr. 17, 319 (1954). — GADRAT, J., A. BAZEX et A. DUPRÉ: La réaction d'Hotchkiss-McManus comme méthode courante de détection des mycoses en dermatologie. Bull. Soc. franç. Derm. Syph. 59, 375 (1952). — GETZ, K., S. D. SKILLERN and J. A. ULRICH: Studies on „mosaic fungus“. J. invest. Derm. 25, 29 (1955). — GÖTZ, H.: Über die Natur der Mosaikfungi. Arch. Derm. Syph. (Berl.) 187, 61 (1948). — Kunstprodukte im Kalilaugenpilzpräparat der Haut unter bes. Berücksichtigung der Mosaikfungi. Ärztl. Wschr. 1949, 307. — Neue Einblicke in das Wesen der Mosaikfungi-bildung. Arch. Derm. Syph. (Berl.) 188, 104 (1949). — Further studies of the mosaic fungus. Arch. Derm. Syph. (Chicago) 70, 119 (1954). — GORDON, M. A.: Rapid permanent staining and mounting of skin scrapings and hair. Arch. Derm. Syph. (Chicago) 63, 343 (1951). — GRANITS, J.: Modifizierte Perjodsäure-Schiff-Reagenz-Färbung zur Darstellung von Pilz-elementen in Hautschuppen. Derm. Wschr. 130, 1156 (1954). — GREENWOOD, A. M., and E. M. ROCKWOOD: The skin in diabetic patients. Arch. Derm. Syph. (Chicago) 21, 96 (1930). — GRIF, F., u. M. M. ITKIN: Zur Ätiologie der Dyshidrosen. Acta derm.-venereol. (Stockh.) 11, 508 (1930). — HAUFE, U., u. F. HAUFE: Nachweis von Pilzelementen in ungefärbten histologischen Präparaten durch das Phasenkontrastverfahren. Derm. Wschr. 138, 1217 (1958). — HIRT, A.: Die Lumineszenzmikroskopie und ihre Bedeutung für die medizinische Forschung. Zeiss-Nachr. 3, 82 (1939). — HOFFMANN, E.: Einfache Dauerfärbung von Haut-pilzen und Mikroorganismen mit Azureosinglyzerin. Klin. Wschr. 1938II, 1622. — HOTCH-KISS, R. D.: Microchemical reaction resulting in the staining of polysaccharide structures in fixed tissue preparations. Arch. Biochem. 16, 131 (1948). — HUBER, W. M., and S. M. CAPLIN: Simple plastic mount for permanent preservation of fungi and small arthropodes. Arch. Derm. Syph. (Chicago) 56, 763 (1947). — JANKE, D.: Zum fluoreszenzmikroskopischen Nachweis von Pilzen in der menschlichen Hornschicht. Klin. Wschr. 1951, 326. — KLIGMAN, A. M.: Appli-cation of potassium hydroxide to the skin as an aid in the direct examination of scales for fungi. Arch. Derm. Syph. (Chicago) 63, 252 (1951). — KLIGMAN, A. M., and H. MESCON: The periodic-acid-Schiff stain for the demonstration of fungi in animal tissue. J. Bact. 60, 415 (1950). — KLIGMAN, A. M., D. M. PILLSBURY and H. MESCON: Improved technic for diagnosing ringworm infections and moniliasis. J. Amer. med. Ass. 146, 1563 (1951). — LANGERON, M.: Précis de microscopie. Paris: Masson & Cie. 1925. — LOFGREN, R. C., and E. E. BATTS: Newer staining technique for ringworm diagnosis. Preliminary report. Stanf. med. Bull. 10, 96 (1952). — MACKEE, G. M., and G. M. LEWIS: Keratolysis exfoliativa and the mosaic fungus. Arch. Derm. Syph. (Chicago) 23, 445 (1931). — MANDEL, E. H., E. MUSKATBLIT, A. G. FRANKS and F. HERRMANN: A new clearing method permitting the same specimen to be examined microscopically for pathogenic fungi and directly inoculated into culture media. J. invest. Derm. 18, 61 (1952). — MARCHIONINI, A., u. H. GÖTZ: Über Kopfpilzerkrankungen in Anatolien mit besonderer Berücksichtigung des Favus. Arch. Derm. Syph. (Berl.) 190, 75 (1950). — McMANUS, J. F. A.: Histological and histochemical use of periodic acid. Stain. Technol. 23, 99 (1948). — MILOCHEVITCH, S.: Diagnostic microscopique des teignes de la peau glabre. Ann. Parasit. hum. comp. 12, 408 (1934). — MUSKATBLIT, E.: Staining of fungi in scales and hairs. Method of staining with polychrome methylene blue. Arch. Derm. Syph. (Chicago) 59, 236 (1949). — MUSKATBLIT, E., C. L. TASCHDJIAN and A. G. FRANKS: Hotchkiss-McManus stain versus clearing in KOH in the diagnosis of superficial mycoses. Arch. Derm. Syph. (Chicago) 67, 507 (1953). — PAYNTER, H. S., and C. WHITE: Ringworm of the feet. J. Lab. clin. Med. 16, 380 (1931). — POLEMANN, G.: Zum Nachweis von Dermatophyten mittels Klebestreifens und Perjodsäure-Schiff-Reagenz-Färbung. Z. Haut- u. Geschl.-Kr. 23, 76 (1957). — PORTO, J. A.: The use of cellophane tape in the diagnosis of tinea versicolor. J. invest. Derm. 21, 229 (1953). — ROSENTHAL, ST. A., R. L. BAER, J. Z. LITT, H. ROGA-CHEFSKY and D. FURNARI: Studies on the dissemination of fungi from feet of subjects with and without fungous disease of the feet. J. invest. Derm. 26, 41 (1956). — ROZMAINSKY, I. V.: Au sujèt de la nature de micelle mosaique. Vestn. Derm. Vener. 9/10, 31 (1939). — SCHU-BERT, M.: Zur Färbung der Hautpilze. Derm. Wschr. 1937II, 1025. — SHARVILL, D.: The periodic-acid-Schiff stain in the diagnosis of dermatomycoses. Brit. J. Derm. 64, 329 (1952). — SILVA, M., B. M. KESTEN and R. W. BENHAM: Trichophyton rubrum infections: a clinical, mycologic and experimental study. J. invest. Derm. 25, 311 (1955). — STRAUSS, J. S., and A. KLIGMAN: An experimental study of tinea pedis and onychomycosis of the foot. Arch. Derm. Syph. (Chicago) 76, 70 (1957). — STUMPF, W.: Über saprophytäres Vorkommen von Hyphomyceten auf klinisch gesunder Haut unter besonderer Berücksichtigung der Mosaic fungi. Arch. Derm. Syph. (Berl.) 170, 449 (1934). — SWARTZ, J. H., and N. F. CONANT: Direct microscopic examination of the skin. A method for the determination of the presence of fungi. Arch. Derm. Syph. (Chicago) **33**, 291 (1936). — Swartz, J. H., u. M. H. Coolidge: Kontrastfärbung für Pilze in Hautschuppen, Nägeln und Haaren. Hautarzt **4**, 61 (1953). — Szodoray, L.: Pilzfärbung der Schuppen, mit besonderer Berücksichtigung der Berberianschen Methode. S.-B. Ungar. Dermat. Ges. 14./15. 2. 1938: Ref. Zbl. Haut- u. Geschl.-Kr. **63**, 102 (1940). — Taschdjian, C. L.: Fountain pen ink as an aid in mycologic technic. J. invest. Derm. **24**, 77 (1955). — Taschdjian, C. L., and E. Muskatblit: Method of staining fungi in cutaneous material after clearing with pottasium hydroxide. Arch. Derm. Syph. (Chicago) **68**, 579 (1953). — Weidman, F. D.: Laboratory aspects of epidermomycosis. Arch. Derm. Syph. (Chicago) **15**, 415 (1927). — Weiner, M. A.: Simple efficient method of examining skin scrapings for fungi. Arch. Derm. Syph. (Chicago) **62**, 709 (1950). — Weiss, E.: A simple method for staining fungi. Proc. Soc. exp. Biol. (N.Y.) **30**, 466 (1933).

## B, III. Kultureller Nachweis

Adam, W., u. K. Steitz: Zur Wirkung von Cycloheximid auf Pilzkulturen. Z. Haut- u. Geschl.-Kr. **25**, 153 (1958). — Ainsworth, G. C.: Herbarium specimens of dermatophytes. Mycologia **46**, 110 (1954). — Ajello, L.: Collecting specimens for the laboratory demonstration and isolation of fungi. J. Amer. med. Ass. **146**, 1581 (1951). — Ajello, L., and M. E. Getz: Recovery of dermatophytes from shoes and a shower stall. J. invest. Derm. **22**, 17 (1954). — Ajello, L., V. Q. Grant and M. A. Gutzke: Use of mineral oil in the maintenance of cultures of fungi pathogenic for humans. Arch. Derm. Syph. (Chicago) **63**, 747 (1951). — Alkiewicz, J., R. Kotelba and Cz. Majewski: Laboratory method of fixation and preservation of strains of the pathogenic fungi. Przegl. Derm. Wener. **6**, 41 (1956). — Arêa Leão, A. E., M. T. Mello y V. Mayor: Acarianos infestadores de culturas de cogumelos. Mem. Inst. Osw. Cruz **42**, 559 (1945). — Bakerspigel, A.: Soil as a storage medium for fungi. Mycologia **45**, 596 (1953); **46**, 680 (1954). — Benedek, T.: Über direkte mikroskopische Beobachtung von Reagenzglas-Pilzkulturen und ihre Verwendungsmöglichkeiten, nebst Angabe von neuen Mikroskop-Objekttisch-Klemmen für mykologische Arbeiten. Derm. Wschr. **82**, 1 (1926). — Use of photomicrography in mycological research. Chron. bot. **6**, 201 (1941). — Bernhardt, E.: A simplified method for culturing fungi from scalp. New Engl. J. Med. **231**, 703 (1944). — Boeing, P. J., and N. C. Laffer: A preliminary report on a selective medium for the isolation of pathogenic fungi. J. Bact. **54**, 90 (1947). — Bonar, L., and A. D. Dreyer: Studies on ringworm funguses with reference to public health problems. Amer. J. Publ. Hlth **22**, 909 (1932). — Braun, W.: Zu dem Befall von Pilzkulturen durch Milben der Gattung Tyrophagus. Z. Haut- u. Geschl.-Kr. **19**, 21 (1955). — Bruhns, C., u. A. Alexander: In Jadassohns Handbuch für Haut- u. Geschl.-Kr. Bd. XI: Biologie der Dermatophyten, S. 245. Berlin: Springer 1928. — Buell, C. B., and W. H. Weston: Application of the mineral oil conservation method to maintaining collections of fungous cultures. Amer. J. Bot. **34**, 555 (1947). — Carlier, G. I. M.: An all-British mycological culture medium. Preliminary note. Brit. J. Derm. **60**, 61 (1948). — Ciferri, R., and R. Redaelli: Mancata formazione di forme ascofore e conservazione di culture di funghi patogeni in substrati naturali. Mycopathologia (Den Haag) **4**, 131 (1948). — Coudert, J., et M. Murat: Interêt du milieu de Sabouraud à la chloromycetine pour l'isolement des dermatophytes et des champignons levuriformes. Ann. Biol. clin. **12**, 185 (1954). — Duché, J.: Technique mycologique. Entretien des mycothèques. C.R. Soc. biol. (Paris) **112**, 124 (1933). — Duncan, J. T.: Mycology in relation to dermatology. In: Modern trends in dermatology von MacKenna, p. 224. London: Butterworth & Co. 1948. — Emmons, C. W.: The isolation from soil of fungi which cause disease in man. Trans. N.Y. Acad. Sci. **14**, 51 (1951). — Ettig, B.: Zit. nach D. Janke, S.-B. über den 6. Internat. Kongr. für Tropenmedizin und Malaria in Lissabon vom 5.—13. 9. 1958. Hautart **10**, 275 (1959). — Fegeler, F.: Cycloheximid-(Actidion)-Agar, ein Fortschritt in der Züchtung von Dermatophyten. Dermatologica (Basel) **113**, 65 (1956). — Fleury, C.: Milieu pour l'isolement, et la culture de champignons microscopiques agents de mycoses. Arch. Sci. (Genève) **5**, 319 (1952). Fragner, P.: Parasitische Pilze beim Menschen. Prag: Verlag der tschechoslowakischen Akademie der Wissenschaften 1958. — Fuentes, C. A., F. Trespalacios, G. F. Baquero and R. Aboulafia: Effect of actidione on mold contaminants and on human pathogens. Mycologia **44**, 170 (1952). — Georg, L. K.: Use of a cycloheximide medium for isolation of dermatophytes from clinical materials. Arch. Derm. Syph. (Chicago) **67**, 355 (1953). — Georg, L. K., L. Ajello and M. A. Gordon: A selective medium for the isolation of coccidioides immitis. Science **114**, 387 (1951). — Georg, L. K., L. Ajello and C. Papageorge: Use of cycloheximide in the selective isolation of fungi pathogenic to man. J. Lab. clin. Med. **44**, 422 (1954). — Götz, H.: Ein Beitrag zur Pilzflora klinisch gesunder Haut. Derm. Wschr. **119**, 659 (1947). — Gegenwärtige Probleme und Ergebnisse der Dermatomykoseforschung. Z. Haut- u. Geschl.-Kr. **8**, 3 (1950). — Untersuchungen über die pathogenetischen Faktoren und die Behandlung der Nagelpilzkrankheiten. Arch. Derm. Syph. (Berl.) **195**, 596 (1953). — Götz, H., u. E. M. Hertlein: Förderung der Züchtung von Dermatophyten durch Cycloheximid-Kaliumtellurit-Selektivnährboden und Soforteinsaat des Untersuchungsmaterials. Derm. Wschr. **139**, 8 (1959). — GÖTZ, H., u. M. REICHENBERGER: Über eine Pilzkulturen zerstörende Milbe „Tarsonemus fusarii Cooreman". Hautarzt 4, 266 (1953). — GÒMEZ, J. DE CISNEROS, J. M.: Il valore dei mezzi naturali per lo studio dei dermatofiti. I. I mezzi naturali a base di organi di animali. Atti Ist. bot. ecc. Pavia **7**, 59 (1936). — II. I mezzi naturali vegetali, i loro derivati ed mezzi batterici. Atti Ist. bot. ecc. Pavia **7**, 75 (1936). — GREENE, H. C., and E. B. FRED: Maintenance of vigorous mold stock cultures. Industr. engng. Chem. **26**, 1297 (1934). — GRIF, F., and M. ITKIN: Über Herstellung von Keimkulturen der Dermatomyceten mit Hilfe von vorbereitender chemischer Bearbeitung des Aussaat-Materials. Mikrobiol. J. **8**, 58 (1929). — GRIGORAKI, L.: Sur un nouveau milieu de conservation des dermatophytes. C.R. Soc. Biol. (Paris) **128**, 887 (1938). — GROH, J.: The use of penicillin and streptomycin in the isolation of skin fungi. Čsl. Derm. **29**, 187 (1954). — HODGES, R. S.: Cultures of ringworm fungi on Sabouraud's proof mediums and on mediums prepared with American peptones and sugars. A comparative study. Arch. Derm. Syph. (Chicago) **18**, 852 (1928). — HRUSZEK, H.: Pilz-, Sporotrichon-, Actinomyces-, Hefe-, Bakterien- und andere Kulturen auf Gurkenschnitten. Arch. Derm. Syph. (Berl.) **170**, 670 (1934[1]). — L'action de la quantité du milieu nutritif sur la croissance quantitative des champignons parasites des teignes. Rev. franç. Derm. Vénér. **10**, 389 (1934[2]). — Vergleichende Kulturen von Pilzen auf verschiedenen neuen natürlichen Nährböden. Arch. Derm. Syph. (Berl.) **171**, 161 (1935[1]). — Über vergleichende Kulturen von Dermatomyceten und anderen Erregern auf neuen vereinfachten Nährböden (Saft-Agar-Nährböden). Arch. Derm. Syph. (Berl.) **171**, 260 (1935[2]). — Über eine neue Versandmethode für Dermatophyten. Derm. Wschr. **1936I**[1], 317. — Essai de préparation d'un milieu de culture pour les champignons parasites des teignes par une méthode „biologique" et contribution au problème de la dégénérescence duveteuse. Rev. franç. Derm. Vénér. **12**, 26 (1936[2]). — Weitere Untersuchungen über die pleomorphe Entartung von Dermatophyten. Derm. Wschr. **102**, 821 (1936[3]). — JANKE, D., u. E. LUBKOWITZ: Milben der Gruppe Tarsonemus (Tarsonemus Fusarii Cooreman 1941) als Verunreiniger von Pilzkulturen. Klin. Wschr. **1953**, 289. — JONES, R. W., and R. LOHRMAN: Contamination of fungus cultures by tyrophagus lintneri. J. Invest. Derm. **22**, 265 (1954). — JUNG, H.-D.: Zur Kenntnis und Prophylaxe von Pilzkulturen zerstörenden Milben. Z. Haut- u. Geschl.-Kr. **17**, 110 (1954). — KADISCH, E.: Beiträge zur Lehre von den Dermatomykosen. III. Mitt. Über das Wachstum von Achorion gypseum auf Meerschweinchenorganen und über die Züchtungstemperatur. Arch. Derm. Syph. (Berl.) **158**, 480 (1929). — KÄRCHER, K. H.: Methode zur langzeitigen Überimpfungsmöglichkeit von Pilzkulturen mit Hinweis auf die Nomenklatur. Derm. Wschr. **127**, 294 (1953). — KARRENBERG, C. L.: Beobachtungen über Wachstum und Konservierung pathogener Hautpilze auf Hirnbrei nach v. Hibler. Vorläufige Mitteilung. Arch. Derm. Syph. (Berl.) **168**, 125 (1933). — KEENEY, E. L., L. AJELLO and E. LANKFORD: Studies on common pathogenic fungi and on actinomyces bovis. I. In vitro effect of fatty acids. II. In vitro effect of sulfonamides. III. In vitro effect of penicillin. Bull. Johns Hopk. Hosp. **75**, 377 (1944). — KIMMIG, J. u. H. RIETH: Antimykotica in Experiment und Klinik. Arzneimittel-Forsch. **3**, 267 (1953). — KITAMURA, T.: Fundamental experimentation of media containing furan derivatives for the isolation of dermatophytes. Jap. J. Derm. **65**, 325 (1955). — Practicability of media containing furan derivatives for the isolation of dermatophytes. Jap. J. Derm. **65**, 330 (1955). — KLEINE-NATROP, H. E.: Mykologische Objekttischklammern für Drehtischmikroskope. Mikroskopie **6**, 256 (1951). — KNÖLL, H., u. G. HÖSEL: Die Milbengefahr in der bakteriologischen Arbeit. Zbl. Bakt., II. Abt. **161**, 214 (1954). — LANGERON, M., et S. MILOCHEVITCH: Morphologie des dermatophytes sur milieux naturels et milieux à base de polysaccharides. Note prélim. Ann. Parasit. hum. comp. **8**, 422 (1930). — LEACH, B. E., J. H. FORD and A. J. WHIFFEN: Actidione, an antibiotic from streptomyces griseus. J. Amer. chem. Soc. **69**, 474 (1947). — LEISE, J. M., and L. H. JAMES: An alkaline medium and procedure for the selection of dermatophytes in the presence of saprophytic fungi. J. Lab. Clin. Med. **30**, 119 (1945). — LEITE, A. S., u. M. M. ANTUNES: Konservierung der als ätiologische Faktoren bei Pilzerkrankungen wirkenden Pilze durch Lyophilisieren. Act. dermo-sifilogr. (Madr.) **46**, 446 (1955). Ref. Zbl. Haut- u. Geschl.-Kr. **93**, 177 (1955/56). — LEITE, A. S., e L. RÉ: Die pleomorphe Umwandlung der Dermatophyten. An. Inst. Med. trop. (Lisboa) **11**, 139 (1954). Ref. Zbl. Haut- u. Geschl.-Kr. **96**, 190 (1956). — LEWIS, G. M., and M. E. HOPPER: Preservation of fungus colonies by formaldehyde. Arch. Derm. Syph. (Chicago) **34**, 686 (1936). — LITTMAN, M. L.: Streptomycin tolerance of saprophytic and pathogenic fungi. J. Bact. **54**, 399 (1947[1]). — A culture medium for the primary isolation of fungi. Science **106**, 109 (1947[2]). — Growth of pathogenic fungi on a new culture medium. Amer. J. clin. Path. **18**, 409 (1948). — LITTMAN, M. L., A. L. McQUOWN and J. D. SCHNEIDAU: Recent advances in the culture diagnosis of fungus disease. Amer. J. clin. Path. **19**, 865 (1949). — LOEFER, J. B., and R. G. WEICHLEIN: Growth response of certain fungi to polymyxin and neomycin. Tex. J. Sci. **4**, 541 (1952). — MEMMESHEIMER, A. M.: Über einen neuen Nährboden für Pilzkulturen. Klin. Wschr. **1938I**,

56. — MEYER, E.: The preservation of dermatophytes at subfreezing temperatures. Mycologia 47, 664 (1955). — MILOCHEVITCH, S.: Neue Technik zum Studium der Dermatophyten. Med. Pregl. 5, 284 (1930). — Der Bienenhonig als Ersatz des Zuckers im Sabouraudschen Nährboden. Med. Pregl. 6, 198 (1931). — MILOCHEVITCH, S., u. V. EKERSDORF: Drei praktische Instrumente für das Entnehmen und das Aussäen des Materials bei der Dermatophytie. Med. Pregl. 7, 11 (1932). — MORENZ, J.: Untersuchungen über Nährböden zur Ausgangskultur pathogener Pilze. Mykosen 2, 107 (1959). — MORRIS, G. E.: Use of thymol as a preservative for fungi. Arch. Derm. Syph. (Chicago) 67, 514 (1953). — MUSTER, I., et R. PAILLARD: Statistique des dermatophytes observées à la clinique dermatologique de Genève depuis mai 1940. Dermatologica (Basel) 91, 41 (1945). — NIBLEY, C., and A. NEWTON: Use of Lindane to control mites in fungous cultures. J. invest. Derm. 28, 373 (1957). — OGATA, S.: Über den Pollaccischen Nährboden. Jap. J. Derm. 30, 442 (1930). — PÄTIÄLÄ, R.: Tyroglyphus siro, destructeur des collections de culture de champignons en Finlande. Ann. Parasit. hum. comp. 22, 63 (1947). — PAPER, K. B., and D. F. ALEXANDER: Preservation of molds by the lyophil process. Mycologia 37, 499 (1945). — PHILLIPS, G. B., and E. HANEL: Control of mold contaminants on solid media by the use of actidione. J. Bact. 60, 104 (1950). — PISACANE, C.: Influenza di alcune sostanze sullo sviluppo culturale di miceti e di batteri. Boll. Sez. region. Soc. ital. Derm. 1, 68 (1937). — PUNTONI, V.: Infestation des cultures de champignons par des acariens du genre tarsonemus. Preservation de ces cultures. Ann. Parasit. hum. comp. 9, 359 (1931). — RAUBITSCHEK, F.: Antibiotics and their action on pathogenic fungi. I. Penicillin and streptomycin. J. invest. Derm. 20, 401 (1953). — II. Penicillin and streptomycin; Terramycin. J. invest. Derm. 22, 359 (1954). — REISS, F., and L. CAROLINE: Tarsonemus confusus. Contaminant of fungus cultures. Arch. Derm. Syph. (Chicago) 68, 728 (1953). — ROBBINS, W. J., and I. McVEIGH: Observations on the inhibitory action of hydrolyzed agar. Mycologia 43, 11 (1951). — ROSENTHAL, ST. A., R. L. BAER, J. Z. LITT, H. ROGACHEFSKY and D. FURNARI: Studies on the dissemination of fungi from the feet of subjects with and without fungous disease of the feet. J. invest. Derm. 26, 41 (1956). — ROSENTHAL, S. A., and D. FURNARI: The use of a cycloheximide-chloramphenicol medium in routine culture for fungi. J. invest. Derm. 28, 367 (1957). — ROTHMAN, S., A. SMILJANIC, A. L. SHAPIRO and A. W. WEITKAMP: The spontaneous cure of tinea capitis in puberty. J. invest. Derm. 8, 81 (1947). — SABOURAUD, R.: Les teignes, p. 74. Paris: Masson & Cie. 1910. — SAUTHOF, G.: Über Zusätze zu Nährböden, die das Wachstum der Pilze nicht stören, das von Bakterien aber hemmen. Derm. Wschr. 1935 II, 1245. — SCHMIDT, P. W.: Über die mikroskopische Untersuchung von Pilzkulturen im Reagenzglas mit der Ölimmersion. Derm. Wschr. 1936 I, 673. — SCHOLZ, U.: Neue Nährböden für Pilze. Derm. Wschr. 1935 I, 176. — SHAPIRO, E. M., J. F. MULLINS and M. E. PINKERTON: Comparison of LITTMAN and cycloheximide mediums for primary isolation of dermatophytes. Amer. J. clin. Path. 26, 131 (1956). — SHARVILL, D., and J. M. TALBOT: Cycloheximide in the isolation of dermatophytes. Brit. J. Derm. 66, 214 (1954). — SILVA, M., B. M. KESTEN and R. W. BENHAM: Trichophyton rubrum infections: a clinical, mycologic and experimental study. J. invest. Derm. 25, 311 (1955). — SOUTHWORTH, W. H.: A specific chemical medium for pathogenic fungi. Arch. Derm. Syph. (Chicago) 36, 302 (1937). — STARKOFF, O., e I. STARKOFF: Morfologia microscopia dei dermatofiti su alcuni terreni di coltura. Riv. Parasit. 11, 149 (1949). — THOMPSON, L.: Note on a selective medium for fungi. Proc. Mayo Clin. 20, 248 (1945). — TOMA, A.: Sur l'infection des cheveux „in vitro" par les champignons des teignes. Ann. Derm. Syph. (Paris) 10, 641 (1929). — VAIL, M.: Hormone media as a basis for fungus cultures. J. Lab. clin. Med. 22, 650 (1937). — VANBREUSEGHEM, R., et M. VAN BRUSSEL: Emploi et signification des cultures de dermatophytes sur terre et milieu à base de terre. Ann. Parasit. hum. comp. 27, 541 (1952). — Longévité et vitalité des dermatophytes cultivés sur milieux à base de terre. Ann. Soc. belge Méd. trop. 32, 169 (1952). — WEIDMAN, F. D., and D. SPRING: Comparison of ringworm culture ingredients II and III. Arch. Derm. Syph. (Chicago) 18, 829 (1928). — WENK, P., u. H. GELEICK: Zur Identifikation von Microsporum felineum Fox et Blaxall durch Zusatz von Erdabkochung zum Nährboden. Dermatologica (Basel) 116, 188 (1958). — WHIFFEN, A. J.: The production, assay, and antibiotic activity of actidione, an antibiotic from streptomyces griseus. J. Bact. 56, 283 (1948). — WHIFFEN, A. J., N. BOHONOS and R. L. EMERSON: The production of an antifungal antibiotic by Streptomyces griseus. J. Bact. 52, 610 (1946). — WILLIAMS, J. W.: Scalp products and hair as a culture medium for certain pathogenic fungi. Proc. Soc. exp. Biol. (N.Y.) 31, 586 (1934[5]). — Scalp products and hair before puberty as culture medium for certain pathogenic fungi. Proc. Soc. exp. Biol. (N.Y.) 31, 944 (1934[6]). — Effect of glycerine on the growth of certain pathogenic fungi. Proc. Soc. exp. Biol. (N.Y.) 31, 986 (1934[7]). — Scalp products of hair of men and women as culture media for certain pathogenic fungi. Proc. Soc. exp. Biol. (N.Y.) 32, 624 (1935[2]). — Effect of age of a specific medium on morphology of colonies of certain pathogenic fungi. Proc. Soc. exp. Biol. (N.Y.) 32, 918 (1935[4]). — Effect of variation of ratios of dextrose to peptone on colonies of certain pathogenic fungi I, II. Arch. Derm. Syph. (Chicago)

**32**, 893 (1935[1]); **34**, 15 (1936[1a]). — The weight loss of tubes of certain pathogenic fungi growing on a specific medium. J. Lab. clin. Med. **21**, 785 (1936[3]). — WILSON, J. W., and O. A. PLUNKETT: Practical medical mycology. The culture of fungi as an office procedure. Arch. Derm. Syph. (Chicago) **59**, 414 (1949). — WINKLER, A.: Vorläufige Mitteilung über Verwendung von Penicillinnährböden zur Kultur pathogener Hyphomyceten. Wien. klin. Wschr. **61**, 29 (1949). — ZEISSLER, J.: Handbuch der mikrobiologischen Technik (KRAUS-UHLENHUTH). Bd. 2, S. 961. 1923.

### B, IV. Wege zum morphologischen Studium der Dermatophyten

ACTON, H. N., and N. C. DEY: A simple method of recovering typical cultures of dermatophytes from pleomorphic growth. Indian med. Gaz. **19**, 601 (1934). — ALEXANDER, A.: Über die faviforme Degeneration resp. Umwandlung unserer Dermatophyten. Derm. Z. **56**, 225 (1929). — BACKUS, E. J.: The occurrence and induction of mutations in the fungi. Trans. N.Y. Acad. Sci. **12**, 270 (1950). —BLANK, H., D. TAPLIN and F. J. ROTH: Electron microscopic observations of the effects of griseofulvin on dermatophytes. Arch. Derm. Syph. (Chicago) **81**, 667 (1960). — BLUMENTHAL, F., u. A. v. MALLINCKRODT-HAUPT: Zur Biologie der Hautpilze. Arch. Derm. Syph. (Berl.) **144**, 458 (1923). — BOMMER, S., u. U. HAUFE: Vergleichende Untersuchungen zwischen Hellfeld und Phasenkontrastmikroskop an Pilzen. Derm. Wschr. **138**, 761 (1958). — BOSS, A.: Über Färbung von Fadenpilzen in Kulturen. Derm. Wschr. **1930**I, 482. — CATANEI, A.: Sur le parasitisme des poils dans l'infection expérimentale provoquée par des cultures pléomorphiques d'un trichophyton gypseum. C. R. Soc. Biol. (Paris) **105**, 348 (1930). — Caractères du parasitisme pilaire dans les teignes expérimentales produites par les cultures pléomorphiques des dermatophytes. C. R. Soc. Biol. (Paris) **109**, 1105 (1932). — CIFERRI, R., and R. REDAELLI: Mancata formazione di forme ascofore e conservazione di culture di funghi patogeni in substrati naturali. Mycopathologia (Den Haag) **4**, 131 (1948). — DMITRIEV, S. F.: Zur Frage nach der Variabilität der dermatophytischen Spaltpilze. Med. Parasit. **4**, 60 (1935). Ref. Zbl. Haut- u. Geschl.-Kr. **51**, 365 (1935). — DODGE, B. O.: Some problems in the genetics of the fungi. Science **1939**II, 379. — EMMONS, C. W.: Observations on achorion gypseum. Mycologia **23**, 87 (1931). — Pleomorphism and variation in the dermatophytes. Arch. Derm. Syph. (Chicago) **25**, 987 (1932). — EMMONS, C. W., and A. HOLLAENDER: The influence of monochromatic ultraviolet radiation on the rate of variant production in trichophyton mentagrophytes. Genetics **24**, 70 (1939). — The action of ultraviolet radiation on dermatophytes. II. Mutations induced in cultures of dermatophytes by exposure of spores to monochromatic ultraviolet radiation. Amer. J. Bot. **26**, 467 (1939). — Relation of ultraviolet-induced mutations to speciation in dermatophytes. Arch. Derm. Syph. (Chicago) **52**, 257 (1945). — ENGELHARDT, W.: Über die mikroskopische Betrachtung von Pilzkulturen. Derm. Wschr. **1932**II, 1546. — FEGELER, F.: Untersuchungen zu aktuellen Fragen der medizinischen Mykologie. Mykosen **1**, 111 (1958). — Untersuchungen zur Epidemiologie der Epidermophytien mit besonderer Berücksichtigung des Trichophyten rubrum (Castellani). Arch. klin. exp. Derm. **203**, 570 (1956). — FRIEDHOFF, F. W., and A. ROSENTHAL: A simple method for preparing homogeneous suspensions of dermatophytes and for estimating the number of viable particles in these suspensions. J. invest. Derm. **23**, 155 (1954). — GAY PRIETO, J., J. PEÑA YANEZ, G. JAQUETI DEL POZO y R. ALVAREZ LARA: Accion de los rayos X sobre los „dermatophytes“. Med. colon. **22**, 453 (1953). — GEORG, L. K.: A simple and rapid method for obtaining monospore cultures of fungi. Mycologia **39**, 468 (1947). — The relationship between the downy and granular forms of trichophyton mentagrophytes. J. invest. Derm. **23**, 123 (1954). — GIORGIO, A. DE: Lo stato pleomorfico del trichophyton gypseum studiato attraverso la coltura con il metodo dei tessuti morti. Bill. Sez. region. Soc. ital. Derm. **1**, 63 (1935). — GÖTZ, H.: Beitrag zur gehäuften Auffindung des Trichophyton rubrum (Epidermophyton rubrum Castellani) in der Gegenwart. Z. Haut- u. Geschl.-Kr. **25**, 93 (1958). — GRIGORAKI, L.: Recherches cytologiques et taxonomiques sur les dermatophytes. Ann. sci. natur., Bot. **7**, 165 (1925). — GRÜTZ, O.: Zit. C. L. KARRENBERG, Über Variabilitätserscheinungen bei pathogenen Hautpilzen. Derm. Z. **63**, 237 (1932). — HAMMERSCHMIDT, J.: Studien zur Morphologie und Biologie der Trichophytonpilze. Arch. Hyg. (Berl.) **90**, 1 (1922). — HAUFE, U., u. F. HAUFE: Nachweis von Pilzelementen in ungefärbten histologischen Präparaten durch das Phasenkontrastverfahren. Derm. Wschr. **138**, 1217 (1958). — HRUSZEK, H.: Untersuchungen über die pleomorphe Entartung von Dermatomyceten. I. Mitt. Die Beständigkeit der Mutation. Zbl. Bakt., I. Abt. Orig. **134**, 122 (1935). — II. Mitt. Biologische Pilznährböden. Derm. Wschr. **1936**I, 622. — Weitere Untersuchungen über die pleomorphe Entartung von Dermatomyzeten. III. Mitt. Ursachen und Verhinderung der Mutation. Derm. Wschr. **1936**I, 821. — Sur l'irréversibilité du pléomorphisme des dermatophytes (inoculation chez l'homme). Ann. Parasit. hum. comp. **14**, 517 (1936). — JOHANNES, H.: Beiträge zur Vitalfärbung von Pilzmyzelien. III. Die Vitalfärbung von Phycomyces Blakes Leeanus mit Acridinorange. Arch. Mikrobiol. **15**, 13 (1950). — IV. Die Vitalfärbung der Achylea racemosa (Hildebrand) Pringsheim mit den basischen Farbstoffen Neutralrot und Acridinorange. Protoplasma **44**, 165 (1954). —Kaden, R.: Die Agarblockmethode zum Studium pathogener Pilze. Z. Haut- u. Geschl.-Kr. **16**, 170 (1954). — Pilzanastomosen im Phasenkontrastmikroskop. Mycopathologie (Den Haag) **7**, 328 (1956). — Neue Untersuchungsergebnisse in der Pilzbiologie. Mykosen **1**, 1 (1957). — Kammer, H., and S. G. Knight: Studies on the infectivity of nutritional mutants of trichophyton mentagrophytes. J. invest. Derm. **32**, 621 (1959). — Karrenberg, C. L.: Über Variabilitätserscheinungen bei pathogenen Hautpilzen. Derm. Z. **63**, 230 (1932). — Kelling, H. W., u. F. Schleich: Elektronenmikroskopische Studien an hautpathogenen Pilzen. Arch. Derm. Syph. (Berl.) **199**, 33 (1954). — Kihlberg, G., and N. Fries: Some experiments with induced mutations in trichophyton mentagrophytes. Svensk bot. T. **51**, 36 (1957). — Kligman, A. M., and F. S. Lewis: A method for preparing permanent stained mounts of pathogenic fungi for microscopic examination. J. Bact. **65**, 148 (1953). — Koch, R., u. H. Kuhlmann: Bedeutet die Phasenkontrastmikroskopie einen Fortschritt in der mikroskopischen Diagnostik. Z. Haut- u. Geschl.-Kr. **13**, 303 (1953). — Laden, E. L., and J. O. Erickson: Electron microscopic study of epidermophyton floccosum. J. invest. Derm. **31**, 55 (1958). — Langeron, M.: Biologie et pléomorphisme des dermatophytes sur milieux naturels. C. R. Soc. Biol. **109**, 366 (1932). — Langeron, M., et S. Milochevitch: Sur une méthode employée par Acton et Dey pour régénérer les cultures pléomorphisées des dermatophytes. Ann. Parasit. hum. comp. **15**, 177 (1937). — Langeron, M., et R.-V. Talice: Nouveau type de lésion pilaire expérimentale produite par la culture purement pléomorphique du Sabouraudites felineus. Ann. Parasit. hum. comp. **8**, 419 (1930). — Lewis, G. M., and M. E. Hopper: Histologic study of fungus cultures. An aid in identification. Arch. Derm. Syph. (Chicago) **72**, 362 (1955). — Lewis, G. M., W. J. Schmidt and M. E. Hopper: Effect of ionizing radiations on fungi in vitro. Arch. Derm. Syph. (Chicago) **76**, 601 (1957). — Loewenthal, K.: Effect of Roentgen rays on microsporum canis. Arch. Derm. Syph. (Chicago) **63**, 750 (1951). — Mallinckrodt, A. v.: Vitalfärbung mit Indikatorfarben bei Hyphomyzeten. Derm. Z. **46**, 293 (1926). — Memmesheimer, A. M., u. H. Kuhlmann: Über die Prüfung pilzabtötender Mittel. Derm. Wschr. **127**, 459 (1953). — Merinin, Ja.: Zur Frage der Variabilität der Dermatomyceten. Trudy 3. vses. Sezda Borba vener. Bol. **274**, 282 (1932). Ref. Zbl. Haut- u. Geschl.-Kr. **47**, 497 (1934). — Monash, S., J. J. Sher, E. F. Traub and I. I. Lubowe: Fungicidal action of thorium X on hairs infected with microsporum audouini. N.Y. St. J. Med. **53**, 1087 (1953). — Moore, M.: The chorio-allantoic membrane of the developing chick embryo as a medium for the cultivation and histopathologic study of pathogenic fungi. Amer. J. Path. **17**, 103 (1941). — Muskatblit, E., and B. Ouspensky: Influence of grenz-rays on pathogenic fungi in skin material. Arch. Derm. Syph. (Chicago) **27**, 953 (1933). — Neuhauser, I.: Avian egg-shell membrane as a culture medium for dermatophytes. Arch. Derm. Syph. (Chicago) **75**, 401 (1957). — Paldrok, H.: On the variability and classification of dermatophytes. Acta derm.-venereol. (Stockh.) **33**, 1 (1953). — The effect of temperature on the growth and development of dermatophytes. Acta derm.-venereol. (Stockh.) **35**, 1 (1955). — Partridge, B. M.: The use of the chorioallantoic membrane of the developing chick for culture of dermatophytes — a modified technique. J. invest. Derm. **32**, 605 (1959). — Pfister, R.: Eine bisher nicht bekannte Erscheinungsform der pleomorphen Entartung des Mikrosporum gypseum. Arch. Derm. Syph. (Berl.) **200**, 573 (1955). — Plato, u. F. Guth: Über den Nachweis feinerer Wachstumsvorgänge in Trichophyton — und anderen Fadenpilzen mittels Neutralrot. Z. Hyg. Infekt.-Kr. **38** (1901). — Reiss, F., and L. Leonard: Electron microscopic studies of ultrasonic irradiated trichophyton mentagrophytes. Dermatologica (Basel) **117**, 401 (1958). — Riddell, R. W.: Permanent stained mycological preparations obtained by slide culture. Mycologia **42**, 265 (1950). — Rivalier, E., et S. Seydel: Nouveau procédé de culture sur lames gélosées appliqué à l'étude microscopique des champignons de teignes. Ann. Parasit. hum. Comp. **10**, 444 (1932). — Robbins, W. J., and I. McVeigh: The „dual phenomenon" and trichophyton mentagrophytes. Mycologia **41**, 128 (1949). — Sabouraud, R.: Les teignes, p. 119. Paris: Masson & Cie. 1910. — Sabouraud, R.: Généralités concernant les dermatophytes. Le problème du pléomorphisme des cultures dermatophytes V. mém. Ann. Derm. Syph. (Paris) **10**, 481 (1929). — Schreus, H. Th., u. K. H. Emde: Elektronenoptische Untersuchungen an einigen pathogenen Hautpilzen. Hautarzt **4**, 14 (1953). — Showalter, W. V.: Morphological studies of dermatophytes in chick-embryo membranes. Trans. Kans. Acad. Sci. **57**, 149 (1954). — Spring, D.: Heterothallism among the dermatophytes. An inquiry into three of the commoner species. Arch. Derm. Syph. (Chicago) **24**, 22 (1931). — Thoroczkay, N., E. Flórián u. B. Lovas: Die elektronenoptische Untersuchung an hautpathogenen Pilzen. Arch. Derm. Syph. (Berl.) **199**, 168 (1955). — Vanbreuseghem, R., et M. van Brussel: Longévité et vitalité des dermatophytes cultivés sur milieux à base de terre. Ann. Soc. belge Méd. trop. **32**, 169 (1952). — Vanbreuseghem, R., E. Tritsmans et L. van der Meiren: Mutation compliquant l'identification d'un dermatophyte: Ctenomyces asteroides. Arch. belges Derm. **10**, 142 (1954). — Vivancos, G.: Estudio de la fluorescencia de los dermatofitos. Trichophyton mentagrophytes Rev. Inst. Malbrán **15**, 149 (1953). — VOGEL, R. A.: A modified van Thieghem mount. J. invest. Derm. **19**, 103 (1952). — WALKER, J.: Effect of ultraviolet irradiation on the spores of trichophyton sulfureum. Arch. Derm. Symph. (Chicago) **78**, 153 (1958). — WEIDMAN, F. D.: Light from the botanic field on medical mycologic problems. Arch. Derm. Syph. (Chicago) **19**, 867 (1929). — WILHELM, ST.: The dual phenomenon in the dermatophytes. Mycologia **39**, 716 (1947). — WILLIAMS, J. W.: Effect of dyes on colonies of certain pathogenic fungi. Proc. Soc. exp. Biol. (N.Y.) **31**, 1173, 1174 (1934); **32**, 625 (1935). — Subsurface mycelium and dyes. Their significance in mycologic studies. Arch. Derm. Syph. (Chicago) **38**, 235 (1938). — ZERNIKE, F.: Das Phasenkontrastverfahren bei der mikroskopischen Beobachtung. Z. techn. Physik. **16**, 454 (1935).

### B, V. Pilzbefunde in klinisch gesunder Haut

AJELLO, L., E. L. KEENEY and E. N. BROYLES: Observation on the incidence of tinea pedis in a group of men entering military life. Bull. Johns Hopk. Hosp. **77**, 440 (1945). — ANDREWS, G. C., and F. W. BIRKMAN: Fungous infections of the feet: observations of their incidence in a school in New York City. N.Y. St. J. Med. **31**, 1029 (1931). — ARIEVITCH, A. M., et V. F. PORYVALEVA: Nouvelles données dans la domaine d'épidémiologie de l'épidermophitie. Vestn. Derm. Vener. **6**, 4 (1940). — DOWNING, J. G., R. N. NYE and S. M. COUSINS: Investigation of the fungous flora of apparently normal skins. Arch. Derm. Syph. (Chicago) **35**, 1087 (1937). — GENTLES, J. C., and J. G. HOLMES: Foot ringworm in coalminers. Brit. J. industr. Med. **14**, 22 (1957). — GÖTZ, H.: Ein Beitrag zur Pilzflora klinisch gesunder Haut. Derm. Wschr. **119**, 659 (1947). — HOPKINS, J. G., A. B. HILLEGAS, R. B. LEDIN, G. C. REBELL and E. CAMP: Dermatophytosis at an infantery post: incidence and characteristics of infections by three species of fungi. J. invest. Derm. **8**, 291 (1947). — KARRENBERG, C. L.: The present state of epidermophytosis in Europe. Results of an inquiry concerning numerical occurrence of epidermophytosis, the different causative fungi and the various clinical aspects. Arch. Derm. Syph. (Chicago) **17**, 519 (1928). — KUROTCHKIN, T. J., and F. K. CHEN: Study of the etiology of Hongkonk foot. Nat. med. J. China **16**, 556 (1930). MARPLES, M. J., and E. N. CHAPMAN: Tina pedis in a group of school-children. Brit. J. Derm. **71**, 413 (1959). — PECK, S. M., L. BOTVINICK and L. SCHWARTZ: Dermatophytosis in industry. Arch. Derm. Syph. (Chicago) **50**, 170 (1944). — ROSENTHAL, ST. A., R. L. BAER, J. Z. LITT, H. ROGACHEFSKY and D. FURNARI: Studies on the dissemination of fungi from the feet of subjects with and without fungous disease of the feet. J. invest. Derm. **26**, 41 (1956). — SMOLKA, F.: Über häufiges Vorkommen von Eczema marginatum bei Heeresangehörigen des Standortes Münster. Veröff. Heeressan.-Wes. **85**, 187 (1931). — STRICKLER, A., and R. FRIEDMAN: Symptomatic and asymptomatic ringworm of the feet. A report based on a study of one thousand seventy three consecutive cases in the dispensary, covering a period of one year. Arch. Derm. Syph. (Chicago) **24**, 430 (1931). — STRICKLER, A., and W. H. MCKEEVER: Recurrence of infection of the feet due to ringworm fungus. Arch. Derm. Syph. (Chicago) **29**, 526 (1934). — STUMPF, W.: Über saprophytäres Vorkommen von Hyphomyceten auf klinisch gesunder Haut. Arch. Derm. Syph. (Berl.) **170**, 449 (1934). — WILLIAMS, C. M., and E. A. BARTHEL: Tinea of the toe nail as a source of reinfection in tinea of the feet. J. Amer. med. Ass. **93**, 907 (1929).

### B, VI: Inoculationsversuche beim Menschen und dessen Abwehrfähigkeit

AYRES, S., and N. P. ANDERSON: Inhibition of fungi in cultures by blood serum from patients with „phytid" eruptions. Arch. Derm. Syph. (Chicago) **29**, 537 (1934). — BAER, R. L., S. A. ROSENTHAL and D. FURNARI: Survival of dermatophytes applied on the feet. J. invest. Derm. **24**, 619 (1955). — BAER, R. L., S. A. ROSENTHAL, J. Z. LITT and H. ROGACHEFSKY: Experimental investigations on mechanism producing acute dermatophytosis of feet. J. Amer. med. Ass. **160**, 184 (1956). — BALBI, E.: Ricerche intorno all'anticorpo di Jessner e Hoffmann e al potere battericida del plasma nelle dermatomicosi. Boll. Ist. sieroter. milan. **12**, 515 (1933). — BERDE, K. v.: Wird die Ansiedlung der Fadenpilze auf der Haut durch Strahlenwirkungen (Röntgenstrahlen, Quarzlampe usw.) beeinflußt? Dermatologica (Basel) **84**, 320 (1941). — BLANK, H., S. SAGAMI, C. BOYD and F. J. ROTH: The pathogenesis of superficial fungous infections in cultured human skin. Arch. Derm. Syph. (Chicago) **79**, 524 (1959). — BLOCH, B.: Allgemeine und experimentelle Biologie der Dermatomykosen. In: Handbuch der Haut- und Geschlechtskrankheiten, Bd. XI, S. 300. Berlin: Springer 1928. — CORTELLA, E.: Su di una forma clinica non commune delle pelle parti glabre da tricophyton granulosum. Boll. Sez. region. Soc. ital. Derm. **1**, 16 (1933). — DESAI, S. C., and M. L. A. BHAT: Studies on experimental infections with T. rubrum in humans and the mechanism of griseofulvin effect. J. invest. Derm. **35**, 297 (1960). — EPSTEIN, S., u. S. GRÜNMANDEL: Untersuchungen über die spontane Abheilung von oberflächlichen Trichophytien.

Arch. Derm. Syph. (Berl.) **161**, 395 (1930). — ESTEVES, J., u. H. NEVES: Vorläufige Untersuchung der experimentellen Infektion durch „Trichophyton violaceum" beim Menschen. Hautarzt **10**, 151 (1959). — GÖTZ, H.: Untersuchungen über die pathogenetischen Faktoren und die Behandlung der Nagelpilzkrankheit. Arch. Derm. Syph. (Berl.) **195**, 579 (1953). — Zur Morphologie der Pilzelemente im Stratum corneum bei Tinea (Epidermophytia) pedis, manus et inguinalis. Mycopathologia (Den Haag) **12**, 124 (1960). — HIGUCHI, K.: Characteristics of tinea scroti. Excerpta Medica — XI th Internat. Congr. of Dermat. 31. July—6 th August 1957, Stockholm. Special Issue, p. 139, No C 262. — HRUSZEK, H.: Sur l'irréversibilité du pléomorphisme des dermatophytes (inoculation chez l'homme). Ann. Parasit. hum. comp. **14**, 517 (1936). — HUPPERT, M., and E. L. KEENEY: Immunization against superficial fungous infection. J. invest. Derm. **32**, 15 (1959). — JANKE, D.: Über die diagnostische Bedeutung der fungistatischen Wirkung von Seren. Z. Haut- u. Geschl.-Kr. **12**, 172 (1952). — Zur Diagnostik der Lungenmoniliasis mit Hilfe der Serumfungistase. Ärztl. Wschr. **10**, 349 (1955). — JESSNER, M., u. H. HOFFMANN: Der Einfluß des Serums Allergiker auf Trichophytonpilze. Arch. Derm. Syph. (Berl.) **145**, 187 (1924). — Untersuchungen über subkutane Trichophyton-Inokulationen. Arch. Derm. Syph. (Berl.) **151**, 98 (1925). — KADEN, R.: Neue Untersuchungsergebnisse in der Pilzbiologie. Mykosen **1**, 5 (1957). — LEWIS, G. M., and M. E. HOPPER: An introduction to medical mycology, p. 40. Chicago: Year Book Publ. 1939. — LORINCZ, A. L., J. D. PRIESTLEY and P. H. JACOBS: Evidence for a humoral mechanism which prevents growth of dermatophytes. J. invest. Derm. **31**, 15 (1958). — LOUSTE, A., R. RABUT et E. RIVALIER: Essais d'inoculation humaine de tricophyton pyogène. Bull. Soc. franc. Derm. Syph. **40**, 286 (1933). — MANCA-PASTORINO, V.: Favo enorme con manifestazioni papulose pseudosifilitiche allo scroto. G. ital. Derm. Sif. **78**, 263 (1937). — McNALL, E. G., V. D. NEWCOMER and T. H. STERNBERG: The effect of altered properdin levels in mice on the course of systemic mycotic infections. J. invest. Derm. **32**, 423 (1959). — MEMMESHEIMER, A. R., E. G. McNALL and T. H. STERNBERG: Studies of fungistatic activity in normal human blood serum. Sabouraudia (im Druck). — MORIKAWA, T.: Granuloma trichophyticum Majocchi hervorgerufen von Sabouraudites ruber (Castellani) (Trichophyton purpureum Bang). Arch. Derm. Syph. (Berl.) **176**, 265 (1938). — PECK, S. M., H. ROSENFELD and A. W. GLICK: Fungistatic power of blood serum. Arch. Derm. Syph. (Chicago) **42**, 426 (1940). — PECK, S. M., H. ROSENFELD, W. LEIFER and W. BIERMAN: Role of sweat as a fungicide. Arch. Derm. Syph. (Chicago) **39**, 126 (1939). — PER, M. I., et R. BRAUDE: Contribution à la question de la valeur diagnostique et thérapeutique de la trichophytine au cours de la dermatomycose à la lumière des connaissances contemporaines sur l'allergie spécifique et l'immunité. Acta derm.-venereol. (Stockh.) **9**, 1 (1928). — ROSENTHAL, S. A., R. L. BAER, J. Z. LITT, H. ROGACHEFSKY and D. FURNARI: Studies on the dissemination of fungi from the feet of subjects with and without fungous disease of the feet. J. invest. Derm. **26**, 41 (1956). — ROTH, F. J., C. C. BOYD, S. SAGAMI and H. BLANK: An evaluation of the fungistatic acticity of serum. J. invest. Derm. **32**, 549 (1959). — SCHULZ, K. H., H. RIETH u. C. SCHIRREN: Klinische und mykologische Untersuchungen zur Frage der Haarpathogenität von Epidermophytie-Erregern. Arch. Derm. Syph. (Berl.) **198**, 258 (1954). — SERRI, F.: Ricerche sul potere fungistatico e fungicida del sangue nelle dermatomicosi. Mycopathologia (Den Haag) **4**, 139 (1948). — SILVA, M., B. M. KESTEN and R. W. BENHAM: Trichophyton rubrum infections: a clinical, mycologic and experimental study. J. invest. Derm. **25**, 311 (1955). — SLOPER, J. S.: A study of experimental human infections due to trichophyton rubrum, trichophyton mentagrophytes and epidermophyton floccosum, with particular reference to the self-limitation of the resultant lesions. J. invest. Derm. **25**, 21 (1955). — STRAUSS, J. S., and A. KLIGMAN: An experimental study of tinea pedis and onychomycosis of the foot. Arch. Derm. Syph. (Chicago) **76**, 70 (1957). — SZATHMÁRY, S.: Über die erythrasmaartige Form von Favus corporis. Orv. Hetil. **1932**, 672. — TRUFFI, G.: Tigna favosa del polio. Boll. Ist. sieroter. milan. **8**, 257 (1929). — WHITE, C.: Autoinoculation dermatophytosis from toe cultures of human volunteers. Arch. Derm. Syph. (Chicago) **20**, 315 (1929).

*B, VII. Nachweis von Dermatophyten im Erdreich und bei Spontaninfektionen der Tiere*
(Mit Rücksicht auf Tabelle 15 wurden die Autoren nicht alphabetisch,
sondern nach Ziffern geordnet.)

[1] SZATHMÁRY, S.: A dermatophytonok eredete. (Die Abstammung der Dermatophyten.) Mag. orv. Arch. **37**, 394 (1936). — Trichophyton fluviale. Arch. Derm. Syph. (Berl.) **181**, 192 (1941). — [2] FUENTES, C. A., u. R. ABOULAFIA: T. mentagrophytes from apparently healthy guinea pigs. Arch. Derm. Syph. (Chicago) **71**, 478 (1955). — [3] KOCH, H., u. H. RIETH: Endemische Trichophytie bei Meerschweinchen. Arch. klin. exp. Derm. **205**, 577 (1958). — [4] WILLIAMS, J. W.: The habitat of trichophyton interdigitale outside the body. Proc. Soc. exp. Biol. (N.Y.) **31**, 984 (1934). — [5] STEWART, R. A., and K. F. MEYER: Isolation of cocci-

dioides immitis from the soil. Proc. Soc. exp. Biol. (N.Y.) 29, 937 (1932). — [6] EMMONS, C. W.: Isolation of histoplasma capsulatum from soil. Publ. Hlth Rep. (Wash.) 64, 892 (1949). — [7] HVID-HANSEN, N.: Anaerobic actinomyces (actinomyces israeli) in ground-water. Acta path. microbiol. scand. 29, 335 (1951). — [8] VANBREUSEGHEM, R.: La culture des dermatophytes in vitro sur des cheveux isolés. Ann. Parasit. hum. comp. 24, 559 (1949). — Lésions déterminées in vitro par les dermatophytes sur des cheveux isolés. C. R. Soc. Biol. (Paris) 143, 1302 (1949). — [9] SCHIRREN, C., u. H. RIETH: Experimentelle Untersuchungen bei einigen durch Haustiere übertragbaren Dermatomykosen. Berufsdermatosen 6, 31 (1958). — [10] VANBREUSEGHEM, R.: Keratin digestion by dermatophytes. A specific diagnostic method. Mycologia 44, 176 (1952). — Technic biologique pour l'isolement des dermatophytes du sol. Ann. Soc. belge Méd. trop. 32, 173 (1952). — Intéret théorique et pratique d'un nouveau dermatophyte isolé du sol: Keratinomyces ajelloi gen. nov., sp. nov. Bull. Acad. roy. Belg., Cl. Sci. 38, 1068 (1952). — [11] PAGE, R. M.: Observations on keratin digestion by microsporum gypseum. Mycologia 42, 591 (1950). — [12] DURIE, E. B., and D. FREY: A new species of trichophyton from New South Wales. Mycologia 49, 401 (1957). — [13] MANDELS, G. R., W. H. STAHL and H. S. LEVINSON: Structural changes in wool degraded by the ringworm fungus Microsporum gypseum and other microorganisms. Textile Res. J. 18, 224 (1948). — [14] COOKE, W. B.: Western fungi — II. Mycologia 44, 245 (1952). — [15] GORDON, M. A.: The occurence of the dermatophytes, microsporum gypseum, as a saprophyte in soil. J. invest. Derm. 20, 201 (1953). — [16] GORDON, M. A., L. AJELLO, L. K. GEORG and L. D. ZEIDBERG: microsporum gypseum and histoplasma capsulatum spores in soil and water. Science 116, 208 (1952). — [17] GORDON, M. A., and H. P. CUPP: Detection of histoplasma capsulatum and other fungus spores in the environment by means of the membrane filter. Mycologia 45, 241 (1953). — [18] AJELLO, L.: The dermatophyte, microsporum gypseum, as a saprophyte and parasite. J. invest. Derm. 21, 157 (1953). — [19] DURIE, E. B., and D. FREY: Isolation of Microsporum gypseum and of keratinomyces ajelloi from Australian soil. Nature (Lond.) 176, 936 (1955). — [20] FUENTES, C. A., Z. E. BOSCH and C. C. BOUDET: Isolation of microsporum gypseum from soil. Arch. Derm. Syph. (Chicago) 71, 684 (1955). — [21] EVOLCEANU, R., and I. ALTERAS: Le microsporum gypseum. Quelques observations cliniques et mycologiques concernant ce dermatophyte. Mycopathologia (Den Haag) 10, 71 (1958). — [21a] AVRAM, A.: Etude clinique et mycologique d'un cas de kerion de celse d'origine tellurique par microsporum gypseum. Arch. belges Derm. 15, 432 (1959). — [21b] GRIN, E. I., u. L. OŽEGOVIĆ: Microsporum gypseum. Kao parazit Covjeka I saprofit izoliran iz zemlje. Rad. med. Nauk 8, 5 (1957). — [22] POLEMANN, G.: Über Beziehungen zwischen humanen und animalen Pilzkrankheiten. Münch. med. Wschr. 1959, 749. — [23] RIETH, H.: Persönliche Mitteilung 1959. — [24] LURIE, H. I., and R. BOROK: Trichophyton mentagrophytes isolated from soil of caves. Mycologia 47, 506 (1955). — [25] LURIE, H. I., and M. WAY: The isolation of dermatophytes from the atmosphere of caves. Mycologia 49, 178 (1957). — [26] MUENDE, I., and P. WEBB: Ringworm fungus growing as a saprophyte under natural conditions. Arch. Derm. Syph. (Chicago) 36, 987 (1937). — [27] RIETH, H., H. KOCH u. A. Y. EL-FIKI: Zum Nachweis hautpathogener Pilze in Laboratoriums-Tierställen. Arch. klin. exp. Derm. 209, 258 (1959). — [28] SCHATZ, A., and E. L. HAZEN: The distribution of soil microorganisms antagonistic to fungi pathogenic for man. Mycologia 40, 461 (1948). — [29] ETTIG, B.: Untersuchungen zur Frage des Saprophytismus der Dermatophyten im Erdboden. I. Mit. Antagonisten hautpathogener Pilze aus natürlich belebten Böden. Arch. klin. exp. Derm. 207, 24 (1958). — [30] FLATLA, L.: Ringworm hos rev. (On ringworm in fox: summary.) Skand. Veterin.-T. 29, 753 (1939). — [31] ERRINGTON, P. L.: Observation on a fungus skin disease of Iowa muskrats. Amer. J. vet. Res. 3, 195 (1942). — [32] DOZIER, H. L.: Occurrence of ringworm disease and lumpy jaw in the muskrat in Maryland. J. Amer. vet. med. Ass. 102, 451 (1945). — [33] PÄTIÄLÄ, R., and S. HÄRÖ: Review of fungi found on the skin on the basis of the 1948 material. Karstenia 1, 48 (1950). — [34] DELAMATER, E. D., and R. W. BENHAM: Experimental studies with the dermatophytes. J. invest. Derm. 1, 451 (1938). — [35] McKEEVER, ST., R. W. MENGES, W. KAPLAN and L. AJELLO: Ringworm fungi of feral rodents in Southwest Georgia. Amer. J. vet. Res. 19, 969 (1958). — [36] McKEEVER, ST., W. KAPLAN and L. AJELLO: Ringworm fungi of large wild mammals in Southwestern Georgia and Northwestern Florida. Amer. J. vet. Res. 19, 973 (1958). — [36a] KRÁL, F., and B. J. NOVAK: Veterinary dermatology. Philadelphia-London-Montreal: J. B. Lippincott Comp. 1953. — [37] EL-FIKI, A. Y.: Pilzerkrankungen bei Haustieren und ihre Bedeutung als Infektionsquelle für den Menschen. Zbl. Vet.-Med. 4, 505 (1959). — [38] KAPLAN, W., L. K. GEORG and L. AJELLO: Recent developments in animal ringworm and their public health implications. Ann. N.Y. Acad. Sci. 70, 636 (1958). — [39] MACKINNON, J. E.: Micosis autoctónas de la piel: Revista crítica de las observaciones realizadas en el país en el período 1932—1938; Bibliografia nacional completa sobre el tema. An. Fac. Med. Montevideo 25, 53 (1940). — [40] SCHULZ, J.: Untersuchungen über den Einfluß der Trichophytie und der Ernährung auf die experimentelle Dinitrochlorbenzol-Sensibilisierung des Meerschweinchens. Diss. Med. Fakul. der Univ. München 1956. — [41, 113] RIETH, H., u. A. Y. EL-FIKI: Spontane Trichophytie bei

Tierversuchen mit Mikrosporie-Erregern. Z. Haut- u. Geschl.-Kr. 26, 52 (1959). — [42] ADAMS, L., S. B. SALVIN and W. J. HADLOW: Ringworm in a population of snowshoe hares. J. Mammal. 37, 94 (1956). — [43] AINSWORTH, G. C., and P. K. C. AUSTWICK: A survey of animal mycoses in Britain. Gen. aspects. Vet. Rec. 67, 88 (1955). — [44] ANSELL, H. B.: Ringworm contracted from cattle in Maine. J. Maine med. Ass. 44, 241 (1953). — [45] ATTLEBERGER, M. H.: Persönliche Mitteilung an GEORG u. Mitarbeiter. — [46] AUSTWICK, P. K. C.: The isolation of trichophyton discoides from cattle. Vet. Rec. 66, 224 (1954). — [47] AVRAM, A., u. I. ALTERAS: Beiträge zur Kenntnis der Dermatomykosen bei Tieren in Rumänien. Ihre Rolle in der Übertragung der Mykosen auf den Menschen. Contr. Derm.-Venerol. Culeg. Stud. Cercet., Bukarest. Ref. Zbl. Haut- u. Geschl.-Kr. 101, 99 (1958). — [48] AVRAM, A., I. ALTERAS, M. CARJEWSCHI u. M. ILESCU: Microsporie observée chez un groupe de lions en captivité (foyer épizootique déterminé par microsporum lanosum). Mycopathologia (Den Haag) 9, 288 (1958). — [49] BATTE, E. G., and W. S. MILLER: Ringworm of horses and its control. J. Amer. vet. med. Ass. 123, 111 (1953). — [50] BAUDET, E. A. R. F.: Klinische les. microsporie bij het paard. T. Diergeneesk. 68, 393 (1941). — [51] BERGNER, K.: Mikrosporon equinum und Achorion gypseum als Erreger von Flechtenerkrankungen bei Pferden. Z. Infekt.-Kr. Haustiere 58, 121 (1942). — [52] BLANK, F.: Ringworm of cattle due to trichophyton discoides and its transmission to man. Canad. J. comp. Med. 17, 277 (1953). — [53] BLANK, F., J. L. BYRNE, P. J. G. PLUMMER and R. J. AVERY: Isolation of trichophyton granulosum Sabouraud, 1909, from chinchillas showing „furslipping". Canad. J. comp. Med. 17, 396 (1953). — [54] BOOTH, B. H.: Mouse ringworm. Arch. Derm. Syph. (Chicago) 66, 65 (1952). — [55] BOTVINICK, I., S. M. PECK and L. SCHWARTZ: An outbreak of microsporon lanosum infection from a kitten. Publ. Hlth Rep. (Wash.) 58, 317 (1943). — [56] BUCHWALD, N. F.: Microsporum canis Bodin in dog, cat and man in Denmark. Ann. mycol., Ser. II, Beih. 1, 241 (1957). — [57] CARNAGHAN, R. B. A., M. GITTER and J. D. BLAXLAND: Favus in poultry: an outbreak of trichophyton gallinae infection. Vet. Rec. 68, 600 (1956). — [58] CATANEI, A.: Etude des teignes des animaux en Algérie. Arch. Inst. Pasteur Algér. 17, 520 (1939).— [59] CATANEI, A.: Les teignes de la souris blanche à Alger. Arch. Inst. Pasteur Algér. 20, 305 (1943). — [60] CHAKRABORTY, A. N., S. GHOSH and F. BLANK: Isolation of trichophyton rubrum (Castellani) Sabouraud, 1911, from animals. Canad. J. comp. Med. 18, 436 (1954). — [61] CRUICKSHANK, C. N. D., and M. D. TROTTER: Separation of epidermis from dermis by filtrates of trichophyton mentagrophytes. Nature (Lond.) 177, 1085 (1956). — [62] ALMEIDA, F. DE, A. C. DA SILVA, C. H. BRANDÃO, E. L. MONTEIRO y R. DE A. MOURA: Saprofitismo de microsporum canis em Gatos. Rev. Inst. A. Lutz (S. Paulo) 10, 49 (1950). — [63] DOLAN, M.M., A. M. KLIGMAN, P. G. KOBYLINSKI and M. A MOTSAVAGE: Ringworm epizootics in laboratory mice and rats: experimental and accidental transmission of infection. J. invest. Derm. 30, 23 (1958). — [64] EL-FIKI, A. Y., u. H. RIETH: Rindertrichophytie als Infektionsquelle für eine menschliche Dermatomykose. Berl. Münch. tierärztl. Wschr. 71, 471 (1958). — [65] EMMONS, C. W.: Trichophyton mentagrophytes (pinoyella Simii) isolated from dermatophytosis in the monkey. Mycopathologia (Den Haag) 2, 317 (1940). — [66] FLORES DEL FIERRO, C. H., J. E. GUTIERREZ y B. F. BIEFANG: Paralelismo etiológico entre la tiña del Perro y Gato y la del Niño en la ciudad de Santiago. Rev. Vet. milit. (B. Aires) 2, 213 (1954). — [67] FORD, E. J. H.: Ringworm in cattle: an account of an outbreak. Vet. Rec. 68, 803 (1956). — [68] FOWLE, L. P., and L. K. GEORG: Suppurative ringworm contracted from cattle. Arch. Derm. Syph. (Chicago) 56, 790 (1947). — [69] FUENTES, C. A., Z. E. BOSCH and C. C. BOUDET: Occurence of trichophyton mentagrophytes and microsporum gypseum on hairs of healthy cats. J. invest. Derm. 23, 311 (1954). — [70] GENTLES, J. C., and J. G. O'SULLIVAN: The isolation of ringworm fungi from unusual hosts. Vet. Rec. 69, 132 (1957). — [71] GEORG, L. K.: The diagnosis of ringworm in animals. Vet. Med. 49, 157 (1954). — [72] GEORG, L. K., E. A. HAND and R. A. MENGES: Observations on rural and urban ringworm. J. invest. Derm. 27, 335 (1956). — [73] GEORG, L. K., W. KAPLAN, L. AJELLO, W. M. WILLIAMSON and E. B. TILDEN: The parasitic nature of the soil fungus keratinomyces ajelloi. J. invest. Derm. 32, 539 (1959). — [74] GEORG, L. K., C. S. ROBERTS, R. W. MENGES and W. KAPLAN: Trichophyton mentagrophytes infections in dogs and cats. J. Amer. vet. med. Ass. 130, 427 (1957). — [75] GIERLØFF, B. C. H.: Om microspori, specielt hos kund og hat. Nord. Vet.-Med. 8, 609 (1956). — [76] GÖTZ, H., u. M. REICHENBERGER: Seltene durch Trichophyton Schönleinii (Lebert) Langeron und Milechevitch (1930) und Mikrosporum canis (1902) bedingte Infektionen in Deutschland mit Bemerkungen zur Nomenklatur. Hautarzt 9, 203 (1958). — [77] GUILHON, J., A. CHARTON et J. DURIEUX: Teigne du mouton. Bull. Acad. vét. Fr. 28, 465 (1955). — [78] GUILHON, J., et G. CHAUVIER: Teigne du mouton. Rapp. Commun. VIIIᵉ Congr. Internat. Bot., 1954, Sect. 18—20, p. 124, 1954. — [79] MACHADO GUIMARAES, L., y P. M. G. LACERDA: Micose em bovinos de São Paulo por „trichophyton faviforme album (Sabouraud 1909). Rev. Fac. Med. vet. (S. Paulo) 3, 151 (1945). — [80] HALL, H. T. B.: Ringworm in horses. Agric. J. Fiji 16, 12 (1945). — [81] HINSHAW, W. R., and A. S. ROSENWALD: Turkey diseases University of California, College of Agriculture, p. 112, 1951. — [82] HOERLEIN, A. B.: Studies on animal dermatomycosis. Thesis, Cornell Univ., p. 79, 1945. —[83] HOERLEIN, A. B.: Studies on animal dermatomycosis I. und II. Cornell Vet. **35**, 287, 299 (1945). —[84] JILLSON, O. F., and W. R. BUCKLEY: Fungous disease in man acquired from cattle and horses (due to trichophyton faviforme). New Engl. J. Med. **246**, 996 (1952). —[85] KAPLAN, W., and L. K. GEORG: Isolation of microsporum audouinii from a dog. J. invest. Derm. **28**, 313 (1957). —[86] KAPLAN, W., L. K. GEORG and C. L. BROMLEY: Ringworm in cats caused by microsporum gypseum. Vet. Med. **52**, 347 (1957). —[87] KAPLAN, W., L. K. GEORG and C. J. FOSNAUGH: Isolation of the dermatophyte microsporum gypseum from a horse with ringworm. J. Amer. vet. med. Ass. **129**, 381 (1956). —[88] KAPLAN, W., L. K. GEORG, ST. L. HENDRICKS and R. A. LEEPER: Isolation of microsporum distortum from animals in the United States. J. invest. Derm. **28**, 449 (1957). —[89] KIESSLING, W., J. SCHÖNFELD u. E. BENDER: Über eine von Katzen übertragene Mikrosporieepidemie durch Mikrosporon canis in Kaiserslautern. Arch. klin. exp. Derm. **207**, 71 (1958). —[90] KING, N. B.: „Favus" or white comb disease of poultry. Agric. Gaz. N.S.Wales **57**, 499 (1946). —[91] KOCH, H.: Kasuistische Mitteilung zur Epidemiologie von Trichophyton rubrum-Erkrankungen. Hautarzt **8**, 366 (1957). —[92] LANGER, H.: Pigmentbildende Trichophyton-mentagrophytes-Stämme bei Meerschweinchen-Trichophytie. Derm. Wschr. **139**, 621 (1959). —[93] LA TOUCHE, C. J.: The Leeds campaign against microsporosis in children and domestic animals. Vet. Rec. **64**, 398 (1952). —[94] LA TOUCHE, C. J.: Some observations on ringworm in calves due to trichophyton discoides Sabouraud. Reprinted from Vet. Rec. **64**, 841 (1952). —[95] LA TOUCHE, C. J.: Some clinical and microscopic features of microsporum canis Bodin infection of the skin and its appendages as it occurs in the cat. Vet. Rec. **65**, 680 (1953). —[96] McKINNON, A. S. M.: Annual report of the department of animal health, Gold coast, 1954/55, p. 6. 1956. —[97] McPHERSON, E. A.: Trichophyton mentagrophytes: natural infection in pigs. Vet. Rec. **68**, 710 (1956). —[98] McPHERSON, E. A.: A survey of the incidence of ringworm in cattle in Northern Britain. Vet. Rec. **69**, 674 (1957). —[99] MENGES, R. W., and L. K. GEORG: Animal ringworm study. Vet. Med. **50**, 293 (1955). —[100] MENGES, R. W., and L. K. GEORG: Observations of feline ringworm caused by microsporum canis and its public health significance. Proc. Meet. Amer. vet. med. Ass. 1955, p. 471. 1955. —[101] MENGES, R. W., and L. K. GEORG: Survey of animal ringworm in the United States. Publ. Hlth Rep. (Wash.) **72**, 503 (1957). —[102] MENGES, R. W., and L. K. GEORG: Canine ringworm caused by microsporum gypseum. Cornell Vet. **47**, 90 (1957). —[103] MEYER, G.: Über zwei Laborinfektionen mit Trichophyton mentagrophytes, ausgehend von spontan erkrankten Meerschweinchen. Mykosen **1**, 70 (1957). —[104] MURRELL, T. W.: Microsporum audouini isolated from a dog. Arch. Derm. Syph. (Chicago) **63**, 638 (1951). —[105] MURRELL, T. W., and J. D. REID: Inflammatory ringsworm in man due to trichophyton faviforme contracted from cattle. Virginia med. Monthly **80**, 572 (1953). —[106] NEEFS, et GILLAIN: Contribution à l'étude de la teigne. Ann. Méd. vét. **76**, 193 (1931). —[107] NEGRONI, P.: „Trichophyton lacticolor" cultivado en 2 casos de tiña espontánea de la cobaye. Rev. Soc. argent biol. **8**, 7 (1932). —[108] NEGRONI, P.: Epidemia de tiña en caballos producida por el trichophyton flavum. Rev. argent. Dermatosif. **25**, 363 (1941). —[109] PALLASKE, G.: Die Hautkrankheiten des Pferdes und ihre Bekämpfung. Mitt. Landwirtsch. (Berl.) **59**, 338 (1944). —[110] PARISH, H. J., and S. A. CRADDOCK: A ringworm epizootic in mice. Brit. J. exp. Path. **12**, 209 (1931). —[111] REBELL, G., H. F. TIMMONS, J. H. LAMB, P. K. HICKS, F. GROVES and R. E. COALSON: Experimental microsporum canis infections in kittens. Amer. J. vet. Res. **17**, 74 (1956). —[112] RIETH, H., u. A. Y. EL-FIKI: Dermatomykose beim Pferd durch Keratinomyces ajelloi Vanbreuseghem (1952). Bull. Pharma. Res. Inst. — Osaka-Tukutsuki **21**, 1 (1959). —[113] RIETH, H., u. A. Y. EL-FIKI: s. Nr. 41. —[114] RISTIC, M., and D. A. SANDERS: Canine microsporosis. Vet. Med. **50**, 225 (1955). —[115] SANDERINK, J. F. H., u. J. W. H. MALI: Enige waarnemingen aangaande de epidemiologie van animale microsporie bij de mens, met katten als bron van infectie. Ned. T. Geneesk. **100**, 3692 (1956). —[116] SARTORY, A., R. SARTORY et F. KOCHER: Une dermatomycose fréquente des veaux causée par une espèce du genre trichophyton. C. R. Acad. Sci. (Paris) **216**, 578 (1943). —[117] SAUNDERS, W.: Small scale epidemic of ringworm caused by a pet. N.Y. St. J. Med. **52**, 1673 (1952). —[118] SCHNEIDER, W.: Favusepidemie durch Feldmäuse. Hautarzt **5**, 348 (1954). —[119] SCULLY, J. P., and A. M. KLIGMAN: Coincident infection of a human and an anthropoid with microsporum audouini: report of a case. Arch. Derm. Syph. (Chicago) **64**, 495 (1951). —[120] SMITH, W. W., R. W. MENGES and L. K. GEORG: Ecology of ringworm fungi on commensal rats from rural premises in Southwestern Georgia. Amer. J. trop. Med. Hyg. **6**, 81 (1957). —[121] TORRES, G., and L. K. GEORG: A human case of trichophyton gallinae infection disease contracted from chickens. Arch. Derm. Syph. (Chicago) **74**, 191 (1956). —[122] TRICE, E. R., and J. C. SHAFER: Occurence of microsporum gypseum (M. fulvum) infections in the district of Columbia area. Report of 6 cases. Arch. Derm. Syph. (Chicago) **64**, 309 (1951). —[123] VILANOVA, X., et M. CASANOVAS: Observations cliniques et mycologiques sur une epidémie de trichophytie transmise du lapin à l'homme. Press. méd. **59**, 1760 (1951). —[124] VOGEL, R. A., and A. M. TIMPE: Spontaneous microsporum audouinii infection in a guinea pig. J. invest. Derm. **28**, 311 (1957). — [125] Vrtiak, J., u. J. Zapletal: Trichophyton faviforme discoides. Pôvodca oparu lysivého u hovädzieho dobytka. Vet. Čas. **5**, 204 (1956). — [126] Young, A. M.: Chronic diffus ringworm due to microsporum canis in a dog, involving two claws. Vet. Rec. **68**, 606 (1956). — [127] Weidman, F. D.: Diskussionsbemerkung. Philadelphia Dermatological Society, Sitzg vom 19. März 1950. Arch. Derm. Syph. (Chicago) **64**, 72 (1951). [128] Hasegawa, M., u. K. Yamamoto: Über einen bei Affen gezüchteten Pilz: Microsporum fulvum. Jap. J. Derm. **39**, 220 (1936). — [129] Krantz, W.: Mikrosporon equinum (Bodin 1898). Arch. Derm. Syph. (Berl.) **181**, 234 (1940). — [130, 131] Haufe, F.: Über das Auftreten von spontaner Trichophytie bei der weißen Laboratoriumsmaus. Derm. Wschr. **140**, 1196 (1959). — [132] Gentles, J. C., and J. G. O'Sullivan: Correlation of human and animal ringworm in west of Scotland. Brit. med. J. **1957** II, 678. — [133] Götz, H., u. K. Meinicke: Behandlungsergebnisse mit Griseofulvin bei einer spontanen Trichophyton mentagrophytes-Infektion der Kaninchen. Hautarzt **12**, 105 (1961). — [134] Balabanoff, V. A.: Der professionelle Charakter mancher Dermatomykosen. Berufskrankheiten **6**, 18 (1958). — [135] Vanbreuseghem, R.: Position systematique et nomenclature de l'achorion Quinckeanum. Ann. Parasit. hum. comp. **25**, 188 (1950). — [136] Blank, F.: Favus of mice. Canad. J. Microbiol. **3**, 885 (1957). — [137] Götz, H.: Klinische und experimentelle Untersuchungen über Hautpilzkrankheiten im Gebiet von Hamburg 1948—1950. Arch. Derm. Syph. (Berl.) **195**, 1 (1952). — [138] Ferguson, E. H.: Epidemic due to microsporum canis. Arch. Derm. Syph. (Chicago) **78**, 506 (1958). — [139] Thorold, P. W.: Equine dermatomycosis in Kenya caused by microsporum gypseum. Vet. Rec. **65**, 280 (1953). — [140] Marples, M. J.: Some observations on the occurence and clinical course of tinea capitis and corporis in Otaga. N.Z. med. J. **50**, 460 (1951). — [141] Mackinnon, J. E., and R. J. Artagaveytia-Allende: Vitamin deficiencies of seven strains of ectothrix, large-spored trichophytons isolated from man and cattle. J. Bact. **56**, 91 (1948). — [142] Hajsig, M.: Micosi simultanea con il T. verrucosum e il T. violaceum nel bue. Vet. Arch. **27**, 235 (1957). — [143] Ozegovic, L., u. E. I. Grin: Le dermatomicosi degli animali domestici in Jugoslavia, con speciale rapporto alla loro incidenza nella R. P. di Bosnia ed Erzegavina. Veterinaria **6**, 1 (1957). — [144] Janke, D., u. H. Newig: Trichophyton verrucosum als Erreger von Trichophytien bei Mensch und Tier in Oberhessen. Mykosen **2**, 75 (1959). — [145] Schönfeld, J.: Mikrosporieepidemien durch Mikrosporum canis in Südwestdeutschland. Z. Haut- u. Geschl.-Kr. **27**, 300 (1959). — [146] Baudet, E. A. R. F.: Sur une dermatomycose du chien produite par microsporum (achorion) gallinae. Ann. Parasit. hum. comp. **17**, 443 (1939). — [147] Szathmáry, S., u. Z. Herpay: Das Vorkommen des Ctenomyces trichophyticus, T. gypseum seu T. mentagrophytes in tiefen Erdbodenschichten. Mykosen **3**, 48 (1960). — [148] Evolceanu, R., I. Alteras, A. Dobrescu et V. Kursky-Eremia: Sur l'origine tellurique du ctenomyces interdigitalis (epidermophyton Kaufmann-Wolf). Dysidrose palmaire par contact avec la terre. Mycopathologia (Den Haag) **13**, 15 (1960).

### B, VIII. *Lebensdauer und Resistenz der Dermatophyten*

Ajello, L., and M. E. Getz: Recovery of dermatophytes from shoes and shower stalls. J. invest. Derm. **22**, 17 (1954). — Berberian, D. A.: Dermatophytosis of the feet. Sources and methods of prevention of reinfection. Arch. Derm. Syph. (Chicago) **38**, 367 (1938). — Bonar, L., and A. D. Dreyer: Studies on ringworm fungus with reference to public health problems. Amer. J. publ. Hlth. **22**, 909 (1932). — Brocq-Rousseu, D., A. Urbain and J. Barotte: Cultures du trichophyton gypseum en dehors de l'organisme et des milieux usuels. (Vitalité et virulence. Remarques épidémiologiques.) Ann. Inst. Pasteur **42**, 895 (1928). — Catanei, A.: Sur la résistance des champignons des teignes dans le milieu extérieur. C. R. Soc. Biol. (Paris) **123**, 1043 (1936 [1]). — Caractères des cultures de champignons des teignes provenant de cheveux parasités prélevés depuis longtemps. C. R. Soc. Biol. (Paris) **124**, 1124 (1936 [2]). — Coudert, J., et J. Rondelet: Recherches sur la stérilisation des champignons pathogènes par les ultraviolets. Ann. Derm. Syph. (Paris) **85**, 412 (1958). — Emmons, C. W., and A. Hollaender: The action of ultraviolet radiation on dermatophytes by exposure of spores to monochromatic ultraviolet radiation. Amer. J. Bot. **26**, 467 (1939). — English, M. P., and M. D. Gibson: Studies in the epidemiology of tinea pedis. II. Dermatophytes on the floors of swimming baths. Brit. med. J. **1959** I, 1446. — Fischer, E.: Beiträge zur Frage der Infektiosität der Strümpfe und Schuhe bei Patienten mit Fußmykosen. Dermatologica (Basel) **103**, 97 (1951). — Flatla, L.: Ringworm hos rev. (On ringworm in fox: summary.) Skand. Veterin.-T. **29**, 753 (1939). — Flores del Fierro, C. H., J. E. Gutierrez y B. F. Biefang: Paralelismo etiológico entre la tiña del Perro y Gato y la del Niño en la ciudad de Santiago. Rev. Vet. milit. (B. Aires) **2**, 213 (1954). — Fujioka, S.: Biological studies on dermatophytes. Jap. J. Derm. **64**, 18 (1954). — Gavrilove, N. F.: Sur l'épidémiologie d'épidermophytie, viabilité des epidermophytones sur les substrats végétals morts. Vest. Vener. Derm. **9/10**, 36 (1939). — Gentles, J. C.: The isolation of dermatophytes from the floors of communal bathing places. J. clin. Path. 9, 374 (1956). — GERENCSÉR, N.: Beiträge zur Epidemiologie der Pilzerkrankungen von Hand und Fuß. Orv. Hetil. 1937, 576. — GLASS, F. A.: Viability of fungus in hairs from patients with tinea capitis. I. Microsporon Audouini. Arch. Derm. Syph. (Chicago) 57, 122 (1948). — GÖTZ, H.: Klinische und experimentelle Untersuchungen über die Hautpilzkrankheiten im Gebiet von Hamburg 1948—1950. Arch. Derm. Syph. (Berl.) 195, 1 (1952). — GÖTZ, H., u. E. M. HERTLEIN: Förderung der Züchtung von Dermatophyten durch Cycloheximid-Kaliumtellurit-Selektivnährböden und Soforteinsaat des Untersuchungsmaterials. Derm. Wschr. 139, 8 (1959). — GÖTZ, H., M. REICHENBERGER u. M. SCHMIDT: Die Überlebenszeit dermatophytischer Pilzelemente in Haaren, Nägeln und Schuppen. (im Druck.) — GOMEZ-VEGA, P.: Effect of irradiation and irradiation plus sensitization on yeastlike fungi and related organisms. Arch. Derm. Syph. (Chicago) 34, 961 (1936). — GOULD, A. G., and E. K. CARTER: The viability of a pathogenic fungus on wool cloth. Amer. J. Hyg. 14, 694 (1931). — GRÜTZ, O.: Über die Epidermophytie. Med. Klin. 31, 1189 (1935). — GRUNBERG, E., and E. TITSWORTH: Experimental studies on drug resistance of dermatophytes. I. The development of drug resistance of trichophyton mentagrophytes and microsporum lanosum to undecylenic acid and 2-dimethylamino-6($\beta$-diethylaminoethoxybenzothiazole dihydrochloride (asterol). J. invest. Derm. 25, 113 (1955). — HOLLAENDER, A., and C. W. EMMONS: The action of ultraviolet radiation on dermatophytes. I. The fungicidal effect of monochromatic ultraviolet radiation on spores of trichophyton mentagrophytes. J. cell. comp. Physiol. 13, 391 (1939). — HOWLES, J. K.: Infectious intertrigo. Amer. J. trop. Med. 16, 77 (1934). — HRUSZEK, H.: Zur Frage der Lebensdauer der Dermatomyzeten. Derm. Wschr. 103, 1601 (1936). — Essais de culture de champignons des teignes sur différents bois et étoffes. Rev. franç. Derm. Vénér. 12, 343 (1936). — JAMIESON, R. C., and A. McCREA: Ringworm of the feet: shoes and slippers as a source of reinfection. Arch. Derm. Syph. (Chicago) 44, 837 (1941). — KADEN, R.: Vergleichende Untersuchungen über die Resistenzsteigerung von Epidermophyton Kaufmann-Wolf. Z. Haut- u. Gesch.-Kr. 15, 1 (1953). — KADISCH, E.: Über das Fortkommen der pathogenen Hautpilze außerhalb des Körpers. Derm. Wschr. 89, 1423 (1929). — KADISCH, E.: Die Hitzeresistenz der Dermatophyten. Dermat. Z. 57, 412 (1930[1]). — Über die Desinfektionswirkung einiger Waschmittel auf pathogene Hautkeime. Derm. Wschr. 1930 I[2], 514. — Beiträge zur Wirkung der Kälte auf pathogene Fadenpilze, Hefen und Bakterien. Ausdehnung dieser Versuche bis in die Nähe des absoluten Nullpunktes (bis —272° C). Med. Klin. 1931 II, 1074, 1109. — KASHKIN, P. N.: Der Einfluß von feuchter Wärme und Seifenlösungen auf Pilze im Material vom Kranken und in Reinkulturen. Epidem. Bakt. Pasteur 2, 191 (1935). Ref. Zbl. Haut- u. Geschl.-Kr. 54, 529 (1937). — Review of works on medical mycology published in the USSR between 1946—1956. Mycopathologia (Den Haag) 10, 227 (1958/59). — KRAJEWSKI, ST.: On the behaviour of some pathogenic fungi in different textures. Przegl. Derm. Wener. 8, 563 (1958). Ref. Zbl. Haut- u. Geschl.-Kr. 103, 19 (1959). — KRESBACH, H., u. H. HELIGE: Zur Frage der Resistenzsteigerung pathogener Hautpilze unter der Einwirkung antimykotischer Substanzen. Wien. med. Wschr. 1956, 452. — LEMBKE, A.: Die Wirkung ultravioletter Strahlen auf pathogene Schimmelpilze. Arch. Derm. Syph. (Berl.) 183, 324 (1942). — LOOS, H. O.: Zur Bekämpfung der Epidermophytie der Füße und Hände. Arch. Derm. Syph. (Berl.) 170, 602 (1934). — MARCHIONINI, A., u. H. GÖTZ: Über Kopfpilzerkrankungen in Anatolien mit besonderer Berücksichtigung des Favus. Arch. Derm. Syph. (Berl.) 190, 75 (1950). — McPHERSON, E. A.: The influence of physical factors on dermatomycosis in domestic animals. Vet. Rec. 69, 1010 (1957). — MEMMESHEIMER, A.: I. Über die Zunahme der Epidermophytie in Deutschland und ihre Bekämpfung. Z. ärztl. Fortbild. 35, 438 (1938). — MURPHY, J. C., and S. ROTHMAN: Artificially induced resistance of trichophyton gypseum to pelargonic acid. J. invest. Derm. 12, 5 (1949). — ORLOV, F. M.: Das Wachstum einiger Dermatomyzeten auf einfachen Nährböden. Sovet. Vet. 4, 40 (1940). Ref. Zbl. Haut- u. Geschl.-Kr. 67, 330 (1941). — PÄTIÄLÄ, R. S., and S. HÄRÖ: Review of fungi found in the skin on the basis of the 1948 material. Karstenia 1, 48 (1950). — PECK, S. M., I. BOTVINICK and L. SCHWARTZ: Dermatophytosis in industry. Arch. Derm. Syph. (Chicago) 50, 170 (1944). PFISTER, R.: Waschfestigkeit und Wärmeresistenz der pathogenen Hautpilze, bes. des Epid. rubrum (Castellani). Hautarzt 3, 358 (1952). — POLEMANN, G.: Zum Nachweis hautpathogener Pilze in der Fußbekleidung. Dtsch. med. Wschr. 1957 II, 1870. — PROCHACKI, H., and S. BIELUŃSKA: Studies concerning the sensitivity of pathogenic mycetes to temperature. Przegl. Derm. Wener. 46, 477 (1959). — ROBINSON, H. M.: In vitro studies of microsporon Audouini infection of the hair. Arch. Derm. Syph. (Chicago) 57, 991 (1948). — ROBINSON, H. M., F. H. J. FIGGE and E. S. BERESTON: Fluorescence of microsporum Audouini-infected hair. II. Cultural studies. Arch. Derm. Syph. (Chicago) 68, 311 (1953). — RONDELET, J.: Action des rayons ultraviolets sur quelques champignons pathogènes. Lyon, Audin 1957. — ROSENTHAL, S. A., R. L. BAER, J. Z. LITT, H. ROGACHEFSKY and D. FURNARI: Studies on the dissemination of fungi from the feet of subjects with and without fungous disease of the feet. J. invest. Derm. 26, 41 (1956). — SCHNITZER, T.: Vitalität von Pilzelementen (Dermatophyten). Inaug.-Diss. München 1960. — SHAW, F. W., and F. J. v. GUTFELD: Longevity of fungi on carriers. Virginia med. Monthly **71**, 256 (1944). — TRITSMANS, E., and R. VANBREUSEGHEM: Over het vorkomen van athlete's foot bij belgische sportbeoefenaars. Belg. T. Geneesk. **2**, 625 (1955). — URBAIN, A.: Sur la durée de vitalité et de virulence de trichophyton gypseum incorporé à des litières. C. R. Soc. Biol. (Paris) **99**, 1917 (1928). — VILANOVA, X., and M. CASANOVAS: Artificially produced resistance in the trichophyton gypseum in the presence of undecylenic acid and in the presence of some vegetable essences. J. invest. Derm. **15**, 161 (1950). — WALKER, J.: Possible infection of man by indirect transmission of trichophyton discoides. Brit. med. J. **1955**, 1430. — WENK, P., u. J. R. FREY: Untersuchungen über die Wirkungsbedingungen chemischer Verbindungen auf T. mentagrophytes unter Verwendung infizierter Meerschweinchenhaare (Haartest). Arch. klin. exp. Derm. **207**, 1 (1958).— WILDE, H.: Zit. A. MEMMESHEIMER, Pilzerkrankungen und Berufskrankheiten. Hautarzt **2**, 165 (1951). — WILLIAMS, J. W.: The habitat of trichophyton interdigitale outside the body. Proc. Soc. exp. Biol. (N.Y.) **31**, 984 (1933/34).


### B, IX. Bildung antibiotischer Substanzen durch Dermatophyten

CATANEI, A.: Cultures d'achorion Schönleini et de trichophyton sur milieux artificiels, en présence de microbes et de produits microbiens ou sanguin. Arch. Inst. Pasteur Algér. **7**, 184 (1929). — DOSTROVSKY, A., and F. RAUBITSCHEK: In vitro studies on a reciprocal growth inhibition exhibited by certain dermatophytes. Dermatologica (Basel) **94**, 231 (1947). — FEGELER, F.: Nebenwirkungen der Antibioticatherapie vom mykologischen Standpunkt. Mykosen **2**, 50 (1959). — HÖHLE, P.: Versuche zur Auffindung von antibiotischen Stoffwechselprodukten und Wuchsstoffen bei Hautpilzen. Arch. Derm. Syph. (Berl.) **198**, 294 (1954). — HONDA, SH.: Über das antagonistische Phänomen zwischen verschiedenen pathogenen Schimmelpilzen und Bakterien. Jap. J. Derm. **39**, 97 (1936). — LEE, H. F., E. SEWELL and D. MERVINE: Study of culture filtrates of pathogenic fungi and yeasts for tuberculostatic properties. Amer. Rev. Tuberc. **66**, 623 (1952). — LEWIS, G. M., and M. E. HOPPER: Concurrent, combined and consecutive fungous infections of the skin. Cultural experiences Arch. Derm. Syph. (Chicago) **47**, 27 (1943). — MALLINCKRODT-HAUPT, A. v., u. M. GELDMACHER-MALLINCKRODT: Die Isolierung der Antibiotica aus pathogenen Hautpilzen. Mycopathologia (Den Haag) **7**, 261 (1956). — MUSKATBLIT, E.: Combined fungous infections: Report of 6 cases with a review of thirty-six cases from the literature. Arch. Derm. Syph. (Chicago) **44**, 631 (1941). — NAEGELI, O.: Studien über die gegenseitige Beeinflussung von Pilzkulturen auf künstlichen Nährböden (Pilzkolonien als Nährböden für andere Mikroorganismen). Schweiz. med. Wschr. **1935** I, 535. — NAKAMURA, T.: Über die antagonistische Wirkung des Trichophytonpilzes gegen Heubacillus. I. Mitt. Jap. J. Derm. **32**, 126 (1932). — NICKERSON, W. J., and O. F. JILLSON: Interaction between pathogenic fungi in culture. Considerations on the mechanism of cell division in the dimorphism of pathogenic fungi. Mycopathologia (Den Haag) **4**, 279 (1948). — PÄTIÄLÄ, R.: Sur la symbiose des dermatophytes et du staphylococcus aureus. Ann. Parasit. hum. comp. **22**, 105 (1947). — PECK, S. M., and W. L. HEWITT: The production of an antibiotic substance similar to penicillin by pathogenic fungi. Publ. Hlth Rep. (Wash.) **60**, 148 (1945). — PIRASTU, A.: Sulla presenza nei filtrati di colture di dermatomiceti di sostanze ad azione fitotossica. Atti Soc. ital. Derm. Sif. **30**, 37 (1955). — RANQUE, J.: Actions réciproques du staphylocoque doré et du microsporum felineum d'une part, du bacille pyocyanique et microsporum felineum d'autre part, en culture sur milieux solides. C. R. Soc. Biol. (Paris) **111**, 654 (1946). — RIETH, H., u. C. SCHIRREN: Doppelinfektion durch Trichophyton rubrum und Trichophyton verrucosum. Hautarzt **9**, 180 (1958). — URABE, H.: On the antibiotic action of pathogenic fungi. Jap. J. Derm. **61**, 174 (1951). — URI, J.: Menschenpathogene Pilze in der Antibioticum-Forschung. I. Die Antibioticum-Produktion der Dermatophyten. Arzneimittel-Forsch. **8**, 53 (1958). — URI, J., P. JUHASZ u. G. CSOBÁN: Über die Penicillinbildung von Trichophyton mentagrophytes-Stämmen. Pharmazie **10**, 709 (1955). — VILANOVA, X., y M. CASANOVAS: Investigaciones sobre la accion inhibidora mutua que presentan ciertos cultivos de dermatofitos. Act. dermo-sifiliogr. (Madr.) **41**, 429 (1950).


### B, X. Die Trichophytinallergie und B, XI. Penicillinüberempfindlichkeit bei Dermatomykosen

BARBAGLIA, V.: La reazione emoclasica del D'Amato nelle tigne. G. ital. Derm. Sif. **70**, 1115 (1929). — Su un caso di favide. Arch. ital. Derm. **6**, 337 (1931). — BLOCH, B.: Allgemeine und experimentelle Biologie der durch Hyphomyzeten erzeugten Dermatomykosen. In JADASSOHNs Handbuch der Haut- und Geschlechts-Krankheiten, Bd. XI, S. 300. Berlin: Springer 1928. — BLOCH, B., A. LABOUCHÈRE u. F. SCHAAF: Versuch einer chemischen Charakterisierung und Reindarstellung des Trichophytins. Arch. Derm. Syph. (Berl.) **148**, 413 (1925). — BOLAY, G.: Expériences sur deux trichophytines. Dermatologica (Basel) **100**, 288

(1950). — CATANEI, A.: La résistance aux réinfections dans les teignes (Etude expérimentale). Arch. Inst. Pasteur Algér. 13, 219 (1935). — Les caractères de la résistance acquise dans les mycoses. Arch. Inst. Pasteur Algér. 14, 85 (1936). — Les effets de l'inoculation intrapéritoneale d'un dermatophyte au cobaye. Existence d'une prémunition d'origine mycosique. Arch. Inst. Pasteur Algér. 23, 21 (1945). — COHEN, S. G.: Trichophytin sensitivity of the immediate wheal type. Report of a case with unusual manifestations and response to hydrocortisone. J. Allergy 27, 332 (1956). — CORMIA, F. E., L. JACOBSEN and E. SMITH: Reactions to penicillin. Bull. U.S. Army med. Dep. 14, 694 (1945). — CORMIA, F. E., and G. M. LEWIS: Experimental aspects of penicillin sensitization, with special reference to conjoint sensitization to superficial fungous disease. J. invest. Derm. 7, 375 (1946). — CRUICKSHANK, C. N. D., M. D. TROTTER and S. R. WOOD: Studies on trichophytin sensitivity. J. invest. Derm. 35, 219 (1960). — DA FONSECA jr., O., y A. E. DE ARÊA LEÃO: Vaccinotherapia das epidermophyceas e das tinhas tonsurantes. Rev. méd.-cir. Brasil 39, 269 (1931). — DEGUCHI, T.: Eine Untersuchung über das Leukozytenbild des Eczema marginatum Hebrae. J. med. Ass. Formose 35, 1588 (1936). — DE LAMATER, E. D.: Experimental studies with the dermatophytes. III. Development and duration of immunity and hypersensitivity in guinea pigs. J. invest. Derm. 4, 143 (1941). — DIENES, L.: Factors conditioning the development of the tuberculin type of hypersensitivity. J. Immunol. 23, 11 (1932). — FEJÉR, E.: Untersuchungen über die Spezifität der Trichophytinallergie. Der diagnostische und therapeutische Wert des Trichophytins. Börgyögy. vener. Szle 9, 149 (1955). — Pilzallergie. In: Allergie und allergische Erkrankungen, Bd. II. Budapest: Akademie-Verlag 1959. — FIERZ-DAVID, H. E., W. JADASSOHN u. W. F. ZÜRCHER: 2. Azofarbstoffe und Immunbiologie. Schultz-Dalesche Versuche mit Bis-p-succinanilsäure-azoresorcin. Helv. chim. Acta 20, 16 (1936). — FIOCCO, G. B.: Tricofitidi e reazioni allergiche alle tricofitine. Boll. Sez. region. Soc. ital. Derm. 4, 229 (1932). — FISCHER, E.: Antigenanalytische und tierexperimentelle Untersuchungen zur Mykologie der Erreger der Interdigitalmykosen. Arch. klin. exp. Derm. 203, 270 (1956). — FRASER, P. K.: Tinea of the foot. Brit. med. J. 1938, Nr 4032, 842. — FREY, J. R., u. P. WENK: Über die Funktion der regionalen Lymphknoten bei der Entstehung des Dinitrochlorbenzol-Kontaktekzems am Meerschweinchen. Dermatologica (Basel) 116, 243 (1958). — FRIED, S. M., u. M. B. SEGAL: Beiträge zur experimentellen, auf hämatogenem Wege hervorgerufenen Dermatomykose, mit Berücksichtigung der Zirkulationsdauer der Parasiten im Blutkreislauf. Derm. Wschr. 1928 II, 1426. — GÖTZ, H.: Penicillindermatitis infolge Gruppensensibilisierung nach Erythrasma. Hautarzt 2, 63 (1951). — GÖTZ, H., u. W. THIES: Über den praktischen Wert des Trichophytintestes. Derm. Wschr. 124, 1193 (1951). — Zur Beurteilung des Ausfalls der intracutanen Penicillinreaktion. Arch. Derm. Syph. (Berl.) 194, 91 (1952). — HELDE, M., and G. SEEBERG: The significance of absorption time for the strength of the skin reactions to trichophytin. A study with radiophosphorus and dextran „depot". Acta derm.-venerol. (Stockh.) 33, 299 (1953). — ISLER, H., et A. KARABADJAKIAN: Sur des antigènes du penicillium notatum. Acta allerg. (Kbh.) 1, 297 (1948). — ITO, K., and K. KIRITA: Serological studies of experimental trichophytosis. Bull. Pharm. Res. Inst. (Osaka) 11, 10 (1956). — ITO, K., T. KURODA and T. INOUE: Serological studies of experimental trichophytosis. VI. Bull. Pharm. Res. Inst. 13, 1 (1957). — JADASSOHN, J.: Diskussionsbemerkung. Korresp.-Bl. schweiz. Ärz. 42, 24 (1912). — Beitrag zur Genese der Allergie bei Impfmykosen. Der Übertritt von Sporen aus dem cutanen Impfherd ins Blut mit Entwicklung von hämatogenen Hautmetastasen. Arch. Derm. Syph. (Berl.) 153, 476 (1927). — JADASSOHN, W., H. E. FIERZ u. A. HUBER: Weitere Schultz-Dalesche Versuche mit Trichophytinen. Dermatologica (Basel) 86, 17 (1942). — JADASSOHN, W., F. SCHAAF u. W. LAETSCH: Antigenanalytische Untersuchungen an Trichophytinen. Arch. Derm. Syph. (Berl.) 171, 461 (1935). — JADASSOHN, W., F. SCHAAF and G. WOHLER: Analysis of composite antigens by the Schultz-Dale-technic. Further experimental analyses of trichophytins. J. Immunol. 32, 203 (1937). — JADASSOHN, W., et M. SUTER: A propos de la réaction urticarienne immediate à la trichophytine. Acta allerg. (Kbh.) 4, 150 (1951). — JÁKSÓ, G.: Experimentelle Beiträge zum Problem der Trichophytinallergie. Börgyögy. vener. Szle 5, 37 (1951). — JANKE, D.: Tagg Südwestdtsch. Dermat. Vereigg Mainz 1951. Ref. Z. Haut-u. Geschl.-Kr. 12, 172 (1952). — JAUSION, H., et R. SOHIER: Les claso-vaccins. Presse méd. 37, 621 (1930). — JILLSON, O. F., and M. HUPPERT: The immediate wheal and the 24—48 hour tuberculin type edematous reactions to trichophytin. J. invest. Derm. 12, 179 (1949). — KADISCH, E.: Beiträge zur Lehre von den Dermatomykosen. II. Mitt. Über den Verbleib intracardial infizierten Pilzmaterials beim Meerschweinchen. Arch. Derm. Syph. (Berl.) 158, 349 (1929). — KELLNER, H.: Blutkörperchensenkungsgeschwindigkeit bei tiefer Trichophytie. Klin. Med. (Wien) 3, 333 (1948). — KOGOJ, FR.: Über die Differenzen im Grade der Allergie bei experimentellen Dermatomykosen. Arch. Derm. Syph. (Berl.) 158, 716 (1929). — KULL, E., R. BRUN et W. JADASSOHN: A propos de trichophytines sèches. Int. Arch. Allergy 2, 252 (1951). — LEWIS, G. M., G. M. MacKEE and M. E. HOPPER: The trichophytintest. Its value as a diagnostic aid. Arch. Derm. Syph. (Chicago) 38, 713 (1938). — LINDEMAYR, W., u. A. LUGER: Klinischer Beitrag zur Bedeutung der urticariellen Trichophytin-Frühreaktion. Z. Haut- u. Geschl.-Kr. 14, 243 (1953). — Diagnostische und prognostische Bedeutung der intrakutanen Trichophytinreaktion. Hautarzt 5, 260 (1954). — López Martinez, M. B., y J. D. Rey Calero: Estudio clinico a las pruebas de tricofitine. Act. dermo-sifiliogr. (Madr.) 45, 431 (1954). — Estudio de las respuestas a las trichofitinas totales y fraccionadas en las micosis cutaneas. Act. dermo-sifiliogr. (Madr.) 47, 185 (1955). — Modificaciones en la respuesta anafilactica de las tricofitinas provocadas por el contenido del medio de cultivo. Act. dermo-sifiliogr. (Madr.) 47, 713 (1956). — Manca, V.: Su un caso di microsporide con reperto del microsporon audouini dal sangue circolante. Dermosifilografo 7, 57 (1932). — Marcussen, P. V.: Relationship of the urticarial to the inflammatory reaction to trichophytin. Arch. Derm. Syph. (Chicago) 36, 494 (1937). — Marzollo, E.: La formola leucocitaria nelle intradermoreazioni alla tricofitina in soggetti tricofitici. Boll. Sez. region. Soc. ital. Derm. 5, 347 (1932). — Meriin, Ja.: Trichophytin als diagnostisches Mittel im Experiment am Meerschweinchen. Trudy 3. vses. Sezda Borba vener. Bol. 278 u. 282 (1932). Ref. Zbl. Haut- u. Geschl.-Kr. 47, 329 (1934). — Mikhailov, B. N.: Au sujet, d'origine hematogène des épidermophytes. Vestn. Vener. Derm. 1939, 28. — Mitze, A.: Über die Spezifität der Intrakutantestung mit Pilzextrakten und ihr Verhalten unter Penicillinapplikation. Hautarzt 4, 373 (1953). — Über das Verhalten pathogener Dermatophyten im Tierversuch. Z. Haut- u. Geschl.-Kr. 23, 133 (1957). — Nakamura, M.: Studies on the relation between BCG and trichophytia interdigitalis. Jap. J. Derm. 66, 173 (1956). — Negroni, P., u. C. Briz de Negroni: Antigennatur des Trichophytins. Rev. argent. Dermatosif. 21, 162 (1937). [Spanisch.] — Neisser, A. (Plato): Platos Versuche über die Herstellung und Verwendung von „Trichophytin". Nach seinem Ableben mitgeteilt. Arch. Derm. Syph. (Berl.) 60, 63 (1902). — Peck, S. M.: Epidermophytosis of the feet and epidermophytids of the hands. Arch. Derm. Syph. (Chicago) 22, 40 (1930). — Zit. Rajka 1943. — Fungus antigens and their importance as sensitizers in the general population. Ann. N.Y. Acad. Sci. 50, 1362 (1950). — Peck, S. M., and A. Glick: Trichophytin. I. Methods of preparation with special reference to the specific skin-reactive factor. Arch. Derm. Syph. (Chicago) 43, 839 (1941). — Peck, S. M., A. Glick and E. Weissbard: Trichophytin. II. The apparent separation of the skin-reactive factor from the therapeutic principle in trichophytin. Arch. Derm. Syph. (Chicago) 44, 816 (1941). — Peck, S. M., and W. L. Hewitt: The production of an antibiotic substance similar to penicillin by pathogenic fungi (dermatophytes). Publ. Hlth Rep. (Wash.) 60, 148 (1945). — Peck, S. M., and S. Siegal: Successful desensitization in penicillin sensitivity. J. Amer. med. Ass. 134, 1546 (1947). — Peck, S. M., S. Siegal and R. Bergamini: Immunologic relationships of the antibiotics and trichophytin. Clinical observations and animal experiments. J. invest. Derm. 9, 165 (1947). — Peck, S. M., S. Siegal, A. W. Glick and A. Kurtin: Penicillin sensitivity. J. Amer. med. Ass. 138, 631 (1948). — Rajka, E.: Frühreaktion und allergischer Schock auf Trichophytin-Injektion. S.-B. Ung. Dermat. Ges. vom 12. II. 1943. Ref. Zbl. Haut- u. Geschl.-Kr. 70, 529 (1943). — Rajka, Ö.: Trichophytinallergische Untersuchungen. Versuche mit zirkulierenden Antikörpern bei Dermatomykosen. Börgyögy. vener. Szle 8, 51 (1954). — Ramirez, M.: Trichophytin sensitization. Case report. Med. J. Rec. 132, 382 (1930). — Rivalier, E.: Recherches expérimentales sur l'allergie et l'immunité trichophytiques. Ann. Derm. Syph. (Paris) 10, 618 (1929). — Rosen, I., S. M. Peck and N. Sobel: Hypersensitivity to trichophytin in the casual dermatologic patient. Arch. Derm. Syph. (Chicago) 23, 1041 (1931). — Schmidt, P. W.: Über die Pilzflora Westfalens, insbesondere des Münsterlandes. Arch. Derm. Syph. (Berl.) 167, 418 (1933). — Schuppli, R.: Über allergische Erscheinungen beim Gebrauch von Antibiotica. Dermatologica (Basel) 102, 291 (1951). — Strickler, A., E. A. Ozellers and R. P. Zaletel: Modern interpretation of mycotic infections of the feet and hands. Arch. Derm. Syph. (Chicago) 25, 1028 (1932). — Sulzberger, M. B.: The pathogenesis of trichophytids. The spontaneous passage of formed elements (spores) from the primary lesion into the circulating blood. Arch. Derm. Syph. (Chicago) 18, 891 (1928). — Experiments in passive transference of urticarial hypersensitiveness to fungous extracts. J. Immunol. 23, 73 (1932). — Sulzberger, M. B., and P. S. Kerr: Trichophytin hypersensitiveness of urticarial type, with circulating antibodies and positive transference. J. Allergy 2, 11 (1930). — Sulzberger, M. B., and G. M. Lewis: Trichophytin hypersensitiveness demonstrated by contact tests. Arch. Derm. Syph. (Chicago) 22, 410 (1930). — Sulzberger, M. B., G. M. Lewis and F. Wise: Trichophytin and allergy to trichophytin. I. Comparison of cutaneous responses to two standard preparations of trichophytin and to dermatomycol (Da Fonseca and de Arêa Leão). Arch. Derm. Syph. (Chicago) 34, 207 (1936). — Sulzberger, M. B., and F. Wise: Ringworm and trichophytin. J. Amer. med. Ass. 99, 1759 (1932). — Tomlinson, W. J.: Trichophytin hypersensitiveness. Report of a case with an immediate or reaginogenic type of reaction. J. Allergy 6, 573 (1935). — Traub, E. F.: Dermatophytosis with an erysipelatous dermatophytid of the legs. Arch. Derm. Syph. (Chicago) 33, 196 (1936). — Tschernogubow, N., u. E. Muskatblit: Klinische Beobachtungen über die Immunität bei oberflächlichen Pilzerkrankungen der behaarten Kopfhaut. Arch. Derm. Syph. (Berl.) 159, 46 (1929). —

VEDERNIKOV, V. A.: Hautproben mit Epidermophytin bei Epidermophytie der Füße. Vestn. Vener. Derm. 2, 21 (1952). — WATANABE, S.: Immunbiological studies of dermatomycosis. I. Study on identity of trichophytin reaction. Acta derm. (Kyoto) 53, 21 (1958). Ref. Zbl. Haut- u. Geschl.-Kr. 104, 35 (1959). — WHARTON, M. L., F. REISS and D. R. A. WHARTON: Active immunization against trichophyton purpureum infection in rabbits. J. invest. Derm. 14, 291 (1950). — WIESMANN, E.: Zur Kasuistik der Trichophytide. II. Pilznachweis in Lymphdrüsen und Haut bei einem lichenoiden Trichophytid. Ungewöhnlich starke Anhäufung der Myzelien in dem intermediären Sinus. Dermatologica (Basel) 79, 291 (1939). — WISE, F., and M. B. SULZBERGER: Urticaria and hay-fever due to trichophytin (epidermophyton interdigitale). J. Amer. med. Ass. 95, 1504 (1930).

### C. Spezielle Mykologie der Dermatophyten.
### I. Genus Mikrosporum GRUBY (1843)

AJELLO, L.: The dermatophyte, microsporum gypseum, as a saprophyte and parasite. J. invest. Derm. 21, 157 (1953). — BERDE, K. v.: Dermatologische und mykologische Untersuchungen mit der analytischen Quarzlampe. Orv. Hetil. 1930 I, 592. [Ungarisch.] — BOMMER, S.: Hautuntersuchungen im gefilterten Quarzlicht. Klin. Wschr. 6, 1142 (1927). — BROOKS, B. E., J. H. ALLI and C. C. CAMPBELL: Isolation of microsporum distortum from a human case. J. invest. Derm. 33, 23 (1959). — CATANEI, B.: Les teignes expérimentales du singe. Arch. Inst. Pasteur Algér. 9, 1 (1931). — CAWLEY, E. P., C. E. WHEELER, H. BOATWRIGHT, D. W. SMITH, H. M. RANDALL and C. S. LINGAMFELTER: Infrared spectroscopic studies of fungi. J. invest. Derm. 22, 273 (1954). — CISNEROS, J. M., u. J. DE GOMEZ: Die Hyphenverschmelzung bei den Dermatophyten und ihre praktische Bedeutung für die Differenzierung. Zbl. Bakt., I. Abt. Orig. 132, 91 (1934). — CONANT, N. F.: Studies in the genus microsporum. Arch. Derm. Syph. (Chicago) 33, 665 (1936). — Studies in the genus microsporum. III. Taxonomic studies. Arch. Derm. Syph. (Chicago) 36, 781 (1937). — DAVIDSON, A. M., E. S. DOWDING and A. H. R. BULLER: Hyphal fusion in dermatophytes. Canad. J. Res. 6, 1 (1932). — DIMENNA, M. E., and M. J. MARPLES: Microsporum distortum sp. nov. from New Zealand. Trans. Brit. Mycol. Soc. 37, 372 (1954). — DÖRING, H., u. H. D. JUNG: Mikrosporon canis-Familienepidemie in Mecklenburg. Mykosen 1, 74 (1957). — DVOŘÁK, J.: Die Anastomosierungsfähigkeit heterogener Dermotophytenhyphen. Zbl. Bakt., II. Abt. 110, 697 (1957). — EMMONS, C. W.: Observations on achorion gypseum. Mycologia 23, 87 (1931). — Dermatophytes. Natural grouping based on the form of the spores and accessory organs. Arch. Derm. Syph. (Chicago) 30, 337 (1934). — FUENTES, C. A.: A new species of microsporum. Mycologia 48, 613 (1956). — FUENTES, C. A., R. ABOULAFIA and R. J. VIDAL: A dwarf form of microsporum gypseum. J. invest. Derm. 23, 51 (1954). — GÖTZ, H.: Klinische und experimentelle Untersuchungen über die Hautpilzkrankheiten im Gebiet von Hamburg 1948—1950. Arch. Derm. Syph. (Berl.) 195, 1 (1952). — HARE, P. J.: A strain of m. audouini producing numerous macroconidia on culture. Brit. J. Derm. 64, 236 (1952). — Über Spindelsporen und Pathogenität des Mikrosporon Audouini. Hautarzt 3, 497 (1952). — HUGHES, J. W.: A liquid synthetic medium suitable for the differentiation of microsporum audouini Gruby, 1843, and of microsporum canis Bodin, 1902. Brit. J. Derm. 64, 334 (1952). — KADEN, R.: Pilzanastomosen im Phasenkontrastmikroskop. Mycopathologia (Den Haag) 7, 328 (1956). — KADISCH, E.: Beiträge zur Lehre von den Dermatomykosen. IV. Mitt. Kaltblüterversuche mit Achorion gypseum. Arch. Derm. Syph. (Berl.) 161, 529 (1930). — KAPLAN, W., L. K. GEORG, ST. L. HENDRICKS and R. A. LEEPER: Isolation of microsporum distortum from animals in the United States. J. invest. Derm. 28, 449 (1957). — KAPLAN, W., and L. K. GEORG: Isolation of microsporum audouini from a dog. J. invest. Derm. 28, 313 (1957). — KLÖVEKORN, G. H., u. O. GAERTNER: Fluoreszenzbeobachtungen an pathogenen Pilzen im spektral zerlegten ultravioletten Lichte. Strahlentherapie 41, 370 (1931). — LANGERON, M., et R. V. TALICE: Nouveau type de lésion pilaire expérimentale produite par la culture purement pléomorphique du Sabouraudites felineus. Ann. Parasit. hum. comp. 8, 419 (1930). — LEWIS, G. M.: Fluorescence of fungus colonies with filtered ultraviolet radiation (Wood's filter). Arch. Derm. Syph. (Chicago) 31, 329 (1935). — LOEWENTHAL, K.: Effect of yeast extract on microsporum audouini and microsporum canis. Arch. Derm. Syph. (Chicago) 62, 265 (1950). — MALLINCKRODT-HAUPT, A. v., u. C. CARRIÉ: Die Pilzfluoreszenz in vitro. Arch. Derm. Syph. (Berl.) 169, 519 (1934). — MARGAROT, J., et P. DEVÈZE: Aspect de quelques dermatoses en lumière ultraparaviolette — note préliminaire. Bull. Soc. méd. biol. Montpellier 6, 375 (1925). — MARGAROT, J., et P. DEVÈZE: La lumière de Wood en dermatologie. Ann. Derm. Syph. (Paris) 10, 581 (1929). Fußnote 1. — MARPLES, M. J.: Recent isolations of microsporum distortum in New Zealand. J. invest. Derm. 34, 435 (1960). — MURRELL, T. W.: Microsporum audouini isolated from a dog. Arch. Derm. Syph. (Chicago) 63, 638 (1951). — PFISTER, R.: Wachstum und Sporenbildung bei Mikrosporum gypseum und feinere Untersuchungen an den Makrosporen. Arch.

klin. exp. Derm. **206**, 777 (1957). — Reinhardt, M. O.: Das Wachstum der Pilzhyphen. Jb. Bot. **23**, 479 (1892). — Reiss, F., L. Caroline and L. Leonard: Experimental microsporum lanosum infection in dogs, cats and rabbits. I. Observations on the course of the primary infection. Trans. N.Y. Acad. Sci., Sec. II **16**, 277 (1954). — I. Observations on the course of the primary infection and attempts to develop a method for screening antifungal agents in laboratory animals. J. invest. Derm. **24**, 575 (1955). — II. Studies on the course of reinfection. J. invest. Derm. **24**, 589 (1955). — Schönfeld, J.: Über die Bedeutung des Tierversuches bei der Unterscheidung von Mikrosporum Audouini und Mikrosporum canis. Hautarzt **9**, 220 (1958). — Scully, J. P., and A. M. Kligman: Coincident infection of a human and an anthropoid with microsporum audouini. Arch. Derm. Syph. (Chicago) **64**, 495 (1951). — Stockdale, P. M.: Nannizzia incurvata gen. nov., sp. nov., a perfect state of microsporum gypseum (Bodin) Guiart et Grigorakis. Sabouraudia **1**, 41 (1961). — Szathmáry, S., and Z. Herpay: Perithecium-formation of microsporum gypseum and its cognate, epidermophyton radiosulcatum var. flavum Szathmary 1940 on soil. Mycopathologia (Den Haag) **13**, 1 (1960). — Taschdjian, C. L., and E. Muskatblit: Microsporum-gypseum-like fuseaux in microsporum audouini. Arch. Derm. Syph. (Chicago) **71**, 722 (1955). — Taschdjian, C. L., and E. Muskatblit: Hyphal fusion between T. tonsurans variants as an indication of species relationship. Mycologia **47**, 339 (1955). — Uden, N. van: Eine einfache Methode zum Studium der Pilzmorphologie im allgemeinen und der vegetativen Anastomosen im besonderen. Zugleich ein Beitrag zur Frage der systematischen Position des Microsporum canis Bodin (1902) und des Microsporum langeroni Vanbreuseghem (1950). Arch. Derm. Syph. (Berl.) **193**, 468 (1951). — Vogel, R. A., and A. M. Timpe: Spontaneous microsporum audouini infection in a guinea pig. J. invest. Derm. **28**, 311 (1957). — Walker, J.: Variation in microsporum canis and microsporum audouini. Brit. J. Derm. **62**, 395 (1950). — Wheeler, C. E., W. H. Cabaniss and E. P. Cawley: The germination of the fuseaux of microsporum fulvum. J. invest. Derm. **30**, 26 (1958). — Zackheim, H. S., L. J. Schroeder and R. Key: The effect of molybdenum and other trace elements on experimental fungus infections in guinea pigs.. J. invest. Derm. **32**, 623 (1959).

### C, II. Genus Trichophyton Malmsten (1845)

Ainsworth, G. C., and L. K. Georg: Nomenclature of the faviform Trichophytons. Mycologia **46**, 9 (1954). — Ajello, L., and L. K. Georg: In vitro hair cultures for differentiating between atypical isolates of Trichophyton mentagrophytes and Trichophyton rubrum. Mycopathologia (Den Haag) **8**, 3 (1957). — Alkiewicz, J., and Cz. Majewski: Studies concerning the polymorphism of Microsporum ferrugineum. Przegl. Derm. Wener. **6**, 333 (1956).— Alteras, M. I.: Kérion de Celse du cuir chevelu du à l'Achorion quinckeanum. Bull. Derm. Syph. **86**, 518 (1959). — Baeza, M.: Note statistique préliminaire sur les teignes du Maroc espagnol. Ann. Parasit. hum. comp. **12**, 405 (1934). — Baudet, E. A. R. F.: Les Trichophytons à culture faviforme sur milieux naturels et milieux à base de polysaccharides de Langeron et Milochevitch. Ann. Parasit. hum. comp. **9**, 546 (1931). — Beintema, K.: Epidermophyton perneti Castellani, 1907. Ned. T. Geneesk. **1932**, 3108. — Klinische und kulturelle Beobachtungen bei Achorion Quinckeanum. Derm. Z. **68**, 21 (1933). — Benham, R. W.: Effect of nutrition on growth and morphology of the dermatophytes. I. Development of macroconida in Trichophyton rubrum. Mycologia **40**, 232 (1948). — Berde, K. v.: Eine neue Abart der Trichophyton gypseum-Gruppe: Trichophyton gypseum subfuscum. Arch. Derm. Syph. (Berl.) **176**, 1 (1937). — Blanchard, R.: Parasites végétaux à l'exclusion des bactéries. In C. Bouchard, Traité de pathologie générale, vol. 2, p. 811. Paris: Masson & Cie. 1896. — Blank, F.: Favus of mice. Canad. J. Microbiol. **3**, 885 (1957). — Bloch, B.: Allgemeine und experimentelle Biologie der durch Hyphomyzeten erzeugten Dermatomykosen. In Jadassohns Handbuch der Haut- und Geschlechtskrankheiten, Bd. XI, S. 300. Berlin: Springer 1928. — Bocobo, F. C., and R. W. Benham: Pigment production in the differentiation of Trichophyton mentagrophytes and Trichophyton rubrum. Mycologia **41**, 291 (1949). — Carrión, A. L., and M. Silva: Ringworm of the scalp in Puerto Rico. Puerto Rico J. publ. Hlth **19**, 329 (1944). — Castellani, A.: A preliminary report on two pathogenic fungi: Trichophyton dankaliense n. sp. and Sporotrichum anglicum n. sp. J. trop. Med. **40**, 313 (1937). — Catanei, A.: Trichophytie expérimentale, à Trichophyton violaceum, du singe d'Algérie. C. R. Soc. Biol. (Paris) **99**, 292 (1928). — Resultats des inoculations de souches algériennes de Trichophyton violaceum aux animaux. C. R. Soc. Biol. (Paris) **99**, 1552 (1928). — Étude des modification des caractères culturaux d'un trichophyton gypseum. Arch. Inst. Pasteur Algér. **7**, 287 (1929). — Les teignes expérimentales du singe. Arch. Inst. Pasteur Algér. **9**, 1 (1931). — Observations sur les caractères de souches algériennes de champignons des teignes dans diverses conditions de culture et sur leurs altérations séniles ou pléomorphiques. Arch. Inst. Pasteur Algér. **9**, 451 (1931). — Étude sur les teignes. Arch. Inst. Pasteur Algér. **11**, 267 (1933). — Nouvelles recherches sur l'appareil conidien des trichophyton violaceum et glabrum. C. R. Soc. Biol. (Paris) **126**, 759 (1937). — Sur les rapports entre les caractères des cultures des trichophyton violaceum et glabrum et leur pouvoir pathogène pour les animaux. C. R. Soc. Biol. (Paris) **128**, 255 (1938). — CATANEI, A., et J. GRENIERBOLEY: Étude de teignes de la peau observées au Tonkin. Arch. Inst. Pasteur Algér. **17**, 282 (1939). — CILLI, V.: Sul granuloma tricofitico Majocchi. Contributo alla sua riproduzione sperimentale. Boll. Ist. sieroter. milan. **8**, 361 (1929). — CROSTI, A.: Osservazioni e ricerche sui rapporti biologici e patogeni che intercorronotra Trichophyton violaceum e glabrum. Boll. Sez. region. Soc. ital. Derm. **4**, 351 (1935). — EDGECOMBE, A. E.: Trichophyton purpureum (BANG) and Trichophyton gypseum (BODIN). Differentiation in culture. Arch. Derm. Syph. (Chicago) **46**, 651 (1942). — EPSTEIN, S.: Presentation of the hypothesis that trichophyton interdigitale is a degenerated trichophyton gypseum. J. invest. Derm. **1**, 141 (1938). — FEGELER, F.: Untersuchungen zu aktuellen Fragen der medizinischen Mykologie. Mykosen **1**, 147 (1958). — FIGUEROA, H., and N. F. CONANT: The first case of tinea imbricata caused by Trichophyton concentricum Blanchard, 1896, reported from Guatemala. Amer. J. trop. Med. **20**, 287 (1940). FISCHER, E.: Antigenanalytische und tierexperimentelle Untersuchungen zur Mykologie der Erreger der Interdigitalmykosen. Arch. klin. exp. Derm. **203**, 270 (1956). — FLÓRIÁN, E., u. L. FARKAS: Eine durch Trichophyton (Achorion) gallinae verursachte Kopfmykose. Bögyögy vener. Szle **11**, 220 (1957). — GEORG, L. K.: The relation of nutrition to the growth and morphology of trichophyton faviforme. Mycologia **42**, 683 (1950). — The relation of nutrition to the growth and morphology of Trichophyton violaceum. I. The vitamin and amino acid requirements of T. violaceum. Mycologia **43**, 297 (1951). — II. The influence of nutritional factors on the morphology of T. violaceum. Mycologia **43**, 536 (1951). — The relationship between the downy and granular forms of trichophyton mentagrophytes. J. invest. Derm. **23**, 123 (1954). — Studies on Trichophyton tonsurans. I. The taxonomy of T. tonsurans. Mycologia **48**, 65 (1956). — II. Morphology and laboratory identification. Mycologia **48**, 354 (1956). — Persönliche Mitteilung 1958. — GEORG, L. K., and E. H. MAECHLING: Trichophyton mentagrophytes (variety nodular). A mutant with brilliant orange-red pigment isolated in nine cases of ringworm of the skin and nails. J. invest. Derm. **13**, 339 (1949). — GEORG, L. K., D. W. KAPLAN and L. B. CAMP: Trichophyton equinum- a re-evaluation of its taxonomic status. J. invest. Dermat. **29**, 27 (1957). — GEORG, L. K., and L. B. CAMP: Routine nutritional tests for the identification of dermatophytes. J. Bact. **74**, 113 (1957). — GÖTZ, H.: Klinische und experimentelle Untersuchungen über die Hautpilzkrankheiten im Gebiet von Hamburg 1948—1950. Arch. Derm. Syph. (Berl.) **195**, 1 (1952/53). — Zur Morphologie der Pilzelemente im Stratum corneum bei Tinea (Epidermophytia) pedis, manus et inguinalis. Mycopathologia (Den Haag) **12**, 124 (1959). — GONZÁLEZ OCHOA, A., y B. ROMO VÁZQUEZ: Dermatofitos cuasantes de tiña de la piel cabelluda en la cuidad de Mexico. Rev. Inst. Salubr. Enferm. trop. **6**, 145 (1945). — HASHIMOTO, T., T. IRIZAWA et M. OTA: Une variété blanche du sabouraudites ruber Ota et Langeron, 1923 (Epidermophyton rubrum Castellani, 1909). Jap. J. Derm. **30**, 243 (1930). — JADASSOHN, W., u. K. REHSTEINER: Experimentelle Hyphomyzeteninfektion am Auge. Klin. Wschr. **1931** I, 308. — JOYEUX, CH.: Sur le trichophyton soudanense n. sp. Note préliminaire. C. R. Soc. Biol. (Paris) **73**, 15 (1912). — Contribution à l'étude des teignes africaines Trichophyton soudanense. Arch. Parasit. **16**, 449 (1914). — KADEN, R.: Neue Untersuchungsergebnisse in der Pilzbiologie. Mykosen **1**, 1 (1957/58). — KAMMER, H., and S. G. KNIGHT: Studies on the infectivity of nutritional mutants of trichophyton mentagrophytes. J. invest. Derm. **32**, 621 (1959). — KAŠKIN, I.: Die Biologie des Erregers des Favus beim Menschen. Trudy 3. vses. Sezda Borba vener. Biol. 258 u. 282 (1932). — KOGOJ, F.: Hämatogene Dermatomykosen nach subkutaner und intramuskulärer Infektion. Arch. Derm. Syph. (Berl.) **154**, 463 (1928). — LANGER, H.: Pigmentbildende Trichophyton mentagrophytes-Stämme bei Meerschweinchen-Trichophytie. Derm. Wschr. **139**, 621 (1959). — IV. Mycopathologia (Den Haag) **13**, 33 (1960). — LANGERON, M., et M. BAEZA: Sur les dermatophytes qui causent la teigne faveuse humaine. Ann. Parasit. hum. comp. **14**, 385 (1936). — LANGERON, M., et S. MILOCHEVITCH: Morphologie des dermatophytes sur milieux naturels et milieux à base de polysaccharides. Essai de classification (2me mémoire). Ann. Parasit. hum. comp. **8**, 465 (1930). — LA TOUCHE, C. H.: Mouse favus due to trichophyton quinckeanum (ZOPF) Macleod and Muende: A reappraisal in the light of recent investigations. Mycopathologia (Den Haag) **11**, 257 (1959). — LEWIS, G. M., and M. E. HOPPER: An introduction to medical mycology. Chicago: Year Book Publ. 1943. — LEWIS, G. M., M. E. HOPPER, J. W. WILSON and O. A. PLUNKETT: An introduction to medical mycology. Chicago: Year Book Publ. 1958. — MACLEOD, J., and I. MUENDE: Practical handbook of the pathology of the skin, 2nd edit., p. 361. London: H. K. Lewis & Co. 1940. — MARCHIONINI, A., u. H. GÖTZ: Über Kopfpilzerkrankungen in Anatolien mit besonderer Berücksichtigung des Favus. Arch. Derm. Syph. (Berl.) **190**, 75 (1950). — MARIAT, F., et E. DROUHET: Recherches sur la nutrition des dermatophytes. I. Études des besoins vitaminiques. Ann. Inst. Pasteur **82**, 337 (1952). — MATRUCHOT, L., et C. DASSONVILLE: Sur un nouveau trichophyton produisant herpes chez le cheval. C. R. Acad. Sci. (Paris) **127**, 279 (1898). — MIESCHER, G., E. FISCHER u. J. WALCH: Ein Fall von follikulärer

Trichophytie, bedingt durch das Epidermophyton interdigitale Kaufmann-Wolf (Ctenomyces interdigitalis). Dermatologica (Basel) 106, 183 (1953). — MILOCHEVITCH, S.: Contribution à l'étude du Trichophyton rubrum. Ann. Parasit. hum. comp. 13, 253 (1935). — MILOCHEVITCH, S., u. M. MILOVANOVITCH: Beitrag zum Studium des Favus in Jugoslawien (Experimente an Tieren). Med. Pregl. 10, 63 (1935). — MORIKAWA, T.: Granuloma trichophyticum Majocchi, hervorgerufen von Sabouraudites ruber (CASTELLANI) (Trichophyton purpureum Bang). Arch. Derm. Syph. (Berl.) 176, 265 (1937). — MORIOKA, Y.: Immunbiologische Untersuchung von Trichophyton purpureum Bang. Jap. J. Derm. 35, 86 (1934). — MUSKATBLIT, E.: Observations on Epidermophyton rubrum or Trichophyton purpureum. Mycologia 25, 109 (1933). — MUSSO, E.: Effet de la triamcinolone sur la mycose expérimentale du cobaye. Dermatologica (Basel) 119, 75 (1959). — NEWCOMER, V. D., E. T. WRIGHT and T. H. STERNBERG: A study of host-parasite relationship of trichophyton mentagrophytes and trichophyton rubrum when introduced into the granuloma pouch of rats. J. invest. Derm. 23, 359 (1954). — OTA, M., u. S. KAWATZURE: Über das positive Impfresultat der Endodermophytonpilze am Haar des Meerschweinchens. Jap. J. Derm. 30, 45 (1930). — Inoculabilité au cobaye et immunologie des champignons parasites du genre Endodermophyton Castellani. Ann. Parasit. hum. comp. 9, 144 (1931). — Sur l'inoculabilité à l'animal du Trichophyton interdigitale. Ann. Parasit. hum. comp. 11, 206 (1933). — OTA, M., et S. KAWATZURE: Sur le sabouraudites ruber et ses variétés. Revue critique. Ann. Parasit. hum. comp. 11, 476 (1933). — PARTRIDGE, B. M.: Hair penetration by dermatophytes (with special reference to its use in the diagnosis of trichophyton rubrum. Trans. St. John's Hosp. derm. Soc. (Lond.) 42, 52 (1959). — PASTORINO, V. M.: Indagini botaniche cliniche e statistiche sulle dermatomicosi nella provincia di Sassari. Arch. ital. Derm. 9, 283 (1933). — PLAUT, H. C.: Die Hyphenpilze oder Eumyzeten. In Handbuch der pathogenen Mikroorganismen von KOLLE u. WASSERMANN, Bd. V, S. 1. Jena: Gustav Fischer 1913. — POLEMANN, G.: Histologische Untersuchungen zur experimentellen Hahnenkamm-Trichophytie. Arch. klin. exp. Derm. 202, 604 (1956). — POLEMANN, G., u. R. SCHARFENBERGER: Experimentelle Hahnenkamm-Trichophytie als antimykotisches Testobjekt. Dermatologica (Basel) 109, 137 (1954). — QUINCKE, H.: Über Favus. Mh. prakt. Derm. 4, 433 (1885). — Über Favuspilze. Arch. exp. Path. Pharmak. 22, 62 (1887) — ausgegeben am 27. X. 1886. — REISS, F.: Succesful inoculations of animals with Trichophyton purpureum. Arch. Derm. Syph. (Chicago) 49, 242 (1944). — RIETH, H.: Nachweis und Einteilung der Dermatophyten unter Auswertung des Krankengutes der Universitäts-Hautklinik Hamburg von 1951—1955. Derm. Wschr. 133, 633 (1956). — RODHAIN, J.: Quelques donnés au sujet des teignes au Mayumbe. Ann. Soc. belge Méd. trop. 23, Nr 1 (1943). — SABOURAUD, R.: Les teignes. Paris: Masson & Cie. 1910. — SABOURAUD, R., et P. NEGRONI: Aleuries et rudiments de fuseaux obtenus sur la culture d'Achorion Schönleinii. Ann. Derm. Syph. (Paris) 10, 232 (1929). — SCHMIDT, P. W.: Über die Pilzflora Westfalens, insbesondere des Münsterlandes. Arch. Derm. Syph. (Berl.) 167, 418 (1932). — SCHNEIDER, W.: Favusepidemie durch Feldmäuse. Hautarzt 5, 348 (1954). — SCHULZ, K. H., H. RIETH u. C. SCHIRREN: Klinische und mykologische Untersuchungen zur Frage der Haarpathogenität von Epidermophytie-Erregern. Arch. Derm. Syph. (Berl.) 198, 258 (1954). — SIGALOVA, E. E.: Zum Problem der Veränderlichkeit der Dermatophyten. Vestn. Vener. Derm. 1951, 12. Ref. Zbl. Haut- u. Geschl.-Kr. 80, 329 (1952). — SILVA, M., B. KESTEN and R. W. BENHAM: Trichophyton rubrum infections: a clinical, mycologic and experimental study. J. invest. Derm. 25, 311 (1955). — SILVA, M., and R. W. BENHAM: Nutritional studies of the dermatophytes with special reference to trichophyton Mégnini Blanchard, 1896 and Trichophyton gallinae (MEGNIN) 1881 comb. nov. J. invest. Derm. 18, 453 (1952). — Nutritional studies of the dermatophytes with special reference to the red-pigment-producing varieties of trichophyton mentagrophytes. J. invest. Derm. 22, 285 (1954). — STEIN, R. O.: Die Fadenpilzerkrankungen des Menschen. In Lehmanns med. Atlanten, Bd. XII. München: Lehmann 1914. — STERNBERG, T. H., J. E. TARBET, V. D. NEWCOMER and L. H. WINER: Deep infection of mice with trichophyton rubrum (purpureum). J. invest. Derm. 19, 373 (1952). — SULLIVAN, M., E. S. BERESTON and J. L. WOOD: A study of nutritional requirements of trichophyton tonsurans. Arch. Derm. Syph. (Chicago) 70, 84 (1954). — SULZBERGER, M. B.: Experimentelle Untersuchungen über die Dermatotropie der Trichophytonpilze. Arch. Derm. Syph. (Berl.) 157, 345 (1929). — SZATHMÁRY, S.: Trichophyton citreum. Orv. Hetil. 1935, 1264. — Epidermophyton sulfureum. Arch. Derm. Syph. (Berl.) 178, 269 (1938). — Epidermophyton luteum und seine Varianten. Arch. Derm. Syph. (Berl.) 178, 216 (1938). — TALICE, R.-V., J. E. MORELLI et V. CALZADA: Nouvelle technique pour l'inoculation des trichophytons faviformes au cobaye. C. R. Soc. Biol. (Paris) 108, 903 (1931). — TASCHDJIAN, C., and E. MUSKATBLIT: Hyphal fusion between Trichophyton tonsurans variants as an indication of species relationships. Mycologia 47, 329 (1955). — TORRES, G., and L. K. GEORG: A human case of trichophyton gallinae infection. Disease contracted from chicken. Arch. Derm. Syph. (Chicago) 74, 191 (1956). — TRUFFI, G.: Contributo ai problemi delle dermatomicosi sperimentali. G. ital. Derm. Sif. 71, 999 (1930). — VANBREUSEGHEM, R.: A propos de

Trichophyton rubrum. Sa présence en Belgique et au Congo Belge. Arch. belges Derm. 5, 240 (1949). — Contribution à l'étude des dermatophytes du Congo belge, description du Trichophyton mégaspore T. rodhaini n. sp. Ann. Paras. hum. comp. 24, 243 (1949). — Position systematique et nomenclature de l'Achorion Quinckeanum. Ann. Parasit. hum. comp. 25, 188 (1950). — Étude de 136 souches de trichophyton ferrugineum (OTA 1921) Langeron et Milochevitch, 1930 et de sa variété blanche, isolées au Congo Belge. Ann. Parasit. hum. comp. 25, 485 (1950). — Étude sur le Trichophyton soudanense: Sa présence au Congo belge. Création du genre „Langeronia". Ann. Parasit. hum. comp. 25, 493 (1950). — Intérêt théorique et pratique d'un nouveau dermatophyte isolé du sol: Keratinomyces ajelloi. gen. nov. sp. nov. Bull. Cl. Sci. 38, 1068 (1952). — VYOTČIKOV, G., u. E. APASOVA: Die Veränderlichkeit der pathogenen Dermatomyzeten bei Passage durch einen immunisierten Organismus. Z. Mikrobiol. 8, 26 (1931). Ref. Zbl. Haut- u. Geschl.-Kr. 39, 202 (1932). — WEIDMAN, F. D.: Morphologic variations in a ringworm species of the toes. Arch. Derm. Syph. (Chicago) 13, 374 (1926). — WHARTON, M. L., F. REISS and D. R. A. WHARTON: Active immunization against trichophyton purpureum infection in rabbits. J. invest. Derm. 14, 291 (1950). — ZEZSCHWITZ, K.-A. v.: Katzenfavus. Hautarzt 8, 424 (1957). — ZOPF, W.: Die Pilze in morphologischer, physiologischer, biologischer und systematischer Beziehung. Breslau 1890.

### C, III. und IV. Genus Epidermophyton SABOURAUD (1910) — Jüngere Entdeckungen mit teils noch umstrittener Bedeutuvg

AJELLO, L.: The dermatophyte, Microsporum gypseum, as a saprophyte and parasite. J. invest. Derm. 21, 157 (1953). — A new Microsporum and its occurence in soil and on animals. Mycologia 51, 69 (1959). — The ascigerous state of microsporum cookei. Sabouraudia 1, 173 (1961). — ARAKI, M.: Über das Auftreten von Weinranken in Trichophytonstämmen. Jap. J. Derm. 49, Dtsch. Zus.fass. 12 (1941). — BARLOW, A. J. E., and F. W. CHATTAWAY: The attack of chemically modified keratin by certain dermatophytes. J. invest. Derm. 24, 65 (1955). — CATANEI, A.: Etudes sur les teignes. Arch. Inst. Pasteur Algér. 11, 267, 399 (1933). — Description du Trichophyton gourvili n. sp., agent d'une teigne de l'homme. Bull. Soc. Path. exot. 26, 377 (1933). — Les teignes du cuir chevelu dans les colonies françaises. Arch. Inst. Pasteur Algér. 27, 47 (1939). — Premiers resultats d'étude des teignes dans les colonies françaises. Bull. Soc. Path. exot. 32, 247 (1939). — COCHET, G., et M. DOBY-DUBOIS: Contribution à la connaissance des teignes infantiles du Cameroun. Note préliminaire. Sem. Hôp. Paris 1957, 2980. — COCHET, G., M. DOBY-DUBOIS, S. DEBLOCK, J. M. DOBY et C. VAIVA: Contribution à la connaissance des teignes infantiles du Cameroun. Ann. Parasit. hum. comp. 32, 580 (1957). — DANIELS, G.: Isolation of Keratinomyces ajelloi from soils in Great Britain. Nature (Lond.) 174, 224 (1954). — DAWSON, C. O., and J. C. GENTLES: The perfect stades of Keratinomyces ajelloi Vanbreuseghem, Trichophyton terrestre Durie and Frey and Microsporum nanum Fuentes. Sabouraudia 1, 49 (1961). — DURIE, E. B., and D. FREY: Isolation of Microsporum gypseum and of Keratinomyces ajelloi from Australian soil. Nature (Lond.) 176, 936 (1955). — A new species of trichophyton from New South Wales. Mycologia 49, 401 (1957). — EVOLCEANU, R., et I. ALTERAS: Considérations à propos des caractères mycologiques et pathogéniques du Keratinomyces ajelloi Vanbreuseghem (1952), saprophyte du sol. Mycopathologia (Den Haag) 11, 196 (1959). — GEORG, L. K., W. KAPLAN, L. AJELLO, W. M. WILLIAMSON and E. B. TILDEN: The parasitic nature of the soil fungus Keratinomyces ajelloi. J. invest. Derm. 32, 539 (1959). — HARZ, C. O.: Einige neue Hyphomyzeten Berlins und Wiens nebst Beiträgen zur Systematik desselben. Bull. Soc. Imp. Natur. Moscou 44, 88 (1871). — HEJTMANEK, M.: Saprofytica studia dermatofytu u priorode. Biologia 12, 928 (1957). — HENINGTON, V. M., and C. B. KENNEDY: Keratinomyces ajelloi. Program of the eight-first annual meeting of the American Dermat. Assoc. 16—20. VI. 1961, p. 21. — KOMINAMI, M.: A survey on keratinolytic or keratinophilic molds from soil in Japan. Tôhoku J. exp. Med. 66, 233 (1957). — LANG,E.: Vorläufige Mitteilung von einem neuen Untersuchungsergebnis bei Psoriasis. Vjschr. Derm. Syph. 1879, 257. — LANGERON, M., et S. MILOCHEVITCH: Morphologie des dermatophytes sur milieux naturels et milieux à base de polysaccharides. Ann. Parasit. hum. comp. 8, 465 (1930). — LUNDEL, E., M. THIANPRASIT, W. MEINHOF u. H. RIETH: Isolierung von Keratinomyces ajelloi mittels Haarköder aus Erde von Finnland. Bull. Pharm. Res. Inst. Osaka-Takatsuki 30, 20 (1961). — MAPLESTONE, P. A.: Enquiry into medical mycology under Dr. P. A. Maplestone at the School of Tropical Medicine, Calcutta. Rep. Sci. adv. Bd. Indian Res. Fund Ass. 1942, p. 81. 1943. — MARPLES, M. J.: Some problems in the ecology of the dermatophytes. N.Z. med. J. 58, 64 (1959). — McCORMACK, P., and R. W. BENHAM: An unusual finding in Epidermophyton floccosum. J. invest. Derm. 19, 315 (1952). — MÉGNIN, P.: Nouvelle maladie parasitaire de la peau chez un coq. C. R. Soc. Biol. (Paris) 3, 404 (1881). MENGES, R. W., and L. K. GEORG: Animal ringworm study. Vet. Med. 50, 293 (1955). — POLEMANN, G.: Persönliche Mitteilung. — RIETH, H.: Persönliche Mitteilung. — Die neuzeitliche Erkennung und Behandlung der Dermatomykosen unter besonderer Berücksichtigung der Therapie mit Griseofulvin. Bericht über das mykologische Symposium anläßlich der 25. Tagg der Dtsch. Dermatol. Ges. vom 18.—22. Mai 1960 in Hamburg. Bull. Pharm. Res. Inst. (Osaka) **29**, 16 (1960). — Die Isolierung pathogener Pilze aus dem Erdreich und von Tieren. Arch. Klin. exp. Derm. **213**, 662 (1961). — Rieth, H., u. A. Y. El-Fiki: Dermatomykose beim Pferd durch Keratinomyces ajelloi Vanbreuseghem (1952). Bull. Pharm. Res. Inst. (Osaka) **21**, 1 (1959). — Sabouraud, R.: Les teignes. Paris: Masson & Cie. 1910. — Uden, N. van: Eine einfache Methode zum Studium der Pilzmorphologie im allgemeinen und der vegetativen Anastomosen im besonderen. Zugleich ein Beitrag zur Frage der systematischen Position des Microsporum canis Bodin (1902) und des Microsporum langeroni Vanbreuseghem (1950). Arch. Derm. Syph. (Berlin) **193**, 468 (1951). — Vanbreuseghem, R.: Contribution à la connaissance des dermatophytes du Congo belge. Présence des Trichophyton glabrum, gourvili, et ferrugineum. Ann. Soc. belge Méd. trop. **28**, 429 (1948). — La culture des dermatophytes in vitro sur les cheveux isolés. Ann. Parasit. hum. comp. **24**, 559 (1949). — Contribution à l'étude des dermatophytes du Congo belge: Le Sabouraudites (Microsporum) langeroni n. sp. Ann. Parasit. hum. comp. **25**, 509 (1950). — Sur un nouveau dermatophyte isolé au Congo belge: Sabouraudites rivalieri n. sp. Arch. belges Derm. **7**, 109 (1951). — Intérêt théorique et pratique d'un nouveau dermatophyte isolé du sol: Keratinomyces ajelloi gen. nov. sp. nov. Bull. Cl. Sci. **38**, 1068 (1952). — Vanbreuseghem, R., E. Ghislain et W. Wellens: Signification de l'isolement d'une souche de „Keratinomyces ajelloi" Vanbreuseghem (1952) à partir de l'homme. Arch. belges Derm. **12**, 130 (1956).


*D. Klinik der Dermatomykosen.   I. Statistik der Dermatophyten*

Abbamonte, V.: Ricerche sui miceti causa delle principali dermatomicosi riscontrate nella provincia de Pavia. Boll. Soc. med.-chir. Pavia **66**, 313 (1952). — Abramowitsch, L. A., K. I. Batkina u. N. N. Tschernyschewa: Pilzflora in der Stadt Woronesch. Vestn. Vener. Derm. **3**, 285 (1937). — Adamson, J. B., and W. Gillies Annan: Epidermophytosis. Preventive measures at pit-head baths. Brit. J. phys. Med. **12**, 34 (1949). — Aguilar, P.: Estudio botánico y clinico de las Tinas en el Perú. Rev. Med. exp. (Lima) **7**, 75 (1948). — Alvarez de Lara, R., y F. Garcia: Contributión al conocimiento micológico de las dermatomicosis en Espana y de su epidemiología. Rev. Sanid. Hig. publ. (Madr.) **29**, 309 (1955). — Contributión al conocimiento de la flora dermatofitica, especialmente de la provincia de Madrid y de su epidemiologia. Act. dermo-sifiliogr. (Madr.) **48**, 239 (1957). — Amrein, M. P.: Reihenuntersuchungen über die Häufigkeit der Fußmykose in der Schweiz. Praxis **42**, 197 (1953). — Andō, Hideo: Klinische und experimentelle Untersuchungen zur Trichophytie in der Stadt Osaka und deren Umgebung. I. Trichophytie und ihre Erreger in der Stadt Osaka und deren Umgebung. Jap. J. Derm. **48**, 62 (1940). — Antunes, M. M.: Agentes etiológicos da tinha do couro cabeludo na Estremadura e Sul de Portugal. Médico (Porto) **4**, 843 (1953). — Trab. Soc. port. Derm. **11**, 111 (1953). — Araki, Masao: Studien über die Dermatomykosen und ihre Erreger in Korea. I. Mitt. Trichophytie in Seoul. Jap. J. Derm. **47**, 120 (1940). — Arandjelović, A.: The frequency of dermatomycoses in district of Beograd. Higijena 1/2, 21 (1950). — Armenteros, J. A.: Algunos datos sobre la tina tricofitica del cuero cabelludo en Cuba. Boll. Soc. Cubana Derm. J. Sif. **12**, 2 (1955). — Avram, A., u. I. Alteras: Klinik und Epidemiologie der Microsporum ferrugineum-Erkrankungen. Die biologischen und kulturellen Eigenheiten dieses Dermatophyten. Bemerkungen über die Untersuchungsergebnisse der ersten Epidemieherde in unserem Lande. Derm.-Vener. (Bucureşti) **1**, 226 (1956). — Considerations sur L'évolution de la flore mycotique dans notre pays. Contributions à la précision de la micoflore actuelle. Centr. Derm.-Vener. Culeg. Stud. Ceret. (Bucureşti) **1957**, 180. — Balabanoff, V. A.: Der professionelle Charakter mancher Dermatomykosen. Berufsdermatosen **6**, 18 (1958[1]). — Beitrag zur Morphologie der Befruchtungsorgane des Ctenomyces mentagrophytes Bodin. Zbl. Bakt., I. Abt. Orig. **173**, 602 (1958[2]). — Balogh, E.: Die Mikrobiologie der Onychomykosen. Derm. Wschr. **135**, 618 (1957). — Beare, J. M.: Management of the common varieties of scalp ringworm. Brit. med. J. **1954** I, 356. — Tinea capitis due to Trichophyton sulphureum. Brit. J. Derm. **68**, 193 (1956). — Critical survey of mycological research and literature for the years 1946—1956 in Ireland. Mycopathologia (Den Haag) **9**, 65 (1958). — Beare, J. M., and E. A. Cheeseman: Tinea capitis: Review of 1004 cases. Brit. J. Derm. **63**, 165 (1951). — Beintema, K.: Die Epidermomykosen bei der Landbevölkerung im Norden der Niederlande. Verh. 9. internat. Kongr. Derm. **1**, 719 (1935). — Berde, K. v.: Die ungarische Fadenpilzflora 1929. Regionäre Eigenheiten und epidemiologische Verhältnisse. Börgyögy. vener. Szle **8**, 117 (1930). — Die regionären Eigenheiten und die epidemiologischen Verhältnisse der Dermatophytenflora in Ungarn. Arch. Derm. Syph. (Berl.) **162**, 777 (1931). — Bertoni, A.: Le attuali conoscenze sui dermomiceti dell'Africa Italiana. Riv. Biol. **1**, 269 (1938). — Birt, A. R.: An outbreak of tinea capitis and tinea corporis due to Microsporum lanosum. Canad. med. Ass. J. **78**, 579 (1958). — Blank, F.: Zur Dermatophyten-Flora der Schweiz. Dermatologica (Basel) **102**, 88 (1951). — Endothrix ringworm endemic in rural Eastern

Quebec. Canad. J. publ. Hlth **49**, 157 (1958). — Borelli, D.: Cenni di micopathologia Venezuelana. G. ital. Derm. Sif. **97**, 507 (1956). — Communicación personal 1954. Mycopathologia (Den Haag) **9**, 234 (1958). — Bornhauser, S.: Über einige relativ seltene hautpathogene Pilze. Dermatologica (Basel) **101**, 345 (1950). — Bottger, C. W.: Über Wandlungen in der Pilzflora und die Häufigkeit der Infektionen mit Trichophyton rubrum. Dermatologica (Basel) **109**, 233 (1954). — Briceño Maaz, T., and C. de Briceño Maaz: Investigaciones micológicas en el Estado Anzoátegui, Venezuela. Memorias VI. Congr. Venezol. et Cienc. Méd. 18—26. Nov. 1955. **5**, 877. — Bril, M.: On the mycoses in East and South-East of Serbia Higijena **1949**, 85. — Trichophyton/Microsporum ferrugineum in the South-East of Serbia. Med. Pregl. **9/10**, 32 (1951). — Bugarski, S.: Die Klinik und die Mykologie der Dermatomykosen. Med. Pregl. **8**, 226 (1932). — Bureau, Y., A. Jarry, H. Barrière et G. Charpentier: Resultats obtenus par la griséofulvine dans un épidemie de teigne à „Microsporum ferrugineum". Bull. Soc. franç. Derm. Syph. **66**, 665 (1959). — Burke, R. C., and F. E. Bumgarner: Superficial mycoses of veterans. Arch. Derm. Syph. (Chicago) **60**, 742 (1949). — Čajkovac, Š.: Dermatomycoses and their causes in peoples Republ. Croatia. Izješća Dermatovenerološke Klinike u Zagrebu, 7, 1952. — Carlier, G. I. M.: An eight-year survey of the ringworm flora of Birmingham. J. Hyg. (Lond.) **52**, 264 (1954). — Carrion, A. L.: Observations on dermatomycosis in Puerto Rico. Further report on the etiology of epidermophytosis. Puerto Rico J. publ. Hlth **10**, 255 (1935). — Carslaw, R. W.: Favus of the scalp. Observations on the manner of spread. Brit. J. Derm. **67**, 392 (1955). — Casanovas, M.: Las micosis cutaneas en los paises mediterraneos. An. Med. Cir. (Barcelona) **41**, 112 (1955). — Catanei, A.: Etude des teignes dans des agglomérations européennes d'Algérie. Bull. Soc. Path. exot. **23**, 363 (1930). — Recherches sur les teignes dans quelques agglomérations de la côte orientale de l'Algérie. Bull. Soc. Path. exot. **25**, 101 (1932). — Les teignes à Alger. Bull. Soc. Path. exot. Paris **29**, 1038 (1936). — La flore parasitaire des mycoses de l'homme en Algérie. Festschrift Nocht, S. 72, 1937. — Premiers résultats d'une étude des teignes dans les colonies françaises. Note prélim. Bull. Soc. Path. exot. **32**, 247 (1939). — Sur les caractères de la flore parasitaire des teignes cutanées dans diverses régions de l'Algérie. Arch. Inst. Pasteur Algér. **25**, 191 (1947). — Les teignes en Afrique du nord. Répartition, formes cliniques et évolution. Champignons-parasites, traitement. Maroc. méd. **29**, 955 (1950). — Ch'in, T. L.: Tinea diseases in Peiping. Jap. J. Derm. **40**, 138 (1936). — Chmel, L.: Critical survey of medical mycology in Czechoslovakia for the years 1946 to 1956. Mycopathologia (Den Haag) **12**, 77 (1959). — Cirlea, P.: Un cas de favus squarreux et urcéolaire du cuir chevelu et de la peau glabre. Bull. Soc. roum. Derm. **2**, 66—67 (1931). — Cisneros, G. J. de, u. L. Vallejo: Zur Kenntnis der Dermatophytenflora in der Provinz Madrid. Act. dermo-sifiliogr. (Madr.) **28**, 45 (1935). — Clarke, G. H. V., and J. Walker: Superficial fungus infection in Nigeria. J. trop. med. Hyg. **56**, 117 (1953). — Cochet, G., et M. Doby-Dubois: Contribution à la connaissance des teignes infantiles du Cameroun. Note préliminaire. Sem. Hôp. Paris **1957**, 2980. — Conejo Mir, I., T. Rodriguez Moreno et J. M. Conde Munoz: Contributión al estudio de la etiologia y distribución geográfica de las tinas en la provincia de Sevilla. Act. dermo-sifiliogr. (Madr.) **6** (1956). — Cremer, G.: Critical survey of mycological research and literature for the years 1946—1956 in Holland. Mycopathologia (Den Haag) **9**, 241 (1958). — A systematic study of dermatomycoses. Ned. T. Geneesk. **1958**, 1540. — Untersuchung über die Verbreitung von Fußmykosen in Amsterdam. Ned. T. Geneesk. **103**, 448 (1959). — D'Arca, S.: Incidenza epidemiologica dei tricofiti nella provincia di Roma. Nota II⁰. Nuovi Ann. Ig. **7**, 465 (1956). — Nota III⁰. Nuovi Ann. Ig. **7**, 469 (1956). — Das-Gupta, S. N., and S. K. Shome: Studies in medical mycology. I. On the occurrence of mycotic diseases in Lucknow. Mycopathologia (Den Haag) **10**, 177 (1958/59). — Davidson, A. M., and P. H. Gregory: The dermatophytes of Manitoba Canada. Verh. 9. internat. Kongr. Derm. **1**, 724 (1935). — Degos, R., R. Rabut et E. Rivalier: Statistique des cas de teignes observés à l'école Lailler de 1950 à 1953. Bull. Soc. franç. Derm. Syph. **61**, 108 (1954). — Desai, S. C., and L. Marquis: Clinico-mycological study of ringworm. J. J. J. Hosp. Grant. med. Coll. **4**, 69 (1959). — Dey, N. C.: A review of ringworm of the hair in India. Indian med. Gaz. **88**, 194 (1953). — Trichophyton purpureum infection in India. Indian med. Gaz. **88**, 525 (1953). — Donatelli, G.: Zit. bei Pinetti, Rivista critica della letteratura micologica medica in Italia Trail 1946 ed il 1956. Mycopathologia (Den Haag) **11**, 155 (1959). — Dostrovsky, A., G. Kallner, F. Raubitschek and F. Sagher: Tinea capitis. An epidemiologic, therapeutic and laboratory investigation of 6390 cases. J. invest. Derm. **24**, 195 (1955). — Downing, G., J. W. Baird and D. Paci: Fungous diseases in the Boston area. New Engl. J. Med. **243**, 564 (1950). — Durie, E. B.: Mycotic infections of the scalp; mycology. Med. J. Aust. **43**, 648 (1956). — Durie, E. B., and S. Brown: Fungous infections in hospital practice. Med. J. Aust. **40**, 813 (1953). — Enokow, I., u. I. Kojali: Zur Frage über die sogenannten atypischen Formen der Dermatomykosen. Sovet. Vestn. Vener. i Derm. **1**, 24 (1936). — Esteller, J.: Persönliche Mitteilung an M. Pereiro Miguens. In: La micologia en Espana. Revision de la bibliografia desde al ano 1946 at 1956. Mycopathologia (Den Haag) **9**, 22—25 (1958). —

Esteves, J., A. Da Fonseca e M. M. Antunes: Epidemiologie der Pilzerkrankungen in Portugal. Verteilung der Fälle in Abhängigkeit von Alter, Geschlecht und Typ des jeweiligen Parasiten. Act. dermo-sifiliogr. (Madr.) 46, 466 (1955). — Even-Paz, Z., u. F. Raubitschek: Epidemics of tinea capitis due to trichophyton verrucosum contracted from cattle or sheep. Dermatologica (Basel) 120, 74 (1960). — Falchi, G.: Dermatosi nella provincia di Pavia considerazioni botaniche, statistiche e cliniche. Pavia: Tipogr. Cooperat. 1930. — Faninger, A.: Review on the problem of mycoses in Banat. Srpski Arhiv celck. Lek. 83, 11, 128 (1955). — Finn, O. A.: A review of 100 cases of ringworm of the scalp. Glasg. med. J. 32, 13 (1951). — Fischer, E.: Über die gehäufte Isolierung des Trichophyton faviforme bei Kinderkopf-trichophytien. Dermatologica (Basel) 105, 327 (1952). — Fleger, J.: Dermatophytoses in Peoples Republ. Bosnia and Herzegovina. Izvješća Dermatoveneroloske Klinike u Zagrebu 1952, 63. — Fonseca, A. Da, e L. Q. Menezes: Aspecto epidemiológico da tinha no Norte de Portugal. Médico (Porto) 11, 187 (1953). — Fonseca, A. Da, e M. S. Lisboa: A tinha do coiro cabeludo no concelho de Ponte de Lima. Bol. Serv. Saúde Públ. 4, 255 (1957). — Fonseca, A. Da, e C. Macedo: Alguns aspectos epidemiológicos da tinha do coiro cabeludo na cidade do porto. Médico (Porto) 8, 37 (1957). — Fox, P. B., and F. M. Ruhs-Munro: Tinea capitis due to trichophyton sulphureum. N.Z. med. J. 52, 488 (1953). — Franks, A. G., and C. L. Taschdjian: Incidence and etiology of tinea capitis. Special reference to Trichophyton tonsurans. Arch. Derm. Syph. (Chicago) 74, 349 (1956). — Frazier, Ch. N., T. J. Kurotch-kin and Jui-Wu Mu: Types of dermatomycoses isolated from scalp infections in Peiping. Nat. med. J. China 16, 168 (1930). — Fuentes, C. A., Z. E. Bosch and C. C. Boudet: Occurence of trichophyton mentagrophytes and microsporum gypseum on hairs of healthy cats. J. invest. Derm. 23, 311 (1954). — Fuentes, C. A.: Revision de las investigaciones sobre micologia medica y de la literatura en Cuba durante el decenie de 1945 a 1955. Mycopathologia (Den Haag) 9, 207 (1958). — Fujii, Seijiro: Über die Erreger der Trichophytie am behaarten Körperteile in der Umgebung von Tokyo, insbesondere Sabouraudites ruber var. III. Jap. J. Derm. 32, 775 (1932). — Gade, M.: Wiederauftreten von Mikrosporie in Dänemark. Ugeskr. Laeg. 1956, 539. — Gay Prieto, J., J. Pena-Yanez y G. Jaqueti del Pozo: Aportación al conocimienteo de la flora micologica des las tinas del cuero cabelludo da la infancia en Madrid y sur provincia. Act. dermo-sifiliogr. (Madr.) 43, 281 (1952). — Gay Prieto, J.: Las tinas del cuero cabelludo en la conarca de Algeciras. Act. dermo-sifiliogr. (Madr.) Nr 2 (1957). — Gentles, J. C., and J. G. O'Sullivan: Correlation of human and animal ringworm in west of Scotland. Brit. med. J. 1957 II, 678. — Georg, L. K., E. A. Hand and R. A. Menges: Observations on rural and urban ringworm. J. invest. Derm. 27, 335 (1956). — Georgjević, G., et S. Milošević: Aspects cliniques de trichophytie et de favus provoqués par le Trichophyton faviforme album. Distribution de ce dermatophyte en Yougoslavie. Ann. Parasit. hum. comp. 13, 243 (1935). — Germanow, N., u. P. Kotlowa: Die fungöse Mikroflora der parasitären Hautkrankheiten in Kujbyschew. Sovet. Vestn. Vener. i Derm. 4, 928 (1935). — Ghislain, E., et W. Wellens: Favus familial. (Trois cas.) Arch. belges Derm. 13, 257 (1957). — Ghislain, E., W. Wellens et H. van de Put: Bilan du laboratoire de mycologie. Arch. belges Derm. 13, 233 (1957). — Glychovzov, B.: Die verschiedenen Pilzarten der Trichophytie, Mikrosporie und des Favus in Tomsk (Sibirien). Russk. Vestn. Derm. 5, 355 (1927). — Godović, A.: The problem of the increase of trichophytosis in Eastern Slovakia from the aspect of the material of the dermatology and venerology departement of the district health institute in Michalovce. Čsl. Derm. 31, 205 (1956). — Gohar, N.: The first survey of ringworm in Egypt. J. trop. Med. 41, 229 (1938). — González-Ochoa, A.: Dermatofitosis. Arch. Mex. Vener. Derm. 10, 3 (1951). — Gonzálesz-Ochoa, A., and A. González-Mendoza: La micologia médica en México. Revisión de la bibliografia aparecida durante el periodo de 1946 a 1958. Mycopathologia (Den Haag) 13, 48 (1960). — Gregorio, E. de: Zum Studium der Dermatophytenflora in Zaragoza. Act. dermo-sifiliogr. (Madr.) 29, 239 (1938). — Grin, E. I., L. Ožegović, L. u. A. Vasiljević: The significance of the ringworm in cattle for endemic dermatophyte infections of the scalp. Naučno Društvo NR Bosne i Hercegovine, Acta VI, knjiga 3, 43 (1956). — Griv, F., u. M. Itkin: Die Dermatomykosen und ihre Erreger unter den Kindern in Leningrad. Venereol. 6, 38 (1929). — Groh, J.: The incidence of skin fungal infections in the Hradec Králové region. Čsl. Derm. 31, 152 (1956). — Hare, J. G., and P. Tate: On the fungi causing ringworm in children attending London county council schools. J. Hyg. (Lond.) 27, 32 (1927). — Hill, E. M., A. S. Zelickson and M. Orkin: Trichophyton tonsurans in Minnesota. Arch. Derm. Syph. (Chicago) 76, 206 (1957). — Howell, J. B., J. W. Wilson and M. R. Caro: Tinea capitis caused by trichophyton tonsurans (sulfureum or crateriforme). Arch. Derm. Syph. (Chicago) 65, 194 (1952). — Huriez, C., J. Biguet, G. Cochet, S. Mullet et M. Doby-Dubois: Epidémiologie des teignes infantiles dans le Nord de la France depuis 1946. (Département du Nord et du Pas-de-Calais.) Sem. Hôp. Paris 33, 2046 (1957). — Huapaya, J.: Dermatomicosis combinada. Tesis Bach, 1956. — Ildrim, D.: Die Dermatomykosen: Favus, Trichophytie und Microsporie in Aserbaydshan (Transkaukasus). Arch. Schiffs- u. Tropenhyg. 37, 505 (1933). — Ingram, J. T., and C. J. La Touche: Athlete's foot. Brit. med. J. 1957I, 886. — IN, KEIDEN: A study of dermatophytes along the shores of the lower course of the Yang-Tse-Kiang. II. Jap. J. Derm. 30, 81 (1930). — JONES, R. W., R. E. HOLSINGER, B. H. ARMSTRONG and R. LOHRMAN: Cultural survey of tinea capitis in Central Indiana. Arch. Derm. Syph. (Chicago) 69, 494 (1954). — KACHNIĆ, M.: Mycotic diseases at the dermatological clinic in Hosiče in the years 1946—1954. Čsl. Derm. 31, 141 (1956). — KASHKIN, P. N.: Review of works on medical mycology published in the USSR between 1946—1956. Mycopathologia (Den Haag) 10, 227 (1958/59). — KAY, R. G.: Tinea capitis due to Microsporum audouini. N.Z. med. J. 53, 252 (1954). — KIRK, R.: Mycoses of Malaya and Singapore. J. trop. Med. Kyg. 62, 10 (1959). — KITAMURA, S., u. T. TERAI: Über die Dermatomykosen in dem neuen unabhängigen Staat „Manchoukuo" und Studien über ihre mykologischen Erreger. I. Mitt. J. orient. Med. 19, 53 (1933). — KOZLOWA, R. F., u. L. I. LAWRENTJEWA: Erreger der Pilzerkrankungen in Kirgisien. Vestn. Vener. Derm. 3, 289 (1937). — KUROTCHKIN, T. J., and F. K. CHEN: A study on the etiology of Hongkong foot. Nat. med. J. China 16, 556 (1930). — Mycological study of tinea of the glabrous skin. Nat. med. J. China 17, 521 (1931). — KUROTCHKIN, T. J., and H. L. CHUNG: Mycological examination for Peiping orphanages. Nat. med. J. China 16, 171 (1930). — LANGERON, M.: Nouvelles observations statistiques et mycologiques sur les teignes humaines au Maroc. C. R. Acad. Sci. (Paris) 205, 422 (1937). — LAOSA, O.: Tricofitias del cuero cabelludo y de la barba en Cuba: Estudio clinico, micológico y terapéutico. Bol. Soc. Cubana Derm. Sif. 7, 123 (1950). — LA TOUCHE, C. J.: Mouse favus due to Trichophyton quinckeanum (ZOPF) Macleod und Muende; A reappraisal in the light of recent investigations. Mycopathologia (Den Haag) 11, 258 (1959). — LEHMANN, C. F., J. L. PIPKIN and A. C. RESSMANN: Cultural survey of tinea capitis in San Antonio, Texas. Arch. Derm. Syph. (Chicago) 61, 488 (1950). — LEITE, A. S., L. RÉ et M. M. ANTUNES: Champignons des teignes au sud du Portugal (Algarve). Atti del III. Congr. Internat. d'Igiene e Med. Mediterranea, Palermo, Magg. 1951. — LOPEZ, B., y E. DE LAS MULAS: Estudio etiologica, clinico y epidemiologico de las tinas en la provincia de Cadiz. Act. dermosifiliogr. (Madr.) 45, 429 (1954). — LURIE, H. I.: Fungal diseases in South Africa. S. Afr. med. J. 29, 186 (1955). — MACKINNON, I. E.: Revision critica de la investigacion y de la literatura micologica en el Uruguay en el periodo 1946—1956. Mycopathologia (Den Haag) 9, 224 (1958). — MAGALHAES, O. DE: Pilzstudien. Mem. Inst. Osw. Cruz 30, 1 (1935). — MAIA, J. C.: Alguns aspectos de epidemiologia, profilaxia e combate da tinea capitis. Diss. de Doutoramento Fac. Med. do Porto 1953. — MANCA-PASTORINO, V.: Indagini botaniche cliniche e statistiche sulle dermatomicosi nella provincia di Sassari. Arch. ital. Derm. 9, 283 (1933). — MANCY, E. S.: Superficial fungous infection in Victoria. Med. J. Aust. 39, 883 (1952). — MARCELOU, U.: Sur une onychomycose à Trichophyton rosaceum. Ann. Inst. Pasteur 88, 265 (1955). — MARCHIONINI, A., u. H. GÖTZ: Über Kopfpilzerkrankungen in Anatolien mit besonderer Berücksichtigung des Favus. Arch. Derm. Syph. (Berl.) 190, 75 (1950). — MARCUSSEN, P. V.: The epidemiology of mycosis of the feet. Nord. Med. 56, 1745 (1956). — MARPLES, M. J.: Some observations on the occurence and clinical course of tinea capitis and corporis in Otago. N.Z. med. J. 50, 460 (1951). — The ecology of Microsporum canis Bodin in New Zealand. J. Hyg. (Lond.) 54, 378 (1956). — A critical survey of medical and veterinary mycology in New Zealand, from 1946 to 1956. Mycopathologia (Den Haag) 9, 45 (1958). — MARYASIS, K. D.: Peculiarities of epidemiology and prophylaxis of epidermophytosis in industrial conditions. Vestn. Derm. Vener. 32, 33 (1958). — MAŠKILLEISSON, L., M. SEGAL u. E. SIGALOVA: Epidermophytie der Füße und Epidermophytide. Sovet. Vestn. Vener. Derm. 7, 584 (1933). — MATILLA, V., y J. PENA-YANEZ: Estudios sobre la flora dermatofitica de espana. Espesies aisladas. Med. colon. Nr 1 (1952). — MENNA, M. E. DI, and M. J. MARPLES: Microsporum distortum, sp. nov. from New Zealand. Trans' Brit. mycol. Soc. 37, 373 (1954). — MEIREN, L. VAN DER, G. ACHTEN et R. VANBREUSEGHEM: Sabouraudites (Microsporum) gypseum et iodides végétantes. Arch. belges Derm. 12, 183 (1956). — MGEBROV, M., u. G. GOLDENBERG: Trichophytie, Mikrosporie und Favus. Venerol. 8, 82 (1931). — MIEDZIŃSKI, F., and J. LIPSKI: The mycosis as a therapeutic problem: survey of 348 cases. Brit. J. Derm. 68, 200 (1956). — MIERZECKI, H., u. Z. WALICHIEWICZ: Über das Vorkommen der Epidermophytia interdigitalis bei Bergleuten in Niederschlesien. Der Einfluß verschiedener Kohlesorten auf das Wachstum des Kaufmann-Wolf-Pilzes. Berufsdermatosen 6, 124 (1958). — MIKHAIL, G. R.: Tinea capitis. A mycological study of three hundred and three cases. J. Egypt. med. Ass. 37, 538 (1954). — MILOCHEVITCH, S.: Dermatophyties et lutte contre ses affections en Yougoslavie. Bull. mens. Off. intern. Hyg. publ. 30, 2333 (1938). — MILOŠEVIĆ, S.: 100 Dermatomykosisfälle in Jugoslawien. Med. Pregl. 7, 189 (1932). — MILOVANOVIĆ, M.: Dermatomycoses and their causes in the district of Ivan-Grad. Med. Zbornik 5, 49 (1955). — MORAES, R. G. DE: Bemerkungen über das Vorkommen von Dermatophyten in Brasilien. An. bras. Derm. Sif. 25, 223 (1950). — MU, J. W., and T. J. KUROTCHKIN: Statistical and mycological studies of dermatomycoses observed in Peiping. Chin. med. J. 55, 201 (1939). — MULLINS, J. F.: Trichophyton tonsurans infection in tinea capitis survey. Arch. Derm. Syph. (Chicago) 69, 438 (1954). — MURRAY, I. F., M. L. FREEDMAN, H. I. LURIE and A. M. MERRIWEATHER: Wit kop: a synonym for favus. S. Afr. med. J. **1957**, 675. — Nakamura, T., u. S. Takatsuki: Trichophytie in Karafuto. Jap. J. Derm. **35**, 86 (1934). — Nastase, G., V. Costea et A. Dobrescu: Considérations sur les mycoses du cuir chevelu dans la Clinique Dermatologique de Iassy. Recherches sur les facteur épidémiologiques. Centr. Derm. Vener. Culeg. Stud. Ceret. (Bucureşti) **1957**, 196. — Navarro, M.: Algunos datos sobre las tinas de la región de Santando y Terapéntica. Act. dermo-sifiliogr. (Madr.) **46**, 465 (1954). — Nemethy, M.: Simultaneous mycoses caused by pathogenic dermatophytes. Izvješča Dermatoveneroloske Klinike u Zagrebu **1952**, 79. — Neves, H.: Mycological study of 519 cases of ringworm infections in Portugal. Mycopathologia (Den Haag) **13**, 121 (1960). — Nicolau, St. Gh., R. Evolceanu et A. Avram: Etude clinique et mycologique sur quelques dermatomycoses humaines et animales dues à L'Achorion quinckeanum. Acta derm.-venereol. Proc. 11th Internat. Congr. Dermat. 1957, III, 1215. — Niizawa, S.: Über die Dermatomykosen (Fälle aus unserer Klinik von März 1934 bis April 1935). Jap. J. Derm. **39**, 30 (1936). — Über die Dermatomykosen, besonders Favus in dem Lehoshan, Dakushan, Tonrian und Subpingai in „Manchoukuo". J. orient. Med. **24**, 34 (1936). — Über die Dermatomykosen in der Holonbail-Gegend von Manchoukuo. J. orient. Med. **26**, 114 (1937). — Über die Dermatomykosen in unserer Klinik, in Liaoyang, Tienring und in einigen japanischen Militärregimentern. J. orient. Med. **28**, 100 (1938). — Obrtel, J.: Die Ergebnisse der mykologischen Untersuchungen an der tschechischen Hautklinik in Prag im Jahre 1933. Čsl. Derm. **15**, 89 (1934). — Die Ergebnisse der mykologischen Untersuchungen an der tschechischen Hautklinik in Prag im Jahre 1934. Čsl. Derm. **16**, 104 (1936). — Morphologische und biologische Eigenschaften der Prager Hautpilze. Čsl. Derm. **16**, 193 (1936). — Rubrophytia. Čsl. Derm. **32**, 281 (1957). — Ogata, S.: Über die Trichophytie in der Umgegend von Chiba mit besonderer Berücksichtigung ihrer Erreger. Jap. J. Derm. **29**, 1183 (1929). — Oláh, D.: Weitere Untersuchungen über die Fadenpilzflora des Komitat Szaboles. [Ungarisch.] Orv. Hetil. **1934**, 78. — Das Vorkommen des Favus im Gebiete jenseits der Theis. Börgyögy. vener. Szle **5**, 161 (1951). — Oliveira, H.: Die portugiesische Tinea-Endemie. Ihre ätiologischen Charakteristiken. Act. dermo-sifiliogr. (Madr.) **45**, 479 (1954). — Contribuicão para o estudo dos dermatófitos portugueses. VI. Etiologia da tinea capitis no centro de Portugal. Coimbra méd. **4**, 541 (1958). — Ota, Masao: Indische Stämme von Sabouraudites ruber (Epidermophyton rubrum Castellani; Trichophyton purpureum Bang). Jap. J. Derm. **29**, 20 (1929). — Paldrok, K.: Medical mycology in Scandinavia and Finland during a century 1841 to 1940. Mycopathologia (Den Haag) **12**, 289 (1959). — Papkova, A. P.: Pilzkrankheiten der Haut nach den Materialien der Klinik des Med. Instituts in Charkow. Vestn. Vener. **1952**, 2, 51. — Pardo-Castello, V., and F. Trespalacios: Superficial and deep mycoses in Cuba: a report based on 1174 cases. Sth. med. J. (Bgham, Ala.) **52**, 7 (1959). — Pätiälä, R.: Untersuchungen über die Dermatophyten und die von ihnen hervorgerufenen Krankheiten in Finnland. Helsinki: Tilgmannin Kirjapaino 1945. — Pätiälä, R., and S. Härö: Review of fungi found on the skin on the basis of the 1948 material. Karstenia **1**, 48 (1950). — Pena-Yanez, J.: Contributión al estudio de la epidemiologia de las tinas en Espana. Med. colon. Nr 5 (1954). — Pentkovskaya, V. N.: Clinical manifestations of epidermophytosis. Vestn. Derm. Vener. **32**, 38 (1958). — Pereiro Miguens, M.: Clinical and mycological study of Galicias's dermatomycosis. Acta derm.-venereol. Proc. 11th Internat. Congr. of Derm. 1957, III, 1222. — Pereiro Miguens, M. (zus. mit Solis): La Micologia en Espana. Revision de la bibliografia desde el ano 1946 at 1956. Mycopathologia (Den Haag) **9**, 22 s. S. 26 (1958). — Perpignano, G.: Le tigne della provincia de Cagliari. (Ricerche cliniche batteriologiche e sperimentali.) G. ital. Derm. Sif. **80**, 489 (1939). — Pignot, M., R. Rabut et E. Rivalier: La teigne à l'école Lailler de 1930 à 1937. Presse méd. **1938**I, 345. — Pinetti, P.: Ricerche sulle tigne nella provincia di Cagliari. Publ. in onore Umberto Mantegazza, p. 383, 1933. — Rivista critica della letteratura micologica medica in Italia trail 1946 ed il 1956. Mycopathologia (Den Haag) **11**, 155 (1959). — La flora dermatomicetica d'Italia. Rass. med. Sarda **59**, 47 (1957). — Podwyssotzkaja, O. N., u. S. K. Rosenthal: Über Trichophytose. Beitrag zur Kenntnis der chronischen Trichophytie der Erwachsenen. Arch. Derm. Syph. (Berl.) **168**, 572 (1933). — Popoff, L.: Die Trichophytien in Bulgarien, vom klinischen und parasitologischen Standpunkt. Jb. Univ. Sofia, Med. Fak. **7**, 1 (1928). — Prisco, I. Di: Las tinas en el medio escolar de Caracas. Rev. Policlin. Caracas **17**, 230 (1948). — Nueva contribución al estudio de la tina en el medio escolar de Caracas, y su tratamiento. Rev. Policlin. Caracas **21**, 225 (1953). — Nota acerca de las tinas del cuero cabelludo y su tratamiento con sales de talio y con radioterapia. Rev. Policlin. Caracas **25**, 19 (1957). — Prochacki, H., S. Bieluńska and W. Kopyłowa: Microsporiasis epidemic due to microsporon felineum. Przegl. Derm. Wener. **8**, 551 (1958). — Ranque, J., et P. Temime: Etat actuel des dermatomycoses dans la région marseillaise. Sem. Hôp. Paris **33**, 2290 (1957). — Raubitschek, F.: Family epidemic of tinea capitis, cutis glabrosa and unguium caused by Trichophyton megninii (Blanchard) 1896. Dermatologica (Basel) **109**, 25 (1954). — Rego, A. S.: As tinhas tratadas no concelhos de Leiria, Marinha Grande, Batalha e outros, durante o ano de 1955. Bol. Serv. Saúde Públ. **2**, 47 (1955). — Ribeiro, J. P.:

Contribuiçao para o estudo do facies dermatofitico da provincia do Algarve. J. Méd. 25, 837 (1954). — RICHTER, R., u. N. ERBAKAN: Der heutige Stand der medizinischen Mykologie in der Türkei. Mycopathologia (Den Haag) 10, 41 (1958/59). — RIVALIER, E.: Flore dermatophytique actuelle de la région parisienne. Ses incidences sur la prophylaxie et le traitement des teignes. Sem. Hôp. Paris 33, 2286 (1957). — RIZZI, V., e G. MAGLIARI: Il problema delle tigne nella provincia de Lecce. Arch. ital. Derm. 27, 457 (1955). — ROOK, A.: Animal ringworm. Trichophyton discoides and mentagrophytes infections in the Cambridge area. Brit. J. Derm. 68, 11 (1956). — ROSENTHAL, S. A., D. FISHER and D. FURNARI: A localized outbreak in New York of tinea capitis due to trichophyton violaceum. Observations with special reference to mixed infections of the scalp. Arch. Derm. Syph. (Chicago) 78, 689 (1958). — RUDING, J.: Über Favusbehandlung in der Universitätsklinik zu Utrecht 1920—1935. Ned. T. Geneesk. 1939, 4488. — SAGHER, F.: The laboratory aspect of fungous diseases of the skin and hair. Acta med. orient. 6, 68 (1947). — SALAZAR LEITE, A., J. BASTOS, DA LUZ y M. VIANA DE MEIRA: Die Grinde der Neger von Angola. Act. dermo-sifiliogr. (Madr.) 38, 1173 (1947). — SALOMON, T., and I. FILANOVIC: A contribution to the problem of dermatophytic diseases and their flora in the province of Bosanska Krajina. Mykosen 1, 164 (1958). — SAMPAIO, N., et H. NEVES: Contribution à l'étude des dermatomycoses portugaises. Les teignes de Lisbonne. Ann. Parasit. hum. comp. 11, 46 (1933). — SANDERINK, J. F. H., and J. W. H. MALI: Epidemiology of animal microsporia in man caused by cats. Ned. T. Geneesk. 1956, 3692. — SATO, TAKASHI: Über Trichophytie und ihre Erreger in der Provinz Chugoku. Jap. J. Derm. 32, 34 (1932). — SCHAULOW, I.: Die Epidermophytie unter den Arbeitern eines Kupferbergwerkes in Südbulgarien. Dermat. Wschr. 139, 414 (1959). — SCHWARZ, J.: Incidence of dermatophytes in Cincinnati and some diagnostic laboratory procedures. Arch. Derm. Syph. (Chicago) 80, 538 (1959). — SEDLÁČEK, V.: A review of the results of mycological investigation in the department for skin diseases of Brno University from 1946 to 1951. Lék. Listy 7, 106 (1952). — SHARP, K.: Tinea tonsurans, a summary of the treatment of 120 cases. Aust. J. Derm. 1, 128 (1951). — SIEMENS, H. W., u. J. H. BROCKEMA: Favusbekämpfung in Holland. Ned. T. Geneesk. 1934, 153. — SIEMENS, H. W., u. A. J. KREUS: Favus und Schule. Ned. T. Geneesk. 1939, 6224. — SILVA, R. DE: Notes of certain fungi and fungus diseases in Ceylon. Atti 6 Congr. internaz. Microbiol. 5, 121 (1955). — SIMONS, R. D. G. PH.: Results of an investigation on epidermophytosis and eczema due to shoe lining, rubber, leather, plastic and metal accessories. Ned. T. Geneesk. 96, 2182 (1952). — SISK, J. C., W. E. WOOLDRIDGE and J. H. LAMB: Etiology of superficial mycoses in midwestern United States. Arch. Derm. Syph. (Chicago) 68, 681 (1953). — SISKIND, W. M., and D. RICHTBERG: Tinea capitis in a city hospital. Treatment with X-ray. N.Y. St. J. Med. 58, 2040 (1958). — SONCK, C. E.: Microspori i Finland. Nord. Med. 60, 1100 (1958). — SOROKIN, E.: Pilzerkrankungen in Omsk. Venerol. 8, 82 (1931). — SYLVEST, B.: The incidence of dermatophytes in Denmark. Acta derm.-venereol. (Stockh.) 29, 225 (1949). — TAKAHASHI, SHINKICHI, u. TŌHA YOH: Über die Trichophytie in Nord- und Mittel-Formosa. Jap. J. Derm. 47, 120 (1940). — TAKASU, REIZO: Über Trichophytie und deren Erreger in der Chugokugegend. II. Mitt. Jap. J. Derm. 32, 126 (1932). — TAKATSUKI, SUSUMU: Über die Dermatomykose und ihre Erreger in Sachalin. Jap. J. Derm. 40, 150 (1936). — TALICE, R. V., et I. E. MACKINNON: Trichophyton parasites de l'hommes en Uruguay. C. R. Soc. Biol. (Paris) 107, 1549 (1931). — TARANTELLI, E.: Ricerche micologiche nelle provincia di Roma. Arch. ital. Derm. 5, 391 (1930). — TENCHIO, F.: Eine schleichende Epidemie des Mikrosporum lanosum. Dermatologica (Basel) 108, 328 (1954). — TERAI, T.: Über die Dermatomykosen in dem neuen unabhängigen Staat „Manchoukuo" und über die mykologischen Studien an denselben. IV. Mitt. J. orient. Med. 21, 37 (1934). — TEREŠKOVIĆ, V.: Zur Frage der Dermatomyzeten. Russk. Věstn. Derm. 6, 1033 (1928). — TSCHIJIK, I. S.: Microflore des dermatomycètes à RSS de la Russie Blanche. Vestn. Vener. Derm. 11, 26 (1939). — UNAT, E. K.: Sabouraud vasatlavi hakkinda. Mikoloji Dergisi 3, 232 (1950). — VALLEJO VALLEJO, L., y E. RODRÍGUEZ DE GREGORIO: Contribución al conocimiento de las tinas en Tucumán. Arch. argent. Derm. 7, 55 (1957). — VANBREUSEGHEM, R.: Diagnose et systématique des dermatophytes. Contribution à la connaissance des teignes du Congo belge. Ann. Soc. belge Méd. trop. 30, 865 (1950). — Tinea capitis and African histoplasmosis in the Belgian Congo. Trans. N.Y. Acad. Sci. 19, 622 (1957). — VARGA, A.: Neuere Beiträge über die pathogene Fadenpilzflora in Szeged und Umgebung. Orv. Hetil. 1930 I, 601. — VEDERNIKOW, V. A.: Die Dermatomykosen in der Provinz Archangelsk. Vestn. Vener. 1952, 2, 51. — VELUTINI, L.: Primeros casos de tina tonsurante humana en Venezuela, produeidos por el M. audouinii y su tratamiente por medio de la depilación con Rayos X. Acta med. venez. 1, 54 (1953). — VIDAL, R.: Diagnostico micologico de las tinas del cuero cabelludo. Rev. cubana Lab. clin. 6, 416 (1952). — VILANOVA, X., et M. CASANOVAS: Observations cliniques et mycologiques sur une épidémie de trichophytie transmise du lapins à l'homme. Presse méd. 1951, 59. — VOLFERZ, G.: Die Ursache der Mykose unter den Kindern von Saratow. Vestn. Mikrobiol. 15, 73 (1936). — WALKER, J.: The dermatophytoses of Great Britain. Report of a three years survey. Brit. J. Derm. **62**, 239 (1950). — Warren, C. M.: Tinea capitis in East London and Essex 1944—1955. Brit. J. Derm. **68**, 264 (1956). — Wenk, P., W. Lei u. J. R. Frey:, Klinische, therapeutische und mykologische Untersuchungen an 147 Patienten mit Fußmykose. Arch. klin. exp. Derm. **207**, 617 (1958). — Whittle, C. H.: A survey of fungous infection in the Cambridge area 1948—1955. Brit. J. Derm. **68**, 1 (1956). — Wissel, K.: Studien zur Epidemiologie und Therapie der Fußmykosen. Dermatologica (Basel) **113**, 156 (1956). — Yoh, Tōha: Über die Trichophytie in Formosa. I. Über die Kopftrichophytie in Nordformosa. Jap. J. Derm. **49**, 11 (1941). — Zapater, R. C.: Diagnostico de las micosis cutáneas superficiales. Rev. Asoc. bioquim. argent. **18**, 131 (1953). — Zenin, A. S.: Zur Ätiologie und Epidemiologie der Dermatomykosen im Kuibyschewgebiet. Vestn. Vener. Derm. **2**, 5 (1938). — Zorno, J.: Die Erreger der oberflächlichen Mykosen bei Kindern in Werchneudinsk und Umgebung (Burjat-Mongolien). Sovet. Vestn. Vener. i Derm. **1**, 10 (1932).

## D, II. Mikrosporie

Aldick, W.: Über eine Mikrosporieepidemie in Schleswig-Holstein. Arch. Derm. Syph. (Berl.) **170**, 473 (1934). — Alfonso y Armenteros, J., and A. Hernandez: Tinea of the scalp in Cuba. Urol. cutan. Rev. **41**, 448 (1937). — Anders, W.: Mikrosporie bei Jugendlichen und Erwachsenen (Dreijährige Erfahrungen auf einer Mikrosporie-Station). Z. Hautu. Geschl.-Kr. **7**, 9 (1949). — Die Entwicklung der Mikrosporie in Berlin. Öff. Gesundh.-Dienst **13**, 69 (1951). — Arievič, A.: Mikrosporie des behaarten Kopfes bei Erwachsenen. Venerol. **6**, 31 (1929). — Zur Frage der Pilzerkrankungen der Augenlider und Wimpern. Derm. Wschr. **1930 I**, 683. — Arrighi, F.: Teigne microsporique avec aspect de kératose amiantacée. Bull. Soc. franç. Derm. Syph. **62**, 459 (1955). — Asbeck, F.: Die ambulante Behandlung der Mikrosporie. Z. Haut- u. Geschl.-Kr. **14**, 117 (1953). — Avram, A.: Etude clinique et mycologique d'un cas de Kérion de Celse d'origine tellurique par Microsporum gypseum. Arch. belges Derm. **15**, 432 (1959). — Beare, J. M., and E. A. Cheeseman: A localized outbreak of tinea capitis (M. audouinii) in Northern Ireland. Arch. Dis. Childh. **26**, 149 (1951). — Beare, M., and J. Walker: Non-fluorescent microsporum audouini and canis infections of the scalp. Brit. J. Derm. **67**, 101 (1955). — Bender, E.: Epidemiologische und sozialhygienische Betrachtungen über zwei in Köln aufgetretene Mikrosporieendemien. Öff. Gesundh.-Dienst **12**, 91 (1950). — Benedek, T., and I. M. Felsher: Epidemiology on tinea capitis. Arch. Derm. Syph. (Chicago) **49**, 120 (1944). — Berestone, E. S., and H. M. Robinson jr.: Tinea capitis and corporis in an infant four weeks old. Arch. Derm. Syph. (Chicago) **68**, 582 (1953). — Berg, H.: Erfahrungsbericht über die Lübecker Mikrosporie-Epidemie. Hautarzt **3**, 443 (1952). — Bessone, L.: Altri due casi di microsporia del sopracciglio. Minerva derm. (Torino) **30**, 172 (1955). — Due casi di microsporia del sopracciglio. Aggiorn. pediat. **2**, Nr 12 (1951). — Binkley, G. W.: A group of cases of tinea capitis. Arch. Derm. Syph. (Chicago) **37**, 326 (1938). — Birt, A. R.: An outbreak of tinea capitis and tinea corporis due to microsporum lanosum. Canad. med. Ass. J. **78**, 579 (1958). — Blumenfeld, A.: Kerion microsporicum with hematogenous and ectogenous microsporids. Report of a case, with reference to the literature. Arch. Derm. Syph. (Chicago) **24**, 607 (1931). — Boardman, W. P.: Microsporon Kerion. Microsporid. Arch. Derm. Syph. (Chicago) **23**, 1187 (1931). — Bornhauser, S.: Über eine Mikrosporie-Epidemie in einem Kinderheim. Dermatologica (Basel) **98**, 222 (1949). — Brock, J. M., and Miss McComb: Microsporum nanum: A cause of tinea capitis. Arch. Derm. (Chicago) **84**, 504 (1961). — Buchal: Mikrosporieepidemie in zwei Kinderlagern. S.-B. Schlesische Dermatol. Ges. vom 25. April 1942. Ref. Derm. Wschr. **115**, 911 (1942). — Bureau, Y., A. Jarry, H. Barrière et G. Charpentier: Résultats obtenus par la griséfulvine dans une épidemie de teigne à „Microsporum ferrugineum". Bull. Soc. franç. Derm. Syh. **66**, 665 (1959). — Burgoon, C. F., J. H. Graham, R. J. Keiper, F. Urbach, J. S. Burgoon and E. B. Helwig: Histopathologic evaluation of Griseofulvin in Microsporum audouini infections. Arch. Derm. Syph. (Chicago) **81**, 724 (1960). — Calnan, C. D.: Unusual observations in tinea capitis. Trans. St. John's Hosp. derm. Soc. (Lond.) No 38, 24 (1957). — Carli, G.: Favo epidermico dello scroto ed eritemato-squamoso della cute glabra. Arch. ital. Derm. **22**, 49 (1949). — Carrick, L.: The epidemiology of tinea capitis in Detroit school children. J. Mich. med. Soc. **45**, 347 (1946). — Cawley, E. P., and R. H. Grekin: Parafavus restricted to the scrotum. Report of a case. Arch. Derm. Syph. (Chicago) **60**, 435 (1949). — Cimerinov, A. A., u. S. M. Rafalovič: Über die Mikrosporie. Vestn. Vener. **1952**, 52. — Cole, H. N., and J. R. Driver: Trichophytid. Arch. Derm. Syph. (Chicago) **25**, 770 (1932). — Connor, W. H.: Microsporid in a patient with mycotic infection of the scalp without kerion. Arch. Derm. Syph. (Chicago) **33**, 747 (1936). — Dalton, J. E., J. C. Slaughter, R. E. Jenkins, S. Phelps and V. C. Hackney: Microsporosis due to Microsporum fulvum. J. invest. Derm. **15**, 421 (1950). — Danel, L.: Microsporie de la peau glabre, à elements discoides („Microsporum felineum"). Bull. Soc. franç. Derm. Syph. **39**, 547 (1932). — Dietz, J.: Heilt Mikrosporie unter Keimdrüsenhormon aus? Hippokrates (Stuttgart) **21**, 165 (1950). — Di Menna, M. E., and M. J. Marples: Microsporum distortum sp. nov. from New Zealand. Trans. Brit. mycol. Soc. **37**, 372 (1954). — Döring, H., u. H.-D. Jung: Mikrosporon canis, Familienepidemie in Mecklenburg. Mykosen **1**, 74 (1957). — Dósa, A.: Experimentelle Untersuchungen zur Ätiologie der Mikrosporie. Derm. Wschr. **1936** I, 75. — English, M. P., and R. P. Warin: Microsporum canis infection of the scalp in an adult with cicatricial alopecia. Brit. J. Derm. **67**, 196 (1955). — Epstein, St.: Untersuchungen über die Pilzarten der Dermatomykosen Schlesiens. Arch. Derm. Syph. (Berl.) **163**, 126 (1931). — Evolceanu, R., et I. Alteras: Le microsporum gypseum. Quelques observations cliniques et mycologiques concernant ce dermatophyte. Mycopathologia (Den Haag) **10**, 71 (1958). — Fegeler, F.: Mykosen durch Mikrosporum gypseum. Hautarzt **6**, 183 (1955). — Zur Pilzflora Westfalens. Z. Haut- u. Geschl.-Kr. **25**, 244 (1958). — Ferguson, E. H.: Epidemic due to microsporum canis. Arch. Derm. Syph. (Chicago) **78**, 506 (1958). — Franks, A. G., and E. H. Mandel: Microsporum lanosum infection of the eyelashes. Arch. Derm. Syph. (Chicago) **62**, 708 (1950). — Franks, A. G., E. H. Mandel and A. S. Sternberg: Endemic of infection with microsporum audouini in a family of eight persons. Arch. Derm. Syph. (Chicago) **62**, 54 (1950). — Fülöp, G., u. D. Oláh: Beiträge zur Symptomatologie der Mikrosporia superficialis capillitii. Börgyögy. vener. Szle **4**, 195 (1950). — Gaté, J., G. Massia, M. Pillon et J. Charpy: Plaque unique de teigne microsporique due au „microsporum lanosum". Lésions d'herpès circiné diffusément réparties sur un grand nombre de points du tégument. Bull. Soc. franç. Derm. Syph. **38**, 392 (1931). — Götz, H.: Klinische und experimentelle Untersuchungen über die Hautpilzkrankheiten im Gebiet von Hamburg 1948—1950. Arch. Derm. Syph. (Berl.) **195**, 1 (1952/53). — Götz, H., u. R. Brendler: Über einen bisher seltenen Hautpilz in Deutschland: Mikrosporon gypseum. Arch. Derm. Syph. (Berl.) **194**, 314 (1952). — Götz, H., u. E. Gruber: Erfahrungen mit Asteroldihydrochlorid und „Ro 2—5208" bei der Behandlung der Mikrosporie. Hautarzt **5**, 548 (1954). — Götz, H., u. M. Reichenberger: Seltene durch Trichophyton Schönleinii (Lebert) Langeron u. Milochevitch (1930) und Microsporum canis Bodin (1902) bedingte Infektionen in Deutschland mit Bemerkungen zur Nomenklatur. Hautarzt **9**, 203 (1958). — Götz, H., M. Reichenberger u. M. Schmidt: Über die in München beobachtete Pilzflora 1953—1960. Mykosen (im Druck). — Gonçalves, A. P.: Bemerkungen über die durch Mikrosporum gypseum verursachten Mykosen. An. bras. Derm. Sif. **28**, 15 (1953). — Guggenheim, M.: Aus einer kleinen Mikrosporieepidemie. Fall schwerster Mikrosporose. Schweiz. med. Wschr. **1936** II, 944. — Hare, P. J.: Über Spindelsporen und Pathogenität des Mikrosporon Audouini. Hautarzt **3**, 497 (1952). — Haufe, F.: Die Frequenz der Dermatomykosen in Ost-Mecklenburg, unter besonderer Berücksichtigung der Flora der Epidermophytien in den Jahren 1958/59. Z. Haut- u. Geschl.-Kr. **28**, 336 (1960). — Hein, K. E.: Vorläufige Mitteilung über die günstige Beeinflussung von fünf Mikrosporieinfektionen durch alleinige Griseofulvin-Medikation. Münch. med. Wschr. **1960** I, 653. — Henry, A., et L. Bory: Microsporie du chien transmise à l'homme. Bull. Soc. franç. Derm. Syph. **41**, 1885 (1934). — Heuck, A.: Über die Mikrosporie in Hamburg. Diss. Kiel 1932. — Hruszek, H.: Über die Pilzflora der Tübinger Gegend. Derm. Wschr. **1935**, 1506. — L'épidermophytie ou dyshidrose mycosique due à l'Achorion gypseum. Rev. franç. Derm. Vénér. **12**, 341 (1936). — Hubener, L. F.: Tinea capitis (Microsporum canis) in a thirty-day-old infant. Arch. Derm. Syph. (Chicago) **76**, 242 (1957). — Jaeger, H., et P. Zimmermann: Sur la teigne due au microsporum Audouini. Dermatologica (Basel) **98**, 227 (1949). — Janke, D.: Zur Problematik der Dermatomykologie unter Zugrundelegung der Pilzflora Westfalens. Z. Haut- u. Geschl.-Kr. **9**, 352 (1950). — Experimentelle Untersuchungen über Haftfähigkeit des Mikrosporon Audouini im menschlichen Haar. Hautarzt **2**, 69 (1951). — Janke, D., u. G. Roos: Durch Aleurismaarten verursachte Dermatophytien. Z. Haut- u. Geschl.-Kr. **19**, 105 (1955). — Jensen, J., u. B. C. K. Gierløff: Eine Epidemie von Ringschorf (Mikrosporie). Ugeskr. Laeg. **1957**, 1351. — Jones, R. W., R. E. Holsinger, B. H. Armstrong and R. Lohrman: Cultural survey of tinea capitis in central Indiana. Arch. Derm. Syph. (Chicago) **69**, 494 (1954). — Joseph, H. L.: Tinea barbae due to Microsporum lanosum. Arch. Derm. Syph. (Chicago) **76**, 243 (1957). — Joulia, P., P. Le Coulant, P. Sourreil et H. Cheroux: Favus cutanéo-muqueux sans atteinte du cuir chevelu dû à „Achorion gypseum". Bull. Soc. franç. Derm. Syph. **5**, 486 (1953). — Jung, H.-D.: Zur Mecklenburger Mikrosporie-Epidemie. Derm. Wschr. **127**, 337 (1953). — Karrenberg, C. L.: Die norddeutsche Pilzflora. Ergebnisse eigener Untersuchungen mit Bemerkungen über die Epidemiologie der Dermatomykosen speziell in Hamburg. 90. Verslg der Ges. Dtsch. Naturforscher u. Ärzte in Hamburg, Sept. 1928, Sitzg vom 21. 9. 1928. Derm. Wschr. **87**, 1927 (1928). — Bemerkungen zu aktuellen Fragen der Dermatomykologie. II. Mitt. Beiträge zur Epidemiologie der Mikrosporie. (Die Mikrosporie in Bonn und Umgebung. Zur Epidemiologie der Mikrosporie in Deutschland.) Arch. Derm. Syph. (Berl.) **166**, 14 (1932). — Kemper, A.: Mikrosporieepidemie. Z. Haut- u. Geschl.-Kr. **6**, 363 (1949). — Kiessling, W.: Zur Epidemiologie der Mikrosporie im Heidelberger Bezirk und eine neuzeitliche Behandlung der Mikrosporie. Derm. Wschr. **125**, 145 (1952). — Kiessling, W., J. Schönfeld u. E. Bender: Über eine von Katzen übertragene Mikrosporieepidemie durch Mikrosporon canis in Kaiserslautern. Arch. Derm. Syph. (Berl.)

207, 71 (1958). — KING, W. C., I. K. WALTON and C. S. LIVINGOOD: Superficial fungus infections in infants. Arch. Derm. Syph. (Chicago) 68, 664 (1953). — KLEINE-NATROP, H. E.: Zur Mikrosporie in Schleswig-Holstein. Derm. Wschr. 122, 927 (1950). — Aktuelle Richtlinien für die Behandlung gehäufter Mikrosporieerkrankungen bei Kindern. Beitrag zur Rundfrage von H. GRIMMER und H. TELLER in Z. Haut- u. Geschl.-Kr. 24, 187 (1958). Z. Haut- u. Geschl.-Kr. 25, 48 (1958). — KLIGMAN, A. M.: The pathogenesis of tinea capitis due to Microsporum audouini and Microsporum canis. I. Gross observations following the inoculation of humans. J. invest. Derm. 18, 231 (1952). — Tinea capitis due to M. audouini and M. canis. II. Dynamics of the hostparasite relationship. Arch. Derm. Syph. (Chicago) 71, 313 (1955). — KLIGMAN, A. M., and D. GINSBERG: Immunity of the adult scalp to infection with Microsporum audouini. J. invest. Derm. 14, 345 (1950). — KOCH: Demonstration zu einer Mikrosporie-Epidemie in Köln. Derm. Wschr. 108, 450 (1939). — KOCH, H.: Erkrankungen durch Mikrosporon canis im Raum von Hamburg. Derm. Wschr. 136, 741 (1957). — KOCH, R.: Frequenz, Flora und berufliche Verbreitung der Pilzerkrankungen an der Essener Hautklinik. Mykosen 1, 133 (1958). — KOSSOWSKY, F.: Der Wert des Woodlichtes bei der Bekämpfung der Mikrosporie. Dtsch. Gesundh.-Wes. 1950, 1078. — KRUSPE, M.: Die Erkennung und Behandlung der Mikrosporie. Med. Klin. 1950I, 622. — LANGER, E., u. W. ANDERS: Zur Epidemiologie und Therapie der Berliner Mikrosporie-Epidemie. Z. Haut- u. Geschl.-Kr. 5, 16 (1948). — LANGER, H.: Mikrosporie durch animale Erreger: Mikrosporon canis und Mikrosporon gypseum. Derm. Wschr. 138, 1157 (1958). — LECOULANT, P.: Kérion de Celse dû à „Microsporon gypseum" atypique. (Complément d'étude.) Ann. Derm. Syph. (Paris) 8, 638 (1937). — LEHMANN, F., u. A. PRITZSCHE: Zur augenblicklichen Mikrosporie-Epidemie in Berlin. Z. Haut- u. Geschl.-Kr. 26, 307 (1959). — LEINBROCK, A., H. SCHUSTER u. J. ZINZIUS: Die Behandlung der Mikrosporie mit einem dem Conteben nahestehenden Chemotherapeuticum (V 741). Hautarzt 2, 222 (1951). — LEWIS, G. M.: Tinea capitis after puberty. Arch. Derm. Syph. (Chicago) 40, 622 (1939). — LEWIS, G. M., M. E. HOPPER, J. W. WILSON and O. A. PLUNKETT: An introduction to medical mycology, 4. Aufl. Chicago: Year Book Publ. 1958. — LEWIS, G. M., S. H. SILVERS, A. C. CIPOLLARO, E. MUSKATBLIT and H. H. MITCHELL: Measures to prevent and control an epidemic of ringworm of the scalp. N.Y. St. J. Med. 44, 1327 (1944). — LIVINGOOD, C. S., and D. M. PILLSBURY: Ringworm of the scalp. Prolonged observation, family investigation, cultural and immunologic studies in 130 cases. J. invest. Derm. 4, 43 (1941). — MALHURET, R., et P. HÉE: A propos d'une épidémie de teignes observée à la clinique dermatologique de Strasbourg. Bull. Soc. franç. Derm. Syph. 58, 77 (1951). — MALLINCKRODT-HAUPT, A. v.: Zur geographischen Verbreitung der Hauterkrankungen. II. Mitt. Die Hautpilzerkrankungen in der Rheinprovinz. Derm. Z. 69, 1 (1934). — MARPLES, M. J.: Some observations on the occurence and clinical course of tinea capitis and corporis in Otago. N.Z. med. J. 50, 460 (1951). — Recent isolations of Microsporum distortum in New Zealand. J. invest. Derm. 34, 435 (1960). — MARTINS DE CASTRO, A.: Achorion gypseum, Bodin 1907. An. bras. Derm. Sif. 14, 1 (1939). — MEYER, J., R. MALHURET et J. ALTWEGG: Dermatomycose simulant la microsporie due à une espèce nouvelle du genre aleurisma. Bull. Soc. franç. Derm. Syph. 56, 531 (1949). — MILIAN, G.: Lichénification par mycose. Rev. franç. Derm. Vénér. 12, 12 (1936). — MILLER, J. L., F. P. LOWENFISH and S. F. BEATTIE: Local treatment of tinea capitis. J. Amer. med. Ass. 132, 67 (1946). — MITCHELL, J. H., and R. M. GOODWIN: A case of tinea capitis (audouini) with tinea ciliorum in a boy of eight. Arch. Derm. Syph. (Chicago) 64, 655 (1951). — MITCHELL, J. H., and R. NOMLAND: Infection of the scalp due to microsporon; psoriasiform lesions of the face, neck and hands. Arch. Derm. Syph. (Chicago) 32, 166 (1935). — MOLINE, R., et J. P. MAURAT: Petite épidémie familiale de teigne à „Microsporum canis". Bull. Soc. franç. Derm. Syph. 61, 22 (1954). — MONCORPS, C., u. E. GANTE: Über eine Mikrosporieepidemie in Westfalen 1946 bis 1947. Derm. Wschr. 119, 81 (1947). — MONTGOMERY, R. M., and E. A. WALZER: Tinea capitis with infection of the eyelashes: Report of a case. Arch. Derm. Syph. (Chicago) 46, 40 (1942). — MOORE, M., and A. H. CONRAD jr.: Microsporosis of the scalp caused by microsporum fulvum. 90. report of a case and description of the fungus. Arch. Derm. Syph. (Chicago) 42, 610 (1940). — MORGAN, D. B.: Report of a case of ringworm of the scalp in an adult. J. Kans. med. Soc. 50, 231 (1949). — MÜNSTERER, H. O.: Beitrag zur Kenntnis der Dermatomykosen Südbayerns und zur Kasuistik der Sporotrichose. Arch. Derm. Syph. (Berl.) 163, 97 (1931). — NIKOLOWSKI, W., u. I. GASSER: Zur Früherfassung der Mikrosporie mittels des Woodlichtes, zugleich ein Beitrag hinsichtlich der Fluoreszenz des Pityrosporon Malassezii. Strahlentherapie 80, 141 (1949). — OLÁH, D.: Neue Beiträge zur Kenntnis der Symptomatologie der Mikrosporia capillitii. Börgyógy. vener. Szle 5, 33 (1951). — OYAMA, T.: Favus der unbehaarten Haut, durch Achorion gypseum verursacht. Jap. J. Derm. 41, 82 (1937). — PAILLARD, R., et R. BRUN: A propos de mycoses. Dermatologica (Basel) 115, 721 (1957). — PAPKOVA, A. P.: Pilzkrankheiten der Haut nach den Materialien der Klinik des Medizinischen Instituts in Charkow. Vestn. Vener. 1952, 51. — PAVIA, M.: Contributo allo studio delle „microsporidi" nell'infanzia. Arch. ital. Pediat. 1, 573 (1933). — PERDRUP, A.:

Mikrosporie — eine sich ausbreitende Epidemie. Ugeskr. Laeg. **1957**, 1358. — Pereiro-Miguens, M.: Un caso de microsporia de la barba. Act. dermo-sifiliogr. **47**, 39 (1955). — Pfister, R.: Gleichzeitiges Vorkommen von Mikrosporon fulvum und Epidermophyton K.W. bei einer Fußmykose (Beitrag zur Morphologie der Fruktifikationsorgane des Mikrosporon fulvum). Arch. Derm. Syph. (Berl.) **194**, 555 (1952). — Über die Häufigkeit der Pilzerkrankungen in Südwestdeutschland. Ein Vergleich mit den epidemiologischen Verhältnissen in den Jahren 1931, 1935—1937, 1947—1954. Z. Haut- u. Geschl.-Kr. **20**, 259 (1956). — Pipkin, J. L.: Tinea capitis in the adult and adolescent. Arch. Derm. Syph. (Chicago) **66**, 9 (1952). — Polemann, G.: Durch Mikrosporon gypseum verursachte Mikrosporien. Dtsch. med. Wschr. **1959** I, 756. — Quiroga, M. I., P. Negroni u. A. M. Cordero: Blasig-eitrige Mikrosporie (Pathogenese). Rev. argent. Dermatosif. **21**, 202 (1937). — Rieth, H.: Nachweis und Einteilung der Dermatophyten unter Auswertung des Krankengutes der Universitäts-Hautklinik Hamburg von 1951—1955. Derm. Wschr. **133**, 633 (1956). — Rothman, S., A. Smiljanič, A. L. Shapiro and A. W. Weitkamp: The spontaneous cure of tinea capitis in puberty. J. invest. Derm. **8**, 81 (1947). — Schmidt, P. W.: Über die Pilzflora Westfalens, insbesondere des Münsterlandes. Arch. Derm. Syph. (Berl.) **167**, 418 (1933). — Schönfeld, J.: Mikrosporieepidemien durch Mikrosporum canis in Südwestdeutschland. Z. Haut- u. Geschl.-Kr. **27**, 300 (1959). — Schwartz, L., S. M. Peck, I. Botvinick, A. L. Leibovitz and E. S. Frazer: Control of ringworm of the scalp among school children in Hagerstown, Maryland, 1944—45. Publ. Hlth Bull. (Wash.) **294**, 1 (1946). — Scully, J. R., C. S. Livingood and D. M. Pillsbury: The local treatment of tinea capitis due to M. audouini. The importance of inflammatory reaction as an index of curability. J. invest. Derm. **10**, 111 (1948). — Serowy, C., u. H.-D. Jung: Die Mikrosporie als dermatologisches Problem. Derm. Wschr. **124**, 665 (1951). — Sezary, A., et Georges-Levy: Teigne de l'adulte due au Microsporum felineum. Bull. Soc. franç. Derm. Syph. **40**, 218 (1933). — Sharp, W. B., and M. J. Wegner: Microsporum gypseum as an etiologic agent of tinea in the United States. Arch. Derm. Syph. (Chicago) **61**, 824 (1950). — Silverberg, G., and B. J. Oseroff: Infection of the pubic region with microsporum audouini. Arch. Derm. Syph. (Chicago) **69**, 245 (1954). — Stein, A.: Über eine erneute Mikrosporieendemie in Dresden. Arch. Derm. Syph. (Berl.) **167**, 461 (1933). — Stevenin, G.: Trois cas de microsporie humaine d'origine animale. Rec. Méd. vét. **113**, 149 (1937). — Stritzler, C.: Kerion of right eyebrow caused by microsporum fulvum. Arch. Derm. Syph. (Chicago) **74**, 435 (1956). — Swart, B. G.: Die Dermatomykosen im ostbayerischen Raum. Z. Haut- u. Geschl.-Kr. **17**, 51 (1954). — Szathmary, S.: Infektion mit Achorion gypseum im Anschluß an eine Verletzung. Derm. Wschr. **1935** II, 1217. — Tenchio, F.: Eine schleichende Epidemie durch Mikrosporum lanosum. Dermatologica (Basel) **108**, 328 (1954). — Trice, E. R., and J. C. Shafer: Occurrence of Microsporum gypseum (M. fulvum) infections in the district of Columbia area. Report of six cases. Arch. Derm. Syph. (Chicago) **64**, 309 (1951). — Überschär: Fallvorstellung. S.-B. der Berliner Dermatol. Ges. vom 11. Dez. 1934. Ref. Derm. Wschr. **100**, 422 (1935). — Vámos, L.: Pilze und Wasserstoffionenkonzentration. Dermat. Z. **63**, 345 (1932). — Wagner, A.: Die Pilzflora im Bezirk Leipzig. Derm. Wschr. **134**, 789 (1956). — Walby, A. L.: Tinea capitis (M. audouini) in a residential school. Brit. med. J. **1952**, 1114. — Werther: Über die Dresdner Epidemie von Mikrosporie und Alopecia parvimaculata und Deutung der letzteren als Mikrosporid. Arch. Derm. Syph. (Berl.) **163**, 402 (1931). — Wesener, G.: Die Mikrosporie, ihre Behandlung und soziale Bedeutung. Dtsch. Gesundh.-Wes. **7**, 1315 (1952). — Whittle, C. H.: Does the dysgonic type of Microsporum audouini produce an atypical form of scalp ringworm? Proc. 10th Internat. Congr. Dermat. London 1952, p. 316. 1953. — A small epidemic of M. gypseum ringworm in a plant nursery. Brit. J. Derm. **66**, 353 (1954). — A survey of fungous infection in the Cambridge area 1948—1955. Brit. J. Derm. **68**, 1 (1956). — Wien, M. S., and M. O. Perlstein: Tinea capitis with associated generalized lichen spinulosus (microsporid). Arch. Derm. Syph. (Chicago) **29**, 127 (1934). — Wilson, J. W.: Lack of fluorescence of scalp hairs infected with Microsporum gypseum (fulvum). J. invest. Derm. **16**, 119 (1951). — Wunderlich: Ref. Derm. Wschr. **117**, 540 (1944).

### D, III. *Menschenfavus*

Arawijskij, A. N., u. A. A. Schachowa: Einige auserwählte Fragen der Klinik, Mykologie und Histopathologie des favösen Prozesses nach Materialien der dermatologischen Klinik des Instituts für Fortbildung der Ärzte in Nowossibirsk. Vestn. Vener. Derm. **1937**, 295. — Benedek, T.: Critical survey of the mycological literature of the years 1939—1942. Mycopathologia (Den Haag) **5**, 50 (1950). — Benetazzo, G.: Favo epidermico in un lattante. Boll. Sez. region. Soc. ital. Derm. **3**, 218 (1936). — Beresina, P. F.: Ein Fall von generalisiertem Favus mit Erkrankung der inneren Organe. Arch. Derm. Syph. (Berl.) **171**, 590 (1935). — Bergamasco, A.: Contagio di tigna favosa in adulto. Boll. Sez. region. Soc. ital. Derm. **3**, 276 (1935). — Carslaw, R. W.: Favus of the scalp. Observations on the manner of spread. Brit. J. Derm. **67**, 392 (1955). — Catanei, A.: Evolution naturelle du favus en milieu indigène algérien. Arch. Inst. Pasteur Algér. **13**, 495 (1935). — Sur la guérison naturelle précoce du favus. Bull. Soc. Path. exot. **28**, 344 (1935). — Chmel, L., u. K. Pálesová: Mykologische Studie über Züchtungsergebnisse einheimischer Favuserreger. Bratisl. lek. Listy **34**, 991 (1954). — Coudert, J., P. Bondet et J. Charleux: Favus avec favides. Bull. Soc. franç: Derm. Syph. **62**, 72 (1955). — Cumakov, N.: Ein seltener Fall von Favus capillitii, der zur Sektion kam. Russk. Vestn. Derm. **6**, 498 (1928). — Degos, R.: Dermatologie. Paris: Flammarion 1953. — Dostrovsky, A., G. Kallner, F. Raubitschek and F. Sagher: Tinea capitis. An epidemiologic, therapeutic and laboratory investigation of 6390 cases. J. invest. Derm. **24**, 195 (1955). — Drouhet, E.: Revue critique de la mycologie médicale entre 1946 et 1956 en France et dans l'union française. Mycopathologia (Den Haag) **10**, 19 (1958/59). — Eyckmans, R., et R. Vanbreuseghem: Epidémie familiale de favus sans godets. Arch. belges Derm. **7**, 320 (1952). — Fegeler, F.: Untersuchungen zu aktuellen Fragen der medizinischen Mykologie. Mykosen **1**, 147 (1958). — Persönliche Mitteilung. — Ferraboue, L., A. Ratié et P. Moziconacci: Favus primitif de la jambe: Contagion hospitalière. Bull. mens. Soc. Méd. mil. franç. **31**, 27 (1937). — Fishman, I. M.: Epidemic favus of the glabrous skin. Arch. Derm. Syph. (Chicago) **68**, 38 (1953). — Freund, E.: Tigna favosa trasmessa da adulto a lattante. Boll. Ass. med. triest. **26**, 571 (1935). — Fuchs, O.: Seit 4 Generationen familiärer Favus in Sachsen. Derm. Wschr. **141**, 301 (1960). — Gade, M.: Favus. Acta derm.-venereol. (Stockh.) **36**, 180 (1956). — Glasser, R.: Favus du cuir chevelu sans godets à lesions squameuses. Bull. Soc. franç. Derm. Syph. **40**, 151 (1933). — Götz, H.: Klinische und experimentelle Untersuchungen über die Hautpilzkrankheiten im Gebiet von Hamburg 1948—1950. Arch. Derm. Syph. (Berl.) **195**, 1 (1952/53). — Götz, H., u. M. Reichenberger: Seltene durch Trichophyton Schönleinii (Lebert) Langeron und Milochevitch (1930) und Microsporum canis Bodin (1902) bedingte Infektionen in Deutschland mit Bemerkungen zur Nomenklatur. Hautarzt **9**, 203 (1958). — Grimmer, H.: Die Berliner Epidermophytien in den Jahren 1952—1954. Arch. Derm. Syph. (Berl.) **198**, 363 (1954). — Gruby, D.: Sur une végétation causant la vraie teigne. C. R. Acad. Sci. (Paris) **13**, 72 (1841). — Habermann, R., u. O. Dahmen: Über Favide und Leucoderma favicum nebst Bemerkungen über Pathogenese und Systematik der Leukoderme. Derm. Z. **50**, 249 (1927). — Hadida, E., F. G. Marill, R. Streit et A. Schousboe: Favus généralisé avec localisations dermo-hypodermiques et ganglionnaires. Bull. Soc. franç. Derm. Syph. **1953**, 279. — Hampel: Favus in drei Generationen. S.-B. Schlesische Dermat. Ges. Breslau vom 3. V. 1941. Ref. Zbl. Haut- u. Geschl.-Kr. **67**, 475 (1941). — Hasselmann, C. M.: Favus (Fallvorst.: Mutter und Kind). Univ.-Fortbildungsabend Erlangen vom 19. I. 1949. Ref. Derm. Wschr. **120**, 544 (1949). — Heim, O. E.: Atypical favus of the scalp. A report of two patients with the seborrhoic form. Arch. Derm. Syph. (Chicago) **76**, 740 (1957). — Höfer, W.: Favus des Kopfes (Fallvorst.). S.-B. Berliner Dermat. Ges. 14.—16. VII. 1950. Ref. Derm. Wschr. **123**, 126 (1951). — Hoffmann, E.: Hundertjährige Wiederkehr der Entdeckung des ersten pflanzlichen Erregers einer menschlichen kontagiösen Krankheit, des Achorion Schönleinii (1839). Münch. med. Wschr. **1939** II, 1421. — Hufschmitt, G.: Un cas de favus suppuré dû à l'Achorion Schönleinii. Bull. Soc. franç. Derm. Syph. **35**, 957 (1928). — Iliesco, C., et S. Longhin: Un cas de favus généralisé de la peau et des muqueuses. Ann. Derm. Syph. (Paris) **1**, 376 (1930). — Inman, P.: Favus of scalp with unusual epidemiological features. Brit. J. Derm. **66**, 409 (1954). — Janke, D.: Zur Problematik der Dermatomykologie unter Zugrundelegung der Pilzflora von Westfalen. Derm. Wschr. **122**, 987 (1950). — Jausion, H., E. Drouhet, Cl. Nadal, P. Benard, A. Mazabraud et J. P. Menanteau: Etude expérimentale d'un favus généralisé, à multiples déterminations tégumentaires et lymphoganglionnaires. Ann. Derm. Syph. (Paris) **86**, 137 (1959). — Jung, H. D.: Zur Diagnose und Therapie des Favus. Hautarzt **6**, 12 (1955). — Kaplan, S., et F. Raubitschek: Kerion Celsi due to infection with achorion schönleini. Dermatologica (Basel) **93**, 110 (1946). — Karrenberg, C. L.: Über Differenzen im kulturellen Aussehen von Pilzen aus Haut- und allergischem Allgemeinexanthem. Arch. Derm. Syph. (Berl.) **156**, 150 (1928). — Bemerkungen zu aktuellen Fragen der Dermatomykologie. III. Mitt. Beiträge zur Epidemiologie des Favus (I. Der Favus in Bonn und Umgebung. II. Zur Epidemiologie des Favus in Deutschland.) Derm. Z. **66**, 198 (1933). — Kawatsure, S.: Über die histologischen Veränderungen der Lymphdrüsen bei der dem Kopffavus folgenden chronischen retroaurikulären Lymphadenitis. Arch. Derm. Syph. (Berl.) **162**, 262 (1930). — Keller, P.: Persönliche Mitteilung. — Kemper, A.: Favus, Onychomykosis favosa (Fallvorst.). S.-B. Essener Dermat. Ges. vom 18. V. 1949. Ref. Z. Haut- u. Geschl.-Kr. **7**, 310 (1949). — Kliegel: Favus pityroides (Fallvorst.: 4 Geschwister). S.-B. Thüringer Dermat. Tagg Jena 3. u. 4. V. 1947. Ref. Derm. Wschr. **119**, 440 (1948). — Kolesnikov, N.: Zur pathologischen Anatomie des Favus und der Favide. Venerol. **5**, 479 (1928). — Krantz, W.: 100 Jahre Achorion Schönleinii. Med. Welt **1940**, 332. — Kuske, H.: Über allergische Allgemeinexantheme bei Favus. Derm. Z. **76**, 125 (1937). — Kyrle, J.: Vorlesungen über Histo-Biologie der menschlichen Haut und ihrer Erkrankungen, Bd. I.

Wien u. Berlin: Springer 1925. — LANGER, H.: Epidemiologische und klinische Untersuchungen bei Onychomykosen. Beitrag zur Berliner Pilzflora 1954—1956. Arch. klin. exp. Derm. **204**, 624 (1957). — LEBERT, H.: Physiologie pathologique, edit. 2, p. 490. Paris: J.-B. Baillière 1845. — LEINBROCK, A.: Persönliche Mitteilung. — LÖHE, H.: Abgeheilter Favus (Fallvorst.). Gemeinsch.-Sitzg Dermat. Ges. Charité u. Berliner Med. Wiss. Ges. für Dermat. 9. III. 1949. Ref. Z. Haut- u. Geschl.-Kr. **6**, 523 (1949). — LOMHOLT, G.: Favus in Greenland. Acta derm.-venereol. (Stockh.) **39**, 292 (1959). — LOURIER, A. G., et M. G. REIFF: Un cas de favus généralisé de la peau avec présence d'Achorion Schoenleini dans les cultures du sang et du suc des glandes lymphatiques. Ann. Derm. Syph. (Paris) **3**, 912 (1932). — MALLINCKRODT-HAUPT, A. v.: Zur geographischen Verbreitung der Hauterkrankungen. II. Mitt. Die Hautpilzerkrankungen in der Rheinprovinz. Derm. Z. **69**, 1 (1934). — MARCHI, C.: Setticemia consecutiva a tigna favosa. G. ital. Derm. Sif. **80**, 727 (1939). — MARCHIONINI, A., u. H. GÖTZ: Über Kopfpilzerkrankungen in Anatolien mit besonderer Berücksichtigung des Favus. Arch. Derm. Syph. (Berl.) **190**, 75 (1950). — MARCHIONINI, A.: Persönliche Mitteilung. — MELIK, BEEK u. SULTANOV: Zur Frage der Favide und der postfaviden „Leucoderma". Venerol. **5**, 474 (1928). — MEMMESHEIMER, A. M.: Favus capitis (Fallvorst.) Rhein.-Westf. Dermat. Ges. 20. u. 21. IX. 1952 in Essen. Ref. Derm. Wschr. **127**, 201 (1953). — MILOŠEVIĆ, S.: Neue Auffassungen über die Ätiologie des Favus beim Menschen. Med. Pregl. **12**, 81 (1937). — MOUTOT, LEMAIRE: Favus généralisé du cuir chevelu. Bull. Soc. franç. Derm. Syph. **37**, 320 (1930). — MÜNSTERER, H. O.: Die Favuserkrankungen in Südbayern. Münch. med. Wschr. **1930** II, 2015. — MUSKATBLIT, E.: Favus of the scalp and glabrous skin. Arch. Derm. Syph. (Chicago) **60**, 966 (1949). — OLÁH, D.: Das Vorkommen von Favus im Gebiete jenseits der Theis. Börgyógy. vener. Szle **5**, 161 (1951). — ORO, A.: Reperto di Achorion Schönleini in un ganglio linfatico cervicale, in un caso di tigna favosa. Dermosifilografo **11**, 176 (1936). — PANAGIOTIS et B. PHOTINOS: Un cas rare de favus de la langue. Bull. Soc. franç. Derm. Syph. **1930**, 676. — PAYENNEVILLE, P., et MARIE: Un cas de favus (Achorion de Schönlein) de la paupière et du cuir chevelu, chez un nourrisson de 16 jours. Bull. Soc. franç. Derm. Syph. **35**, 567 (1928). — PEYRI, J. M.: Kleine Endemie von schuppendem Grind. Act. dermo-sifiliogr. (Madr.) **38**, 400 (1947). — PFISTER, R.: Über die Häufigkeit der Pilzerkrankungen in Südwestdeutschland. Z. Haut- u. Geschl.-Kr. **20**, 259 (1956). — PHOTINOS, P.: Favus généralisé et du poumon mortel. Bull. Soc. franç. Derm. Syph. **1953**, 246. — PINTO, F.: Favo generalizzato in una neonata. Atti Congr. pediatr. ital., p. 853, 1928. — PIPER, H. G.: Favus (Fallvorst.). S.-B. Dtsch. Med.-Wiss. Ges. für Dermat. u. Venerol. in Thüringen. Ref. Derm. Wschr. **135**, 646 (1957). — REITER, H.: Favus. Acta derm.-venereol. (Stockh.) **36**, 181 (1956). — REMAK, R.: Diagnostische und pathogenetische Untersuchungen in der Klinik des Herrn Geh. Raths Dr. SCHÖNLEIN. Berlin 1845, VII Muscardine und Favus (Porrigo lupinosa) S. 193—215. — RICHTER, R., u. N. ERBAKAN: Der heutige Stand der medizinischen Mykologie in der Türkei. Mycopathologia (Den Haag) **10**, 41 (1958/59). — RIETH, H.: Zur Systematik der Dermatophyten. Arch. Derm. Syph. (Berl.) **199**, 134 (1954/55). — ROBBINS, S. Z.: Favus in a rural community of New York. Arch. Derm. Syph. (Chicago) **58**, 180 (1948). — SABOURAUD, R.: A propos des tondantes à culture violette et des formes cliniques rares du favus. Ann. Derm. Syph. (Paris) **9**, 1030 (1928). — SALAMON, T., and I. FILANOVIC: A contribution to the problem of dermatophytic diseases and their flora in the province of Bosanska Krajina. Mykosen **1**, 164 (1958). — SALAMON, T.: Beitrag zur Frage der Leukodermien bei dermatophytischen Erkrankungen des Capillitiums mit besonderer Berücksichtigung des Leukoderma favicum (HABERMANN-DAHMEN). Z. Haut- u. Geschl.-Kr. **27**, 107 (1959). — SCARPA, A.: Favo e favide della cite glabra. G. ital. Derm. Sif. **80**, 1103 (1939). — SCHMIDT, P. W.: Über die Pilzflora Westfalens, insbesondere des Münsterlandes. Arch. Derm. Syph. (Berl.) **167**, 418 (1933). — SCHOBEL, B.: Infektionsorte und Pilzkrankheiten. Ein Beitrag zur geographischen Verbreitung der Pilzerkrankungen. Diss. Tübingen 1951. — SCHÖNFELD, W.: Autochthon entstandener Favus des Kopfes, der Nägel und des Körpers. S.-B. der Südwestdtsch. Dermat. Ges. vom 14. XI. 1936. Ref. Zbl. Haut- u. Geschl.-Kr. **57**, 246 (1937). — SCHÖNLEIN, J. L.: Zur Pathogenie der Impetigines. Müllers Arch. Anat. Physiol. Wiss. Med. **1839**, 82. — SCHUERMANN, H.: Favus pityroides (Fallvorst.) Südwestdtsch. Dermat. Verein. Tagg 25. u. 26. X. in Würzburg 1952. Ref. Derm. Wschr. **128**, 913 (1953). — SEGSCHNEIDER: Favus des behaarten Kopfes. S.-B. Schlesische Ges. für Vaterl. Kultur Breslau vom 27. XI. 1935. Ref. Zbl. Haut- u. Geschl.-Kr. **54**, 33 (1937). — SIEMENS, H. W.: Der Favus auf alten Gemälden. Hautarzt **4**, 431 (1953). — SKEER, J.: A case for diagnosis (favus?). Arch. Derm. Syph. (Chicago) **21**, 343 (1930). — STEIN, R. O.: Behandlung in der Oldenburger Hautklinik. S.-B. 4. Nachkriegstagg der Nordwestdtsch. Dermat. Ges. Hannover 10. u. 11. VI. 1950. Ref. Z. Haut- u. Geschl.-Kr. **9**, 358 (1950). — SWART, B. G.: Die Dermatomykosen im ostbayerischen Raum. Z. Haut- u. Geschl.-Kr. **17**, 51 (1954). — TÉMIME, P., et B. VEIT: A propos de la période d'incubation du favus. Bull. Soc. franç. Derm. Syph. **57**, 326 (1950). — TJON AKIEN, R.: Favus capitis und canities praematura postfavosa. Ned. T. Geneesk. **1933**, 2127. — TOURAINE, A.: Le favus maladie

440    Hans Götz: Pilzkrankheiten der Haut durch Dermatophyten

sociale souvent méconnue. Presse méd. 66, 1225 (1958). — Tschobanian, H. K.: Phenomena occuring on the face in cases of favus. Brit. J. Derm. 64, 385 (1952). — Versari, A.: Su di un caso di favide. Contributo clinico ed istologico. Rif. med. 1929 I, 78. — Wagner, G.: Favus (Fallvorst.). Wiss. Sitzg des Ärztevereins Hannover. Dermat. Ver.igg vom 7. V. 1949. Ref. Z. Haut- u. Geschl.-Kr. 7, 198 (1949). — Wise, F.: Favus. Arch. Derm. Syph. (Chicago) 58, 605 (1948).

### D, IV. Tierfavus (Mäusefavus)

Beintema, K.: Klinische und kulturelle Beobachtungen bei Achorion Quinckeanum. Derm. Z. 68, 21 (1933). — Blank, F.: Favus of mice. Canad. J. Microbiol. 3, 885 (1957). — Fegeler, F.: Untersuchungen zu aktuellen Fragen der medizinischen Mykologie. Mykosen 1, H. 6, 147 (1958). — Fragner, P., u. J. Krauskopf: Trichophyton gypseum Bodin 1902 var. quinckeanum Quincke 1885, Blanchard 1896, purodce epidemic pri zpracovani slamy. Čsl. Épidem. 5, 47 (1956). — Grif, F., u. M. Itkin: Mäusefavus beim Menschen. Mikrobiol. Ž. 10, 68 (1930). — La Touche, C. J.: Mouse favus due to trichophyton quinckeanum (Zopf) Macleod & Muende: A reappraisal in the light of recent investigations. Mycopathologia (Den Haag) 11, 257 (1959). — Loos, H. O.: Favus giganteus. Arch. Derm. Syph. (Berl.) 184, 433 (1934). — Matras, A.: Favus herpeticus eines Kindes, herrührend von einem favuskranken Igel. Wien. klin. Wschr. 1933 II, 1371. — Meriin, Ja.: Zur Klinik des durch Achorion quinckeanum hervorgerufenen Favus. Venerol. 7, 32 (1930). Ref. Zbl. Haut- u. Geschl.-Kr. 35, 397 (1931). — Münsterer, H. O.: Die Favuserkrankung in Südbayern. Münch. med. Wschr. 1930 II, 2015. — Nicolau, St. Gh., R. Evolceanu et A. Avram: Etude clinique et mycologique sur quelques dermatomycoses humaines et animales dues à l'Achorion quinckeanum. Proc. 11th Internat. Congr. Dermat. 1957. Acta derm.-venereol. (Stockh.) 3, 1215. — Norman, P.: Favus of the glabrous skin. Brit. J. Derm. 48, 247 (1936). — Polano, M. K.: Een epidemie van muizenfavus te 's-Gravenhage. Ned. T. Geneesk. 82, 2114 (1938). — Popoff, L.: Favus scutularis an unbehaarten Hautpartien, hervorgerufen durch Achorion quinckeanum. Clin. bulg. 3, 287 (1931). Ref. Zbl. Haut- u. Geschl.-Kr. 37, 485 (1931). — Schmidt, P. W.: Über die Pilzflora Westfalens, insbesondere des Münsterlandes. Arch. Derm. Syph. (Berl.) 167, 418 (1933). — Atypische Formen von Erkrankungen durch Trichophyton rosaceum und Achorion Quinckeanum (Palmarkeratosen, oberflächliche epidermophytieähnliche Veränderungen). Arch. Derm. Syph. (Berl.) 167, 671 (1933). — Schneider, W.: Favusepidemie durch Feldmäuse. Hautarzt 5, 348 (1954). — Soltmann, H.: Über Mäusefavus beim Menschen. Derm. Wschr. 75, 869 (1922). — Vanbreuseghem, R.: Lésion humaine éxperimentale du favus de la souris. Arch. belges Derm. 5, 238 (1949). — Herpes circiné posttraumatique par Trichophyton quinckeanum. Arch. belges Derm. 13, 36 (1957). — Versari, A.: Favo primitivo della coscia da ,,Achorion Quinckeanum". Rif. med. 1934, 1230. — Wittels, W.: Favus herpeticus generalisatus (Familieninfektion mit Achorion Quinckeanum). Hautarzt 2, 268 (1951). — Zezschwitz, K.-A. v.: Katzenfavus. Hautarzt 8, 424 (1957).

### D, V. Trichophytie

Acton, H. W., and L. M. Ghosh: Tinea imbricata (Tokelau) in Bengal. Indian med. Gaz. 69, 426 (1934). — Ainsworth, G. C.: Geographical distribution of cutaneous fungi. Proc. 10th Internat. Congr. of Dermat. in London 1952, p. 316. 1953. — Alvarez de Lara y R. Garcia: Contribución al conocimiento, micológico de las dermatomicosis en España y de su epidemiologia. Rev. Sanid. Hig. públ. (Madr.) 29, 309 (1955). — Aravijsky, A. N.: Rare mycological findings in pathological material. Mycopathologia (Den Haag) 11, 143 (1959). — Areã Leao, A. E.: In R. D. G. Ph. Simons' ,,Medical mycology", p. 89. Tinea imbricata (Tokelau). Amsterdam u. New York: Elsevier Press 1954. — Arievic, A. M., u. V. N. Pentkovskaya: Das rosafarbene Trichophyton als Erreger der Schnurrbarttrichophytie. Vestn. Venerol. 1951, 18. — Artom, M.: Tricofizia universale con formazioni tumorali da Trichophyton violaceum e glabrum. G. ital. Derm. 75, 222 (1934). — Avram, A., u. I. Alteras: Klinik und Epidemiologie der Microsporum ferrugineum-Erkrankungen. Die biologischen und kulturellen Eigenheiten dieses Dermatophyten. Bemerkungen über die Untersuchungsergebnisse der ersten Epidemieherde in unserem Lande. Dermato-Venerol. (Bukarest) 1, 226 (1956). — Avram, A., et I. Alteras: Considérations sur l'évolution de la flore mycotique dans notre pays. Contributions à la précision de la micoflore actuelle. Centr. Derm.-Venerol. Culeg. Stud. Cercet. (Bukarest) 1957, 180. — Ayres jr., S., and N. P. Anderson: Tinea profunda of the trunk. Arch. Derm. Syph. (Chicago) 44, 89 (1941). — Ballagi, I., u. E. Flórían: Durch Mikrosporon (Trichophyton) ferrugineum verursachte Mikrosporie. Börgyógy. vener. Szle 6, 118 (1952). — Beare, J. M.: Tinea capitis due to Trichophyton sulphureum. Brit. J. Derm. 68, 193 (1956). — Bechet: Tinea trichophytina corporis simulating psoriasis. Arch. Derm. Syph. (Chicago) 19, 985 (1929). — Bechet, P. E.: Trichophytosis corporis: Trichophytid resembling lichen scrofulosorum and lichen nitidus. Arch. Derm. Syph. (Chicago) 36, 394 (1937). — Beintema, K.: Trichophytia profunda der Oberlippe. Ned. T. Geneesk.

1931 II, 3653. — BELISARIO, J. C., and M. T. HAVYATT: A case of tinea imbricata in a white boy treated with griseofulvin. Dermatologica (Basel) 119, 158 (1959). — BELYAEV, V. N.: Family trichophytie in towns and rural areas of the podolsk region. Vestn. Derm. Vener. 31, 15 (1957). — BERNHARDT, R., u. A. WILENCZYK: Atypische Trichophytie. Positive Blutkulturen von Trichophyton violaceum. Arch. Derm. Syph. (Berl.) 159, 313 (1930). — BESSIÈRE, M.: Dermatophytie des paupières par Ctenomyces mentagrophytes. Bull. Soc. franç. Derm. Syph. 63, 222 (1956). — BESSONE, L.: Due casi di tricofizia del sopracciglio. Dermosifilografo 25, Suppl., 312 (1951). — BEUREY, J., R. FRANQUET, J. MOUGEOLLE-SIMONAL et P. CHERRIER: Un cas de Tokelau. Bull. Soc. franç. Derm. Syph. 64, 77 (1957). — BIRT, A. R., and J. C. WILT: Mycology, bacteriology, and histopathology of suppurative ringworm. Arch. Derm. Syph. (Chicago) 69, 441 (1954). — BLANK, F., P. SCHOPFLOCHER, P. POIRIER and J. L. RIOPELLE: Extensive trichophyton infections of about fifty years' duration in two sisters. Dermatologica (Basel) 115, 40 (1957). — BLANK, F., and P. TELNER: Note on the parasitic growth-phase of Trichophyton rubrum in hairs. Canad. J. Med. Sci 2, 402 (1956). — BLUMENTAL, M.: Eine von Trichophyton plicatilis hervorgerufene in multiplen Herden auftretende ekzemartige Eruptionsform. Rev. Ştiinţ. med. 17, 161 (1928). — BONANNI, M. P.: Localizzazione blefaro-ciliare da trichophyton rosaceum. G. ital. Derm. Sif. 98, 667 (1957). — BOSCO, I.: Considerazioni su di un caso di tricofizia ultra-resistente della cute e degli annessi in donna adulta. Rass. Derm. Sif. 6, 49 (1953). — BRIL, M.: Trichophyton (Microsporon) ferrugineum in Südostserbien. Med. Pregl. 1951, 32. — BURKWALL, H. F.: Tinea imbricata in Hainan. Chin. med. J. 51, 91 (1937). — CARNEY, R. G.: Inflammatory ringworm due to trichophyton faviforme. Arch. Derm. Syph. (Chicago) 59, 209 (1949). — CASTELLANI, A.: Fungi and fungous diseases — Lecture III. Arch. Derm. Syph. (Chicago) 17, 354 (1928). — Tinea imbricata in a European. Proc. Roy. Soc. Med. 26, 121 (1932). — CERCHIAI, U.: Tricofizia diffusa al cuoio capelluto e a tutto l'ambito cutaneo in ragazza sedicenne, amenorroica. Boll. Sez. region. Soc. ital. Derm. 1, 61 (1931). — CHEN, F. K., and T. J. KUROTCHKIN: Tinea of scalp among adults in Peiping. Nat. med. J. China 17, 185 (1931). — CHIEFFI, A.: Le tignenella provincia di Napoli. G. ital. Mal. vener. 57 (1916). — CHMEL, L., and A. BABÁK: The clinical and mycological study of superficial trichophytia caused by trichophyton sulfureum. Čsl. Derm. 29, 189 (1954). — COUTELA et GUY OFFRET: Un cas de teigne cilio-palpébrale. Bull. Soc. Ophthal. Paris 1936, 402. — DA FONSECA, A.: Estudo epidemiológico da tinha do couro cabeludo no Norte de Portugal (Inquérito e factores epidemiológicos). Act. dermo-sifiliogr. (Madr.) 46, 315 (1955). — DA FONSECA, O., and A. S. LEVY: Epidemic outbreak of scalp ringworm in Rio de Janeiro. Rev. med.-cir. Brasil 38, 140 (1930). — DAVIDSON, A. M., and E. S. DOWDING: Tinea barbae of the upper lip. Arch. Derm. Syph. (Chicago) 26, 660 (1932). — DAVIDSON, A. M., P. H. GREGORY and A. R. BIRT: Clinical and mycological study of suppurative ringworm. Canad. med. Ass. J. 31, 587 (1934). — DEUCHLER: Trichophyton cerebriforme im Conjunctivalsekret. Klin. Mbl. Augenheilk. 85, 649 (1930). — DIETEL, F.: Streifenförmiges Trichophytid. Derm. Wschr. 1931 II, 1194. — DOSTROVSKY, A., G. KALLNER, F. RAUBITSCHEK and F. SAGHER: Tinea capitis. An epidemiologic, therapeutic and laboratory investigation of 6390 cases. J. invest. Derm. 24, 195 (1955). — DOWDING, E. S., and H. ORR: Three clinical types of ringworm due to trichophyton gypseum. Brit. J. Derm. 49, 298 (1937). — EKERSDORF, V.: Klinische Formen, welche Trichophyton violaceum in Jugoslawien hervorruft. Über die Häufigkeit dieses Dermatophyten in Jugoslawien. Med. Pregl. 11, 3 (1936). — EL-FIKI, A. Y., and H. RIETH: Rindertrichophytie als Infektionsquelle für eine menschliche Dermatomykose. Berl. Münch. tierärztl. Wschr. 71, 471 (1958). — ELSCHNIG, H. H.: Herpes tonsurans der Augenlider. Klin. Mschr. Augenheilk. 80, 246 (1928). — EPSTEIN, ST.: Untersuchungen über die Pilzarten der Dermatomykosen Schlesiens. Arch. Derm. Syph. (Berl.) 163, 126 (1931). — ESTEVES, J., A. DA FONSECA e M. M. ANTUNES: Epidemiologie der Pilzerkrankungen in Portugal. Verteilung der Fälle in Abhängigkeit von Alter, Geschlecht und Typ des jeweiligen Parasiten. Act. dermo-sifiliogr. (Madr.) 46, 466 (1955). — EVEN-PAZ, Z., and F. RAUBITSCHEK: Epidemics of tinea capitis due to trichophytom verrucosun contracted from cattle or sheep. Dermatologica (Basel) 120, 74 (1960). — FEGELER, F.: Untersuchungen zu aktuellen Fragen der medizinischen Mykologie. Mykosen 1, 147 (1958). — FEGELER, F.: Zur Pilzflora Westfalens. Z. Haut- u. Geschl.-Kr. 25, 244 (1958). — FEILCHENFELD, E.: Erfahrungen bei Behandlung und nachgehender Fürsorge bei Tinea capitis in 30 Jahren. Derm. Wschr. 139, 14 (1959). — FISCHER, E.: Über die gehäufte Isolierung des Trichophyton faviforme bei Kinderkopftrichophytien. Dermatologica (Basel) 105, 327 (1952). — FLORIÁN, E., u. L. FARKAS: Eine durch Trichophyton (Achorion) gallinae verursachte Kopfmykose. Börgyógy. vener. Szle 12, 85 (1958). — FOWLE, L. P., and L. K. GEORG: Suppurative ringworm contracted from cattle. Arch. Derm. Syph. (Chicago) 56, 780 (1947). — FRANKS, A. G., E. M. ROSENBAUM and E. H. MANDEL: Trichophyton sulfureum causing erythema nodosum and multiple kerion formation. Arch. Derm. Syph. (Chicago) 65, 95 (1952). — FUCHS, O.: Seit 4 Generationen familiärer Favus in Sachsen. Derm. Wschr. 141, 301 (1960). — GAMMEL, J. A., and J. L. WORK: Sycosis parasitaria due to favotrichophyton album var. singulare. Arch. Derm. Syph. (Chicago) 38, 756 (1938). — GANS, O., u. G.-K. STEIGLEDER: Histologie der Hautkrankheiten, Bd. II. Berlin: Springer 1957. — GEORG, L. K.: Trichophyton tonsurans ringworm — a new public health problem. Publ. Hlth Rep. (Wash.) 1952, 53. — GINELLA, A.: Kerion nach Trichophyton gypseum asteroides. Boll. Sez. region. Soc. ital. Derm. 1932, 95. — GLASER et DOMANSKI: Kérion trichophytique de la région. de la barbe à macaron géant au niveau de la lèvre superieure. Bull. Soc. franç. Derm. Syph. 39, 1502 (1932). — GÖTZ, H.: Klinische und experimentelle Untersuchungen über die Hautpilzkrankheiten im Gebiet von Hamburg 1948—1950. Arch. Derm. Syph. (Berl.) 195, 1 (1952). — GÖTZ, H., M. REICHENBERGER u. M. SCHMIDT: Über die in München beobachtete Pilzflora 1953—1960. Hautarzt (im Druck). — GOLDBERG, H. C.: Tinea barbae of the upper lip. Arch. Derm. Syph. (Chicago) 6, 492 (1950). — GOLDSMITH, W. N.: A case of erythema multiforme apparently of trichophytic origin. Brit. J. Derm. 43, 121 (1931). — GOUGEROT, H.: Trichophytie achromiante. Leucomélanodermie post-lésionelle solaire consécutive à une tricho- phytie nummulaire disséminée du thorax et des membres (trichophyton equinum). Arch. derm.-syph. (Paris) 3, 149 (1931). — GOUGEROT, H., et R. BURNIER: Dermatite linéaire des deux membres supérieur et inférieur gauches précédant un Kérion trichophytique du poignet gauche: Trichophytides linéaires ? Bull. Soc. franç. Derm. Syph. 44, 1689 (1937). — GRAY, H. R., J. E. DALTON and H. STARCS: Trichophyton tonsurans infection of the scalp in Central Indiana. J. Indiana med. Ass. 53, 75 (1960). — GREENHOUSE, J. M.: Trichophyton violaceum infection of scalp and glabrous skin of an adult. Arch. Derm. Syph. (Chicago) 63, 503 (1951). — GREGORIO, E. DE: Trichophytie cutanée par vaccination antivariolique. Ann. Derm. Syph. (Paris) 5, 854 (1934). — GRIF, F., u. M. ITKIN: Die Dermatomykosen und ihre Erreger unter den Kindern von Leningrad. Venerol. 6, 38 (1929). — GRUBY, D.: Une espèce de mentagre contagieuse résultant du développement d'un nouveau cryptogame dans la racine des poils de la barbe de l'homme (mentagrophyte). C. Rend. Acad. Sci. (Paris) 15, 512 (1842). — HADIDA, E., et A. SCHOUSBÖE: Dermatophytose circonscrite atypique à „trichophyton favi- forme". Bull. Soc. franç. Derm. Syph. 64, 394 (1957). — HAND, E. A.: Trichophyton tonsurans infection of the scalp with kerion formation. Arch. Derm. Syph. (Chicago) 71, 540 (1955). — HASSELMANN, C. M., u. R. WERNSDÖRFER: Polymorphes, erythematöses Tri- chophytid bei Trichophytia profunda. Arch. Derm. Syph. (Berl.) 187, 409 (1948). — HOFF- MANN, H.: Über Differenzen von Trichophytonpilzen aus Haut und Lymphdrüse. Arch. Derm. Syph. (Berl.) 155, 212 (1928). — HOWELL, J. B., J. W. WILSON and M. R. CARO: Tinea capitis caused by trichophyton tonsurans (sulfureum or crateriforme). Arch. Derm. Syph. (Chicago) 65, 194 (1952). — HRAD, O.: Über seltenere Lokalisationen der Trichophytie. Derm. Wschr. 1940 II, 1051. — HRUSZEK, H.: Über die Pilzflora der Tübinger Gegend. Derm. Wschr. 1935, 1506. — HVAL, E.: A case of reticulosis of the regional lymph glands in association with chronic skin affection. Act. dermato-vener. (Stockholm) 17, 402 (1936). — INABA, K.: Experi- mental study on hematogenous reinfections with Trichophyton mentagrophytes, var. asteroides. I. necrotic eruption artificially produced at the ears of test-rabbit immunized by Trichophyton mentagrophytes var. asteroides, following intravenous injection with its sus- pension. Bull. pharm. Res. Inst. (Osaka) 27, 8 (1960). — II. Experimental papulonecrotic trichophytid. Bull. pharm. Res. Inst. (Osaka) 28, 9 (1960). — ITO, K.: A basic aspect of classification of dermatomycoses and dermatomycid, on experimental fungus immunbiology. Proc. 11th Internat. Congr. Dermat. 1957. Acta derm.-venereol. (Stockh.) 3, 1142. — JANKE, D., u. H. NEWIG: Trichophyton verrucosum als Erreger von Trichophytien bei Mensch und Tier in Oberhessen. Mykosen 2, 75 (1959). — JARYŠEVA, K.: Zur Frage der oberflächlichen Hauttrichophytie. Odesskij med. Ž. 4, 505 (1929). — JESUS, G. U., u. I. OCHOTERENA: Familiäre Kahlheitsepidemien durch Trichophyton pilosum. An. Inst. Biol. 2, 97 (1931). — JILLSON, O. F., and W. R. BUCKLEY: Fungous disease in man acquired from cattle and horses (due to Trichophyton faviforme). New Engl. J. Med. 246, 996 (1952). — JUNG, H.-D.: Familiäre Endemien durch Trichophyton faviforme album (Sabouraud) im östlichen Mecklenburg-Vor- pommern. Mykosen 1, 93 (1958). — KARRENBERG, C. L.: Die norddeutsche Pilzflora. Ergebnisse eigener Untersuchungen mit Bemerkungen über die Epidemiologie der Dermatomykosen spe- ziell in Hamburg. 90. Verslg der Ges. Dtsch. Naturforscher u. Ärzte in Hamburg, Sept. 1928, Sitzg vom 21. 9. 28. Ref. Derm. Wschr. 87, 1927 (1928). — KLIGMAN, A. M.: Tinea capitis due to M. audouini and M. canis. Arch. Derm. Syph. (Chicago) 71, 317 (1955). — KLIGMAN, A. M., and E. R. CONSTANT: Family epidemic of tinea capitis due to trichophyton tonsurans (variety sulfureum). Arch. Derm. Syph. (Chicago) 63, 493 (1951). — KOCH, R.: Frequenz, Flora und berufliche Verbreitung der Pilzerkrankungen an der Essener Hautklinik. Mykosen 1, 133 (1958). — KOIKE, T.: Three cases of Kerion Celsi. Jap. J. Derm. 27, 23 (1927). — KOT- CHETOV, K. P., et A. S. LINTVAREV: Un cas de trichophytie folliculaire superficielle d'une forme originale. Vestn. Vener. Derm. 1, 54 (1940). — LANGER, H.: Epidemiologische und klinische Untersuchungen bei Onychomykosen. Beitrag zur Berliner Pilzflora 1954—1956. Arch. klin. exp. Derm. 204, 624 (1957). — LEWIS, G. M., M. E. HOPPER and M. J. SCOTT: Generalized Trichophyton rubrum infection associated with systemic lymphoblastoma.

Arch. Derm. Syph. (Chicago) 67, 247 (1953). — LOPEZ, B., y E. DE LAS MULAS: Estudio etiologico, clinico y epidemiologico de las tínas en la provincia de Cadiz. Act. dermo-sifiliogr. (Madr.) 45, 429 (1954). — LURJE, A., u. A. RABINOVIČ: Herpes tonsurans capillitii bei Erwachsenen. Venerol. 6, 35 (1929). — MACKENZIE, D. W. R., D. BURROWS and A. L. WALBY: Trichophyton sulphureum in a residential school. Brit. med. J. 1960 II, 1055. — MALLINCK-RODT-HAUPT, A. v.: Zur geographischen Verbreitung der Hauterkrankungen. II. Mitt. Die Hautpilzerkrankungen in der Rheinprovinz. Derm. Z. 69, 1 (1934). — MALMSTEN, P. H.: Trichophyton tonsurans hårshärande Mögel. Beidrag till untredande af de sjukdomar, som vålla hårets affell, Stockholm, 1845. Übersetzt von F. C. H. CREPLIN, Trichophyton tonsurans, der haarscherende Schimmel. Ein Beitrag zur Auseinandersetzung der Krankheiten, welche das Abfallen der Haare bewirken. Arch. Anat. Physiol. Wiss. Med. (J. Müller) 1848, 1. — MALYŠEV, F.: Ein Fall von Trichophytia superficialis der behaarten Kopfhaut und von Trichophytid der Haut bei einer erwachsenen Frau. Russk. Vestn. Derm. 7, 836 (1929). — MÁRAMAROSI, G.: Trichophytie mit seltener Lokalisierung: Trichophytia blepharociliaris. Börgyögy vener. Szle 7, 192 (1953). — MARCOZZI, A.: Tricofizia della nuca e moda femminile. Boll. Sez. region. Soc. ital. Derm. 5, 277 (1931). — MASCHKILLEISSON, L. N.: Zur Frage über Trichophytia superficialis capillitii adultorum. Derm. Wschr. 1936 I, 765. — MGUEBROW, M. G.: Trichophyties atypiques de la peau glabre dues au Trichophyton violaceum. Ann. Derm. Syph. (Paris) 9, 742 (1928). — MIESCHER, G.: Trichophytien und Epidermophytien. In JADASSOHNS Handbuch der Haut- und Geschlechtskrankheiten, Bd. XI. Berlin: Springer 1928. — MILIAN,G., A. RELIAS et KIAMIL: Trichophytie bulleuse due au „Trichophyton gypseum asteroides". Phenomène biotropique. Bull. Soc. franç. Derm. Syph. 36, 284 (1929).— MILIAN, G., L. PÉRIN et KATCHOURA: Trichophytie phlycténulaire et streptocoque. Rev. franç. Derm. Vénér. 10, 213 (1934). — MILOVANOVIC, M.: Doppelte Infektion mit Dermatophyten. Med. Pregl. 12, 15 (1937). — MINAMI, S., u. K. HIGUTI: Ein Fall von Tinea imbricata. Hihu-to-Hitúnyo 5, 431 (1937). Ref. Zbl. Haut- u. Geschl.-Kr. 58, 68 (1938). — MOORE, M., and W. E. WOOLDRIDGE: Kerion caused by trichophyton sulfureum. Report of a case. Arch. Derm. Syph. (Chicago) 61, 460 (1950). — MORIYANA, G.: Demonstration von einigen Fällen von Fadenpilzerkrankungen. Jap. J. Derm. 29, 22 (1929). — MUENDE, L.: Conjunctivitis as a trichophytide manifestation. Brit. J. Derm. 42, 26 (1930). — MÜNSTERER, H. O.: Die Favuserkrankungen in Südbayern. Münch. med. Wschr. 1930 II, 2015. — Beitrag zur Kenntnis der Dermatomykosen Südbayerns und zur Kasuistik der Sporotrichose. Arch. Derm. Syph. (Berl.) 163, 97 (1931). — MUSGER, A.: Seltenere Formen von Pilzerkrankungen der Haut. Wien. klin. Wschr. 1935 I, 365. — MUSKATBLIT, E., D. FISHER and F. E. KARPLUK: Inflammatory ringworm due to trichophyton faviforme. Report of two cases. Arch. Derm. Syph. (Chicago) 65, 723 (1952). — NIKITINA, T. A.: Zur Klinik und Mykologie der durch Rostmikrosporon verursachten Mikrosporie. Vestn. Venerol. 1953, 12. — NIKOLOWSKI, W., u. H. WALTHER: Pilzerkrankungen des behaarten Kopfes des Erwachsenen bei Hungeroedem. Ärztl. Forsch. 3, 254 (1949). — OLÁH, D.: Weitere Untersuchungen über die Fadenpilzflora des Komitat Szabolcs (Ungarn). Orv. Hetil. 1934, 78. — OLÁH, D., u. G. MÁRA-MAROSI: Eine bisher unbekannte Abart der Trichophytia profunda capitis. Dermatologica (Basel) 107, 440 (1953). — Eine seltene klinische Abart der oberflächlichen Trichophytie des behaarten Kopfes (Trichophytia psoriasiformis capillitii). Dermatologica (Basel) 108, 33 (1954). — Eine besondere Form der Sycosis parasitaria an der Unterlippe. Dermatologica (Basel) 108, 35 (1954). — PALDROK, H., u. S. TORELL: Beitrag zur Frage der Diagnose einer Schleimhautdermatophytie. Acta derm.-venereol. (Stockh.) 30, 73 (1950). — PELÉVINE, A., et N. TSCHERNOGOUBOFF: Trichophytie chronique de la peau et des phanères chez tous les membres d'une même famille. Trichophytie propagée aux muqueuses, aux ganglions et aux os. Ann. Derm. Syph. (Paris) 8, 403 (1927). — PEYRI, J. M.: Trichophytongranulom nach Majocchi. Act. dermo-sifiliogr. (Madr.) 38, 506 (1947). — PFISTER, R.: Zur Pilzflora Oberbadens. Arch. Derm. Syph. (Berl.) 193, 286 (1951). — Über die Häufigkeit der Pilzerkrankungen in Südwestdeutschland. Ein Vergleich mit den epidemiologischen Verhältnissen in den Jahren 1931, 1935—1937, 1947—1954. Z. Haut- u. Geschl.-Kr. 20, 259 (1956). — PIPKIN, J. L.: Tinea capitis in the adult and adolescent. Arch. Derm. Syph. (Chicago) 66, 9 (1952). — POLUNIN, I.: Tinea imbricata in Malaya. Brit. J. Derm. 64, 378 (1952). — POPOFF, L.: Die Trichophytien in Bulgarien, vom klinischen und parasitologischen Standpunkt. Jb. Univ. Sofia, Med. Fak. 7, 1 (1928). — POPOFF, L., u. B. SACHARIEFF: Besonderheiten und seltene klinische Formen der Trichophytie in Bulgarien. Derm. Wschr. 1941 II, 785. — PROCHÁZKA,K.: Un raro caso di tricofizia cutanea superficiale atrofizzante. G. ital. Derm. Sif. 68, 1433 (1927). — RAMAZOTTI, V.: Tricofizia delle parti glabre ad insolita estensione. Boll. Special. med.-chir. Pavia 4, 297 (1930). — RAUBITSCHEK, F.: Family epidemic of tinea capitis, cutis glabrosae and unguium caused by trichophyton mégnini (BLANCHARD) 1896. Dermatologica (Basel) 109, 25 (1954). — REISS, F.: Trichophyton tonsurans ringworm: contribution to the epidemiology and rare clinical manifestations. Brit. J. Derm. 66, 239 (1954). — RIETH, H.: Nachweis und Einteilung der Dermatophyten unter Auswertung des Krankengutes der

Universitäts-Hautklinik Hamburg von 1951—1955. Derm. Wschr. **133**, 633 (1956). — Rieth,H., C. Schirren, A. Y. El-Fiki u. K. Ito: Beziehungen zwischen humanen und animalen Dermatomykosen. III. Direkte und indirekte Übertragung von Mäuse-Trichophytien auf Menschen. Bull. Pharm. Res. Inst. **25**, 15 (1960). — Rivalier, E.: Sur le diagnostic clinique des teignes. Bull. méd. (Paris) **1930** II, 630. — Rivelloni, G.: Le tigne nella provincia die Nuoro. G. ital. Derm. Sif. **75**, 1507 (1934). — Rizzi, V., e G. Magliari: Il problema delle tigne nella provincia di Lecce. Arch. ital. Derm. **27**, 457 (1955). — Rook, A.: Animal ringworm. Trichophyton discoides and mentagrophytes infections in the Cambridge area. Brit. J. Derm. **68**, 11 (1956). — Rothman, S., A. M. Smiljanic and A. L. Shapiro: Fungistatic action of hair fat on Microsporon audouini. Proc. Soc. exp. Biol. (N.Y.) **60**, 394 (1945). — Sabouraud, R.: Les teignes. Paris: Masson & Cie. 1910. — Généralités concernant les dermatophytes. II. Mém. Sur le „Trichophyton violaceum“. Ann. Derm. Syph. (Paris) **9**, 769 (1928). — Sartory, A., R. Sartory, G. Husschmitt et J. Meyer: Une épidémie de teigne due au Trichophyton equinum. Assoc. franç. avancement Sci. 1932, p. 436. — Saunders, W.: Inflammatory ringworm due to trichophyton faviforme. Arch. Derm. Syph. (Chicago) **69**, 365 (1954). — Schmidt, P. W.: Über die Pilzflora Westfalens, insbesondere des Münsterlandes. Arch. Derm. Syph. (Berl.) **167**, 418 (1933). — Seale, E. R., and J. B. Richardson: Trichophyton tonsurans: a follow up of treated and untreated cases. Arch. Derm. Syph. (Chicago) **81**, 87 (1960). — Sharvill, D.: Tinea imbricata in a European: double infection with trichophyton concentricum and Trichophyton rubrum. Brit. J. Derm. **64**, 373 (1952). — Sharvill, D.: Trichophyton sulphureum ringworm. Infections in an adult scalp, a newborn infant, and three nurses. Brit. med. J. **1955** II, 415. — Steigleder, G. K.: Mykose mit varioliformem nekrotisierendem Mykid nach Trichophytin-Injektion. Hautarzt **4**, 35 (1953). — Stein, C. U.: Beitrag über die Mykosehäufigkeit im Oldenburger Raum und deren Behandlung an der Oldenburger Klinik. Z. Haut- u. Geschl.-Kr. **10**, 57 (1951). — Swart, B. G.: Die Dermatomykosen im ostbayerischen Raum. Z. Haut- u. Geschl.-Kr. **17**, 51 (1954). — Takahashi, Y.: Fall von lichenoidem Trichophytid. Jap. J. Derm. **35**, 44 (1934). — Taliče, R.-V.: Sur une couche de Trichophyton ferrugineum (Ota 1921) (Microsporum ferrugineum Ota, 1921) isolée à Montevideo. Ann. Parasit. hum. comp. **9**, 77 (1931). — Tamponi, M.: Tricofizie profonde diffuse, tricofitidi et emoculture. Boll. Sez. region. Soc. ital. Derm. **2**, 177 (1936). — Tanissa, A.: Scherende Flechte durch Doppelinfektion (T. granulosum und T. violaceum). Gaz. méd. port. **3**, 385 (1950). — Tarchini, P.: Dermatite eritemato-squamosa du trichophyton faviforme album. Arch. ital. Derm. **8**, 670 (1932). — Tchernogouboff, N.: Ergebnisse der Sowjet-Dermatomykologie. Vestn. Vener. Derm. **11**, 1031 (1937). — Theodorescou, S.: Un cas de „Granuloma trichophyticum Majochi“ dû au trichophyton violaceum. Bull. Soc. roum. Derm. **1**, 176 (1930). — Thiers, H., D. Colomb, J. Fayolle, G. Moulin et B. Taine: Une observation de blépharite mycosique. Bull. Soc. franç. Derm. Syph. **64**, 327 (1957). — Tsuboi, H.: On Kerion Celsi. Chapter I: Statistical observation on the disease treated in our clinic in the last twenty years. Jap. J. Derm. **62**, 41 (1952). — Urso, B.: Breve nota sul Tokelau sperimentale. Arch. ital. Sci. med. colon. **23**, 385 (1942). — Vanbreuseghem, R.: Etude de 136 souches de trichophyton ferrugineum (Ota 1921) Langeron et Milochevitch, 1930 et de sa variété blanche isolées au Congo Belge. Ann. Parasit. hum. comp. **25**, 485 (1950). — Pathogenesis of tinea infections. Arch. belges Derm. **13**, 484 (1957). — Vedernikov, V. A.: Die Dermatomykosen in der Provinz Archangelsk. Vestn. Venerol. **1952**, 51. — Vialkowitsch, B.: Oedematös-nodöse Trichophytide bei einem Erwachsenen. Z. Haut- u. Geschl.-Kr. **22**, 31 (1956). — Vilanova, X., and M. Casanovas: Double mycotic infection in some cases of tinea of the scalp. Dermatologica (Basel) **108**, 109 (1954). — Visan, A. T., u. I. Th. Riga: Primäre Hauttrichophytie. Spitalul **57**, 105 (1937). — Wagner, A.: Die Pilzflora im Bezirk Leipzig. Derm. Wschr. **134**, 789 (1956). — Whittle, C. H.: A survey of fungous infection in the Cambridge area 1948—1955. Brit. J. Derm. **68**, 1 (1956). — Wiedmann, A.: Hyperergische nekrotisierende Entzündung bei generalisierter Mykose unter dem Bilde einer Periarteriitis nodosa. S.-B. Österr. Dermat. Ges. vom 10. 5. 1951. Ref. Zbl. Haut- u. Geschl.-Kr. **78**, 389 (1952). — Wile, U. J.: Kerion of scalp: Erythema nodosum. Arch. Derm. Syph. (Chicago) **22**, 567 (1930). — Williams, C. M.: Tinea barbae involving the upper lip and accompanied by dermatophytid. Arch. Derm. Syph. (Chicago) **23**, 213 (1931).

### D. VI. Tinea (Epidermophytie)

Ajello, L., E. L. Keeney and E. N. Broyles: Observations on the incidence of tinea pedis in a group of men entering military life. Bull. Johns Hopk. Hosp. **77**, 440 (1945). — Amrein, H. P.: Reihenuntersuchungen über die Häufigkeit der Fußmykose in der Schweiz. Praxis **1953**, 197. — Andriasyan, G. K.: Obliterating endarteritis and epidermophytosis of the feet. Vestn. Derm. **32**, 11 (1958). — Arievitch, A. M., et V. F. Poryvaleva: Nouvelles données dans la domaine d'épidémiologie de l'épidermophytie. Vestn. Vener. Derm. **6**, 4 (1940). — Ariewitch, A. M., u. W. N. Pentkowska: Zit. nach Umnova 1952. — Armenteros,

J. A.: Contribucion al estudio del Trichophyton purpureum en Cuba. Con revisión de las afecciones en qua ha sido encontrado. Rev. Sif. Leprol. 9, 23 (1953). — AYRES jr., S.: Two cases of dermatophytosis (Epidermophyton rubrum). Arch. Derm. Syph. (Chicago) 37, 1066 (1938). — BECK, F.: Die Fußmykosen im fränkischen Raum mit Behandlungs- und Prophylaxe-Beiträgen. Z. Haut- u. Geschl.-Kr. 19, 15, 41 (1955). — BECKER, S. W., and E. B. RITCHIE: Elephantiasis accompanying fungus infection of the foot. Arch. Derm. Syph. (Chicago) 23, 777 (1931). — BEHL, P. N., and M. D. SHARMA: Incidence of mycotic infections in Delhi. Indian J. Derm. Calcutta 3, 5 (1957). — BENETAZZO, G.: Tricofizia inflammatoria a localizzazione non comune. Dermosifilografo 7, 178 (1932). — BLANK, F., u. R. SCHUPPLI: Sycosis barbae hervorgerufen durch Trichophyton rubrum (Castellani) Sabouraud. Dermatologica (Basel) 102, 102 (1951). — BLANK, H., and J. G. SMITH: Widespread trichophyton rubrum granulomas treated with griseofulvin. Arch. Derm. Syph. (Chicago) 81, 779 (1960). — BORUP SVENDSEN, I.: Tinea pedis among crippled adolescents in an institution with a common bath. Acta derm.-venereol. (Stockh.) 41, 150 (1961). — BRUHNS, C., u. A. ALEXANDER: Allgemeine Mykologie. In JADASSOHNs Handbuch der Haut- und Geschlechtskrankheiten, Bd. XI: Dermatomykosen. Berlin: Springer 1928. — BURKE, R. C., and F. E. BUMGARNER: Superficial mycoses of veterans. I. Survey of one thousand veterans with a service diagnosis of dermatomycosis. Arch. Derm. Syph. (Chicago) 60, 742 (1949). — CAJKOVAC, S.: Über die Frequenz der dishydrosiformen Mykosen. Med. Pregl. 14, 29 (1939). — CALNAN, C. D.: Trichophyton rubrum infection. In: Fungous diseases and their treatment. London: Butterworth & Co. 1958. — CARRIÉ, C.: Über Mykide bei der Epidermophytie. Arch. Derm. Syph. (Berl.) 191, 655 (1950). — Zur Begutachtung der Epidermophytien bei Bergleuten. Z. Haut- u. Geschl.-Kr. 10, 48 (1951). — Mykose bei 41-jähriger Patientin. S.-B. der Ver.igg der Düsseldorfer Dermat. vom 20. 2. 1952. Ref. Zbl. Haut- u. Geschl.-Kr. 82, 406 (1953). — CARRIÉ, C., u. H. ZANTOPF: Über das Vorkommen der Epidermophytia interdigitalis bei Bergleuten. Derm. Wschr. 112, 315 (1941). — CASTELLANI, A.: Minor tropical diseases. Mycotic pruritus ani. Trans. Roy. Soc. trop. Med. Hyg. 24, 399, 413 (1931). — COSTELLO, M. J.: Vesicular trichophyton rubrum (purpureum) infection simulating dermatitis herpetiformis. Arch. Derm. Syph. (Chicago) 66, 653 (1952). — COUTELEN, F., G. COCHET, J. BIGUET et S. MULLET: Pluralité des dermatophytes isolées des épidermomycoses inguinales et diversité clinique des lésions déterminées par Epidermophyton floccosum (HARZ, 1870). Note critique à propos de deux épidémies d'eczéma marginé de Hébra observées en milieu scolaire. Ann. Parasit. hum. comp. 27, 357 (1952). — CREMER, G.: A special granulomatous form of mycosis on the lower legs caused by trichophyton rubrum Castellani. Dermatologica (Basel) 107, 28 (1953). — DAUDÉN, F., y G. VIVANCOS: Sobre un caso de dermatomicosis. Act. dermosifiliogr. (Madr.) 43, 659 (1952). — DAVIES, A. J.: Report on the incidence of epidermophytosis of feet in 1050 army personal, and a comparison of different lines of treatment. Roy. army med. corps 98, 99 (1952). — DJELALEDDIN-MOUKHTAR: La trichophytie des régions palmaires et plantaires. Ann. Derm. Syph. (Paris) 1892, 282. — DOSTROVSKY, A., and F. RAUBITSCHEK: Recurring erysipelas of the lower extremities and its relation to tinea pedis. Dermatologica (Basel) 111, 14 (1955). — DOWLING, G. B.: The „pustular bacterid" type of reaction in epidermophyton infection and in a case of chronic eczema. Brit. J. Derm. 50, 139 (1938). — ENGLISH, M. P.: Trichophyton rubrum infection in families. Brit. med. J. 1957 I, 744. — EMMERSON, B. T.: A survey of the incidence of interdigital tinea in a group of students from the University of Queensland. Med. J. Aust. 1951 II, 837. — ENGLISH, M. P., and C. J. LA TOUCHE: Tinea cruris in women. A report of three cases. Brit. J. Derm. 69, 311 (1957). — ENGLISH, M. P., and M. D. GIBSON: Studies in the epidemiology of tinea pedis. I. Tinea pedis in school children. Brit. med. J. 1959 I, 1442. — EPSTEIN, ST.: Untersuchungen über die Pilzarten der Dermatomykosen Schlesiens. Arch. Derm. Syph. (Berl.) 163, 126 (1931). — ESPELAGE, S.: Fortschrittliche Pilzbekämpfung in öffentlichen Badeanstalten und Industriebädern. Münch. med. Wschr. 1954, 946. — ETTIG, B.: Durch Trichophyton rubrum bewirkte Trichophytia profunda barbae und Untersuchungen über die Epidemiologie des Erregers. Derm. Wschr. 141, 517 (1960). — FEGELER, F.: Untersuchungen zur Epidemiologie der Epidermophytien mit besonderer Berücksichtigung des Trichophyton rubrum (Castellani). Arch. klin. exp. Derm. 203, 570 (1956). — Zur Klinik, Diagnose und Pathogenese follikulärer Trichophytien der Unterschenkel. Derm. Wschr. 136, 1177 (1957). — Untersuchungen zu aktuellen Fragen der medizinischen Mykologie. Mykosen 1, 147 (1958). — FEGELER, F., u. I. KNAUER: Ein einfaches Verfahren zur Erleichterung des Pilznachweises bei Trichophytien der Unterschenkel. Hautarzt 8, 326 (1957). — FEIT, H.: Dermatophytosis and lymphangitis. Arch. Derm. Syph. (Chicago) 23, 1138 (1931). — FISCHER, E.: Der Einfluß von Schweiß und pH auf das Wachstum hautpathogener Pilze. Dermatologica (Basel) 118, 197 (1959). — FRACCARI: Tricofizia generalizzata da tricophyton purpureum (BANG). G. ital. Derm. Sif. 75, 215 (1934). — FRANKS, A. G., and H. FIELD: Nodular granulomatous perifolliculitis of the legs caused by trichophyton rubrum. Arch. Derm. Syph. (Chicago) 71, 405 (1955). — FRANKS, A. G., and S. B. FRANK: Extensive verrucous dermatitis associated with dermatophytosis and onychomycosis due to trichophyton gypseum. Arch. Derm. Syph. (Chicago) **63**, 489 (1951). — FRASER, P. K.: Some figures on the incidence of dermatophytosis. J. trop. Med. Hyg. **42**, 141 (1939). — FUKUSHIRO, R.: Some observations on dermatoses. Clin. Med. Pediat. (Jap.) **11**, 1051 (1956). — GENTLES, J. C., and J. G. HOLMES: Foot ringworm in coal-miners. Brit. J. industr. Med. **14**, 22 (1957). — GILMAN, R. L.: The incidence of ringworm of the feet in a university group. J. Amer. med. Ass. **100**, 715 (1933). — GJESSING, H. C., and K. MOSSIGE: Epidermophytosis. Report of cases in three brothers, one of whom showed a hitherto undescribed clinical type on the scalp. Arch. Derm. Syph. (Chicago) **36**, 1154 (1937). — GÖTZ, H.: Klinische und experimentelle Untersuchungen über die Hautpilzkrankheiten im Gebiete von Hamburg 1948—1950. Arch. Derm. Syph. (Berl.) **195**, 1 (1952/53). — Die Behandlung der Pilzkrankheiten der Haut und Haare. In: Fortschritte der praktischen Dermatologie und Venerologie, Bd. II, S. 45. Berlin: Springer 1955. — Beitrag zur gehäuften Auffindung des Trichophyton rubrum (Epidermophyton rubrum Castellani) in der Gegenwart. Z. Haut- u. Geschl.-Kr. **25**, 93 (1958). — Ist die Bezeichnung „Epidermophytie" noch gerechtfertigt? Hautarzt **9**, 536 (1958). — Zur Morphologie der Pilzelemente im Stratum corneum bei Tinea (Epidermophytia) pedis, manus et inginalis. Mycopathologia (Den Haag) **12**, 124 (1960). — GÖTZ, H., u. M. ELSNER: Der Einfluß der Polyamidfasertextilien auf die Fußmykose. Mykosen **4**, 6 (1961). — GÖTZ, H., M. REICHENBERGER u. M. SCHMIDT: Über die in München beobachtete Pilzflora 1953—1960. Mykosen (im Druck). — GOLTZ, W. R.: Severe trichophyton mentagrophytes infection with elephantiasis, gastrointestinal and oral moniliasis. Arch. Derm. Syph. (Chicago) **72**, 382 (1955). — GOODMAN, H.: Tinea. The second prevalent disease of the skin. Arch. Derm. Syph. (Chicago) **23**, 872 (1931). — GOUGEROT, H., R. BURNIER et DUCHÉ: Trichophytie familiale, d'origine brésilienne, due au „Trichophyton rubrum". Bull. Soc. franç. Derm. Syph. **42**, 272 (1935). — GRIMMER, H.: Beitrag zum Erythema nodosum mycoticum. Z. Haut- u. Geschl.-Kr. **19**, 304 (1955). — Die Epidemiologie der Berliner Epidermophytien in den Jahren 1952—1959. Z. Haut- u. Geschl.-Kr. **27**, 33 (1959). — GRÜTZ, O.: Die Flora der Dermatomykosen in Schleswig-Holstein. Derm. Z. **36**, 254 (1922). — GUMPESBERGER, G., u. H. TIRSCHEK: Zur Klinik follikulärer und nodöser Epidermophytien an den Unterschenkeln. Z. Haut- u. Geschl.-Kr. **18**, 295 (1955). — HALL, F. R.: Cultures and findings in two hundred cases of dermatophytosis of the feet. Arch. Derm. Syph. (Chicago) **74**, 306 (1956). — HANSEN, P., K. ITO, H. RIETH u. A. Y. EL-FIKI: Interdigitalmykose bei Industriearbeitern durch Trichophyton verrucosum: der Erreger der Rinderflechte. Bull. Pharmaz. Res. Inst. (Osaka) **24**, 5 (1960). — HARRIS, J. H., and G. H. LEWIS: Trichophyton purpureum (BANG) as a deep invader of the skin. Report of a case. Arch. Derm. Syph. (Chicago) **22**, 1 (1930). — HAUFE, F.: Die Frequenz der Dermatomykosen in Ost-Mecklenburg unter besonderer Berücksichtigung der Flora der Epidermophytien in den Jahren 1958/59. Z. Haut- u. Geschl.-Kr. **28**, 336 (1960). — HEKELE, K., u. O. LOFFERER: Zur Differentialdiagnose des Erythema induratum Bazin. Derm. Wschr. **139**, 650 (1959). — HOEDE, K.: Pilzekzem und Pilzflechte. Derm. Wschr. **131**, 34 (1955). — HOPKINS, J. G., A. B. HILLEGAS, R. B. LEDIN, G. C. REBELL and E. CAMP: Dermatophytosis at an infantry post: Incidence and characteristics of infections by three species of fungi. J. invest. Derm. **8**, 291 (1947). — HRUSZEK, H.: Über die Pilzflora der Tübinger Gegend. Derm. Wschr. **1935**, 1506. — HYMAN, D., and J. K. KIM: Tinea barbae due to trichophyton rubrum associated with tinea cruris, pedis and unguium. Arch. Derm. Syph. (Chicago) **77**, 352 (1958). — INGRAM, J. T.: Tinea of vulva. Brit. med. J. **1955**II, 1500. — INGRAM, J. T., and C. T. LA TOUCHE: Athlete's foot. Brit. med. J. **1957**I, 886. — ITO, K.: Experimentelle mykotische Granulome vom Standpunkt vergleichender Exanthematologie betrachtet. Hautarzt **10**, 243 (1959). — JACKSON, R.: Fungous granuloma of the lower leg due to trichophyton mentagrophytes. Canad. med. Ass. J. **82**, 679 (1960). — JADASSOHN, W., u. S. M. PECK: Epidermophytide der Hände. Arch. Derm. Syph. (Berl.) **158**, 16 (1929). — JAMIESON, R. C., and A. McCREA: Recurrence of reinfection in ringworm of the hands and of the feet. A study of the persistence of the organism in the tissues. Arch. Derm. Syph. (Chicago) **25**, 321 (1932). — JANKE, D.: Streptomycosis (Streptomyces albus) subcutanea fistulosa mit aphlegmasischer, herdförmig generalisierter Epidermophytie (Epidermophyton rubrum Castellani). Hautarzt **5**, 39 (1954). — JILLSON, O. F.: Allergic confirmation that some cases of erythema annulare centrifugum are dermatophytids. Arch. Derm. Syph. (Chicago) **70**, 355 (1954). — JILLSON, O. F., and R. A. HOECKELMAN: Further amplification of the concept of dermatophytid. I. Erythema annulare centrifugum as a dermatophytid. Arch. Derm. Syph. (Chicago) **66**, 738 (1952). — JOULIA, TEXIER et REGNIER: Tétanos subaigu mortel consécutif à une mycose infectée des pieds. Bull. Soc. franç. Derm. Syph. **63**, 224 (1956). — JUNG, H. D.: Zur Kenntnis der Fußmykosen, Nagelmykosen und ansteckender Syphilis im Bereiche der Zehen. J. med. Kosmetik **1955**, 253. — KALKOFF, K.-W., u. D. JANKE: Mykosen der Haut. In GOTTRON-SCHÖNFELD, Lehrbuch der Dermatologie und Venerologie, Bd. II, Teil 2, S. 1038. Stuttgart: Georg Thieme 1958. — KARRENBERG, C. L.: Die norddeutsche Pilzflora. Ergebnisse eigener Untersuchungen mit Bemerkungen über die

Epidemiologie der Dermatomykosen speziell in Hamburg. 90. Verslg der Ges. Dtsch. Naturforscher u. Ärzte in Hamburg, Sept. 1928, Sitzg vom 21. 9. 28. Ref. Derm. Wschr. 87, 1927 (1928). — KING, W. C., I. K. WALTON and C. S. LIVINGOOD: Superficial fungus infection in infants. Arch. Derm. Syph. (Chicago) 68, 664 (1953). — KITTREDGE, H. E.: Trichophytosis, including onychomycosis universalis, simulating tinea imbricata. Report of an unusually extensive case. Arch. Derm. Syph. (Chicago) 27, 607 (1933). — KLIGMAN, A. M., and M. GRAY: Trichophyton rubrum infection. Arch. Derm. Syph. (Chicago) 66, 662 (1952). — KLÜKEN, N.: Dermatomykosen auf dem Boden von peripheren Durchblutungsstörungen. Derm. Wschr. 141, 224 (1960). — KOCH, H.: Kasuistische Mitteilung zur Epidemiologie von Trichophyton rubrum-Erkrankungen. Hautarzt 8, 366 (1957). — KOCH, R.: Frequenz, Flora und berufliche Verbreitung der Pilzerkrankungen an der Essener Hautklinik. Mykosen 1, 133 (1958). — KOJIMA, R.: Trichophytia pompholyciformis mit Onychomycosis trichophytina bei einem kleinen Mädchen. Jap. J. Derm. 45, 48 (1939). — KORNBLEE, L. V., and J. VILLAFANE: The changing pattern of superficial fungous infection in New York City. Dermatologica (Basel) 120, 185 (1960). — KRÜGER, H., u. S. RUST: Über follikuläre Dermatomykosen der Unterschenkel. Z. Haut- u. Geschl.-Kr. 15, 322 (1953). — KRÜGER, H.: Beitrag zur Klinik, Pathogenese und oralen Therapie der follikulären, papulösen und nodösen Dermatomykose der Unterschenkel. Z. Haut- u. Geschl.-Kr. 28, 11 (1960). — LANGER, H.: Epidemiologische und klinische Untersuchungen bei Onychomykosen. Beitrag zur Berliner Pilzflora 1954—1956. Arch. klin. exp. Derm. 204, 624 (1957). — LAZAR, M. P.: Recurrent, fixed erysipelas-like dermatophytid. Ineffectiveness of antibiotics reported in a case. Arch. Derm. Syph. (Chicago) 68, 574 (1953). — LEGGE, R. T., L. BONAR and H. J. TEMPLETON: Incidence of foot ringworm among college students. J. Amer. med. Ass. 93, 170 (1929). — LEVIN, O. L., and S. H. SILVERS: The possible explanation for the localization of ringworm infection between the toes (The hydrogen ion concentration of the interdigital spaces of the feet). Arch. Derm. Syph. (Chicago) 26, 466 (1932). — LEWIS, G. M., R. M. MONTGOMERY and M. E. HOPPER: Cutaneous manifestations of trichophyton purpureum (BANG). Arch. Derm. Syph. (Chicago) 37, 823 (1938). — LINDSAY, D. G., W. BECKER and J. W. WILSON: Treatment of cutaneous trichophyton rubrum infection with human immune globulin. Arch. Derm. Syph. (Chicago) 81, 586 (1960). — LOEWENTHAL, K., and R. L. REIN: Tinea barbae of the kerion type produced by trichophyton purpureum. Report of a case. Arch. Derm. Syph. (Chicago) 64, 194 (1951). — LOMHOLT, S.: Zwei Fälle von Epidermophytie an den Füßen mit hämatogener Aussaat von Epidermophytiden an Händen, Armen und Beinen. Derm. Wschr. 95, 1325 (1932). — LOMHOLT, S.: Fußekzeme durch Epidermophyton interdigitale. Ugeskr. Laeg. 1933, 97. — Vorkommen von Warzen und Epidermophyten bei Schulkindern in Kopenhagen auf Grund von 1400 untersuchten Kindern. Ugeskr. Laeg. 1936, 799. — MANY, H., V. J. DERBES and L. FRIEDMAN: Trichophyton rubrum: exposure and infection within household groups. Arch. Derm. Syph. (Chicago) 82, 226 (1960). — MARCHIONINI, A.: Untersuchungen über die Wasserstoffionenkonzentration der Haut. Arch. Derm. Syph. (Berl.) 158, 290 (1929). — MARCUSSEN, P. V.: The epidemiology of mycosis of the feet. Nord. Med. 56, 1745 (1956). — Mycotic infection of the hands. Acta derm.-venereol. (Stockh.) 36, 272 (1956). — MARPLES, M. J., and M. J. BAILEY: A search for the presence of pathogenic bacteria and fungi in the interdigital spaces of the foot. Brit. J. Derm. 69, 379 (1957). — MARPLES, M. J., and E. N. CHAPMAN: Tinea pedis in a group of school children. Brit. J. Derm. 71, 413 (1959). — MASCHKILLEISON, L. N., M. B. SEGAL u. E. E. SIGALOWA: Beiträge zur Frage über die Epidermophytia pedum. Acta derm.-venereol. (Stockh.) 15, 300 (1934). — MASKIN, I. L., C. L. TASCHDJIAN and A. C. FRANKS: The etiology of dermatophytosis. Arch. Derm. Syph. (Chicago) 75, 66 (1957). — MATRAS, A.: Über atypische Epidermophytien. Arch. Derm. Syph. (Berl.) 164, 291 (1931). — MCCARTHY, F. P.: Epidermophytosis of the legs and feet with epidermophytids. Arch. Derm. Syph. (Chicago) 26, 1146 (1932). — MEARA, R. H.: Fungus infection. S.-B. 21. X. 1954. Proc. Roy. Soc. Med. 48, 175 (1955). — MEMMESHEIMER, A. M.: Zur Röntgenbehandlung der Faden- und Hefepilzerkrankungen der Haut. Strahlentherapie 66, 145 (1939). — Zur Histologie der Epidermophytie. Arch. Derm. Syph. (Berl.) 187, 134 (1948). — Pilzerkrankungen und Berufskrankheiten. Hautarzt 2, 165 (1951). — MERCER, S. T., and G. J. FARBER: An epidemic of ringworm due to Epidermophyton floccosum (inguinale). Arch. Derm. Syph. (Chicago) 32, 62 (1935). — MEYER, P. S.: Über die Pilzerkrankung der Genitalzone. Z. Haut- u. Geschl.-Kr. 18, 233 (1955). — MIESCHER, G.: JADASSOHNS Handbuch der Haut- und Geschlechtskrankheiten, Bd. XI, S. 448. Berlin: Springer 1928. — Fall von Epidermophytie der Füße mit psoriasiformem Epidermophytid. Schweiz. med. Wschr. 1936 II, 921. — MIESCHER, G., E. FISCHER u. J. WALCH: Ein Fall von follikulärer Trichophytie, bedingt durch das Epidermophyton interdigitale Kaufmann-Wolf (Ctenomyces interdigitalis). Dermatologica (Basel) 106, 183 (1953). — MIHAY, B., and H. S. ZACKHEIM: The absence of a fungistatic effect of squalene on dermatophytes. J. invest. Derm. 32, 73 (1959). — MORIKAWA, T.: Granuloma trichophyticum Majocchi, hervorgerufen von Sabouraudites ruber (Castellani) (Trichophyton purpureum Bang). Arch. Derm. Syph. (Berl.)

176, 265 (1938). — Mullins, J. F., and F. L. Watts: Deep-seated pustular Trichophyton rubrum. Report of a case. Arch. Derm. Syph. (Chicago) 75, 543 (1957). — Muskatblit, E.: Ringworm of the toes in students and dispensary patients. N.Y. St. J. Med. 33, 632 (1933). — Nakahira, M.: On the granuloma trichophyticum Majochii. Jap. J. Derm. 64, 545 (1954). — Nickerson, W. J., L. Irving and H. E. Mehmert: Sandals, and hygiene and infections of the feet. Arch. Derm. Syph. (Chicago) 52, 365 (1945). — Nosko: Eigenartig lokalisierte Pilzerkrankung nach Tragen von Holzpantoffeln. S.-B. Österr. Dermat. Ges. vom 10. X. 1953. Ref. Derm. Wschr. 130, 841 (1954). — Obrtel, J.: Ekzema serpiginosum epidermophyticum (Epidermophyton rubrum Castellani-Bang). Derm. Wschr. 102, 168 (1936). — Rubrophytia. Čsl. Derm. 32, 281 (1957). — Otto, W., G. Jähnke u. W. Naumann: Dermatomykose und Jahreszeit. Dtsch. Gesundh.-Wes. 14, 247 (1959). — Peck, S.: Epidermophytosis of the feet and epidermophytids of the hands. Clinical, histologic, cultural and experimental studies. Arch. Derm. Syph. (Chicago) 22, 40 (1930). — Peck, S. M.: Epidermophytide in der Form postscarlatinöser Schuppungen an den Händen. Klin. Wschr. 1929 II, 1357. — Peck, S. M., L. Botvinick and L. Schwartz: Dermatophytosis in industry. Arch. Derm. Syph. (Chicago) 50, 170 (1944). — Peck, S. M., H. Rosenfeld, W. Leifer and W. Bierman: Rôle of sweat as a fungicide, with special reference to the use of constituents of sweat in the therapy of fungous infections. Arch. Derm. Syph. (Chicago) 39, 126 (1939). — Pentkovskaya, V. N.: Clinical manifestations of epidermophytosis. Vestn. Derm. Vener. 32, 38 (1938). — Perin, L.: L'eczéma marginé de Hebra chez le nourrisson. Rev. franç. Derm. Vénér. 6, 73 (1930). — Pfister, R.: Zur Pilzflora Oberbadens. Arch. Derm. Syph. (Berl.) 193, 286 (1951/52). — Gleichzeitiges Vorkommen von Mikrosporon fulvum und Epidermophyton K. W. bei einer Fußmykose. Beitrag zur Morphologie der Fruktifikationsorgane des Mikrosporon fulvum. Arch. Derm. Syph. (Berl.) 194, 555 (1952). — Über die Häufigkeit der Pilzerkrankungen in Südwestdeutschland. Ein Vergleich mit den epidemiologischen Verhältnissen in den Jahren 1931, 1935—1937, 1947—1954. Z. Haut- u. Geschl.-Kr. 20, 259 (1956). — Pignot, M., et P. Photinos: Sur un cas d'épidermophytie généralisé due à l'„epidermophyton inguinale" observé chez un nourrisson de quatre mois. Bull. Soc. franç. Derm. Syph. 36, 1075 (1929). — Polano, M. K., u. A. H. Waterman: Zur Klinik und Häufigkeit der Handmykosen. Hautarzt 10, 397 (1959). — Polemann, G.: Zur Häufigkeit von Fußmykosen bei Jugendlichen. Arch. klin. exp. Derm. 201, 24 (1955). — Polemann, G., T. Wegmann u. A. Stammler: Klinik und Therapie der Pilzkrankheiten. Stuttgart: Georg Thieme 1961. — Prosser White, R.: A note on fungus disease in athletes. Brit. J. Derm. 44, 489 (1932). — Rajka, E.: Generalisierte scarlatiniforme Epidermophytide. Allergischer Schock nach Trichophytin. Acta derm.-venereol. (Stockh.) 28, 585 (1949). — Reiss, F., and L. Leonard: Failure of active immunization against Trichophyton gypseum infection in guinea pigs. J. invest. Derm. 26, 449 (1956). — Richter, R., L. Tat u. N. Erbakan: Die Epidermophytien in Zentralanatolien. Z. Haut- u. Geschl.-Kr. 20, 198 (1956). — Rieth, H.: Im Jadassohnschen Ergänzungsband der Haut- und Geschlechtskrankheiten, Bd. V/1: Antimykotika. — Nachweis und Einteilung der Dermatophyten unter Auswertung des Krankengutes der Universitäts-Hautklinik Hamburg von 1951—1955. Derm. Wschr. 133, 633 (1956). — Rosenfeld, H.: Bemerkungen über Pilzerkrankungen durch Trichophyton purpureum (rubrum). Derm. Wschr. 135, 110 (1957). — Rosmainskij, I. W.: Epidemiologie der Epidermophytie des Fußes. Vestn. Vener. Derm. 6, 581 (1937). — Rothman, St., G. Knox and D. Windhorst: Tinea pedis as a source of infection in the family. Arch. Derm. Syph. (Chicago) 75, 270 (1957). — Rupp, E.: Beitrag zur Diagnose und Therapie der Onychomykosen. Med. Kosmetik 7, 327 (1958). — Sanderson, P. H., and J. S. Sloper: Skin diseases in the British army in S.E. Asia. I. Influence of the environment on skin disease. Brit. J. Derm. 65, 252 (1953). — III. The relationship between mycotic infections of the body and of the feet. Brit. J. Derm. 65, 362 (1953). — Sawicky, H. H., A. G. Franks and C. L. Taschdjian: Tinea barbae caused by trichophyton rubrum. Arch. Derm. Syph. (Chicago) 71, 641 (1955). — Scheffler, H. S. F.: Über die Verbreitung der Hautpilzinfektionen und Pilzuntersuchungsergebnisse bei Schulpflichtigen. Mykosen 1, 102 (1958). — Schirren, C., P. Hansen u. H. Rieth: Bericht über eine Reihenuntersuchung der männlichen Betriebsangehörigen eines Gummi-Industrie-Betriebes auf Dermatomykosen der Füße. Berufsdermatosen 4, 59 (1956). — Schirren, C., H. Rieth, J. C. Pingel u. P. Hansen: Dermatophytenflora eines Industriebetriebes unter besonderer Berücksichtigung der Identifizierungsmethode für Dermatophyten. Arch. Hyg. (Berl.) 140, 423 (1956). — Schmidt, P. W.: Über die Pilzflora Westfalens, insbesondere des Münsterlandes. Arch. Derm. Syph. (Berl.) 167, 418 (1933). — Schneider, R.: Zur Identifikation der „gemursa" des Plinius als Interdigitalmykose. Z. Haut- u. Geschl.-Kr. 23, 324 (1957). — Schreus, H. Th.: Berufskrankheiten und Epidermophytie. Berufsdermatosen 3, 153 (1955). — Schulz, K. H., H. Rieth u. C. Schirren: Klinische und mykologische Untersuchungen zur Frage der Haarpathogenität von Epidermophytie-Erregern. Arch. Derm. Syph. (Berl.) 198, 258 (1954). — Schweich, L.: Dermatophytosis of hands (due to trichophyton rubrum) in three sisters. Arch. Derm. Syph. (Chicago) 76, 525 (1957). — Shector, W. E., R. F. Morgan and W. Blum:

Human immune globulin therapy of extensive trichophyton rubrum infection. Arch. Derm. Syph. (Chicago) 76, 252 (1957). — SILVA, M., B. M. KESTEN and R. W. BENHAM: Trichophyton rubrum infections: a clinical mycologic and experimental study. J. invest. Derm. 25, 311 (1955). — SOUTER, J. C.: A clinical note on fungus infection of the skin of the feet. Proc. Roy. Soc. Med. 30, 1107 (1937). — STORCK, H.: Ekzematoide Handmykosen. Dermatologica (Basel) 107, 280 (1953). — STRAUSS, J. S., and A. KLIGMAN: An experimental study of tinea pedis and onychomycosis of the foot. Arch. Derm. Syph. (Chicago) 76, 70 (1957). — STREITMANN, B.: Interdigitalfisteln an den Füßen bei mykotischem Ekzem. Wien. klin. Wschr. 1956, 430. — STRICKLER, A., and W. H. McKEEVER: Recurrence of infection of the feet due to ringworm fungus. Arch. Derm. Syph. (Chicago) 29, 526 (1934). — STRICKLER, A., E. A. OZELLERS and R. P. ZALETEL: Modern interpretation of mycotic infections of the feet and hands. Arch. Derm. Syph. (Chicago) 25, 1028 (1932). — STURDE, H.-C.: Untersuchungsbericht über die Morbidität an Tinea pedis (Epidermophytie) bei Soldaten der Bundeswehr. Z. Haut- u. Geschl.-Kr. 31, 345 (1961). — SULZBERGER, M. B., R. L. BAER and R. HECHT: Common fungous infections of the feet and groins (negligible rôle of exposure in causing attacks). Arch. Derm. Syph. (Chicago) 45, 670 (1942). — SULZBERGER, M. B., A. ROSTENBERG jr. and D. GOETZE: Recurrent erysipelas-like manifestations of the legs. Their relationship to fungous infections of the feet. J. Amer. med. Ass. 108, 2189 (1937). — SWART, B. G.: Die Dermatomykosen im ostbayerischen Raum. Z. Haut- u. Geschl.-Kr. 17, 51 (1954). — SZATHMÁRY, S.: Über eine durch den Kaufmann-Wolfschen Pilz verursachte Epidermophytosis. Derm. Wschr. 1929 II, 1769. — TELNER, P., F. BLANK and P. SCHOPFLOCHER: Trichophyton rubrum infections of the lower legs. Canad. med. Ass. J. 77, 1033 (1957). — TEREŠKOVIČ, V.: Zur Frage der Epidermophytien. Russk. Vestn. Derm. 7, 786 (1929). — THURNER, J.: Jahreszeitliche Schwankungen bei Pilzkulturen. Mykosen 4, 102 (1961). — TOLMACH, J. A., and J. SCHWEIG: Generalized trichophyton purpureum infection simulating dermatitis herpetiformis. Report of a case. Arch. Derm. Syph. (Chicago) 41, 732 (1940). — TORHEIM, B. J., and S. D. HENRIKSEN: A case of trichophytia simulating furunculosis. Acta path. microbiol. scand. 39, 353 (1956). — TRAUB, E. F.: Dermatophytosis. Erysipelatous dermatophytid. Arch. Derm. Syph. (Chicago) 33, 924 (1936). — TRITSMANS, E., u. R. VANBREUSEGHEM: Über das Vorkommen von „Athletenfuß" bei belgischen Sportlern. Belg. T. Geneesk. 11, 625 (1955). — UMNOVA, I. I.: Über durch rotes Epidermophyton verursachte Schäden von Hautfalten. Vestn. Venerol. 1954, 11. — Durch rotes Epidermophyton verursachte Schäden der glatten Haut. Sovet. Med. 16, 15 (1952). Ref. Zbl. Haut- u. Geschl.-Kr. 84, 170 (1953). — URBAN, H. J.: Dermatomykose und Jahreszeit. Dtsch. Gesundh.-Wes. 16, 1073 (1961). — USHER, B., and D. S. MITCHELL: Study of an epidemic of ringworm of the extremities in an orphan's home. Canad. med. Ass. J. 37, 60 (1937). — VANBREUSEGHEM, R.: A propos de trichophyton rubrum. Sa présence en Belgique et au Congo Belge. Arch. belges Derm. 5, 240 (1949). — Trichophytie familiale à trichophyton rubrum respectant le père de famille. Arch. belges Derm. 15, 81 (1959). — VANBREUSEGHEM, R., P. PEETERS et E. TRITSMANS: Note préliminaire sur l'athlete's foot chez des sportifs belges. Arch. belges Derm. 8, 343 (1952). — VANBREUSEGHEM, R., et L. WILLAERT: A propos de l'isolement d'un dermatophyte Epidermophyton floccosum des crachats d'un malade. Arch. belges Derm. 8, 209 (1952). — WAGNER, A.: Die Pilzflora im Bezirk Leipzig. Derm. Wschr. 134, 789 (1956). — WAGNER, I.: Besondere Lokalisationen der Epidermophytie. Derm. Wschr. 134, 885 (1956). — WAISMAN, M.: Recurrent, fixed erysipelas-like dermatophytid. Arch. Derm. Syph. (Chicago) 53, 10 (1946). — Trichophyton rubrum infection simulating erythema perstans. J. invest. Derm. 22, 237 (1954). — WALDBOTT, G. L., and M. S. ASCHER: Chronic urticaria recurring every six weeks, due to a fungous infection. Arch. Derm. Syph. (Chicago) 36, 314 (1937). — WALTHARD, B.: Zur Pathogenese des dysidrotischen Symptomenkomplexes. Über ein unter dem Bilde einer Dysidrosis verlaufendes Epidermophytid. Derm. Z. 53, 692 (1928). — WALTHER, H.: Beitrag zum Erythema nodosum mycoticum. Z. Haut- u. Geschl.-Kr. 19, 203 (1955). — WEBER, W. E., and J. A. ULRICH: Kerion caused by trichophyton rubrum. Report of two cases. Arch. Derm. Syph. (Chicago) 66, 624 (1952). — WEIDMAN, F. D., and F. A. GLASS: Dermatophytosis and other forms of intertriginous dermatitis of the feet. A comparison of therapeutic methods. Arch. Derm. Syph. (Chicago) 53, 213 (1946). — WEINER, M. A.: Trichophyton rubrum infection simulating creeping eruption. Report of a case. Arch. Derm. Syph. (Chicago) 74, 677 (1956). — WENK, P., W. LEI u. J. R. FREY: Klinische, therapeutische und mykologische Untersuchungen an 147 Patienten mit Fußmykosen. Arch. klin. exp. Derm. 207, 617 (1958). — WHITE, C.: Mycotic inguinal lymphadenitis associated with superficial fungus dermatitis of the feet. II. Studies in mycotic dermatitis. Arch. Derm. Syph. (Chicago) 18, 271 (1928). — WILDE, H.: Über die soziale Bedeutung der Hand- und Fußmykosen. Z. Sozialhyg. 1950, Nr 2. — Über die Häufigkeit von Hand- und Fußmykosen bei Kindern und Erwachsenen. Z. Haut- u. Geschl.-Kr. 10, 99 (1951). — Über die Altersabhängigkeit des Pilzbefalls bei Bergleuten. Derm. Wschr. 129, 793 (1954). — WILLIAMS, C. M.: The enlarging conception of dermatophytosis. Arch. Derm. Syph. (Chicago) 15, 451

(1927). — Williams, J. W.: Incidence of dermatophytosis at the Boston City Hospital. Arch. Derm. Syph. (Chicago) **33**, 335 (1936). — Wilson, D. J.: Dermatomycosis and the soldier. Arch. Derm. Syph. (Chicago) **30**, 841 (1934). — Wilson, J. W.: Trichophytic granuloma (Tinea profunda) due to trichophyton rubrum. Arch. Derm. Syph. (Chicago) **65**, 375 (1952). — Wilson, J. W., O. A. Plunkett and A. Gregersen: Nodular granulomatous perifolliculitis of the legs caused by trichophyton rubrum. Arch. Derm. Syph. (Chicago) **69**, 258 (1954). — Wise, F., and M. B. Sulzberger: Urticaria and hay-fever due to trichophytin (epidermophyton interdigitale). J. Amer. med. Ass. **95**, 1504 (1930). — Wissel, K.: Studien zur Epidemiologie und Therapie der Fußmykosen. Dermatologica (Basel) **113**, 156 (1956). — Yang, K. L.: Causal relationship between epidermophytosis of feet and recurrent erysipelas and elephantiasis of the legs. Chin. med. J. **57**, 161 (1940). — Zündel, W.: Mykosen durch Epidermophyton rubrum. Dermat. Wschr. **110**, 419 (1940). — Arch. Derm. Syph. (Berl.) **180**, 215 (1940). — Die europäischen Epidermophytonpilze. Arch. Derm. Syph. (Berl.) **179**, 1 (1939).

### D, VII. Tinea unguium (Onychomykose)

Alkiewicz, J.: Transverse net in diagnosis onychomycosis. Arch. Derm. Syph. (Chicago) **58**, 385 (1948). — Ballagi, S.: Über Hand- und Fußmykosen mit besonderer Berücksichtigung der mykotischen Dyshidrose. Med. Klin. **1935** II, 1204. — Balogh, E.: Die Mikrobiologie der Onychomykosen. Derm. Wschr. **135**, 618 (1957). — Barlow, A. J. E., and F. W. Chattaway: The attack of chemically modified keratin by certain dermatophytes. J. invest. Derm. **24**, 65 (1955). — Beck, F.: Die Fußmykosen im fränkischen Raum mit Behandlungs- und Prophylaxe-Beiträgen. Z. Haut- u. Geschl.-Kr. **19**, 15, 41 (1955). — Benedek, T.: Onychomycosis. In: Medical mycology. Herausgeg. von R. D. G. Ph. Simons, S. 211. Amsterdam: Elsevier Publ. Comp. 1954. — Beresina, P. F.: Ein Fall von generalisiertem Favus mit Erkrankung der inneren Organe. Arch. Derm. Syph. (Berl.) **171**, 590 (1935). — Blank, F.: Favus of mice. Canad. J. Microbiol. **3**, 885 (1957). — Bleil, D. C.: Onychomycosis, causative organism microsporum audouini. Arch. Derm. Syph. (Chicago) **73**, 255 (1956). — Bohl, R.: Über die Häufigkeit der Nagelpilzerkrankungen an der Dermat. Klinik und Poliklinik der Universität München. Diss. München 1951. — Bommer, S.: Bemerkungen zur Pathogenese und Therapie von Onychomykosen. Dtsch. Gesundh.-Wes. **1955**, 1615. — Boncinelli, U.: Onicomicosi ed epidermomicosi da Trichophyton rosaceum (Sabouraud) (Bodin 1902). Atti Soc. ital. Derm. Sif. **3**, 356 (1940). — Bottger, C. W.: Über Wandlungen in der Pilzflora und die Häufigkeit der Infektion mit Trichophyton rubrum. Dermatologica (Basel) **109**, 233 (1954). — Ciarrochi, L.: Onico ed epidermomicosi da Epidermophyton rubrum (Castellani). G. ital. Derm. Sif. **74**, 1535 (1933). — Cottini, G. B.: Due casi di onicomicosi favosa. Boll. Sez. region. Soc. ital. Derm. **1**, 66 (1937). — Donato: Di un caso di tigna favosa generalizzata con onicomicosi degli alluci. G. ital. Derm. Sif. **68**, 886 (1927). — English, M. P.: Trichophyton rubrum infections in families. Brit. med. J. **1957** I, 744. — Eppright, B. R., and C. H. McCuistion: Endemic favus in Texas. Arch. Derm. Syph. (Chicago) **60**, 1208 (1949). — Epstein, St.: Untersuchungen über die Pilzarten der Dermatomykosen Schlesiens. Arch. Derm. Syph. (Berl.) **163**, 126 (1931). — Falchi, G.: Ifomicosi cutanee. G. ital. Derm. Sif. **69**, 911 (1928). — Micosi del cuoio capelluto e delle unghie in adulto da „Microsporum lanosum". Pavia: Tipogr. Cooperat. 1930. — Fegeler, F.: Mykosen durch Mikrosporon gypseum. Hautarzt **6**, 183 (1955). — Untersuchungen zu aktuellen Fragen der medizinischen Mykologie. Mykosen **1**, 147 (1958). — Fischer, J. B., and N. M. Wrong: Fungous infections of the skin, hair and nails. Canad. med. Ass. J. **67**, 398 (1952). — Forck, G., u. F. Fegeler: Zit. F. Fegeler u. G. Forck, Nebenwirkungen der Griseofulvintherapie. In: Die Griseofulvinbehandlung der Dermatomykosen. Berlin: Springer 1962. — Frank, H.: Onychomykose und Durchblutungsstörung (Kasuistischer Beitrag zur Arbeit von Prof. Dr. Bommer, Direktor der Universitäts-Hautklinik Greifswald, in Heft 50, Jahrgang 10 dieser Z.). Dtsch. Gesundh.-Wes. **1956**, 988. — Frydrychowicz, H.: Griseofulvin bei Nagelmykosen. In: Die Griseofulvinbehandlung der Dermatomykosen. Berlin: Springer 1962. — Götz, H.: Diagnose und Klinik der Pilzkrankheiten der Haut. In: Fortschritte der praktischen Dermatologie und Venerologie, S. 118. Berlin: Springer 1952. — Klinische und experimentelle Untersuchungen über die Hautpilzkrankheiten im Gebiet von Hamburg 1948—1950. Arch. Derm. Syph. (Berl.) **195**, 1 (1952/53). — Untersuchungen über die pathogenetischen Faktoren und die Behandlung der Nagelpilzkrankheit. Arch. Derm. Syph. (Berl.) **195**, 579 (1952/53). — Die Behandlung der Onychomykose mit einem antimykotisch wirksamen Keratolyticum. In: Fortschritte der praktischen Dermatologie und Venerologie, Bd. II, S. 40. Berlin: Springer 1955. — Götz, H., u. E. M. Hertlein: Förderung der Züchtung von Dermatophyten durch Cycloheximid-Kaliumtellurit-Selektivnährboden und Soforteinsaat des Untersuchungsmaterials. Derm. Wschr. **139**, 7 (1959). — Götz, H., M. Reichenberger u. M. Schmidt: Über die in München beobachtete Pilzflora 1953—1960. Mykosen (im Druck). — González-Ochoa, A.: Dermatofitosis. Arch. mex. Vener. Derm. **10**, 3 (1951). — Grimmer, H.: Die

Epidemiologie der Berliner Epidermophytien in den Jahren 1952—1959. Z. Haut- u. Geschl.-Kr. **27**, 33 (1959). — Histopathologie der Onychomykose und ihre Bedeutung für die Griseofulvintherapie. Z. Haut- u. Geschl.-Kr. **28**, 365 (1960). — HAUFE, F.: Die Frequenz der Dermatomykosen in Ost-Mecklenburg, unter besonderer Berücksichtigung der Flora der Epidermophytien in den Jahren 1958/59. Z. Haut- u. Geschl.-Kr. **28**, 336 (1960). — HELLER, J.: Nagelerkrankungen als Symptome von Hauterkrankungen. In JADASSOHNs Handbuch der Haut- und Geschlechtskrankheiten, Bd. XIII/2. Berlin: Springer 1927. — HODGES, R. S.: Ringworm of the nails. Arch. Derm. Syph. (Chicago) **4**, 2 (1921). — JANKE, D., u. K. E. LUBKOWITZ: Zit. nach KALKOFF-JANKE, Mykosen der Haut. In GOTTRON-SCHÖNFELDS Dermatologie und Venerologie, Bd. II/2, S. 1052. Stuttgart: Georg Thieme 1958. — JILLSON, O. F., and E. L. PIPER: The rôle of saprophytic fungi in the production of eczematous dermatitis. I. The localisation of fungi within human nails. J. invest. Derm. **28**, 137 (1957). — JOHNS, F. M.: Fungus infections of the hands and feet. New Orleans med. surg. J. **81**, 527 (1929). — KALKOFF, K.-W., u. D. JANKE: Mykosen der Haut. In GOTTRON-SCHÖNFELD, Dermatologie und Venerologie, Bd. II/2, S. 1048. Stuttgart: Georg Thieme 1958. — KARRENBERG, C. L.: Nagelepidermophytie mit positiver Kultur. Bemerkungen über die Mykologie der Nagelepidermophytie überhaupt, die normale Flora der Nägel sowie zum mikroskopischen und kulturellen Pilznachweis bei Nagelmykosen. Arch. Derm. Syph. (Berl.) **158**, 431 (1929). — KESTEN, B. M., R. BENHAM and M. SILVA: Treatment of onychomycosis due to trichophyton rubrum. Arch. Derm. Syph. (Chicago) **71**, 52 (1955). — KITTREDGE, H. E.: Ringworm of the nails. A consideration of its incidence, anatomic distribution and etiology. With suggestions as to the probable modus operandi in infection and extension, based upon a review of 312 reported cases, and upon clinical observations. Urol. cutan. Rev. **38**, 875 (1934). — KOCH, R.: Frequenz, Flora und berufliche Verbreitung der Pilzerkrankungen an der Essener Hautklinik. Mykosen **1**, 133 (1958). — KUROTCHKIN, T. J., and T. L. CH'IN: Tinea of nails in Peiping. Nat. med. J. China **17**, 534 (1931). — LACASSAGNE, J., et E.. FRIESS: Favus guéri du cuir chevelu avec lésions des doigts et des orteils. Bull. Soc. franç. Derm. Syph. **38**, 478 (1931). — LANGER, E., u. H. GRIMMER: Die Bedeutung der oberflächlichen Pilzerkrankungen der Haut im Rahmen des dermatologischen Krankengutes. Münch. med. Wschr. **1956**, 1186. — LANGER, H.: Epidemiologische und klinische Untersuchungen bei Onychomykosen. Beitrag zur Berliner Pilzflora 1954—1956. Arch. klin. exp. Derm. **204**, 624 (1957). — LANGHOF, H.: Durch latente Tetanie bedingte Disposition zu Onychomykosen. Dtsch. Gesundh.-Wes. **1955**, 1617. — LE GAC, P.: Onychomycose favique récidivante. Bull. Soc. Path. exot. **29**, 930 (1936). — LEWIS, G. M.: Favus of the scalp and the toe nail. Arch. Derm. Syph. (Chicago) **37**, 907 (1938). — Dermatophytosis, onychomycosis and tinea corporis. Arch. Derm. Syph. (Chicago) **37**, 1090 (1938). — LIGHT, S. E.: Microscopic demonstration of ringworm. Results of seven hundred and thirty-three examinations. Arch. Derm. Syph. (Chicago) **24**, 108 (1931). — LYONS, R. E.: Onychomycosis due to Microsporum lanosum. Report of a case. Arch. Derm. Syph. (Chicago) **67**, 460 (1953). — MATRAS, A.: Nagelepidermophytien, hervorgerufen durch den Kaufmann-Wolf-Pilz. Arch. Derm. Syph. (Berl.) **165**, 552 (1932). — MEINHOF, W.: Kritische Auswertung der Griseofolvinbehandlung von Onychomykosen unter besonderer Berücksichtigung des Resistenzproblems. In: Die Griseofulvinbehandlung der Dermatomykosen. Berlin: Springer 1962. — MEMMESHEIMER, A.: Zur Behandlung der Mykosen mit besonderer Berücksichtigung ihrer Nagelerkrankungen. Arch. Derm. Syph. (Berl.) **189**, 261 (1949). — MESZAROS, K., Z. HERPAY u. S. SZATHMÁRY: Beiträge zur Klinik, Mykologie und Epidemiologie der durch Epidermophyton Kaufmann-Wolf verursachten Onychomykosen. Különlenyomat a Börgyógyászati és Venerologiai Szemle 1957, EVI 6, Számából. — MGEBROV, M., u. G. GOLDENBERG: Trichophytie, Mikrosporie und Favus. Venerol. **5**, 1113 (1928). — MIESCHER, G.: Trichophytien und Epidermophytien. In JADASSOHNs Handbuch der Haut- und Geschlechtskrankheiten, Bd. XI, S. 467 u. 480. Berlin: Springer 1928. — MORIYAMA, G.: Ein Fall von Onychomycosis trichophytina bei einem 13 Monate alten Kind. Jap. J. Dermat. **29**, 24 (1929). — NÉKÁM, L.: Corpus iconum morborum cutaneorum, Bd. II, S. 235. Leipzig: Johann Ambrosius Barth 1938. — NEVES, A.: Über einen Fall von Nageltrichophytie durch „Trichophyton glabrum" Sabouraud 1909. Einige Worte über die bis heute beobachteten begünstigenden Umstände der Onychomykose. Rev. méd.-cir. Brasil **39**, 339 (1931). — NEWIG, H.: Das Vorkommen von Trichophyton verrucosum bei Mensch und Tier in Oberhessen. Diss. Marburg a. d. Lahn 1957. — PAGE, R. M.: Observations on keratin digestion by M. gypseum. Mycologia **42**, 591 (1950). — PFISTER, R.: Zur Pilzflora Oberbadens. Arch. Derm. Syph. (Berl.) **193**, 286 (1951/52). — Haben die Kranken mit Epidermophytien, insbesondere Nagelepidermophytien, Anspruch auf Versorgung. Die Medizinische **1953**, 248. — PIPKIN, J. L.: Tinea capitis in the adult and adolescent. Arch. Derm. Syph. (Chicago) **66**, 9 (1952). — RAUBITSCHEK, F., and R. MAOZ: Invasion of nails in vitro by certain dermatophytes. J. invest. Derm. **28**, 261 (1957). — RICHTER, R., L. TAT u. N. ERBAKAN: Die Epidermophytien in Zentralanatolien. Z. Haut- u. Geschl.-Kr. **20**, 198 (1956). — RIETH, H.:

Nachweis und Einteilung der Dermatophyten unter Auswertung des Krankengutes der Universitäts-Hautklinik Hamburg von 1951—1955. Derm. Wschr. **133**, 633 (1956). — Rockwood, E. M.: A study of fungus-infected nails. Arch. Derm. Syph. (Chicago) **22**, 395 (1930). — Rosenthal, St. A., D. Furnari and J. A. Tolmach: Onychomycosis due to microsporum gypseum. Arch. Derm. Syph. (Chicago) **78**, 759 (1958). — Rupp, E.: Beitrag zur Diagnose und Therapie der Onychomykosen. Med. Kosmetik **7**, 327 (1958). — Sagher, F.: Histologic examinations of fungous infections of the nails. J. invest. Derm. **11**, 337 (1948). — Scheffler, H. S. F.: Über die Verbreitung der Hautpilzinfektionen und Pilzuntersuchungsergebnisse bei Schulpflichtigen. Mykosen **1**, 102 (1958). — Schirren, C., H. Rieth, J. Chr. Pingel u. P. Hansen: Dermatophytenflora eines Industriebetriebes unter besonderer Berücksichtigung der Identifizierungsmethode für Dermatophyten. Arch. Hyg. (Berl.) **140**, 423 (1956). — Simons, R. D. G. Ph.: Onychomycosis and Onychomycotization. In: Medical mycology, S. 209. Amsterdam: Elsevier Publ. Comp. 1954. — Strauss, J. S., and A. M. Kligman: An experimental study of tinea pedis and onychomycosis of the foot. Arch. Derm. Syph. (Chicago) **76**, 70 (1957). — Stühmer, A.: Subunguale Epidermophytie, Trichophytie und Favus. Eine bisher nicht bekannte Form von Nagelmykosen. Arch. Derm. Syph. (Berl.) **193**, 527 (1952). — Vanbreuseghem, R.: La culture des dermatophytes in vitro sur des cheveux isolés. Ann. Parasit. hum. comp. **24**, 559 (1949). — Vilanova, X., M. Casanovas and J. Francino: Onychomycosis. J. invest. Derm. **27**, 77 (1956). — Wagner, A.: Die Pilzflora im Bezirk Leipzig. Derm. Wschr. **134**, 789 (1956). — White, C. J.: Fungus diseases of the skin. Arch. Derm. Syph. (Chicago) **15**, 387 (1927). — White, C. J., and T. C. Laipply: Histopathology of nail diseases. J. invest. Derm. **19**, 121 (1952). — Williams, C. M., and E. A. Barthel: Tinea of the toe-nails as a source of reinfection in tinea of the feet. J. Amer. med. Ass. **93**, 907 (1929). — Zeisler, E. P.: Tinea unguium, following trauma. Arch. Derm. Syph. (Chicago) **21**, 320 (1930). — Zündel, W.: Die europäischen Epidermophytonpilze. Arch. Derm. Syph. (Berl.) **179**, 1 (1939).

### D, VIII. Pityriasis versicolor

Adamson, H. G.: Pityriasis versicolor with subsequent leucodermic patches. Brit. J. Derm. **61**, 322 (1949). — Andleigh, H. S.: A note on the growth of Malassezia furfur. Mycopathologia (Den Haag) **9**, 20 (1958). — Arguelles-Casals, D.: Pityriasis versicolor de localisation faciale. Presse méd. **1952**, 1830. — Artom, M.: Contributo allo studio della pityriasis versicolor acromizzante. G. ital. Derm. Sif. **71**, 1945 (1930). — Baccaredda, A.: Sulla acromia parvimaculata nella pitiriasi versicolore. Boll. Sez. region. Soc. ital. Derm. **1936**, 108. — Bielický, T., and J. Krauskopf: Hyperemisation of pityriasis versicolor with angioneurotic edema and a non-specific positive Sachs-Witebski reaction after penicillin. Čsl. Derm. **27**, 334 (1952). — Blaich, W.: Beitrag zur Kenntnis der Pityriasis versicolor. Derm. Wschr. **110**, 65 (1940). — Bluefarb, S., S. Wallk and H. M. Yazdi: Tinea versicolor „fluorescent papules". Arch. Derm. Syph. (Chicago) **77**, 607 (1958). — Borelli, D.: Cenni di micopatologia Venezuelana. G. ital. Derm. Sif. **97**, 507 (1956). — Briceño Maaz, T., e C. De Briceño Maaz: Investigaciones micológicas en el Estado Anzoátegui, Venecuela. Gac. méd. Caracas **63**, 365 (1955). — Bruhns, C.: Über Pityriasis versicolor achromica. Med. Klin. **1922 II**, 1363. — Bumgarner, F. E., and R. C. Burke: Pityriasis versicolor. Atypical clinical and mycologic variations. Arch. Derm. Syph. (Chicago) **59**, 192 (1949). — Burke, R. C., and F. E. Bumgarner: Superficial mycoses of veterans. I. Survey of one thousand veterans with a service diagnosis of dermatomycosis. Arch. Derm. Syph. (Chicago) **60**, 742 (1949). — Cohen-Hadria, E.: „Pityriasis versicolor" achromique (ou inversé). Bull. Soc. franç. Derm. Syph. **39**, 774 (1932). — Costa, O. G., and M. A. Junqueira: Tinea versicolor involving the scalp. Arch. Derm. Syph. (Chicago) **47**, 546 (1943). — Delpiano, G.: Luce solare e „pityriasis versicolor". G. ital. Derm. Sif. **71**, 1835 (1930). — Del Vivo, G.: Sulla cosi detta pityriasis versicolor acromizzante. Rinasc. med. **9**, 270 (1932). — Eichstedt, E.: Über die Krätzmilben des Menschen, ihre Entwicklung und ihr Verhältnis zur Krätze. Notiz Geb. Natur- u. Heilk. **38**, 105 (1846). — Flarer, F.: Ricerche cliniche e sperimentali sui fattori etiopatogenetici di alcune epidermomicosi. Arch. ital. Derm. Sif. **7**, 415 (1931). — Franchi, F.: Sull'azione aromizzante del „microsporon furfur". Rif. med. **1935**, 321. — Gaté, J.: A propos de la forme achromique du pityriasis versicolor. Bull. Soc. franç. Derm. Syph. **38**, 144 (1931). — Götz, H.: Klinische und experimentelle Untersuchungen über die Hautpilzkrankheiten im Gebiete von Hamburg 1948—1950. Arch. Derm. Syph. (Berl.) **195**, 1 (1952). — Gordon, M. A.: Lipophilic yeastlike organisms associated with tinea versicolor. J. invest. Derm. **17**, 267 (1951). — Gougerot, H.: Pityriasis versicolor invisible révélé par la leucomélanodermie solaire ponctuée. Arch. derm.-syph. (Paris) **9**, 231 (1937). — Gougerot, H., J. Duché et Ganot: Pityriasis versicolor typique annulaire et circiné. Bull. Soc. franç. Derm. Syph. **38**, 1131 (1931). — Gougerot, H., R. Giraudeau, A. Patte et J. Duché: „Pityriasis versicolor" à la lumière de Wood. Révélation de lésions invisibles. Toxinides. Bull. Soc. franç. Derm.

Syph. **44**, 1703 (1937). — GOUGEROT, H., et E. LORTAT-JACOB: „Pityriasis versicolor" achromiant d'emblée, tardif, extensif, abortif, s'arrêtant, puis guérissant sans traitement. Bull. Soc. franç. Derm. Syph. **42**, 1795 (1935). — GOUGEROT, H., J. MEYER et J. WEILL: Pityriasis versicolor achromiant (variété pityriasique). Arch. derm.-syph. (Paris) **3**, 146 (1931). — GYÖRKÖ, A. C.: Algunas observaciones sobre pitiriasis versicolor en gran canaria. Clin. y Lab. **52**, 108 (1951). — ISEKI, K.: Studie über die Pityriasis versicolor auf den Südseeinseln. I. Klinische Beobachtung. Acta derm. (Kyoto) **25**, 1 (1935). — JELLIFFE, D. B., and F. W. JACOBSON: The clinical picture of tinea versicolor in negro infants. J. trop. Med. Hyg. **57**, 290 (1954). — KASHKIN, P. N.: Pityriasis versicolor des behaarten Kopfes. Derm. Wschr. **1929 I**, 837. — KELLER, PH.: Fluoreszenzerscheinungen an der menschlichen Haut. I. Mitt. Pityriasis versicolor des behaarten Kopfes. Derm. Wschr. **82**, 457 (1926). — KIRK, J.: Mycoses of Malaya and Singapore. J. trop. Med. Hyg. **62**, 10 (1959). — KISTIAKOWSKY, E. W.: L'achromie, qui apparait sous l'action des rayons ultraviolets du soleil sur le pityriasis versicolor, est-elle parasitaire ou post-parasitaire? Ann. Derm. hum. comp. **1**, 1264 (1930). — LAHIRI, K. D., S. SEN, R. KUNDU and M. R. LAHIRI: Tinea versicolor. Indian. J. Derm. **3**, 57 (1957). — LEJEUNE, A. O.: Contribution à l'étude du pityriasis versicolor au Congo Belge. Ann. Soc. belge Méd. trop. **31**, 235 (1951). — LEONE, R.: Contributo allo studio della flora micosica nella Pityriasis versicolor. Minerva derm. (Torino) **31**, 13 (1956). — LEWIS, G. M., and M. E. HOPPER: Pseudo-achromia of tinea versicolor. Clinical and experimental studies and observations on the use of filtered ultraviolet rays (Wood filter). Arch. Derm. Syph. (Chicago) **34**, 850 (1936). — LEWIS, G. M., M. E. HOPPER, J. W. WILSON and O. A. PLUNKETT: An introduction to medical mycology. Chicago: Year Book Publ. 1958. — LOMBARDO, C.: Leucodermi micotici. Boll. Sez. region. Soc. ital. Derm. **1931**, 108. — MARPLES, M. J.: The incidence of certain skin diseases in Western Samoa: a preliminary survey. Trans. Roy. Soc. trop. Med. Hyg. **44**, 319 (1950). — MARQUARDT, F.: Die Kultur des Mikrosporon furfur. Derm. Wschr. **104**, 177 (1937). — MARURI, C. A., et M. B. ZORILLA: Pityriasis versicolor de localisation faciale exclusive. Ann. Derm. hum. comp. **10**, 408 (1950). — MASSIA, G., et J. ROUSSET: Remarques sur l'histologie pathologique du pityriasis versicolor. Rev. franç. Derm. Vénér. **6**, 68 (1930). — MATZENAUER, R.: Zur Bakteriologie der Pityriasis versicolor. Arch. Derm. Syph. (Berl.) **56**, 163 (1901). — MENARD, R.: Atteinte du cuir chevelu dans un cas de „pityriasis versicolor". Bull. Soc. franç. Derm. Syph. **48**, 495 (1941). — MILIAN, G., LAFOURCADE et HANAUT: „Pityriasis versicolor" biotropique. Bull. Soc. franç. Derm. Syph. **42**, 1768 (1935). — MILIAN, G.: Pityriasis versicolor hyperchromiant. Rev. franç. Derm. Vénér. **12**, 444 (1936). — MOORE, M.: Cultivation of Malassezia furfur, etiological agent of Pityriasis (Tinea) versicolor. Mycopathologia (Den Haag) **1**, 53 (1938). — Malassezia furfur, the cause of tinea versicolor. Cultivation of the organism and experimental production of the disease. Arch. Derm. Syph. (Chicago) **41**, 253 (1940). — MOSSIGE, K.: Pityriasis versicolor of maculo-papulous type. Acta derm.-venereol. (Stockh.) **24**, 36 (1943). — NICOLAS, J., et J. ROUSSET: Pityriasis versicolor des plis. Bull. Soc. franç. Derm. Syph. **44**, 1117 (1937). — NICOLAS, J., J. ROUSSET et J. RACOUCHOT: Epidermomycoses multiples. Bull. Soc. franç. Derm. Syph. **45**, 500 (1938). — PISACANE, C.: Contributo allo studio delle epidermomicosi acromizzanti. G. ital. Derm. Sif. **78**, 1155 (1937). — PORTO, J. A.: The use of cellophane tape in the diagnosis of tinea versicolor. J. invest. Derm. **21**, 229 (1953). — RAVAUT, P., et P. GUERRA: Contribution à l'étude des réactions secondes de la peau. Pityriasis versicolor généralisé. Réaction seconde de type lichénoide. Bull. Soc. franç. Derm. Syph. **40**, 1315 (1933). — REICHENBERGER, M.: Persönliche Mitteilung 1960. — RUETE, A.: JADASSOHNs Handbuch der Haut- und Geschlechtskrankheiten, Bd. XI: Pityriasis versicolor, S. 696. Berlin: Springer 1928. — RUETE, A. E.: Zur Frage der depigmentierenden Pityriasis versicolor. Derm. Wschr. **96**, 332 (1933). — SÁENZ, B., u. J. ALFONSO: Pityriasis versicolor und Eczema marginatum. Bol. Soc. cubana Derm. Sif. **1**, 253 (1929). — SCHLAMMADINGER, J.: Die Pityriasis versicolor alba — ein optisches Phänomen? Ein Erklärungsversuch. Derm. Wschr. **1941 II**, 837. — SMITH, E. C.: Tinea flava (Castellani). J. trop. med. Hyg. **31**, 169 (1928). — SUZUKI, Y.: On the unusual locations of pityriasis versicolor. J. orient. Med. **8**, 485 (1928). — TÔYAMA, I.: Erythrasmaartiges Exanthem, hervorgerufen durch Microsporon furfur. Jap. J. Derm. **32**, 131 (1932). — VALLEJO VALLEJO, L., y E. RODRÍGUEZ DE GREGORIO: Contribución al estudio de las epidermomicosis in Tucuman. Pren. méd. argent. **36**, 2772 (1949). — VANBREUSEGHEM, R.: Un problème de mycologie médicale: le pityriasis versicolor. Ann. Inst. Pasteur **79**, 798 (1950). — Pityriasis versicolor et cuir chevelu. Z. Tropenmed. Parasit. **8**, 515 (1957). — VANBREUSEGHEM, R., et P. DOUPAGNE: Morphologie parasitaire de l'agent de pityriasis versicolor: Malassezia furfur. Ann. Soc. belge Méd. trop. **34**, 251 (1954). — VANBREUSEGHEM, R., et R. DE TIEGE: Contribution à l'étude du Pityriasis versicolor et de Pityrosporum ovale. Ann. Soc. belge Méd. trop. **32**, 521 (1952). — VILANOVA, X.: Beitrag zum Studium der anormalen klinischen Formen der Pityriasis versicolor. Papulöse Form. [Spanisch.] Act. dermo-sifiliogr. (Madr.) **32**, 868 (1941). — WHITTLE, C. H.: Tinea versicolor of the trunk and groins simulating erythrasma. Proc. roy. Soc. Med. **25**, 1318 (1932).

### D. IX: Die Dermatomykosen im Rahmen der Berufskrankheiten

ARNOLD, R.: Ein Beitrag zur Fußpilzerkrankung der Bergleute im Ruhrgebiet. Zbl. Arbeitsmed. 7, 212 (1957). — ASHTON, G.: Cattle ringworm in man. Lancet 1932I, 97. — AYRES jr., S.: Dermatophytosis resembling contact dermatitis (cement and tar). Arch. Derm. Syph. (Chicago) 42, 361 (1940). — BAADER, E. W.: Klinische Grundlagen der sechsundvierzig meldepflichtigen Berufskrankheiten. München u. Berlin: Urban & Schwarzenberg 1960. — BALABANOFF, V. A.: Der professionelle Charakter mancher Dermatomykosen. Berufsdermatosen 6, 18 (1958). — Berufliche Trichophytie der Handteller und Nägel durch Trichophyton rubrum. Berufsdermatosen 8, 201 (1960). — CARRIÉ, C.: Über Mykide bei der Epidermophytie. Arch. Derm. Syph. (Berl.) 191, 655 (1950). — Zur Begutachtung der Epidermophytie bei Bergleuten. Z. Haut- u. Geschl.-Kr. 10, 48 (1951). — CARRIÉ, C., u. H. ZANTOPF: Über das Vorkommen der Epidermophytia interdigitalis bei Bergleuten. Derm. Wschr. 1941I, 315. — DANBOLT, N., and K. MOSSIGE: Silver foxes as source of infection with Trichophytia in man. Acta derm.-venereol. (Stockh.) 19, 368 (1938). — DAVIDSON, A. M., P. H. GREGORY and A. R. BIRT: A clinical and mycological study of suppurative ringworm. Canad. med. Ass. J. 31, 587 (1934). — ESPELAGE, S.: Fortschrittliche Pilzbekämpfung in öffentlichen Badeanstalten und Industriebädern. Münch. med. Wschr. 96, 946 (1954). — FREY, J. R., u. P. WENK: Experimentelle Untersuchungen zur Pathogenese des Kontaktekzems. Dermatologica (Basel) 112, 265 (1956). — GERTLER, W., u. H. GARTMANN: Die Infektionskrankheiten der Haut und ihre Begutachtung. Berufsdermatosen 5, 149 (1957). — GÖTZ, H.: S.-B. über die 68. Verslg Südwestdtsch Dermat. am 7. u. 8. X. 1950 in Freiburg. Ref. Hautarzt 2, 524 (1951). — GÖTZ, H., u. J. SCHULZ: Zur Frage der Beziehungen zwischen Pilzinfektionen und epidermaler Sensibilisierung gegen Dinitrochlorbenzol beim Meerschweinchen. Arch. klin. exp. Derm. 203, 577 (1956). — GOUTINA, J. L.: Réactivité de la peau lors des epidermophitides. Vestn. Vener. Derm. 1940, 7. — GRIMMER, H., u. S. RUST: Tierexperimentelle Untersuchungen über den Einfluß der tiefen Trichophytie auf die epidermale Sensibilisierung durch Dinitrochlorbenzol. Arch. Derm. Syph. (Berl.) 194, 663 (1952). — HARTUNG, J.: Berufsgenossenschaftliche Entschädigungspflicht beim „Fußpilz". Hautarzt 11, 31 (1960). — HIPPEN: Trichophytia crustosa et profunda enzootica. Dtsch. tierärztl. Wschr. 1941, 438. — ITO, K., u. H. KUHLMANN: Infektionen mit Epidermophyton Kaufmann-Wolf und Candida albicans bei mit Chlordinitrobenzol und Benzol sensibilisierten Meerschweinchen. Z. Haut- u. Geschl.-Kr. 20, 291 (1956). — JUSKOV, P.: Über Trichophytien tierischer Herkunft. Sovet. Vestn. Vener. i Derm. 1933, 595. — KAFFKA, A., u. H. RIETH: Laboratoriumstiere als Ursache einer Berufsdermatomykose und Maßnahmen zur Verhütung weiterer Pilzinfektionen. Zbl. Bakt., I. Abt. Orig. 171, 319 (1958). — KAMMER, A. G., and R. H. CALLAHAN: Torch oil dermatitis: Its relation to epidermomycosis. J. Amer. med. Ass. 109, 1511 (1937). — KLEIBL, K.: The transmission of trichophyton gypseum in agriculture. Čsl. Derm. 33, 230 (1958). — KOCH, R.: Zur Diagnose und Therapie der Hautpilzerkrankungen. Knappschaftsarzt 1958, 25. — LANE, C. G.: Mycotic skin infections in relation to industrial dermatoses. Verh. 9. Internat. Kongr. Dermat. 2, 216 (1936). — LEIPNER, S.: Wie weit sind die Pilzerkrankungen, insbesondere die Trichophytie, als landwirtschaftlicher Unfall aufzufassen? Dtsch. med. Wschr. 1936I, 817. — LINDEMAYR, W.: Wechselwirkungen zwischen Dermatomykosen und allergischem Ekzem. Derm. Wschr. 127, 123 (1953). — MACKENNA, R. W., and E. HUNT: Case of mycotic infection of hands; suggested occupational dermatitis. Brit. J. Derm. 41, 329 (1929). — MARYASIS, K. D.: Epidemiologische Besonderheiten und Prophylaxe der Epidermophytie in industriellen Betrieben. Vestn. Derm. Vener. 32, 33 (1958). — MEMMESHEIMER, A. M.: Beobachtungen über das epidemische Auftreten von Pilzerkrankungen in der Industrie. Klin. Wschr. 1936I, 206. — Die Bedeutung der Pilzinfektionen für die Berufskrankheiten der Haut. Ärztl. Wschr. 1950, 985. — Pilzerkrankungen und Berufskrankheiten. Hautarzt 2, 165 (1951). — Komplikationen bei Entstehung und Verlauf der Berufsdermatosen. Berufsdermatosen 5, 209 (1957). — MEYER, G.: Über zwei Laborinfektionen mit Trichophyton mentagrophytes, ausgehend von spontan erkrankten Meerschweinchen. Mykosen 1, 70 (1957/58). — MIERZECKI, H., u. Z. WALICHIEWICZ: Über das Vorkommen der Epidermophytia interdigitalis bei Bergleuten in Niederschlesien. Der Einfluß verschiedener Kohlesorten auf das Wachstum des Kaufmann-Wolf-Pilzes. Berufsdermatosen 6, 124 (1958). — NEAL, P. A., and C. W. EMMONS: Dermatitis and coexisting fungous infections among plate workers. Publ. Health Bull. 246 — U.S. Treasury Dep. 1939. — NORWOOD, W. D., and E. E. EVANS: Industrial dermatitis from gloves. Effect of dermatophytosis (ringworm); „Glove Phytids". J. Amer. med. Ass. 114, 1523 (1940). — OSBORNE, E. D., and E. D. PUTNAM: Industrial dermatoses. With special reference to allergy and mycotic dermatitis. J. Amer. med. Ass. 99, 972 (1932). — PFISTER, R.: Haben die Kranken mit Epidermophytien, insbesondere Nagelepidermophytien, Anspruch auf Versorgung. Medizinische 1953, 248. — POLEMANN, G.: Zur Häufigkeit von Fußmykosen bei Jugendlichen. Arch. klin. exp. Derm. 201, 24 (1955). — POTACHNIK, M. B.: Über die Epidermophytie. Vestn. Vener. Derm. 1938, 19. — RIETH, H., u. A. Y. EL-FIKI: Spontane Trichophytie bei Tierversuchen mit Mikrosporie-Erregern.

Z. Haut- u. Geschl.-Kr. **26**, 52 (1959). — Salzmann, C.: Über ein gehäuftes Vorkommen von Bart-Trichophytien (Sycosis parasitaria) bei Schwingern im Kanton Zürich. Schweiz. med. Wschr. **1933** II, 637. — Schäfer, J.: Begünstigen Teer- oder Pecherkrankungen der Haut das Pilzwachstum? Derm. Wschr. **141**, 416 (1960). — Schirren, C., P. Hansen u. H. Rieth: Bericht über eine Reihenuntersuchung der männlichen Betriebsangehörigen eines Gummi-Industrie-Betriebes auf Dermatomykosen der Füße. Berufsdermatosen **4**, 59 (1956). — Schreus, H. Th.: Berufskrankheiten und Epidermophytie. Berufsdermatosen **3**, 153 (1955). — Sonck, C. E.: Laboratoriumsinfektionen durch hautpathogene Pilze in Finnland. Z. Haut- u. Geschl.-Kr. **31**, 117 (1961). — Stokes, J. H., and G. V. Kulchar: The infection-allergic complex in arsphenamin dermatitic reactions, with special reference to dermatophytosis. Brit. J. Derm. **46**, 134 (1934). — Vonno, N. C. van: Das Auftreten tierischer Trichophytie im westlichen Nord-Brabant. Ned. T. Geneesk. **1932**, 1816. — White, C., and S. J. Taub: Sensitization dermatoses of non-fungous nature following superficial fungous infections („ringworm") of the extremities. J. Amer. med. Ass. **98**, 524 (1932). — Wilde, H.: Über die Altersabhängigkeit des Pilzbefalles bei Bergleuten. Derm. Wschr. **130**, 793 (1954). — Über die Verbreitung der Pilzinfektionen im Bergbau und über Maßnahmen zu ihrer Bekämpfung. Hautarzt **6**, 116 (1955).

### *D, X. Beobachtungen über Dermatomykosen bei Zweitkrankheiten*

Anderson, P. C., and R. L. Fleck: Drug eruption due to fumagillin complicated by trichophytosis. Arch. Derm. Syph. (Chicago) **77**, 720 (1958). — Andriasyan, G. K.: Obliterating endarteritis and epidermophytosis of the feet. Vestn. Derm. **32**, 11 (1958). — Baer, R. L., and E. Muskatblit: Extensive trichophyton purpureum infection with nevoid anomaly of the skin. Report of a case, together with mycologic and physiologic studies. Arch. Derm. Syph. (Chicago) **56**, 834 (1947). — Blank, H., and J. Graham Smith: Widespread trichophyton rubrum granulomas treated with Griseofulvin. Arch. Derm. Syph. (Chicago) **81**, 779 (1960). — Bloch, B.: Eine unter dem Bilde einer Erythrodermie verlaufende, fast universelle, durch Trichophyton gypseum verursachte Dermatomykose. Arch. Derm. Syph. (Berl.) **165**, 149 (1932). — Canizares, O., H. Shatin and A. J. Kellert: Cushing's syndrome and dermatomycosis. Arch. Derm. Syph. (Chicago) **80**, 705 (1959). — Cornbleet, Th.: Disorders of the feet as a cause of resistant eczematoid ringworm. Their influence on the amount of sweating of the feet. Arch. Derm. Syph. (Chicago) **29**, 887 (1934). — Cortella, E.: Tricofizia del capillizio in sogetto adulto endocrinopatico. Endocrinologia (B. Aires) **6**, 635 (1931). — Cremer, G.: The influence of adrenocortical hormons on dermatomycoses. Especially in the Cushing syndrom. Dermatologica (Basel) **111**, 285 (1955). — Dodge, C. W.: Mycological research and the progress of medicine. Ann. N.Y. Acad. Sci. **50**, 1213 (1950). — Gaté, J., et G. Bosonnet: Un cas de favus très ancien. Bull. Soc. franç. Derm. Syph. **36**, 308 (1929). — Genner, V.: Pilzerkrankungen bei Bettlägerigen. Ugeskr. Laeg. **1941**, 592. — Götz, H.: Klinische und experimentelle Untersuchungen über die Hautpilzkrankheiten im Gebiet von Hamburg 1948—1950. Arch. Derm. Syph. (Berl.) **195**, 1 (1952/53). — Greenwood, A. M., and E. M. Rockwood: The skin in diabetic patients. Arch. Derm. Syph. (Chicago) **21**, 96 (1930). — Grin, E. I., N. Zec and P. Štern: Trichophyton infection of the scalp in adults and hormonal dysfunction. Rad. Nauč. Društ. Bosne Hercegovine **9**, 5 (1958). — Halberg, V.: Ein Fall von „Leberflecken" mit Verschwinden bei einem Leberleiden. Ugeskr. Laeg. **1931** I, 571. — Högler, F.: Über die Kupfersulfatbehandlung von Hand- und Fußmykosen. Münch. med. Wschr. **1957**, 1860. — Jung, H. D.: Mathematisch-statistische Analysen über die Mykosen-Frequenz in einer diabetischen Population. Arch. klin. exp. Derm. **206**, 526 (1957). — Juster, E., et E. Rivalier: Coexistence d'épidermophyties persistantes et disséminées et de lésions de la muqueuse buccale probablement mycosique. Bull. Soc. franç. Derm. Syph. **59**, 250 (1952). — Kochs, A. G.: Fadenpilzerkrankung und Epitheliom. Derm. Wschr. **1940** II, 898. — Langhof, H.: Durch latente Tetanie bedingte Disposition zu Onychomykosen. Dtsch. Gesundh.-Wes. **1955**, 1617. — Lewis, G. M., M. E. Hopper and M. J. Scott: Generalized trichophyton rubrum infection associated with systemic lymphoblastoma. Report of three cases. Arch. Derm. Syph. (Chicago) **67**, 247 (1953). — Lieberthal, D., and E. P. Lieberthal: Epidermomycosis and flatfoot. Arch. Derm. Syph. (Chicago) **29**, 356 (1934). — Mandel, E. H.: Tinea capitis. Arch. Derm. Syph. (Chicago) **80**, 346 (1959). — Meiren, L. van der, G. Achten et R. Vanbreuseghem: Sabouraudites (Microsporum) gypseum et iodides végétantes. Arch. belges Derm. **12**, 183 (1956). — Moldenhauer, W.: Ausgedehnte Mykose bei fraglichem Retothelsarkom. Derm. Wschr. **135**, 483 (1957). — Montanaro, E.: Tigna torpida tonsurante insorta in soggetto adulto affetto da nanismo. Arch. ital. Derm. Sif. **21**, 364 (1949). — Nelson, L. M., and K. J. Mcniece: Recurrent Cushing's syndrome with Trichophyton rubrum infection. Arch. Derm. Syph. (Chicago) **80**, 700 (1959). — Neuber, E.: Beiträge zu der Pathologie und Therapie der humanen Mikrosporie. Derm. Wschr. **1930** I, 366. — Podwyssotzkaja, O. N., u. S. K. Rosenthal: Über Trichophytose. Beitrag zur Kenntnis der chronischen Trichophytie der Erwachsenen. Arch. Derm. Syph. (Berl.) **168**, 572 (1933). — Reif, F. B.: Ringworm of the scalp due to microsporum audouini during pregnancy.

Arch. Derm. Syph. (Chicago) 59, 662 (1949). — Rosen, I., and F. Krasnow: Lecithin and cholesterol studies in dermatophytosis. Prelim. report. Arch. Derm. Syph. (Chicago) 23, 132 (1931). — Rothman, St.: Systemic disturbances in recalcitrant trichophyton rubrum (purpureum) infections. Studies and short report on therapeutic experiments. Arch. Derm. Syph. (Chicago) 67, 239 (1953). — Diskussionsbemerkung. Arch. Derm. Syph. (Chicago) 80, 711 (1959). — Thiernesse, M.: Ichthyose et favus. Arch. belges Derm. 11, 88 (1955). — Vedernikov, V. A.: Über die Rolle der traumatischen Schäden des peripheren Nervensystems in der Pathogenese der Epidermophytie der Füße. Vestn. Venerol. 1952, 19. — Wells, G. C., and O. R. Aavik: Myxedema with unusual trichophyton rubrum infection. Arch. Derm. Syph. (Chicago) 69, 378 (1954). — Werb, K.: Zur Frage der Beziehungen zwischen Mykosen und allergischen Krankheiten. Inaug.-Diss. München 1955. — White, C.: Dermatophytosis of extremities associated with peripheral occlusive endarteriitis. Clinical and experimental studies in mycotic dermatitis. IV. Preliminary report of clinical and therapeutic observations. J. Amer. med. Ass. 90, 1865 (1928).

### D, XI. Die Therapie der Dermatomykosen

Adam, W.: Externe und interne Therapie von Dermatomykosen und ihre Indikation. Medizinische 1959, 1980. — Adam, W., u. K. Steitz: Zur Testung von Dermatophyten auf ihre Empfindlichkeit gegen Griseofulvin. Ärztl. Forsch. 14 (I), 144 (1960). — Aytoun, R. S. C., A. H. Campbell, E. J. Napier and D. A. L. Seiler: Mycological aspects of action of Griseofulvin against dermatophytes. Arch. Derm. Syph. (Chicago) 81, 650 (1960). — Barich, L. L., T. Takai, J. Schwarz and J. Barich: Tumour promoting effect of excessively large doses of oral griseofulvin on tumours induced in mice by methylcholanthrene. Nature (Lond.) 187, 335 (1960). — Barlow, A. J. E.: Griseofulvin bei der Behandlung chronischer Trichophyton rubrum-Infektionen. In: Die Griseofulvinbehandlung der Dermatomykosen. S. 64. Berlin-Göttingen-Heidelberg: Springer 1962. — Barlow, A. J. E., F. W. Chattaway, G. K. Hargreaves and C. T. La Touche: Griseofulvin in treatment of persistent fungal infections of the skin. Brit. med. J. 1959 II, 1141. — Beare, M., and D. Mackenzie: Griseofulvin in treatment of infections of the scalp due to Microsporum canis. Brit. med. J. 1959 II, 1137. — Bedford, C., K. J. Child and E. G. Tomich: Spectrophotofluorometric assay of griseofulvin. Nature (Lond.) 184, Suppl. 6, 364 (1959). — Bedford, C., D. Busfield, K. H. Child, I. M. Gregor, P. Sutherland and E. G. Tomich: Studies on the biological disposition of Griseofulvin, an oral antifungal agent. Arch. Derm. Syph. (Chicago) 81, 735 (1960). — Belisario, J. C., and M. T. Havyatt: A case of tinea imbricata in a white boy treated with Griseofulvin. Dermatologica (Basel) 119, 158 (1959). — Berry, Shapiro and Dahlen: Arch. Derm. Syph. (Chicago) 81, 982 (1962). — Blank, H., and J. Graham Smith: Widespread trichophyton rubrum granulomas treated with Griseofulvin. Arch. Derm. Syph. (Chicago) 81, 779 (1960). — Blank, H., and F. J. Roth: The treatment of dermatomycoses with orally administered Griseofulvin. Arch. Derm. Syph. (Chicago) 79, 259 (1959). — Bohnstedt, R. M., G. W. Fischer u. H. Füller: Beurteilung neuerer und älterer Antimykotika in vivo und in vitro. Medizinische 1953, 1032. — Brian, P. W.: Studies on the biological activity of Griseofulvin. Ann. Botany 8, 59 (1949). — Brian, P. W., P. J. Curtis and H. G. Hemming: A substance causing abnormal development of fungal hyphae produced by Penicillium janczewskii ZAL. Trans. Brit. mycol. Soc. 29, 173 (1946). — Brian, P. W., J. M. Wright, J. Stubbs and A. M. Way: Uptake of antibiotic metabolites of soil micro-organisms by plants. Nature (Lond.) 167, 347 (1951). — Brossi, A., M. Baumann, M. Gerecke u. E. Kyburz: Syntheseversuche in der Griseofulvinreihe. I. Mitt. Eine Totalsynthese von Griseofulvin. Helv. chim. Acta 43, 2071 (1960). — Syntheseversuche in der Griseofulvin-Reihe. Vorl. Mitt. Totalsynthese von Griseofulvin. Helv. chim. Acta 43, 1444 (1960). — Buckley, D. B.: Griseofulvin in the treatment of cattle ringworm in humans. J. Irish med. Ass. 46, 24 (1960). — Bureau, Y., A. Jarry, H. Barrière et G. Charpentier: Résultats obtenus par la griséofulvine dans une épidémie de teigne à „Microsporum ferrugineum". Bull. Soc. franç. Derm. Syph. 66, 665 (1959). — Burgoon, C. F., J. H. Graham, R. J. Keiper, F. Urbach, S. Burgoon and E. B. Helwig: Histopathologic evaluation of Griseofulvin in Microsporum audouinii infections. Arch. Derm. Syph. (Chicago) 81, 724 (1960). — Cowan, M. A.: Intermittent treatment of trichophyton rubrum infections with Griseofulvin. Brit. J. Derm. 72, 185 (1960). — Curtis, P. J., and J. F. Grove: Identity of Griseofulvin and „curling factor". Nature (Lond.) 160, 574 (1947). — Degos, R.: Griseofulvin treatment at Saint Louis Hospital, Paris. Arch. Derm. Syph. (Chicago) 81, 806 (1960). — Degos, R., E. Rivalier et P. Lefort: La griséofulvine dans le traitement des teignes. Bull. Soc. franç. Derm. Syph. 66, 281 (1959). — Demis, D. J., M. J. Davis and J. C. Campbell: The effects of Griseofulvin on epithelial cells in tissue culture. J. invest. Derm. 34, 99 (1960). — Epstein, W. L., and M. A. Larson: Griseofulvin potentiation of colchicin toxicity. J. invest. Derm. 36, 5 (1961). — Esteves, J., and H. Neves: Griseofulvin. Therapeutic results in different dermatomycoses after 22 weeks of treatment. Effect on experimental dermatomycosis in man. Dermatologica (Basel) 119, 148 (1959). — Fegeler, F., u. G. Forck: (a) Nebenwirkungen der Griseofulvintherapie. In: Die Griseofulvinbehandlung der Dermatomykosen. Berlin: Springer 1962. — (b) Persönliche Mitteilung. — Frank, L., K. Steiner, J. Kaufmann and J. Chiaramonte: A clinical evaluation and toxicity study of griseofulvin. N.Y. St. J. Med. 60, 1230 (1960). — Frey, J. R., A. Brossi, H. Geleick u. H. J. Scholer: Stereospezifität der Griseofulvinwirkung. In: Die Griseofulvinbehandlung der Dermatomykosen. Berlin: Springer 1962. — Frey, J. R., u. H. Geleick: Zur Wirkung von Griseofulvin auf die experimentelle Trichophytie des Meerschweinchens. Dermatologica (Basel) 119, 132 (1959). — Zur Wirkung von lokal (epicutan) appliziertem Griseofulvin auf die experimentelle Meerschweinchen-Trichophytie. Dermatologica (Basel) 121, 265 (1960). — Friedman, L., V. J. Derbes and Th. A. Tromovitch: Single dose therapy of tinea capitis. Arch. Derm. Syph. (Chicago) 82, 415 (1960). — Gaughran, E. R. L., F. H. Grutter and H. E. Swartz: Parenteral administration of Griseofulvin in experimental dermatophyte infections. Arch. Derm. Syph. (Chicago) 81, 690 (1960). — Gentles, J. C.: Experimental ringworm in guinea pigs: Oral treatment with Griseofulvin. Nature (Lond.) 182, 476 (1958). — Gentles, J. C., and M. J. Barnes: A report on animal experiments with Griseofulvin. Arch. Derm. Syph. (Chicago) 81, 703 (1960). — Gentles, J. C., M. J. Barnes and K. H. Fantes: Presence of Griseofulvin in hair of guinea pigs after oral administration. Nature (Lond.) 123, 256 (1959). — Götz, H.: Klinische und experimentelle Untersuchungen über die Hautpilzkrankheiten im Gebiet von Hamburg 1948—1950. Arch. Derm. Syph. (Berl.) 195, 1 (1952/53). — Die Behandlung der Onychomykose mit einem antimykotisch wirksamen Keratolyticum. In: Fortschritte der praktischen Dermatologie und Venerologie, Bd. II, S. 40, herausgeg. von A. Marchionini u. C. G. Schirren. Berlin: Springer 1955. — Die Behandlung der Pilzkrankheiten der Haut und Haare. In: Fortschritte der praktischen Dermatologie und Venerologie, Bd. II, S. 45, herausgeg. von A. Marchionini u. C. G. Schirren. Berlin: Springer 1955. — Störungen des Nagelwachstums und ihre Behandlung. In: Fortschritte der praktischen Dermatologie und Venerologie, Bd. III, S. 138, herausgeg. von A. Marchionini u. H. Röckl. Berlin: Springer 1960. — Experimentelle und klinische Beobachtungen bei der Behandlung der Tinea manuum, pedis, corporis et unguium mit Griseofulvin. Hautarzt 10, 539 (1959). — Götz, H., u. K. Meinicke: Behandlungsergebnisse mit Griseofulvin bei einer spontanen Trichophyton mentagrophytes-Infektion der Kaninchen. Hautarzt 12, 105 (1961). — Goldblatt, S.: Severe reaction to Griseofulvin. J. Amer. med. Ass. 172, 1643 (1960). — Goldman, L.: Some investigative problems of the new oral fungistatic agent, Griseofulvin. Conn. med. J. 23, 638 (1959). — Goldman, L., A. Beyer and J. Schwarz: Absence of local cytotoxic change in man from griseofulvin. Nature (Lond.) 187, 355 (1960). — Goldman, L., R. H. Preston and J. Schwarz: Topical griseofulvin therapy of that which is called tinea pedis. Acta derm.-venereol. (Stockh.) 39, 454 (1959). — Goode, P.: Vesicular eruption associated with Griseofulvin. Lancet 1960 II, 155. — Greco, G. A., E. C. Moss and E. J. Foley: Observations on treatment of fungus infections of animals with Griseofulvin. Antibiot. Ann., 663 (1959/60). — Grimmer, H.: Griseofulvin. Mykosen 3, 124 (1960). — Grove, J. F., D. Ismay, J. MacMillan, T. P. C. Mulholland and M. A. T. Rogers: Communication to the editor. The structure of Griseofulvin. Chem. and Ind. 1951, 219. — Hadida, E., et A. Schousböe: Aspects de la maladie dermatophytique. Algérie méd. 63, 303 (1959). — Harrell, E. R., F. C. Bocobo, F. Kingery and L. Miedler: Effect of Griseofulvin on tinea capitis caused by Microsporum audouinii. Arch. Derm. Syph. (Chicago) 81, 797 (1960). — Heite, H. J., u. D. Janke: S.-B. Ver.igg Südwestdtsch. und Rheinisch-Westfälischer Dermat. 17./18. X. 1959 in Dortmund (im Druck). — Heymer, T.: Untersuchungen über den Einfluß des Griseofulvins auf die Mitose bei Vicia faba L. Dtsch. med. Wschr. 85, 438 (1960). — Ito, K., H. Takeuchi and S. Tomomatsu: Dermatophytes relatively resistant to Griseofulvin. Bull. Pharmaz. Res. Inst. (Osaka) 29, 10 (1960). — Kaden, R.: Vergleichende Versuche über die Resistenzsteigerung von Epidermophyton Kaufmann-Wolf. Z. Haut- u. Geschl.-Kr. 15, 1 (1953). — Kaplan, W., and L. Ajello: Therapy of spontaneous ringworm in cats with orally administered Griseofulvin. Arch. Derm. Syph. (Chicago) 81, 714 (1960). — Kirk, J., and L. Ajello: Use of Griseofulvin in the therapy of tinea capitis in children. Arch. Derm. Syph. (Chicago) 80, 259 (1959). — Knoth, W., R. C. Knoth-Born u. H. Ranft: Über die unterschiedliche Wirkung von Griseofulvin in vitro auf verschiedene Pilzarten. In: Die Griseofulvinbehandlung der Dermatomykosen. Berlin: Springer 1962. — Koch, H.: Erfahrungen mit Griseofulvin in der Poliklinik. In: Die Griseofulvinbehandlung der Dermatomykosen. Berlin: Springer 1962. — Koller, P. C.: The cytological effects of griseofulvin. Trans. of the St. John's Hosp. Dermat. Soc. Symposion on Griseofulvin 13.—14. 10. 1960, No 45, p. 38, 1960. — Kopp, H., S. A. Kvorning and P. V. Marcussen: The treatment of favus with Griseofulvin. Brit. J. Derm. 72, 173 (1960). — Kyburz, E., H. Geleick, J. R. Frey u. A. Brossi: Syntheseversuche in der Griseofulvinreihe. II. Mitt. Abwandlung im Ring C vom Griseofulvin. Helv. chim. Acta 43, 2083 (1960). — Lauder, I. M., and J. G. O'Sullivan: Ringworm in cattle, prevention and treatment with Griseofulvin. Vet. Rec. 70, 949 (1958). — Lestrade, M. B.: Réactions d'Herxheimer au debut du traitement de mycose des plis par la griséofulvine. Bull. Soc. franç. Derm. Syph. 67, 1009 (1961). — Livingood, C. S., M. Brannen, R. L. Orders, J. B. Kopstein and J. W. Rebuck: Effect of prolonged Griseofulvin administration on liver, hematopoetic system and kidney. Arch. Derm. Syph. (Chicago) 81, 760 (1960). — London, I. D.: Diskussionsbemerkung. Arch. Derm. Syph. (Chicago) 81, 811 (1960). — MacLeod, J., and W. O. Nelson: Griseofulvin and human spermatogenesis. Arch. Derm. Syph. (Chicago) 81, 758 (1960). — Maibach, H. I., and A. M. Kligman: Short term treatment of onychomycosis with Griseofulvin. Arch. Derm. Syph. (Chicago) 81, 733 (1960). — Martin, A. R.: The systemic and local treatment of experimental dermatophytosis with Griseofulvin. J. invest. Derm. 32, 525 (1959). — McCuistion, C. H., M. Lawlis and B. B. Gonzales: Human pharmacological studies with Griseofulvin. Arch. Derm. Syph. (Chicago) 81, 766 (1960). — McNall, E. G.: Biochemical studies on the metabolism of Griseofulvin. Arch. Derm. Syph. (Chicago) 81, 657 (1960). — Meyer-Rohn, J.: Manometrische Messungen an Dermatophyten unter der Einwirkung von Griseofulvin. In: Die Griseofulvinbehandlung der Dermatomykosen. Berlin: Springer 1962. — Michaelides, P., St. A. Rosenthal, M. B. Sulzberger and V. H. Witten: Trichophyton tonsurans infection resistant to griseofulvin. Arch. Derm. Syph. (Chicago) 83, 988 (1961). — Murphy, J. C., and St. Rothman: Artificially induced resistance of trichophyton gypseum to pelargonic acid. J. invest. Derm. 12, 5 (1949). — Oxford, A. E., H. Raistrick and P. Simonart: Studies in the biochemistry of micro-organisms. Griseofulvin, $C_{17} H_{17} O_6$ Cl, a metabolic product of Penicillium griseofulvum Dierckx. Biochem. J. 33, 240 (1939). — Paget, G. E., and A. L. Walpole: Some cytological effects of Griseofulvin. Nature (Lond.) 182, 1320 (1958). — The experimental toxicology of Griseofulvin. Arch. Derm. Syph. (Chicago) 81, 750 (1960). — Pardo-Castello, V.: The treatment of dermatomycoses with Griseofulvin. Arch. Derm. Syph. (Chicago) 81, 772 (1960). — Pardo-Castello, V., F. Trespalacios, P. Fariñas y G. Fernández-Baquero: El tratamiento de las micosis superficiales de la piel con griseofulvin. Bol. Soc. cubana Derm. Sif. 16, 1 (1959). — Pettit, J. H. S.: Griseofulvin and Favus. A report on work in progress. Brit. J. Derm. 72, 179 (1960). — Pettker, K., u. H. Rieth: Mikrosporie-Behandlung mit Griseofulvin bei einer Heimendemie durch Mikrosporum audouini. Z. Haut. u. Geschl.-Kr. 28, 177 (1960). — Pipkin, J. L.: The treatment of endothrix trichophyton infections with Griseofulvin. Arch. Derm. Syph. (Chicago) 81, 813 (1960). — Prazak, G., J. S. Ferguson, J. E. Comer and B. S. McNeil: Treatment of tinea pedis with Griseofulvin. Arch. Derm. Syph. (Chicago) 81, 821 (1960). — Ravina, A., M. Pestel et J. Lapresle: Nécrose cérébrale après radiothérapie pour teigne. Presse méd. 67, 1063 (1959). — Reichenberger, M.: Persönliche Mitteilung 1960. — Reichenberger, M., u. H. Götz: Zur Therapie der Tinea unguium mit Griseofulvin. In: Die Griseofulvinbehandlung der Dermatomykosen. Berlin: Springer 1962. — Riehl, G.: Griseofulvin — ein peroral wirkendes Antimykoticum. Hautarzt 10, 136 (1959). — Rieth, H.: In vitro-Beobachtungen zur Wirkungsweise des Griseofulvins (Bildbericht). In: Die Griseofulvinbehandlung der Dermatomykosen. Berlin: Springer 1962. — Robinson jr., H. M., R. C. V. Robinson, E. S. Bereston and T. G. N. Ferciot III: Experimental animal studies with Griseofulvin. Arch. Derm. Syph. (Chicago) 81, 709 (1960). — Robinson, R. C. V., T. N. Ferciot III and H. M. Robinson jr.: Arch. Derm. Syph. (Chicago) 81, 681 (1960). — Rosenthal, S. A., and R. S. Wise: Studies concerning the development of resistance to Griseofulvin by dermatophytes. Arch. Derm. Syph. (Chicago) 81, 684 (1960). — Roth, F. J., and H. Blank: The bioassay of Griseofulvin in human stratum corneum. Arch. Derm. Syph. (Chicago) 81, 662 (1960). — Sagher, R., F. Raubitschek and B. Axelrad: Griseofulvin treatment of tinea capitis due to T. violaceum. J. invest. Derm. 33, 85 (1959). — Sams, W. M.: Favus treated with Griseofulvin. Arch. Derm. Syph. (Chicago) 81, 802 (1960). — Photosensitizing therapeutic agents. J. Amer. med. Ass. 174, 2043 (1960). — Schirren, C.: Tierexperimentelle Untersuchungen zur Griseofulvinwirkung auf die Spermiogenese der Ratte. In: Die Griseofulvinbehandlung der Dermatomykosen. Berlin: Springer 1962. — Schlockermann, F.-W.: Zur Therapie der Onychomykosen. Hautarzt 8, 270 (1957). — Schwarz, J., and J. K. Loutzenhiser: Laboratory experiences with Griseofulvin. Arch. Derm. Syph. (Chicago) 81, 694 (1960). — Sing, T. B., and B. A. Verhagen: Comparative investigation into the fungistatic action of fatty acids and other antimycotica in vitro and some observations on the increasing resistance of fungi against drugs. Dermatologica (Basel) 99, 139 (1949). — Stanka, P., u. Th. Nasemann: Mitosehemmung durch Griseofulvin in HeLa-Zellkulturen. Hautarzt 12, 468 (1961). — Tappeiner, J.: Griseofulvin, ein peroral wirksames Antimykotikum bei Trichophytia superficialis capillitii et corporis. Derm. Wschr. 140, 744 (1959). — Teller, H., u. F. Schönknecht: Beitrag zur Griseofulvintherapie der Mikrosporie. Z. Haut- u. Geschl.-Kr. 28, 160 (1960). — Temime, P., et Y. Privat: A propos de notre premier cas de favus traité par griséofulvine, avec des résultats favorables. Bull. Soc. franç. Derm. Syph. 66, 610 (1959). — Thianprasit, M.: Griseofulvintherapie der experimentellen Mikrosporie (Selbstversuch). Demonstration. In: Die Griseofulvinbehandlung der Dermatomykosen. Berlin: Springer 1962. — Vanbreuseghem, R., u. S. Rosenthal: Die Aufnahme von Griseofulvin durch die Nägel. In: Die Griseofulvinbehandlung der Dermatomykosen. Berlin: Springer 1962. — Weigl, B.: Zur Therapie der Onychomykosen. Wien. klin. Wschr. 69, 490 (1957). — Weinstein, G. D., and H. Blank: Quantitative determination of Griseofulvin by a spectrophoto-fluorometric assay. Arch. Derm. Syph. (Chicago) 81, 746 (1960). — Williams, D. I.: Griseofulvin and trichophyton rubrum infections. Arch. Derm. Syph. (Chicago) 81, 769 (1960). — Williams, D. I., R. H. Marten and I. Sarkany: Oral treatment of ringworm with Griseofulvin. Lancet 1958 II, 1212. — Zinzius, J.: Nebenwirkungen des Griseofulvin. Dtsch. med. J. 11, 121 (1960).

## D, XII. Prophylaktische Maßnahmen

AICHINGER, F.: Praktische Erfahrungen bei der Bekämpfung von Epidermophytien in einem Eisengießerei-Betrieb. I. Teil. Exogene und personalbedingte Faktoren. Berufsdermatosen 5, 296 (1957). — AYRES jr., S., N. P. ANDERSON and E. M. YOUNGBLOOD: Fumigation as an aid in the control of superficial fungus infections. Arch. Derm. Syph. (Chicago) 24, 283 (1937). — BABALIAN: Epidémie de trichophytie cutanée dans une maison de couture. Bull. Soc. franç. Derm. Syph. 39, 543 (1932). — BAER, R. L., ST. A. ROSENTHAL, J. Z. LITT u. H. ROGACHEFSKY: Experimental investigations on mechanism producing acute dermatophytosis of feet. J. Amer. med. Ass. 160, 184 (1956). — BECK, F.: Die Fußmykosen im fränkischen Raum mit Behandlungs- und Prophylaxe-Beiträgen. Z. Haut- u. Geschl.-Kr. 19, 15, 41 (1955). — BERBERIAN, D. A.: Dermatophytosis of the feet. Sources and methods of prevention of reinfection. Arch. Derm. Syph. (Chicago) 38, 367 (1938). — BONAR, L., and A. D. DREYER: Studies on ringworm funguses with reference to public health problems. Amer. J. publ. Hlth 22, 909 (1932). — BROUGHTON, R. H.: Reinfection from socks and shoes in tinea pedis. Brit. J. Derm. 67, 249 (1955). — CRITTENDEN, P. J., N. J. WESTFIELD and L. S. JOINER: Cotton hose as a vehicle for a fungicide in treatment of athlete's foot. J. Lab. clin. Med. 29, 606 (1944). — ENGLISH, M. P., and M. D. GIBSON: Studies in the epidemiology of tinea pedis. I. Tinea pedis in school children. II. Dermatophytes on the floors of swimming baths. Brit. med. J. 1959 I, 1442. — ESPELAGE, S.: Fortschrittliche Pilzbekämpfung in öffentlichen Badeanstalten und Industriebädern. Münch. med. Wschr. 96, 946 (1954). — FISCHER, E.: Beitrag zur Frage der Infektiosität der Strümpfe und Schuhe bei Patienten mit Fußmykosen. Dermatologica (Basel) 103, 97 (1951). — FISCHER, G. W.: Schuh- und Strumpfdesinfektion bei Epidermophytie. Hautarzt 3, 549 (1952). — GENTLES, J. C.: The isolation of dermatophytes from the floors of communal bathing places. J. clin. Path. 9, 374 (1956). — GÖTZ, H.: Hinweise zur Bekämpfung der Pilzkrankheiten. Volksgesundh.-Dienst 1, 262 (1950). — Fortschritte der medizinischen Mykologie. I. Hautarzt 4, 97 (s. S. 104) (1953). — Die Behandlung der Pilzkrankheiten der Haut und Haare. In: Fortschritte der praktischen Dermatologie und Venerologie, Bd. II, S. 45, herausgeg. von A. MARCHIONINI u. C. G. SCHIRREN. Berlin, Göttingen, Heidelberg: Springer 1955. — Gibt es mit antimykotischen Substanzen imprägnierte Strümpfe? Dtsch. med. Wschr. 86, 499 (1961). — GÖTZ, H., u. M. ELSNER: Untersuchungen über den Einfluß von Strümpfen aus Polyamidfasern auf die Tinea (Epidermophytia) pedis. Mykosen 4, 6 (1961). — GUTFELD, F. J. v., and R. E. STONE: Studies on the transmission of athlete's foot by soap: experiments with artificially infected fungus carriers. J. Bact. 14, 109 (1945). Referat. — HANSEN, P., u. H. RIETH: Pilzprobleme in der werksärztlichen Praxis. Berufsdermatosen 5, 244 (1957). — HENDERSON, Y.: Fungus infection of the feet: fumigation of shoes with formaldehyd as a means of treatment. Arch. Derm. Syph. (Chicago) 26, 710 (1932). — HUPPERT, M., and E. L. KEENEY: Immunization against superficial fungous infection. II. Studies on human volunteer subjects. J. invest. Derm. 32, 15 (1959). — JAMIESON, R. C., and A. McCREA: Shoes: a source of reinfection in ringworm of the feet. Arch. Derm. Syph. (Chicago) 35, 203 (1937). — JUNG, H.-D.: Die Meldepflicht der Dermatomykosen in der DDR und ihre sozialhygienische Bedeutung. Dtsch. Gesundh.-Wes. 14, 231 (1959). — KAFFKA, A., u. H. RIETH: Laboratoriumstiere als Ursache einer Berufsdermatomykose und Maßnahmen zur Verhütung weiterer Pilzinfektionen. Zbl. Bakt., I. Abt. Orig. 170, 319 (1958). — KLEMME, D. E., and A. C. BALDWIN: Effectiveness of fungicidal chemicals in preventing the growth of trichophyton interdigitale and Epidermophyton floccosum in shoe leather. Circ. U.S. Dep. Agric. 1947, 758. — KRAL, F.: Classification, symptomatology, and recent treatment of animal dermatomycoses (ringworm). J. Amer. vet. med. Ass. 127, 395 (1955). — LESCHENKO, V. M.: Disinfection of footgear in epidermophytosis. Vestn. Derm. 31, 24 (1957). — LOMHOLT, S.: Fußekzeme durch Epidermophyton interdigitale. Ugeskr. Laeg. 1933, 97. — MEMMESHEIMER, A. M.: Persönliche Mitteilung 1954. — OSBORNE, E. D., and B. S. HITCHCOCK: Prophylaxis of ringworm of the feet. J. Amer. med. Ass. 97, 453 (1931). — POLEMANN, G.: Zum Nachweis hautpathogener Pilze in der Fußbekleidung. Dtsch. med. Wschr. 1957, 1870. — PRIMAVESI, K. A.: Neuzeitliche antibakterielle und antimykotische Desinfektion von Waschkauen. Berufsdermatosen 5, 123 (1957). — SCHÄFER, W., u. F. HAAS: Zur Desinfektion von Schuhen. Hautarzt 9, 135 (1958). — SCHIRREN, C.: Antimykotische Wirksamkeit einer neuen Gummiqualität für Schuhe. Zbl. Arbeitsmed. 7, 13 (1957). — SPRING, D.: A note on the effect of chlorinated swimming-pool water on fungi of toe ringworm. Amer. J. med. Sci. 185, 775 (1933). — THOMSEN, W.: Orthopädische Gesichtspunkte bei der Behandlung von Fußpilzerkrankungen. Münch. med. Wschr. 1955, 1053. — WILDE, H.: Über die Verbreitung der Pilzinfektionen im Bergbau und über Maßnahmen zu ihrer Bekämpfung. Hautarzt 6, 116 (1955). — WILSON, W. L.: Trichophytosis. Milit. Surg. 72, 11 (1933). — WÜSTENBERG, J.: Der Desinfektionswert verschiedener Grobdesinfektionsmittel bei Epidermophyton Kaufmann-Wolf. Z. Hyg. Infekt.-Kr. 141, 460 (1955). — ZWEILING, G.: Bekämpfung der Pilzerkrankungen in gewerblichen Betrieben. Zbl. Arbeitsmed. 5, 126 (1955).

# Namenverzeichnis

Die *kursiv* gesetzten Seitenzahlen beziehen sich auf die Literatur.

Die den Namen nachgestellten kleinen Ziffern beziehen sich auf die in Kapitel B, VII, enthaltene Numerierung der Literatur; sie erscheint sowohl im Text als auch im Literaturverzeichnis.

# Sachverzeichnis